国际骨科权威经典译著

第13版

典藏版

# CAMPBELL'S OPERATIVE ORTHOPAEDICS

# 坎贝尔骨科手术学


原著者 Frederick M. Azar
James H. Beaty
S. Terry Canale

主 译 唐佩福 王 岩 卢世璧


## 第4卷 脊柱外科


分卷主译 王 征 陆 宁 朱泽章 王 冰



北京大学医学出版社

KANBEIER GUKE SHOUSHUXUE (DI 13 BAN，DIAN CANG BAN)——DI 4 JUAN:JIZHU WAIKE

**图书在版编目(CIP)数据**

坎贝尔骨科手术学（典藏版）：第13版. 第4卷，脊柱外科/（美）阿扎（Azar F.M.），（美）贝帝（Beaty J.H.），（美）卡内尔（Canale S.T.）原著；唐佩福，王岩，卢世璧主译. —北京：北京大学医学出版社，2018.1

书名原文：Campbell’s Operative Orthopaedics, 13th edition, Vol. 4

ISBN 978-7-5659-1684-7

Ⅰ.①坎… Ⅱ.①阿… ②贝… ③卡… ④唐… ⑤王… ⑥卢… Ⅲ.①骨科学—外科手术 ②脊柱—外科手术 Ⅳ.①R68 ②R681.5

中国版本图书馆CIP数据核字（2017）第248021号

## 内 容 提 要

《坎贝尔骨科手术学》全书共 19 部分 89 章，系统介绍了骨科理论和手术技术。对于第 13 版修订，作者在大量更新理论、技术及相关经验，最大限度收录最新骨科手术技术的同时，仍保留了被视为“金标准”的经典手术技术，并秉承了严谨求实的编写风格。与上版比，第 13 版修订幅度在 30% 以上，涉及微创、关节镜的章节和脊柱部分几乎全部重写，有些章节的内容虽然文字修改量不大，但很多理念已截然不同，手术技术方面也有很多改良和创新。同时，此次中文版翻译出版工作在解放军总医院骨科团队的倾力支持和组织下，邀请了全国一百余位权威、知名专家参与翻译和审校工作，译稿质量也得到了极大的提升。

此次再版，堪称积极创新与沉淀经典的完美结合，再次将这部历经 80 余年辉煌的国际骨科权威经典巨著推向了一个新的高度。正如戴尅戎院士指出：《坎贝尔骨科手术学》之所以成为经典，是作者在渊博的理论知识和丰富的临床经验基础上，荟萃海量文献，正确地把握手术适应证、手术时机，详尽入微地描述手术技术各种细节及围术期处理、并发症防治，并对相关手术技术做出客观公允评价的结果。因此，无论是骨科专业研究生，中、低年资的骨科医师，还是已具有较高水平的骨科专家，都能够从中汲取到丰富的营养。

**坎贝尔骨科手术学（第 13 版，典藏版）——第 4 卷：脊柱外科**

**主　　译**：唐佩福　王　岩　卢世璧
**分卷主译**：王　征　陆　宁　朱泽章　王　冰
**出版发行**：北京大学医学出版社
**地　　址**：（100191）北京市海淀区学院路 38 号　北京大学医学部院内
**电　　话**：发行部 010-82802230；图书邮购 010-82802495
**网　　址**：http：//www.pumpress.com.cn
**E-mail**：booksale@bjmu.edu.cn
**印　　刷**：三河市春园印刷有限公司
**经　　销**：新华书店
**策划编辑**：黄建松　**责任编辑**：袁朝阳　**责任校对**：马思志　**责任印制**：李　啸
**开　　本**：889mm × 1194mm　1/16　**印张**：34.25　**字数**：1109 千字
**版　　次**：2018 年 1 月第 1 版　2018 年 1 月第 1 次印刷
**书　　号**：ISBN 978-7-5659-1684-7
**定　　价**：325.00 元（典藏版）

北京市版权局著作权合同登记号：图字　01-2017-7247

ELSEVIER
Elsevier (Singapore) Pte Ltd.
3 Killiney Road, #08-01 Winsland House I, Singapore 239519
Tel: (65) 6349-0200; Fax: (65) 6733-1817


ISBN: 978-0-323-37462-0

This translation of Campbell's Operative Orthopaedics, 13th edition by Frederick M. Azar, James H. Beaty and S. Terry Canale was undertaken by Peking University Medical Press and is published by arrangement with Elsevier (Singapore) Pte Ltd.
Campbell's Operative Orthopaedics, 13th edition by Frederick M. Azar, James H. Beaty and S. Terry Canale 由北京大学医学出版社进行翻译，并根据北京大学医学出版社与爱思唯尔（新加坡）私人有限公司的协议约定出版。

《坎贝尔骨科手术学（第 13 版，典藏版）——第 4 卷：脊柱外科》（唐佩福　王　岩　卢世璧　主译）
ISBN 978-7-5659-1684-7

纪念

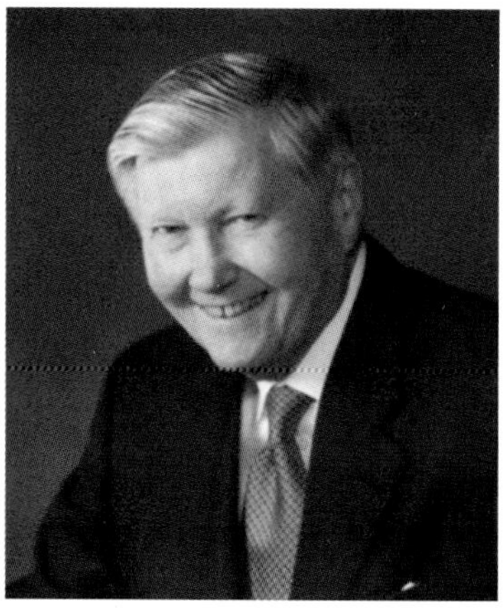

**Lee W. Milford, MD**
(1922–2013)

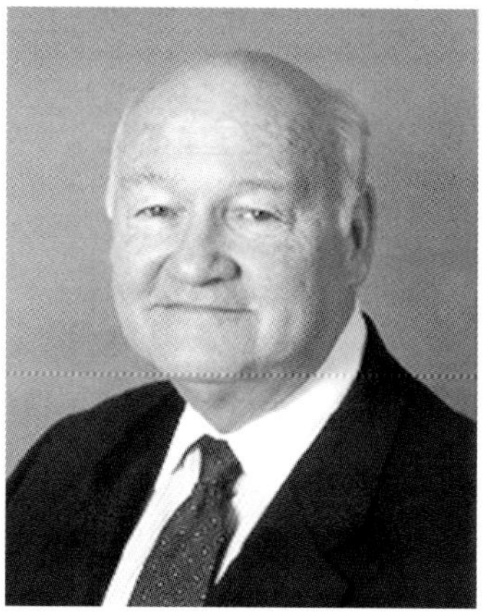

**Robert E. Tooms, MD**
(1933–2013)

自本书第12版问世以来，我们痛失了两位朋友和导师，Dr.Lee Milford和Dr.Robert Tooms，他们对多个版本的《坎贝尔骨科手术学》都做出了重要贡献。Dr.Milford是手外科专业领域的大师，第1章的负责人。在《坎贝尔骨科手术学》第7版（1987）编写过程中，他创造性地将一个包含大量信息的章节拆分为18个独立章节，从而拓展为本书的手外科部分。在Dr.Milford的努力下，他编写的手外科内容成为了当前手外科部分的基础。Dr.Tooms同样在本专业领域中进行了更新和拓展。他将截肢这个领域从一个章节丰富延展成为多个以解剖为基础的章节，辐射出多个知识点，更便于广大骨科医师学习。在临床工作中，Dr.Tooms对截肢患者（尤其是儿童）关怀备至，受到大家的尊敬和钦佩。他也是全关节置换术的早期实践者，并根据自身实践经验和理论，丰富了全膝关节和全踝关节置换术等章节的内容，做出了突出贡献。总之，这两位大师级专家的临床经验和专业知识极大地丰富了本书的内容，提升了本书的价值。我们希望后续版本的作者能以他们为典范，将他们严谨治学的态度和持之以恒的精神延续下去。

致谢

第13版《坎贝尔骨科手术学》献给所有曾经对本书做出贡献的人们，如果没有他们的知识和奉献，就没有本书的问世。多年来，近100名作者与他们的同事、住院医师、进修医师和医学院学生们无偿地付出时间和精力，分享他们的临床经验。他们在各领域的专业知识和独到见解使本书覆盖了一系列广泛应用的骨科手术技术，并保持内容不断更新。这些专家在各自领域中花费大量时间，做出巨大努力，贡献出深思熟虑、精心编写的章节，在很大程度上使《坎贝尔骨科手术学》在近80年里始终成为经典。

（李　宁　陈锦旭　武诚志　译　黄　鹏　校）

# 译校者名单

主　译　唐佩福　王　岩　卢世璧
主　审　邱贵兴　戴尅戎　张英泽　张伯勋　王继芳　田　伟　王坤正

## 第1卷：关节外科（第1～13章）

主　译　陈继营　周勇刚　陈晓东　郝立波
主　审　翁习生　曲铁兵　裴福兴　赵德伟　尚希福　戴　闽
副主译　徐卫东　汤　欣　李开南　宋卫东　柴　伟　卢　强　康　汇　张国强
译　者　（以姓氏笔画为序）
于宝占　王　毅　卢　强　毋建松　朴　尚　刘　侃　刘　浩　刘长剑
汤　欣　孙菁阳　杜银桥　李　扬　李　剑　李　恒　李开南　吴　博
吴家昌　宋卫东　张国强　张明超　张登君　张德强　陈旭旭　陈炳豪
陈晓东　陈继营　罗　松　全志刚　周勇刚　郝立波　姜福民　姚　琦
柴　伟　倪　明　徐卫东　高志森　黄　轩　康　汇　彭海文
审校者　（以姓氏笔画为序）
王本杰　王先泉　王志为　厉　轲　石小军　田　华　曲铁兵　朱　晨
刘旭强　刘保一　孙　水　李　锋　李子剑　林　源　尚希福　周一新
赵德伟　胡　飞　翁习生　黄　伟　裴福兴　廖军义　戴　闽

## 第2卷　骨病骨肿瘤（第14～28章）

主　译　毕文志　陶　笙　张　堃　余　斌
主　审　郭　卫　牛晓辉　肖建如　李建民　韩　纲　戴　闽
副主译　禹宝庆　纪　方　许　猛　贾金鹏　王　威　林庆荣　宋　哲　李　想
译　者　（以姓氏笔画为序）
丁文彬　马　睿　王　威　王　筠　王鹏飞　毕文志　吕　刚　任汉儒
许　猛　纪　方　李　想　李　靖　佟大可　余　斌　宋　哲　张　堃
张涌泉　林庆荣　胡文山　禹宝庆　敖荣广　贾金鹏　郭　征　陶　笙
黄俊琪　韩　纲　韩　涛　戴　闽
审校者　（以姓氏笔画为序）
马小远　牛晓辉　曲华毅　刘玉杰　许　炜　李　卞　李大森　李建民
杨明磊　杨勇昆　肖建如　何银辉　邵显昊　赵越超　钟南哲　郭　卫
唐　顺　阎　峻　韩　纲　戴　闽

## 第3卷　儿童骨科（第29～36章）

主　译　黄　鹏　颉　强　卢　强　陈顺有
主　审　李浩宇　杨建平　洪　毅　慕明章　苗武胜　黄耀添
副主译　卓　奇　唐　伟　姚浩群　林　然　陈世铮　梁永辉　李　佳　聂少波
译　者　（以姓氏笔画为序）
王晓威　王清防　卢　强　许瑞江　孙　川　李　佳　李　敏　杨海涛
吴永涛　辛志军　汪　兵　陆清达　陈世铮　陈顺有　苗　巍　林　然
卓　奇　屈继宁　胡文建　洪　毅　姚浩群　聂少波　唐　伟　黄　鹏
梁永辉　颉　强　曾祥超　慕明章　潘源城
审校者　（以姓氏笔画为序）
王　侃　王恩波　邓书贞　付　喆　许　鹏　李浩宇　杨建平　陈兆强
陈顺有　苗武胜　林　然　黄耀添　蔡　刚　潘源城

## 第4卷　脊柱外科（第37～44章）

主　译　王　征　陆　宁　朱泽章　王　冰
主　审　侯树勋　邱　勇　吕国华　罗卓荆　海　涌　赵　宇
副主译　郑国权　毛克亚　张雪松　张西峰　朱守荣　赵永飞　黄　鹏　崔　庚
译　者　（以姓氏笔画为序）
王　冰　王　征　王兆瀚　毛克亚　史本龙　邝　磊　朱守荣　朱泽章
乔　军　刘　臻　闫　煌　孙　旭　李　松　李亚伟　吴　兵　吴子祥
沙士甫　宋　凯　张子方　张西峰　张雪松　陆　宁　郑国权　赵永飞
秦晓东　徐磊磊　黄　鹏　崔　赓　雷　伟　鲍虹达
审校者　（以姓氏笔画为序）
吕国华　邱　勇　邱贵兴　宋科冉　张　硕　张扬璞　张耀申　陈　龙
陈孝玉　罗卓荆　赵　宇　胡学昱　侯树勋　唐家广　海　涌　黄景辉
韩超凡　潘爱星

## 第5卷　运动医学及关节镜（第45～52章）

主　译　李众利　刘玉杰　雷光华　章亚东
主　审　敖英芳　李国平　陈百成　陈世益　王志刚　尹　峰
副主译　魏　民　张　强　李春宝　肖文峰　顾东强　齐　玮　袁　锋
译　者　（以姓氏笔画为序）
王　琪　王志刚　刘玉杰　刘雨丰　齐　玮　李　冀　李众利　李宇晟
李春宝　肖文峰　汪喜顺　张　浩　张　强　张伯勋　袁　锋　顾东强
高曙光　常　晗　鹿　鸣　章亚东　程　徽　傅仰木　雷光华　蔡　谞
廖雄伟　熊依林　魏　民　魏　钰

**审校者** （以姓氏笔画为序）

马　敏　王志刚　尹　峰　卢亮宇　严　辉　李国平　张晓阳　陈世益
陈百成　尚西亮　敖英芳　袁　锋　徐　雁　郭秦炜　龚　喜　焦　晨
蔡俊丰　潘张翼

## 第6卷　创伤骨科（第53～63章）

**主　译**　张立海　吴克俭　张　巍　张里程
**主　审**　王满宜　曾炳芳　刘　璠　吴新宝　张　堃　梁向党
**副主译**　张　群　郭义柱　王晓宁　张　建　秦本刚　张　卓　郝　明　赵燕鹏
**译　者**　（以姓氏笔画为序）

王　琨　王　翔　王军松　王国旗　王晓宁　方锦涛　邓俊豪　石　斌
付振书　吕厚辰　朱正国　朱颖波　邬晓勇　刘建恒　刘贵奇　齐红哲
汤俊君　李　明　李　佳　李　亮　李志锐　李建涛　杨建涛　吴克俭
吴韬光　何纯青　张　伟　张　卓　张　建　张　浩　张　群　张　巍
张立海　张如意　张攻孜　张里程　张宜远　陆海波　陈　刚　罗　扬
孟钰童　赵　喆　赵晶鑫　赵燕鹏　郝　明　姜　钰　娄盛涵　姚　琦
秦本刚　聂少波　顾凡彬　顾立强　郭　徽　郭义柱　黄　鑫　崔　翔
康晓琪　梁永辉　彭　烨

**审校者**　（以姓氏笔画为序）

马　腾　王　虎　王　谦　王　颢　王鹏飞　王满宜　公茂琪　丛雨轩
朱仕文　刘　璠　刘雅克　李宇能　肖鸿鹄　吴新宝　宋　哲　张　堃
张亚峰　顾航宇　唐佩福　梁向党　曾炳芳

## 第7卷　手外科（第64～79章）

**主　译**　顾立强　毕郑刚　陈　宏　陈　华
**主　审**　张长青　徐文东　陈山林　徐永清　高伟阳　项　舟
**副主译**　尚　剑　王　欣　魏均强　陈　超　竺　枫　杨建涛　李福春　朱正国
**译　者**　（以姓氏笔画为序）

王　欣　王旭明　王科杰　王晓宇　毕郑刚　朱正国　齐红哲　李　卫
李俊杰　李福春　杨　羿　杨建涛　吴滨奇　何雯婷　陈　华　陈　宏
尚　剑　竺　枫　祝　斌　秦本刚　耿　硕　顾凡彬　顾立强　涂哲慧
常祖豪　蔡晓明　滕晓峰　潘佳栋

**审校者**　（以姓氏笔画为序）

万圣祥　王　珑　王天兵　王彦生　丛晓斌　庄永青　刘　畅　芮永军
张长青　陈山林　陈振兵　金志成　周宗伟　项　舟　宫　旭　宫可同
徐　雷　徐文东　徐永清　高伟阳　崔树森　蒋军健

## 第8卷　足踝外科（第80～89章）

**主　译**　姜保国　张建中　梁向党　魏　民

**主　审**　俞光荣　梁晓军　武　勇　马　昕　徐向阳　唐康来　苗旭东

**副主译**　张奉琪　谢　鸣　胡　勇　宋秀峰　张　辉　王　智　张　卓　徐海林

**译　者**（以姓氏笔画为序）

王　智　刘　丰　齐　玮　李　毅　李亚星　李宏志　杨　杰　吴仕舟
宋秀锋　张　宁　张　伟　张　卓　张　晖　张奉琪　张建中　赵宏谋
赵晶晶　胡　勇　姜保国　黄若昆　鹿　军　梁向党　梁晓军　温晓东
谢　鸣　雷　波　魏　民

**审校者**（以姓氏笔画为序）

马　昕　朱　渊　宋卫东　张　强　张弓浩　张建中　陈炳豪　武　勇
苗旭东　赵友光　俞光荣　姜保国　徐向阳　徐海林　唐康来　曹　乐

## 特邀专家（以姓氏笔画为序）

丁真琦　于亚东　王　飞　王　友　王　钢　王　跃　王　敏　王思群
王爱国　尹　宏　石志才　申才良　田　文　史建刚　付中国　丛　锐
冯　华　同志超　朱　勇　刘　毅　许　鹏　许玉本　许伟华　孙永强
纪　方　李玉军　杨　佩　杨团民　杨茂伟　吴饶平　余家阔　辛景义
沙　轲　沈建雄　张先龙　张育民　张保中　张殿英　陈　仲　陈兆军
陈雄生　罗从风　周　方　赵　涛　赵金忠　胡懿郃　侯志勇　贺西宁
贺宝荣　夏　虹　钱齐荣　殷国勇　高石军　曹　力　曹学伟　常　非
崔国庆　梁　裕　鲁　谊　曾意荣　温树正　游洪波　谢　杰　楼　跃
魏世隽　魏在荣

## 培训教育工作组

**组　长**　唐佩福

**委　员**　张　堃　余　斌　赵志昕　冯智勇　黄建松

# 中文版序

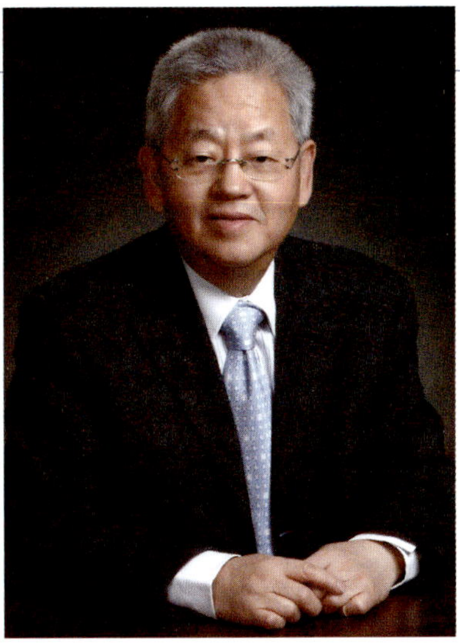

《坎贝尔骨科手术学》是一部经历了80余年辉煌的国际骨科权威经典巨著，每一版都为读者提供了众多令人欣喜与惊讶的新理论、新技术、新设备，同时继续保持了严谨求实的风格，保留与塑造了众多被视为"金标准"的经典手术技术，堪称积极创新与沉淀经典的完美结合。20世纪末，卢世璧院士首次将其第9版翻译成中文，将这部被誉为"骨科医师圣经"的巨著引入中国。在那个互联网尚不发达的年代，卢院士这一开创性工作为中国骨科医师打开了一扇通往国际视野的窗口。在卢院士精神的感召下，解放军总医院骨科团队进行了持续不断的跟踪与精心译制，现已到第13版，其以"信"为本，忠实但不拘泥，每一新版译著都受到了国内广大骨科同仁的推崇和好评，被视为"骨科医师必备参考书"。

当下，伴随着材料学、化学、基础生命科学等领域的蓬勃发展，骨科也以迅雷不及掩耳之势向前发展着，新理论、新术式、新材料、新器械和新辅助手段不断引入，骨科的观念及水平又有了新的飞跃。第13版《坎贝尔骨科手术学》是在继承其内容丰富全面、注重细节的传统特色基础上，原著作者推陈出新，不遗余力地阅读大量关于新技术、新设备和新知识的文献，系统地总结归纳各项手术操作、手术器械以及手术原则编撰而成。承袭前人衣钵，解放军总医院骨科团队在唐佩福院长的带领下再次承担起第13版的翻译出版工作，并邀请了全国一百余位权威专家参与翻译、审校，继续为国内骨科同仁奉上学术饕餮盛宴。

为了更准确地传递原著丰富的知识和信息，所有参与的专家都做出了积极的努力，从对英文原著的学习理解，到字斟句酌地潜心翻译，再到精心雕琢，力求"信、达、雅"，不难发现大家所付出的艰辛。这种无私奉献、严谨治学的精神，值得我们学习！

热烈祝贺第13版《坎贝尔骨科手术学》中文版成功出版！

中国工程院院士
北京协和医院骨科教授

# 中文版前言

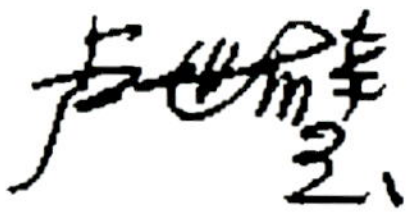

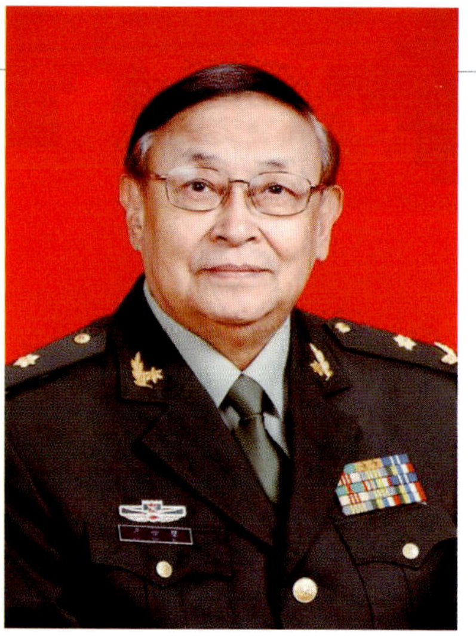

中国工程院院士
解放军总医院全军骨科研究所所长

《坎贝尔骨科手术学》在解放军总医院骨科几代人的努力付出和业界同仁的支持下，已出版了第9、10、11、12版中文版，现为第13版中文版。本书的每次修订带来的变化总能让我们无比惊讶！翻阅第13版，您会深切地感受到微创理念已贯穿全文，无论是大家熟知的创伤骨科、脊柱外科、关节外科领域，还是在较为陌生的足部畸形矫正手术中，专家学者们都已经在深入思考、寻找尽可能减少手术创伤的方法，各种新器械、新设备、新技术不断被发明，在实践应用中取得理想效果。关节镜和内镜更是显得无所不能，随着计算机科学技术的飞速发展，特别是高清晰度内镜系统和术中影像学检查系统的应用与手术技术的日趋成熟，曾经所谓的手术禁忌在不断被突破，相关应用在不断拓展。

与第12版相比，本版目录体系虽看似变化小，仍为89章，但全书的修改幅度在30%以上，涉及微创和内镜方面的章节和脊柱部分几乎全部重写，占15%之多，尤其是脊柱内镜、运动医学及关节镜部分。有些章节看似文字修改量不大，但理念已截然不同，手术技术也有很多改良，最新的学术观点和技术创新已融入其中，如您深入阅读，一定能发现和体会到其中的奥妙。与以往版本一脉相承的是，本版在介绍各项手术技术时，不仅详细阐述了手术适应证、手术时机，细致入微地描述了各种手术细节、经验诀窍、围术期处理、并发症防治及相关注意事项等内容，而且还简要介绍了同类手术发展过程，客观公允地评价了相关手术技术的优缺点，分析了临床应用结果，并提供了大量参考文献佐证，以引导和辅助读者更好地认知和学习手术新技术，深入体会新技术的先进要点。特别是当一种疾病具有不同手术方法时，作者在进行科学的比较的同时，推荐了个体化选择方案，这对临床实践工作具有极高的指导价值。因此，《坎贝尔骨科手术学》相关手术技术及应用方案常常被视为业界“金标准”。

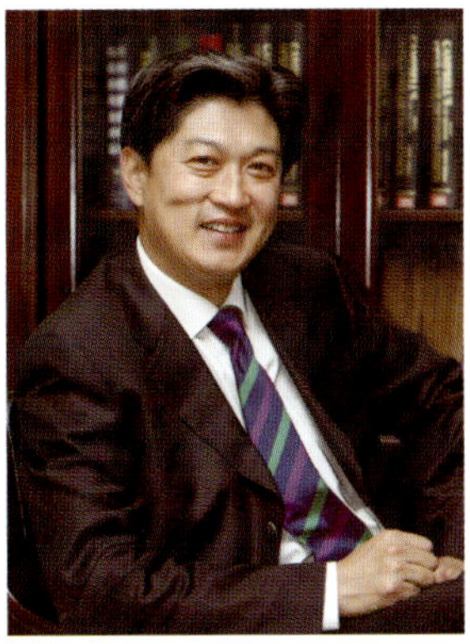
王　岩

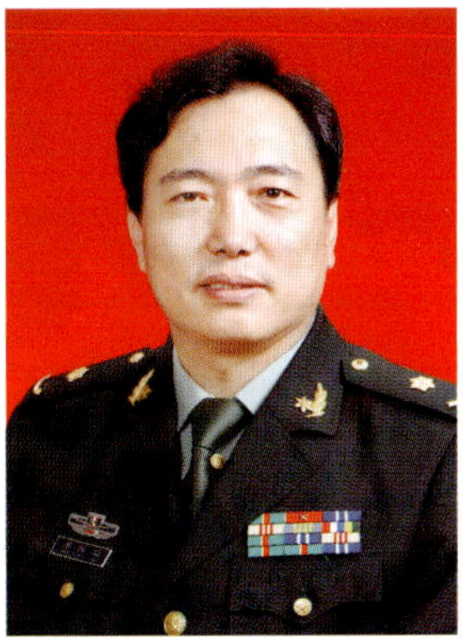
唐佩福

第13版再次实现了积极创新与沉淀经典的完美结合。为了以更高质量、更高标准完成此次翻译出版工作，本次翻译、审校专家团队做了重大调整，我们以解放军总医院骨科专家为主体，邀请了全国数十家知名医院的一百余位权威专家、知名学者参与翻译、审校，并得到了骨科学界大家张英泽、田伟、王坤正、姜保国、王满宜、曾炳芳教授，特别是邱贵兴院士、戴尅戎院士等人的支持、指导和亲自把关，极大地提升了本版的翻译出版工作水平。在具体翻译工作中，我们制订了相关流程，严格落实责任人制度，并由相关领域权威专家审校把关，各个环节都要求精益求精，尤其是文句表意方面更是力求在准确表达的同时，要符合中文表述习惯。另外，我们还规范、统一了专业名词术语，对于我国骨科界尚不熟知或不统一的名词术语，我们在中文译文后注释了英文。需要说明的是，由于本版修订幅度大，新增译者、审校者较多，本版根据具体情况仅保留了第11、12版少量译校专家的署名。作为本版翻译工作的主要组织者，我们特向所有为这部译著做出贡献的专家表示感谢，也恳请各位能一如既往给予支持！此外，值得缅怀的是英年早逝的张永刚教授，他为本书引入中国及前几版的翻译出版工作都做出过巨大贡献。

随着科学技术的快速发展，我们探知伤病的手段、治疗伤病的方法、对伤病本身的认知在不断变化。希望第13版《坎贝尔骨科手术学》在帮助青年骨科医师扎实学习理论知识和手术技术的同时，对中、高年资骨科医师也能够起到开阔视野，激发创新的作用，以使他们更好地了解相关新知识、新技术和国际新进展，更好地开展国际学术交流合作。

第13版《坎贝尔骨科手术学》中文版编委会

# 原著前言

过去4年的骨科又有了许多惊人的进步！越来越多的微创手术竞相开展，许多关节镜和内镜技术适应证不断扩大，造福了更多患者。与此同时，移动手术中心也逐渐成为骨科手术的重要部分，韧带修复、关节外科及门诊手术在许多标准化医院中已频繁地开展起来。随着知识和技术的不断扩增，我们在查阅各类文献，详尽收集大量新技术、新设备和新知识的基础上，对本书进行了全面修订，大量更新了相关理论知识和临床经验，尽最大限度收录了最新的骨科手术技术，保留了仍被视为“金标准”的经典手术技术。

与以往各个版本一样，坎贝尔基金会的工作人员——Kay Daugherty和Linda Jones，Shawn Maxey，Tonya Priggel，都为新版的出版做出了卓越的贡献。Kay和Linda甚至会把灵感随手记录在餐巾纸上，然后回到办公室把这些难以辨认的笔记转录成流畅的语言，之后又一遍遍地更新，力求完美；对于Shawn来说，他一直在追踪数百个知识点，并针对某一知识点不断进行挖掘和探索，绞尽脑汁，使得本书更加全面和新颖；而Tonya则总是通过各种渠道寻找最新信息，然后耐心地筛选和编排。为了能更加专业地阐述相关知识点，他们与许多骨科医师一起参观走访了多家医院，从深入的考察和实践中获取宝贵经验。海量的参考资料、粗糙的草稿和装满笔记的文件夹，都成为这一宏伟事业的见证。我们要感谢内容开发编辑Taylor Ball和执行内容策划师Dolores Meloni，以及在Elsevier出版公司担任高级项目经理的John Casey，感谢他们的指导、鼓励和帮助。我们也要感谢全体骨科医师们，假如没有他们的专业知识和创新精神，就没有这版新书的诞生；假如没有他们在学习、教学中的热情，以及为骨科所做的贡献，我们将无法出色地完成此次任务。

感激家人对此项事业的大力支持，在此特别对我们各位的爱人Sissie Canale、Terry Beaty和Julie Azar说声谢谢！当我们沉浸在编写出版过程中而无法自拔的时候，她们总是默默地陪伴和支持。

信息交流因科技而更加便捷。正如一位权威人士所说，如果“淹没”在技术中，信息的迷雾就可能将知识驱逐。我们展示当前最全、最新的研究内容，用统一的方式呈现信息，以简洁的方式驱除“迷雾”，展示真理。多年前，坎贝尔先生就曾指出：“本书将以最简单的形式为读者展示最全面的骨科手术技术。”为了不断追求这一目标，我们一直在不懈努力！

Frederick M. Azar, MD

James H. Beaty, MD

S. Terry Canale, MD

（郭清华　译　黄　鹏　校）

# 原著者名单

## EDITORIAL

Frederick M. Azar, MD
James H. Beaty, MD
S. Terry Canale, MD

## EDITORIAL ASSISTANCE

Kay Daugherty and Linda Jones

## GRAPHIC ASSISTANCE

Shawn Maxey

## CONTRIBUTORS

**Frederick M. Azar, MD**
Professor
Director, Sports Medicine Fellowship
University of Tennessee–Campbell Clinic
Department of Orthopaedic Surgery and
Biomedical Engineering
Chief-of-Staff, Campbell Clinic
Memphis, Tennessee

**James H. Beaty, MD**
Harold B. Boyd Professor and Chair
University of Tennessee–Campbell Clinic
Department of Orthopaedic Surgery and
Biomedical Engineering
Memphis, Tennessee

**Clayton C. Bettin, MD**
Instructor
University of Tennessee–Campbell Clinic
Department of Orthopaedic Surgery and
Biomedical Engineering
Memphis, Tennessee

**James H. Calandruccio, MD**
Associate Professor
Director, Hand Fellowship
University of Tennessee–Campbell Clinic
Department of Orthopaedic Surgery and
Biomedical Engineering
Memphis, Tennessee

**Francis X. Camillo, MD**
Associate Professor
University of Tennessee–Campbell Clinic
Department of Orthopaedic Surgery and
Biomedical Engineering
Memphis, Tennessee

**S. Terry Canale, MD**
Harold B. Boyd Professor and Chair
Emeritus
University of Tennessee–Campbell Clinic
Department of Orthopaedic Surgery and
Biomedical Engineering
Memphis, Tennessee

**David L. Cannon, MD**
Associate Professor
University of Tennessee–Campbell Clinic
Department of Orthopaedic Surgery and
Biomedical Engineering
Memphis, Tennessee

**Kevin B. Cleveland, MD**
Instructor
University of Tennessee–Campbell Clinic
Department of Orthopaedic Surgery and
Biomedical Engineering
Memphis, Tennessee

**Andrew H. Crenshaw Jr, MD**
Associate Professor
University of Tennessee–Campbell Clinic
Department of Orthopaedic Surgery and
Biomedical Engineering
Memphis, Tennessee

**John R. Crockarell Jr, MD**
Professor
University of Tennessee–Campbell Clinic
Department of Orthopaedic Surgery and
Biomedical Engineering
Memphis, Tennessee

**Gregory D. Dabov, MD**
Assistant Professor
University of Tennessee–Campbell Clinic
Department of Orthopaedic Surgery and
Biomedical Engineering
Memphis, Tennessee

**Raymond J. Gardocki, MD**
Assistant Professor
University of Tennessee–Campbell Clinic
Department of Orthopaedic Surgery and
Biomedical Engineering
Memphis, Tennessee

**Benjamin J. Grear, MD**
Instructor
University of Tennessee–Campbell Clinic
Department of Orthopaedic Surgery and
Biomedical Engineering
Memphis, Tennessee

**James L. Guyton, MD**
Associate Professor
University of Tennessee–Campbell Clinic
Department of Orthopaedic Surgery and
Biomedical Engineering
Memphis, Tennessee

**James W. Harkess, MD**
Associate Professor
University of Tennessee–Campbell Clinic
Department of Orthopaedic Surgery and
Biomedical Engineering
Memphis, Tennessee

**Robert K. Heck Jr, MD**
Associate Professor
University of Tennessee–Campbell Clinic
Department of Orthopaedic Surgery and
Biomedical Engineering
Memphis, Tennessee

**Susan N. Ishikawa, MD**
Assistant Professor
Co-Director, Foot and Ankle Fellowship
University of Tennessee–Campbell Clinic
Department of Orthopaedic Surgery and
Biomedical Engineering
Memphis, Tennessee

**Mark T. Jobe, MD**
Associate Professor
University of Tennessee–Campbell Clinic
Department of Orthopaedic Surgery and
Biomedical Engineering
Memphis, Tennessee

**Derek M. Kelly, MD**
Associate Professor
University of Tennessee–Campbell Clinic
Department of Orthopaedic Surgery and
Biomedical Engineering
Memphis, Tennessee

**David G. Lavelle, MD**
Associate Professor
University of Tennessee–Campbell Clinic
Department of Orthopaedic Surgery and
Biomedical Engineering
Memphis, Tennessee

**Santos F. Martinez, MD**
Assistant Professor
University of Tennessee–Campbell Clinic
Department of Orthopaedic Surgery and
Biomedical Engineering
Memphis, Tennessee

**Anthony A. Mascioli, MD**
Assistant Professor
University of Tennessee–Campbell Clinic
Department of Orthopaedic Surgery and
Biomedical Engineering
Memphis, Tennessee

**Benjamin M. Mauck, MD**
Instructor
University of Tennessee–Campbell Clinic
Department of Orthopaedic Surgery and
Biomedical Engineering
Memphis, Tennessee

**Marc J. Mihalko, MD**
Assistant Professor
University of Tennessee–Campbell Clinic
Department of Orthopaedic Surgery and
Biomedical Engineering
Memphis, Tennessee

**William M. Mihalko, MD**
Professor, H.R. Hyde Chair of Excellence
in Rehabilitation Engineering
Director, Biomedical Engineering
University of Tennessee–Campbell Clinic
Department of Orthopaedic Surgery and
Biomedical Engineering
Memphis, Tennessee

**Robert H. Miller III, MD**
Associate Professor
University of Tennessee–Campbell Clinic
Department of Orthopaedic Surgery and
Biomedical Engineering
Memphis, Tennessee

**G. Andrew Murphy, MD**
Associate Professor
Co-Director, Foot and Ankle Fellowship
University of Tennessee–Campbell Clinic
Department of Orthopaedic Surgery and
Biomedical Engineering
Memphis, Tennessee

**Ashley L. Park, MD**
Clinical Assistant Professor
University of Tennessee–Campbell Clinic
Department of Orthopaedic Surgery and
Biomedical Engineering
Memphis, Tennessee

**Edward A. Perez, MD**
Associate Professor
Director, Trauma Fellowship
University of Tennessee–Campbell Clinic
Department of Orthopaedic Surgery and
Biomedical Engineering
Memphis, Tennessee

**Barry B. Phillips, MD**
Associate Professor
University of Tennessee–Campbell Clinic
Department of Orthopaedic Surgery and
Biomedical Engineering
Memphis, Tennessee

**David R. Richardson, MD**
Associate Professor
Co-Director, Foot and Ankle Fellowship
University of Tennessee–Campbell Clinic
Department of Orthopaedic Surgery and
Biomedical Engineering
Memphis, Tennessee

**Matthew I. Rudloff, MD**
Assistant Professor
University of Tennessee–Campbell Clinic
Department of Orthopaedic Surgery and
Biomedical Engineering
Memphis, Tennessee

**Jeffrey R. Sawyer, MD**
Professor
Director, Pediatric Orthopaedic
Fellowship
University of Tennessee–Campbell Clinic
Department of Orthopaedic Surgery and
Biomedical Engineering
Memphis, Tennessee

**David D. Spence, MD**
Assistant Professor
University of Tennessee–Campbell Clinic
Department of Orthopaedic Surgery and
Biomedical Engineering
Memphis, Tennessee

**Thomas W. Throckmorton, MD**
Professor
Director, Resident Education
University of Tennessee–Campbell Clinic
Department of Orthopaedic Surgery and
Biomedical Engineering
Memphis, Tennessee

**Patrick C. Toy, MD**
Assistant Professor
University of Tennessee–Campbell Clinic
Department of Orthopaedic Surgery and
Biomedical Engineering
Memphis, Tennessee

**William C. Warner JR, MD**
Professor
University of Tennessee–Campbell Clinic
Department of Orthopaedic Surgery and
Biomedical Engineering
Memphis, Tennessee

**John C. Weinlein, MD**
Assistant Professor
University of Tennessee–Campbell Clinic
Department of Orthopaedic Surgery and
Biomedical Engineering
Memphis, Tennessee

**A. Paige Whittle, MD**
Associate Professor
University of Tennessee–Campbell Clinic
Department of Orthopaedic Surgery and
Biomedical Engineering
Memphis, Tennessee

**Keith D. Williams, MD**
Associate Professor
Director, Spine Fellowship
University of Tennessee–Campbell Clinic
Department of Orthopaedic Surgery and
Biomedical Engineering
Memphis, Tennessee

**Dexter H. Witte, MD**
Clinical Assistant Professor of Radiology
University of Tennessee–Campbell Clinic
Department of Orthopaedic Surgery and
Biomedical Engineering
Memphis, Tennessee

# 总目录

## 第 5 卷 运动医学及关节镜



## 第 6 卷 创伤骨科



## 第 7 卷 手外科



## 第 8 卷 足踝外科

# 第4卷目录

# 第十二部分

# 脊　柱

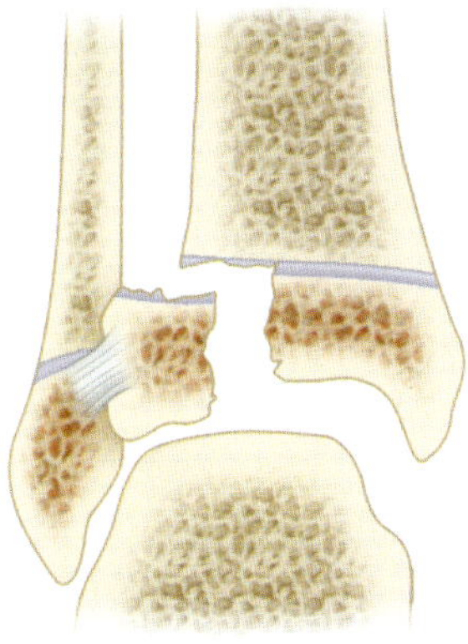

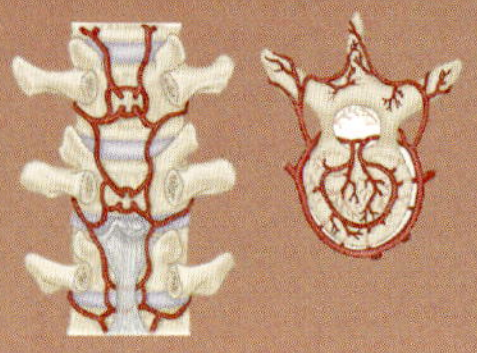

# 第 37 章

# 脊柱解剖与手术入路

著者：Raymond J.Gardocki
译者：王　征　张子方　郑国权　陆　宁
审校：赵　宇　邱贵兴

## 第一节　脊柱解剖

脊柱由 33 个椎体组成，分为 5 个部分：7 块颈椎、12 块胸椎、5 块腰椎及 5 块骶椎、4 块尾椎（图 37-1）。因骶椎和尾椎融合成骶骨和尾骨，所以有 24 个活动节段。分节的先天畸形或变异较常见。人体为保持直立姿势，颈、腰节段形成前凸。胸椎节段和骶椎节段维持后凸形状（在子宫内已经形成），分别成为肋弓和骨盆环的连接点。通常情况下，自头端向尾端每个运动椎体体积逐渐加大。一个典型的椎骨由前侧的椎体和后方环绕椎管的椎弓组成。椎弓由外侧的一对椎弓根和后侧的一对椎板构成；两侧椎板在后侧连接在后方连接处。椎弓的两侧各有一个横突和一对关节突；上关节突与相邻椎体的下关节突构成滑膜关节。关节突的相对方向决定了脊柱前屈、后伸和旋转运动的范围。棘突和横突对大量附着的肌肉提供杠杆作用。成年男性脊柱长度平均为 72cm，女性比男性短 7 ~ 10cm。椎管沿着脊柱延伸，对脊髓、圆锥和马尾神经提供保护。

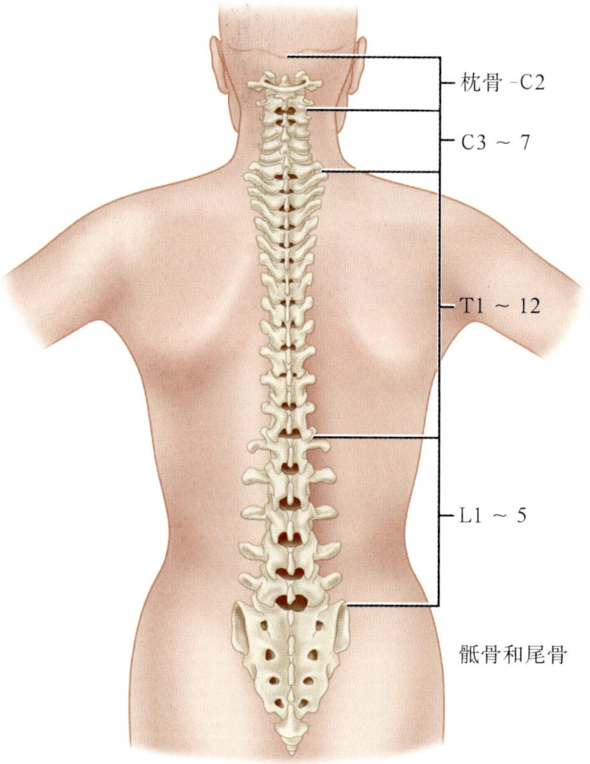


图 37-1　脊柱

上颈椎（枕骨到 C2）；下颈椎（C3 ~ 7）；胸椎（T1 ~ 12）；腰椎（L1 ~ 5）；骶骨和尾骨

## 第二节　脊柱关节的解剖

脊柱各节段由椎弓间关节和椎体间关节相连。椎弓间的关节被称为关节突关节。它是由一个椎骨的下关节突和其尾端椎骨的上关节突构成。这类关节为滑膜关节，表面覆盖关节软骨，软骨边缘有滑膜连接，并有关节囊包裹。脊神经后根的分支支配这些关节。

椎体间关节的特殊结构称为椎间盘。除了 C1 和 C2 之间外，椎间盘存在于各个椎体之间。椎间盘的坚韧和可变形性使其能适应脊柱运动、负重，并吸收震荡。每个椎间盘包含上、下终板，中间部分中央是髓核外周呈纤维环，三部分形成“三明治”样结构。以上结构构成了每个脊柱节段的次级软骨性关节或联合。

终板为 1 mm 厚的软骨结构——纤维软骨和透明软骨，随着年龄的增长，纤维软骨的比例逐渐增加。髓核为半液态的黏性物质。含 70% ~ 90%的水，氨基葡萄糖占干重的 65%，胶原占干重的 15% ~ 20%。纤维环由 12 层同心圆排列的纤维形成，相邻层纤维交互排列来抵抗多方向的应力。纤维环含有 60% ~ 70%的水，胶原占干重的 50% ~ 60%，氨基葡萄糖占干重的 20%。随着年龄增长，氨基葡萄糖和水比例逐渐减少。纤维环和髓核没有明确的分界区。椎间盘是身体内最大的无血供结构，依靠终板血管特殊网络的弥散作用来获得营养。

## 第三节　脊髓和神经的解剖

脊髓的长度较脊柱短，最下端的结构称为圆锥，在成年人位于 L2 水平，新生儿位于 L3 水平。自圆锥开始延伸到第一尾椎背侧的纤维结构，称为终丝。脊髓由 3 层膜保护：软脊膜、蛛网膜和硬脊膜。软脊膜与蛛网膜被蛛网膜下隙分隔，该腔充满脑脊液。脊髓在颈部和腰部膨大，相应部分发出颈丛和腰丛。在脊髓的内部有上行的感觉神经纤维和下行的运动神经纤维。这些传导束在颈髓部分位于中央，在胸、腰和骶部逐渐位于外周。这种解剖变化为临床上脊髓中央综合征和空洞提供解释。了解这些传导束的分布有助于理解各种脊髓症状（图 37-2，图 37-3；表 37-1）。

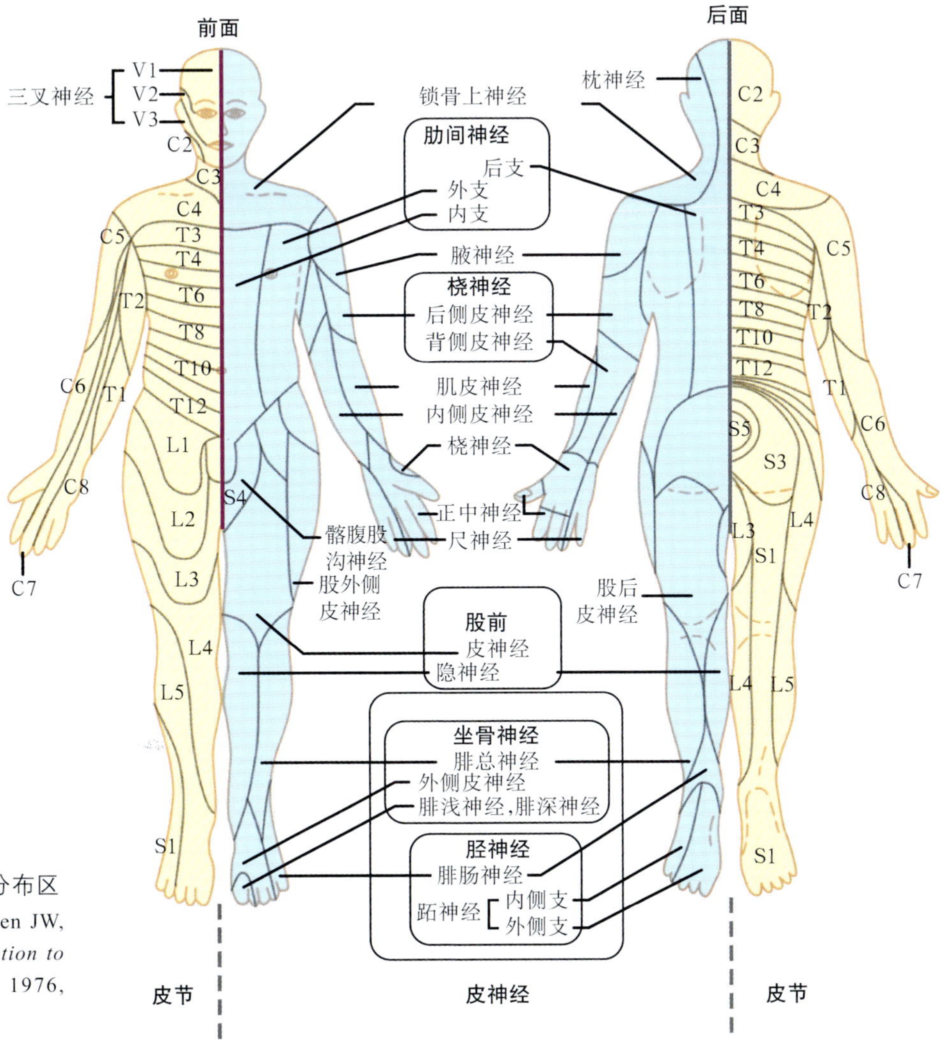


图 37-2　皮节区和感觉神经分布区

（引自：Patton HD, Sundsten JW, Crill WE, et al, editors: *Introduction to basic neurology*, Philadelphia, 1976, WB Saunders.）

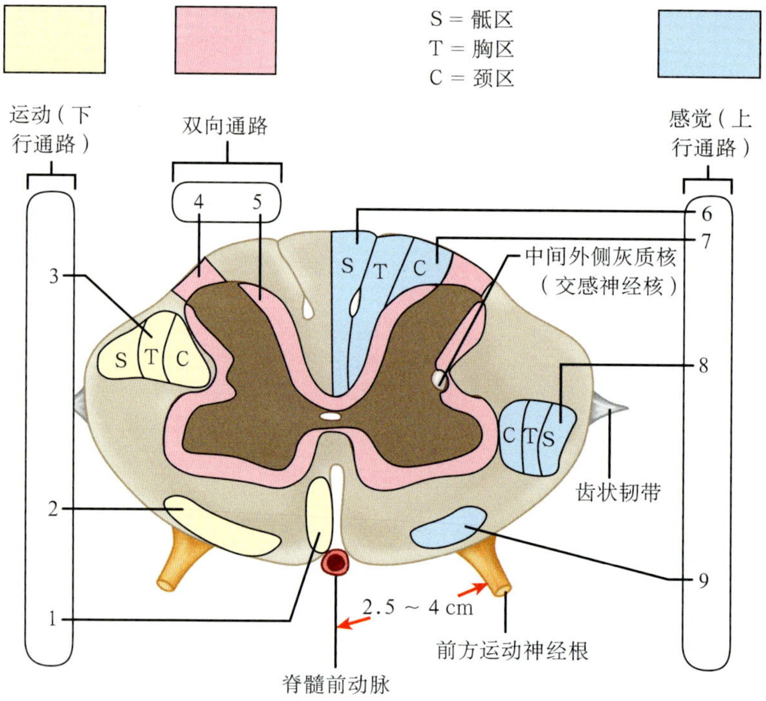


图 37-3 脊髓横断面

（引自：Patton HD, Sundsten JW, Crill WE, et al, editors: *Introduction to basic neurology*, Philadelphia, 1976, WB Saunders.）

**表 37-1 上行和下行（运动）传导束**

| 数目（图 37–3） | 路 径 | 功 能 | 躯体部位 |
|---|---|---|---|
| 1 | 皮质脊髓前束 | 精细运动 | 对侧 |
| 2 | 前庭脊髓束 | 易化伸肌肌群 | 同侧 |
| 3 | 皮质脊髓外侧束（旁正中束） | 精细性运动 | 同侧 |
| 4 | 背外侧纤维束 | 痛觉及温度觉 | 双向 |
| 5 | 固有纤维束 | 短节段脊髓内连接 | 双向 |
| 6 | 薄束 | 位置觉 / 精细触觉 | 同侧 |
| 7 | 楔束 | 位置觉 / 精细触觉 | 同侧 |
| 8 | 脊髓丘脑外侧束 | 痛觉及温度觉 | 对侧 |
| 9 | 脊髓丘脑前束 | 轻触觉 | 对侧 |

（引自：Patton HD, Sundsten JW, Cvill WE, Swanson PD, editors: *Introduction to basic neurology*, Philaddphia, 1976, WB Saunders.）

脊神经位于相应节段的椎管中。第 2 ～ 7 颈神经位于相应椎弓根的上面（第 6 颈神经根位于 C5 和 C6 椎弓根构成的神经孔中）。第 8 颈神经根位于 C7 和 T1 椎弓根构成的神经孔中。第 8 颈神经以下所有神经根都位于相应椎弓根的下面（第 4 腰神经根位于 L4 和 L5 椎弓根构成的神经孔中）。感觉神经分布参见图 37-2。因脊髓长度较椎管短，脊神经越向下走行越垂直。每个节段都发出后（感觉）根和前（主要是运动）根，前后根合并为脊神经。每条脊神经在神经孔出口位置都形成神经节。后根神经节由突触组成，与上行的感觉神经细胞体连接。这种结构对压力和热敏感，如果切断可造成疼痛反射障碍。

## 第四节 颈、胸、腰椎椎弓根解剖

关于颈、胸、腰椎解剖形态特征的研究已有很多。椎弓根螺钉系统得到迅速发展，并在脊柱外科领域获得广泛应用，其应用范围不仅在创伤方面，也包括退行性疾病。随着前、后路脊柱内固定技术的日新月异，认识人类脊椎的形态特点成为避免内固定置入过程中产生并发症的关键所在。

目前对颈椎椎弓根螺钉内固定还存在争议，其危险性较前路钢板和后路侧块固定更高。颈椎椎弓根虽可置入螺钉，但不能在所有节段的椎体上使用同一规格的椎弓根螺钉。C3、C4、C5 的椎弓根螺钉应 <4.5 mm，且在置入螺钉时应较其他节段更小心。CT 测量发现，C2 和 C7 的椎弓根平均直径较大，C3 的平均直径最小，椎弓根外壁的宽度和高度比率从 C2 到 C7 逐渐增加，即上位颈椎（C2 ~ 4）的椎弓根呈长圆形，下位颈椎（C6 ~ 7）的椎弓根更圆。对所有节段颈椎椎弓根内倾角度的了解同样十分重要，C5 内倾最大，C2 和 C7 内倾最小，C2 和 C3 椎弓根向上倾斜，C4 和 C5 呈水平位，C6 和 C7 则向下倾斜。

在椎弓根螺钉内固定操作中，C3 ~ 6 节段椎动脉医源性损伤的风险最大。椎弓根皮质在不同椎体、甚至同一椎体的内外侧均不等厚，外侧壁（椎动脉侧）皮质最薄，内侧壁（脊髓侧）约为外侧壁的 2 倍。椎动脉走行的变异，亦使置入椎弓根螺钉的操作存有风险，术中损伤 C2 和 C7 ~ T1 平面椎动脉的风险较小，在 C2 水平椎动脉更靠后、外侧，而在 C7 和 T1 水平则位于横突孔以外。

椎弓根的大小和角度从上胸椎到下腰椎呈渐进变化，了解这方面的知识在应用椎弓根螺钉固定时显得尤为重要。一项研究测量 32 905 个椎弓根（T1 ~ L5）发现，水平面上最宽的是 L5 椎弓根，最窄的是 T5 椎弓根（图 37-4）；矢状面上，最宽的是 T11 椎弓根，最窄的是 T1 椎弓根。椎弓根是椭圆形的，矢状面宽度通常大于水平面宽度。在水平面上，角度最大的椎弓根位于 L5。在矢状面上，L5 椎弓根向尾部倾斜，L3 ~ T1 的椎弓根则向头侧倾斜。在所有胸腰椎节段（T12 及 L1 除外），经椎弓根到椎体前皮质的深度、沿椎弓根轴线方向的深度明显长于平行脊柱中线方向的深度。

胸椎椎弓根是一个充满骨松质（62% ~ 79%）的旋绕三维结构。Panjabi 等研究发现，胸椎椎弓根外周骨皮质的密度是变化的，它的外侧壁明显薄于内侧壁，这是所有胸椎的一致特点。

多项研究报道了椎弓根螺钉进针的定位方法。相应的小关节间隙和横突中点是最重要的参照点。先用电钻或手持器械在椎弓根上开一小孔，然后通过椎弓根拧入一枚自攻螺钉进入椎体。胸、腰椎的椎弓根是连接脊柱前后柱的管状骨结构，椎弓根的内侧壁以内是硬膜囊，内下壁紧贴椎间孔里的神经根。腰神经根通常位于椎间孔的上 1/3，

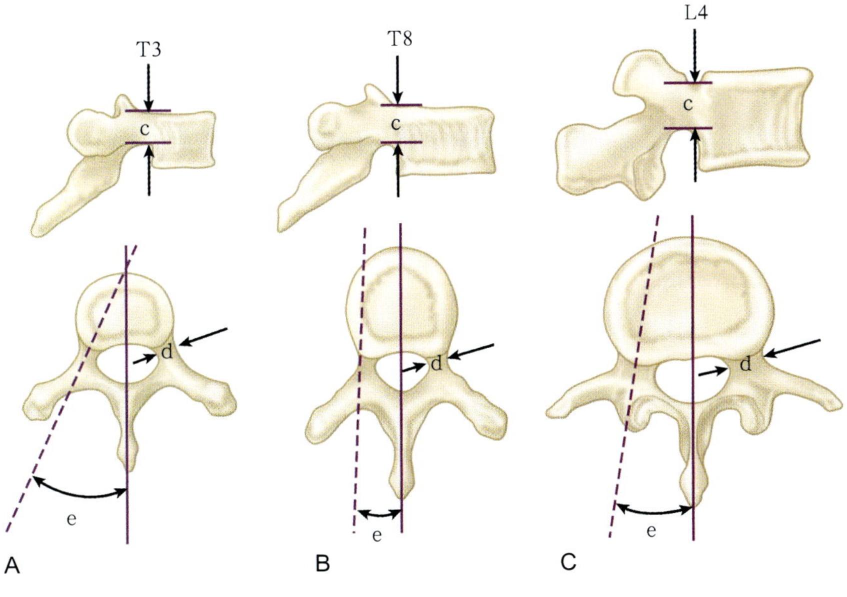


图 37-4 T3（A）、T8（B）和 L4（C）椎弓根的形状

垂直直径（c）从 0.7 cm 增加到 1.5 cm；水平面直径（d）从 0.7 cm 增加到 1.6 cm，最小直径 0.5 cm，位于 T5；T4 ~ L4，椎弓根的方向几乎呈完全矢状位；角度（e）很少 > 10°；越靠近近端，倾斜角度越大，T1=36°，T2=34°，T3=23°。L5 是斜的（30°），但椎弓根大，容易钻入

（引自：Roy-Camille R, Saillant G, Mazel CH: Plating of thoracic, thoracolumbar, and lumbar injuries with pedicle screw plates, *Orthop Clin North* Am 17:147,1986.）

所以靠近椎弓根内、下方进针比外、上方进针更危险。

我们采用三种方法来确定椎弓根的位置：①十字交叉法；②峡部法；③乳状突法。在术前准备时，通过高质量的胸腰椎正、侧位X线片和椎弓根平面的轴位CT扫描研究每一例患者的脊柱解剖是很重要的。对于腰椎，轴位X线透视检查是获得椎弓根方向的可靠参考。最常用来确定椎弓根的方法是十字交叉法，首先通过小关节的外缘画一条垂线，此线与横突中分线交叉点就是椎弓根的位置（图37-5，图37-6）。峡部是指椎弓根与椎板的连接区域。因为椎板和峡部在术中容易确定，所以它们可以作为确定椎弓根进针点的标志。乳状突法的定位基于横突基底的一个小骨性隆起，即乳状突，此突起可作为椎弓根的进针点。采用乳状突法确定椎弓根时，其进针点较十字交叉法更靠外，而十字交叉法较峡部法进针点更靠外。考虑到这些差异，采取不同的定位点钻孔时，必须采取不同的角度。根据术前椎弓根平面CT或MRI扫描结果和术中X线透视所见，能够在水平面和矢状面内确定出椎弓根的角度。

经皮螺钉置入时，我们应用X线透视引导，在正侧位上都需垂直置钉椎体透视，这样就可以清晰地观察椎弓根内壁和椎弓根与椎体的交界处。在X线正位上，我们可以将一枚Jamshidi针置于置钉椎椎弓根透射影的外侧（对于左侧椎弓根位于9点处，右侧椎弓根则为3点处）。腰椎椎弓根置钉，对于大多数头端椎体椎弓根螺钉置入时，在正位片上，我们更倾向于将置钉点选择中线偏下（左侧椎弓根置钉点选择8点处；右侧则选择4点处），这就可以防止侵入相邻的头端关节突关节。正位片上，穿刺针在椎弓根内沿着轨道进入20～25mm，在不破坏椎弓根内壁的前提下就可到达椎弓根与椎体的交界处。穿刺针到达正确位置后，可继续保持内倾继续拧入，直至正位片上穿刺针尖部跨过椎弓根内壁，侧位片上跨过了椎弓根基底部。应用Seldinger技术就可以在导丝引导下置入空心螺钉。连接棒置入依赖于器械的操作。

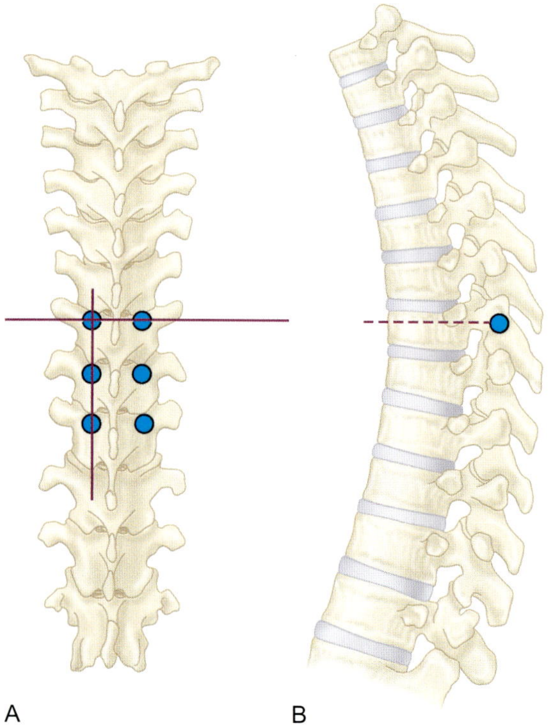
A B

图37-5 胸椎椎弓根进针点位于下关节突关节面的中点与横突根部中点相交处（小关节下1mm）

A．前后位观；B．侧位观

（引自：Roy-Camille R, Saillant G, Mazel CH: Plating of thoracic, thoraco-lumbar, and lumbar injuries with pedicle screw plates, *Orthop Clin North* Am 17:147,1986.）

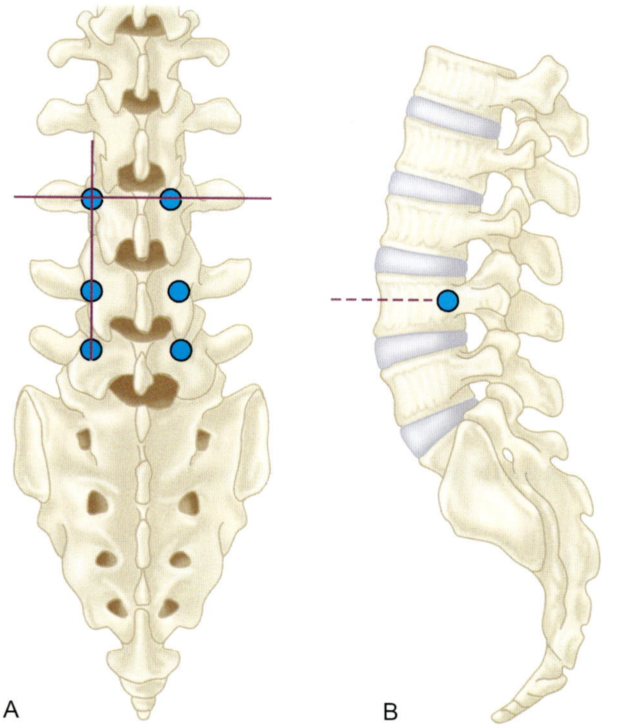
A B

图37-6 腰椎进针点位于两条线交叉处，在典型骨嵴结构上，进针点位于关节突下1mm

A．前后位观；B．侧位观

（引自：Roy-Camille R, Saillant G, Mazel CH: Plating of thoracic, thoraco-lumbar, and lumbar injuries with pedicle screw plates, *Orthop Clin North* Am 17:147,1986.）

# 第五节 脊髓的血液循环

通过大体解剖、乳胶动脉灌注和肋间动脉造影等方面的研究，脊髓的动脉血液供应已经了解清楚。Dommisse 为此做出巨大贡献，他指出虽然个体之间有差异，但脊髓的主要血液供应方式是恒定的，解剖特点如下。

1．**依赖 3 条血管** 即脊髓前正中动脉干和一对靠近神经根后根的后外侧动脉干。

2．**灰质和白质的相对血液需求** 颈髓和腰髓靠近神经节膨大处的动脉干最粗大，而胸髓的动脉干较细。由于灰质较白质代谢旺盛，白质所含的毛细血管网比灰质要少。

3．**脊髓根动脉** 一些根动脉与脊髓沟动脉相吻合，以增加脊髓的血液供应，包括 2 ～ 17 支前根动脉和 6 ～ 25 支后根动脉。颈部的根动脉 80% 来自椎动脉，胸、腰部的根动脉来自主动脉。骶外侧动脉、第五腰动脉、髂腰动脉和骶中动脉对骶区非常重要。

4．**脊髓的附加血液供应** 椎动脉和小脑后下动脉是脊髓血液供应的重要来源，骶髓根动脉起自骶外侧动脉，与马尾远端神经根伴行，这些血管内的血流方向和流量可随代谢需要发生变化。

5．**脊柱的节段动脉** 在每一个椎体平面都有一对节段动脉供应脊椎内、外结构。胸、腰部节段动脉起自主动脉，颈部节段动脉起自椎动脉、肋颈干及甲状颈干。60%的人群中，颈外动脉咽升支成为附加血供的一个来源。骶外动脉、第五腰动脉、髂腰动脉和骶中动脉发出供应骶部的节段动脉。

6．**节段动脉的分布点** 节段动脉在椎间孔处分成数个分支，此点被称为分布点（图 37-7）。另一个吻合网位于椎管内硬膜外的疏松结缔组织中，每节椎体都如此分布，而颈、腰椎部分布最集中。结扎节段动脉后，该吻合网提供了足够的侧支循环，保证了脊髓的血液供应。

7. **Adamkiewicz 动脉** 是腰髓的最大根动脉，也是腰骶段脊髓的主要供血动脉。位于左侧，通常在 T9 ～ 11 水平（80%的人群中）。脊髓前正中动脉比任何单支脊髓根动脉都重要，但即使保护了脊髓前正中动脉也不能确保脊髓得到充足的血液供应。所以在术中应尽量保护每一支供血动脉。

8．**脊髓血液供应模式的差异** 脊髓血供多变是显著的特征，但所有变化都绝对符合一个规律，

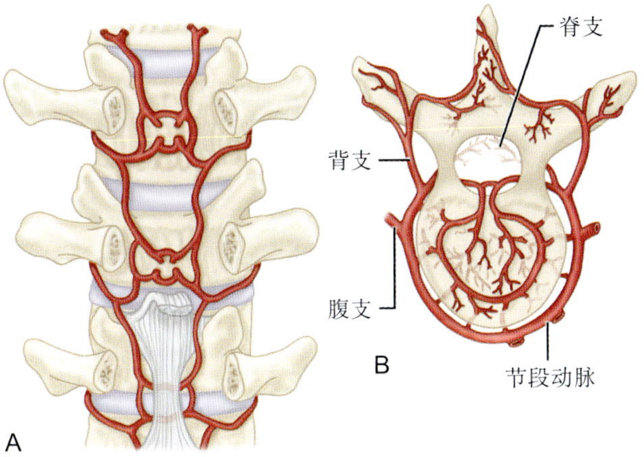


图 37-7 椎体血液供应

A．后面观，为便于观察节段动脉的椎管内吻合支，已去掉椎板；B．椎体横切面、椎体、椎管和后侧结构的动脉吻合网

（引自：Bullough PG, Oheneba BA: *Atlas of spinal diseases*, Philadelphia, 1988, JB Lippincott.）

那就是颈髓和腰髓膨大处血液供应丰富，而第 4 ～ 9 胸髓平面血液供应要差得多。

9．**脊髓血管内血液流动方向** 3 条纵行脊髓动脉通路类似于颅脑基底的 Willis 循环，但它们更广泛、更复杂。这些血管通路可以根据代谢的需要改变血流的方向和流量。这一脊髓的内动脉环至少有两个外在动脉环围绕，第一个位于硬膜外，第二个则位于椎外组织中。由于内循环吻合不足，脊髓依赖后者保障血液供应。然而，脊髓循环的“出口点”仅限于沟动脉的穿支和软脊膜动脉。

总之，脊髓的血液供应丰富，但 T4 ～ 9 椎管最窄，血液供应最贫乏，是血供危险区，一旦干扰了此区的血液循环，最可能导致截瘫。

近年来，大量脊柱前路手术并未增加截瘫发生率，这动摇了脊髓前动脉是脊髓主要供血血管的论点，值得商榷；这也意味着脊髓动脉存在大量吻合支，并有保护脊髓的作用。有证据表明脊髓后动脉可能和脊髓前动脉一样重要，但目前尚未被充分认同。与动脉供血相比，脊髓的静脉回流更复杂（图 37-8），静脉系统被公认有很大变异。Dommisse 指出：脊髓有两套静脉系统，分别为脊髓静脉系统和 Batson 静脉丛网。脊髓静脉只是整个静脉系统的很小部分，脊髓静脉血回流到 Batson 静脉丛。Batson 静脉丛大而复杂，从颅底一直分布到尾骨。血液自 Batson 静脉丛直接汇入上下腔静脉和奇静

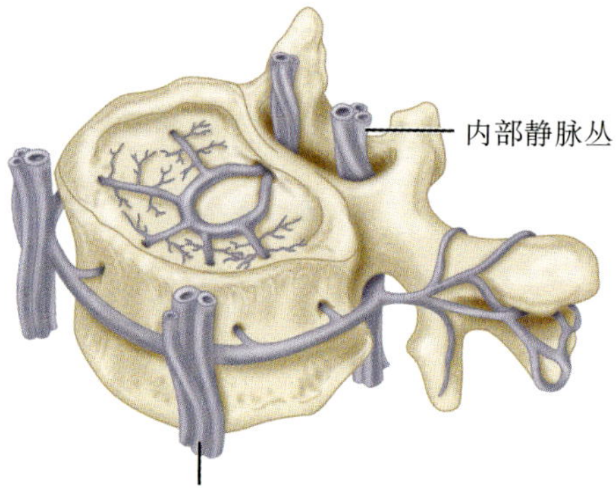


图 37-8 椎体静脉回流和椎管内、外静脉丛的组成

（引自：Bullough PG, Oheneba BA: *Atlas of spinal diseases*, Philadelphia, 1988, JB Lippincott.）

脉。脊髓前、后静脉干是脊髓的纵行静脉干，伴随着相应的动脉。Batson 静脉丛由 3 部分组成，即硬膜外椎静脉丛、椎体外静脉丛和脊柱骨结构静脉。椎体外静脉丛包括颈部节段静脉、肋间静脉、腰静脉、奇静脉在胸和骨盆处的交通支及其与腔静脉的交通支。静脉系统在脊髓代谢中无特殊作用，它们直接与头、胸和腹部的回流静脉交通。这种相互联系使盆腔肿瘤和感染性疾病有机会转移至椎体。

在脊柱前路手术中，我们经验性地遵循如下原则：①仅在显露需要时才结扎脊髓节段动脉；②靠近主动脉结扎节段动脉，而不应靠近椎间孔；③如果可能只结扎一侧节段动脉，保留对侧血液循环完整；④解剖椎间孔尽可能限于单个节段，以最大限度地降低对侧支循环的干扰。

## 第六节 手术入路

### 一、脊柱前侧入路

随着脊柱畸形矫正后侧入路的完善，近年来许多人都把注意力放在研究脊柱前侧入路上。这个领域的先辈们发现，脊柱结核必须经前路减压，椎板切除非但不能解除脊髓前侧压力，而且破坏了重要的脊柱后部的稳定性，导致脊柱后凸畸形加重。随着麻醉和重症监护等重要技术的进步，脊柱外科已达到较高的安全水平。

通常前路手术的指征是：当脊髓造影、脊髓造影后 CT 扫描和 MRI 提示神经组织（脊髓、圆锥、马尾和神经根）前侧受压时，才能经脊柱前侧入路解除的前侧压迫。很多疾病可以造成神经组织的明显受压，包括创伤、肿瘤、炎症、退行性改变和先天性疾病。对于腰椎，采用前路手术指征可进一步放宽；可经前组入路行椎间融合术治疗椎间盘源性疼痛和脊柱不稳。

通常，只有经验丰富的脊柱外科医生才可实施脊柱前路手术，作为一项原则，那些偶尔开展脊柱外科手术的医生不适合做脊柱前路手术。许多医院采取多科联合手术方式，以发挥骨科医生、神经外科医生、胸科医生和头颈科医生各自的专业特长。但骨科医生仍需要具备有关深部脏器、液体平衡、生理和其他重症监护的常识。脊柱前侧入路的并发症少见，然而一旦出现即有较高的死亡率，因此选择前侧入路应谨慎，需要严格把握手术适应证。潜在的风险包括医源性血管、内脏和神经结构损伤。

目前脊柱前路手术严重并发症的确切发生率尚未知。必须熟悉解剖特点和认真仔细对待每一步操作，防止出现并发症。手术入路的选择取决于手术医生的经验和意愿、病人的年龄和健康状况、受累脊柱节段、病理过程，以及有无神经压迫症状。脊柱前侧入路的公认适应证见框 37-1。

#### （一）枕骨到 C3 的前侧入路

上位颈椎（枕骨到 C3）的前侧入路可以经口，也可经咽后壁手术，取决于病变性质和医生的经验。

**经口前侧入路**

**手术技术 37-1（图 37-9）**

(Spetzler)

- 病人仰卧，用 Mayfield 头固定装置或用 Gardner-Wells 牵引弓行颅骨牵引将头固定，建议使用体感诱发电位仪监测脊髓。术者可位于病人头部正上方。
- 在病人的每一个鼻孔各放入一根红色橡胶导管，缝于悬雍垂上。向上牵拉导管使悬雍垂和软腭上提，显露出术野。注意不要太用力牵拉，以免鼻中隔软骨坏死。
- 将 McGarver 拉钩伸入口中，将气管内插管牵开并维持在术野外，使用显微镜有利于有限的术野更清晰显露。

**框 37-1 脊柱前侧入路的相对适应证**

**创　伤**

a．骨折伴有神经压迫，继发于硬脊膜前侧的骨和椎间盘碎片压迫

b．不全脊髓损伤（为获得脊髓恢复）伴有硬膜外前侧受压

c．完全脊髓损伤（为获得神经根恢复）伴有硬膜外前侧受压

d．有硬膜外前侧受压损伤所致的晚期疼痛或瘫痪

e．椎间盘突出症

**感　染**

a．切开活检

b．清创术和前路植骨术

**退行性变**

a．神经根型颈椎病

b．脊髓型颈椎病

c．胸椎椎间盘突出症

d．颈、胸和腰椎椎间融合术

**肿　瘤**

a．硬膜外转移瘤

b．原发性椎体肿瘤

**畸　形**

a．脊柱后凸畸形：先天性或后天性

b．脊柱侧凸畸形：先天性、后天性或特发性

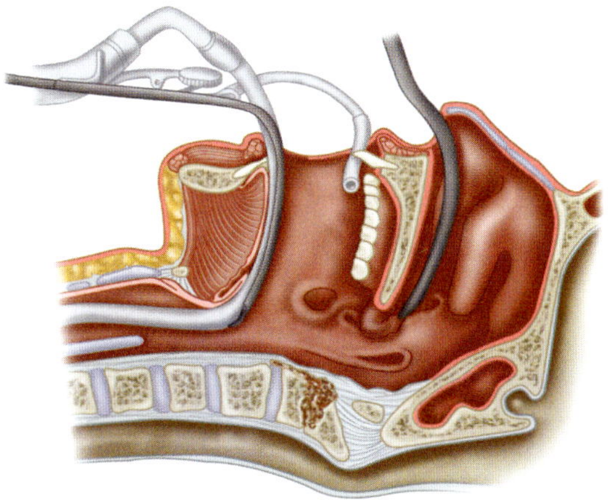

图 37-9　经口前侧入路（见正文）

（引自：Spetzler RF: Transoral approach to the upper cervical spine. In Evarts CM, editor: *Surgery of the musculoskeletal system*, New York, 1983,Churchill Livingstone.）（见手术技术 37-1）

- 用六氯酚（pHisoHex）和聚维酮碘（Betadine）消毒口咽部。
- 在咽后壁触摸深部的寰椎前弓，从寰椎上方到 C3 上方纵向切开咽后壁。
- 用双极电凝止血，注意不要电灼过度，以免产生组织的灼伤坏死，增加感染的危险。
- 在咽后壁切口内用骨膜剥离子行骨膜下剥离，显露寰椎前结节到 C2 椎体的前侧，用牵引线牵开切口两侧的软组织瓣。
- 直视下借助手术显微镜或放大镜加头灯，使用高速气钻、咬骨钳或刮匙对 C1 和 C2 做精细清理。当到达后纵韧带时，换用钻石牙钻去除残余骨组织。
- 彻底清除感染骨和坏死软组织，即完成上颈髓减压。
- 如果上颈椎需要前路融合，则从髂嵴切取骨块，修整适合形状后植入。
- 用抗生素溶液冲洗术野，逐层关闭咽后壁切口。

**术后处理**　术后当晚保留气管插管，保障呼吸道通畅。用头环背心固定或下地活动前颅骨牵引。

## 经咽后颈椎前入路

此入路由 McAfee 等介绍，是上颈椎前侧清创手术的理想入路，根据需要，也可以通过此入路进行植骨融合术。与经口入路不同，它完全不经过黏膜，术后伤口感染和神经损伤的报道相对较少。

**手术技术 37-2**

（McAfee 等）

- 病人仰卧，最好应用牵引弓或头颅环维持牵引，卧于翻转架上。手术过程中建议使用体感诱发电位仪监测脊髓功能。
- 采用纤维支气管镜经鼻气管插管，防止颈部过度活动并避免插管在口咽部压迫下颌骨，妨碍后续的显露。
- 在下颌下区右侧做一横行皮肤切口，再做一纵行延长切口，其长度需要满足充分显露的要求（图 37-10A）。只要切口不超过 C5 下缘，就不会增加喉返神经损伤的风险。
- 沿切口方向连同颈部浅筋膜一起切开并牵开颈阔肌。
- 借助电刺激显露第Ⅶ对颅神经（面神经）下颌骨缘支，自上端结扎下颌后静脉。

- 沿着下颌后静脉继续向深层剥离，注意不要损伤面神经浅支。
- 在下颌后静脉汇入颈内静脉处将其结扎。
- 纵行分离颈深筋膜浅层，游离胸锁乳突肌前缘。感触颈动脉搏动，注意保护颈动脉鞘内的动静脉和神经。
- 切除下颌下腺（图 37-10B），结扎腺管，防止术后形成唾液腺瘘。
- 显露二腹肌和茎突舌骨肌，将前者在腱性部分结扎并切断标记。向上牵拉茎突舌骨肌时，可能会损伤面神经，然而切断二腹肌和茎突舌骨肌后，就可将舌骨和下咽部拉向内侧，从而避免显露食管、下咽部和鼻咽部。
- 接下来显露舌下神经，并将它向上拉开。
- 继续分离显露外侧的颈动脉鞘和内侧的咽喉之间的咽后间隙，结扎颈动脉和颈内静脉的分支（这些分支可限制颈动脉鞘外移），增加显露（图 37-10C、D）。
- 辨认并游离喉上神经。
- 将颈动脉鞘充分拉向外侧后，纵行切开翼状椎前筋膜，显露颈长肌。此时，注意保持头于中立位，并准确找到中线。
- 从 C1 前弓和 C2 椎体的前面，骨膜下剥离颈长肌，注意避免损伤椎动脉。
- 然后，仔细清理病变的骨性结构（图 37-10E）。如果需要，可取自体髂骨或腓骨进行植骨。
- 留置负压引流管、修复二腹肌腱，逐层缝合颈阔肌和皮肤。

**术后处理** 术后病人维持头颅牵引，抬高床头以减轻肿胀。保持气管插管至咽部水肿消退，通常到术后 48 h。然后拔管，戴头颈胸背心下地行走；或者根据病情在下地行走前做后路固定手术。

### （二）扩大上颌骨截骨术及上颌骨次全切除术

Cocke 等阐述了该方法，并将其作为经口前侧入路的替代方法，以显露和切除颅底至 C5 椎体的肿瘤或病变骨。这个手术对技术要求很高，需要系统掌握头颈部解剖知识，应该由一组医生协作完成，包括耳鼻咽喉科、神经外科和骨科医生。

术前通过阅读患者符合标准的影像学资料，明确将要被切除肿瘤或骨的大小、位置和范围。术前 3 ～ 5 d 做鼻、口腔和咽部分泌物培养，以选择合适的抗生素。如果培养阴性，则术前、术后应用头孢类和氨基糖苷类抗生素；如果培养阳性或对这两类药耐药，则调整抗生素。

## 上颌骨次全切除术

**手术技术 37-3**

（Cocke 等）

- 病人仰卧手术台上，头部垫高 25°。经口腔气管内插管，将管子固定在手术对侧嘴角。
- 如果术后保持伤口开放或预计出现相关并发症可能性大，术前就先做经皮内镜下胃造口术。
- 如果手术显露范围较小，或患者有严重的肺部疾病，则术前做气管切开。此步骤通常不需要。
- 术前置尿管（通常用 Foley 尿管），用 6-0 号的尼龙线将眼睑暂时缝合。
- 用 1%的利多卡因加 1 ∶ 100 000 肾上腺素溶液浸润麻醉上唇、面颊、牙龈、上腭、翼状窝、鼻咽部、鼻中隔、鼻底和鼻外侧壁软组织。
- 用 4%可卡因和 1%苯肾上腺素溶液浸透的棉片填塞两侧鼻腔。
- 分别用聚维酮碘和乙醇消毒术野皮肤，铺无菌治疗巾并用缝线或巾钳固定，用手术切口保护膜覆盖手术部位。
- 采用改良 Weber-Ferguson 皮肤切口显露上颌骨（图 37-11A）。在上唇人中做一纵切口（稍偏离中线），从鼻唇沟到唇红缘。切口下端横向延长到中线，然后再经过颊膜到龈颊沟沿中线做一纵切口。分开上唇，结扎唇动脉。将皮肤切口上端从鼻唇沟向外横行延长至鼻翼外侧，然后向上沿鼻面侧沟延长皮肤切口至下眼睑。
- 拔除中切牙。
- 沿正中线做纵切口，从颊龈沟到切牙缺损切开上颌骨前方的黏骨膜，沿颊龈交界处横行拐向后方至后磨牙。
- 游离皮肤、皮下组织、骨膜以及上颌骨黏膜骨膜，显露上颌骨的前外侧壁、鼻骨、鼻梨状孔、眶下神经、颧骨和咬肌（图 37-11D）。
- 在颧骨咬肌附着处切断咬肌前缘，楔形切除部分颧骨，将 Gigli 线锯放入该楔形切口内截骨（图 37-11E、F）。

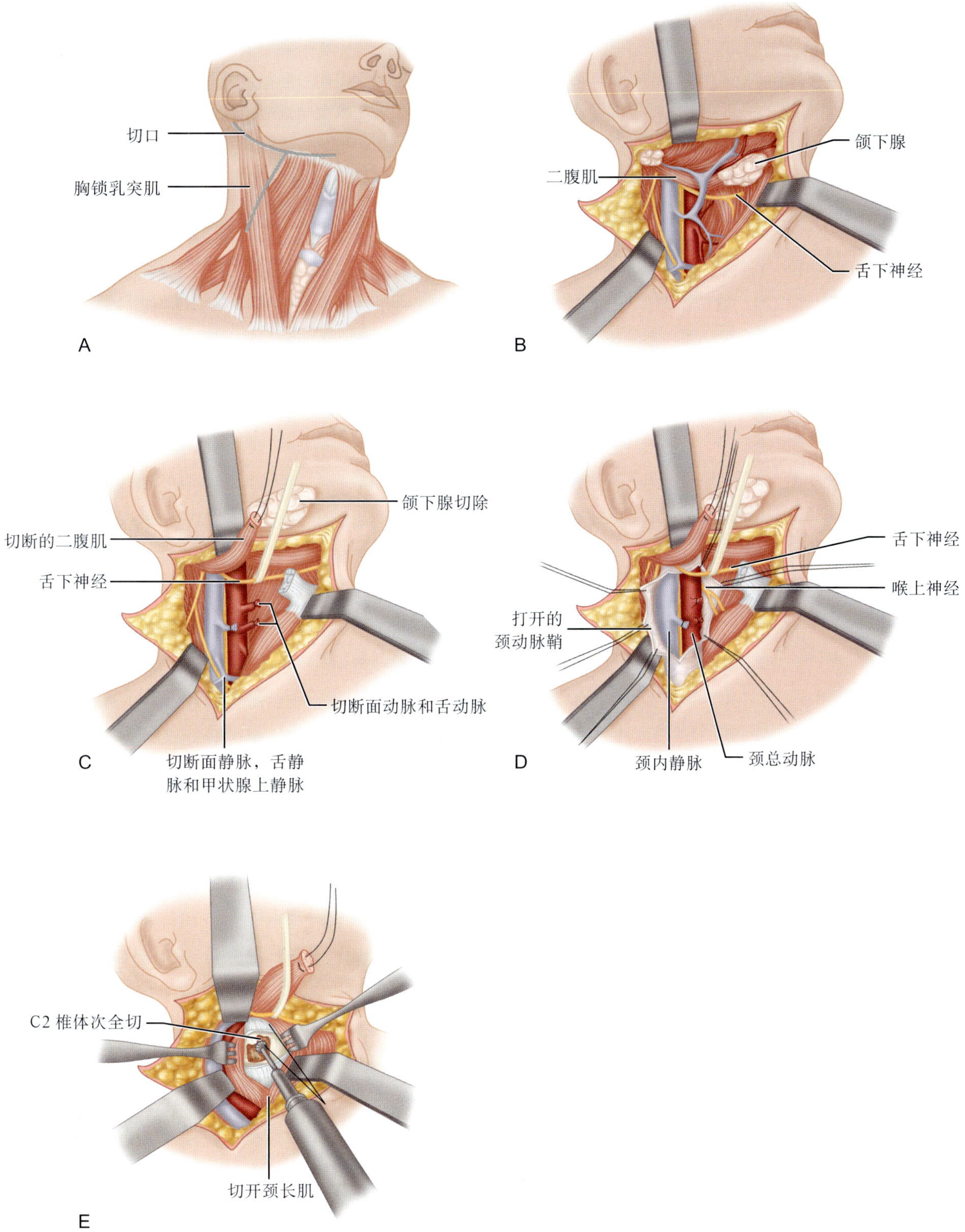


图 37-10 A ~ E. 咽后前侧入路（见正文）

（引自：McAfee PC, Bohlman HH, Riley LH Jr, et al: The anterior retropharyngeal approach to the upper part of the cervical spine, *J Bone Joint Surg* 69A:1371,1987.）（见手术技术 37-2）

- 经中切牙缺损处切开舌腭与硬腭黏膜骨膜，连通中切牙缺损处与磨牙后切口。
- 如需要，可将磨牙后切口在下颌骨内侧、扁桃体外侧延长至咽后间隙，达到舌骨或咽下部的水平。
- 从中切牙缺损和牙槽嵴开始剥离硬腭的黏膜，达到或超过腭中线。
- 从硬腭后缘剥离软腭及其鼻腔口黏膜。切断和电凝腭大血管和神经。用骨蜡填塞上颚的滋养孔。
- 自椎前筋膜将硬腭的黏骨膜、软腭、扁桃体前柱、扁桃体和咽部牵向内侧。通常不需要从咽后壁或外侧壁游离和牵开软腭。
- 从鼻梨状孔基底和外缘分离鼻部软组织，显露鼻腔（图 37-11B）。
- 从上颌额突切除一个楔形骨块以便在上部放入截骨线锯（图 37-11E）。
- 切断颞肌附着处，在下牙槽神经血管束入口上方切除下颌骨喙突，显露翼突外侧板和颌内动脉。
- 用 Shaw 刀或 Bovie 电刀切断翼状肌，直到看到或摸到翼突外侧板后侧的锐利骨缘。
- 靠近翼板游离、钳夹、结扎、切断颌内动脉。
- 把丝线从翼突外侧板的后侧送到鼻咽部，再从硬腭后缘送到口咽部（图 37-11F）。
- 从鼻孔放入一 Kelly 钳到硬腭后侧，拉出结扎线输送器上丝线的内侧端。
- 将线锯连到丝线外侧端，置于恰当的位置，锯断颌骨上部。
- 将线据末端和丝线相连，丝线引导下将线据置入并断开上颚骨。
- 调整上部线锯的位置（图 37-11E、F）。使用中等大小的尖头直角结扎线输送器传递 2 号黑丝线。
- 线锯内侧卡入额突的楔形缺损内，线锯外侧卡入颧骨楔形缺损内。在翼板后侧将线锯摆放至尽可能高的位置，为此可在线锯下方的翼板上放一把宽的骨膜剥离器维持线锯的位置（图 37-11F）。

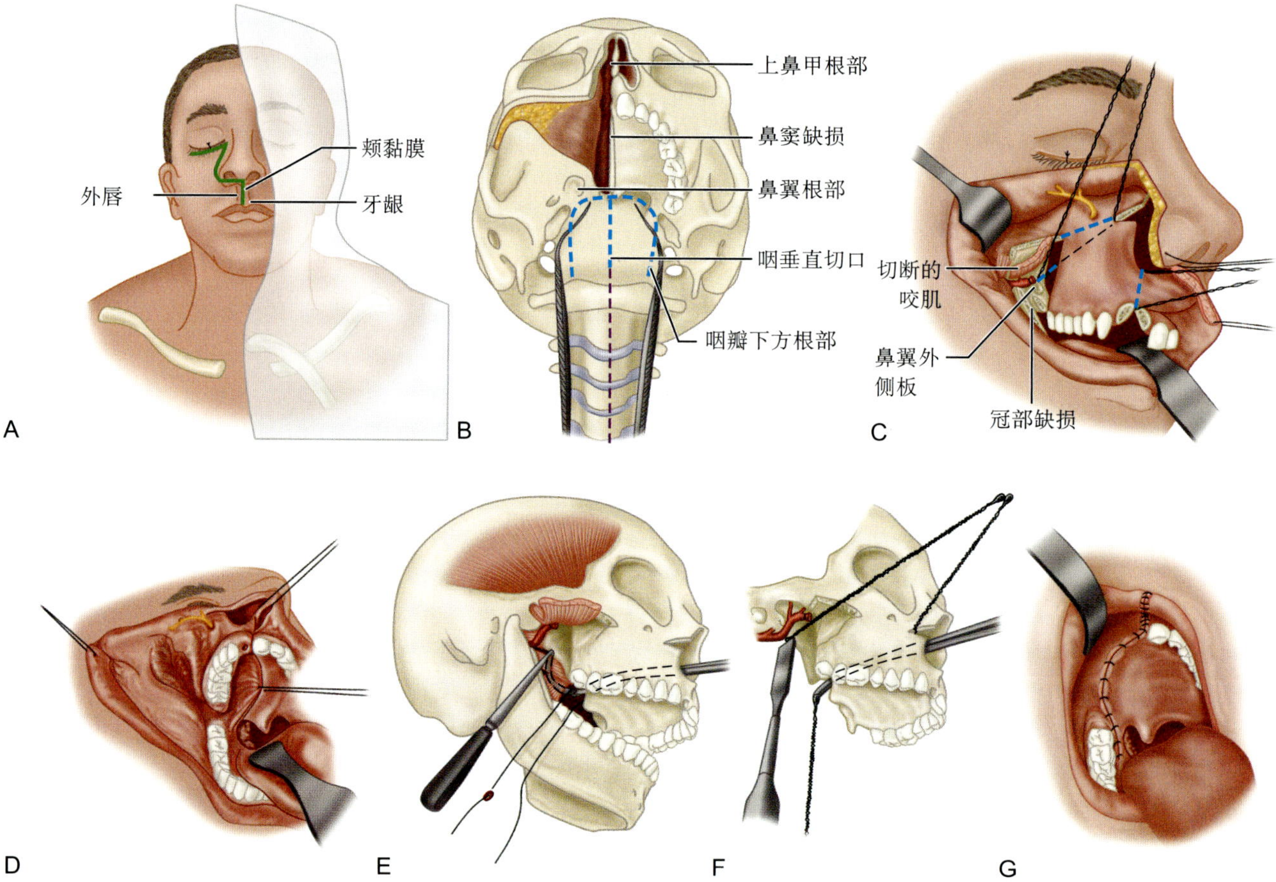


**图 37-11** A ~ G 扩大上颌骨截骨和上颌骨次全切除术（见正文）

（引自：Cocke EW Jr, Robertson JH, Robertson JR, et al: The extended maxillotomy and subtotal maxillectomy for excision of skull base tumors, *Arch Otolaryngol Head Neck Surg* 116:92,1990.）（见手术技术 37-3）

- 通过鼻孔将一把 Kelly 钳插入硬腭后鼻孔部后面的鼻咽部（图 37-11E），协助放置下部截骨的线锯。将线锯卡入钳的两刃之间，然后引出鼻腔并放置于锯断硬腭的正确位置（图 37-11C）。
- 开始锯断上颌骨的骨壁（图 37-11C）。首先锯断硬腭，然后锯断上颌骨上部，注意不要滞锯并保护周围软组织。
- 切断肌肉附丽，取下上颌骨。
- 结扎颌内动脉远端。
- 在唇切口两侧的软组织和硬腭黏骨膜和软腭上缝置牵引线。至此，咽后部完全被显露。
- 用 1% 利多卡因（lidocaine）加 1 ： 100 000 肾上腺素（epinephrine）溶液浸润麻醉鼻咽部后壁、口咽、扁桃体区到舌骨平面的黏膜。
- 从蝶窦到枕骨大孔做中线纵切口，切开鼻咽部后壁的软组织。另一选择是沿着软腭后侧扁桃体柱后方的外侧咽壁下方，从蝶骨到咽鼓管后方的鼻咽外侧壁做横切口（图 37-11B）。
- 同法，在对侧做切口。形成一个基底在下的咽部软组织瓣（图 37-11B）。
- 通过向前延长外侧咽壁切口，经扁桃体前柱与磨牙切口相连，获得更广泛的显露。延长切口至咽后间隙，用牵引线将扁桃体前柱、扁桃体和软腭向中线牵开。不需要从咽壁上完全游离出软腭。
- 向下延长咽壁切口到舌骨平面或舌骨平面下方。
- 自颅底和上颈椎的腹侧剥离、切断并分离咽上缩肌、椎前筋膜、头长肌和前纵韧带。
- 显露 C5 到枕骨大孔间拟手术的骨性结构。用手术显微镜或放大镜改善视野。
- 使用高速磨钻磨去病变骨，注意避免穿透硬脑膜。
- 全层间断缝合鼻咽部黏膜和皮下组织。
- 用取自大腿的断层皮片或真皮移植覆盖颊部黏膜和硬腭鼻面缺损处。
- 用锁边缝合法固定皮片，无须包扎刀口。
- 将切下的颧骨复位，如果不稳定则用钢丝固定。
- 将切下的上颌骨复回原位，用钢丝或加压钢板固定。
- 将一个浸透抗生素溶液的尼龙袋放入鼻腔。
- 用 3-0 号线即 poly 线做垂直间断褥式缝合，关闭口腔内切口（图 37-11G）。
- 用 5-0 号铬制缝线和 6-0 号尼龙线缝合面部切口。

## 上颌骨扩大截骨术

### 手术技术 37-4

- 按照上颌骨切除入路介绍的方法显露颅底和高位颈椎，但可未必切除中切牙和龈舌切口。
- 利用脱套法，从上颌骨和鼻骨游离面部皮肤，可避免术后面部瘢痕。
- 将软腭在翼板和硬腭的纤维肌肉性附着部切断，显露鼻咽部。
- 利用结扎线输送器将 Gigli 上部线锯导入，在眶下神经下方锯断上颌骨。
- 从梨状孔到软腭，剥离附近鼻底的黏骨膜，继续剥离黏骨膜向内至鼻中隔、向外至下鼻甲。
- 用 Stryker 锯锯开鼻骨底，注意避免撕破其下方的硬腭骨膜。
- 以硬腭、鼻骨黏骨膜和软腭为轴，向内旋转上颌骨。

**术后处理** 如术中修补过硬脊膜，则术后放置腰大池引流，并将头垫高 45°；如果术中没有撕破硬脊膜、或者没有硬脊膜缺损，则无须处理。置放冰帽于颞、颊部，以减轻水肿。应用抗生素治疗至感染风险消失。为保持口腔清洁，应用半量浓度的过氧化氢溶液（half-strength hydrogen peroxide）冲洗口腔以保持口腔清洁。维持气管内插管至呼吸道堵塞风险消除。鼻腔填塞物拔除后，改用生理盐水冲洗鼻咽部，每日 2 次，持续 2 个月。术后 4 ~ 6 d，拆除面部切口缝线，术后 2 周，拆除口腔内缝线。

## （三）C3 ~ 7 的前侧入路

临床最常通过颈动脉鞘内侧前入路显露中下段颈椎区域。对解剖透彻了解后，可以安全、直接到达 C3 ~ 7 区域。前路手术最常见的并发症是喉返神经损伤引起的声带麻痹。左侧喉返神经因其行程较为垂直，且位于食管气管沟中而较少受损伤，右侧喉返神经在其自迷走神经主干发出后即向前走行于锁骨下动脉下方，而在左侧，其在动脉韧带起点处行走于主动脉的下后方。双侧神经翻折向上走行。两侧与甲状腺下动脉的解剖关系亦不相同，为预防右侧喉返神经损伤，术中甲状腺下静脉应在其尽可能靠外侧的部位结扎，应向内牵开与喉返神经伴行的中线部位的组织。

右侧喉返神经更短并靠近外侧，容易在显露前方椎体时受直接损伤或间接拉伤。而经左侧入路在颈动脉和颈内静脉的内侧显露时，可减少损伤危险。尽管很多脊柱外科医生在使用右侧入路时亦很少出现喉返神经麻痹的症状，但这些术者可能未对短暂的、部分的或无症状的麻痹加以注意。我们认为，选择左侧切口可以减少这些损伤的发生。

**前侧入路 C3 ～ 7 手术方法**

**手术技术 37-5**

(Southwick 和 Robinson)

与颈椎其他入路一样，术中建议行颅骨牵引和脊髓监测。根据术者习惯可行横行或纵行切口（图 37–12A）。一般而言，我们建议 1 ～ 2 个节段的颈椎手术选择横行切口，3 个节段以上的颈椎手术行纵行切口。由于左侧喉返神经位置较为固定且左侧喉返神经损伤概率较低，因此建议首选左侧切口。一般来讲，锁骨上 3 ～ 4 横指处切口可以暴露 C3 ～ 5；锁骨上 2 ～ 3 横指处切口可以暴露 C5 ～ 7。这一入路很少用于 C2 ～ 3 水平手术，但对于颈部细长的；术前颈椎侧位片上下颌角未覆盖 C2 ～ 3 间盘层面的患者可以采用该手术入路（图 37–13）。

- 以胸锁乳突肌内侧缘为中点，做横行切口。用 1 ∶ 500 000 肾上腺素溶液浸润切口周围皮肤、皮下组织，有助于止血。
- 沿皮肤切口方向切开颈阔肌，或纵向切开以充分暴露术野。
- 辨认胸锁乳突肌前缘，纵行切开颈深筋膜浅层，触摸颈动脉的波动确定颈动脉鞘位置。
- 仔细切开颈动脉鞘内侧包绕肩胛舌骨肌的颈深筋膜中间层。
- 将胸锁乳突肌和颈动脉鞘拉向外侧，即可触及颈椎椎体前侧。辨认位于气管后侧的食管，并将气管、食管和甲状腺拉向内侧（图 37–12B）。
- 钝性剥离颈深筋膜深层，包括气管前筋膜和颈长肌表层的椎前筋膜。
- 将椎体前颈长肌骨膜下自内向外剥离，至钩椎关节层面。此时，暴露范围可充分满足清创及植骨手术需求。
- 关闭切开前内置引流条，防止血肿形成及其引起的气道阻塞。
- 常规缝合颈阔肌和皮肤。

### （四）C2 ～ 7 前外侧入路

Chibbaro 和 Bruneau 等描述了颈椎前外侧手术对于单侧脊髓和（或）神经根受压进行椎体和神经根减压。该技术仅楔形去除部分颈椎骨质，且不需要植骨和内固定。该技术可直接暴露椎间孔，显露椎动脉和静脉。该技术适用于单侧骨性压迫且无颈椎不稳的老年人和吸烟者。技术优势在于单节段或多节段广泛减压，直视下观察椎动脉和神经根。缺点在于技术困难，有损伤椎动、静脉、第Ⅵ对脑神经和交感神经的风险，后者导致霍纳综合征（引

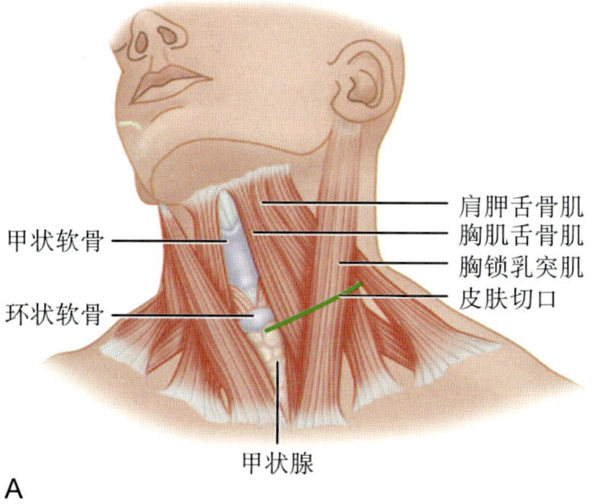


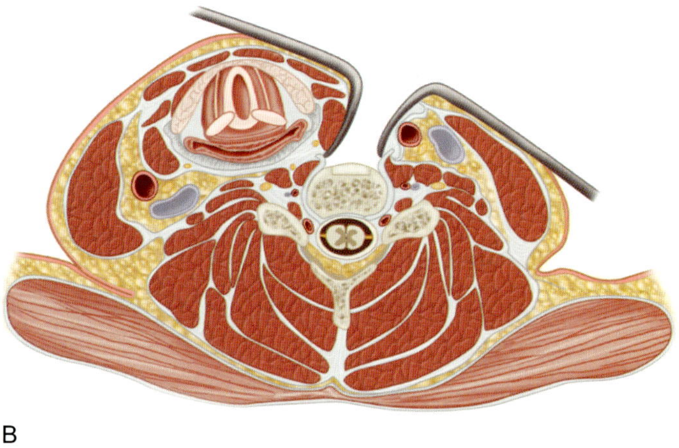


图 37-12 C3 ～ 7 的前侧入路（见正文）

A．切口；B．甲状腺、气管和食管已被拉向内侧，颈动脉鞘及内容物被拉向外侧（见手术技术 37–5）

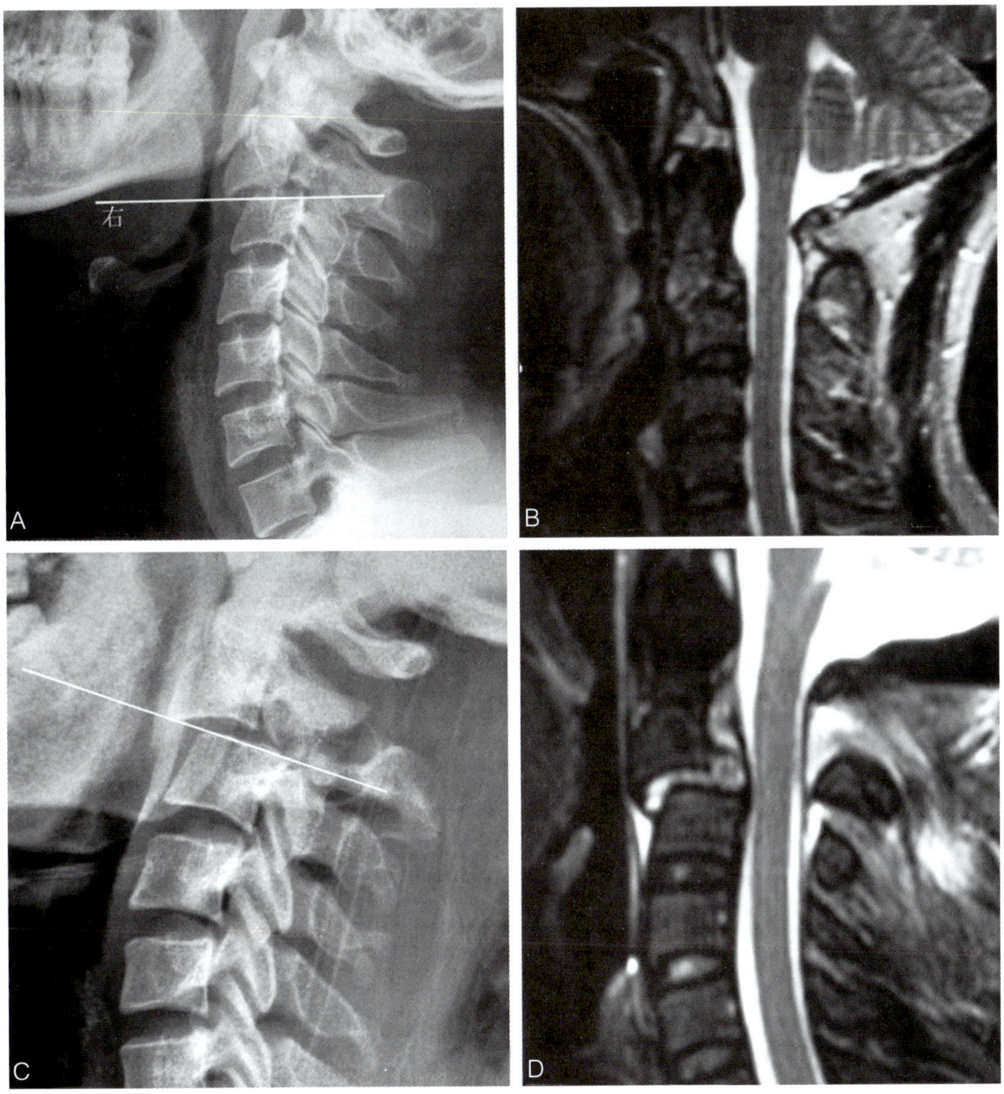


图 37-13 （A）颈椎过伸位侧位 X 线片和（B）颈椎 MRI T2 加权相。（C）在颈椎过伸位侧位 X 线片上，经 C3 椎体上终板划线。（D）颈椎 MRI T2 加权相。患者较大的下颌角跨越了 C3 上终板延长线，这使得经下颈椎前侧入路很难到达 C2 水平

起眼睑下垂，同侧眼瞳孔缩小及无汗）。自 1992 年，Chibbaro 等做了 459 例未发生椎动脉损伤、脑脊液漏、偏瘫和神经根麻痹的患者；然而 14 名患者（3%）发生霍纳综合征，其中 4 例为永久性的，有 3 例发生感染。文献报道霍纳综合征的发生率高达 4%。作者强调了该技术学习曲线较陡峭。Civelek 等进行了解剖学研究，发现颈椎交感神经链离颈长肌内缘 11.6mm（图 37-14）。上神经节总位于 C4 水平，而中神经节位置经常变化。对于交感神经节链最大的风险在于解剖颈长肌和解剖颈前筋膜时。

对此入路我们没有太多经验。

## C2 ～ 7 前外侧入路

### 手术技术 37-6

(Bruneau 和 Chibbaro 等）

- 患者仰卧，头偏转向手术对侧，颈部过伸。常规前路颈部椎间盘手术消毒铺巾。
- 透视下节段定位。
- 胸锁乳突肌内缘纵行切口（颈 C2 ～ 3 水平切口向上拐向乳突，C7、T1 水平向下拐向胸骨切迹）。
- 沿皮肤切口方向切开颈阔肌。

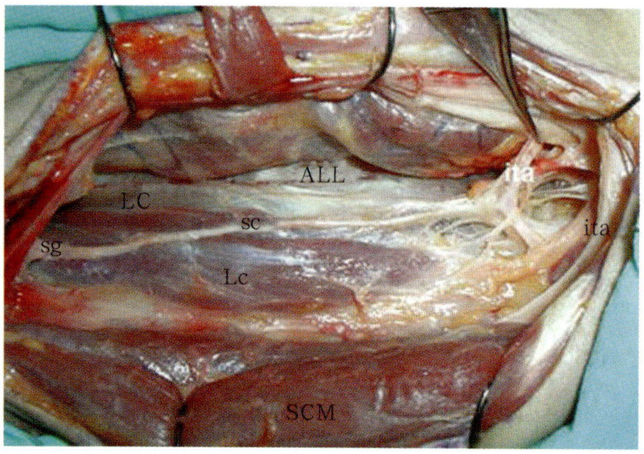


图 37-14 颈部交感神经链（sc）到颈长肌（Lc）的解剖关系

上图显示了胸锁乳突肌（SCM）、前纵韧带（ALL）、头长肌（Lc）、甲状腺下动脉（ita）、以及交感干上神经节（sg）（左侧为头部，右侧为尾部）

（引自：Civelek E, Karasu A, Cansever T, et al. Surgical anatomy of the cervical sympathetic trunk during anterolateral approach to the cervical spine, *Eur Spine* J 17:991,2008.）

- 锐性分离胸锁乳突肌和静脉内角。向外侧牵引胸锁乳突肌，将血管、气管和食管牵向内侧（图 37-15A）。
- 辨认包裹第Ⅵ对脑神经的脂肪鞘，自 C2 ~ 4 节段显露神经。
- 手指分离辨认横突。
- 辨认颈长肌表面的交感神经链。
- 向外侧牵引腱膜和交感神经链。
- 在椎体和横突交界的内角分离颈长肌。
- 小心确认椎动脉未异常到达 C3、C4 或 C5 的位置。
- 清理横突和椎体外侧面。透视下确定节段。
- 骨膜下分离钩突关节外侧面和椎动脉内侧缘。
- 使用椎板咬钳去除横突孔前侧显露椎间孔外侧。该位置可显露颈神经根离开硬膜到椎动脉边缘。
- 再次透视确认减压节段。
- 侧方行椎体次全切，使用磨钻自上位间盘至下位间盘纵行去除骨质（图 37-15B–D）。
- 于椎动脉内侧向内继续纵行去除骨质。保护后侧皮质直至楔形截骨完成。
- 切除后侧皮质和后纵韧带完成减压。
- 再次透视确认减压节段。
- 止血冲洗伤口，移除牵引器，使组织归于原位。
- 常规关闭皮肤和皮下组织。
- 必要时应用引流。
- 颈托制动，有利于软组织愈合。

## （五）颈胸交界部前侧入路（C7 ~ T1）

前侧入路完成颈胸交界处手术较为困难。由于此处处于颈椎前凸向胸椎后凸移行处，导致术野深度陡变。此外，此处又是不易被牵拉的重要结构的交汇处。有 3 个入路可以显露该部分：①下颈椎前侧入路；②高位经胸入路；③劈开胸骨入路。

下颈椎前侧入路切口的下部可显露 T1，上部可显露下颈椎。虽然上胸椎区的显露受限，但也足够满足支撑植骨的需要。术前准备时，应充分考虑个体解剖结构差异。选择此入路需满足以下条件：侧位 X 线片上手术节段最下端固定椎体未被遮挡；自设计切口向手术节段划线该控线总体在胸骨柄静脉上切道以上（图 37–16）。

### 低位颈椎前侧入路

**手术技术 37-7**

- 在左侧锁骨上一横指宽处做横切口。
- 向内侧超过中线。在胸导管入口区域解剖颈动脉鞘周围时要特别小心，胸导管从外侧进入颈内静脉，但变异常见。
- 其余步骤同常规颈椎前侧入路。

### 高位经胸入路

**手术技术 37-8**

- 胸椎的后凸畸形有使下颈椎进入胸腔的可能，所以选择高位经胸入路是合理的。
- 取肩胛骨周围切口（图 37-17），切除第 2 或第 3 肋骨，在儿童和后凸畸形患者，为了保证充分的操作空间，必须切除第 3 肋骨，如此可显露 C6 ~ T4。对于成年人或者后凸畸形不明显者，切除第 1 肋或第 2 肋即可。

劈开胸骨入路同样可以显露颈椎和胸椎，显露 C4 ~ T4，这个入路通常用于心脏手术。

### 劈开胸骨入路

**手术技术 37-9**

- 做一“Y”形或纵行直切口，从胸骨上切迹经胸骨中部至剑突下缘（图 37-18A）。

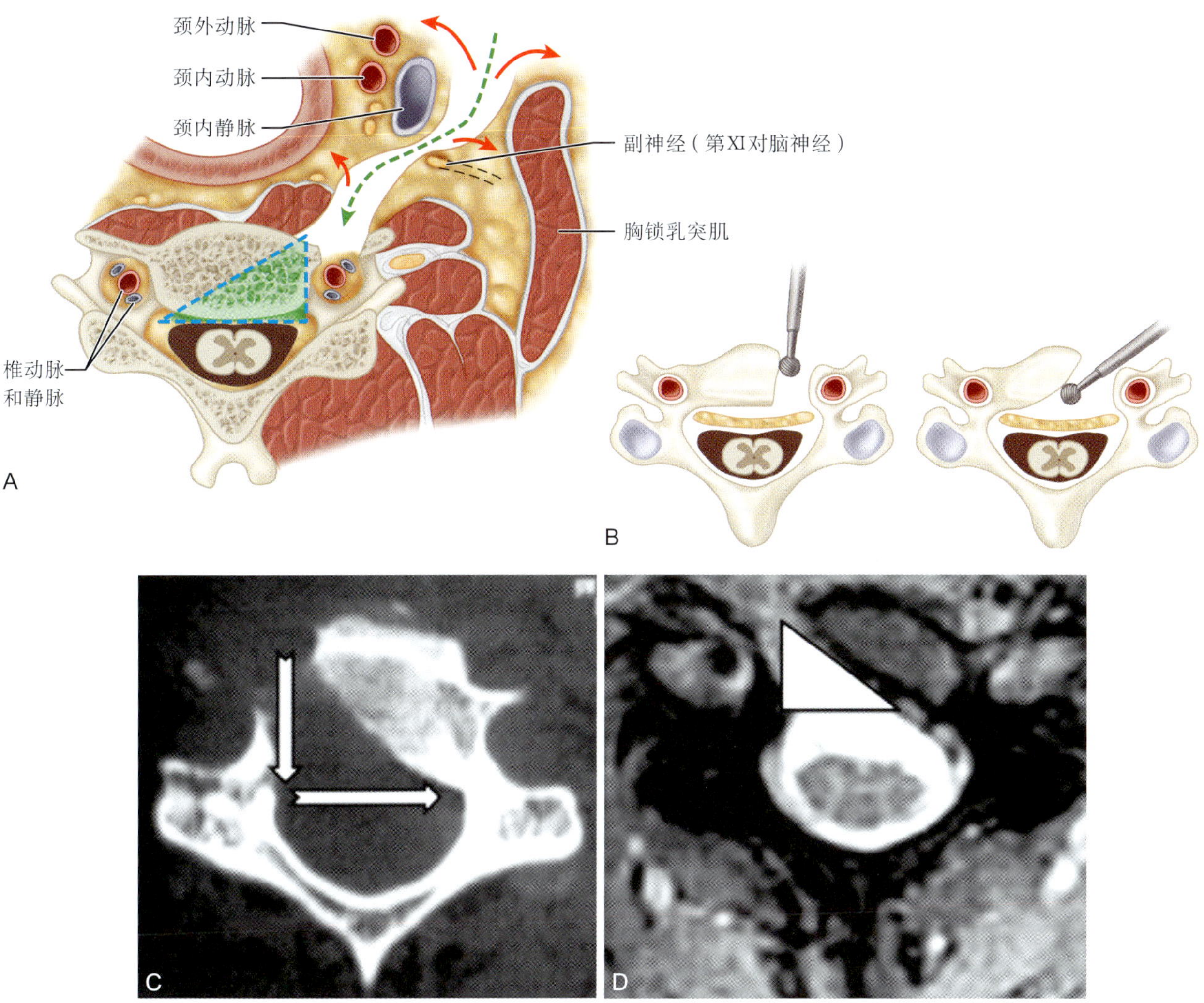


图 37-15 A. 颈椎前外侧入路，自胸锁乳突肌内侧缘和颈内静脉之间进入，颈内静脉侧还包括颈内外动脉。C2 至 C4 节段确认副神经（CN XI）。补行切开颈长肌，暴露钩椎关节和横突前面时需要仔细辨认交感链并加以保护，椎间孔跨过椎动脉。B. 骨暴露通过楔形横向减压；C. 楔形减压后 CT 影像；D. 术后 MRI 表现减压

（引自：Chibbaro S, Mirone G, Bresson D, George B:Cervical spine lateral approach for myeloradiculopathy: technique and pitfalls, Surg Neurol 72:318, 2009.）（见手术技术 37-6）

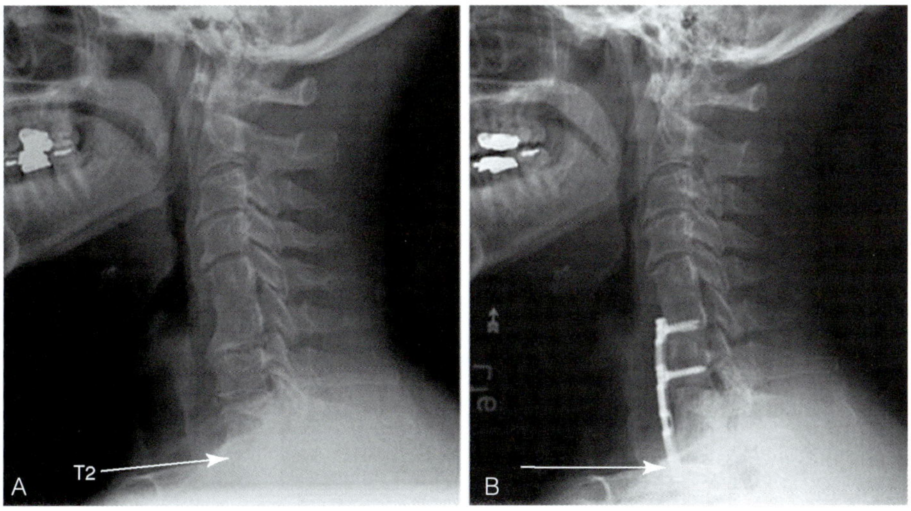


图 37-16 Cho 等的标准，选择标准的 Smith-Robinson 入路实施上胸椎前方融合手术。A. 术前颈椎侧位 X 线片上，自预计手术切口处向胸骨柄（颈静脉切记）画线，该线跨过了 T1 ~ 2 间盘水平，这就意味着这一手术入路能充分暴露颈胸交界处；B. 按标准的 Smith-Robinson 入路完成融合固定手术。

（引自：Cho W, Buchowski JM, Park Y, et al: Surgical approach to the cervicothoracic junction. Can a standard Smith-Robinson approach be utilized? J Spinal Disord Tech 25:264, 2012.）

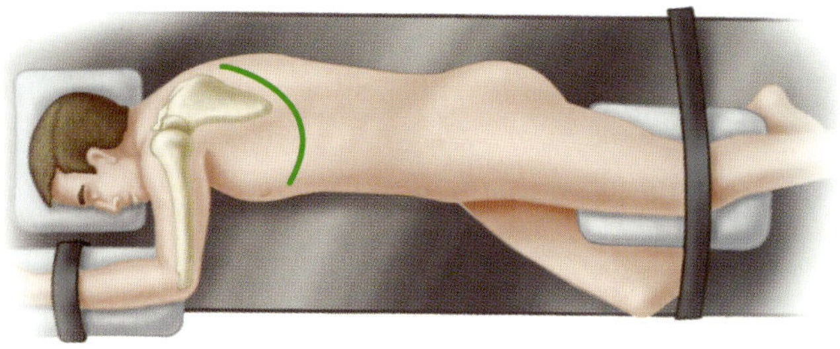

图 37-17 高位经胸入路的病人体位和肩胛骨周围切口（见手术技术 37-8）

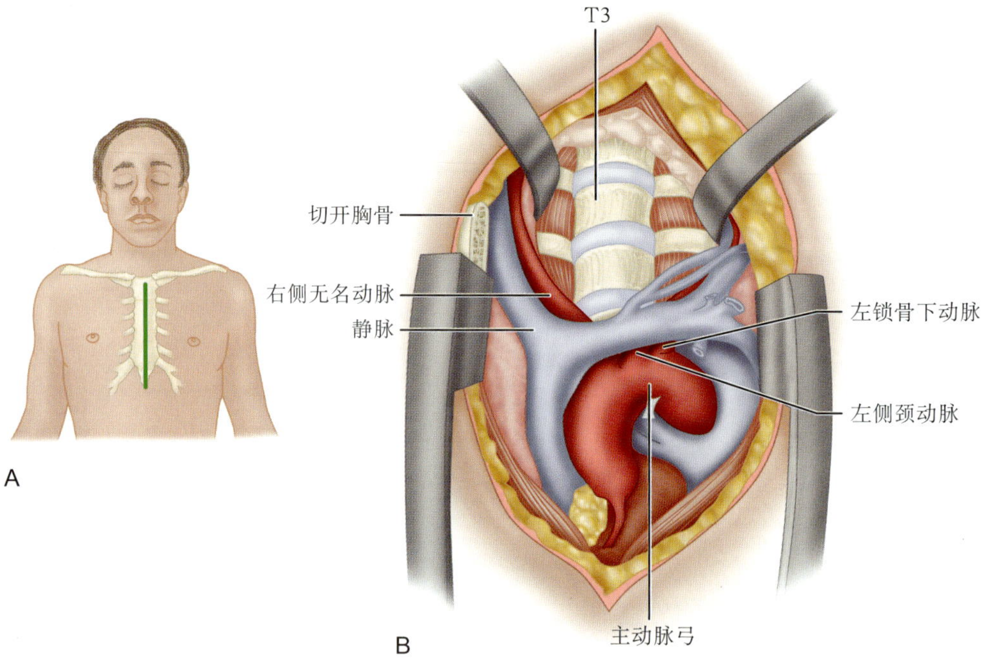


图 37-18 经胸骨入路显露颈胸椎（见正文）

A. 切口；B. 显露完成

（引自：Pierce DS, Nickel VH, editors: The total care of spinal cord injuries, Boston, 1977, Little, Brown.）（见手术技术 37-9）

- 在切口近端沿颈部基底向左右侧斜行延长少许。显露胸骨远端时注意保持骨膜下分离，以免进入腹腔。在胸骨切迹近端注意避免损伤甲状腺下静脉。
- 从胸骨和肋软骨后面通过钝性分离将胸膜壁层向下反转剥离，形成一个间隙，用手指或器械通过胸骨头端和尾端的间隙，导入 Gigli 线锯，劈开胸骨，将其撑开，显露胸腔中部(图 37-18B)。在儿童，术野上端暴露至甲状腺后侧边界为无名动脉、颈动脉及其伴行静脉。
- 钝性分离该区左侧。
- 后凸畸形的患者若无名静脉能横跨术野，可将其结扎后断开，因为无名静脉可能张力较大易于撕裂。故 Fang 等建议结扎切断该静脉。结扎此静脉的缺点是容易引起术后左上肢肿胀，除非仔细检查否则不易发现。
- 此入路显露术野有限，术前对畸形程度的精确估计和精准的外科操作是成功完成此入路的前提。

## 改良的颈胸交界处前侧入路

一些学者描述了颈胸交界处的前侧入路，选择经胸骨正中劈开外加颈部切口结合颈部切口，另一些学者则选择联合锁骨截骨或左侧胸锁关节切除。Darlng 等描述的入路可以很好地暴露 L3 ~ T4 部位，且未发现因切断胸骨柄或无名静脉而导致的相关并发症。该手术入路操作简单 ，避免因切除锁骨头或胸锁关节导致的锁骨下血管损伤。

## 手术技术 37-10

(Darling 等)

- 病人取仰卧位，颈椎稳定时，可双肩下放一横行肩枕，以保持颈部过伸，头转向右侧下垫头圈，取左侧入路，保护左侧喉返神经。
- 沿左侧胸锁乳突肌前缘做一直切口，至胞骨切开继续沿中线向下至第 3 肋软骨后面。
- 沿切口方向切开颈阔肌，将胸锁乳突肌牵向外侧，断开肩胛舌骨肌。
- 向外侧牵开颈动脉鞘，进入椎体前间隙，切口内剥离扩大间隙。
- 向右侧轻柔牵开食管、气管和邻近的喉返神经，并使这些结构与椎体分离。
- 切开胸骨筋膜，自胸骨切开到第 2 肋间水平中间劈开胸骨。
- 通过胸骨柄和体骨性结合部将胸骨牵向左侧。
- 将附着于胸骨上的肌肉自胸骨起点处分离，将两断端相连，以便之后重建。不必切断胸锁乳突肌。
- 置入小胸型胸部牵开器，拉开部分胸骨。
- 结扎并切断甲状腺下动脉、甲状腺中静脉和甲状腺下静脉，操作仔细，勿因压迫或牵拉损伤喉返神经和喉上神经。
- 自左侧无名静脉分离胸腺和纵隔脂肪。
- 当需要显露 T3 ~ 4 时，必要时可切开胸腺和左侧无名静脉，暴露前方的主动脉弓和后方的 T4 ~ 5（图 37-19）。剥离过程中，注意勿损伤胸导管，胸导管在 T4 平面于食管左侧上行至颈内静脉和锁骨下静脉的汇合处。
- 完成脊髓减压内固定手术后，用 2 ~ 3 根粗的不锈钢钢丝以标准技术经胸骨柄近端固定胸骨并闭合伤口。
- 缝合胸骨上附着的肌肉，闭合胸前筋膜。
- 椎体前间隙置软硅胶引流管，另做一切口穿出，并连接闭式引流。
- 缝合颈阔肌和皮肤。

### 非胸骨劈开的颈胸交界前入路

Pointillart 等报道了可以用非胸骨劈开的方式达到颈胸交界前入路。他们指出需要从正中切除胸骨柄才能暴露 T3、T4 水平。

## 手术技术 37-11

(Pointillart 等 )

- 胸锁乳突肌内缘切口，向下延长至胸骨柄（图 37-20A）。
- 上方类似颈椎前路切口操作，然后经无血管区向尾端延伸，沿颈深筋膜到椎体前方。
- 辨认胸锁乳突肌和舌骨下肌的胸骨端，距它们胸骨止点 2 cm 处切断。
- 显露胸骨柄至胸锁关节的中间部分。
- 在切断胸骨柄之前，先用手指分离胸骨柄后部结构。

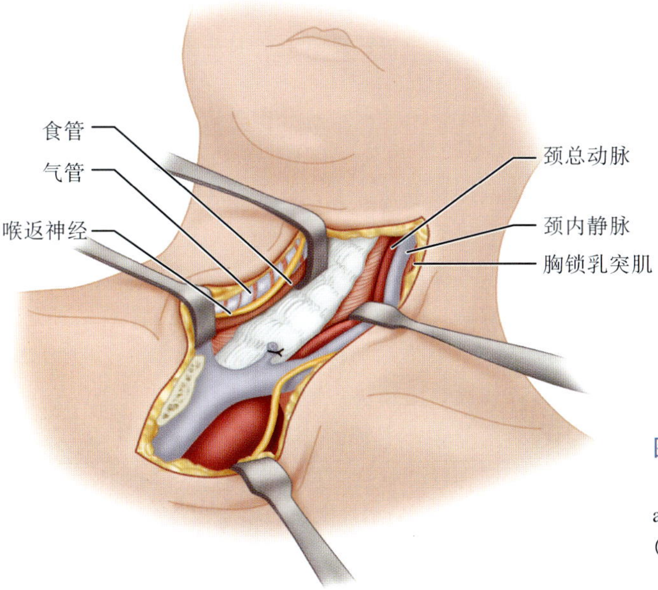


图 37-19 改良颈胸结合部前侧入路

（引自：Darling GE, McBroom R, Perrin R: Modified anterior approach to the cervicothoracic junction, *Spine*, 20:1519,1995.）（见手术技术 37-10）

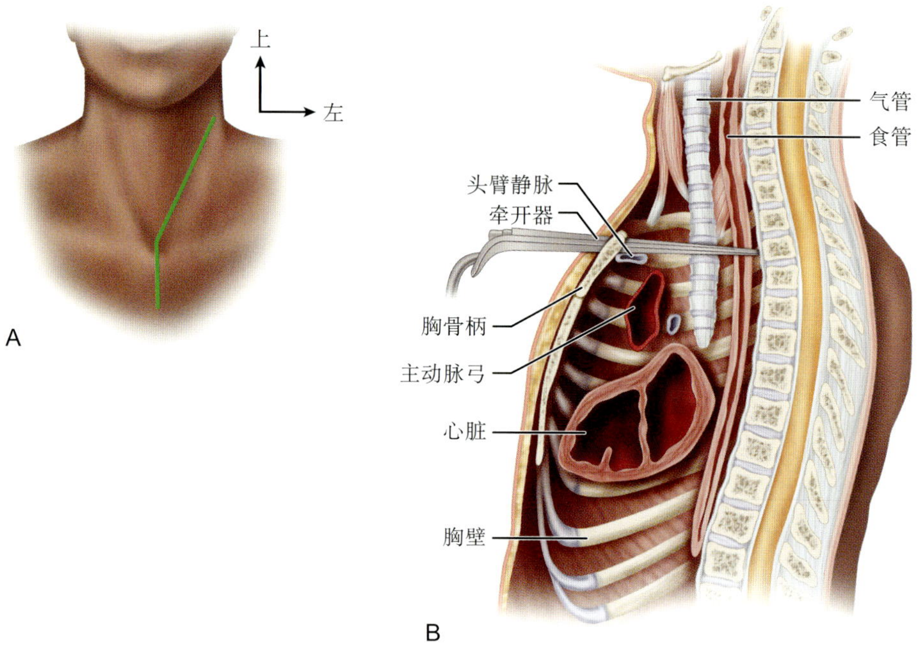


图 37-20 非胸骨劈开的颈胸交界前入路

A．切口显露颈胸交界；B．胸部侧位显示胸椎显露，切除胸骨柄

（引自：Pointillart V, Aurouer N, Gangnet N, Vital JM: Anterior approach to the cervicothoracic junction without sternotomy: a report of 37 cases, *Spine* 32:2875,2009.）（见手术技术 37-11）

- 高速磨钻去除胸骨骨质至后层皮质骨，直至显露（图 37-20B）。椎板咬钳去除剩余后层骨皮质，完成显露。
- 剪刀剪断胸骨锁骨韧带。
- 向前下方牵开胸骨后脂肪和大血管，显露上部胸椎。

### （六）胸椎前侧入路

经胸入路能够直接显露 T2 ～ 12，这种方法使中段胸椎显露最佳，而对于上、下胸椎的显露则有限。尽管有些医生为了避开左侧纵隔上部的锁骨下动脉和颈动脉，喜欢右侧开胸切口显露上部胸椎，但一般来讲，首选左侧开胸切口。在左侧开胸入路中，可以把心脏拉向前方，但右侧开胸时，肝可能明显地阻碍显露。切口应选择能满足显露要求的节段。通常选择手术节段对应的肋间隙，或上一个肋间隙。如果手术只涉及一个节段椎体，则只切除同一平面的肋骨；如果多个椎体节段受累，则切除拟显露平面的上位肋骨。因为胸椎的生理性后凸，从上往下切除比较容易。切除肋骨即可增加显露范围，又可提供移植骨块。但在不需要广泛显露的情况下，例如活检、切开减压和融合手术时，则没必要切除肋骨。经胸入路明显增加了手术风险，比常采用的后侧和后外侧入路的危险性要大。选择手术入路时须在高风险的经胸入路与显露不充分的后侧入路之间权衡。

**胸椎前侧入路**

**手术技术 37-12**

- 采用右侧侧卧位，充气体位垫有助于维持病人体位，可调整手术床以增加显露（图 37-21A）。
- 在手术椎体的相应肋骨表面做切口，骨膜下剥离显露肋骨，暴露过程中用电凝止血。
- 从肋横突关节和肋椎关节处做关节离断，切除肋骨。注意确认和保护肋骨下缘的肋间神经，它可协助定位直通椎管的椎间孔。切开壁胸膜，将其从脊柱上剥开，通常剥离范围为手术椎体及上下各一个椎体，为病灶清除和植骨提供充分显露（图 37-21B）。

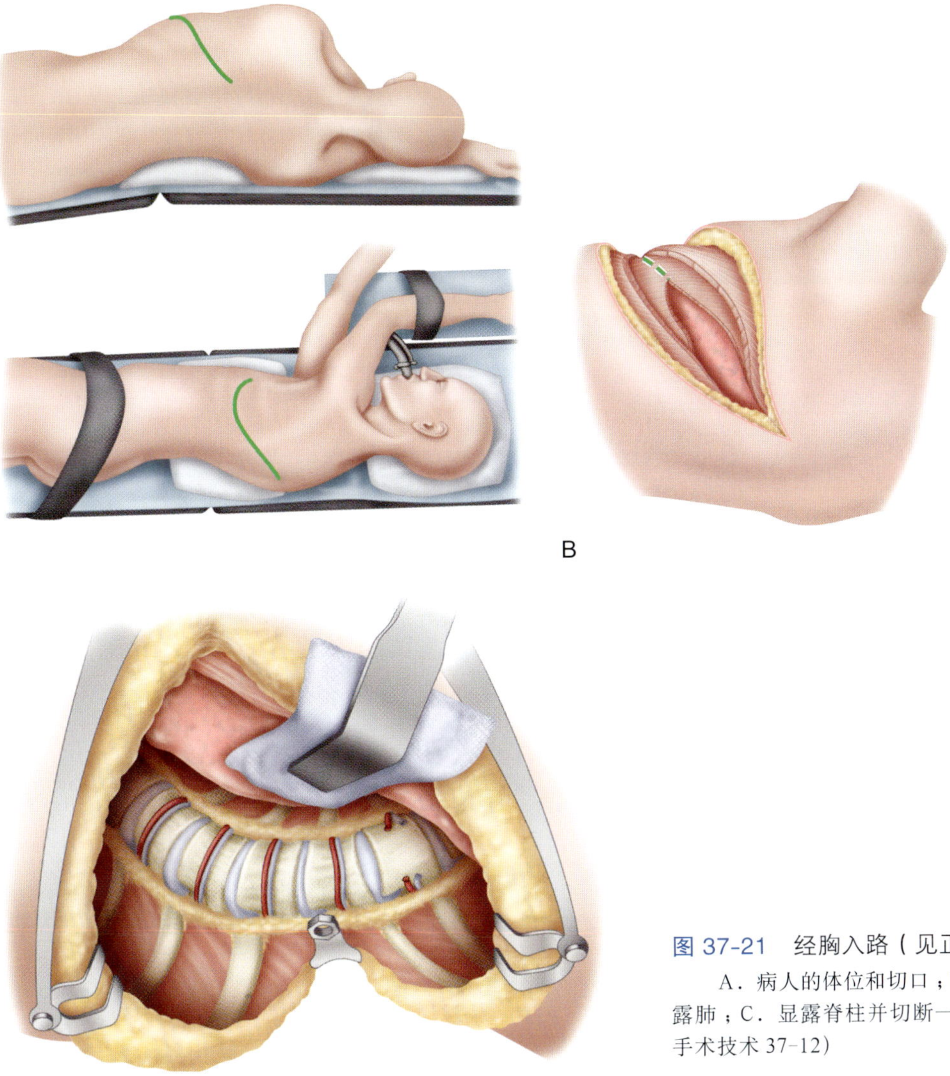


图 37-21　经胸入路（见正文）

A．病人的体位和切口；B．切除肋骨和切开胸膜，显露肺；C．显露脊柱并切断一个椎体表面的节段血管（见手术技术 37-12）

- 辨认、结扎、切断横跨每一节椎体中部的节段血管（图 37-21C）。
- 用骨膜剥离子小心地剥离椎体骨膜，显露病变椎体。
- 用小骨膜剥离子探查椎弓根轮廓，用椎板咬骨钳咬除椎弓根，显露硬膜囊。
- 确认受累椎体上下椎间隙，切除纤维环，用咬骨钳和刮匙清除间盘组织。
- 此时整个椎体横断面范围都已游离，通过辨认位于轻度凹陷的椎体后侧的后纵韧带即可确定椎管前缘。
- 显露足够的节段血管和椎间隙，以完成预定的操作，通常为椎体切除术和支撑植骨术。

### （七）胸腔镜辅助下胸椎手术

胸腔镜辅助下胸椎手术（video-assisted thoracic surgery，VATS）已成功应用于胸椎和胸腰段的前路手术，如脊柱侧凸、脊柱后凸、肺肿瘤及骨折手术，且其较经典的开胸手术的并发症发生率低，经典手术常易发生呼吸道问题及胸骨截骨后疼痛。胸腔镜的发展迅速，可充分暴露 T2 ~ L1 各节段。但手术技术学习曲线陡峭，手术队伍中应包括一名可胜任胸腔镜手术的胸外科医生和经过很好腔镜技术训练的脊柱外科医生。

并发症包括肋间神经痛、肺不张、硬膜外大量出血（2 500 ml）和体位原因导致的一过性不全瘫。

虽然胸腔镜手术的适应证与胸椎开放手术基本一样，但对于一些需要行广泛的内固定的病人则不适用。术前还应告知病人术中有可能放弃胸腔镜而改用开胸入路。相对的禁忌证包括既往曾行过开胸手术而出现胸膜相关疾病。

### 胸腔镜辅助下胸椎手术

#### 手术技术 37-13

(Mack 等)

- 胸椎手术常从术中监测，包括动脉压力和血氧监测、呼气末 $CO_2$ 浓度测量，行脊柱畸形矫形或截骨时应常规准备体感诱发电位（SEP）监测。
- 在腋后线第 7 肋间插入第 1 TROCAR，通过 10 mm 的 TROCAR 插入 10 mm 的 30° 胸腔镜，用 0° 和 30° 的镜子直视观察椎间隙，以免视野被手术器械干扰。Mack 等建议将光镜系统由腋后线部位直接放入椎体前方，而将 2 ~ 3 个操作入口由腋前线置入以便更好地对椎体操作。这一倒“L”形切口可根据需要操作的手术平面向头端或尾端移动。
- 置入手术操作器械（图 37-22）。
- 对下胸椎手术，病人取前旋并取 Trendelenburg 位（垂头仰卧位）；而上胸椎手术，则病人取倒 Trendelenburg 位。
- 为便于术中牵拉操作，宜在麻醉同时将操作侧肺部塌陷，对侧、单侧肺通气。
- 标准的手术操作队伍安排应常规由脊柱外科和胸外科医生主刀，与其他的 VATS 术者和助手以手术台两侧对面站立相反，两个手术医生均应站在病人的前方，而将显视器置于对侧。另外，术中摄像和显示器应旋转 90° ，以便脊柱在操作时可以在视觉上呈水平位。
- 首先置胸腔镜探头并确定手术操作的正确手术平面。
- 以钝的抓钳通过“触摸”数肋骨以判断平面。
- 确认拟手术平面后，在侧面经皮扎入 20G 长针至椎间隙透视下定位。
- 明确手术层面后，实施手术操作。

### （八）胸腰段前侧入路

偶尔可能同时需要显露下胸椎和上腰椎。由于有膈的存在，所以从技术上同时显露胸腰椎很困难，同时显露胸腔和腹膜后间隙也增加了手术风险。在

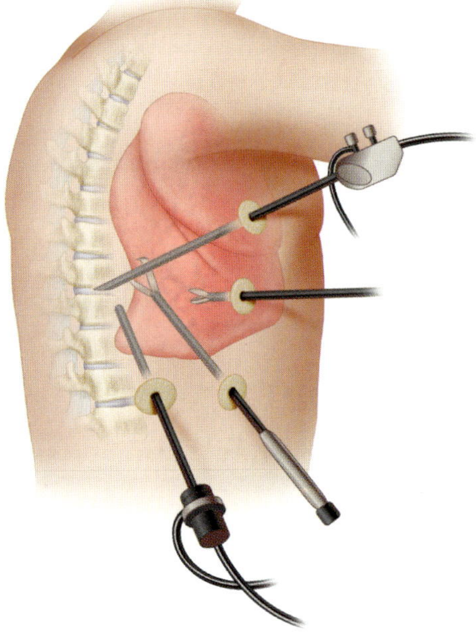

图 37-22 胸腔镜下胸椎手术时操作器械的放置位置

（引自：Regan JJ, McAfee PC, Mack MJ, editors: *Atlas of endoscopic spine surgery,* St Louis, 1995,Quality Medical Publishing.）（见手术技术 37-13）

大多数情况下，胸椎病变通过胸腔显露，上部腰椎病变通过腹膜后前入路显露。膈是个穹隆状器官，中央为腱性部，周围为肌性部。在后侧，膈通过膈脚、弓状韧带起自于第 12 肋骨和上方腰椎；在前侧和外侧，膈与下 6 根肋骨软骨末端和剑突相连。膈受膈神经支配，膈神经通过胸腔下行到心包，紧靠纤维性心包进入膈，然后分成 3 个主要的分支到前外侧和后侧的周围膈。一旦切断这些主要分支，膈功能就会受到影响。所以，当施行经胸腹入路脊椎手术时，最好是在膈周围做切口，以减少对膈功能的影响。显露胸腰椎时，我们推荐左侧入路，以避开右侧的腔静脉，腔静脉容易破裂导致大出血；另外，右侧的肝也很难牵开。

### 胸腰段前侧入路

#### 手术技术 37-14

- 病人取右侧卧位（臀和肩下放置支撑物），垫好髂部和肩部。
- 做一弧形切口，根据需要可向上下两端延长（图 37-23A）。

- 切除第十肋可显露的范围为 T10 ~ L2，T12 ~ L1 显露最充分。唯一的困难是将膈作为独立结构，膈与胸腔壁贴得很近，在切开胸膜时，肺缘可突入到刀下的间隙中（图 37-23B）。
- 在进腹腔时要注意。由于腹横筋膜和腹膜在前侧是连在一起的，分离时要小心，并辨认膈两侧的胸、腹腔。为达到胸、腹腔汇合，可将膈从下部肋骨上牵开，将膈肌脚从脊椎上分离牵开（图 37-23C）。
- 或采用另一方法，距附着点 2.5 cm 处切开膈，用缝线牵开，术毕准确缝合。
- 切开椎前筋膜。
- 仔细辨认横过椎体中部的节段动静脉。在预显露的椎体中部小心游离、结扎、切断节段动、静脉，按前面描述方法显露椎体。

## 胸腰段微创入路

尽管经胸膜腔后外侧入路的开胸手术多变，然而后外侧微创入路（胸膜腔后、腹膜腔后）可充分暴露胸腰段，不进入胸膜腔或腹膜腔，即可实施 T10 ~ L2 节段的椎体切除术、神经减压术，这样就有效避免了经胸膜后开胸手术引起的相关并发症。这一手术技术结合了前外侧颈胸手术入路和外侧胸腔外入路的优点，特别适用于治疗中央部位疾病，比如中央型胸椎间盘突出症。

### 手术技术 37-15

- 患者侧卧位，透视下定位，腋中线上做一 6cm 斜形切口（沿定位节段肋骨走行方向）。
- 一般情况下，我们需要根据手术椎体所处节段或畸形部位选择手术入路侧，但左侧入路更为常用，因为右侧入路需要牵开肝和下腔静脉。
- 在胸膜、神经血管束中，对覆盖在手术椎体上的肋骨做骨膜下剥离，剥离长约 5cm，用肋骨剪剪断并取出留做植骨用。
- 暴露部分胸膜后，在胸内筋膜和胸膜间做潜在分离，谨慎操作，避免进入胸膜腔或胸膜后腔隙（图 37-24A）。
- 用纱布拭子或手指沿膈在胸膜前方做钝性分离，暴露椎体侧方及上下位邻近间盘。
- 如果手术节段包括腰 1 椎体，则需要自前后方从肋软骨及腰椎肌止点上分离开弓状韧带，以便充

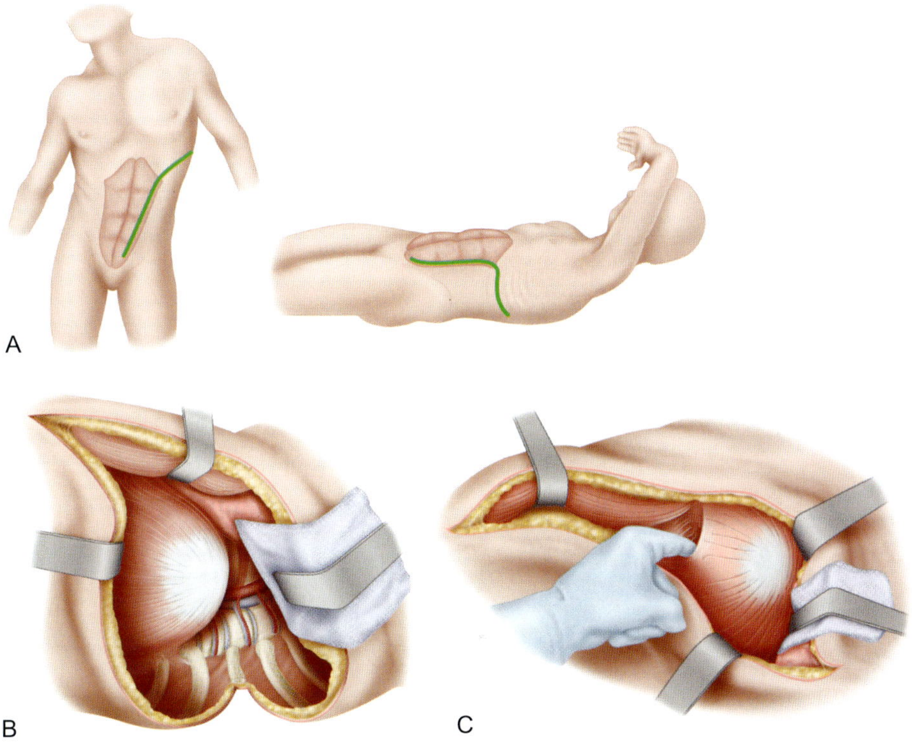

图 37-23 胸腰段入路（见正文）

A. 皮肤切口；B. 经胸腔游离膈；C. 经腹膜外游离膈（见手术技术 37-14）

分推开膈；如果手术节段涉及 L2 椎体，则需要完全切下连接胸膜后腔和腹膜后腔的膈肌脚。

- 向前推开主动脉和半奇静脉，从小到大依次插入连续型号的管状扩张器，放置一最大型号管状牵开器，用一可灵活操控的机械臂使之稳定（图 37–24B）。
- 放大镜下，去除相应节段的肋骨头和肋椎韧带，胸膜的前方和侧方直视下完成必要的手术操作。
- 如果术中胸膜腔未被破坏，患者术后即可下地活动锻炼。

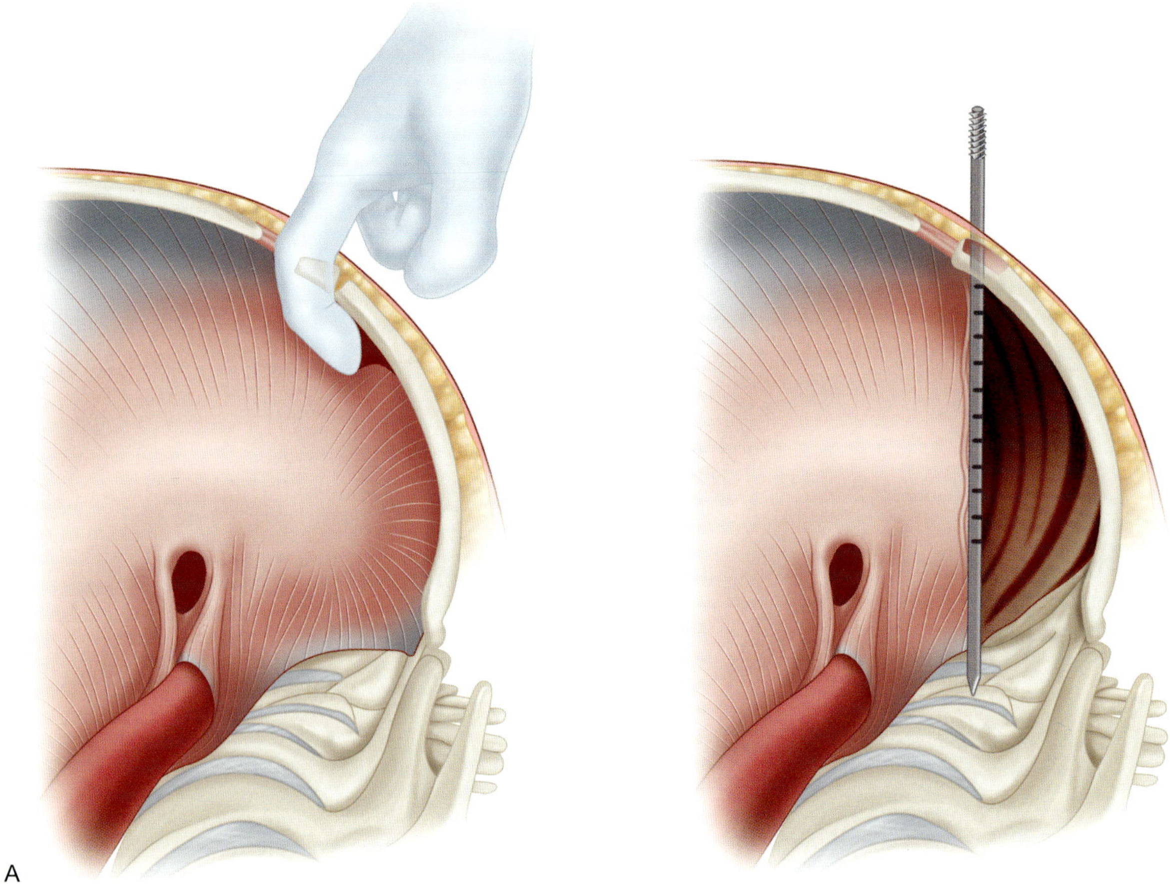

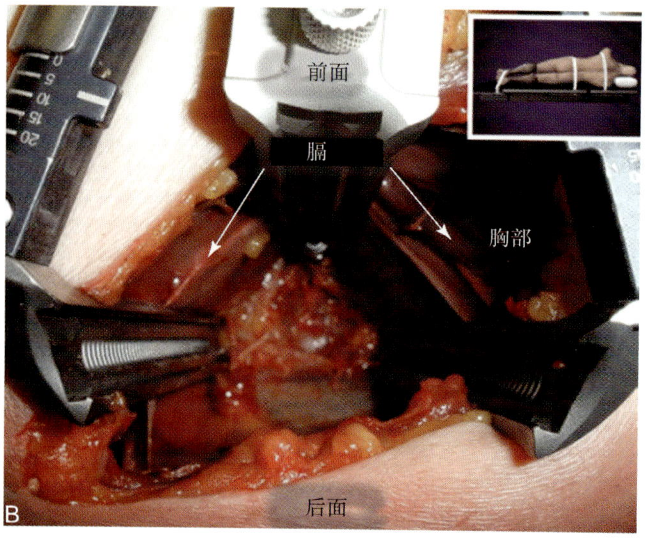


图 37-24 微创侧方胸腔入路。A. 自尾端向头端看膈，用手指钝性分离出体腔外腔隙（左图），当膈的腰椎及肋骨附着点被分离后将膈向前牵开（右图）。B. 尸体样本置于右侧卧位（嵌图），体腔外腔隙分离完成置入通道后的通道内术野（示意图）。

（A from NuVasive, Inc. B from Dakwar E, Ahmadian A, Uribe JS: The anatomical relationship of the diaphragm to the thoracolumbar junction during minimally invasive lateral extracoelomic (retropleural/retro- peritoneal) approach. Laboratory investigation, J Neurosurg Spine 16:359, 2012 ）（手术技术 37–15）

### （九）L1 ～ 5 的前侧腹膜后入路

此入路改良自前外侧入路，普通外科医生常通过后者行腰交感神经干切除术。该入路显露充分，可用于腰椎多节段的广泛切除、病灶清除和植骨。根据显露腰椎部位的不同，可将切口选在髂嵴到第 12 肋之间的不同平面。此入路主要的解剖层位于肾后肾筋膜与腰方肌、腰大肌之间的潜在间隙内解剖。

**L1 ～ 5 的前侧腹膜后入路**

**手术技术 37-16**

- 病人采用侧卧位，一般右侧在下。为了避开肝和腔静脉，通常选择左侧切口。因为一旦在显露脊椎过程中发生血管损伤，腔静脉比主动脉更难修复。
- 将手术台两端折下，以增加第 12 肋与髂嵴之间的显露。轻度屈曲髋关节以减轻腰大肌张力。
- 沿第 12 肋表面，从腰方肌外缘到腹直肌外缘做斜切口，用于显露 L1、L2 椎体（图 37-25A）。
- 同法，将切口于肋骨下缘平行下移几横指宽，即可显露下段腰椎（L3 ～ 5）。
- 沿皮肤切口用电刀切开皮下组织、深筋膜、腹外斜肌、腹内斜肌、腹横肌和腹横筋膜（图 37-25B、C）。
- 小心保护腹膜，通过钝性分离将腹膜向前翻转，一旦分破腹膜，必须将其修复。
- 在腹膜后间隙辨认出腰大肌，输尿管及腹膜后脂

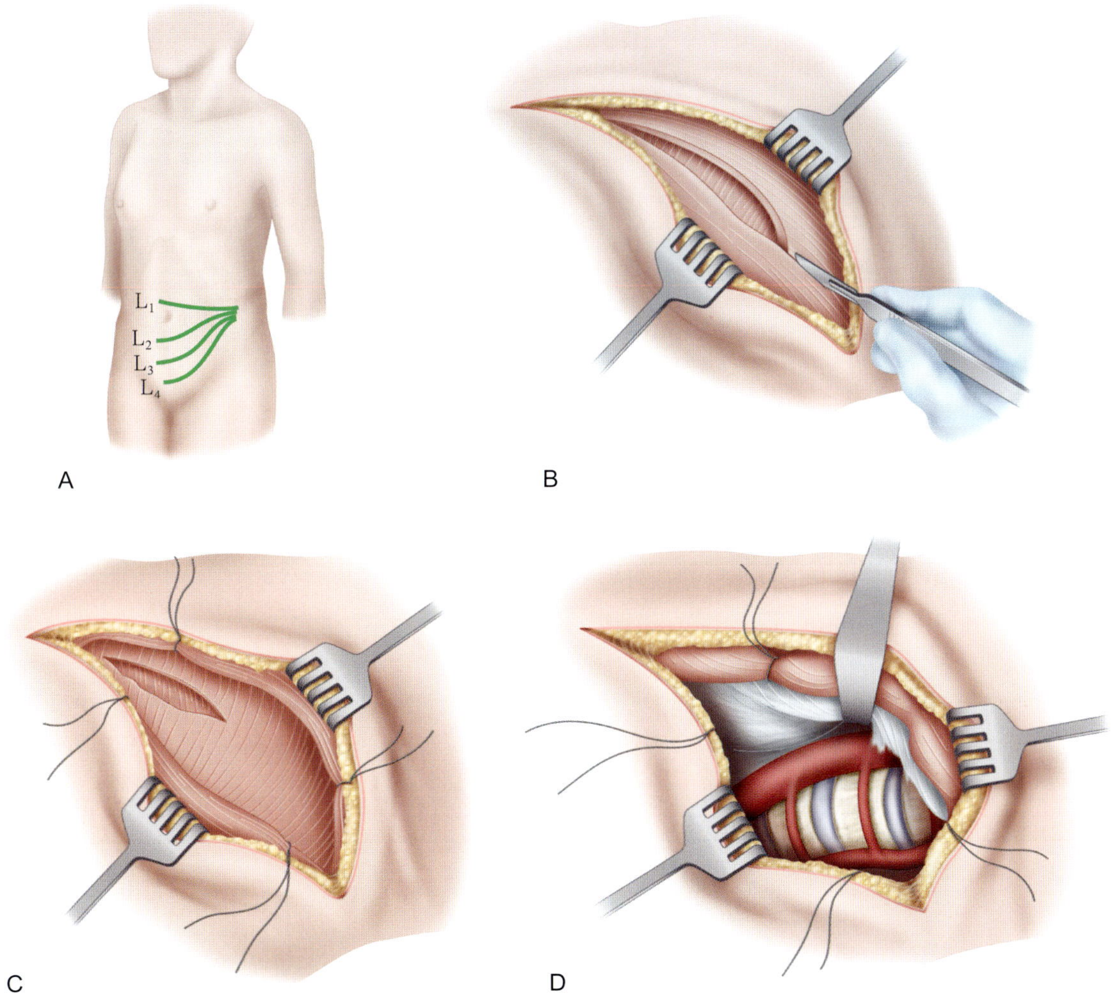


图 37-25 经腹膜后前入路（见正文）

A．显露腰椎的皮肤切口；B．切开腹外斜肌纤维；C．切开腹内斜肌纤维；D．结扎节段血管前显露出的脊柱（见手术技术 37-16）

肪在其表面前方一起下行。

- 在椎体和腰大肌外缘之间可找出交感神经链，生殖股神经位于腰大肌前面。
- 在肋缘和髂嵴间放入 Finochietto 肋骨拉钩，帮助显露切口。
- 用手指探查并确认 T12 ~ L5 椎体，用 Deaver 拉钩保护椎体前大血管。注意腰节段血管即位于椎体中部，而相对血供较少的椎间盘凸起在每一节段血管的上下两侧（图 37-25 D）。
- 确认受累椎体后，从腰椎上钝性剥开腰大肌，用 Richardson 拉钩将其向外牵开至横突平面，有时需要用咬骨钳咬除横突，才能将腰大肌充分拉开。
- 结扎、切断受累椎体的节段血管。
- 小骨膜剥离子解剖出椎弓根，根据穿出的神经根穿位椎间孔。建议用双极电凝烧断椎间孔周围血管。
- 用带角度的椎板咬骨钳咬除椎弓根，显露硬脊膜。
- 完成脊柱手术后仔细止血，腹膜后间隙放置引流，逐层关闭切口。

### （十）腰椎（L1 ~ L4 ~ 5）经皮外侧手术入路（DLIF 或 XLIF）

Ozgur 等在腹腔镜外侧入路基础上做了改进；首先报道了极外侧入路椎间融合手术（XLIF）。最初这个入路应用于退行性椎间盘病人前方椎间植骨融合，这类退行性变不伴有椎管狭窄、脊柱侧凸或者脊柱滑脱。Park 等通过 10 例尸体标本分析了采用常规侧路导向器的长度，总结出在多数情况下，经腰大肌神经距离影像学椎间盘的距离是安全的。因为少数病人也发生神经损伤，当穿过腰大肌时宜使用神经监护。对于正常和异常的脊柱，磁共振检查被用来分析微创脊柱手术安全区的范围。研究中 247 例节段为正常，18 例为退行性变，19 例为脊柱侧凸。MR 影像中，邻近神经血管结构和椎体终板间的重叠自 L1 ~ 2 到 L4 ~ 5 逐渐增加，导致 L4 ~ 5 间的安全区非常窄。除了神经根的解剖关系外，脊柱侧凸患者后腹膜血管进一步减小此安全区。

Knight 等报道了 58 例病人中，有 13 例（22%）微创直接侧前路腰椎融合（DLIF）和 XLIF 术后发生并发症。入路相关的并发症包括 2 例病人发生单侧 L4 神经根损伤，6 例患者股外侧皮神经损伤，1 例病人发生严重的腰大肌痉挛延长住院时间，5 例患者发生轻微腰大肌痉挛。5 例（8.6%）病人发生主要并发症，包括术后 1 例病人发生置入物下沉，2 例病人术后 1 年时仍残留第 4 腰神经损伤。XLIF 和 DLIF 手术相关并发症无显著差异。

使用腰椎 MR 影像可以将腰椎椎体分为 4 个区，每个区占椎体直径的 25%（图 37-26），Hu 等报道微创侧路腰椎椎体安全区位于 L1 ~ 2 和 L2 ~ 3 的Ⅱ－Ⅲ区、L3 ~ 4 的Ⅱ区、L4 ~ 5 左侧的Ⅰ－Ⅱ区、L4 ~ 5 右侧的Ⅱ区（图 37-27A 和 B）。Benglis 等利用 3 具新鲜尸体评估了腰大肌中腰丛的位置，发现腰丛位于腰大肌背面，横突和椎体交界的裂隙位置。在 L1 ~ 2，腰丛邻近椎体后缘，在 L4 ~ 5，达到椎体直径的 0.28 处（图 37-28）。因此，腰丛在 L4 ~ 5 水平最易损伤。

### 经皮侧路腰椎手术入路（L1 ~ L1 ~ 5）

**手术技术 37-17**

（Ozgur 等）

- 患者全身麻醉后，置于可透视手术床，取右侧卧位。
- 调整病人，拍标准 90° 侧位像。
- 应用绑带、橡胶垫维持患者体位。
- 调整手术床，使病人髂嵴之间距离最大。
- 按腰椎直侧外入路消毒铺无菌巾。

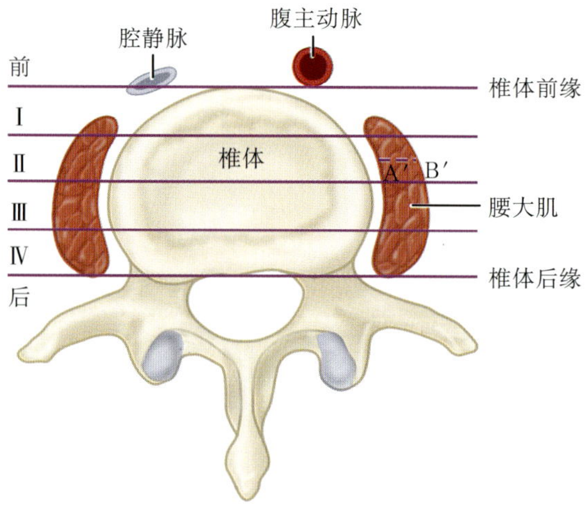


图 37-26 腰椎椎体区域

（引自：Hu WK, He SS, Zhang SC, et al: An MRI study of psoas major and abdominal large vessels with respect to the X/DLIF approach, *Eur Spine J* 20:557-562, 2011.）

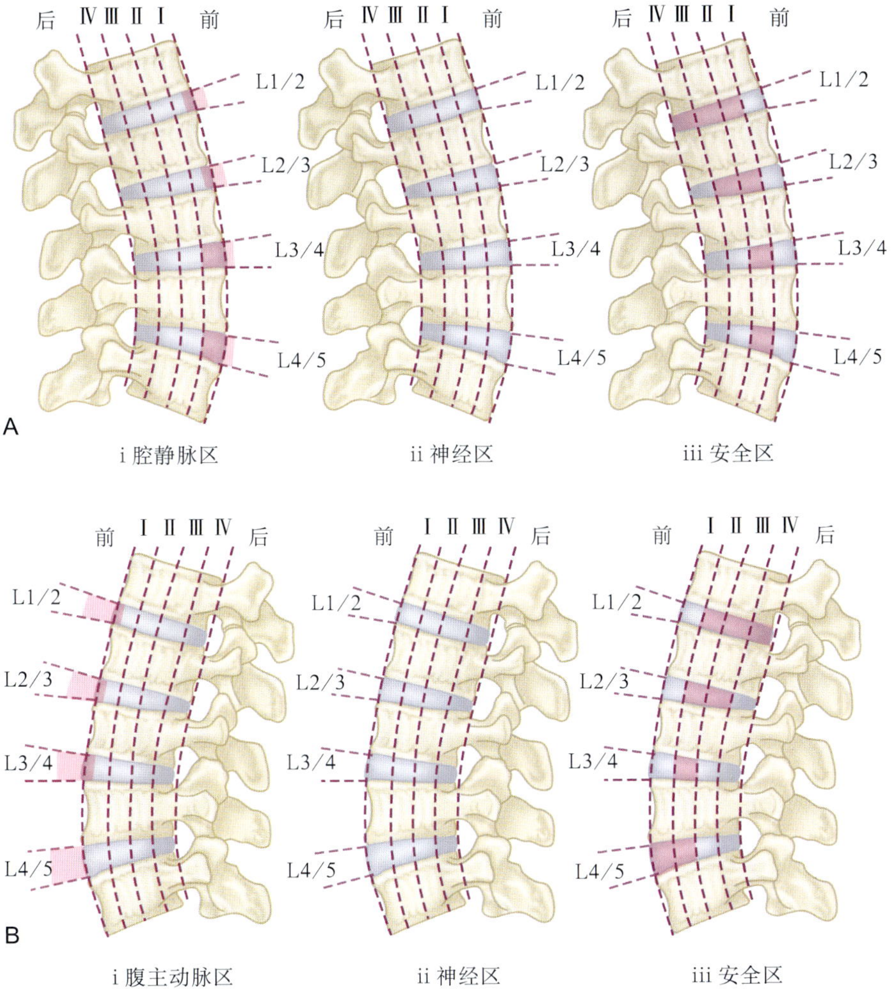


图 37-27 A. 右侧 XLIF 入路解剖关系；B. 左侧 XLIF 入路解剖关系

（引自：Hu WK, He SS, Zhang SC, et al: An MRI study of psoas major and abdominal large vessels with respect to the X/DLIF approach, *Eur Spine J* 20:557-562, 2011.）

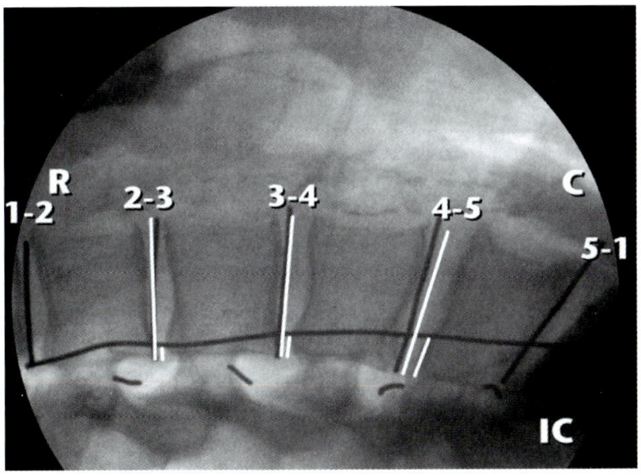


图 37-28 白线显示测量比例：神经丛到终板后侧（短白线）与整体间盘长度的比例（长白线），纵行黑线为冰冻尸体标本的腰丛侧位图

（引自：Benglis DM Jr, Vanni S, Levi AD: An anatomical study of the lumbosacral plexus as related to the minimally invasive transpsoas approach to the lumbar spine, *J Neurosurg Spine* 10:139, 2009.）

- 用克氏针标记透视确定拟操作椎间盘侧面的中央位置（图 37-29），在皮肤上标记。
- 在竖脊肌和腹斜肌边界处，第一个标记后方做第二标记。
- 在第二标记处做 2 cm 长皮肤切口，使用示指钝性分离，穿过肌肉层进入腹膜后间隙，避免进入腹膜（图 37-30A）。
- 于膜后间隙前触摸腰大肌（图 37-30B）。
- 将手指指尖向上，面向正侧方标记，并在标记处做切口。
- 插入初始扩张器，用示指安全地指引扩张器到达腰大肌（图 37-30C），X 线透视确认扩张器位置。
- 使用初始扩张器轻轻分开腰大肌，钝性分离至手术节段的安全区。
- 使用肌电图监控扩张器进入腰大肌的过程。必要刺激引发的肌电图反应随其与神经的距离变化而不同。肌电图保持 10 mA 以上数值，表明神经是安全的，可保持正常手术。
- 尽量减少腰大肌损伤。
- 直接观察扩张器进度，检查可能隐藏在安全区的神经。
- 继续横向剥离腰大肌中部的纤维（图 37-20D）。
- 直接观察避免损伤生殖股神经，直至到达椎间盘位置。
- 再次透视确认初始扩张器的位置。
- 陆续套入其他扩张器，直到可以置入牵开器（图 37-31）（因所用系统而异）。拉开拉钩叶片，尽可能减小神经压力，并最大限度显露椎间盘。
- 切除椎间盘之前，透视确认正、侧位最终位置。

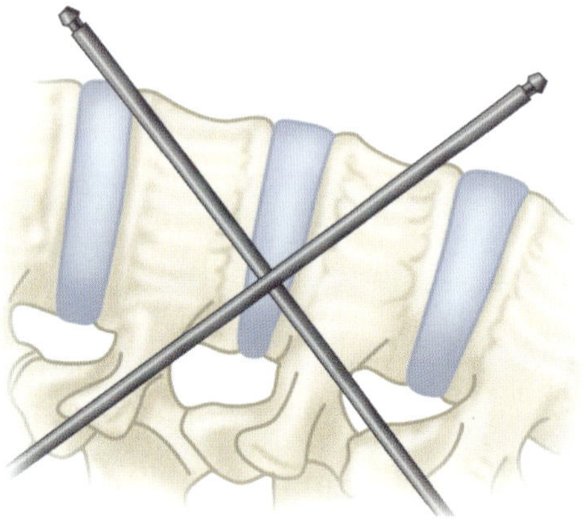
A

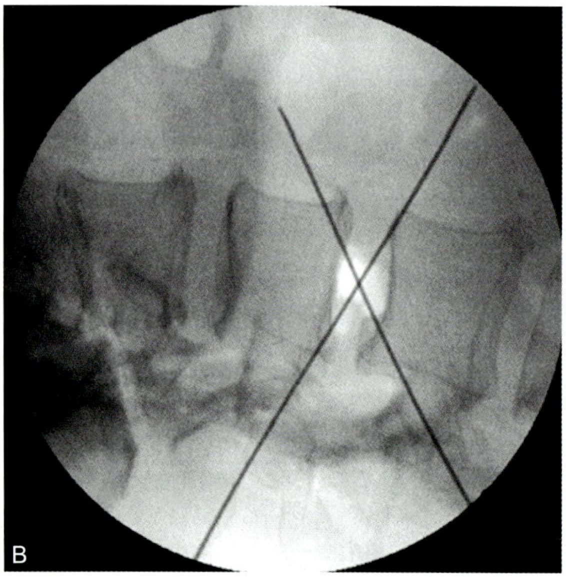
B

图 37-29 经皮 L1 ～ 5 侧方入路

A．患者位置和克氏针定位情况；B．影像学显示导针进入情况

（引自：Ozgur BM, Aryan JE, Pimenta L, Taylor WR: Extreme lateral interbody fusion(XLIF): a novel surgical technique for anterior lumbar interbody fusion, *Spine* J 6:435, 2006.）（见手术技术 37-17）

### （十一）腰骶段前侧经腹膜入路（L5 ～ S1）

经腹膜腰椎入路是除腹膜后入路外的另一种腰椎显露方法。这种方法的优点是显露更广泛，特别是对 L5/S1 节段；缺点是必须将大血管和腹下神经丛游离开才能显露脊椎。上腹下丛含有调节泌尿生殖系统的交感神经，特别是在男性，此入路可能导致诸如逆向射精等并发症，然而，该神经损伤一般不引起阳萎或勃起障碍。只要小心切开后腹膜、从左向右钝性分离椎前组织，且先在腹主动脉分叉上方切开后腹膜，然后再向下延长到骶骨岬，就可避免损伤下腹神经丛。另外，在髂总动脉分叉范围内解剖时，应尽量不用电刀，在清晰显露 L5、S1 椎间纤维环之前，不能在椎间盘前面用手术刀横切。

**腰骶段前侧经腹膜入路（L5 ～ S1）**

**手术技术 37-18**

- 病人仰卧于手术台上，采用正中纵切口或腹部横切口（图 37-32A）。横切口既美观、显露又充分，但需要横断股直肌鞘。
- 辨认及切开腹直肌鞘，横断腹直肌，腹直肌后鞘、腹部深筋膜和腹膜在此处相连。
- 切开腹直肌后鞘、腹部筋膜及腹膜。
- 小心切开腹膜，注意别损伤腹腔内脏器。
- 小心将腹腔内容物推开，辨认骶骨岬上的后腹膜。
- 经过后腹膜用手触及腹主动脉、髂总血管。
- 在腹主动脉分叉周围做后腹膜正中纵切口
- 向远端延长后腹膜切口，并沿右侧髂总动脉延长至髂内、外动脉分叉处。
- 在右髂动脉表面找到横过的右侧输尿管，切口向内侧弯曲以避免将其损伤。
- 在 L5 ～ S1 椎间隙前面，不要使用电刀，以免损伤上腹下神经丛（SHP）。
- 左侧髂总静脉总是呈扁状结构跨过 L5 ～ S1 椎间盘，位于腹主动脉分叉处下方。找到左侧髂总动脉和静脉，在动脉和上腹下神经丛右侧钝性分离解剖，并将软组织从左侧拉向右侧。
- 从左向右仔细分离骶正中动静脉（图 37-32B），并做纵向钝性分离使血管进一步游离。
- 如果出血，应该用手指和纱布直接压迫止血，而不要用电凝止血。一定要用电凝的话，建议使用

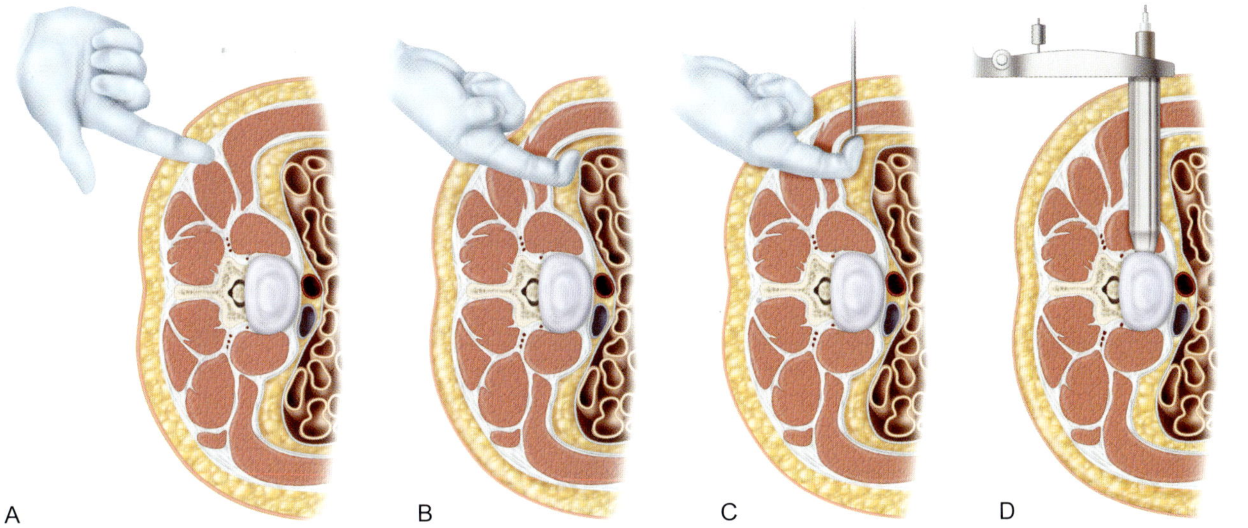


图 37-30 经皮 L1 ～ 5 侧方入路

A．术者示指确定切口部位；B．辨认腹膜后间隙；C．置入初始导向器；D．牵开器进入腹膜后间隙，穿过腰大肌，达椎间盘侧方

（重绘自：Ozgur BM, Aryan JE, Pimenta L, Taylor WR: Extreme lateral interbody fusion(XLIF): a novel surgical technique for anterior lumbar interbody fusion, *Spine* J 6:435, 2006.）（见手术技术 37-17）

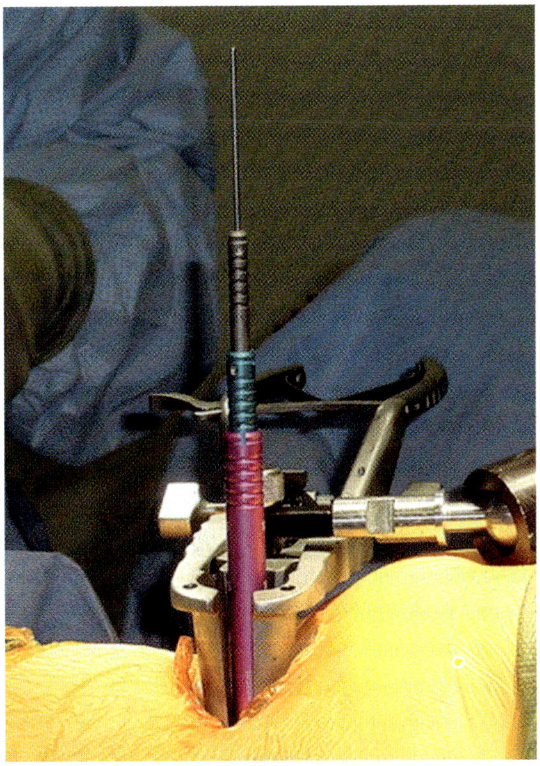

图 37-31 术中侧位牵开照片。患者侧位，序贯置入更大导入器，穿过腰大肌，到达拟定间盘

（引自：Ozgur BM, Aryan JE, Pimenta L, Taylor WR: Extreme lateral interbody fusion(XLIF): a novel surgical technique for anterior lumbar interbody fusion, *Spine* J 6:435, 2006.）（见手术技术 37-17）

双极电凝而不要使用单极电凝，因为双极电凝对下腹神经丛造成热灼伤的机会较小。

- L5 ～ S1 椎间隙充分显露后，在该间隙内插入一根 22 号脊柱穿刺针，摄 X 线片加以定位。因为常出现 L5 ～ S1 椎间隙和骶骨倾斜角较小，L5 椎体常被误认为骶骨。
- 进一步的显露和操作与腰椎的其他前侧入路手术相同。

## （十二）腔镜辅助下腰椎手术

下腰椎和腰骶椎的标准的前方入路包括前方经腹腔和前外侧腹膜外和前方腹膜后入路。如同胸腔镜一样，腰椎前方的腔镜技术亦发展很快。经腹腔的腹腔镜技术已广泛用于椎间盘切除融合手术，通过注入 $CO_2$ 的内镜技术可有效防止腹垫粘连。并发症包括血管和腹膜的损伤。McAfee 等描述了前方经腹应用内镜的腰椎微创手术入路。Onimus 等介绍了一个在胸腔镜辅助下的创伤较小、经典的正中经腹膜外入路，可完整保留腹部的神经。此入路避免了腹部的并发症，由前方正中开始，直接到达椎间盘的前方。腔镜辅助的优点是切口小，光线更好，且更容易剥离骶骨。该方法可更清晰地显露和切除椎间终板，虽未见报道，但有学者认为可提高

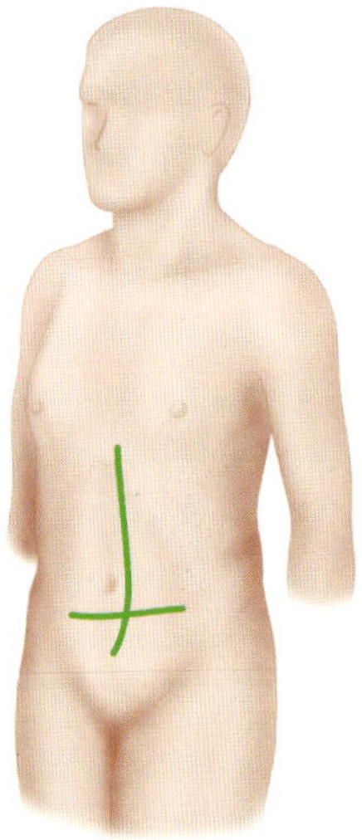


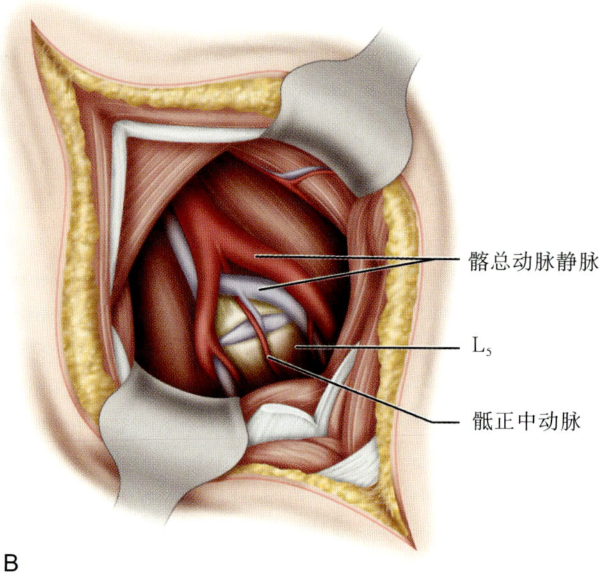


图 37-32 经腹膜显露腰椎和腰骶椎的入路（见正文）

A．正中纵切口或横 Pfannenstiel 切口（耻骨上腹部横行半月状切口）；B．分离骶正中动静脉（见手术技术 37-18）

植骨的融合率。此外，尽管手术切口较小，助手可方便地观察并配合手术，当需要行剖腹手术时，可直接向头端或尾端延长切口。

### 腔镜辅助下腰椎手术

#### 手术技术 37-19

(Onimus 等 )

- 病人取仰卧位，调整手术床使其向上成角，以便腰椎有轻度过伸。
- L4 ～ 5 节段手术时在脐平面中线做 4cm 的直切口，女性可采用更美观的耻骨上横切口。L5 ～ S1 节段手术时于脐和耻骨联合中点做切口。
- 切开腹白线后，在腹直肌后鞘后壁和腹直肌之间左侧分离。
- 于腹直肌外缘分离后鞘至腹上筋膜，自弓线开始以手指和剥离子行钝性分离。
- 显露其下的解剖标志即腰大肌和髂血管隆起，牵开膀胱和腹膜，通过可膨胀的气腹扩大侧方的腹膜间隙。
- 在需要显露 L5 ～ S1 时，可通过脐和髂前上棘之间的侧方口导入一 10 mm 的内镜，显露 L4 ～ 5 时，取脐平面，导入的内镜可很好地暴露椎体的前方区域，操作亦可在内镜直视下进行。
- 由正中切口通过钝性剥离显露椎间盘前缘。
- 需要显露 L5 ～ S1 时，结扎并切断骶正中血管，通过特制的牵开器由正中切口导入并向头端牵开髂总血管，予以两枚斯氏针固定在 L5 和 S1 上。
- 为显露 L4 ～ 5，可将髂血管向远端牵拉。分离髂腰静脉中的左侧髂静脉，并允许向尾端牵开。
- 如有 30° 角的内镜可更准确地显露椎体终板。
- 椎间盘和终板经清理后，牵开椎间隙，植入自体髂骨。
- 闭合伤口，由内镜侧口置入经后腹膜的引流管。

**术后处理** 术后 2 ～ 3 d 可下地和行走，佩戴矫形支具 3 个月。

## 二、脊柱后侧入路

通过后正中切口的后侧入路可以显露全部脊柱的后部结构，包括颈椎、胸椎和腰骶椎。此入路为显露棘突、椎板和小关节最直接的入路，另外也可通过椎板切除行广泛椎管内探查及减压。大多数情况下，应该依据原发病变的部位来决定显露脊柱的入路。脊柱前柱感染或转移性疾病极少选择后入路手术。通常脊柱后部结构很少受到病变的侵害，且为未受累脊柱提供稳定性。切除未受累的后部结构，比如在椎板切除术时，可能导致脊柱的半脱位、脱位和严重的成角畸形，引起神经结构受压增加和神经功能障碍恶化。脊柱后侧入路通常用于脊柱的退行性病变或创伤引起的脊柱疾病。后路手术显露充分可广泛用于融合手术或融合内固定手术。Gupta 测量了 55 个成年人脊柱从 C1 中线到椎动脉沟的距离，发现后弓可至少安全地显露 1.5 cm，而不累及椎动脉（图 37-33）。通过牵拉椎动脉，可向任一方向提供额外 10 mm 的操作空间。

## 枕骨到 C2 的颈椎后侧入路

### 手术技术 37-20

- 病人俯卧于旋转架上，借助于牵引弓维持颅骨牵引，注意避免过度压迫眼睛。另一选择是使用三点头架在手术过程中将颈椎牢固固定。
- 常规皮肤准备后，铺手术治疗巾，用巾钳或缝线固定。
- 从枕骨到 C2 做后正中皮肤切口（图 37-34）。用稀释成 1 ∶ 500 000 的肾上腺素溶液做皮肤、皮下组织浸润，以利于止血。
- 用电刀和骨膜剥离子骨膜下显露颈椎后部结构，置入自动拉钩牵开切口。
- 自项韧带中间向深层剥离非常重要，避免经肌肉剥离。位于颈椎中间的项韧带是一个无血管的弯曲韧带，并不与正中线切口在一条直线上。在儿童，不要显露非必要节段，包括枕部，以免术后相邻平面自发融合。
- 显露上颈椎时，要注意在中线两侧 1.5 cm 范围内解剖，以免损伤椎动脉。
- 如果需要，可用骨膜剥离子剥离显露枕骨，用自动拉钩拉开，显露颅底和 C2 背侧，两者之间的区域包含 C1 的后弓，它通常要比 C2 的棘突更深。
- 向两侧牵开软组织，在后正中线上确定 C1 后结节，然后骨膜下剥离直到骨质，寰椎的后弓常常很薄，直接压力可引起骨折而使器械从 C1 后弓上滑开进而穿透寰枕膜。硬脊膜在寰椎的上下缘都较易受损。
- 第 2 颈神经节是 C1 后弓外侧的一个重要标志，大约位于寰椎外侧 1.5 cm 侧块上的椎动脉沟内。很少有指征需要解剖到椎动脉沟外侧。
- 如果向外侧分离超过 1.5 cm 的安全范围，在寰椎上缘椎动脉穿透寰枕膜的部位可能损伤椎动脉。
- 在 C2 以下，关节突关节外缘是安全解剖的外侧界限。
- 显露枕骨、寰椎和 C2 后部结构以后，就可进行下一步操作。
- 术毕，放置引流条，逐层关闭切口。

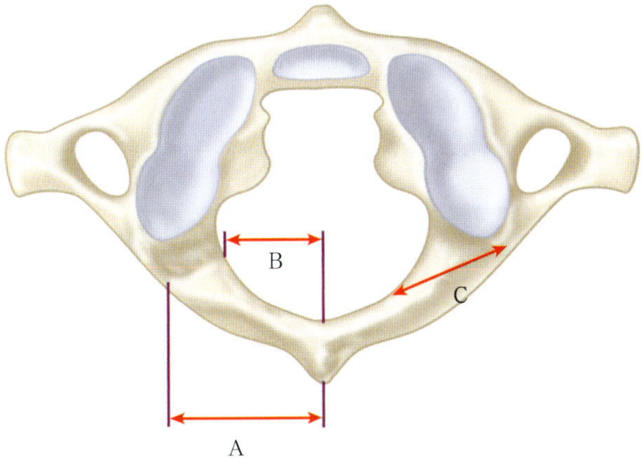


图 37-33　后侧中线与椎体动脉沟内缘距离（A）内侧（B）皮质和椎体动脉沟（C）

（引自：Gupta T: Quantitative anatomy of vertebral artery groove on the posterior arch of atlas in relation to spinal surgical procedures, *Surg Radiol Anat* 30:239, 2008.）

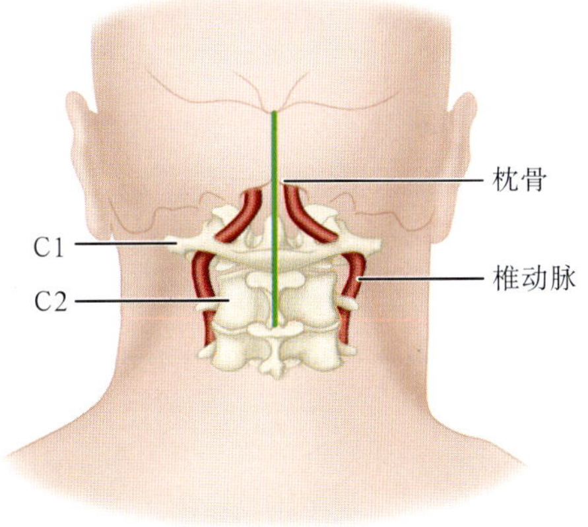


图 37-34　上颈椎后侧入路（见正文）（见手术技术 37-20）

## C3 ～ C7 的颈椎后侧入路

### 手术技术 37-21

- 病人俯卧于旋转架上维持牵引弓式颅骨牵引，或将头固定在与手术床相连的三点头架上。
- C2 和 C7 棘突较大、突出，通过用手触摸即可确定。术前了解 X 线片上任何可能的后部结构缺损（如隐性脊柱裂）是很重要的。
- 在相应椎体上做后正中皮肤切口（图 37-35），皮肤、皮下组织中注射 1∶500 000 的肾上腺素溶液帮助止血。
- 用电刀沿白色项韧带中间切开深层组织，避免切开有血管的肌肉组织（图 37-36）。使用自动拉钩保持软组织张力有助于止血。
- 用电刀和骨膜剥离子游离棘突处的韧带附着点，骨膜下显露颈椎的后部结构至两侧小关节的外缘，此处即是在中线两侧解剖的范围。
- 当显露小关节外缘后用带有标记线的纱布填塞止血。
- 应从远端向近端显露棘突，因为肌肉附丽处和骨头之间成锐角，容易自棘突剥离。如果试图向相反的方向剥离，刀刃或骨膜剥离子很容易顺着纤维方向进到肌肉内，分断血管，增加出血。

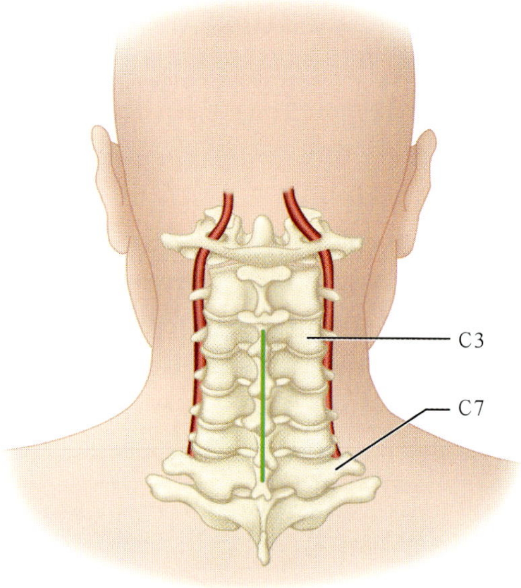


图 37-35 下颈椎后侧入路（见正文）（见手术技术 37-21）

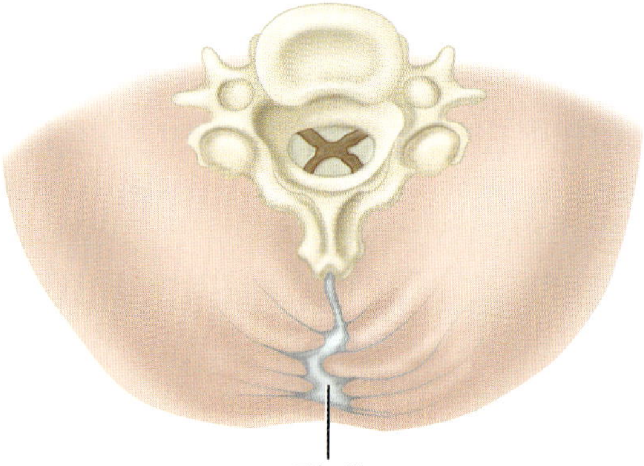


图 37-36 下颈椎后侧入路

项韧带不整齐，为了减少术野出血，外科医生必须始终在项韧带内切开（见手术技术 37-21）

## T1 ～ 12 胸椎后侧入路

胸椎后侧可以通过标准的后正中入路，将骶棘肌向外剥离至横突尖以暴露术野。也可通过经关节突入显露术野，可直接显露胸椎的横突和椎弓根，但对椎体显露十分有限，所以它的适应证是单纯的活检和局部病灶清除。特别强调的是，该入路不能像经胸入路或后、正中入路那样提供广泛的胸椎椎体操作空间或显露长度。

### 手术技术 37-22

- 病人俯卧于脊柱托架上。
- 在拟显露区表面做一长的正中切口（图 37-37）。皮肤、皮下组织和骶棘肌（一直到椎板）中注射 1∶500 000 的肾上腺素溶液帮助止血。
- 沿切口用手术刀或电刀切开浅筋膜和腰背筋膜至棘突尖。
- 用骨膜剥离器从远侧向近侧做骨膜下剥离骶棘肌，并向外牵开至横突尖，显露后部结构。
- 重复上述操作直至手术椎体均被显露，同法显露对侧。
- 完成每一节段暴露后，立即用有标记线的纱布填塞至刚好显露术野，以减少出血。
- 当后部结构达到满意显露后，术中摄 X 线片定位。
- 术毕，留置负压引流，逐层关闭切口。

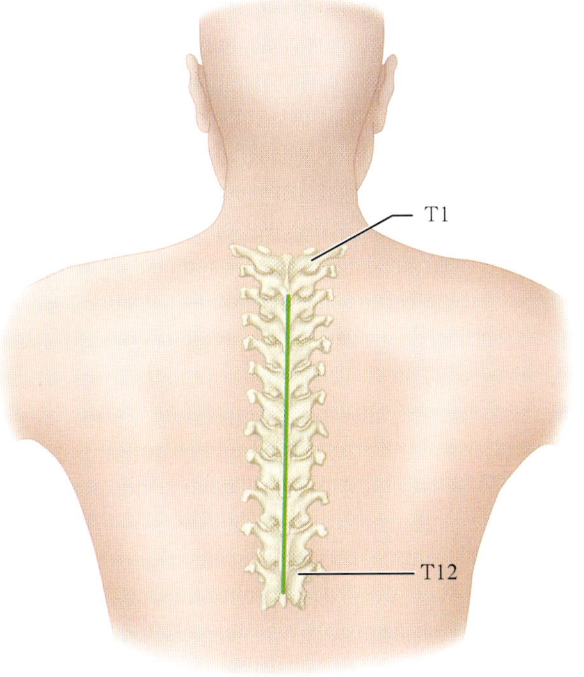


图 37-37　胸椎后侧入路（见正文）（见手术技术 37-22）

### 脊柱微创手术入路

如果脊柱手术仅须做侧隐窝、椎管或腰椎椎间孔等局部有限切除减压，那么任何后路手术均可通过微创方式完成。微创入路须自脊柱后方应用逐级通道扩张器扩开表面筋膜、椎旁肌，最终将放置一固定或可调节的通道，可调节通道与台上安装固定臂相连。由于手术视野较小、且通道入口限制了手术通道，因此微创手术切口位置非常重要，它决定了手术的精确度。选用直径为 20mm 的通道，手术切口偏移 2.0cm 就意味着 100% 的失误。术前设计手术切口的位置须注意以下几点：仔细阅读患者术前影像学资料 [CT 和（或）MRI]；术中必须透视定位。

## 肋骨横突切除术手术方法

**手术技术 37-23**

- 病人俯卧于加垫的脊柱手术架上。
- 旁开棘突中线 6.3 cm（2.5 in）做纵形直切口，切口中心位于预显露椎体平面（图 37-38A）（另一种做法是做一弧形切口，弧形顶点位于中线）。
- 用手指触摸到椎旁肌和肋骨角后侧突起之间的轻度凹陷，使切口中心位于棘突外侧的这条沟上方。
- 继续向深层分离，纵向切开皮下组织、斜方肌、背阔肌和腰背筋膜。
- 从肋骨和横突上锐性分离脊柱旁肌肉的附着点，并将其向内侧牵开。
- 骨膜下剥离显露横突和相应肋骨的后侧，切除 5 ~ 7.5 cm 手术节段的肋骨。通常在距椎体 9 cm（3.5 in），即肋骨角处用肋骨剪横行剪断肋骨。肋骨横突韧带和关节囊相当坚韧，增加胸椎固有的稳定性。
- 在显露过程中，要注意始终保持在骨膜下、胸膜外，同时注意保护肋间神经血管束。横突前方是椎弓根，椎弓根上下是椎间神经孔，神经根从椎间孔的上部穿出，分成背、腹侧支。腹侧支移行为肋间神经，与肋间血管束伴行。
- 当椎弓根、椎间孔和神经血管束辨认清楚后，就可沿着相对无主要血管神经的途径由椎弓根到椎体向前直接进行显露（图 37-38B）。
- 用骨膜剥离器向前小心分离壁胸膜，抬高交感干和壁胸膜，显露椎体的前外侧。
- 如需要可以切除横突、椎弓根和椎小关节，以增加显露范围。
- 完成脊柱操作后，往切口内注入生理盐水并使肺膨胀，检查是否有漏气。
- 放置引流条预防血肿形成，逐层关闭切口。
- 摄胸部 X 线片以证实无气胸。在显露过程中，有可能无意中分破胸膜，导致气胸。

## L1 到 L5 腰椎后侧入路

腰椎后侧入路可以直接显露全部腰椎的棘突、椎板和关节突关节，也可以显露横突和椎弓根。近来，Wiltse 和 Spencer 改良了腰椎的脊柱旁入路，纵向分开骶脊肌群，显露腰椎的后外侧。此入路特别适合摘除极外侧型椎间盘突出、神经根管远出口（far out）综合征减压和置入椎弓根螺钉。

**手术技术 37-24**

- 病人俯卧于或跪于加垫的脊柱手术架上，腹部悬空以降低静脉内压力，使硬膜外静脉丛萎陷，从而减少术中出血。
- 以病变腰椎为中心做后正中皮肤切口（图 37-39）。在皮肤和皮下组织浸润 1 ∶ 500 000 的肾上腺素溶液利于止血。

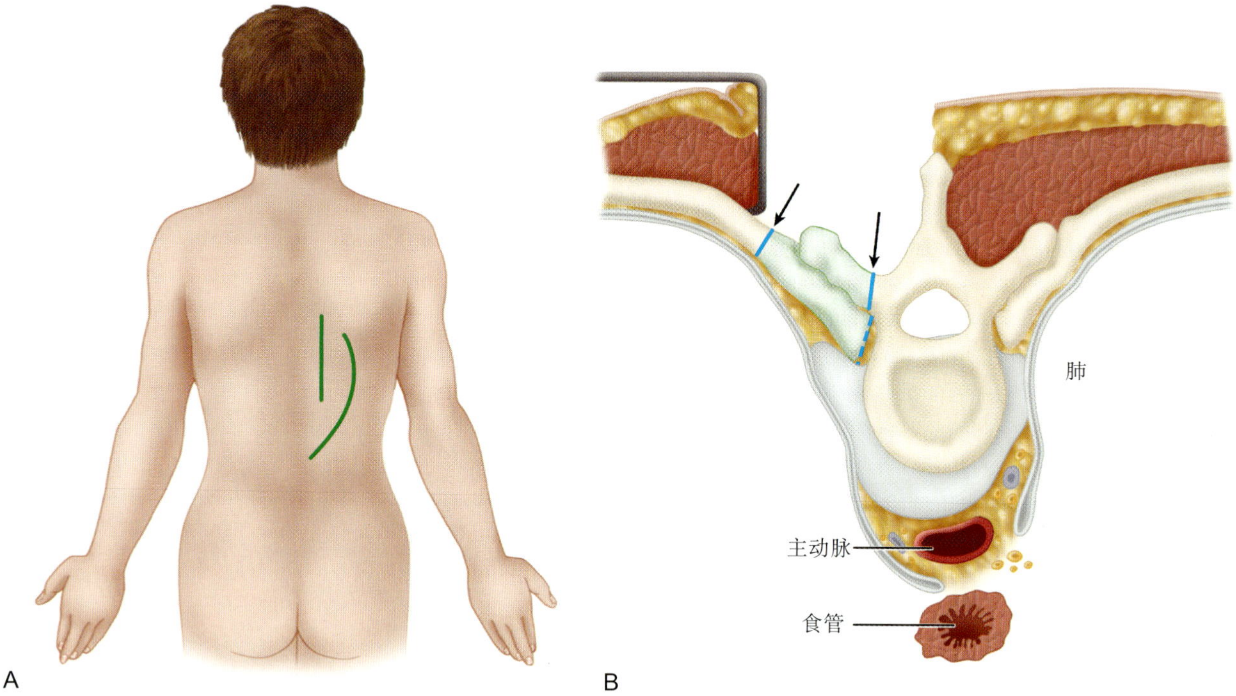


图 37-38 肋骨横突切除术

A．旁开棘突中线 6.3cm（2.5in）；以病变椎体为中心的纵向直切口；B．切除肋骨横突关节（见手术技术 37-23）

- 沿切口方向切开皮肤、皮下组织和腰背筋膜至棘突尖，在显露中，用自动拉钩将切口两侧的软组织撑开，并始终保持一定的张力。
- 用电刀和骨膜剥离子从远侧向近侧做骨膜下剥离，将肌肉从后部结构上剥离下来，显露腰椎后部结构。
- 剥离后立即用带标志线的的纱布填塞止血。
- 如果手术需要显露脊柱两侧，同样方法显露对侧结构。
- 建议在手术室摄 X 线片确保准确定位，并留下永久资料。
- 完成脊柱手术后，深层放置引流后，逐层关闭切口。

## L1 ～ 5 腰椎后侧旁入路

### 手术技术 37-25

（Wiltse 和 Spencer）

- 病人俯卧或跪于脊柱手术架上，通过腹部悬空以使硬膜外静脉丛萎陷，从而降低静脉内压力，减少术中出血。

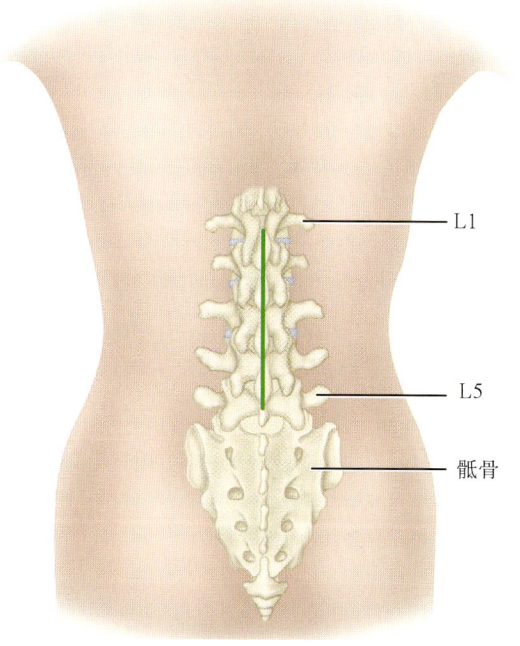


图 37-39 腰椎后侧入路（见正文）（见手术技术 37-24）

- 以腰椎手术节段为中心做后正中皮肤切口（图 37-40A）。注射 1 ∶ 500 000 的肾上腺素溶液利于止血。
- 向下切开至腰背筋膜，将软组织向两侧牵开。
- 旁开中线 2 cm 做筋膜纵行切口（图 37-40B、C）。
- 一旦将筋膜切开，就会见到最长肌与多裂肌之间自然的分界面。用手指顺肌纤维方向钝性分开多裂肌和最长肌（图 37-40D、E），触摸到 L4 ~ 5 的小关节，用 Gelpi 自动拉钩将两组肌群分开。
- 使用电刀或骨膜剥离子从肌肉在筋膜上的坚强附丽处剥离下多裂肌的横行纤维。
- 骨膜下显露腰椎横突、小关节和椎板，将上述骨性结构上的软组织剥离干净。注意不要分离到横突前方，否则有可能损伤紧贴横突前方的神经根。
- 用双极电凝控制源于经过横突基底上方的来自腰动脉、静脉的出血。
- 施行单侧或双侧减压及腰骶椎融合。
- 放置负压引流，关闭切口，将皮瓣缝到筋膜层以消除无效腔。

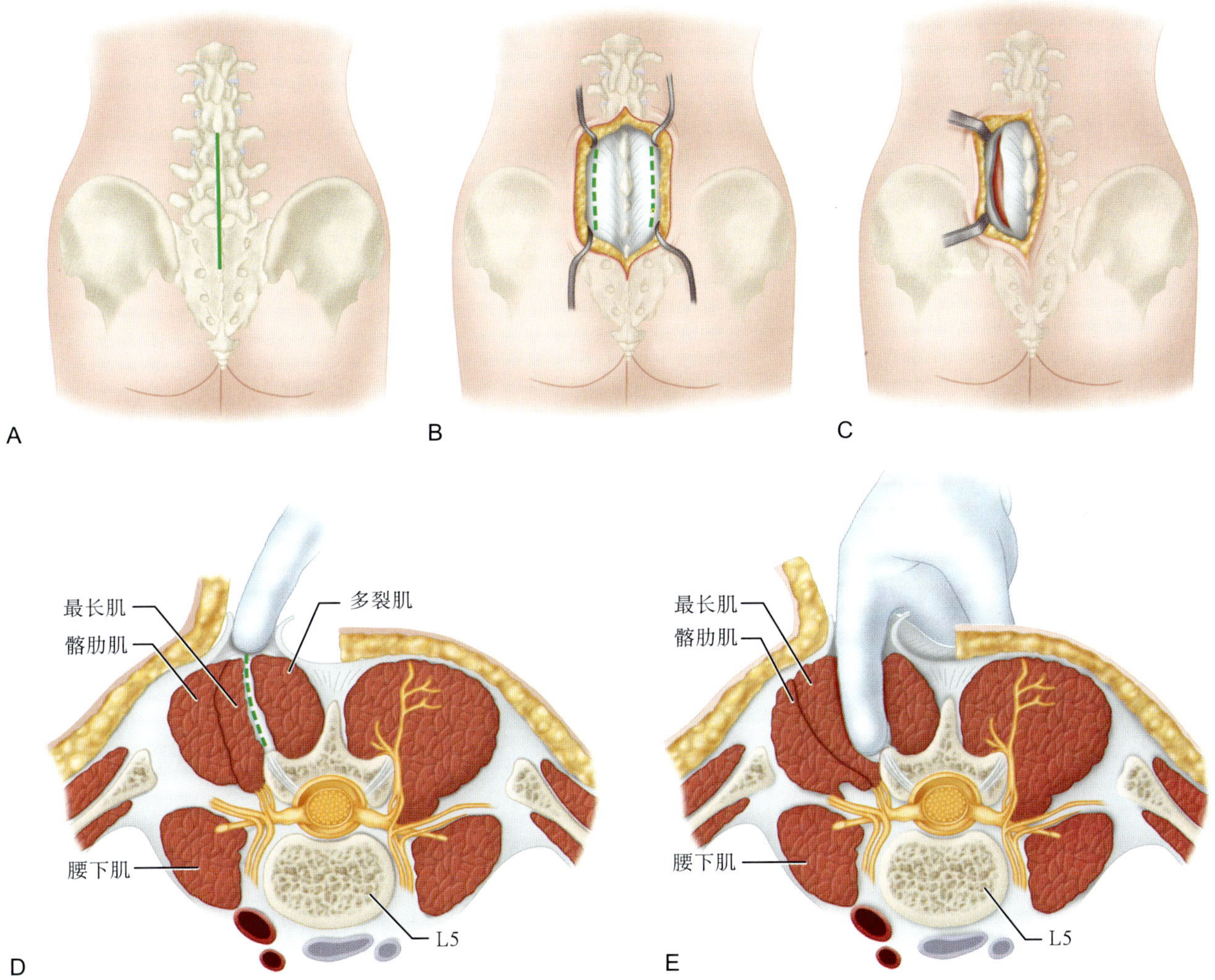


图 37-40 腰椎的椎旁入路（见正文）

A. 中线皮肤切口；B、C. 筋膜切口；D、E. 用手指在肌群间钝性分离和触摸小关节

（引自：Wiltse LL,Spencer CW: New uses and refinements of the paraspinal approach of the lumbar spine, *Spine* 13:696,1988.）（见手术技术 37-25）

### L1 到骶骨的腰骶椎后侧入路

#### 手术技术 37-26

（Wagoner）

- 在脊柱手术节段棘突上做切口，准确地在棘突尖上纵行切开浅筋膜、腰背筋膜和棘上韧带。
- 在切口上下端用手术刀纵行切开两棘突间韧带。
- 从这个口插入一把小的钝性骨膜剥离子，直抵上方椎体的棘突和椎板交界处（图 37-41A），向近端和外侧移动骨膜剥离子的把柄，使附丽于该棘突上的肌肉保持张力。
- 然后用手术刀按照从远向近的方向从棘突的外侧面在骨膜下切下附丽于棘突的肌肉。
- 将骨膜剥离子的末端抵于上一个椎体椎板与棘突根部交界处，重复上述操作。
- 重复上述操作，直至显露所要求的节段数为止（图 37-41B）。
- 如果手术需要显露对侧，使用同法操作。
- 此切口可显露棘突和椎板内侧。
- 如果需要增加显露，可沿椎板向外侧做骨膜下进一步剥离，显露椎板的后面和小关节。
- 在显露每个节段后，立即用带标志线的纱垫填塞止血。
- 在棘突尖上准确地切开棘上韧带，骨膜下剥离棘突两侧的肌肉，因为这个部位相对血管较少，否则将损伤供应肌肉的血管，增加出血（图 37-41C）。
- 使用电刀和血液回收装置可使失血进一步减少，血液回收装置可将血处理后回输。
- 按照上面所述，显露棘突时应由远侧向近侧进行，因为这样可以将肌肉从棘突上呈锐角方向剥离下来。
- 如果按相反方向显露，刀刃或骨膜剥离子很容易顺着纤维方向进到肌肉、分断血管，增加出血。

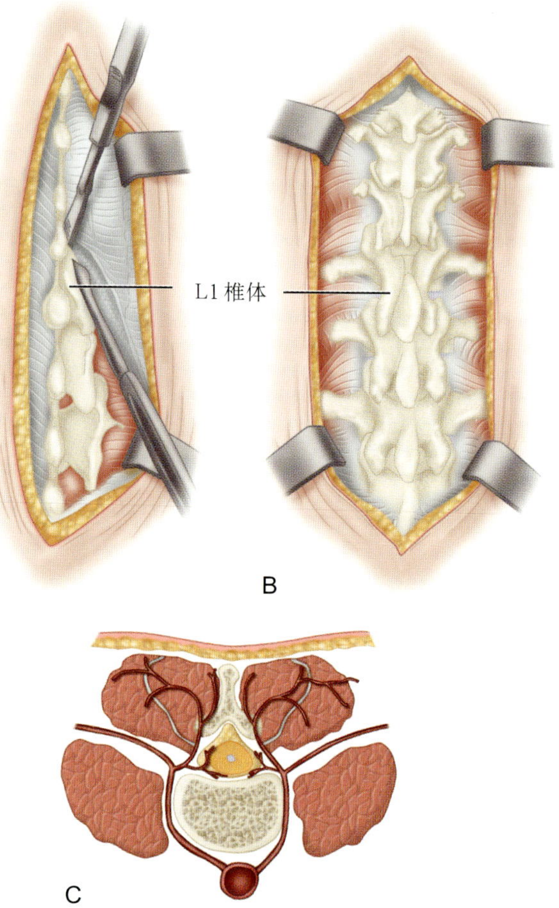


图 37-41　脊柱后侧入路

A．由远向近侧方向从棘突和棘间韧带的外侧将肌肉的止点做骨膜下游离，将骨膜剥离子贴紧棘突根部；B．显露棘突、椎板和椎小关节；C．供应脊柱后侧肌肉的动脉走行，显示内侧肌支邻近棘突

（引自：Wagoner G: A technique for lessening hemorrhage in operations on the spine, *J Bone Joint Surg* 19:469,1937.）（见手术技术 37-26）

### 骶骨和骶髂关节的后方入路

骶骨和骶髂关节最常使用经典的后方入路，但骶髂关节的显露稍受限。Ebraheim 等描述了显露骶髂关节的经骨入路。该手术入路在完成病灶清除和关节成形手术时，可通过较小的剥离软组织和髂骨的部分切除即可完成，其适应证包括创伤、感染、退行性疾病以及炎性疾病，这一入路可直接显露相应的骶骨关节面。

#### 手术技术 37-27

（Ebraheim 等）

- 病人取俯卧位于体位垫或脊柱支架上。
- 切口起于髂后上棘水平，向远端延伸至髂后上棘与髂后下棘的中点。
- 继之向外侧和远侧延长切口约 5 cm（图 37-42A）。
- 切开皮肤后，分离浅筋膜，切开臀筋膜后，沿切口方向分离臀中肌。
- 自髂骨后方锐性切开臀大肌起点。
- 骨膜下向外侧剥离臀部肌肉，显露坐骨大切迹的上缘。
- 插入一个或两个斯氏针于髂骨上以帮助向外侧和远端牵开臀大肌，重点防止损伤臀上神经血管束。
- 在位于上方的髂后上棘和下方的坐骨大切迹上缘之间，显露髂骨的后外侧面。
- 于髂骨后方以骨刀或电锯开一直角三角形骨窗，切除骶骨和髂骨上的关节软骨（图 37-42B），以刮匙清理关节面。
- 切除关节软骨后，将先前凿下的骨窗复位回原位。
- 髂骨上骨窗的准确定位十分重要，尤其要避免损伤臀上动脉，其一旦损伤则易回缩至盆腔内，止血困难，臀上神经的损伤则容易造成臀中肌麻痹，导致髋关节外展困难。髂骨后外侧骨板的直角三角形截骨形状如图 37-42B 所示。

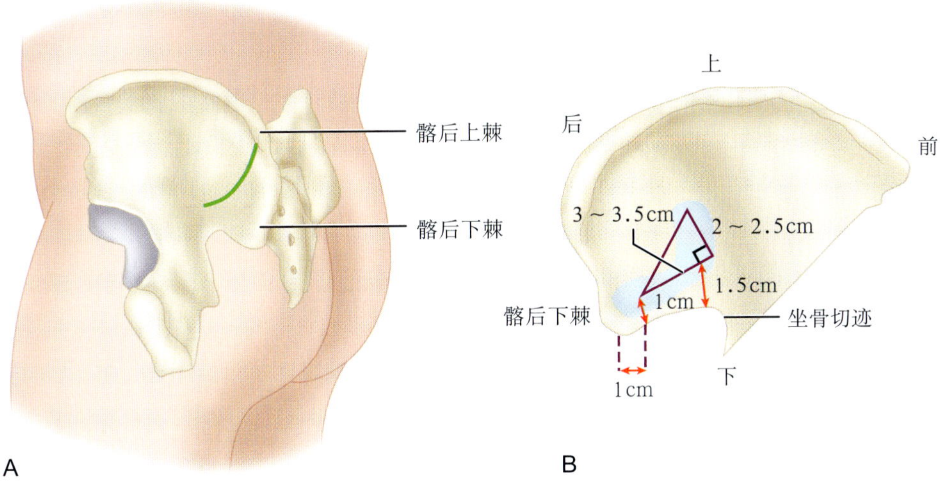


图 37-42 骶髂关节后侧入路

A．皮肤切口；B．后方髂骨外板三角形结构

（引自：Ebraheim NA, Lu J, Biyani A, et al: Anatomic considerations for posterior approach to the sacroiliac joint, *Spine* 21: 2709, 1996）（见手术技术 37-27）

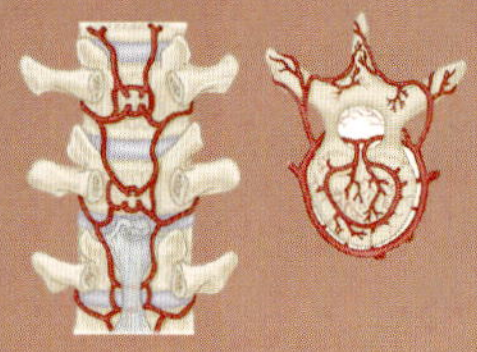

# 第 38 章 颈椎退变性疾病

著者：Francis X.Camillo
译者：朱泽章　徐磊磊　乔　军　秦晓东　黄　鹏
审校：赵　宇　邱　勇　邱贵兴

## 第一节　颈椎椎间盘退变与突出概述

近年来，骨科医生对于椎间盘退变的理解有了显著转变。相对于骨科领域其他疾病，在基础医学研究和临床实践中，骨科医生对椎间盘疾病的认知仍有很大的提升空间。尤其是在临床实践中，骨科医生更应该关注疾病潜在的病理生理过程，研发新的治疗方法则是次要的。目前，椎间盘疾病的治疗难点在于对疾病的自然史认知不够，缺乏特异性的诊断以指导当下及未来的治疗方案。

脊柱轴向疼痛是最常见的肌肉和骨骼症状。无论是颈段、胸段还是腰段的轴向疼痛，常常是由于椎间盘退变引起的。这种退变过程并不总会引起疼痛，但会导致椎间盘内紊乱或椎间盘突出。每一种病理过程都有独特的临床表现和相应的治疗方法。在过去几年中，学者对于椎间盘退变及其相关发病因素的认知发生了显著转变。此外，椎间盘退变与“退变性椎间盘疾病”之间的区别也逐渐被认识。

遗传学在椎间盘退变发病中具有一定的作用，可能是多种基因协同作用，单个基因对疾病的贡献不大；也有可能是少数几个关键基因起作用，单个基因对疾病的贡献较大。目前，已有一些基因位点被报道与椎间盘退变相关，并成功验证。此外，聚集蛋白聚糖基因、金属蛋白酶 3 基因、Ⅸ型胶原 α2 和 α3 基因上的突变位点也与椎间盘的病理过程和对应症状相关。相对于单纯椎间盘退变引起的症状，骨科医生对椎间盘突出引起的症状的认识更为透彻。

非特异性轴向疼痛是一个国际性难题，需要与椎间盘突出引起的疼痛相区别。大约有 80% 的人在一生中会出现此症状。美国国家卫生统计中心(www.cdc.gov/nchs) 的数据显示，45 岁以下年轻人活动受限的最主要原因是脊柱与后背的损伤。

一些非解剖学因素，如工作压力等社会心理学因素与生理症状密切相关。目前该疾病诊疗的难点在于在无症状对照人群中，影像学检查发现显著异常的比例很高，达到 76%。要想获得最佳的治疗效果，就需要为不同治疗方案确定相应的病人入选标准，但至今仍没有很好的病人准入标准。因此当务之急是更好的认识疾病的病理过程，确定更可靠的诊断标准，这样疾病的疗效才能有显著的提高。

## 第二节　椎间盘与脊柱解剖

椎间盘结构复杂：髓核基质有序，其中分布少量细胞。髓核四周为胶原环、软骨环和上下软骨版。胶原纤维从纤维环延伸到周围组织，沿椎体边缘延伸入椎体，并延伸入前纵韧带、后纵韧带和上下软骨终板。软骨终板与骨性终板贴合处有软骨钙化层，起到保护作用，胶原纤维偶尔会穿过该层屏障。纤维环是一个薄层结构，与邻近胶原纤维层连接 ( 图 38-1)。

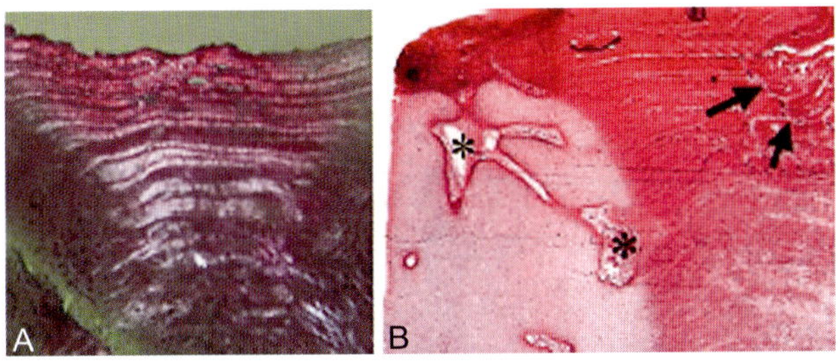


图 38-1 人类椎间盘组织学检测

A．30 个月婴儿的椎间盘组织，在偏振光下观察可见组织呈规则的同心圆排列；B．婴儿椎间盘组织显示纤维环与软骨板外层分布有血管（箭头）和血窦（星号）

（A 与 B 均采用 HE 染色，A 图放大 10 倍，B 图放大 30 倍）

（引自：Roberts S，Evans H，Trivedi J，et al:Histology and pathology of the human intervertebral disc，J Bone JointSurg 88A[Suppl 2]:10，2006.）

出生时，软骨板和纤维环中有血管分布，为椎间盘提供血供。在出生后第一年内，这些血管逐渐退化，到成年之后，椎间盘几乎没有血供。随着年龄的增长，髓核内的水分连同蛋白聚糖一起减少，其原因不明。这种改变使得核内纤维成分增加，最终导致纤维环产生裂缝。血管沿着这些缝隙长入椎间盘，促使细胞增殖，形成细胞集落。同时，细胞死亡也会增加，其机制不明。紧接着软骨板变薄，软骨下层终板大量硬化出现裂隙。这一系列改变与椎间盘退变过程相似。此外，突出的椎间盘中的衰老细胞较非突出椎间盘显著升高，其基质金属蛋白酶浓度也显著升高。

正常成人椎间盘含有大量细胞外基质，而细胞比例只占 1%。这些细胞分为两种：纤维环细胞和髓核细胞。纤维环细胞更为瘦长，类似成纤维细胞，而髓核细胞呈椭圆形，类似软骨细胞。这两类细胞都能感应机械应力，但对压力的反应不同，产生的基质蛋白也不同。纤维环细胞主要生成Ⅰ型胶原，而髓核细胞主要生成Ⅱ型胶原。当椎间盘处于异常状态时，这两类细胞的特点会发生改变，这些特点对于认识和治疗椎间盘疾病非常重要，但由于这些内容已经超出本章节范畴，故这里不赘述。

这些细胞的养分是通过椎体终板的中央凹面的多孔结构渗入椎间盘的。组织学研究显示髓核与软骨直接连接区、终板中央区都可以被渗透染色。活动和负重有利于该部位的渗透。考虑到椎间盘内无血管，其代谢速度相对较快，但与其他器官相比仍然很慢，如糖胺聚糖的代谢更新需要 500d。

### 神经结构

椎间盘的神经结构受全身神经系统严格调控，即使在最远端的脊髓圆锥和马尾也是如此。在硬膜囊和脊髓圆锥处的神经根排列高度有序，近端神经根排列在两侧，远端神经根排列在中央，每个节段的运动神经根都位于感觉神经根的腹侧。蛛网膜结构将这些神经根固定在指定位置。

椎弓根是脊柱手术中最为关键的解剖结构之一。椎弓根与神经结构的关系在不同节段有所不同。在颈椎节段，有七个椎体和八个神经根。颈段神经根通常的命名方法是：颈椎各个椎体对应的神经根是从该椎体的椎弓根向近端发出的（如：C6 神经根是从 C6 椎弓根向近端发出的）。但在胸段则不同，因为 C8 神经根从 C7 和 T1 椎弓根之间发出，从而 T1 神经根是从 T1 椎弓根向远端发出的，以此类推，一直延伸到最远端。此外，椎间盘的命名方式也不同，所有节段的椎间盘都以其近端的椎体节段来命名（如：C6 椎间盘位于 C6 椎体的远端，而此处的椎间盘病变则累及 C7 神经根）。

## 第三节 椎间盘疾病的自然史

通常认为所有脊柱都会发生退变，目前的治疗方法仅仅能缓解症状，而无法治愈。根据不同阶段的特点可将退变过程分为三个阶段：第一阶段是功能紊乱，常发生于 15 ~ 45 岁人群，主要表现为椎间盘纤维环发生环状和放射状撕裂，以及关节面的局限性滑膜炎。第二阶段是结构不稳定，发生于 35 ~ 70 岁人群，主要表现为椎间盘内部破坏、进行性再吸收、关节面退变伴关节囊松弛、关节半脱位及关节破坏。第三阶段发生于 60 岁以上老人，不稳定的结构获得新的稳定，主要表现为关节面周围的骨质增生变厚导致节段性僵硬或关节强直（表 38-1）。

不同脊柱节段退变速度不同。当一节椎间盘还处于功能紊乱期时，其他节段可能已经发展为终末的稳定期。椎间盘突出常常是椎间盘退变在功能紊乱期和结构不稳期的并发症，而椎管狭窄往往是结构不稳期晚期和稳定期早期骨质过度生长压迫神经组织引起的并发症。

表 38-1 关节面与椎间盘的病理性改变及其相互关系

| 脊柱退变阶段 | 关节面 | | 病理结果 | | 椎间盘 |
|---|---|---|---|---|---|
| 功能紊乱期 | 滑膜炎 | → | 功能紊乱 | ← | 环状撕裂 |
| | 运动过度 | | ↓ | ↖ | |
| | 持续退变 | ↗ | 椎间盘突出 | ← | 放射状撕裂 |
| 结构不稳期 | 关节囊松弛 | → | 结构不稳定 | ← | 内部破坏 |
| | 关节半脱位 | → | 神经卡压 | ← | 椎间盘重吸收 |
| 稳定期 | 关节突变大 | → | 单节段椎管狭窄 | ← | 形成骨赘 |
| | | ↘ | 多节段椎关节强硬和椎管狭窄 | ↙ | |

改编自：Kirkaldy-Willis WH, editor: Managing low back pain, New York, Churchill Livingstone, 1983.

总体来说，既往研究支持积极的保守治疗，减少中枢神经系统药物的使用，但可以合理地使用硬膜外类固醇类药物。未出现进行性神经损伤症状的病人可不需要手术治疗，如需要手术治疗，一般也可以推迟 6 ~ 12 周再行手术，期间观察是否有好转。但对于脊髓型颈椎病患者，最佳的治疗方式还是手术。

退变性椎间盘疾病的自然史特点就是在症状显著缓解或完全缓解后疼痛症状往往复发。

在疾病诊断时，需要考虑脊柱轴向疼痛是否放射到一侧或双侧肢体。此外，该疾病除了我们已知的一些特定的病理特征外，还有一些伴随的病理过程仍不清楚。对于患有持续颈痛、上肢痛、下腰痛或腿痛的患者，其诊断和治疗要比患有其他骨科疾病的患者困难得多。尽管通过仔细询问病史、做体格检查，外加明确的影像学证据可对一部分患者做出明确诊断，但更多的患者仅表现为疼痛、无神经损害、感觉异常等症状，影像学检查也是阴性的，与临床表现不符。虽然这类病人明确诊断很困难，但医生还是需要给患者推荐治疗方案，指导病人如何去配合治疗。医生需要对病人的病情进行仔细评估，判断是否需要手术，以免过度治疗或处理不足。

手术可矫正畸形、纠正不稳定结构、解除神经压迫等，从而使病人受益。根据病人的病史资料和体格检查结果，做出初步的疾病诊断，再行辅助检查支持该诊断，这种方法在颈椎退变性疾病的诊疗中很有用。相反，如果像骨科其他疾病一样，先根据辅助检查做出诊断，再予以相应的治疗方法（如根据影像学确诊肢体骨折，在根据骨折的诊断去治疗疼痛）在本病中往往会非常困难。

## 第四节 诊断性检查

### 一、X 线片

颈部疼痛最简单最实用的辅助检查手段是拍摄受累脊柱节段的正侧位 X 线片。侧位片可确诊一些骨性异常，如：半脱位、先天性骨性狭窄或骨折。此外，一些软组织肿胀有时也能在侧位片上发现。正位片上可以看到钩椎关节炎，并观察椎弓根与棘突之间的关系，判断是否有异常。其他位置的 X 线片如过伸过屈位可以观察颈椎的稳定性，斜位片可以观察枕骨大孔。因此，X 线片是一种能观察很多异常表现而又简单的辅助检查手段。

### 二、脊髓造影

脊髓造影可以检查所有脊柱节段是否有异常，并确定椎管内损害。如果临床表现与 CT 或 MRI 结果完全一致，一般就没有必要做脊髓造影。做该检查的主要指征是不能拍颈椎 MRI、怀疑椎管内损害、脊柱有内固定或临床表现与其他辅助检查结果不一致（图 38-2）。此外，造影术在之前进行过手术治疗的脊柱、以及在 MRI 上可能被低估的严重骨骼退变的患者中也较有价值。目前，脊髓造影术可实现断层造影，用于评估椎管狭窄。

脊髓造影的造影剂有空气、油以及水溶性（可吸收）造影剂，包括碘海醇（欧乃派克）等。由于这些阴离子造影剂是可吸收的，所以不存在清

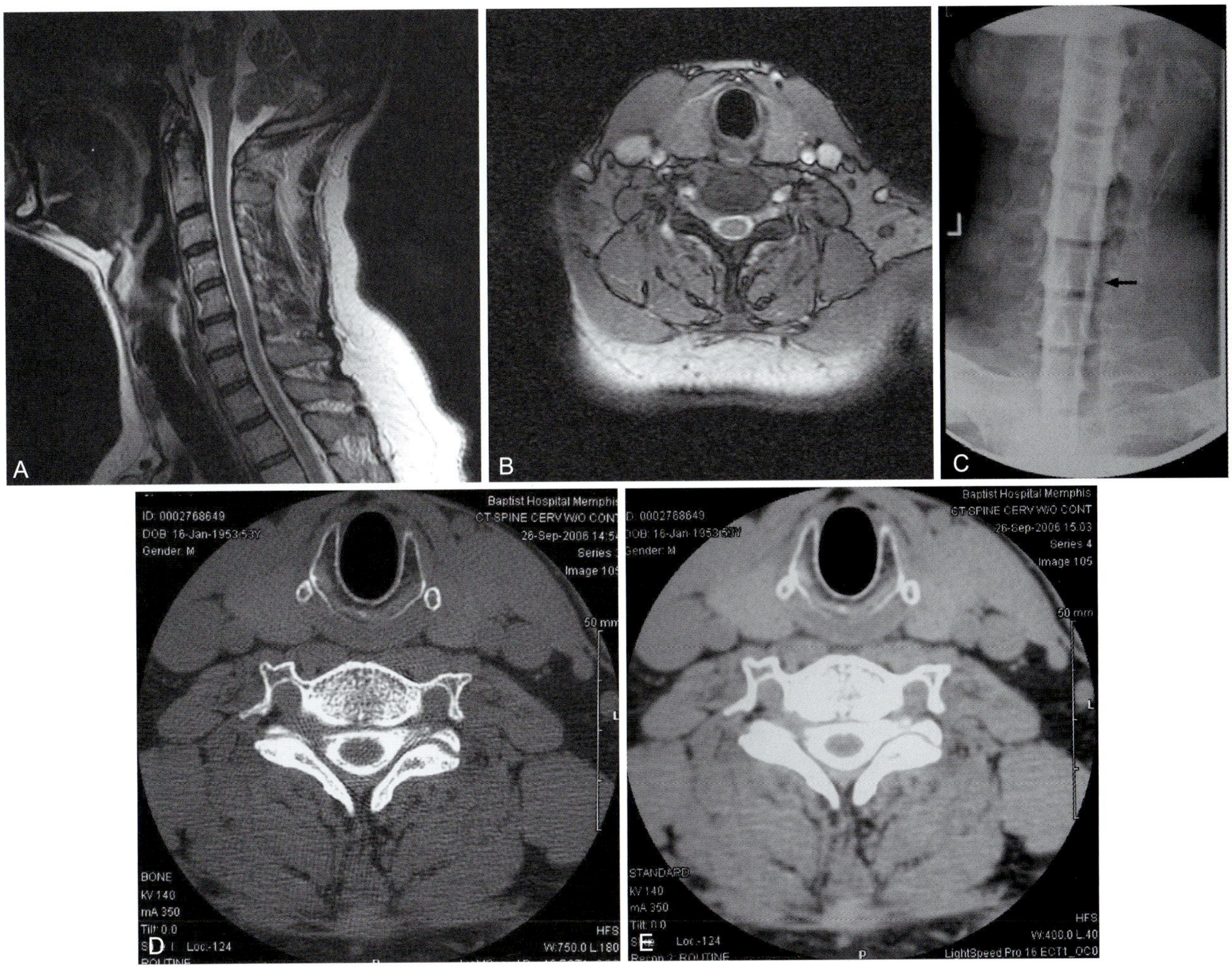


图 38-2 45 岁的患者，临床症状为 C7 放射痛。A 和 B.MRI 对于椎间盘突出的诊断并不明确；C ~ E. 造影后的 CT 平扫清晰地显示出右侧椎间孔处椎间盘突出

除造影剂的烦恼，同时可以降低造影后头痛的严重程度。

## 三、CT

大多数医生现在认同 CT 在脊柱疾病的评估中是一个重要的诊断学工具。目前的最新科技和软件几乎可以在任意方向上对标准的轴状位图像进行重建并放大，从而可以对许多结构进行更加精确的测量。同时软件还可以评估单一椎体的骨密度并与正常人群进行对比，以大致确定骨质疏松的程度。

目前脊柱的 CT 有很多种，在选择 CT 种类的时候必须注意要把临床上考虑的病变部位纳入检查中。矢状位、轴状位和冠状位的影像可以让医生对颈椎进行三维观察，而定位标志可以帮助医生对病变部位进行更详细的研究和判断。

## 四、磁共振成像（MRI）

MRI 目前是脊柱影像的最佳选择，在大多数情况下都优于 CT，尤其是在辨别感染、肿瘤和椎间盘的退行性疾病时。更重要的是，MRI 对于椎间盘以及神经结构显像的优势较为明显。另外，MRI 一般可以将检查部位全部显示出来（如颈椎、胸椎或腰椎）。MRI 还有一个优点在于椎间孔处的神经根显像，这在脊髓造影中都很难做到，因为间隙狭小，造影剂难以充分通过椎间孔。尽管有上述优点，但 MRI 和 CT（无论是否进行造影）都有其自身的缺点。

MRI 的一个问题在于，图像上显示出的解剖结构异常可能仅仅是无症状的。MRI 报告的颈椎间盘退变在小于 40 岁的人群中有 25%，而在 60 岁以上的人群中可达 60%。因此这些 MRI 的阳性报告必须结合临床症状一同进行评估。当然，这一概念也不应当被夸大，从脊柱 MRI 上获得有效信息的最佳方式是带着临床问题做检查。这一临床问题可以来自病史和仔细的体格检查，可能的原因一般是①神经卡压；②不稳；③畸形。对于每一种情况，均需要在行 MRI 检查之前预判具体的异常在哪里并通过 MRI 结果进行证实。只有上述一种或几种综合的异常才是有诊断意义的异常，因为手术只能处理这些问题。如果不能带着问题检查，尤其是进行 MRI 检查，则可能由于 MRI 对解剖异常的高度敏感性而造成对病因判断不清，导致临床疗效不佳。

### 五、其他诊断性检查

在椎间盘突出的诊断过程中，除了 X 线片、造影、CT 和 MRI 之外还有许多种诊断学方法。这些诊断方法的主要优势在于可以排除原发性椎间盘突出、椎管狭窄和脊柱小关节炎以外的其他疾病。

肌电图就是这些检查中最重要的一种。肌电图的优点在于可以鉴别外周神经损伤和弥散性神经损伤，也就是上位和下位神经元损伤。如果患者存在颈椎或腰椎放射性疼痛病史、体格检查阳性而影像学诊断不能确诊，肌电图和神经传导速率可以帮助诊断。另外，如果患者既往有脊柱后路手术史，其椎旁肌一般是异常的，因此不能作为可靠的诊断学发现。

骨扫描的阳性结果不能诊断椎间盘疾病，但是可以诊断脊柱肿瘤、创伤和炎症。其他的各种实验室检查，比如全血细胞计数、白细胞计数、C 反应蛋白、血生化、尿常规、血清蛋白电泳、红细胞沉降率，也是对于其他原因引起的脊柱疼痛的重要筛查手段。免疫学筛查比如类风湿关节炎筛查、抗核抗体、红斑狼疮细胞检查和 HLA-B27 检查在临床需要时也较为有效。

## 第五节 诊断性注射

如果一个诊断存疑，可能出现主诉较为真实但是难以确定病变部位的问题，对于疼痛的定位也不确定。这种情况下在不同部位使用局部麻醉或造影剂注射可能会有较好的效果。这些注射剂简单、安全而且几乎无痛。造影剂如泛影葡胺、碘他拉葡胺、碘海醇、碘帕醇和甲泛葡胺，已经被应用于椎间盘造影和局部封闭，且尚无副作用的报道。用于椎间盘造影和木瓜凝乳蛋白酶注射的造影剂引起的神经并发症已经被详细记录。对蛛网膜下隙以外的解剖结构显影，造影剂应反应性低、可吸收，因为造影剂有可能被注射进蛛网膜下腔。在目前所有的造影剂中，碘海醇和甲泛葡胺是反应性最低的、被广泛接受的。局部麻醉药如利多卡因、丁卡因和布比卡因，是目前硬膜下和硬膜外麻醉最常用的麻醉剂。其中，应用布比卡因时需要注意仅能使用低浓度、低剂量的，因为在硬膜外麻醉中，使用浓度高于 0.75% 的布比卡因可能引起死亡。

在肌内注射中使用的皮质激素在硬膜外注射中也被经常使用，并发症极少或仅为一过性。在过去几年中，脊髓蛛网膜炎被认为与硬膜外注射醋酸甲泼尼龙有关。有人认为这一并发症与其中含有的聚乙二醇有关，而从那之后聚乙二醇也被从醋酸甲泼尼龙的生产中移除。对于硬膜外注射，我们倾向于使用醋酸倍他米松和倍他米松磷酸钠注射液（Celestone Soluspan）它可以提供立即起效且长效的效果，具有高度可溶性，且不含有其他有害成分。在使用 Celestone 时不应与其他含有对羟基苯甲酸酯或苯酚的局麻药混用，因为可能会引起悬液的凝集和阻塞。如果没有 Celestone，则可以使用甲泼尼龙或曲安奈德（表 38-2）。等渗盐水是唯一一种经常进行脊柱注射而无副作用的介质。

在椎管内或脊柱周围使用各种不同的注射手段时，在注射前后评估疼痛对于定位疼痛的原因较为重要。患者需要将自身的疼痛按照 0 ~ 10 的程度进行划分，并在注射前和注射后一段时间内进行打分（框 38-1）。如果在透视引导下的注射可以将疼

**框 38-1 疼痛评分及记录**

0 无疼痛
1 轻微疼痛，可以感受到，但是并不会被困扰
2 中等疼痛，无须药物也可以忍受
3 中等疼痛，引起不适，需要药物治疗
4 ~ 5 更重的疼痛，使你不想外出活动
6 严重疼痛
7 ~ 9 剧烈疼痛
10 最剧烈的疼痛（你甚至可能因为疼痛考虑自杀）

| 活动 | 描述 | 疼痛部位 | 时间 | 疼痛评分 |
|---|---|---|---|---|
| | | | | |
| | | | | |

表 38-2 在脊柱注射中常用的皮质激素，并与氢化可的松进行对比

| | 氢化可的松 | 甲泼尼龙 | 曲安奈德 | 醋酸倍他米松和倍他米松磷酸钠注射液 |
|---|---|---|---|---|
| 相对抗炎效果 | 1 | 5 | 5 | 25 |
| pH | 5.0 ~ 7.0 | 7.0 ~ 8.0 | 4.5 ~ 6.5 | 6.8 ~ 7.2 |
| 起效 | 快 | 慢 | 中等 | 快 |
| 作用时效 | 短 | 中等 | 中等 | 长 |
| 浓度（mg/ml） | 50 | 40 ~ 80 | 20 | 6 |
| 相对盐皮质激素的活性 | 2+ | 0 | 0 | 0 |

引自：el Abd O：Steroids in spine interventions. In Slipman CW，Derby D，Simeone FA，Mayer TG，editors：Interventional spine：an algorithmic approach，Philadelphia，Elsevier，2008.

痛降低 80% 以上，则可以认为注射部位就是疼痛的部位，但是，50% ~ 65% 的疼痛下降并不能认为是一种阳性表现。

## 一、硬膜外皮质激素注射

脊柱的硬膜外注射可以用来进行诊断和治疗。硬膜外注射给出的信息有助于诊断疼痛的起始部位。虽然现在影像学技术极其发达，但是一部分结构性的异常并不会导致疼痛，因此将影像学检查给出的解剖结构异常和诊断性注射的结果结合起来方可更准确地进行诊断。此外，硬膜外注射还可以在椎间盘或神经损伤的恢复中提供止疼效果，有助于患者增加活动量。硬膜外皮质激素注射治疗椎间盘突出和放射痛的原理是减少炎症。但是，并没有证据表明含有或不含有皮质激素的局部镇痛是否和单纯皮质激素注射一样有效。畸形椎间盘疾病引起的严重疼痛通常是自限的，治疗性注射可以减少疼痛，进而减少口服镇痛药的使用。

硬膜外皮质激素注射通常不会引起严重的并发症，但是文献中也有硬膜外脓肿、硬膜外血肿、脊膜 - 皮肤瘘管、Cushing 综合征等并发症的个案报道。硬膜外注射中最严重的即刻副作用是迷走反应。硬膜穿破在颈椎或腰椎硬膜外注射的患者中的发生概率是 0.5% ~ 5%。麻醉学文献报道了 7.5% ~ 75% 的硬膜穿破后引发的（姿势性）头痛，发生概率最高的是使用 16 号或 18 号针进行穿刺的时候；而头痛且无硬膜穿破也可以发生在 2% 的患者中，主要由于空气进入了硬膜外间隙、脑脊液引起的硬膜内压力增高或未发现的硬膜穿破。还有些硬膜外注射的轻微的并发症包括非姿势性头痛、面部发红、失眠、低热、一过性背部或下肢疼痛。注射部位感染、全身感染、易出血、未控制的糖尿病、充血性心力衰竭等均为硬膜外皮质激素注射的禁忌证。

我们一般在透视下进行硬膜外注射，同时备有监护和复苏设备。所有患者在注射前均首先建立上肢外周静脉通路，并通过静脉给予适当镇静。在进行诊断性或治疗性硬膜外注射时使用透视是基于以下几点理由：在没有透视的情况下，硬膜外注射并不总能够到达硬膜外间隙或希望到达的地方；即使是经验丰富的医生进行操作，在没有透视引导的情况下仍然有约 40% 的硬膜外穿刺针误置率；硬膜外注射时还有可能穿刺进入血管，即使在穿刺完成后、注射前针尖处没有血液回流，依然有可能出现这一并发症；当有解剖结构异常时，如中线处的硬膜纵隔或多发性孤立硬膜隔断，硬膜外注射的药物并不能够顺利到达产生疼痛的部位，而这些如果没有透视是发现不了的。此外，如果硬膜外注射后疼痛不缓解而又没有透视时，就难以判断治疗失败是由于注射针误置引起还是由于皮质激素注射对于疼痛无效。

### 颈椎硬膜外注射

颈椎硬膜外皮质激素注射对于以下颈椎疾病可能有一定效果：伴有急性椎间盘突出和放射痛的颈椎病、合并肌筋膜疼痛的颈椎牵拉损伤、椎板切除

术后的颈椎疼痛、反射性交感萎缩症、带状疱疹引起的神经痛、急性臂丛神经炎和肌肉痉挛引起的头痛。颈椎硬膜外皮质激素注射的最佳适应证是急性椎间盘突出或明确的放射痛患者以及不严重的肌筋膜疼痛患者。在 70 名保守治疗失败的不伴有脊髓压迫的颈椎间盘突出的患者中，颈椎硬膜外皮质激素注射可以在 63% 的人中改善疼痛症状和避免手术。50 岁以上的患者和早期接受注射（诊断后 100 天以内）的患者疗效更好。在这种情况下，我们并不采用经颈椎间孔注射，因为灾难性神经系统并发症的报道越来越多，包括颈椎间孔注射后脊髓和脑干的损伤。这些损伤是注射到根动脉或椎动脉的结果，后者是最常见的并发症原因。注射到根动脉中是不可避免的并发症，但可以通过使用测试剂量的造影剂进行实时监测。误入动脉时，应该中止手术以避免对脊髓的损伤。

### 经颈椎椎板间隙硬膜外注射

**手术技术 38-1**

- 患者俯卧于手术台，注意选用低衰减碳纤维台面，以利于术中无干扰的 C 臂成像。将患者的脸部放置于颈椎俯卧软垫中，以获得最佳体位和舒适性。
- 通常选择 C7 ~ T1 间隙，采用旁正中穿刺法行颈椎椎板间硬膜外注射，如此间隙有颈后路手术史，则选择 C6 ~ 7 或 T1 ~ 2 间隙注射。使用异丙醇和聚维酮碘在穿刺间隙的上方和下方数个节段区域行皮肤消毒，如患者对聚维酮碘过敏，则使用氯己定（洗必泰，Hibiclens）。
- 铺无菌单。
- 使用前后位透视图像定位目标间隙。使用 27 号 1/4 英寸针头、1 ~ 2 ml 1%无防腐剂无肾上腺素的利多卡因行局部皮肤麻醉，在患者目标间隙的疼痛一侧注射形成皮丘。为了减小麻醉剂引起的烧灼感，可将 3ml 8.4%的碳酸氢钠与 30ml 1%无防腐剂的利多卡因混合使用，不添加肾上腺素。用 18 号皮下注射针刺破皮肤。在透视辅助下，垂直插入 22 号，$3\frac{1}{2}$英寸的脊髓针，向前推进直到接触 T1 椎板上边缘偏离中线 1 ~ 2mm。
- 用 1 ~ 2ml 1%无防腐剂无肾上腺素的利多卡因麻醉椎板；并在脊髓针撤出过程中，以 2ml 1%无防腐剂无肾上腺素的利多卡因麻醉软组织。
- 透视下在麻醉的软组织轨道内插入一个 18 号，$3\frac{1}{2}$英寸的 Tuohy 硬膜外针，并垂直推进直到触及 T1 椎板。
- 将 Tuohy 针从椎板移至黄韧带，取出 Tuohy 针中的探针，连接一个装有空气和无菌盐水的 10ml 注射器。缓慢推进 Tuohy 针，当落空感出现时说明已达硬膜外腔，回抽检查是否有血液或脑脊液（CSF）。如果血液和 CSF 均未发现，则从 Tuohy 针上取下注射器，并连接含有 1.5ml 非离子对比染料的 5ml 注射器。
- 通过非离子型造影剂产生的硬膜外造影图像来确认硬膜外置入（图 38-3）。为进一步确认正确的位置，调整 C 臂从侧面观察造影区域。可获得点放射片来记录放置部位。
- 注入 1 ~ 2ml 1%测试剂量的无防腐剂无肾上腺素的利多卡因，并等待 3min。如果患者未诉局部发热、烧灼及显著感觉异常或出现呼吸暂停症状，则在 Tuohy 针上连接 10ml 注射器，将 2ml 6mg/ml 倍他米松磷酸酯钠和 2ml 1%无防腐剂无肾上腺素的利多卡因混合液缓慢注入硬膜外腔。如果不能获得倍他米松磷酸酯钠，40mg/ml 曲安奈德是一个很好的替代品。

## 二、关节突关节注射

关节突关节可能是背部或颈部疼痛的来源，但引起疼痛的确切原因仍未明确。理论上其原因包括半月板样结构的损伤、滑膜碰撞、软骨软化症、滑膜炎症以及关节囊的机械损伤。骨关节炎是脊柱小关节疼痛的另一个原因，然而，在症状和无症状的患者中，脊柱小关节骨关节炎的发生率相等。与其他关节的骨关节炎一样，影像学变化与疼痛关系不大。

虽然病史和体检可提示小关节是脊柱疼痛的原因，但并非侵入性的特异性体征将小关节引起的疼痛与其他原因所致的脊柱疼痛相区分。透视引导下的小关节注射通常被认为是鉴别或排除小关节作为脊柱或肢体疼痛来源的“金标准”。

临床上怀疑脊柱小关节疼痛时，脊柱科专家仍然选择诊断性注射作为主要依据。通常只在疼痛超过 4 周，且正规保守治疗未能缓解的患者中进行。小关节注射术有助于将治疗集中于特定的脊柱节段，并能有效缓解疼痛使病情好转。小关节内或内

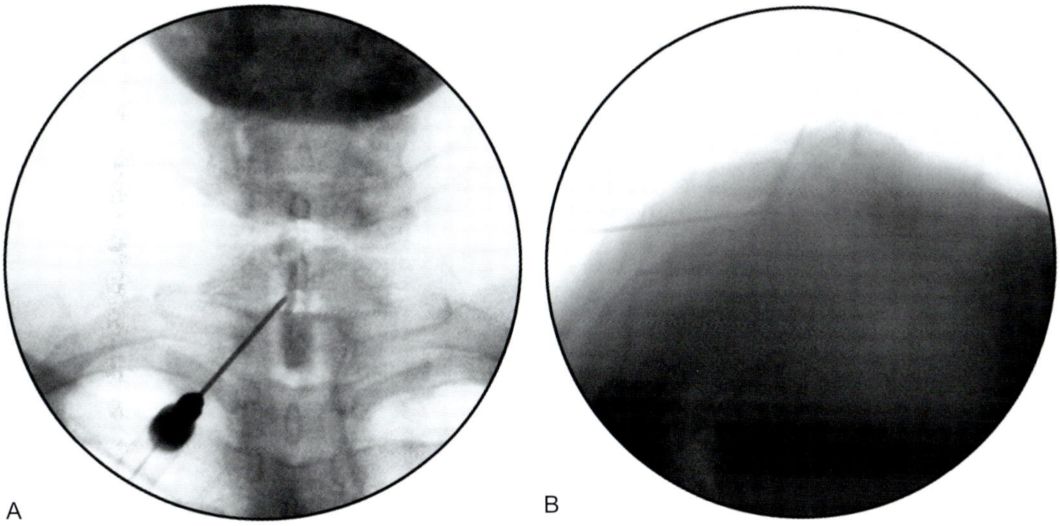
A B

图 38-3 A. 颈椎椎板间硬膜外造影的后前位图像显示 C7 ～ T1 水平典型硬膜外造影剂流动图像；B. 硬膜外造影的侧位图像。（见手术技术 38-1）

侧支注射均可用于诊断。尽管在 20 世纪 70 年代至 80 年代，将可的松注射到小关节是一个普遍采用的方法，但许多研究者并未发现其有效治疗由小关节引起的下腰痛的证据。有关在颈椎采用小关节内皮质类固醇注射的唯一对照研究发现，与布比卡因相比，倍他米松无明显优势。

### 颈椎关节突

#### 颈椎内侧支阻滞注射

**手术技术 38-2**

- 患者俯卧于手术台，旋转患者的颈部，使症状一侧向下。这使得椎动脉更能位于关节突的下方，颈椎关节突腰部更加突出，并能防止颌骨遮挡。皮肤消毒后于注射侧铺无菌单。
- 利用前后位透视图识别目标位置。从 C3 ～ 4 到 C7 ～ T1 的每个颈椎小关节均受上、下两脊神经后内侧支支配，后者围绕同节段的椎体关节柱的“腰部”走行（图 38-4）。如阻止 C6 小关节神经供应，需要麻醉 C6 和 C7 内侧支。
- 在透视引导下，选取 22 号或 25 号，$3\frac{1}{2}$英寸脊髓针，垂直于手术台向内、向前进针，直到触及骨膜。将脊髓针横向调整，直到针尖到达关节柱腰部的侧缘，并进一步调整直到其在透视下位于关节柱凹陷的最深处。
- 拔出探针，如果回抽阴性，则注入 0.75% 无防腐剂的布比卡因 0.5ml。

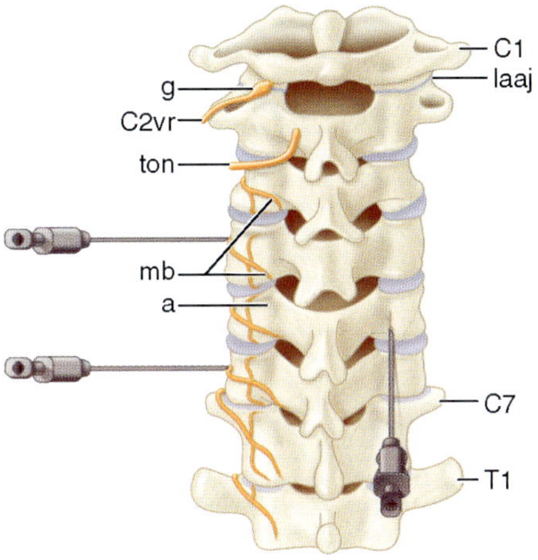


图 38-4 后路 C4 和 C6 内侧支阻滞的正确进针点。第二颈神经节（g），第三枕神经（ton），C2 腹侧支（C2vr）和外侧寰枢关节（laaj）；a，小关节突，mb，内侧支。（见手术技术 38-2）

## 三、颈椎间盘造影术

与腰椎和胸椎椎间盘造影采用的技术不同，颈椎间盘造影采用的是前路而不是后路。颈椎间盘造影所致的并发症与其周围的解剖结构相关，包括气管、食管、颈动脉和颈静脉以及脊髓损伤和气胸等。椎间盘炎是行颈椎间盘造影术需要关注的问题，椎间盘传染常来自食管的革兰氏阴性和厌氧菌群。

传统上，采用旁侧入路穿刺的方法达颈椎间盘，该入路需要将气管和食管推离穿刺部位。如今，一种更侧向的入路法正越来越广泛地被采用，该入路绕过了这些结构，而不需要将其推离。

**颈椎间盘造影术**

**手术技术 38-3**

(Falco)

- 患者仰卧于手术台。
- 于上肢置入留置针后，静脉注射抗生素。亦可以在手术期间在椎间盘内给予抗生素。
- 患者予以镇静，消毒包括颈部前外侧的皮肤，铺无菌单。
- 在透视引导下，确定椎间盘、终板以及椎间盘的边缘。用一个手指将食管和气管向左侧推开，颈动脉向右侧推开，从右侧接近咽喉旁区域。在该手指上方，用另一只手将 2 或 $3\frac{1}{2}$英寸脊髓针刺破皮肤并向内进入椎间盘的外环。在前后位和侧位透视引导下，推进穿刺针达椎间盘中心。
- 另一种替代方法是一种相对更侧向的方法。该方法通过气管和食管后方穿入椎间盘，从而减少椎间盘感染的发生率。调整患者或“C”形臂将颈椎置于倾斜位置，以获得最佳的椎间孔暴露，并继续调整，直到终板、椎间盘间隙和椎体钩突处于透视中心区（图 38-5）。
- 将 2 或 $3\frac{1}{2}$英寸的针头刺入皮肤并向前推进，直到其尖端触及下一椎体的钩突。调整穿刺针至钩突的前方，在前后位和侧位透视引导下，推进穿刺针达椎间盘中心。
- 用两种技术的任意一种放置针头后，余下的过程与胸椎或腰椎间盘造影相同（见第 39 章）。
- 将盐水或非对映染料注入每个椎间盘中。
- 记录患者任何疼痛反应，与典型疼痛相比较，记录为不相似、相似或典型。记录椎间盘内的压力，以帮助确定椎间盘是否是疼痛的原因。
- 穿刺造影术完成后，进行颈椎 X 线摄影和 CT 检查。

## 第六节　颈椎间盘疾病

自 1838 年 Key 详细描述了两例由“椎间物质”引起脊髓受压的病理状态以来，颈椎间盘突出致脊髓受压已被人们认知。颈椎间盘疾病在男性中相对多见。与损伤有关的因素包括在工作上频繁举起重物、吸烟及频繁跳跃等。颈椎间盘疾病患者更易同

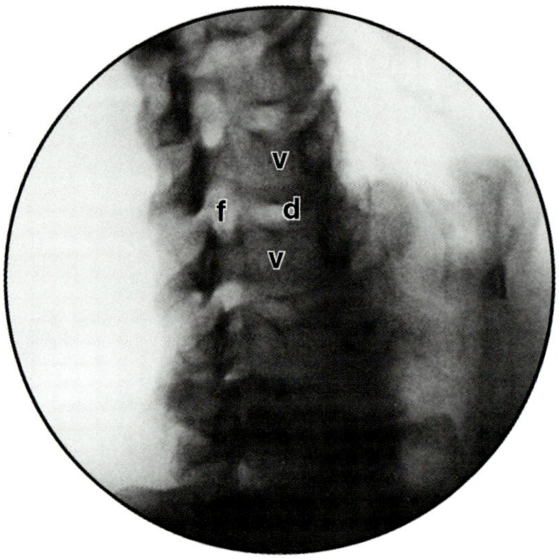


图 38-5　采用前外侧入路行颈椎间盘造影时椎间孔的位置。f. 椎间孔；v. 椎体；d. 椎间盘 (Courtesy of Frank J. E. Falco, MD.)（见手术技术 38-3）

时患有腰椎间盘疾病。MRI 显示颈椎间盘退变随着年龄增长而增加。

颈椎间盘疾病的病理生理与脊椎其他部位的退行性椎间盘疾病相同。髓核退变之后，纤维环随之进行性变性。这种正常退化过程中，髓核组织突出可能会作为并发症出现。随着椎间盘退变的进展，节段的过度活动可导致脊柱不稳、退行性骨质增生或两者皆有。与腰椎不同，这些增生变化主要发生在钩突关节（钩突）（图 38-6）。增生性变化最终在关节突关节和椎体周围发展，终末期呈现进行性颈椎僵硬和运动度的丢失，颈椎前方增生的骨赘有时可导致吞咽困难。从颈椎间盘突出症患者切除的椎间盘组织中发现基质金属蛋白酶、一氧化氮、前列腺素 $E_2$ 和白细胞介素 -6 的含量增加，表明这些产物与椎间盘退变的生物化学过程相关，这些物质也与疼痛的产生密切相关。

后路椎板切除减压是治疗颈椎间盘疾病的经典方法。目前，颈椎前路椎间盘切除椎间融合术是从前方切除椎间盘时选用的术式，可有效避免椎间盘塌陷，防止颈椎疼痛性及反常性活动，且能加速椎间融合。椎间孔切开成形术是当椎间盘碎片位于侧方且可以从后方移除时选择的术式。

### 一、体征和症状

颈椎间盘疾病的症状与体征依病变的解剖部位

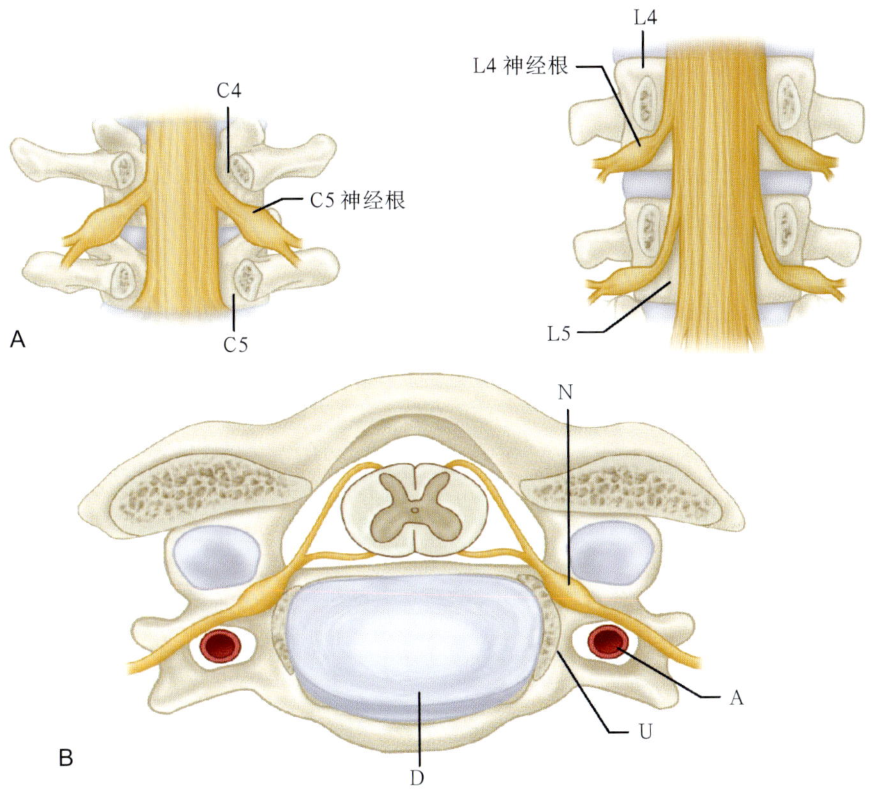


图 38-6　A. 颈椎与腰椎神经根出口的对比。B. 颈椎（椎间盘层面）横截面示意图。颈椎钩突关节（U）构成椎间孔的腹侧壁。颈椎神经根（N）斜向下方行走一段距离后，紧贴椎动脉（A）背侧出孔

可分为三类：包括脊柱疾病本身引起的颈型颈椎病型、神经根受压迫引起的神经根型颈椎病型以及脊髓压迫引起的脊髓型颈椎病型。既往有研究报道，在行椎间盘造影术时，自前路穿刺椎间盘可引起患者颈部和肩部疼痛。颈椎间盘疾病患者的颈部、肩胛部内侧和肩部的痛感可能与椎间盘和脊柱周围的原发性疼痛有关。相关解剖学研究也揭示了颈椎椎间盘和韧带的神经支配细节。其发病机制与腰椎间盘痛类似。

颈椎神经根受压的症状常表现为疼痛放射至上肢或胸部，同时伴有手指麻木和肌力减弱。颈椎间盘疾病引起的症状和体征也可能类似于心脏疾病引起的胸部和上肢放射痛表现。然而，通常神经根压迫引起的上述症状多为间歇性，且更多地表现为颈肩部疼痛。

颈椎脊髓本身受压（脊髓病）引起的症状往往独特而多变，其疼痛多不太明显且难以定位，患者对疼痛的主诉也较少。当颈部做过伸活动（仰颈运动）时偶尔会引起锐痛或广泛性的麻刺感，该症状类似于多发性硬化症中的莱尔米征（Lhermitte sign）。该类疼痛部位多在肩部和骨盆带上，偶伴有双下肢无力及行走不稳的表现。上肢则多表现为麻木不适和肢体协调运动不稳。早期症状可能是步态障碍和踵趾步态困难。

严重颈椎病患者往往伴发椎动脉受压症状，包括头晕、耳鸣、间歇性视物模糊、眼球后偶发疼痛等。外侧神经根受到椎间盘或骨赘压迫表现出的症状主要是神经学方面的，如框 38-2 至框 38-6 所示。在对多个运动肌肉群、多级深肌腱反射和感觉异常进行评估后，病变层面可像神经系统中的其他任何病变一样被精确定位。肌肉受多重神经支配有时会造成难以准确确定所累及的神经根。这时，MRI 或其他旨在对临床表现进行影像学确诊的检查通常会有帮助。

C4 ～ 5 椎间盘破裂引起的 C5 神经根受压会导致三角肌和肱二头肌肌力减退。三角肌几乎完全受 C5 神经根支配，但肱二头肌受 C5、C6 双重神经支配。肱二头肌反射可能会因 C5 神经根损伤而减弱，然而必须考虑它还受 C6 支配。查体显示上肢近端侧面的感觉减弱（图 38–7）。

由于肱二头肌受双重神经支配的解剖学特征，C5 ～ 6 椎间盘破裂引起的 C6 神经根受压引起的

**框 38-2 C5 神经根受压**

**感觉障碍**：

上臂侧和肘

**肌力减退**

三角肌

肱二头肌（可变）

**反射变化**

肱二头肌（可变）

C4～5 椎间盘突出或其他该层面病理改变引起的症状与体征

**框 38-3 C6 神经根受压**

**感觉障碍**

前臂侧方，拇指和示指

**肌力减退**

肱二头肌

桡侧伸腕长肌与短肌

**反射变化**

肱二头肌

肱桡肌

C5～6 椎间盘突出或其他该层面病理改变引起的症状与体征

**框 38-4 C7 神经根受压**

**感觉障碍**

中指（由于重叠而可变）

**肌力减退**

肱三头肌

腕屈肌（屈肌桡侧肌）

手指伸展肌群（可变）

**反射变化**

肱三头肌

C6～7 椎间盘突出或其他该层面病理改变引起的症状与体征

**框 38-5 C8 神经根受压**

**感觉障碍**

无名指、小指和手掌的尺侧缘边界

**肌力减退**

骨间肌

手指屈肌（可变）

尺侧腕屈肌（可变）

**反射变化**

无

C7～T1 椎间盘突出或其他该层面病理改变引起的症状与体征

**框 38-6 T1 神经根受压**

**感觉障碍**

肘内侧

**肌力减退**

骨间肌

**反射变化**

无

T1～2 椎间盘突出或其他该层面病理改变引起的症状与体征

临床表现往往会与其他神经根混淆。肱二头肌和桡侧伸腕长肌与短肌或会出现乏力症状。如前所述，肱二头肌被 C5 和 C6 双重神经支配，而长伸肌则由 C6 和 C7 双重神经支配。因此 C5 神经根受压往往也会引起肱桡肌和肱二头肌的反射减弱。神经系统检查也常常表现为近端前臂外侧、拇指和示指感觉减退。

C6～7 椎间盘破裂引起的 C7 神经根受压会导致肱三头肌无力。手腕屈肌，特别是屈肌桡侧肌无力，更说明 C7 神经根存在损伤。伸指总肌无力也可表明 C7 神经根受累，且由于伸指总肌相较肱三头肌本身肌力较弱，因此症状更加显而易见。尺侧腕屈肌无力通常多由 C8 神经根损伤引起。如前所述，受 C7 和 C8 神经支配的手指伸肌肌力也可能减退。三头肌反射可能变弱，中指感觉也可能减弱。但由于 C7 神经本身支配区域狭窄且与邻近神经支配区存在明显重合，因此，C7 神经根受压引起的感觉减退很难描述。

C7～T1 椎间盘破裂引起的 C8 神经根受压不会引起反射改变。手指屈肌和手骨间肌或会出现肌力减退。手掌的尺侧缘，包括无名指和小指的感觉会下降。T1 神经根受压则会造成骨间肌肉肌力减退、肘内侧附近感觉减退，但同样不会引起反射变化。

在行四肢查体时，如发现神经根压迫征象，应注意排除上肢远端的压迫综合征，如胸廓出口综合征、腕管综合征和肘管综合征等。下肢查体时则需要特别注意有无颈髓"长束征"改变，其往往是脊髓受压的表现。

虽然对上肢的体格检查无法采用像下肢直腿抬高试验那样敏感的查体方法，但 Spurling 试验对颈神经根压迫诊断的敏感性为0.95，特异性为0.94。颈肩疼痛患者端坐，头后仰并偏向患侧，术者用手

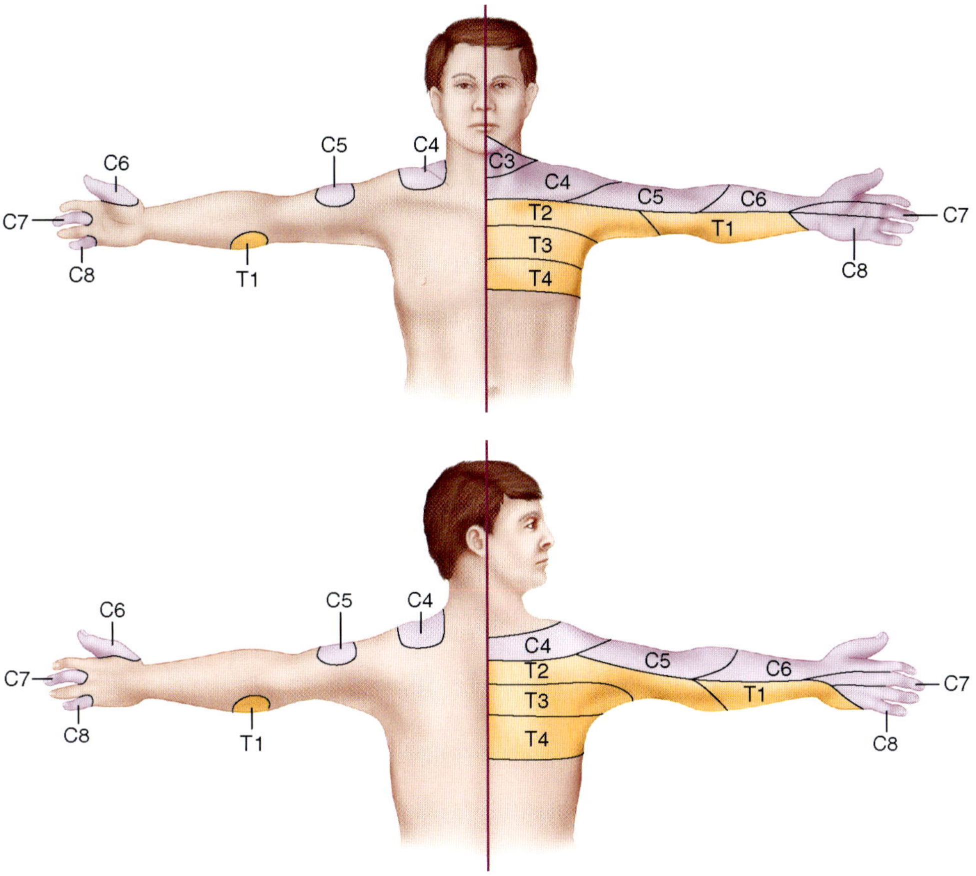


图 38-7　C5 神经根支配范围

掌在其头顶加压。出现颈痛并向患手放射者，称之为 Spurling 试验阳性。

肩外展症状减轻征是另一个有助于诊断颈神经根压迫综合征的临床检查方法。患者将手置于头顶做肩外展和肘部屈曲。该动作会减轻由神经根受压引起的手臂疼痛。如该姿势持续 1 ~ 2 min 后疼痛加重，则通常是存在更多远端的神经压迫损伤，如延迟性尺神经综合征（肘管综合征）或原发性肩关节疾病。

颈椎椎旁肌痉挛和颈部运动受限则是另一种颈椎病的常见症状，但不能表明特定的病理过程。一些涉及颈部运动的特殊动作会有助于保守治疗的选择和鉴别病理过程。牵拉试验涉及检查者将手放在枕骨和颌骨上并牵拉中间的脊柱颈段，这可以缓解神经根的压迫疼痛，但同样会加剧由韧带损伤引起的疼痛。在有或无牵引的情况下，颈部的伸展和屈曲运动检查均可有助于选择保守疗法。

无论有无牵引时，如颈部的伸展运动会让疼痛得到缓解，则患者通常患有后方韧带损伤的过伸性损伤综合征，而牵拉和颈部屈曲运动会让疼痛得到缓解的患者则更可能患有椎间盘断裂引起的神经根压迫或在神经孔出口存在较大的骨赘。在任何情况下，压迫通常都会引致痛感。在施加压力或牵拉时必须小心，确保不存在颈椎不稳定或骨折。在描述牵拉试验时也要注意，要确保颞下颌关节没有不适或受伤，因为牵拉也会引起该区域的疼痛。

中央型椎间盘突出症的症状是脊髓受压的症状。如果颈部病变严重，手部或会出现异常、无力、萎缩、偶尔发生痉挛等。当受累部位位于或高于 C5/6 节段时，也可能出现霍夫曼症状（上颈部脊髓受压）或反向径向反射。然而，第一个、也是最明显的一个症状是皮质脊髓束受累的症状，脊髓后柱则较少受影响。主要症状是持续的阵挛、反射亢进和巴宾斯基征阳性。其他症状包括不同程度的痉挛、下肢无力和本体感觉受损。可能会出现严重的平衡障碍，但疼痛感和温度感不大可能受损，且定位价值不大。

## 二、鉴别诊断

颈椎病的鉴别诊断要注意区分外在和内在因素。外在因素通常指颈部以外其他系统疾病累及颈椎，引起类似于原发颈椎病的症状，其包括胸部肿瘤、脊柱外周远端的神经压迫综合征、退行性疾病(如肩关节和上肢关节炎等)、颞下颌关节综合征、肩周疾病（如急、慢性肩袖撕裂和撞击综合征）。内在因素则主要包括与颈椎直接相关的病变，最常见的是颈椎间盘退变引起的椎间盘突出及颈椎小关节的增生、肥大。先天性因素也可能引发这些症状，如颈椎区域的椎管狭窄等。颈椎原发性和继发性肿瘤和颈椎骨折也应被视为内在因素。

Odom 等将颈椎间盘疾病分为 4 类：①单侧软性椎间盘突出并伴有神经根受压；②椎间孔增生或有硬性椎间盘突出并伴有神经根受压；③中间软性椎间盘突出压迫脊髓；④颈椎病伴有脊髓压迫。软性颈椎间盘突出通常仅影响单个节段。然而，硬性的椎间盘突出可影响多个节段。中央型的突出通常引起脊髓受压症状，而侧方突出占位常引起神经根性症状。

在 Odom 等的研究报道中，绝大部分软性椎间盘突出发生在 C6 椎间隙（70%），其次为 C5 间隙（24%），仅有 6 例发生在 C7 间隙。椎间孔增生也主要发生在 C6 椎间隙（48%），而其余常见位置则为 C5 椎间隙（39%）和 C7 椎间隙（13%）。该研究同样指出，中央型突出伴有脊髓病变的发生率较为少见（246 例患者中仅 14 例发生）。

## 三、影像学诊断

颈椎病患者影像学检查经常显示颈椎前凸减少。随着年龄增长，椎间隙会变窄并常出现肥大增生性改变，但这并不是颈椎病的征象。通常 X 线片是排除其他疾病最有价值的检查方法。颈椎斜位片可以显示出椎间孔侵犯的征象。

MRI 目前已经成为颈肩部和上肢症状诊断过程中的主要检查手段。MRI 应确定客观的临床结果，并可以预见随着患者年龄增加将会逐渐出现的隐性症状。颈脊髓造影术通常只在无创的 MRI 检查不能确定病变的病因或者节段时以及患者无法行 MRI 检查时才推荐使用。如果 MRI 不确定，在进行脊髓造影术之前可行肌电图或神经传导速度测定来显示活动性神经根病变，尤其是当病史和体检不强烈支持神经根病变症状时。

颈椎间盘造影术是一项有争议的检查，其所带来的益处十分有限，在明显的椎间盘突出、颈椎僵硬以及椎管狭窄时不推荐使用。该检查主要用于持续性颈痛患者行标准的 MRI、脊髓造影以及 CT 平扫并不能确定病因时。有学者认为，对于孤立性的椎间盘痛可通过椎间盘造影术进行确诊。退变的椎间盘在注射时不会出现疼痛，而这也不会成为病人主诉疼痛的原因。颈椎椎间盘造影术操作时需要十分小心，其可作为颈肩痛为主要症状的而行前方椎间盘切除椎间融合术患者的术前检查。在行手术治疗之前建议对患者的社会心理健康水平进行评估。要想得到良好的可复性，需要术者在操作和对病人的解释过程中都十分用心。当神经根性压迫症状以及颈椎间盘造影术定位压迫部位明确时推荐使用局部的神经根阻滞方法治疗。在融合手术前可考虑行关节面注射，这既可以作为治疗方法，也是一种诊断手段。以上这些操作在本章已进行了阐述。

当出现典型的脊髓受压症状时，脊髓造影术仍然是一种有价值的检查手段，尽管其作用已被 MRI 削弱。脊髓造影术用于破裂的颈椎间盘，其在操作时必须仔细观察造影剂在颈椎过伸位、中立位以及过区位等不同体位下的流动形态。我们并不能确定脊髓压迫不存在，除非在确定头向的造影剂流动不受颈椎过伸体位而阻滞。颈椎在过伸时需要小心，因为其可能会对脊髓造成进一步损害。当颈椎不稳定时造影剂的头部流动被阻塞在头部水平的椎间盘和尾部的椎间盘或椎体之间。

## 四、非手术治疗

正如先前讨论的，大部分有症状的颈椎间盘突出患者对非手术治疗反应良好，包括一些无进展性的根性肌力减退的患者（70% ~ 80%）。良好的证据显示在颈椎区域的急性椎间盘突出随着时间的推移而减轻。许多治疗颈痛的保守方法被用于颈椎病的多重诊断中。颈椎和相关的肌肉组织的主要作用是支持并稳定头部，同时为神经系统提供通道。颈椎所承受的力量较下腰椎小得多。颈椎很容易因肌肉组织牵拉、疲劳性姿势以及过度运动等因素而受损伤。而非手术治疗主要就是关注在这些因素。最好的初始治疗是短时间的休息、按摩、冰敷以及服用抗炎药物（糖皮质激素或者非甾体类抗炎药）。颈部处于最舒适的体位是缓解疼痛的必要条件。最适的疼痛缓解体位可以提示疾病的病理过程或损伤机制。颈椎过屈伤的病人在颈椎后伸时症状会得到缓解。尽管大部分病人感觉颈椎中立位时最好，但是并没有特定的体位表示是侧方椎间盘突出引起的疼痛。对于颈椎病（硬椎间盘）患者，最舒适的体位是颈椎屈曲位。

颈椎牵引对于特定的病人是有效的。必须对患者进行仔细的指导以正确使用牵引。使用过程中，患者头部需要在最大限度缓解疼痛的位置上。如果患者感觉疼痛增加必须立即停止牵引。牵引的重量一般很少会超过 10 lb（头的重量）。牵引的绳索位置和牵引时间应当尽量避免刺激颞下颌关节。患者自助控制的气压式牵引装置较绳索牵引装置更加灵活，很好地避免了对对颞下颌关节的刺激。牵引过程中需要患者全身放松。“简易式”牵引是一种简单的评估牵引效果的方法。其用头部在非负重状态下的重量作为牵引重量（大约 10 lb）。屈曲位牵引时，患者仰卧并将头部屈曲离开床面。后伸位牵引时则需要患者取俯卧位，将头抬离床面即可。患者每日持续锻炼数次，每次在一体位下进行锻炼 5 ~ 10 min。

对于姿势方面引起的颈痛，可以通过频繁改变体位或者在工作区域多使用符合人体工程学的设计来防止姿势疲劳，同时提倡患者姿势端正。

颈托通常会限制颈椎过度活动。和颈椎牵引一样，患者在使用颈托时头部应在最舒适的位置。除了颈椎创伤外，应当尽可能地少进行矫形手术，以防止肌肉组织萎缩，仅当患者积极要求手术时才进行。

活动颈肩部对于缓解急性疼痛大有裨益。在疼痛急性期宜进行等长运动。有时候颈椎病可能会同时伴发肩关节疾病，如粘连性关节囊炎。应当避免完全静止不动的疼痛，此时应当开始进行理疗。

## 五、手术治疗

颈椎间盘疾病手术的适应证主要为以下几点：①非手术治疗疼痛不能缓解；②进行性的神经功能损害；③持续性疼痛并影响患者正常生活，且预计术后会有所缓解。手术方式由病变的位置和类型而定。软性的侧方椎间盘突出从后方入路较容易取出，而软性的中央型或者硬性突出的椎间盘（中央型或侧方型）从前方入路较为容易。对于前路椎间盘切除进行融合是否有必要存在争议，目前在诸如 Yamamoto 等的一项基于非融合患者的长期随访研究中已得到解决。术中没有被清除完全的骨赘术后在融合节段被重新吸收。移植骨同样也防止了椎间盘的塌陷，维持了足够的椎间孔大小。

### （一）颈椎后路手术

**后路去除后外侧突出（后路椎间孔切开术）**

**手术技术 38-4**

- 患者全麻后，将患者取俯卧位，头置于莫菲尔德头架上，前屈患者颈部尽可能将患者颈椎前凸减到最小。术中直立位可以减少静脉出血，但是我们并不推荐使用，因为考虑到其可能会引起空气栓塞以及术中降低血压导致脑组织缺氧。通常头高脚低位外加术中切开操作仔细对于后路手术能够很好地减少出血量。如果需要对患者下颈椎进行透视，则需要用束带将肩部往下拉绑。在显微技术中使用管型牵开器时，下颈椎的透视是十分必要的（详见手术技术 38-5）。
- 适当的术前准备以及消毒铺单。
- 取棘突正中 2cm 切口（图 38–8A）。将切口撑开固定。
- 纵向切开项韧带，将所要手术节段的棘突暴露。C6 椎体棘突分叉，通常以此作为定位标志。术中必须进行确认，将一标记物附于棘突上，进行侧位透视定位。
- 骨膜下剥离病变侧椎旁肌后，用自动牵开器或者在助手帮助下牵开，暴露术野（图 38–8B）。
- 用小的高速磨钻从头侧向椎间隙方向将侧方的椎板磨掉。通常需要从侧方的头端向尾端进行操作。在大多数患者中，只有中间的小部分关节面需要切除。可以用 1 ~ 2mm 的咬骨钳来帮助操作。
- 用小的 Kerrison 咬骨钳快速切除黄韧带，辨别神经根位置，神经根常被挤压在突出的椎间盘下（图 38–8C）。去除椎间孔背侧以及神经根上方和下方多余的骨赘，这一点很有必要（图 38–8D）。

- 当骨性结构去除完毕后，我们喜欢用手术显微镜进行剩余的操作。这可以保证在神经周围的操作更加精细，减少额外的骨质破坏，同时能够更好地止血。
- 突出的髓核通常位于神经根中央的尾侧，但有时候也会在头侧。轻轻地将神经根牵拉开，暴露出挤出的髓核碎片或者是膨胀的后纵韧带（图 38-8E）。避免将神经根朝尾向进行牵拉。如果需要进一步暴露术野，应当通过移除骨质来解决，不能冒着可能会损伤神经根或者脊髓的风险来牵拉神经根。为了控制静脉手术区域静脉渗血，如果可能的话可用双极电凝进行灼烧。效果不佳时可用小棉片和浸有凝血酶的明胶海绵置于神经根的上下侧。不要在神经根周围放置太多压紧实的棉片。可以将神经根朝头向轻轻牵拉开，将后纵韧带以十字形切开以便去除下方突出的椎间盘碎片（图 38-8F）。
- 在去除所有可见松散突出的碎片后，有必要对周围碎片进行彻底地清查。通过探针插入椎间孔进行探查，确保受压的神经根已彻底解压。如果仍感觉神经根有张力，可从小关节面上去除更多的骨份直到神经根彻底松解。因为复发少见，所以不需要用刮匙对椎间隙进行操作。
- 在止血良好后，将棉片及明胶海绵取出。止血必须彻底，因为止血不彻底会引起术后血肿，导致脊髓受压和四肢瘫痪。
- 关闭切口，用间断缝合方法将筋膜层缝合至棘上韧带，缝合皮下层和皮肤。

**术后注意事项** 术后密切关注神经功能。当患者可以下床活动后可允许患者出院，这通常在手术当天。疼痛可通过口服镇痛药缓解。神经根性疼痛症状通常可在术后迅速缓解，然而感觉减退的症状常可持续数周至数月不等。患者感觉无不适后可进行脑力工作，而体力劳动需要在术后 6 周后。一般说来，术后保护性支持或者理疗是不必要的，患者今后的活动也不受限制。等距颈部练习、上肢活动范围内的练习以及后肩带运动对于萎缩性的患者值得推荐。软性的衣领可缓解患者术后的疼痛症状。

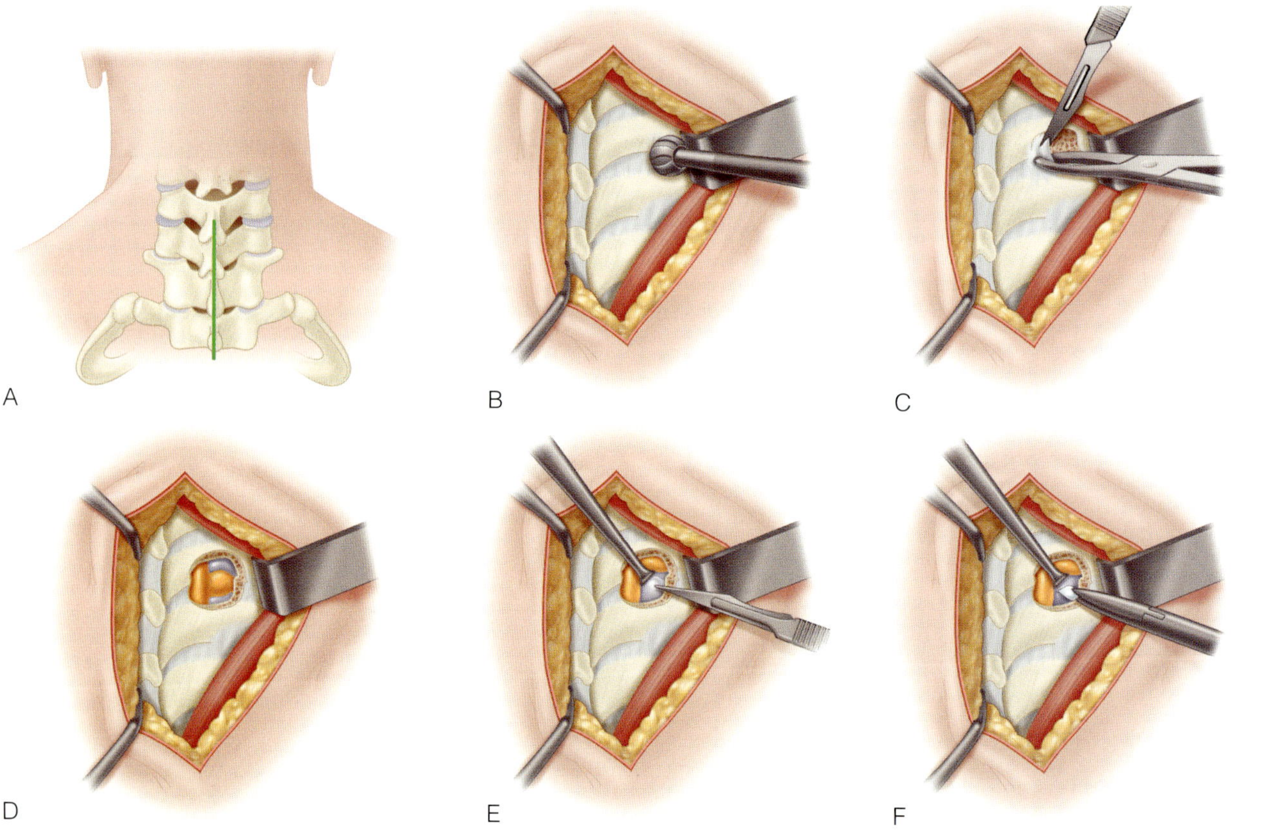


图 38-8 C5/6 椎间盘切除术

A. 取 C5 ~ C6 后正中切口。B. 将椎旁肌从椎板上剥离后将切口撑开。用高速磨钻钻孔。C. 切除黄韧带。D. 钻出长约 1.3cm 的孔道，暴露出神经根和侧方硬脊膜。E. 将神经根从突出的髓核上分离，轻轻牵开神经根，暴露出突出的椎间盘。F. 后纵韧带被去除，松散的髓核碎片正在被去除。(详见手术技术 38-4)

### （二）颈椎后路微创手术

由于开放手术需要将椎旁肌进行广泛的骨膜下剥离以暴露术野，这导致患者术后明显的疼痛、肌肉痉挛以及功能障碍。由此，颈椎微创手术逐渐开始发展。这些所谓的"微创"手术可以缩短手术时间，降低手术风险，减少出血和疼痛，并且能加速患者康复。随着肌肉剥离管状牵引系统的诞生以及内镜技术水平的不断提高显微内镜技术下颈后路椎间孔切开融合技术得到了发展。颈椎后路微创手术的适应证包括侧方椎间盘突出导致的神经根病和椎间孔狭窄、前路颈椎间盘切除术后持续或复发的根性症状，颈椎间盘疾病患者前路禁忌证（例如颈部前方感染、气管造口术、既往放疗史、颈部手术史或肿瘤史）。禁忌证同开放手术相同，包括不伴神经症状的单纯颈部轴性痛、颈椎整体序列不稳、有症状的中央型椎间盘突出和后路减压无效的后凸畸形。

**管状牵引器辅助微创颈椎后路椎间孔切开术**

**手术技术 38-5**

(Gala、O'toole、Voyadzis 和 Fessler)

- 麻醉诱导成功后，面部舒适地置于 Mayfield 托上。折叠手术床将病人放于半坐位，使头部屈曲但不旋转，同时颈椎长轴同地面垂直。坐位能够减少手术区血液聚积，减少出血及缩短手术时间，双肩自然下垂以提高术中侧位片成像质量。
- 将 Mayfield 框锁紧于床旁横杆，根据病人体型将手臂置于大腿旁或胸前。放置好大腿、手臂以预防姿势性神经伤损。
- 将长 Kirschner 针或 Steinmann 针从病人颈部侧方置入，通过侧位成像片确认手术节段。
- 后路正中旁开 1.5cm 做一长约 18mm 纵向切口，并注射局部麻醉药。
- 通过穿刺切口，在透视下缓慢放置 Kirschner 针，穿过肌肉组织，在手术节段侧块内下缘剪断，确认触到骨质（图 38-9A），避免穿透椎板间隙，此处薄弱的侧方黄韧带不能阻挡医源性的硬膜或脊髓损伤。
- 在 Kirschner 针穿刺点的头、尾各做 1cm 切口并移除 Kirschner 针。
- 用单极电刀或剪刀将切口下方颈部筋膜切开，在安全合适的空间完成肌肉撑开。
- 再次在透视下安放 Kirschner 针，接着放置肌肉扩张器。也可以不放 Kirschner 针而直接安放第一个扩张器（图 38-9B）。
- 扩张完成后，安放 16mm 或 18mm 管状牵开器，并用床旁可折叠牵开器臂固定在椎板和小关节连接部上方（图 38-9C），移除扩张器。
- 连接 25° 角内镜，将其插入通道，并连接塑料防滑套管。
- 使用单极电刀和垂体钳清除侧块和椎板残余软组织，从侧方硬骨质表面开始小心解剖。
- 使用一个斜面向上的小刮匙从下方椎板的下缘小心分开黄韧带，然后使用带脚踏板的 Kerrison 打孔器开始椎板切开术（图 38-9D、E）。
- 之后步骤稍不同于开放手术。依据椎小关节增生程度，使用 Kerrison 打孔器完成大部分椎板切开术和早期的椎间孔切开术，如果需要可以使用钻头。用细钻头和可调保护套管保证钻头在关键神经结构周围更易操作。
- 椎板切开完成后，剔除内侧黄韧带，识别硬膜缘和神经根近端部分。通过部分内侧关节突切除，Doral 骨切除术应沿着神经根进入椎间孔。为了保证生物力学结构完整，应保留至少 50%的小关节。
- 仔细电凝和切割位于神经根的静脉丛。
- 使用小角度剥离器，探查腹侧神经根与骨赘或椎间盘碎片的间隙。如果有骨赘存在，使用一个向下倾斜的刮匙将突出物向腹侧填入椎间隙或将突出物分成碎片随后取出。对于软性椎间盘突出，用神经钩通过神经根腹侧下方，远离神经处轻轻挑成碎片，用垂体钳取走（图 38-9F、G）。
- 最后一次检查是否有任何其他的致压物，抗生素冲洗术野。采用双极电凝、骨蜡或其他止血材料止血。
- 取出通道装置，注入局部麻醉药物至切口周围筋膜和肌肉。
- 用可吸收缝线缝合筋膜切口 1 ~ 2 针，反向 2 ~ 3 针缝合皮下，用皮内缝合或皮肤黏合剂缝合皮肤。
- 将病人置于仰卧位，移走 Mayfield 框架。

**术后处理** 病人可以尽早活动。不需要任何颈托等固定物。如果术后情况稳定，一般可以在术后 2 ~ 3h 出院。

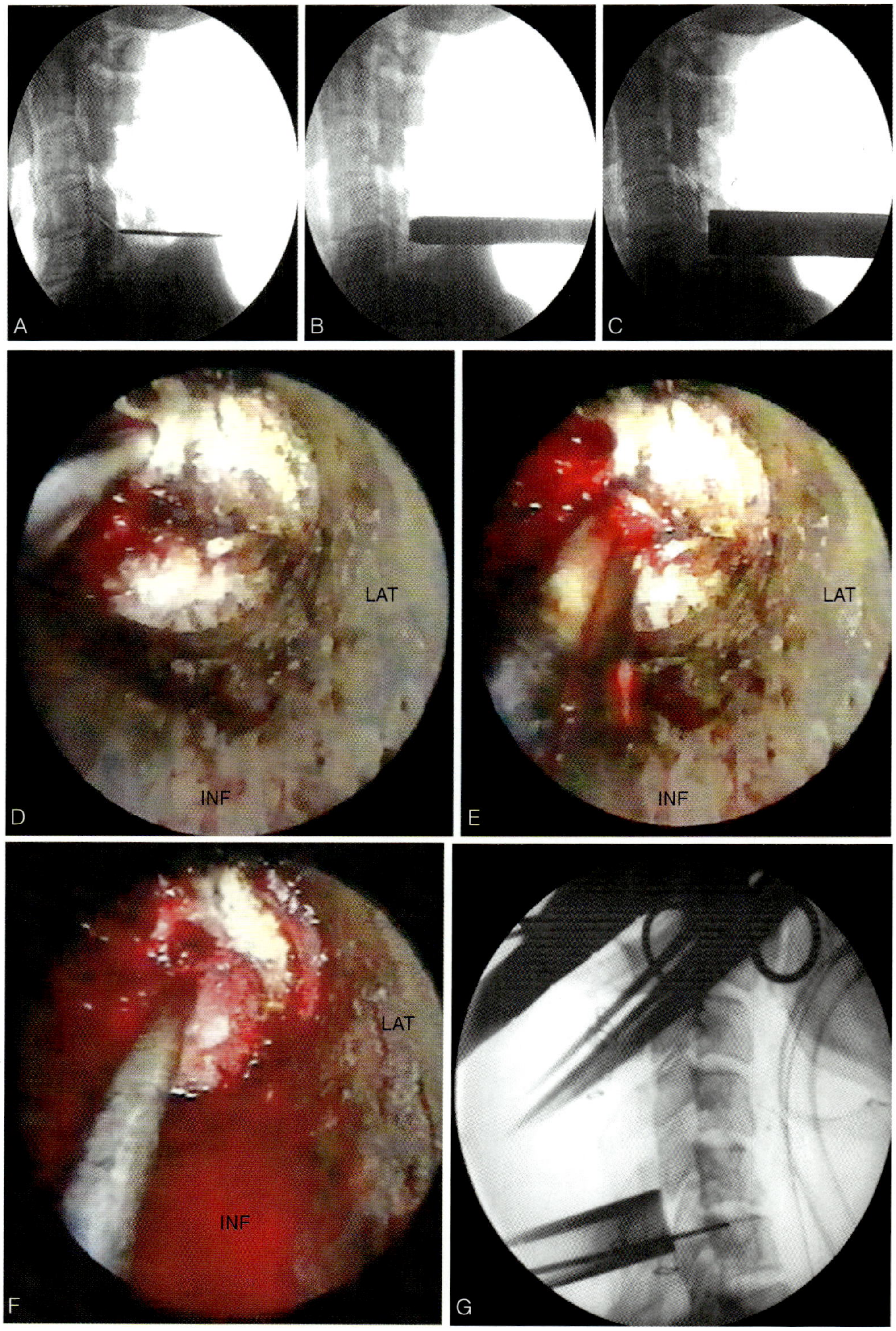


图 38-9 管状牵引器辅助微创颈椎后路椎间孔切开术

A.Kirschner 氏针定位手术节段；B.安放不同型号的扩张器；C.安放配套的牵开器；D、E.椎板切除和椎间孔切开；F、G.椎间盘切除和神经根减压。（引自：Fessler RG，Khoo LT：Minimally invasive cervical microendoscopic foraminotomy：an initial clinical experience，Neurosurgery 51(Suppl 2):37，2002.）（见手术技术 38-5）

Ruetten 等报道了使用 25°、5.9 mm 关节内镜，在 3.1mm 直径工作通道内行微创颈椎后路椎间孔切开术的技术。一共 91 例患者，无严重并发症，仅 3 例出现症状反复。与进行开放椎间孔切开术的对照组患者相比较，术后疼痛显著减轻，返回工作时间显著缩短（19 d 比 34 d）。

**全内镜下后路颈椎间孔切开术**

**手术技术 38-6**

（Ruetten 等）

- 患者俯卧，全身麻醉诱导后，用与传统的开放式椎间孔切开术的相同方法，通过影像学检查标记脊柱的关节线。
- 确定手术节段的位置，切开皮肤，放置扩张器至关节突关节。
- 通过扩张器插入操作套管，取出扩张器。
- 显露处理节段和黄韧带。在关节中段开始行椎间孔切开术，切除侧方黄韧带，分辨硬膜侧缘和神经根分支。
- 用 3mm 的钻头和骨刀，通过内镜工作通道进行骨切除。
- 使用双极电刀电凝静脉丛。
- 根据病理学特点，向侧方或头、尾侧适当扩大椎间孔切开范围。小心操作以防止关节突关节的过分切除。
- 椎间孔切开术完成后，移走所有器械并缝合伤口。不需要放置引流管。

**术后处理** 穿戴软支具 5 天。

**结果** 很少有骨科手术的疗效比去除侧向突出的颈椎间盘更好。无论使用开放或微创技术，大约 90%的病人能获得好的疗效，而且很少有并发症出现。

### （三）颈椎前路融合术

前路颈椎间盘切除和椎间融合手术被骨科医师和神经外科医师广泛用于治疗颈椎间盘疾病的顽固症状。既往文献提示此类手术有着较低的严重并发症术后发生率，以及较高的症状改善率。此类手术的不同技术间的根本差别在于：是仅做椎间盘切除和椎间融合，还是清除椎管内的骨赘，或加做脊髓和神经根减压？

前路颈椎融合术中必须格外小心并发症的发生，如颈部脏器、血管和神经的损伤。并发症的常见原因包括未使用钻孔保护器而导致钻头进入椎管、植骨材料在术中或术后脱落入椎管，以及后纵韧带被电凝。推荐使用髂骨三面骨皮质进行椎间融合。

前路椎间盘切除椎间融合术对有不同神经表现的各类颈椎病都有很好的疗效，因而被广泛使用。虽然具体的手术技术各有不同，但此类手术的目的在于切除椎间盘和椎间融合而不试图清除骨赘。后方和后外侧骨赘在颈椎病症状中的意义和骨赘清除的适应证尚未确定。通常，骨赘等影像学改变的程度与临床症状的严重程度存在明显的不相符。同时，神经受累的节段与影像学上病变最严重的节段也并非总是符合。由于平片无法反应神经受压迫的节段，能提供详细诊断信息的 MRI 和 CT 脊髓成像对手术计划十分必要。颈椎节段按退变发生率降序排列为 C5、C6 和 C4。患者症状与诊断研究的相关性是至关重要的，14%的 40 岁以下的无症状患者和 28%的 40 岁以上患者在 MRI 影像上具有显著异常。退变过程中的症状不仅与骨刺的数量有关，而是和疾病发展中多方面的相互作用有关。对接受融合手术患者的研究发现，一大部分（但并非全部）患者在椎间融合后出现骨赘的自发性吸收。

以我们的经验，单纯行椎间盘切除和椎间融合而不切除后纵韧带和骨赘就足以解除软性椎间盘突出造成的神经压迫。而对于后纵韧带骨化或骨赘造成的神经组织受压，尤其是脊髓受压，直接移除造成压迫的结构能获得很好的疗效（图 38-10）。这一方案在 MRI 的 T2 加权相上提示脊髓信号异常时尤为有效。有经验的外科医生可以借助手术显微镜、高速磨钻、小刮匙和小 Kerrison 咬骨钳在植骨和内固定之前完成骨赘和其他压迫结构的前路切除。在特定的情况下，对于脊髓损伤或脊髓信号异常的患者，体感和运动诱发电位的监测可以在暴露时和减压的初始阶段完成，最大限度地减少体位改变或低血压所导致的脊髓损伤。

**常见并发症** 颈部的每个解剖结构都存在手术失误的可能性。此外，不佳的手术指征和手术技术也会造成不良结果。

由于颈部是心理性疼痛的常见部位，外科医生可能对错误的患者进行手术。术前仔细评价是非常必要的，以便排除患者的歇斯底里性格或慢性焦虑状态。在神经系统检查不能明确病变节段的定位时，谨慎地分析病人的疼痛症状尤为重要。必须记住的是，在无症状的志愿者影像学表现中，异常情况的发生率相当高，包括椎间盘造影等的辅助检查对正确评价可能有帮助。颈椎和腰椎椎间盘的退行性病变可能是多节段的，因此，即使检查看起来提示是单节段的，也可能在短时间内其他节段又出现症状，从而使手术丧失长期效果。对多节段椎间盘退行性病变的治疗，目前的手术结果还不能令人满意。对于明确的神经根损害、脊髓受压迫，或者少数情况下局限性椎间盘病变但无神经根压迫者，采用单节段椎间盘切除和融合术治疗可获得最好的效果。单纯为解除疼痛而行两个以上节段的融合术，疗效往往一般或者很差，最多改善症状，而不能治愈。

手术时椎体计数有误会导致手术节段的错误。手术时必须使用金属标记物进行 X 线检查来核对，片中必须显示 C1 或 C2。标记针应该朝向头侧，以使针尖顶着上面的椎体而避免损伤硬脊膜。另外，在脊椎标记针尖端近侧 1cm 处折两个直角弯曲，可预防穿刺针刺入的深度超过 1cm。

手术操作可能会出现失误， 例如牵开器可能损伤喉返神经、食管和咽。沿正确的间隙解剖组织可避免损伤交感神经系统，在颈内动脉的内侧解

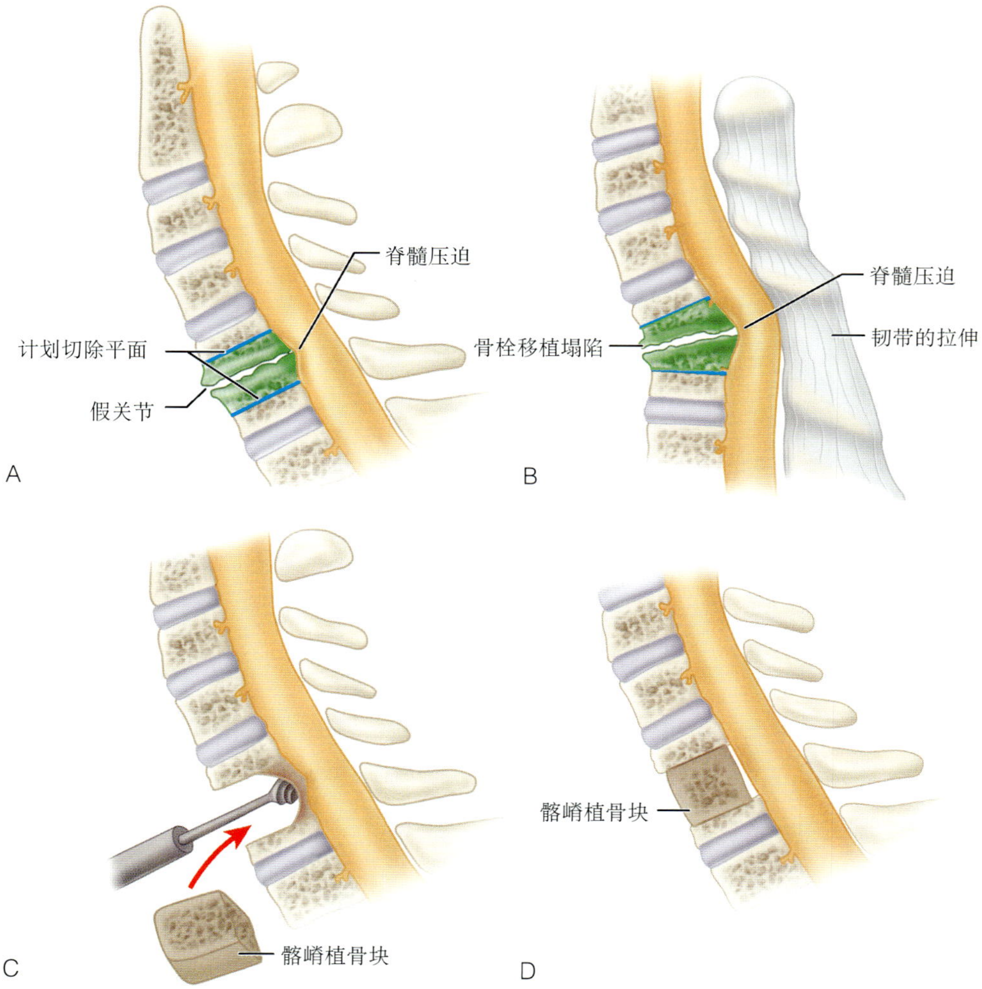


图 38-10 A. 典型的骨不连伴有纤维软骨压迫椎管；B. 植骨块塌陷导致锐性角状后凸，合并骨不连，引起脊髓压迫；C. 前路减压：在此椎间隙头端和尾端行半椎体切除，用高速磨钻修出平行的骨松质平面，然后使用弯刮匙完成减压；D. 使用 Smith-Robinson 骨皮质移植物进行前路埋入植骨

剖就可避开交感神经系统。左侧入路过去被认为不易损伤喉返神经，但近期的研究并不支持这一点。喉返神经在甲状腺下动脉进入甲状腺下极处进入气管与食管间沟。根据大宗病例的研究，认为喉返神经可能在气管插管和气管牵开器之间受到挤压，发现气管牵开器牵开气管后将气管插管的球囊放气后再充气，可以使气管插管在气管内重新调整位置，从而降低喉返神经麻痹的发生率。器械可能撕裂硬膜或者压迫神经组织，所以在除去后面椎间盘碎片和骨赘时，必须格外小心。为了避免过度用力和器械操作的失控，小号弯匙和椎板咬骨钳必须锐利。移植物必须精确测量，在按压下紧密贴合。

手术时机可能选择错误，选择手术时机非常重要，如果神经根的传导已明显受损，则应当尽早手术。当临床表现完全是病人的主观感觉时，通常应当考虑延迟手术，直到任何可能的争议都被解决为止。但是， 这样可能会导致很难根治的慢性疼痛。笔者很少对缺乏神经受压或神经损伤的客观证据的病人进行手术治疗，否则结果无法预测。

*术后并发症* 所有的前路手术伤口最好都做引流，以避免发生可以导致气道阻塞的咽后血肿，以及气道阻塞后的并发症。通常都是将一根柔软的闭式负压引流管插入到伤口深处。虽然气道堵塞很少发生，但典型的发生时间是在术后 12 ~ 36 h。术后 24 ~ 48h 血肿可达到最大。

植骨块的脱出最常见于治疗伴有后部不稳定的颈椎骨折脱位，而后部韧带结构的稳定性没有受损的椎间盘退变性疾病进行融合时并不常见。在笔者医院中，无论任何原因造成后侧韧带稳定性丧失和必须进行前路融合的情况下，都常规采用前路钛板固定和颈部支具固定 6 ~ 8 周或后路内固定。有时前路固定和头环背心外固定联合使用，头环背心的应用或许可以免除患者后路内固定的必要。

与其他类型的植骨块相比，矩形植骨块能提供更稳定的固定。如果移植骨脱出没有超过其宽度的 50% 或者没有引起吞咽困难，一般就没有需要再次手术的指征。如果融合处已愈合，骨块脱出的部分就会被吸收，植骨块将发生骨化。如果愈合延迟，外固定的时间也应做相应的调整。

与前路器械固定有关的并发症已有报道。使用带锁钛板装置可使发生螺钉松动及食管或气管穿孔的危险性减到最低。使用这种装置也免除了进行双侧皮质钻孔的必要性，从而降低了在钻孔和安放螺钉时造成脊髓损伤的危险性。

前路椎体融合术后不愈合的现象并不常见。然而对于多节段椎体间融合术，假关节的发生率以非线性方式增加。有人报道在单节段融合术中，即便使用自体骨块也仍有 3% ~ 7% 的不愈合率，采用同种异体骨进行单节段融合术也具有相似的假关节发生率。使用自体髂骨皮质骨移植物进行双节段椎体间融合，不使用前路内固定的不愈合率为 12% ~ 18%，而稳固的内固定可以显著降低这一发生率。这对于 3 个或者更多节段的融合也是一样的。由于较高的不愈合率，没有前路钛板固定的情况下同种异体骨不要用在多节段椎间融合术中。虽然结果不如自体骨好，但是多节段前路融合辅以钛板内固定后，使用同种异体骨移植也可以获得令人满意的融合率。如果发生不愈合，通常的发生部位在最尾侧节段。

如果颈椎假关节出现症状时，一般最好进行后路融合。如果前路存在明显不融合的病理状况，可以进行前路翻修手术 ( 图 38-10)。

行前路颈椎融合术治疗创伤性疾病时，如果合并有韧带撕裂或后侧结构骨折所造成的不稳定，在术后治疗的计划中，必须考虑到这个不稳定的因素。这里所叙述的术后治疗通常适用于“稳定的”退行性疾病或其他非创伤性疾病的融合术。存在颈椎不稳定或融合 2 个及以上节段时，如椎体次全切除，应常规进行前路内固定并且术后制动。

颈椎前路椎间盘切除融合术有三种常用的基本手术方法。Cloward 法是以椎间隙为中心在椎体上打一个圆孔，再将一个稍大一点的圆形髂嵴块塞进这个圆孔内。Smith-Robinson 法是将椎间盘和软骨终板去除后再将髂嵴皮质骨块塞进椎间隙内。塞进去的移植骨块松质面正对脊髓（后侧）。该技术现已被改良，移植骨块的中部经过精细处理变得更薄并且置入时将松质面朝向前侧。Bailey-Badgley 法则是在上下椎体上开一个槽。这一技术主要适用于当一个或多个椎体由于肿瘤、狭窄或其他广泛病理变化而被切除时的椎体重建。该技术现在已被改良，使用一个梯形的骨移植物，使得移植物表面积增加 30%，并且移植物锁定得更加彻底。在生物力学方面，与其他两种融合方法相比，Smith-Robinson 法融合最为稳定，移植骨块挤出移位的风险最低。

长久以来，为避免喉返神经损伤，通常推荐左侧入路。然而最新的研究显示两侧入路的喉返神经损伤率没有显著差异。入路侧可以根据手术者的习惯来选择。对于有吞咽苦难、发音困难或者有前颈部手术史的患者，术前应对其声带和吞咽功能进行评估。如果确认有声带麻痹，那么入路应当选在声带麻痹的同侧。

## Smith–Robinson 颈椎前路融合术

### 手术技术 38–7

（Smith–Rolinson 等）

- 病人仰卧在手术台上，肩胛骨间垫一个小卷垫。
- 如果使用前路钦板固定，就使用头带牵引（在头带上使用 5 ～ 10 磅的重量牵引）。不采用钛板固定时，不必使用头带牵引，因为使用牵引钉和牵开器能够撑开椎间隙和获得较好的显露。
- 将病人头部轻轻转向计划手术入路的对侧。
- 在铺黏性外科手术巾之前，根据已经存在的皮纹弯曲方向，画出颈椎前路皮肤切口。舌骨（C3）、甲状软骨（C4–5）和环状软骨（C6）是有用的定位体表标志。可以采用横行的皮肤切口，如果切口位置合适，即使 3 个节段的椎体切除也可以获得很好的暴露。另外，沿胸锁乳突肌边缘的切口也很有用。在整个暴露过程中，应当小心止血，以保证能够更加清楚地辨认解剖层次和重要解剖结构。
- 在切开皮肤后，皮下锐性分离颈阔肌和颈前筋膜，使皮肤切口能够在需要的节段移动。
- 用两个镊子提起颈阔肌，靠近中线位置将颈阔肌沿头尾方向切开，这样就可以显露胸锁乳突肌边缘。
- 在胸锁乳突肌内侧间隙能够扪及颈动脉搏动，显露颈动脉鞘和覆盖在上面的肩胛舌骨肌。
- 将肩胛舌骨肌牵向尾侧，可以显露出 C5 以上椎体，将肩胛舌骨肌牵向头侧，可以显露 C5 以下椎体。
- 锐性分离气管前到颈动脉鞘的筋膜，注意避免对外侧的颈动脉鞘进行任何形式的分离，否则有损伤交感神经链的危险。
- 一旦切开气管前筋膜，用手指向内侧和后侧分离，使椎体前方获得足够的空间。
- 手持钝头拉钩向内侧牵开，可以见到双侧的颈长肌。为避免对内侧结构的损伤，使用双极电凝和小匙状剥离子在骨膜下剥离颈长肌，使自动牵开器能够放在颈长肌内侧缘的深部。
- 在椎间盘和椎体切除之前，将一个预弯的定位针插入椎间隙后通过 X 线定位。
- 如果甲状腺上血管或者甲状腺下血管影响伤口显露，可将其结扎后切断。
- 分离颈长肌时不要超过横突外侧，以免损伤交感神经链和椎动脉。但分离的范围应该足够靠外，能够显露双例钩突关节的前侧面。
- 将自动牵开器插入双侧颈长肌深部后牵开伤口。
- 对于单节段椎间盘切除可以使用牵开钉，多节段椎间盘切除或者需要螺钉固定时，最好避免使用牵开钉，因为牵开钉所在位置的微骨折影响螺钉固定的稳定性。
- 当所有节段显露清楚后，用 11 号刀片切除每个节段前方的纤维环，切除方向自钩突关节朝向中线。
- 使用垂体咬钳去除纤维环，刮匙显露钩突关节，远端椎体上终板为轻微向上的曲面，标记出外侧切除的安全范围，避免损伤推动脉。采用这种方法去除每个节段椎间盘前方的 1/2 ～ 2/3。
- 当需要时，使用手术显微镜能够安全地切除椎间盘的后方部分、骨赘或者后纵韧带。
- 使用高速磨钻去除头侧椎体的前唇和椎体中部的一部分软骨下骨（图 38-11）。这样可以获得一个完全平坦的表面和更好的显露，以便去除残留的椎间盘组织、软骨性终板和后纵韧带。
- 如果术前影像学检查表现为软性椎间盘压迫，没有必要进一步处理后纵韧带和探查椎管。
- 如果有必要探查椎间孔，使用小号椎板咬骨钳切除钩突关节。如果发现后纵韧带破裂，应该扩大破裂口探查椎管是否有椎间盘碎块。
- 如果手术计划完全切除后纵韧带，首先完全切除椎体。
- 在双侧钩突水平，采用高速磨钻从一个椎间隙到另一个椎间隙磨出两个沟槽。
- 去除中线的松质骨至两侧沟槽深度相同，然后去除渗血的松质骨直至椎体后侧的骨皮质。椎体后部中央处常有出血，当全部骨皮质去除后，使用双极电凝很容易控制出血。在接近神经组织后，应避免使用单极电凝止血。
- 利用高速磨钻将骨皮质磨薄再用刮匙去除剩余皮质，或者用磨钻小心地去除。如有必要，用一个小钝钩从前方提起后纵韧带将其去除，然后用

1mm Kerrison 咬骨钳打开硬脊膜外空间。这些操作必须在非常好的视野下小心地完成，以免损伤硬脊膜。

- 当进入硬脊膜外后，必要时去除完整的后纵韧带，如果神经管明显受压，应当小心地从硬脊膜下钝性分离。
- 这时候选择椎间孔切除和去除骨刺是必要的。在椎间孔切除后，从侧前方可轻易地通过一小钝针。如果可能，保留后纵韧带可增加结构的稳定性。
- 仔细操作确保邻近椎体的终板软骨全部去除、软骨下骨完整、钩突间终板扩大以充分减压以及终板平行于其他终板。
- 仔细测量每个终板的前后径。移植深度应该比稍短终板短 3 ~ 4mm 以便移植骨从前方嵌入 2mm 而不造成神经管后方受压。同样，移植骨头端至尾端的长度也要很仔细地测量。记住牵引时伴不伴有头带牵引，以确保移植物受到适当的压力。同样，要确保这个终板与另一个终板保持平行。
- 侧方去除椎间盘使双侧钩突显露，其终板会轻度上翻以确保侧方减压安全。
- 用骨锯来获得一个三面皮质的髂骨移植骨（图 38-12），如手术技术 1-8 所示。
- 在进行终板准备的时候，要小心地保存近端和远端椎体前方的骨皮质。
- 将骨移植到适当的深度。将骨松质面朝后，将头和尾的边缘磨成斜边，稍微推动压紧。当伴有牵引时，从后方向前方推动移植骨使其嵌入椎体皮质的 1 ~ 2mm，应当允许移植骨的后边缘与神经管之间有 2mm 的空间。即使在牵引的状态下，移植骨也应当紧密地贴合。
- 松下牵引带，用 Kocher 夹钳夹住移植骨检查其合适度。对每个椎间盘都要重复这个程序。
- 如果必要的话，每次都应松开牵引后行前路颈椎板移植。各种器械系统都应在厂商推荐的方法置入。
- 根据术中的 X 线片调整移植骨和植入物的位置。
- 关闭颈阔肌，放置闭合吸引管，关闭皮下组织及皮肤。放个小敷贴，在放置颈托后拔管。

**术后处理** 病人在术后当天就可以下床。如果放置了引流管，在术后第一天就可以拔除。颈托在椎间盘切除病人中的配戴时间为 4 ~ 6 周，在椎体次全切除术病人中为 8 ~ 12 周，主要取决于病人的依从性和 X 线中移植骨的表现。有时额外配戴 1 ~ 2 周的软领颈托是有作用的。融合节段在过屈过伸侧位片中应当没有活动的证据，在硬质颈托终止之前应有骨小梁形成的表现。

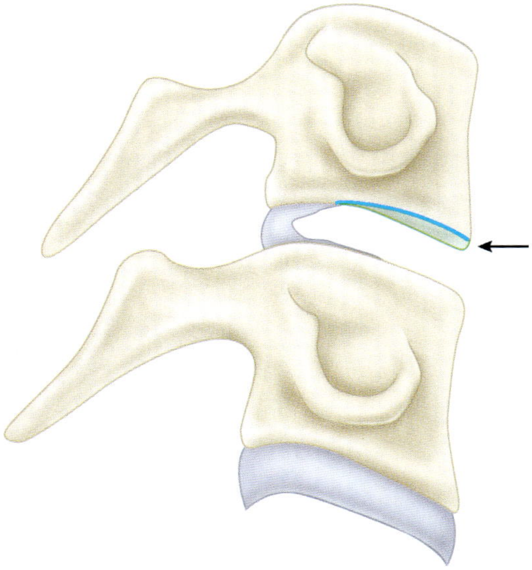

图 38-11 图示使用高速磨钻去除头端椎体前唇，这样可以使得椎体中部的软骨下骨平面更加匹配（见手术技术 38-7）

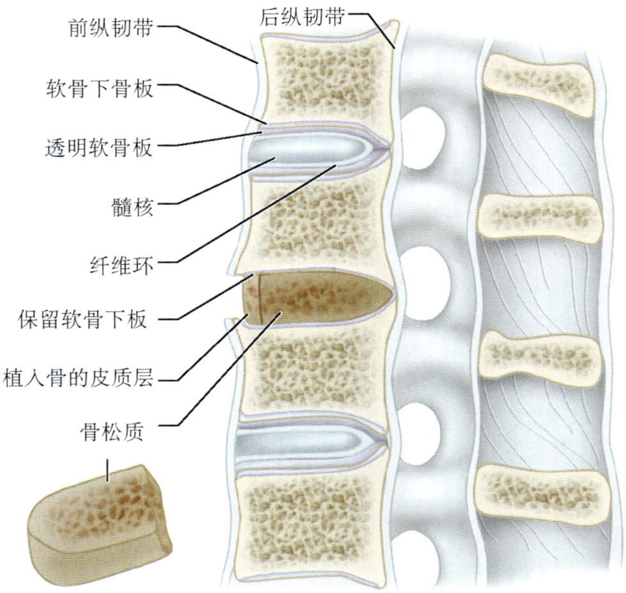


图 38-12 Robinson 等的颈椎前路融合手术技术（见手术技术 38-7）

### 经咽外切口前路枕颈关节融合术

极少数不稳定的颈椎后路融合不可行时，应当行前路枕颈融合术，譬如曾经进行过广泛的椎板切除术和风湿性关节炎、创伤性四肢瘫、脊柱转移瘤以及先天畸形的病人。该术式源于 Robinson & Smith 和 Bailey & Badgley 所描述的入路，并在此基础上进一步向颅骨延长，从而达到枕骨基底部以及所有颈椎的前方。笔者并没有该手术的相关经验。

#### 手术技术 38–8

(De Andrade and Machab)

- 在翻身床上以 halo 颅骨牵引维持患者脊柱的初始稳定。手术整个过程都要保持患者在床上维持牵引状态。
- 从右边下颌骨角上方至环状软骨的下方沿胸锁乳突肌前缘进行切口暴露（图 38–13A）。
- 沿切口分开颈阔肌和颈深筋膜，暴露胸锁乳突肌前缘。注意不要损伤到由寰椎横突水平进入胸锁乳突肌前缘的副神经（图 38–13B）。
- 侧方拉开胸锁乳突肌和前方拉开气管前束肌，触摸颈动脉鞘并暴露后者。
- 分开与环状软骨水平交错的肩胛舌骨肌（图 38–13B）。
- 辨认出切口颅底处的二腹肌和舌下神经（图 38–13B）。由环状软骨水平进入并钝性分离咽后壁组织。
- 分离甲状腺上部，舌神经和面动静脉由此从切口上部进入咽后部。
- 继续钝性分离咽后部和寰椎前弓角和中线结节。继续用手指探入这部分的上方，进入颅底部的凹陷部。因为咽结节连接着咽部，解剖分离不能继续向头侧延伸（图 38-13C）。
- 在咽下部的前上方插入放置一个宽直角拉钩。间歇性牵拉咽部及迷走神经的喉返支，使术后声音嘶哑的风险降到最低。上颈椎前方和颅底暴露完毕。
- 沿颈长肌前缘下方凝结丰富的静脉丛。纵向和横向切开前纵韧带，沿脊柱前方分离肌肉暴露 C1 前弓和 C2、C3 椎体。因为有由颅骨通过离中线约 2cm 侧面髁前孔的舌下神经的存在，操作的空间大约为 4cm（图 38-13D）。
- 用刮匙将颅底和上颈椎前表面打磨粗糙。
- 从髂骨翼顶点取新鲜自体松质骨块，将其放置到椎体前表面进行融合。骨块厚度不要超过 4.2mm，以免过度地向咽部凸起。
- 仅缝合颈阔肌和皮肤来关闭伤口，咽后方放置负压吸引管 48h。

**术后处理** 患者在翻身床上维持牵引 6 周。床旁准备气管切开包以防出现上呼吸道梗阻。为了早期行走可使用 halo 牵引。Halo 牵引在术后 16 周去除，这时植骨融合应该完成。

### 腓骨条移植在颈椎椎体次全切关节固定术中的应用

当进行椎体次全切时，在轴向 MRI 或 CT 中评估椎动脉是非常重要的。异常的椎动脉可在椎体的中间走行，使其在切除椎体的过程中有很高的受损风险。

#### 手术技术 38–9

(Whitecloud and Larocca)

- 应用 Robinson 等的术式（见手术技术 38–7）。在此术式中，自动拉钩是有用的。它们可以在头尾牵引中放置，和颈长肌深部放置的拉钩用来中线牵引一样被提高使用。
- 在将要被切除的椎间盘节段前方去除一矩形节段的前纵韧带和前环。
- 用刮匙和垂直咬骨钳去除椎间盘的前 1/2 ~ 2/3，再确认各层面侧方的钩椎关节。
- 如 Robinson 术式描述的那样，用手术显微镜明确辨认出钩椎关节，用高速磨钻、小刮匙和小 Kerrison 咬骨钳去除椎体间隙后纵韧带后方残留的椎间盘组织。
- 凹槽的宽度应维持在钩椎关节间的宽度水平。钩椎关节中间部分可以去除，但是因为会损伤椎动脉，不应该从侧方对钩椎关节进行切除。
- 对椎体进行切开，直到椎体的后皮质。这种情况骨的出血形式会从骨松质变为骨皮质形式。
- 在带有头灯的手术显微镜或双目放大镜的帮助下对每个节段进行椎体切除和后方椎板切除。
- 在后方软组织结构如后纵韧带组织中使用双极电凝，保持细致的止血。
- 在骨槽侧面边缘使用骨蜡。
- 使骨槽的侧面与矢状面平行。
- 当达到后皮质后，将皮质磨成纸一样薄，用小刮匙将骨推向前方，将其与后纵韧带分开。这时候，当后纵韧带变薄和病理性改变时，如后纵韧带骨化时脊髓发生压迫，可以被治疗。

- 通过使后纵韧带变薄去除后纵韧带并为腹侧硬脊膜发展一个平面。有些情况下硬脊膜变得非常脆弱而容易撕裂。在这个部分操作要格外小心。小刮匙、小 Kerrison 咬骨钳、微钝钩和微钝头分离器在去除钩椎关节后方的后纵韧带和骨赘时非常有用。
- 在完成减压后，用一个完整节段的腓骨作为支撑移植骨。
- 将腓骨放入椎体内做好的凹槽中，跨过整个手术节段。
- 将腓骨放置到预备好的两个椎体节段终板间缺口中。置入头端终板时比置入尾端终板时稍靠后放置，以便移植骨插入。
- 在进行上端终板与下端终板接受移植的准备时去除其软骨终板以及准备凹槽。保存椎体前方的皮质以防止移植骨的前方移动。
- 在正确地修剪和塑形腓骨后，增加头部牵引，将移植骨插入到上方椎体，用一个撞击器使移植骨的下部嵌入下椎体的终板，拉伸远端，将其锁定到正确的位置。相对于脊柱的前方，移植骨的 2/3 将在脊柱的后方。
- 颈椎前方钢板固定增加了稳定性。为了使螺钉不会太靠近移植界面，应当注意选择合适长度的钢板。
- 通过影像学确认植入物位置，关闭创口，在其中放置柔软、密闭的负压引流。
- 钢板可提供足够的稳定力，术后仅需要配戴颈部矫形器。但如果螺钉固定不牢固，术后需要使用 halo 背心固定或考虑做后路手术，增加固定螺钉数目。

**术后处理** 根据不同的内固定类型，患者术后使用颈部矫形器固定 6 ~ 8 周，同时观察影像学愈合情况。单纯使用皮质骨移植的骨融合时间一般要比骨皮质、骨松质混合移植要长，此时，可能需要延长颈部固定时间。

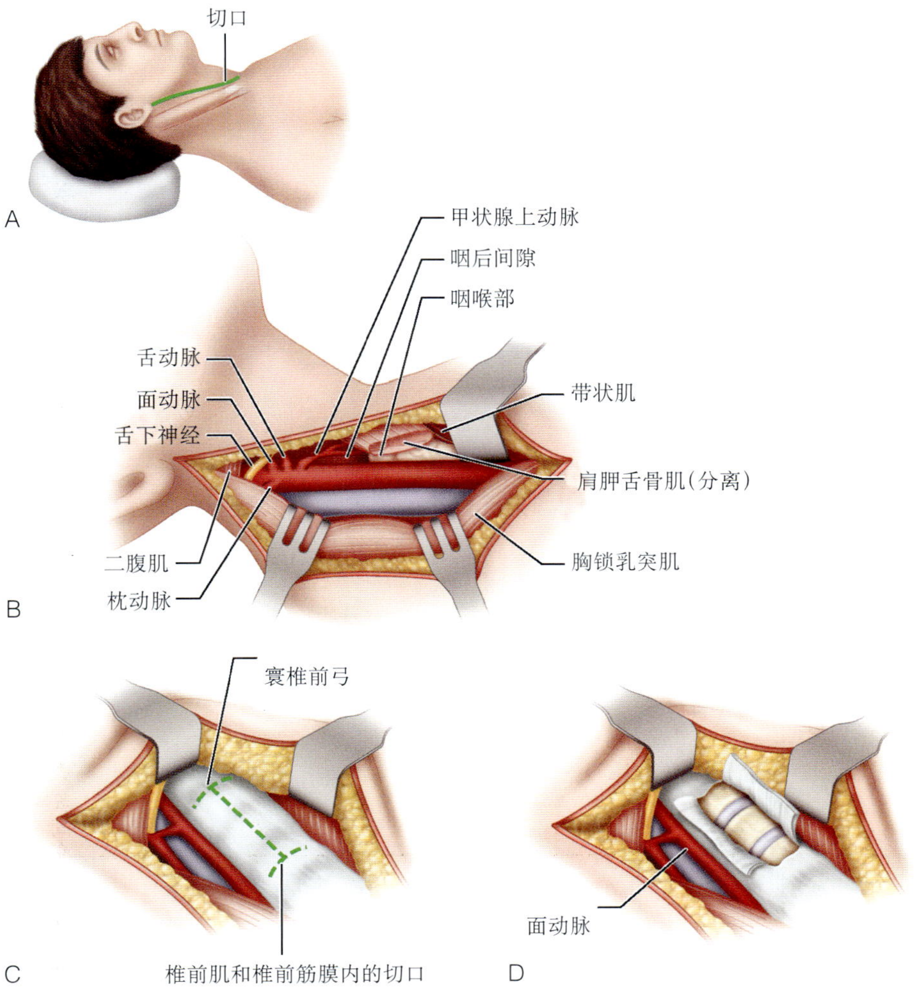


图 38-13 Andrade 与 Macnab 的前路枕颈关节融合术（见手术技术 38-8）

### （四）颈椎后路融合术

颈椎后路融合技术在颈椎骨折、脱位和骨折－脱位章节讨论（见第41章）。

### （五）人工颈椎间盘置换

目前，多种形式的颈椎关节成形术已经通过美国食品药品监督管理局（FDA）批准，还有数种关节成形术正在审批中（表38-3）。颈椎关节成形术最吸引人的优点是其能避免前路融合，降低邻近节段病的发生率，从而降低再手术率。这种优点被多项比较颈椎关节成形术和颈椎前路椎

表 38-3 美国食品药品监督管理局通过的颈椎间盘置换材料

| | |
|---|---|
| 人工椎间盘 | B.Braun Aesculap Implant Systems, LLC, Center Valley, PA |
| 颈椎间盘 | Sofamor Danek, Memphis, TN |
| Medtronic | |
| 颈椎间盘假体 | LDR Spine USA, Inc, Austin, TX |
| 颈椎间盘 | NuVasive, Inc San, Diego, CA |
| 颈椎间盘系统 | Medtronic Sofamor Danek, Memphis, TN |
| Prodisc-C | Synthes Spine, Westchester, PA |
| 人工颈椎间盘 | Globus Medical, Inc, Audubon, PA |

表 38-4 人工颈椎间盘置换的随机对照研究

| 研究 | ACDF | CDA | 随访 | 临床效果 |
|---|---|---|---|---|
| Cheng et al. (2011) | 42 | 41 | 3年 | 接受CDA的患者术后功能评分更高，颈椎活动度更大，并发症更少 |
| Sasso et al. (2011) | 221 | 242 | 4年 | 接受CDA患者NDI评分改善更好；手术有效率：CDA：85%，ACDF：73% |
| Garrido et al. (2011) | 25 | 21 | 4年 | CDA可以显著降低邻近节段骨化发生率 |
| Coric et al. (2011) | 133 | 136 | 2年 | 手术有效率：CDA:84%，ACDF:71%。接受ACDF的患者影像学表现更严重，但是再手术率两者没有区别 |
| Zhang et al. (2012) | 60 | 60 | 2年 | CDA可以保留更多ROM，但是NDI与VAS评分的改善与ACDF没有差别。再手术率CDA小于1%，ACDF 3% |
| Kelly et al. (2011) | 106 | 103 | 2年 | 两者ROM没有区别，ACDF术后邻近节段病发生率更高 |
| Nabhan et al. (2011) | 10 | 10 | 1年 | 疼痛缓解程度和邻近节段活动度没有差别 |
| Coric et al. (2011) | 41 | 57 | 3年 | 手术有效率：CDA85%，ACDF70%，CDA术后角活动增加，ACDF术后减小。再手术率两者相似 |
| Jawahar et al. (2010) | 34 | 59 | 3年 | 两者邻近节段退变情况相似。患者满意度：ACDF：73%，CDA：66% |
| Heller et al. (2009) | 221 | 242 | 2年 | CDA术后NDI评分改善更明显，手术有效率更高。严重并发症发生率：CDA：2%，ACDF：3%。接受CDA的患者较ACDF提前2周恢复工作 |
| Cheng et al. (2009) | 34 | 31 | 2年 | 接受CDA手术患者NDI评分显著改善 |
| Riew et al. (2008) | 93 | 106 | 2年 | 两种手术方式NDI评分、SF-36评分以及上肢／颈痛改善程度相似 |

ACDF. 颈椎前路椎间盘切除融合术；CDA. 颈椎间盘关节成形术；NDI. 颈椎功能残障指数；ROM. 活动度；VAS. 视觉模拟评分

间盘切除融合术（anterior cervical discectomy and fusion，ACDF）的随机对照试验所证明（表 38-4）。大多数的研究同时发现，颈椎关节成形术与融合术相比，可以保留更多的颈椎活动度。另外一些研究指出，接受颈椎关节成形术的患者可以更快地恢复正常工作（比接受颈椎融合术的患者早 2 周左右）。颈椎关节成形术的适应证与 ACDF 相似（见第 41 章）。一项包含 4 种不同的颈椎关节成形装置的试验提出颈椎关节成形术的适应证和禁忌证（框 38-7）；依据这些适应证和禁忌证，一项回顾性研究发现，167 名连续接受颈椎手术的患者中，95 名患者（57%）有接受颈椎关节成形术的绝对适应证。骨质疏松或者同时合并腰椎退变性疾病被认为可以增加颈椎关节成形术后邻近节段病的发生率。文献中报道颈椎关节成形术的并发症包括内固定移位、异位骨化和根性症状复发。在一些使用金属界面的颈椎间盘置换术的患者中，可以观察到淋巴细胞反应，这种反应与接受髋关节置换术的患者很相似。

行颈椎关节成形术时，还需要考虑以下几点。应该告知患者目前颈椎关节成形术的可能收益以及风险。另外，从解剖方面来说，患者必须拥有健康的椎间关节，因为颈椎关节成形术只处理颈椎活动单元三个关节中的一个。如果 CT 上显示患者有明显的椎间隙狭窄和椎间关节退变，就不适合行颈椎关节成形术。另外，和其他脊柱内固定物类似，骨质疏松是手术的禁忌证。内固定放置的位置合适与否也是恢复功能、避免内固定失败的关键因素。读者可以参考专业的指南。对于这种内固定物，我们的经验比较有限，这种技术究竟能否使患者获益还没有获得共识。

## 第七节　脊柱类风湿关节炎

类风湿关节炎是由于滑膜淋巴细胞增生导致的全身性炎症疾病，可以导致软骨韧带破坏、关节周围组织损伤以及韧带和肌腱损害。当类风湿关节炎累及脊柱形成血管翳时，可以压迫脊髓。类风湿关节炎的发生率在年轻女性中成倍增加，一般在 30 ~ 50 岁发病。颈椎不稳是类风湿关节炎最严重的表现，19% ~ 88% 的患者表现出影像学的改变或者不稳。类风湿关节炎很少累及胸椎或者腰椎。颈椎病变的危险因素包括发病时年龄较大、滑膜炎症状重、C 反应蛋白高、快速进展的周围关节损毁以及早期关节半脱位。类风湿关节炎的颈椎不稳主要包括三种类型；寰枢关节不稳是最常见的一种类型，

**框 38-7　颈椎间盘关节成形术的随机对照研究**

**适应证**

- C3 ~ T1 节段单节段或者双节段的有症状的颈椎间盘病变，影像学（MRI，CT 或者脊髓造影）显示椎间盘突出，滑脱或者椎间盘高度丢失
- 保守治疗大于 6 周，症状无缓解
- 年龄 20 ~ 70 岁
- 无手术禁忌证

**禁忌证**

- 手术需要处理 3 个节段以上
- 颈椎不稳［滑移 >3mm 和（或）与邻近节段椎体相对旋转 >11°］
- 曾行颈椎融合术节段的邻近节段
- 创伤后椎体畸形
- 关节突关节退变
- 不明原因的颈痛或者上肢疼痛
- 单纯颈部轴性痛
- 严重的颈椎病（桥样骨赘，椎间盘高度丢失 >50%，活动度 <2°）
- 骨质疏松 / 骨量减少
- 术后翻修
- 活动期恶性肿瘤，侵袭性恶性肿瘤史（除非治疗后无症状至少 5 年）
- 全身性疾病（获得性免疫缺陷综合征，HIV，乙肝，丙肝，胰岛素依赖性糖尿病）
- 其他代谢性骨病（如 Paget 病和骨软化症）
- 重度肥胖（BMI>40 或者体重大于标准体重 100 1b）
- 怀孕或者 3 年内准备怀孕
- 活动性的局部或者全身感染
- 服用影响骨骼 / 软组织愈合的药物（如激素）
- 自身免疫性脊柱关节病（类风湿关节炎）

引自：Auerbach JD，Jones KJ，Fras CI，et al：The prevalence of indications and contraindications to cervical total disc replacement，Spine J 8：711，2008.

可以累及 19% ~ 70% 的患者；38% 的患者可以发生颅底凹陷或垂直半脱位；7% ~ 29% 的患者可以发生寰枢关节半脱位。

## 一、临床评估

症状通常包括疼痛、神经症状和不稳。大约 61% 接受全关节置换的患者有颈椎不稳；这些患者中，50% 的患者的症状与术前症状无关。颈痛发生在 40% ~ 88% 的患者中，7% ~ 58% 的患者有神经症状。颈部轴性痛通常发生在枕部，与头痛关系密切。脊髓症状包括肌力下降、步态紊乱，患者常常摔跤或者行走笨拙。手部功能也常常受损，常表现出协调障碍，无法分辨硬币和棉质衣服。感觉障碍和大小便失禁是脊髓症状最严重的表现。患者出现寰枢关节不稳时，椎动脉扭曲导致的椎基底动脉供血不足可以导致头晕、耳鸣或者视觉障碍，从而导致平衡功能障碍。类风湿关节炎的神经功能评估比较困难。肌腱断裂、严重的关节紊乱以及手术史给鉴别诊断带来很大的困难；很难分辨是根性症状还是脊髓病变的周围神经表现。发现脊髓病变时应该做进一步检查。

## 二、影像学诊断

### （一）X 线片

X 线片应该包括正位片、侧位片、张口位片和屈伸位片。寰齿后间距与关节不稳和神经症状高度相关，寰齿后间距指 C1 椎板腹侧面与齿状突背侧面的距离，正常值应该大于 14mm。当患者出现瘫痪时，该参数的敏感度可达 97%。当患者因为寰枢椎半脱位出现瘫痪时，如果椎管直径小于 10mm，该患者神经功能恢复的可能性很小。若同时存在颅底凹陷，只有当椎管内脊髓的可容纳空间大于 13mm 时，患者的神经功能才有可能获得显著恢复。因此，当患者寰齿后间距小于 14mm 时，为了防止出现因寰枢关节不稳定而出现瘫痪，应该行减压术。因为平片上无法评估软组织情况，平片测出的寰齿后间距并不代表真正的脊髓可容纳空间。

寰齿前间距指 C1 前弓背侧面与齿状突腹侧面的距离。正常成人中，该参数应该小于等于 3.5mm。寰齿前间距大于 10mm 有临床意义，说明有横韧带撕裂。但是该参数无法预测神经功能情况，可能是由寰枢关节不稳的自然史决定的。当寰枢关节不稳进展时，会进一步出现垂直不稳。当出现垂直不稳的寰椎向上移位时，寰齿前间距随之减小。此时，尽管出现不稳加剧和神经症状进展，寰齿前间距并不进一步增加。当矢状面 CT 重建或者磁共振显示脊髓和上颈椎出现一个尖锐的夹角，说明患者出现了寰枢椎后半脱位。侧方半脱位表明枢椎有一定程度的旋转，影像学上出现 C1 侧块移向 C2 侧块外 2mm 以上。

寰枢椎垂直半脱位可以通过测量麦氏线 (McGregor’ sline) 进行评估（图 38-14）。麦氏线也称基底线，指硬腭基底部至枕骨鳞部外缘连线。测量齿状突顶点与该线的垂直距离。当齿状突顶点超过该线 4.5mm，可以认为齿状突向上移位。Ranawat 等描述了一种方法，在颈椎侧位片上测量寰椎前后弓中点连线与 C2 椎弓根中点的距离。正常男性数值为 17mm，正常女性为 15mm，当小于 13mm 时则认为存在异常（图 38–15）。Redlund–Johnell 和 Pettersson 在颈椎中立位侧位片上测量麦氏线与枢椎椎体下缘中点连线的距离，用以表示寰枢椎的相对位置（图 38–16）。他们发现正常男性该数值大于 34mm，正常女性该数值大于 29mm。在一个对比 Ranawat 法和 Redlund–Johnell 法的研究中，Redlund–Johnell 法可以更加准确地评估颅底凹陷症。

枢椎向下半脱位使脊柱呈现出瀑布样或者“手提箱”样外观。当滑移超过 4mm 或者与相邻节段错位超过 20%，则认为出现半脱位。椎管矢状位直径应该大于 13mm，当小于该数值时患者可能出现脊髓压迫或者损伤。

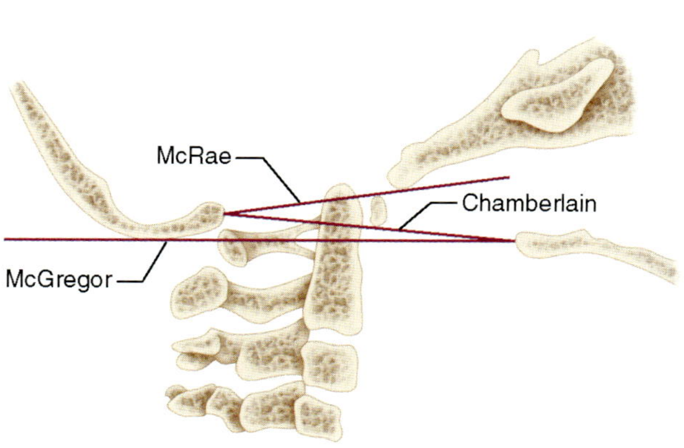


图 38-14　颅骨与上端脊柱解剖结构图，图示 McGregor 线，McRae 线和 Chamberlain 线

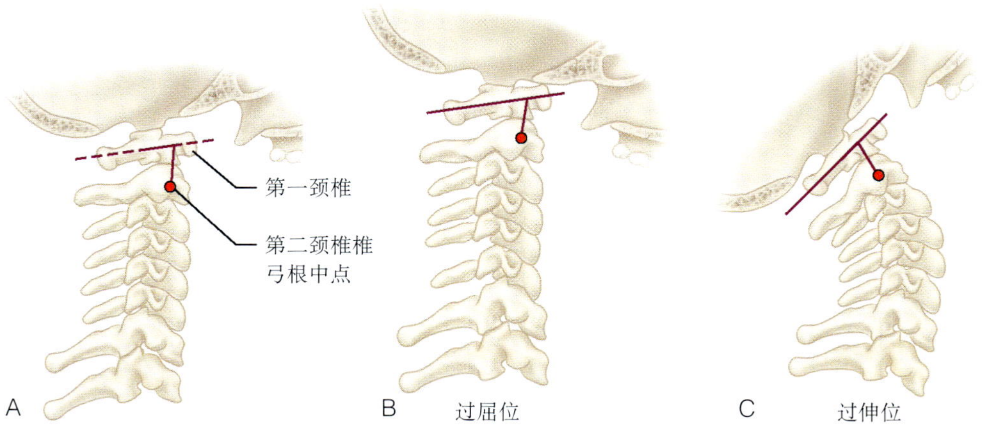


图 38-15 Ranawat 等报道类风湿关节炎上段颈椎偏移测量方法

A. 第一颈椎直径及第二颈椎椎弓根中点至第一颈椎直径之间的距离；B 和 C. 上段颈椎偏移在过伸和过屈位上无改变

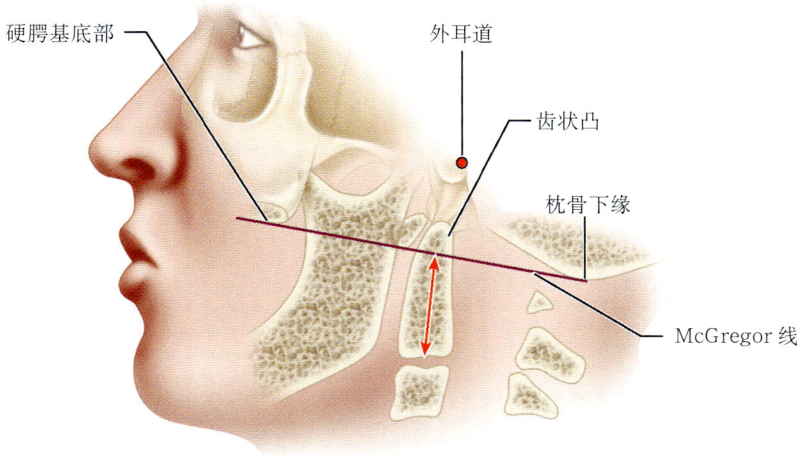


图 38-16 Redlund-Johnell 报道的类风湿关节炎中垂直沉降的测量参数。测量参数为 McGregor 线与 C2 基底部中点之间的距离

### （二）CT 脊髓造影和核磁共振

三维成像可以有效评估脊髓损伤或者颈椎不稳。磁共振和 CT 脊髓造影可以显示脊髓真实的容纳空间。MRI 和 CT 脊髓造影也可以直接显示软组织和脊髓。除了骨性压迫，大约 66% 的患者的脊髓可容纳空间因为血管翳可以减小 3mm 以上。颈髓角可以评估颈椎垂直不稳，该角定义为 MRI 正中矢状面图像上颈髓腹侧与延髓腹侧两直线间的夹角，正常值为 135° ~ 175° ，小于 135° 表明有垂直半脱位，患者可能出现脊髓病变。MRI 可以 100% 准确地显示垂直不稳定，是目前对于脊髓压迫最准确、侵入性最小的检查。屈伸位 MRI 可以用来显示脊髓的动态压迫。解剖学数据显示，枕骨大孔处脊髓的可容纳空间应该为 14mm，寰枢关节处为 13mm，下颈椎处为 12mm。

## 三、颈椎不稳

颈椎病常呈早发性特点，且与颈椎附件疾病的活动相关。长疾病周期、类风湿因子阳性、应用非甾体类抗炎药及男性等均提示颈椎病的不良转归。类风湿关节炎患者寿命较正常人群偏短，对于并发颈椎病且未经治疗的患者，其死亡率明显偏高。研究报道 21 例颈椎不稳拒绝手术治疗的患者，颈椎病发病后 7 年内 21 位患者均死亡。合并颅底压迫和寰枢椎不稳患者的突然死亡率约为10%。

寰枢椎半脱位是最常见的颈椎不稳，尸体解剖发现发生率为11%～46%。寰枢椎半脱位可以是前方不稳、后方不稳、侧方不稳，其中尤以前方不稳最常见。后方不稳发生率约为20%，侧方不稳发生率约为7%。颈椎不稳的原因多为寰枢、寰齿、寰枕关节的侵蚀性滑膜炎导致。侵蚀性滑膜炎和骨质丢失造成颅底压迫、垂直沉降、寰枢椎压迫，进一步导致颅骨沉降到寰椎及身体轴线上。该一系列变化最终可导致椎动脉血栓形成。Ranawat等研究发现，类风湿关节炎患者中38%患者有寰枢椎不稳，其发生率随类风湿关节炎病情的加重而升高(Oda等报道轻度类风湿关节炎患者寰枢椎不稳发生率约为0%，中度类风湿关节炎患者寰枢椎不稳发生率约为52%，重度类风湿关节炎患者寰枢椎不稳发生率约为88%)。在类风湿关节炎患者中，寰枢椎半脱位发生率为10%～20%，其原因多为关节突关节滑膜炎、钩椎关节滑膜炎、腹侧终板腐蚀等。这些病理性改变最终因椎间孔狭窄导致神经根受压表现。CT脊髓造影、CT造影重建和MRI可清楚显示神经根阻断、受压等。CT脊髓造影重建和MRI在发现软组织阻断征和脊髓受压方面有无可比拟的优势。目前仍不明确半脱位的大小与临床表现之间的相关性。

颈椎不稳的临床表现包括疼痛、僵硬、锥体束征、椎-基底动脉供血不足、神经根刺激症状及类多发硬化的Lhermitte征等。早期的临床表现包括Hoffmann征、Babinski征及腱反射亢进等。

### (一) 非手术治疗

抗类风湿药物治疗可改变疾病的自然过程。早期应用生物制剂或非生物制剂的患者可显著获益并避免不可逆性损害。在早期诊断类风湿关节炎的患者中应用抗类风湿药物，已被证明可以避免寰枢椎半脱位的进展和颈椎炎症的发展。一旦诊断为类风湿关节炎，患者应由风湿病学专科医师制订治疗方案。

颈椎不稳非手术治疗的目的包括避免神经损伤、突然死亡、缓解疼痛和最大化保留功能。对于该类患者，不管是否有影像学上的病变，支持治疗及严密随访是必需的。在疾病整个周期中的药物治疗对于提高患者生活满意度是必需的，并且需要风湿病学专科医师的参与。对于颈部持续性疼痛的患者，颈托是十分有用的。不伴颈椎过伸或过屈的等长运动有助于稳定颈椎并且有助于缓解症状。对于存在类风湿关节炎的患者，每年均需要行随访拍片，以及时发现颈椎不稳并及时对症处理，避免出现神经损害症状。

### (二) 手术治疗

手术指征包括神经损害、颈椎不稳及疼痛等。不管患者是否存在神经损害，存在寰枢椎半脱位伴寰齿间距14mm及以下、寰枢椎半脱位伴颅底凹陷5mm及以上、枢椎下半脱位伴椎管直径14mm及以下的患者均建议行融合手术。另外，影像学上脊髓横断面示受压直径小于6mm也是手术适应证。

寰枢椎半脱位最好的手术方式为颈后路C1～2融合术。半脱位可以复位的患者合适的手术术式包括后路线缝技术(Gallie or Brooks wiring，手术技术41-7)、Magerl跨关节螺钉技术(手术技术41-9)、Harms C1～2侧块螺钉固定技术(手术技术41-6)等。对于寰枢椎半脱位不能复位的患者，后路线缝技术是不适用的，而Magerl和Harms固定技术可以应用于该类患者。对于需要行减压手术的患者可同时行C1椎板切除减压。对于C1置钉困难的患者，枕颈融合是一个选择。术后是否需要行halo vest支具保护取决于手术内固定的牢固程度、骨质及患者依从性等。

术前对于跨关节螺钉或C1侧块螺钉的选择取决于CT平扫及三维重建的评估，重点关注的是C1侧块的大小及椎动脉是否有变异等。颈椎稳定后可以促进血管翳的减少，因此齿状突切除不是必需的，除非颈椎融合术后前方压迫仍持续存在或压迫主要来自于前方的骨性。

在颅底凹陷的患者中，若患者耐受，halo牵引是一种治疗方案。牵引后颅底凹陷有缓解，可行后路枕颈融合术。对于无任何缓解的患者，可行前路经口减压或后路枕大孔减压+后路融合术。颈椎的后路稳定可通过线缝技术、网状支撑、Luque棒、侧块钢板、Y钢板、钉棒及钉钩系统等达到。术前合并神经损伤及颅底凹陷的患者术后神经功能预后较差。因此，对于有寰枢椎沉降的患者，积极的侵入性手术是预防神经功能损害的必要措施。

有症状的枢椎下颈椎半脱位的最佳手术治疗策略包括前路和后路入路。前路融合手术可行椎间盘切除内固定术、椎体次全切钛网支撑术，其中自体骨、异体骨、髂骨等均可作为支撑融合的材料。后路融合手术可应用线缝、侧块螺钉及棒、自体骨移植等技术。术前的 halo 牵引可减轻半脱位，尤其在伴有颈椎病及截瘫的患者中有重要意义。前路减压手术尤其适用于不可逆性半脱位的患者及需要行椎管减压的患者。后路融合手术尤其适用于前路需要行多个节段手术的患者及骨质较差的患者。

类风湿关节炎伴颈椎不稳的患者手术死亡率为 5% ～ 10%，对于有心血管疾病和寰枢椎沉降的患者来说，死亡率更高。另外，术后并发症发生率同样很高，其中伤口相关并发症发生率约为 25%。

Boden 和 Clark 提出了寰枢椎半脱位的治疗流程图（图 38-17）。后路枕颈融合、寰枢椎融合及枢椎下融合技术参见第 41 章。

90% ～ 97% 患者诉术后疼痛。Peppelman 等报道术后神经功能改善在寰枢椎半脱位患者中为 95%，在合并寰枢椎半脱位及寰枢椎沉降患者中为 76%，在枢椎下半脱位患者中为 94%。寰枢椎半脱位患者术后神经功能恢复的预后差，有研究指出只有 40% ～ 50% 的患者神经功能改善可以达到 1 个 Ranawat 等级。术前神经功能损害的严重程度同样影响患者神经改善程度。

## 第八节 颈椎强直性脊柱炎

强直性脊柱炎是一种累及脊柱关节的慢性炎性疾病，病因不明，患者血清反应阴性。该病主要侵犯轴状骨、骶髂关节和骨盆，其次是外周关节、眼（虹膜炎或葡萄膜炎）、心脏和肺。脊柱关节和起止点的炎性病变是慢性疼痛和僵硬的原因，会导致患者脊柱长期进展性强直。强直性脊柱炎一般发生于 20 ～ 40 岁的年轻人，男女比例为 1 ∶ 3。最初症状平均在 23 岁时出现，且往往经过 8.5 ～ 11.4 年的时间才能得到确诊。该疾病与 HLA-B27 抗原有关，88% ～ 96% 的患者血清 HLA-B27 抗原阳性，但仅有 5% 的 HLA-B27 阳性人群发展为强直性脊柱炎。

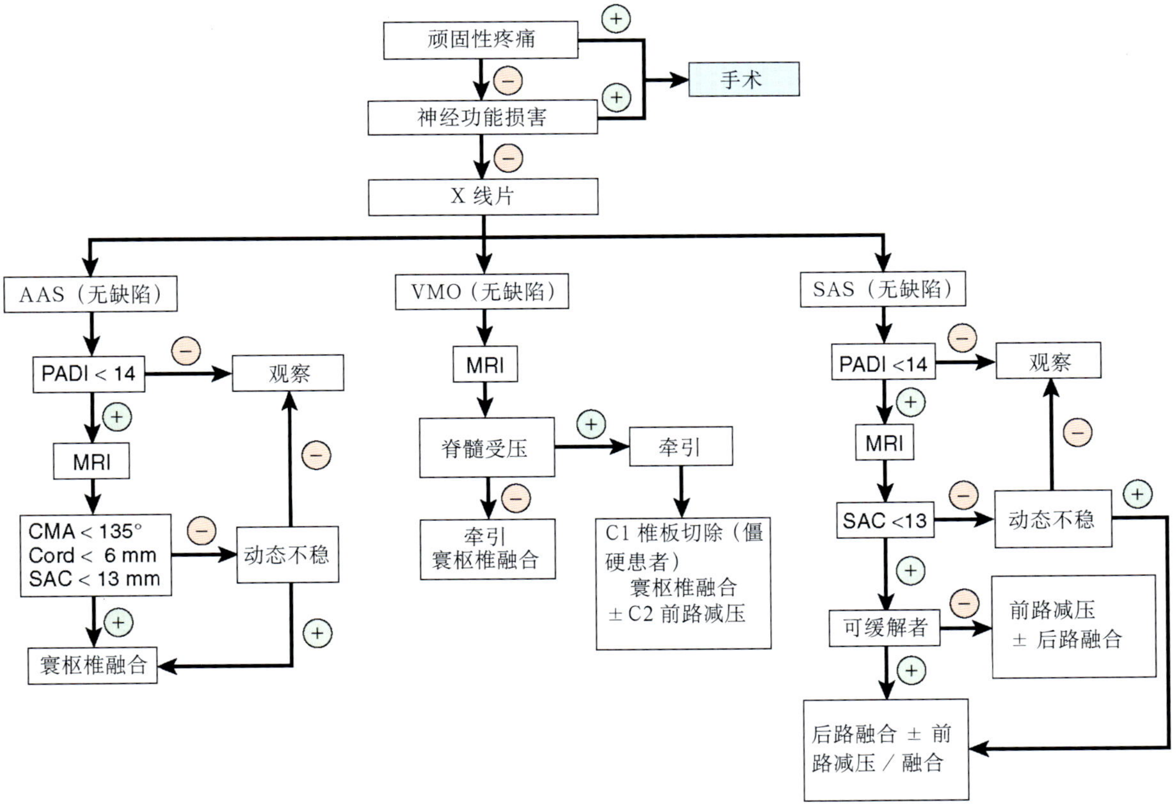


图 38-17 颈椎类风湿关节炎的评估和管理方法

AAS. 寰枢椎半脱位；CMA. 延髓脊髓角；PADI. 寰齿后间隙；SAC. 脊髓有效空间；SAS. 下颈椎半脱位；VMO. 齿状突垂直位移 .

（引自：Boden SD，Clark CR：Rheumatoid arthritis of the cervical spine. In The Cervical Spine Research Society，Editorial Committee：The cervical spine，ed 3，Philadelphia，1998，Lippincott-Raven.）

颈椎的强直性脊柱炎可导致进展性畸形，使患者功能丧失。此外，脊柱椎体融合增加了骨折、假关节和椎间盘炎的发生率。

在椎体中，起止点的骨组织炎性吸收会引起关节周围骨量减少。这种炎性再吸收最初被视为椎体边角的锐化。随后纤维环、前纵韧带和椎间盘骨化，使脊柱在平片上呈“竹节样”改变。脊柱的后柱结构同样受到类似的影响：关节突、棘间韧带、棘上韧带和黄韧带骨化。对于强直性脊柱炎患者，尤其是接受手术的患者，应警惕寰枢关节不稳。由于枢椎下方脊柱僵硬，25% ~ 90% 的寰枢关节将出现不稳。

强直性脊柱炎的治疗旨在通过锻炼和姿势维持脊柱的柔韧性和正常序列。仰卧位带枕睡硬板床有助于维持脊柱矢状面序列。治疗强直性脊柱炎的药物分三类，第一类为非甾体类抗炎药，降低关节炎症引起的疼痛；第二类为抗风湿药，如二甲胺四环素、柳氮磺胺吡啶和甲氨蝶呤，这是一类与疾病无关的药物，不起治疗作用，但可以减缓疾病进展；第三类为肿瘤坏死因子 α 受体阻滞药，对疾病治疗有效。

手术治疗的目的是减轻强直性脊柱炎患者的疼痛，提高生活能力。全髋关节置换是脊柱矫形术后最常见的手术。

强直性脊柱炎伴发脊柱骨折常是较严重的致命性创伤。脊柱骨量减少伴椎体融合使患者即使在受轻微外伤时也可发生骨折。同时，由于椎间盘骨化和异位成骨，异常的解剖结构使得脊柱骨折在平片上难以辨别，导致漏诊。强直性脊柱炎患者受伤后，主治医生应确诊其是否伴发脊柱骨折。根据患者受伤时的位置进行脊柱预防性固定十分重要。通常情况下需要参考 CT 或 MRI 检查。骨折多发生于下颈椎，常伴椎体不稳，且一般发现较晚。在神经损害出现前可能仅有持续性疼痛的症状。对于存在颈椎后凸的患者，截骨后畸形可明显改善。患者既往颈椎畸形情况在个人紧急护理时可能并未被发现。脊柱序列任何可感知的变化应引起重视，比如即使是微小的创伤，在强直性脊柱炎患者身上也可能是骨折。标准措施是保持伤者在原处不动，因为伤后脊柱拉伸可能瞬间导致神经损害。椎间盘前方间隙增大可能是唯一的影像学改变。前方间隙增大使椎体结构不稳，易于导致椎体滑移、出现迟发性神经损害和延迟愈合。MRI、CT 或骨扫描有助于骨折的诊断。

虽然强直性脊柱炎患者发生骨折后进行的内固定手术伴有较多的并发症，但是此类手术对于提高患者的生存质量有明显的帮助。由于颈椎骨量较低，颈椎骨折的手术治疗推荐前后路联合或后路长节段固定。单纯前路手术因易于出现内固定失败而被淘汰。许多强直性脊柱炎患者术后会出现严重的并发症，因此此类手术的死亡率非常高。

## 颈椎截骨术

在 chin–on–chest 后凸畸形的患者中，下颌骨紧贴胸骨，张口和咀嚼功能受限。腰椎截骨后腰椎前凸得到代偿，躯干挺直，颈胸段后凸可获得满意矫正。颈椎截骨的手术指征如下：①下颌骨紧贴胸骨，外观、饮食和平视功能受影响；②由头部前倾导致的寰枢椎和颈椎分离、半脱位；③气管、食管扭曲引起呼吸困难和吞咽困难；④脊髓束受刺激或神经根受过度牵拉产生神经功能失调。

截骨节段取决于后凸畸形情况和前纵韧带骨化程度。在 C3 ~ 4，C5 ~ 6 和 C6 ~ 7 节段行截骨操作，使用 Wilson 和 Straub 设计的用于腰骶部关节融合术的钢板进行内固定。采用棘突钢丝（见第 41 章）或单纯头环同样有效。在 Simmons 描述的截骨技术中（图 38-18），第一步做减压，同时将减压延伸至椎间孔。在完成减压并切除下方椎弓根后，使颈椎过伸。这一操作在患者取坐位，双上肢置于手术台同时头部前倾的体位下进行（图 38-19）。术中应避免畸形的过度矫正，否则气管食管会由于过度牵拉而受阻。如果进行了头环牵引固定，术后神经症状同样会因为轻度缓慢的矫正而缓解。如果采用内固定措施，往往需要再手术以调整畸形矫正度。头环有效使用时间为 3 个月，同时还可以额外使用 6 ~ 8 周的 Philadelphia 颈围或类似的矫正装置。

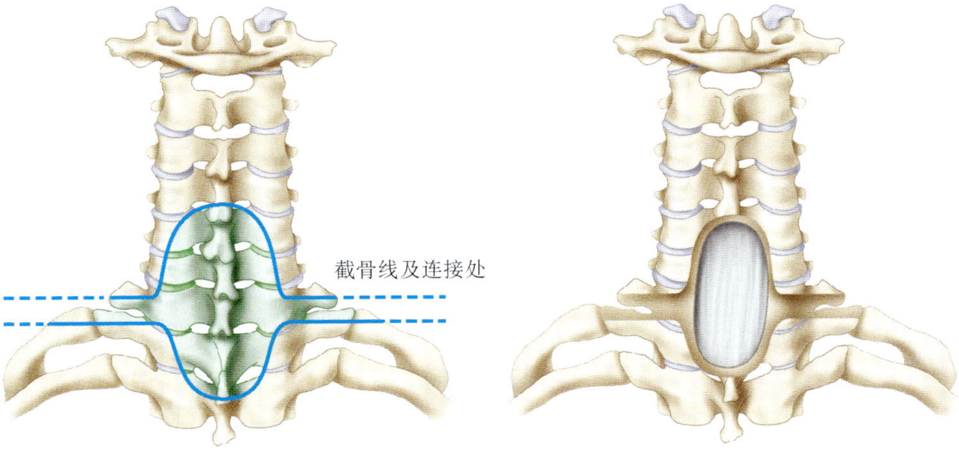


图 38-18 颈椎椎板安全截骨范围。侧面做斜向切除，使得过伸截骨后相对的切除面呈对立、平行状

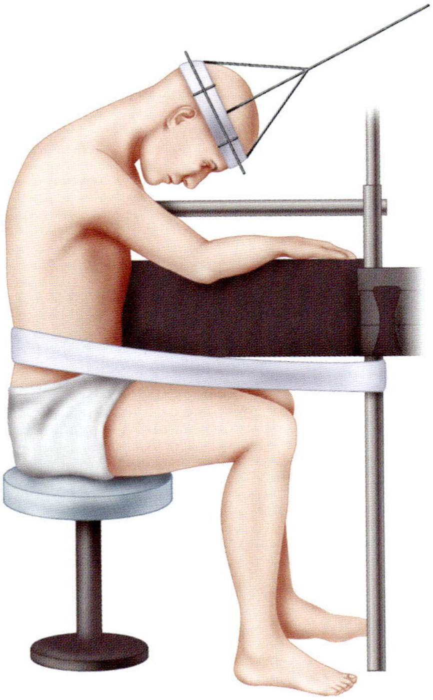

图 38-19 颈椎截骨体位：患者取坐位，头部在头环牵引下处于前倾悬浮状态，腹部完全自然放松

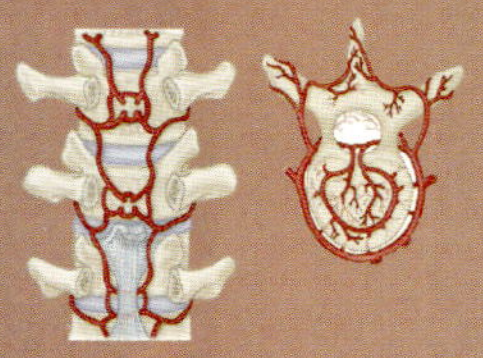

# 第 39 章 胸椎和腰椎退行性疾病

著者：Raymond J.Gardocki,Ashley L.Park
审校：王　征　宋　凯　吴　兵　陆　宁　王兆瀚　张子方　毛克亚
审校：罗卓荆　黄景辉　陈孝玉

## 第一节　胸腰椎椎间盘退变和突出概述

基于椎间盘退变疾病的自然史及基础研究，我们对于其理解已进一步加深，尽管如此，治疗效果却千差万别。实际上，对于此类疾病，我们缺乏的并不是治疗手段和方式，而是对患者主要症状产生原因的理解。尽管 William Kirkaldy-Willis 已将椎间盘的退变与其病理学发展、病史的临床表现、体格检查、影像学等详细描述，但对我们来说，其特异性的诊断仍是一个巨大的挑战。

在过去的几十年中，腰腿痛相关研究使明确诊断的患者可以得到更好的治疗。但这部分下腰痛或腿部疼痛的患者仍为少数。复杂的心理问题、抑郁、继发性获益是几个评估患者时必须考虑的非解剖学问题。此外，伴随着理解和诊断能力的增强，相应症状可能的解剖学因素也逐渐被认识。

脊柱轴性疼痛本应区别于椎间盘退变，是骨骼和肌肉损伤的常见症状。脊柱轴性疼痛，不论颈椎，胸椎、腰椎、常常归因于椎间盘退变。事实上，这种退变过程并不是总能引起疼痛，但可以导致椎间盘膨出、突出、椎小关节病、退行性滑脱、椎管狭窄等，这些都可以从影像学上看到。每种病理过程有其特定的临床症状和治疗方法。尽管所有的病理过程都可归因于退变，但其治疗结果却千差万别。在过去的几年中，学术界对椎间盘退变及其相关病理学的认识有了显著的提高。

椎间盘退变的遗传学基础可能归因于多基因微弱影响的累积或者少量基因的较强影响。迄今为止，已经有一些特定的基因被证明与椎间盘退变的发生和发展相关。一些特定基因已经被证实与椎间盘退变的发生和发展相互关联。其他表达蛋白聚糖的基因，例如 MMP-3、胶原- Ⅸ以及 alpha-2、3 基因都与椎间盘的病理和症状相关。随着时间的推移，学术界对椎间盘突出相关症状的理解比单纯椎间盘退变症状的理解更透彻。

非特异性脊柱轴性痛已成为一种有重要意义的国际性健康问题，而且应该和椎间盘突出所造成的疼痛区分开来。有多达 80% 的人在他们一生中的某一时期受到腰背痛的困扰。据美国国家健康统计中心（www.cdc.gov/nchs）报道，脊柱和腰背部的伤痛被列为 45 岁以下人群活动受限的最常见原因。数个流行病学研究结果显示腰背痛往往呈相对持续状态，对于脊柱外科医生而言，必须对腰背痛（多家流行病学调查机构显示其常持续或反复存在）和由腰背痛导致的功能不全进行有效鉴别。虽然以腰背痛为主诉的患者仅占全科医生诊治人数的 2%，但误工、补偿、治疗花费以及造成的损失无论对社会还是对患者数目惊人。

在美国，每年治疗及处理腰腿痛的花费超过 1000 亿美元，其中约 1/3 用于治疗，其余则作为患者丧失劳动能力的赔偿、补贴和误工费用。但需要注意的是，其中 75% 由仅占患者总体 5% 的永久性残疾者所花费。一般来说，90% 的患者能够在 3 个月内重返工作岗位，并且大部分能够在 1 个月内实现。患者如需要休假 6 个月，则之后能顺利重返工作岗位的概率有 50%，而如需要休假 1 年，则这一概率仅有 25%。

非解剖学性因素、特殊的工作境遇和社会心理因素与身体的不适密切相关。诊断和治疗的困难往往来自无症状对照组，其影像学检查结果异常同样有很高的发生率，可高达 76%。对于影像学检查已经明确的腰椎间盘疾病，已经证实的危险因素包括遗传因素、年龄、性别和吸烟；职业因素对其影响较小，且其与社会因素无关。比较而言，在下腰痛及功能障碍中，社会因素是其发生的重要因素。工作境遇不利、紧张、心理压力大、教育程度低、工作补偿低等因素都与下腰痛的发生相关。所有这些数据显示，4 周到 6 个月的积极治疗对下腰痛患者是必需的。社会经济因素评估是对患者评估的一个重要组成部分，因为它是个人经济状况和个人健康状况的重要关联。

治疗能否获得最佳效果主要取决于“正确地筛选患者”，但到目前为止这一点做得仍不够完美。只有对病理过程有了更好的认识，并制订了更可信的诊断标准，治疗效果才会慢慢变好。

## 第二节　脊柱和椎间盘的大体解剖

脊柱及椎间盘解剖详见第 37 章。

### 神经解剖

在整个神经系统中，神经组织的构成有其严格的结构特点，甚至在圆锥和马尾这一特点也不例外。脊髓圆锥和硬膜囊内神经根的排列方向遵循一个高度有序化的模式，绝大多数头侧的神经根位于外侧，而尾侧的神经根位于中央。在每个平面，运动神经根位于感觉神经的腹侧。蛛网膜包绕着这些位置的神经根。

在了解脊柱的外科解剖时，椎弓根是一个关键性结构。在椎管的不同区域，椎弓根与神经结构的关系各异。在胸椎或者腰椎，神经根在其相应椎弓根的下方并以此命名。而椎间盘则以其所在位置两侧的椎体命名（如 L4 ～ 5 椎间盘在 L4 与 L5 椎体之间）。这相对更具有特异性，尤其在描述结构变异的个体中（L4 ～ S1），与此同时，较椎体、神经根而言产生更少的混淆。但另外一种相对不是很特异性的椎间盘命名法同样存在，它以其所在位置的下位椎体命名（如 L4 椎间盘指的是 L4 椎体尾端相邻的一个椎间盘）。在腰椎，侧隐窝病变，（如侧隐窝狭窄或者后外侧椎间盘突出）常会影响下位神经根，如 L4 ～ 5 后外侧突出常会引起 L5 根的神经症状。

在椎间孔水平有背根神经节，神经节位于椎间孔外侧边界之内。在神经节的远侧，神经根发出三个分支：最显著、最重要的是前支，它支配位于椎管腹侧的所有结构；第二支为窦椎神经，为细小的神经纤维，起自前支，向内侧行走，经椎间盘和椎体的后面，支配上述组织和后纵韧带；第三支为背侧支或后支，此支向后行走，在峡部附近穿过横突间韧带。背侧支又分为 3 支，支配椎管背侧组织。外侧支及中间支分布于后侧肌肉及皮肤，内侧支发出 3 个小支，支配该节段的小关节及相邻上下节段的小关节（图 39-1）。

椎间盘由位于背根神经节（DRG）中的神经元的传入轴突支配。伤害性疼痛信号由 DRG 中的神经元传入脊髓。动物研究发现纤维环和 DRG 之间的两个通道：一个通过窦椎神经，另一个通过椎旁的交感干。窦椎神经是腹侧支的返支，与同一水平椎间盘后面相连。成对交感神经链与脊神经通过灰质相连。椎间盘被不同水平的纤维多重支配。在动物模型中，外侧纤维环被发现通过相应平面和上两个平面的窦椎神经纤维支配。同时也存在三个平面甚至高于窦椎神经的经由 DRG 的交感神经支配。对侧 DRG 的影响也是经过两种通路。类似的非节段性的、多水平的支配方式同样被报道发生在腹侧椎间盘表面。如果类似的模式在人类中存在，这种复杂的多水平的支配可以解释临床中遇到的疼痛模式。同时，通过终板的椎间盘神经支配也被发现。骨内的神经通过骨的脉管系统；终板的神经支配也是通过窦椎神经。这些神经进入椎间孔，伴随血管进入椎体边缘。神经刺激的强度与外面的纤维环相似，提示终板在疼痛的发生中和纤维环同样重要。

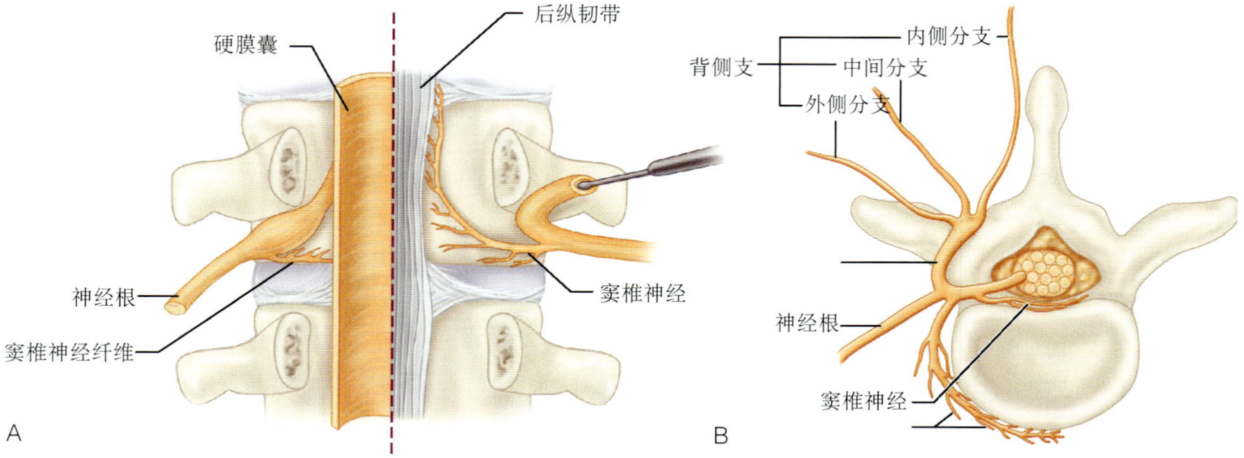


图 39-1 A. 去除椎板及关节突后脊柱腰段背侧观。左侧保留硬膜囊及在此节段穿出的神经根，右侧切除硬膜囊，神经根被牵开。窦椎神经走行在后纵韧带的分支通常被硬膜囊和神经根遮盖。B. 在终板和椎间盘水平的横断面，窦椎神经支配椎间盘和后纵韧带的后面。来自腹侧支的其他神经分支支配椎间盘靠腹侧面的部分和前纵韧带。神经根在离开椎间孔后立即发出背侧支，该支再分成内、中、外侧 3 支。内侧支为支配背侧的椎小关节的主要神经

## 第三节 椎间盘疾病的自然转归

一项关于脊柱退变的理论认为目前所有的治疗方法均为缓解症状，而非治愈。脊椎的退变过程可根据明确不同的表现划分为三个阶段。第一阶段为功能障碍期，发生在 15 ～ 45 岁，其特点是椎间盘纤维环的周缘性和放射状撕裂以及关节突的局限性滑膜炎。下一个阶段是不稳定期，见于 35 ～ 70 岁的患者，其特征表现为纤维环内部撕裂、进行性吸收、关节突关节的退变伴有关节囊松弛、半脱位和关节面破坏。最后阶段是稳定期，发生在 60 岁以上的患者，其特点表现为在椎间盘和关节突关节周围出现骨质进行性肥大增生，导致节段性僵硬或明显的强直（见表 38-1）。

脊柱每个节段的退变速度并不相同。当一个节段处于功能障碍期时，另一个节段可能已经进入稳定期。椎间盘突出被认为是椎间盘退变处于功能障碍期和不稳定期时的并发症；而由退行性关节炎产生的椎管狭窄是由于骨质过度增生压迫神经后产生的并发症，发生在不稳定期的后期和稳定期的早期。

在对腰椎间盘突出进行了长期的随访研究后，提出几条理论。最先一条是在大多数患者中，通常有症状的腰椎间盘突出有更好的结果（这种突出仅仅是一系列椎间盘退变结果中的一个）。手术的最初益处表现在术后第一年，但随着时间的推移，有关症状改善的统计学方面的差异就消失了。总体来说，回顾性研究支持手术治疗，因为这极大地减少了椎管内的药物注射治疗。但对于准确的硬膜外激素注射还是支持的，但其长期疗效及是否可多次注射仍没有定论。非进行性的神经功能障碍（除了马尾综合征外）可采用非手术治疗，并可预期获得临床上的改善。如果必须手术治疗，常可延缓 6 ～ 12 周进行，以便有适当的机会改善病情。有些患者最好采用手术治疗，这部分内容将在有关腰椎间盘突出的专门章节中讨论。

椎间盘疾病自然病史的特点是疼痛反复发作，间以明显的或完全性的缓解期。

在讨论诊断研究之前，必须考虑轴性脊柱疼痛伴单侧或双侧下肢的放射痛。同时，我们要将已知的一些病理生理知识同其他未知的知识结合起来。在骨科学中，尽管目前已有一些适当的评估和处理。但没有其他疾病的确诊或正确治疗像处理顽固的颈、上肢或腰腿痛患者那样困难或具有挑战性，尽管有许多患者通过仔细的病史询问和体格检查，以及明确的影像学表现能够得到确诊，但同样有很多患者，他们除了有疼痛的感觉变化之外没有其他神经症状体征，且影像学正常，或影像学发现不支持临床症状和体征。尽管不能轻易确诊，但医生仍然有责任给予患者适当治疗或指导。因此，必须仔细对患者进行评估，决定是否能进行骨科治疗（手术或非手术），以避免过度治疗或治疗不足。

合理的诊断和手术治疗能够矫正患者畸形，进

行固定，解除神经压迫。获得完整的病史、全面的体格检查都是为了明确诊断，而且明确诊断还应当得到其他相关检查结果的支持。相反，单纯的依靠影像学来确诊和治疗，像骨科其他分支专业中做得那样(例如，诊断肢体疼痛是基于 X 线显示骨折)，就会困难重重。因此，将病史、体格检查、影像学检查统一才能更好地进行诊断和治疗。

## 第四节　腰椎轴性疼痛

大多数人在他们的一生中的某些时候会发生腰椎轴性疼痛。对严重疼痛进行适当的治疗前通常要先评估脊柱的病理状态。这种疾病治疗过程应包括短期卧床（1 ~ 3 d）、口服抗炎药物并迅速恢复主动运动锻炼，随后期望并鼓励恢复完全的活动状态。通常患者接受这种治疗后，可在 4 ~ 8 周有显著的改善。至于影像学检查，像 X 线检查，通常都是不必要的，因为这些检查只能提供极少的信息，其他更高级的检查包括 CT、MRI 或其他检查其实并不必要。在早期过度依赖这些检查手段进行腰椎间盘突出的诊断，可导致健康志愿者中有 20% ~ 36% 的人被诊断为腰椎间盘突出。影像学检查指南已制定，可帮助识别需要拍片检查的患者（框 39-1）。

患者必须明白残留的一些疼痛并不意味着治疗的失败，必须进行进一步的评估。然而，患者因疼痛而活动受限的时间越长，那么他恢复完全活动度的可能性就越小，认识这一点对医生是非常重要的。

**框 39-1　急性下腰痛进行 X 线检查的选择性指征**

- 年龄 > 50 岁
- 严重的创伤
- 神经肌肉功能障碍
- 无法解释的体重丢失（6 个月内减少约 4.5 kg）
- 怀疑有强直性脊柱炎
- 滥用药物或酗酒
- 有癌症病史
- 有使用激素（可的松）病史
- 体温 ≥ 37.8℃
- 最近因同样原因看过医生（1 个月内），并没有改善
- 腰背痛发生代偿

对于治疗无效者，早期意识到可能还存在其他致病因素是很重要的。必须仔细重新分析患者的主诉，并重新查体以发现新的信息或体征以及前后不一致之处。许多关于职业性腰痛的研究显示，抑郁、职业性精神压力、工作满意度、注意力集中的程度、焦虑和婚姻状态均与患者的主诉和功能障碍的情况相关。这些因素是患者症状的原因还是结果仍有待继续研究，但是在一些患者中，已有明确的证据显示患者在腰痛的主诉前已存在心理压力。有文献报道，如果不进行检查，医生无法对腰痛患者的社会心理因素做出准确的分析和判断。在一项特殊研究中，经验丰富的脊柱外科医生在与患者面诊的过程中，只有 26% 的概率辨别出患者正处于压力之下。基于这一现实，医生需要明白，一些影像学检查报告可能低估了患者的真实痛苦程度。由 MRI 或 CT 证实的严重神经压迫与腿部远侧疼痛有关，但是轻到中度的神经压迫（表 39-1）、椎间盘退变或膨出及椎管中央的狭窄与特异的疼痛没有显著的相关性。

**表 39-1　脊神经和硬膜囊变形的分型**

| | |
|---|---|
| **脊神经在侧隐窝或椎间孔处的变形** | |
| 0- 无 | 无可见的椎间盘组织接触或神经根变形 |
| Ⅰ - 轻度 | 神经根与椎间盘组织接触，发生变形，但移位小于 2 mm |
| Ⅱ - 中度 | 神经根与椎间盘组织接触，移位达 2 mm 或更多，神经仍可见，未被椎间盘组织遮挡模糊 |
| Ⅲ - 重度 | 神经根与椎间盘组织完全接触，并被遮挡模糊 |
| **椎管内硬膜囊的变形** | |
| 0- 无 | 无可见的椎间盘组织接触或硬膜囊变形 |
| Ⅰ - 轻度 | 硬膜囊与椎间盘组织接触 |
| Ⅱ - 中度 | 椎间盘组织压迫使硬膜囊变形，硬膜囊的前后径距离 ≥ 7 mm |
| Ⅲ - 重度 | 椎间盘组织压迫使硬膜囊变形，硬膜囊的前后径距离 < 7 mm |

（引自：Beattie PF，Myers SP，Stratford P，et al：Associations between patient report of symptoms and anatomical impairment visible on lumbar magnetic resonance imaging，Spine 25:819，2000.）

## 一、诊断学

### （一）放射学诊断

在腰痛和颈痛的病例，最简单易行的检查是病变部位的正、侧位 X 线片。通过这些简单的 X 线片，发现异常的概率很高。但在急性腰痛患者初诊时进行 X 线检查无助于患者的治疗，因此花费毫无意义，他们建议 X 线检查仅用于初期治疗无效的病例，尤其是年纪小于 45 岁的患者。

X 线片显示的腰前凸变小、移行椎、椎间隙变窄、椎间盘真空症、骨刺等与腰痛之间的关系并不密切。此外，除了术后及明显的异常，椎间隙变窄的意义也很难进行评估。一项通过对 321 例患者资料的研究发现，只有在 traction sapurs、明显椎间盘间隙狭窄或两者同时存在时，严重腰痛、下肢疼痛、无力和麻木等的阳性率才会增加。这些影像学表现与抬举重物、驾车或使用震荡性工具无关。其他研究显示脊柱滑脱、峡部裂和成人脊柱侧凸与腰痛有一定相关性，但这些病变也可在无症状患者的 X 线片中观察到。

特殊体位的 X 线片有助于确定或否定初期的 X 线征象。斜位片有助于进一步确定椎体滑脱为峡部裂还是退变所致，但对小关节突综合征和肥大性关节炎的诊断意义有限。侧位伸屈位 X 线片可显示脊柱的不稳节段。这些 X 线片的结果都依赖于患者的合作、投照时的体位摆放及冲片洗片技术。Ferguson 位像（头尾方向倾斜 20° 的前后位片）有助于诊断极外侧综合征（far out syndrome），即第五腰椎横突过大并与骶骨翼挤压第 5 腰椎神经根。从尾侧按一定角度投照拟观察的部位有可能显示椎小关节和椎板的病变情况。

### （二）脊髓造影检查

脊髓造影的意义在于能够检查所有脊柱节段的异常，并能确定椎管内病变的界限；当临床检查和 CT 或 MRI 所见完全一致时，可不必行此检查。脊髓造影主要用于怀疑有椎管内病变或临床检查与其他检查结果相矛盾时；此外，脊髓造影可用于先前接受过脊柱手术，以及有明显骨质退变可能影响 MRI 检查效果的患者。脊髓造影后 CT 扫描提高了造影在评价腰椎管狭窄中的作用。

用于脊髓造影的对比剂有空气、油剂和水溶性（可吸收性）造影剂。水溶性对比剂包括泛影酰胺（Amipapue）、欧乃派克（Omnipaque）和碘帕醇（Isovue-M），由于这些非离子造影剂可以吸收，因此减轻了洗脱造影剂时的不适和造影后的头痛等不良反应。

碘苯酯在脑脊液（CSF）中与血液结合偶尔可导致蛛网膜炎，这是一种严重的并发症，诊断比较困难，往往在再次脊髓造影后才能确诊。手术松解神经仅能短期缓解症状，一般 6 ~ 12 个月后症状复发；幸运的是，在一些患者中，随着时间的延长，病情可逐渐减轻，但在极少数病例中可出现进行性瘫痪。蛛网膜炎也可由结核和其他类型的脑膜炎引起。无论穿刺过程是否出血，目前尚未发现水溶性造影剂与脑膜炎有关。脊髓造影仍是蛛网膜炎诊断的最佳手段。

水溶性造影剂是目前脊髓造影的标准造影剂，它们的优点包括可在体内吸收、结构显示更为清晰、耐受性好、能在其他组织中吸收以及可根据不同的需要而改变造影剂的用量。像碘苯酯一样，它们也可刺激脑膜，但不引起脑膜炎。这类造影剂的并发症包括恶心、呕吐、意识模糊和癫痫发作。极少数情况可发生卒中、瘫痪和死亡。欧乃派克（Iohexol，碘海醇）和碘帕醇（碘必乐，Iopamidol）的并发症发生率明显低于泛影酰胺，患者未充分补液、使用吩噻嗪类药物和三环类药物（抗抑郁药）及造影剂流入颅顶部时并发症发生率可能增加。许多报道提示在对比度达到要求时尽量减少造影剂用量可预防或减少并发症。在造影前后及造影过程中，使患者充分水化，并中断吩噻嗪类及三环类药物的使用也能减少常见并发症的发生率。同样，在造影剂吸收前保持头部抬高 30° 也有助于预防并发症的发生。有关这些造影剂的完整资料及所需剂量请参阅包装内的说明书。

欧乃派克（Iohexol）是被批准用于胸腰椎部脊髓造影的一种非离子型造影剂，不良反应很少见，最常见的反应为头痛（$<$ 20%）、疼痛（8%）、恶心（6%）和呕吐（3%）。严重的不良反应极少见，其包括精神错乱和无菌性脑膜炎（0.01%）。充分水化是减少常见反应的关键。应用本造影剂时禁用吩噻嗪类止吐药。造影前后的处理方法与使用泛影酰胺时相同。

目前，很少应用空气作对比剂，空气造影可能仅适用于必须进行脊髓造影而患者对碘剂严重过敏的情况，其分辨率较差。近年来有人建议将硬膜外空气造影与 CT 扫描联合应用，以区别术后瘢痕和椎间盘复发。

在造影前，应将有关脊髓造影的方法详细地向患者说明。造影前进行水化疗法可减少造影后的反应。很少需要较强作用的镇静药。合适的设备包括带有点片装置、图像增强、可倾斜机架及电视监视器的透视系统，这些装置非常有用。穿刺针的选择也影响着硬膜下穿刺后头痛的发生率，这一症状有时很严重。使用小号的穿刺针（22 号或 25 号）已被证实有较少的穿刺后头痛发生率。同样，使用钝头和侧方开口的 Whitacre 型针也较少发生穿刺后头痛。

脊髓造影后常见的技术性并发症是造影剂（仅油性造影剂）的潴留，硬脊膜漏和硬膜外注射可导致持续性头痛。这些问题通常并不严重，持续性硬膜漏可通过硬膜外自体血充填法治疗。在使用水溶性造影剂后，由于造影剂潴留和造影剂注入硬膜外造成的持续异常情况会逐渐消除。

**脊髓造影**

**手术技术 39-1**

- 病人俯卧于透视台上，可在腹部垫一枕头，背部按手术要求准备。
- 根据病变节段选择进针点。由于可能损伤圆锥，选择 L2 ~ 3 以上的椎间隙作为进针点有一定危险。
- 穿刺区做局部麻醉。选用利于穿刺的小号针，如 Whitacre 型穿针，其针头钝，不易穿透组织，可先用一 19 号针穿过皮肤，皮下组织和筋膜形成一通道。选后正中线进针能减少刺激外侧的神经根和注入硬膜外的可能性。进针时针尖斜面应与身体纵轴平行。将病人置于头高脚低位可增加椎管内压力，减小硬膜外间隙，使穿刺更易于进入蛛网膜下腔。
- 一旦穿透硬膜、蛛网膜后，将针尖斜面朝向头侧，在腹卧位应有清亮的脑脊液连续流出。如果需要，此时可做脑脊液压力测定。根据临床拟诊做实验室分析需要的脑脊液量，留取一定量的脑脊液。多数病人应检查脑脊液的细胞计数、白细胞分类计数和蛋白分析。
- 在透视下注入少量造影剂可协助确认针尖在蛛网膜下腔，如怀疑注射的造影剂一部分在硬膜下腔，另有一部分在蛛网膜下腔，那么应改变进针深度，有时需要拍摄侧位 X 线片以确保进针达合适的深度。如脑脊液流出正常，即可缓慢注入造影剂。
- 为保证造影剂能一次不间断地注入，注射时需要偶尔将注射器回抽。欧乃派克用于成人腰部脊髓造影时，通常剂量为 10 ~ 15ml，浓度为 170 ~ 190mg/ml。较高部位造影（如胸椎）使用水溶性造影剂的浓度应加大，使用时应参考包装说明书。用水溶性造影剂注射完毕后，可拔除针头。
- 使造影剂流向尾端，以便观察腰神经根和远侧硬膜囊。摄前后位、斜位及侧位片。完整的检查应包括高达 T7 平面的胸椎，因为胸椎平面的病变也可出现类似腰椎间盘病变的表现。在造影剂向头端流动的过程中，再进一步补充拍片。
- 如行全脊髓或颈段造影，造影剂流向头端，此时应最大限度地保持头颈后伸，以预防或减少造影剂流入颅内。
- 使用油类造影剂时，如初次回抽见到血液应停止造影。如在初次穿刺后未引发相应症状，可间隔几天，在充分补液水化后再次造影。如果 X 线片（前后位及侧位）显示针头位置正确而脑脊液流出很少或无脑脊液流出，应怀疑有新生物突出，可根据情况向上或向下更换进针点，如仍然没有连续的脑脊液流出应放弃造影，重新考虑临床情况。

## （三）CT 检查

大多数医生现在都同意 CT 在脊柱疾病的诊断方面是一个极其有用的诊断工具（图 39-2）。CT 技术和计算机软件的最新发展已使我们能够利用标准轴向断层的数据进行几乎任何角度的重建，且可将图像放大以测量不同结构的准确数值。有的软件甚至可用于评估所选椎体的骨质密度，并与正常人椎体进行比较，得到一种数字上可重复的椎体密度的估计值，以确定骨质疏松的程度。

脊柱的 CT 扫描有多种方式，不同机构可能方法不同，甚至在同一机构内也采用不同方法。在设定扫描时应该确保将临床上关心的区域包括在扫描范围之内。在大多数医院 CT 检查都遵守几项基本常规。在诊断椎间盘疾病时，最基本的常规是连续扫描下三个腰椎间盘，如果该设备备有倾斜机架，需要保持断层轴与椎间盘平行。这种扫描方法无法正确显示椎弓根平面的椎管形态。另

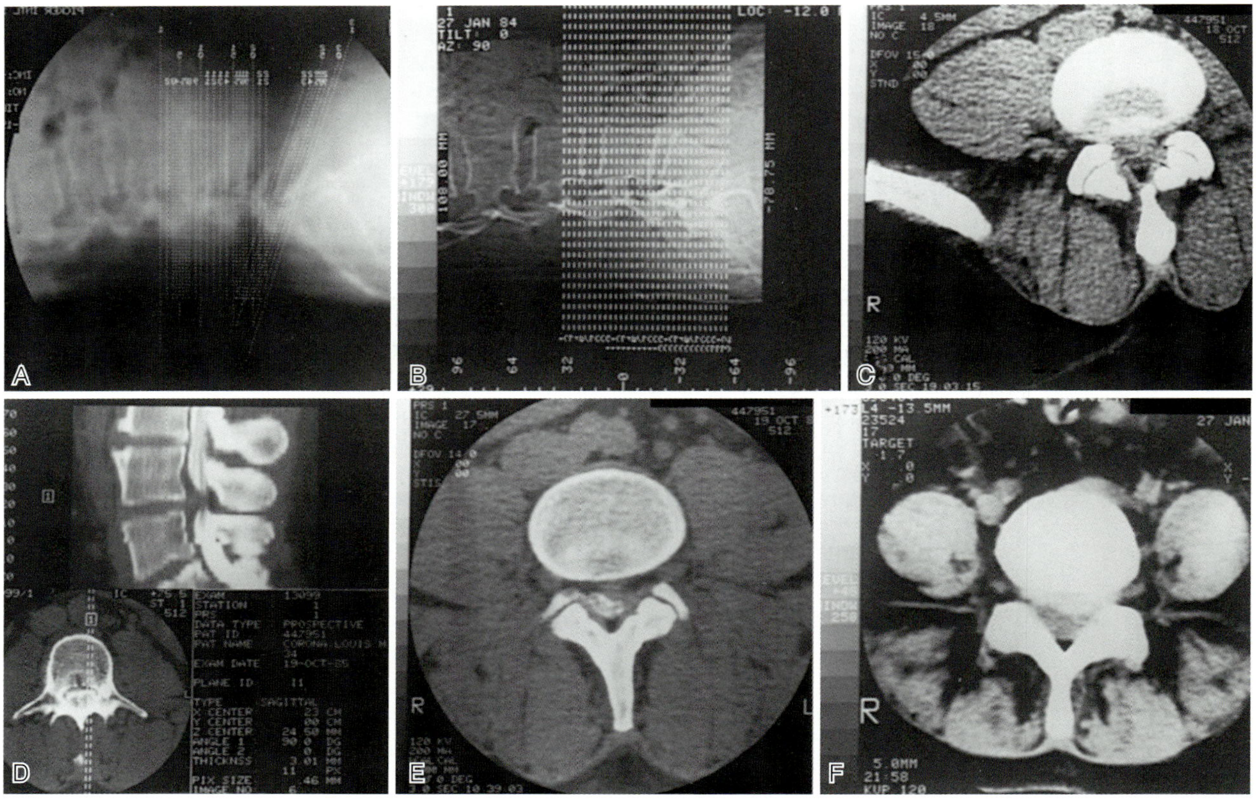

图 39-2 A. 应用倾斜架技术在腰椎间盘平面显示腰椎间盘突出的 CT 扫描定位图；B. 应用直架技术 CT 扫描的定位图；C. 应用直架技术扫描腰 4~5 椎间盘突出的断面解剖；D. 应用图像重建技术在水平切面、矢状面和冠状面上显示腰 4~5 椎间盘突出；E. 泛影酰胺脊髓造影后 2h，腰 4~5 椎间盘突出平面的 CT 片显示其断面解剖；F. 静脉注射造影剂周围软组织显影增强后的 CT 片显示腰 4~5 椎间盘突出平面的断面解剖

一种方法是在不倾斜机架的情况下通过椎间盘断层扫描，这一方法同样无法完整显示椎管的形态，且较低的断层常有相邻椎体的上下终板在同一视窗中相互重叠。

最后也是最复杂的方法是等间距多层面平行断层扫描，按这种方法扫描后可以在不同的平面重建图像，通常是矢状面和冠状面。这些重建的图像能近似显示脊柱及其大部分结构的三维图像，其最大的益处是能观察硬膜囊和神经根袖外面的结构，因此可以在脊髓造影看似正常时诊断出骨性或椎间盘组织造成的神经根管卡压。可选择恰当的技术，以适应所有病变的检查需要。

理想的 CT 图像应包括放大的轴向及矢状位图像，图像中应清楚标明扫描的重点和断层序列号。轴向断层应有几个层面包括局部的软组织及相邻的腹部结构。最后，显示骨性微细结构而调整的一系列图像应包括对侧隐窝和小关节突的评估。当然 CT 扫描应以临床上最关心的节段为中心。CT 扫描还可通过水溶性造影剂或静脉造影剂来增强，这种增强技术特别适用于观察术后的脊柱情况。

在诊断脊柱疾病时，CT 这种非介入性无痛的门诊检查方法比以前通常需要住院的一系列介入性和非介入性检查方法能获得更多的信息，但 CT 不能确定椎管内肿瘤和蛛网膜炎，也不能区别瘢痕形成和椎间盘突出。使用静脉注入造影剂后（图 39-2F）行 CT 扫描有利于瘢痕和椎间盘突出的鉴别。脊髓造影有助于诊断脊髓内肿瘤以及其他脊柱疾病。最近出现了低剂量泛影酰胺和欧乃派克脊髓造影结合 CT 扫描图像重建的技术，作为一种门诊检查手段，可以省时、安全、舒适、经济地提供最多的诊断信息。

### （四）MRI 检查

磁共振成像是在脊柱疾病影像学诊断方面的先进的标准技术，在大多数情况下 MRI 都优于 CT，特别是在感染、肿瘤和间盘内部的退变诊断中（图 39-3）。更为重要的是，MRI 能够更好地显示椎间盘和神经结构。大部分 MRI 扫描图像能够显示一个完整的脊柱节段（如颈段、胸段或腰段）（而不是三段都显示），也能清楚地显示椎间孔部位和椎旁的软组织，而这些在造影后的 CT 中也很难成像，因为造影剂无法在蛛网膜下腔完全充填。尽管如此优越，在一些情况下，CT（有 / 无造影）和 MRI 都被用作辅助手段。

使用 MRI 的一个困难就是其能发现很多无症状的解剖学异常。MRI 检查报道颈椎椎间盘退变在 40 岁以下为 25%，60 岁及 60 岁以上占 60%。腰椎间盘退变在 20 ～ 39 岁年龄组为 35%，50 岁以上为 100%。因此，必须将影像学的发现与临床发现仔细联系在一起，这一观点无论如何重视都不为过。通过 MRI 获得临床有意义信息的最佳途径就是在检查之前有针对性的疑诊。这些疑诊的获得可以靠患者的病史、仔细的物理检查，以及其他一些参数：①神经压迫；②功能障碍；③畸形。每一个病例在 MRI 检查和确诊之前，都应该考虑病变所在的位置。只有一处或一系列的异常非常重要，因为外科手术仅能解决这些问题。如果不能按照这种方式解读影像学检查，必然会导致不恰当的临床选择和不良愈后。

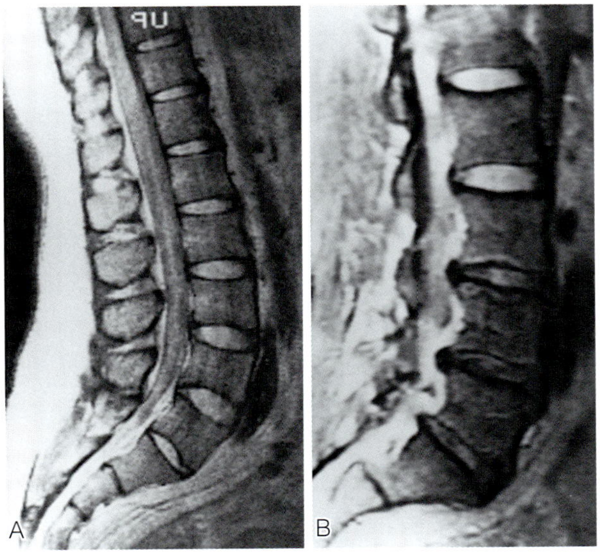


图 39-3　腰椎 MRI 图像 A、正常 T2 加权成像；B、T2 加权成像显示 L3/4、L4/5 和 L5/S1 椎间盘的退变性膨出或突出

### （五）其他诊断方法

除 X 线片、脊髓造影和 CT 外，有许多诊断检查方法已用于诊断椎间盘病变。这些检查方法的主要长处在于排除原发的椎间盘突出、椎管狭窄和椎小关节炎之外的病变。

在这些检查当中，肌电图最为重要，肌电图检查的主要功能之一是明确周围神经病变和高位或低位病变引起的弥散性神经功能受累。如果患者的病史或体格检查提示有颈椎或腰椎水平的神经根病变，而影像学检查也无法做出结论时，肌电图和神经传导速度的测定将很有帮助。在脊柱手术后，由于手术损伤出现椎旁肌肉失神经支配。因此，在曾经行手术的病人，椎旁肌肉肌电图通常不正常，不能作为可靠的诊断依据。

骨扫描也是一种辅助检查手段，其并不能很好地确定椎间盘疾病，但可很好地协助确定脊柱肿瘤、损伤和关节炎的诊断。各种实验室检查，例如全血计数、白细胞分类计数、生化检查、尿液分析和血沉等是筛除脊柱源性疼痛的其他病因的极好方法。类风湿筛选试验如类风湿关节炎乳胶凝集试验（类风湿因子）、抗核抗体测定、红斑狼疮细胞制备以及 HLA-B27 检测，在临床上需要时也有助于诊断。

一些诊断椎间盘疾病的辅助检查已被更为先进的技术所替代，其中包括腰椎静脉造影和椎管的超声测量。

## 二、封闭与注射技术

当诊断可疑而主诉似乎真实或病变表现令人疑惑时，确定疼痛的来源成为面临的问题。此时在某些特定解剖部位进行局部麻醉或注入造影剂进行检查可有助于诊断，这些方法比较简单、安全，给病人带来的痛苦小。泛影葡胺、碘他拉葡胺、欧乃派克、碘帕醇和泛影酰胺等造影剂用于椎间盘造影及封闭，尚无产生副作用的报道。但用于椎间盘造影注入的对比剂及随后注射木瓜酶引起的神经系统并发症已有详细的报道。为显示蛛网膜下腔以外的组织结构，最好选用副作用少的可吸收造影剂；因为注射时可能误将造影剂注入蛛网膜下腔。欧乃派克、泛影酰胺是目前所用造影剂中不良反应最少、耐受性最好、使用最广泛的两种。利多卡因、丁卡因或布比卡因是常用于硬膜外或硬膜内的局部麻醉药。如用布比卡因应使用低浓度和小容量，因为有硬膜外麻醉使用 0.75%或更高浓度时导致死亡的报告。

用于肌内注射的类固醇类药物也常用于硬膜外间隙注射，并发症很少，且通常为暂时性。在过去的数年中，脊柱蛛网膜炎的发生常与硬膜外注射醋酸甲泼尼松龙（Depo-Medrol）有关。这一并发症与使用悬浮性溶剂——聚乙烯乙二醇有关，这种溶剂从那之后就不再用于 Depo-Medrol 的配制。在进行硬膜外注射时，我们更喜欢使用倍他米松磷酸酯钠（Celestone Soluspan），这是倍他米松磷酸酯钠（Betamethasone Sodium Phosphate）与醋酸倍他米松（Betamethasone Acetate）的混合物。倍他米松磷酸酯钠能提供即时的和长效的作用，易溶，且不含有害的保存剂。倍他米松不应与含防腐剂（如对羟基苯甲酸酯或苯酚）的局麻药品混合使用，因为会发生絮结或沉淀，如果无倍他米松、可用其他常见制剂（如醋酸甲基强的松龙或醋酸曲安奈德）来替代进行脊柱封闭注射。（见表 38-2）。等渗盐水是常用于脊柱注射的另一种液体，它不引发不良反应。所有硬膜外注射的药物不能含防腐剂。

在进行脊柱及其周围特殊区域多点和精确的注射时，在注射之前和之后对疼痛进行分级有助于确认疼痛发生的部位。可将疼痛按 0 ～ 10 分级，在注射之前和注射过程中的任何一个间隙，询问病人当时的疼痛程度（框 38-1）。如果在透视下进行选择性脊柱注射，疼痛的程度降低 80% 或更多，且持续时间与麻醉药的作用时间相符，那么注射的目标部位就可能是疼痛的起源部位。50% ～ 65% 的疼痛减轻不能认定为有效。

### （一）硬膜外激素（可的松）注射

颈椎、胸椎和腰骶椎的硬膜外注射是为了诊断和治疗脊柱源性疼痛。通过硬膜外注射得到有助于确认引起患者疼痛不适的起源部位，结构性的异常不总是导致疼痛，而诊断性注射能帮助将影像学上的异常与疼痛主诉联系到一起。此外，硬膜外注射能帮助椎间盘或神经根损伤恢复过程中疼痛的缓解，从而增加患者的活动能力水平。由于急性椎间盘损伤导致的伴或不伴神经根病变的严重疼痛通常具有时间自限性，因此治疗性的注射有助于缓解疼痛，并可减少口服镇痛药的用量。

由于缺乏良好的随机对照研究，既往文献并没有证明硬膜外注射的有效性。一项回顾性研究对比了椎板间入路与椎间孔入路硬膜外注射治疗症状性椎间盘突出，结果显示椎间孔入路短期内改善了患者的疼痛，并有效降低了患者的手术干预概率。

近年来完成的一系列随机双盲对照试验研究分析了椎板间入路和尾端硬膜外注射在治疗伴或不伴神经根炎的慢性间盘源性疼痛的有效性。总的来说，这些研究揭示有很大部分的接受注射治疗的患者有明显疼痛缓解和功能改善。唯一不确定的是这些治疗是否最终能够降低未来手术的可能性。

接受硬膜外皮质激素注射治疗的患者中很少发生严重的并发症，但是硬膜外脓肿、硬膜外血肿、硬膜皮肤瘘和库欣综合征（Cushing Syndrome）作为个案已见于报道。硬膜外注射过程中最多的即时副作用是血管迷走神经反应。在颈椎和腰椎硬膜外激素注射治疗患者中，硬膜囊被穿破的发生率为 0.5% ～ 5%。硬膜外间隙皮质激素注射导致的一些较轻微的、更常见的主诉包括非体位性头痛、颜面潮红、失眠、低热和一过性腰背部及下肢疼痛加重。硬膜外注射同样会发生不良事件，但很罕见，其具体发生率无从得知，仅有个案报道可查。在系列研究中，约 5000 个患者，超过 8000 个椎间孔硬膜外注射，没有严重并发症出现，仅有不足 1% 的体位性头痛。最常见的后遗症为腰背部及下肢疼痛加重，但其发生率也不足 1%。

硬膜外皮质激素注射的禁忌证有穿刺部位的感染、全身性感染、出血体质、控制不良的糖尿病及充血性心力衰竭。

我们在透视下进行硬膜外皮质激素的注射，并备有复苏和监护设备，所有患者用 20 号套管针在上肢建立静脉通道。经静脉通道给予镇静药，使患者处于轻度镇静状态。我们有许多理由建议使用透视机进行诊断性和治疗性的硬膜囊外注射。没有透视机的引导，在硬膜囊外注射时无法保证准确穿入硬膜囊外间隙或进入原定的目标间隙。在没有透视的情况下，即使由最有经验的医生操作，穿刺针进入错误位置的情况在尾侧穿刺时高达 40%，在腰椎硬膜外穿刺时也达到 30%。意外地穿入血管内注射也可发生，在注射时回抽针管没有血液回流不是避免这一并发症的可靠指标。存在解剖性异常时，如中线的硬膜外间隔或硬膜外多发分隔间室，我们所期待的硬膜囊外注射液流入疼痛发生部位的愿望将无法实现，并且在没有透视的情况下还无法发现。此外，如果硬膜囊外注射不能缓解疼痛时，没有透视将无法判断治疗失败归因于药物反应差，或是在穿刺针的不良位置。

### （二）胸椎硬膜外注射

尽管报道很少，但已有研究显示胸椎硬膜外激素注射能缓解由椎间盘突出、创伤、糖尿病性神经病、带状疱疹（Herpes Zoster）和特发性的胸椎神经痛导致的胸椎神经根性疼痛。

#### 经胸椎椎板间入路穿刺

**手术技术 39-2**

- 由于棘突的角度，多采用旁正中入路，而不是正中入路进行穿刺。
- 患者俯卧于疼痛治疗台上。患者的准备和使用的设备与颈椎经椎板间隙穿刺硬膜外注射术的一样（见手术技术 38-1）。消毒皮肤，范围包括穿刺的椎板间隙的上、下各数个节段。按无菌要求铺单。
- 在透视下通过前后位影像确定目标椎板间隙。
- 在疼痛侧目标间隙处的皮肤进行局麻。用一根（$3\frac{1}{2}$ 英寸）22 号的脊柱穿刺针进行穿刺，在透视下将穿刺针缓慢插入，直至触及目标椎板的上缘。一边回抽穿刺针，一边进行椎板和软组织的麻醉。
- 用一根 18 号的皮针标记皮肤，然后插入一根（$3\frac{1}{2}$ 英寸）18 号的 Tuohy 硬膜外穿刺针，与脊柱轴线成 50 ～ 60°，并与中线成 15 ～ 30° 缓慢穿入，直至与椎板接触。为了得到更好的胸椎椎间隙影像，可调节 C 臂透视机的方向，让射线与 Tuohy 硬膜外穿刺针保持同一方向。
- 将 Tuohy 穿刺针避开椎板，进入黄韧带。在进针时采用阻力消失的判断技术，拔出针芯，继续进针入硬膜外间隙。一旦感觉进针失去阻力，即进行回抽看是否有血液或脑脊液。如果二者均没有，那么注入 1.5ml 非离子造影剂以确认穿刺针确实位于硬膜外间隙。
- 为了进一步证实穿刺针的位置合适，可调节 C 臂透视机的方向，从侧位影像上观察穿刺部位（图 39-4）。可拍摄 X 线片以留存确认针头位置的资料。将 2ml 1% 不含防腐剂和肾上腺素的利多卡因和 2ml 6mg/ml 的倍他米松磷酸酯钠缓慢注入硬膜外间隙。

### （三）腰椎硬膜外注射

腰椎的激素硬膜外注射显然有一定的临床趋势。当患者有神经根损伤伴椎间盘突出或侧方椎管骨性狭窄时，一次成功的经椎间孔注射治疗可使下肢放射痛的症状得到缓解，即使是暂时性的，对神经根性疼痛的缓解也是有益处的。对穿刺治疗无效

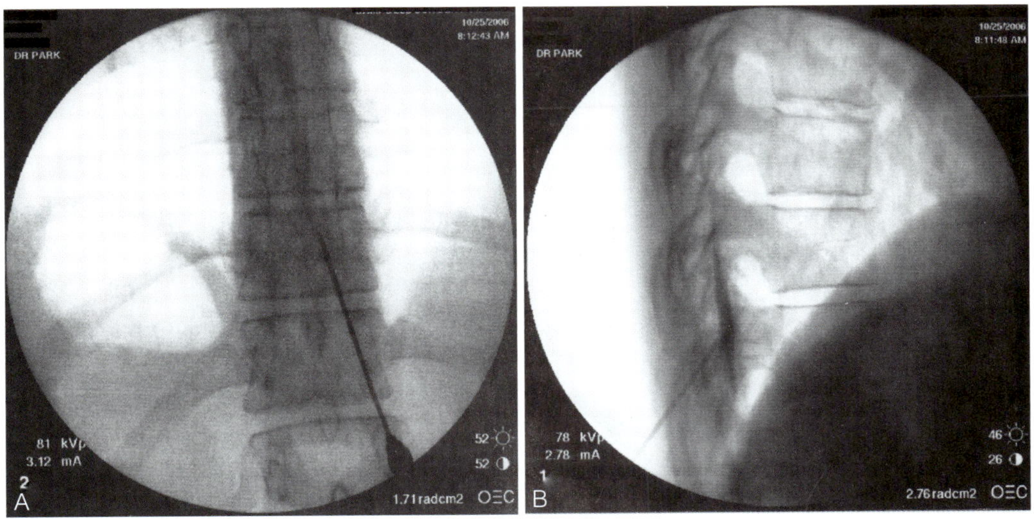


图 39-4 A. 胸椎经椎板间入路硬膜外造影的后前位 X 线影像，显示造影剂呈现特征性的流注影像；B. 胸椎硬膜外造影的侧位影像。（见手术技术 39-2）

的患者及有根性疼痛至少超过12个月的患者，此治疗的疗效较差。急性腰腿痛患者（少于3个月）对硬膜外皮质激素注射的反应良好。除非是有明确的再损伤病史导致急性椎间盘或神经根的损伤，否则手术后患者对硬膜外激素注射治疗的反应较差。

### 经腰椎椎板间入路穿刺

#### 手术技术 39-3

- 患者俯卧于治疗台上，用异丙醇和聚维酮碘（Povidone Iodine）消毒皮肤，范围包括穿刺的椎板间隙的上、下各数个节段。按无菌要求铺单。
- 透视下通过前后位影像确认目标椎板间间隙。用1/4英寸27号的针头抽取1～2ml不含防腐剂和肾上腺素的利多卡因在穿刺目标间隙处的皮肤做局部麻醉。
- 使用一根$3\frac{1}{2}$英寸22号的脊柱穿刺针垂直穿入，在透视下于下位椎体棘突尾端旁开1～2cm进针，直至与目标间隙下位椎板的上缘接触。用2ml不含防腐剂和肾上腺素的利多卡因麻醉椎板，然后在脊柱穿刺针退回时用2ml 1%的利多卡因麻醉软组织。
- 用18号针头刺破皮肤，然后穿入一根约$3\frac{1}{2}$英寸17号的Tuohy硬膜外穿刺针，透视下经麻醉区域垂直穿入，直至与椎板接触。
- 避开椎板穿入黄韧带，拔出针芯，接上一个10ml空针，内装一半的空气和一半的生理盐水。通过感觉针头失去阻力来判断针头已进入硬膜外间隙。避免经外侧进针，以减少针头刺破硬膜外静脉或相邻的神经根。一旦针头有突破感就拔出针芯，回抽空针看是否有血液或脑脊液。如果二者都没有，那么就去除10ml的空针，接上装有2ml非离子造影剂的5ml空针。
- 透视下确认针头确实位于硬膜外间隙（图39–5），以留存确认针头位置的资料。
- 去除5ml注射器，接上内装2ml 1%不含防腐剂的利多卡因和2ml 6mg/ml的倍他米松磷酸酯钠的10ml注射器，缓慢注入硬膜外间隙。

### 经腰骶椎椎间孔入路硬膜外注射

#### 手术技术 39-4

- 患者俯卧于治疗台上，用异丙醇和聚维酮碘（Povidone–Iodine）消毒皮肤，范围包括穿刺的椎板间隙的上、下各数个节段。按无菌要求铺单。
- 透视下通过前后位影像确认目标间隙。在目标间隙相邻的两个横突间，进行外侧缘到中线区域软组织的阻滞麻醉。
- 穿入一$4\frac{3}{4}$英寸22号脊柱穿刺针，透视下经麻醉区域进针直至触及上位横突的下缘，接触点位于横突与上关节突结节处附近。
- 将脊柱穿刺针退回2～3mm，重新调整方向，朝向适当椎弓根的基底部，在透视下缓慢进针至椎弓根6点钟的位置。调整C臂透视机，通过侧位影像来

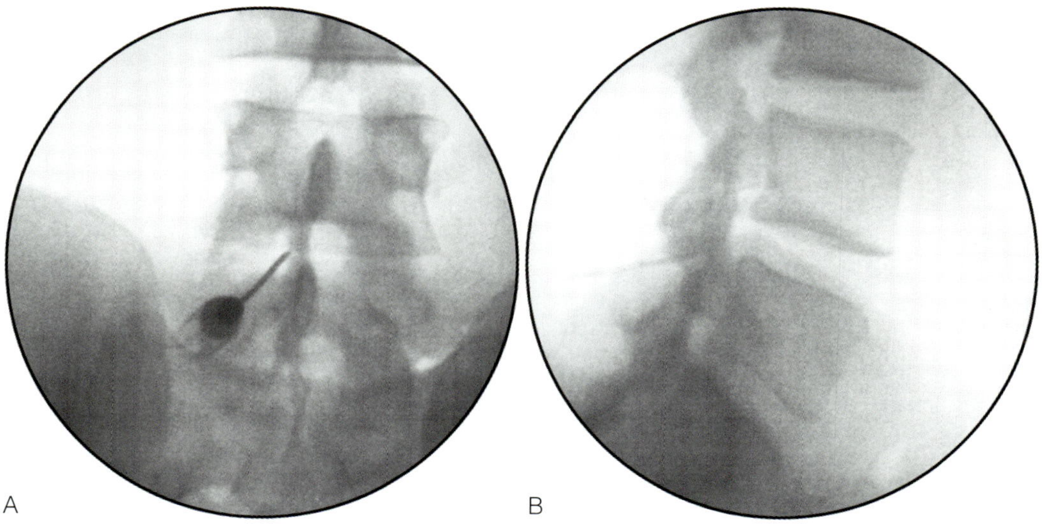

图 39-5 A. 腰椎硬膜外造影的后前位X线影像，造影剂呈现特征性的流注影像；B. 腰椎硬膜外造影的侧位影像。（见手术技术39-3）

确认针头位置，然后将透视机调回前后投射位。

- 拔出针芯，缓慢注入 1ml 非离子造影剂，做一个神经根鞘周围的造影（图 39–6）。在观察到适当的造影影像后，缓慢注入 1ml 0.75% 不含防腐剂的布比卡因和 1ml 6mg/ml 的倍他米松磷酸酯钠（共 2ml 液体）。
- 使用经椎间孔入路也能进行 S1 神经根的注射治疗。
- 患者俯卧于疼痛治疗台上，消毒铺单后，调整 C 臂透视机的方向，使射线由头向尾并由内向外投射，这样 S1 前、后椎间孔处于一条直线上。
- 用 2 ~ 3ml 1% 不含防腐剂和肾上腺素的利多卡因进行骶骨背侧部位软组织的阻滞麻醉。穿入一根约 $3\frac{1}{2}$ 英寸的 22 号脊柱穿刺针，并在透视下穿过麻醉的软组织继续进针，直至触及 S1 椎弓根略外下方的后侧骶骨处。让穿刺针绕开骶骨进入 S1 后侧椎间孔，进入椎弓根内侧缘处。
- 调整 C 臂透视机，通过侧位影像来确认针尖的位置，然后恢复前后位的透视。
- 拔出针芯，缓慢注入 1ml 非离子造影剂，进行神经鞘旁造影（图 39–7）。当 S1 神经根造影影像合适后，注入 1ml 0.75% 不含防腐剂的布比卡因和 1ml 6mg/ml 的倍他米松磷酸酯钠（共 2ml 液体）。

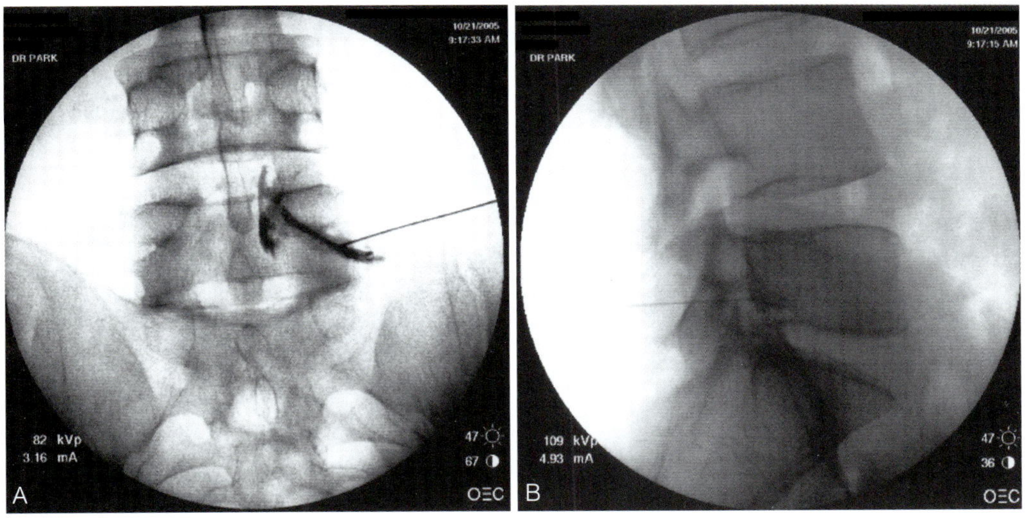

图 39-6 A. 右侧 L5 神经根造影的影像；B. L5 神经根神经阻滞造影剂流动影像侧位像。（见手术技术 39–4）

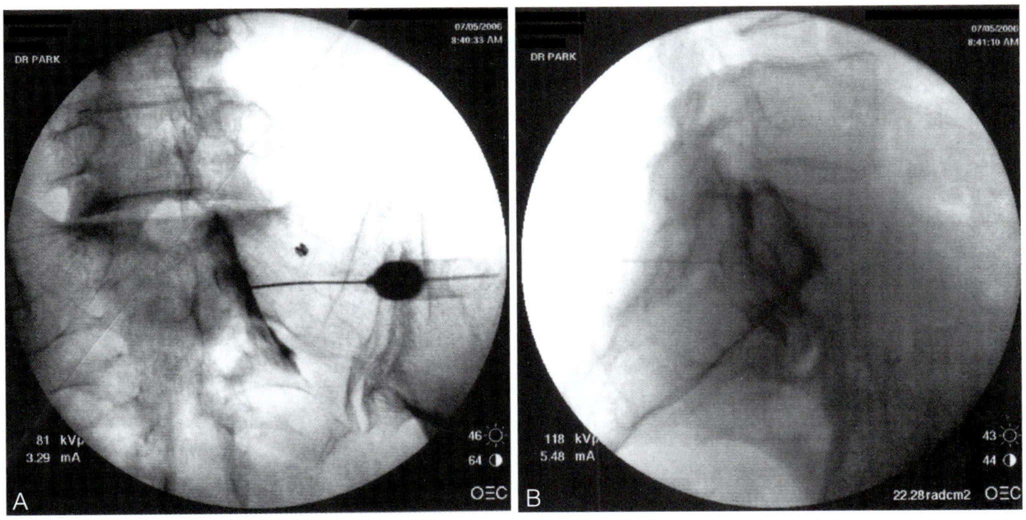

图 39-7 A. 右侧 S1 神经根造影的影像；B. S1 神经根神经阻滞造影剂流动影像侧位像。（见手术技术 39–4）

### 经骶尾部入路硬膜外注射

#### 手术技术 39-5

- 患者俯卧于疼痛操作台上。用异丙醇和聚维酮碘(Povidone Iodine)消毒皮肤，范围从骶髂关节至尾骨。按无菌要求铺单。
- 触摸辨认骶骨裂孔，它位于骶骨角的突起之间。从侧面透视可很好地观察到骶骨裂孔。
- 用 2 ~ 3ml 1% 不含防腐剂和肾上腺素的利多卡因麻醉骶骨后部和软组织。维持 C 臂透视机的位置继续进行侧位透视。
- 在骶骨角间以 45° 插入一根 $3\frac{1}{2}$英寸的 22 号脊柱穿刺针，穿刺针的斜面朝向腹侧，直到与骶骨接触。在透视下，调整穿刺针的方向，使之更朝向头侧，更加水平并平行于操作台，继续进针，穿过骶尾韧带进入骶管的硬膜外间隙（图 39-8）。
- 拔出针芯，回抽看是否有血液或脑脊液，如果二者均没有，则注入 2ml 非离子造影剂以确认穿刺针的位置。调试 C 臂透视机的方向，进行前后位的透视，检查是否有造影剂在硬膜外的流注，呈现为特征性的“圣诞树”样。如果出现血管的形态，那么重新调整穿刺针的方向，再一次用非离子造影剂造影，以确认穿刺针位于硬膜外。
- 如果见到正确的造影影像，那么缓慢注入 3ml 1% 不含防腐剂和肾上腺素的利多卡因，3ml 6mg/ml 的倍他米松磷酸酯钠及 4ml 无菌生理盐水，共 10ml 液体。

### （四）关节突封闭

小关节突可能是腰痛的原因，确切的疼痛原因尚不清楚。理论上可能与半月状关节绞锁、滑膜嵌顿、关节突软骨软化、关节囊和滑膜炎以及关节囊的机械损伤有关。骨性关节炎是小关节突疼痛的另一个原因，但是在有症状和无症状的患者中，小关节突病变的发生率是一样的。与其他关节的骨性关节炎一样，X 线片的改变与症状之间的相关性很差。

尽管病史和体格检查可能提示小关节突是脊柱源性疼痛的原因，但没有无创性的检查手段能将脊柱的关节突源性疼痛与其他原因的疼痛鉴别开，因此透视引导下小关节突的封闭注射被认为是确认或排除关节突是脊柱或下肢疼痛原因的金标准。

当脊柱外科医生怀疑有小关节突源性的疼痛时，就是进行关节突封闭注射的主要指征。但只有在患者有超过 4 周的疼痛，且对适当的保守治疗无效时，才可进行封闭注射。关节突的封闭注射治疗有助于确定疼痛来源的特定节段，并能适当缓解疼痛。无论是关节内还是内侧支的阻滞均可用于诊断。尽管关节突内可的松注射在 20 世纪 70 年代和 80 年代的大部分时间内均是最广泛应用的技术，但许多研究者发现还没有证据显示这一技术对关节突源性的下腰痛有效。唯一的对照性研究是有关在颈椎中使用皮质激素注射的情况，研究没有发现小关节突内注射倍他米松（Betamethasone）比注射布比卡因（Bupivacaine）有更多的好处。

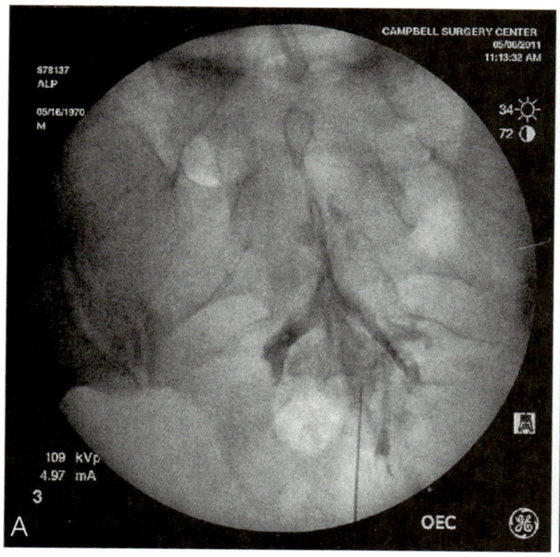


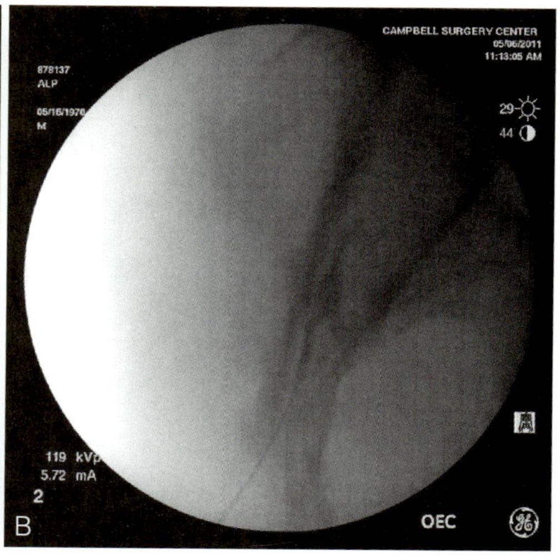


图 39-8 透视镜下腰椎硬膜外注射——尾端入路。（见手术技术 39-5）

### 腰椎关节突封闭

## 腰椎小关节内注射

### 手术技术 39-6

- 患者俯卧于疼痛治疗操作台上。消毒穿刺部位并铺单。
- 在透视下确认将要注射的目标节段。上腰椎的关节突关节为矢状位方向，在前后位影像上常可直接看到，而下腰椎的关节突，尤其是 L5 ~ S1，常为斜位的，要将 C 臂透视机的管球在同侧转到斜位上才能看到其影像。
- 在透视下转动透视机管球，直至关节突关节的侧位影像显示出来。沿着透视射线的方向朝目标关节穿入一根（$3\frac{1}{2}$英寸）22 或 25 号脊柱穿刺针，至与关节突接触，穿破关节囊进入数毫米即进入关节腔。穿破关节囊时穿刺针可有细微的抵抗力的变化。如果经关节中点进针困难，可重新调整穿刺针的方向，经关节间隙的上方或下方进入。
- 透视下确认位置准确，注入 0.1ml 的非离子造影剂来确认穿刺针位于关节腔内，注意要使用 3ml 的注射器，使注射压力减小。一旦确认穿刺针位于关节腔内，则注入 1ml 的药物（局麻药物，可用或不用皮质激素）。

## 腰神经内侧支阻滞

### 手术技术（39-7）

- 患者俯卧于疼痛治疗操作台上。消毒穿刺部位并铺单。
- 由于腰椎的每个关节突关节都有来自硬膜囊内的神经支配，因此需要进行两个内侧支的阻滞。切记内侧支穿过其起点下方的横突（图 39-9）。例如：在进行 L4 ~ 5 关节突的封闭时，应阻滞经过 L4 横突的 L3 内侧支及经过 L5 横突的 L4 内侧支。在封闭 L5 ~ S1 关节突时，应阻滞经过 L5 横突的 L4 内侧支和越过骶骨翼的 L5 内侧支。
- 通过前后位的影像确认目标横突。在进行 L1 ~ L4 内侧支的阻滞时，可使用 $3\frac{1}{2}$英寸 22 或 25 号脊柱穿刺针，刺破皮肤进入到目标位置的外上方。
- 在透视下进针至触及横突基部背面的上内侧处，针尖与骨膜接触。为确保穿刺针的位置良好，可调整 C 臂透视机的方向，使射线倾斜，显示出“苏格兰狗”的影像，将穿刺针的位置调整至“苏格兰狗”的“眼睛”中央，慢慢注入（超过 30s）0.5ml 0.75% 的盐酸布比卡因。
- 在进行 L5 内侧支（更确切地说是 L5 的背侧支）的封闭时，让患者俯卧于疼痛治疗床上，进行前后位的透视。
- 确认骶骨翼，透视机的管球在同侧旋转 15° ~ 20°，直至骶骨翼与 S1 上关节突之间形成关节的影像最清晰。插入一根（$3\frac{1}{2}$英寸）22 或 25 号脊柱穿刺针，透视下直接进入到骶骨翼与骶骨上关节突移行区下方大约 5mm 的骨性突起处。穿刺针抵着骨膜，让穿刺针斜向内避开椎间孔，从而降低药物流入 L5 或 S1 椎间孔的可能，缓慢注入 0.5ml 0.75% 的盐酸布比卡因。

### 骶髂关节封闭

尽管历经许多研究，但骶髂关节仍是原发性下腰痛的一个有争议的原因。临床中常将其忽视，因

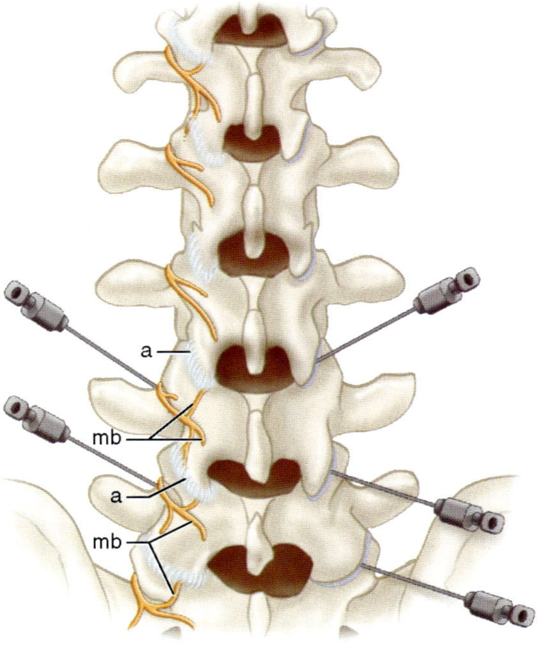


图 39-9　腰椎后面观，显示由背支分出的支配腰椎关节突 (a) 的内侧分支（mb）的位置。示意图的左半部分显示在进行 L4 ~ 5 关节突封闭时，必须阻滞 L3 和 L4 内侧支，以及穿刺针的位置。右半部分显示进行 L3 ~ 4，L4 ~ 5 和 L5 ~ S1 关节突关节内封闭注射时穿刺针的位置。（见手术技术 39-7）

为骶髂关节解剖位置特殊，难以单独被检查，并且在检查过程中许多诱发疼痛的试验可使压力施加到骶髂关节上，另外，其他一些结构的疼痛与骶髂关节所致疼痛很像。

骶髂关节就像其他的滑膜关节，可以活动。但是骶髂关节的活动是非主动的，由剪力、压力和其他的非直接外力共同导致。参与继发性骶髂关节运动的肌肉包括竖脊肌、腰方肌、腰大小肌、梨状肌、背阔肌、腹斜肌和臀肌。这些肌肉由于任何中枢传导因素导致的肌力不平衡均可使其功能减退，从而抑制其反射性拮抗作用。从理论上说，这可能会导致骶髂关节的不协调运动。姿势改变和体重也可导致骶髂关节的运动。

由于骶髂关节有广泛的神经支配（L2 ~ S2），因此有许多神经牵涉区域的形式。在对无症状人群的研究中，显示最恒定的神经牵涉区域在同侧髂后上棘下方 3cm × 10cm 的范围内（图 39-10），但是疼痛可放射至臀部、腹股沟、大腿后侧、小腿和足部。

骶髂关节功能障碍也称为骶髂关节机械性疼痛

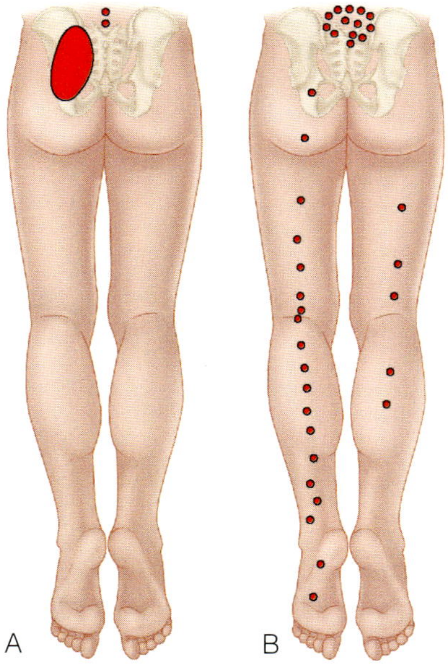


图 39-10 疼痛分布示意图

A. 患者叙述的疼痛部位与骶髂关节功能障碍的疼痛分布区域一致；B. 患者叙述的疼痛部位与骶髂关节功能障碍的疼痛分布区域不一致。

（引自：Fortin JD, Dwyer AP, West S, et al: Sacroiliac joint: pain referral maps upon applying a new injection/arthrography technique, part I: asymptomatic volunteers, Spine 19:1475, 1994.）

或者骶髂关节综合征，是这一关节最常见的疼痛原因。骶髂关节功能障碍导致疼痛的患病率至今不明，但是一些研究表明这比想象的要多很多。因为没有特异性的病史，或是物理检查可以证明骶髂关节是疼痛的原因，诊断可以通过排除方法。如果重物直接砸到臀部，追尾车祸中撞击时脚正踩在煞车上，侧面被撞的车祸中撞击发生在骨盆环的侧面，或者是摔入洞中，一条腿在洞中一条腿在洞外，骶髂关节功能障碍的诊断可以考虑。在跳芭蕾舞时或滑冰过程中腰椎旋转和轴向负荷是损伤的另一个常见原因。仍然有争议的是，如果曾有腰椎融合或者髋关节疾病，骶髂关节功能障碍的风险将会增加。其他的原因包括不全骨折、疲劳骨折、代谢疾病，例如沉积性疾病、关节退变疾病、感染、炎性疾病，例如强直性脊柱炎、银屑病关节炎、Reiter 病。如果在骶髂关节内注射可以使疼痛再现或通过阻滞可以使疼痛缓解，骶髂关节功能障碍同样可以诊断。

**骶髂关节注射**

**手术技术 39-8**

- 患者俯卧于疼痛治疗操作台上。消毒穿刺部位并铺单。旋转 C 臂透视机的管球，直至透视影像上显示内侧（后侧）关节间隙。
- 用一根 1/4 英寸 27 号的针头麻醉臀部的皮肤至骶髂关节最低部位下方 1 ~ 3cm。透视下穿入一根 $3\frac{1}{2}$英寸 22 号脊柱穿刺针，直至针头抵达骶髂关节后下侧最远端之上 1cm 处（图 39-11）。少数情况下，当患者比较肥胖时，可选用较粗的脊柱穿刺针。穿刺针穿过关节囊进入骶髂关节。
- 透视下注入 0.5ml 非离子造影剂确认穿刺针在关节内（图 39-12）。可拍摄一张 X 线片，以留档。然后注入 1ml 0.75% 不含防腐剂的盐酸布比卡因和 1ml 6mg/ml 的倍他米松磷酸酯钠混合的 2ml 液体。

## （五）椎间盘造影术

椎间盘造影自 20 世纪 40 年代后期开始用于颈椎和腰椎椎间盘疾病的临床和实验室检查。从那时起，对于疑似的椎间盘疾病，椎间盘造影起到有限但重要的作用。

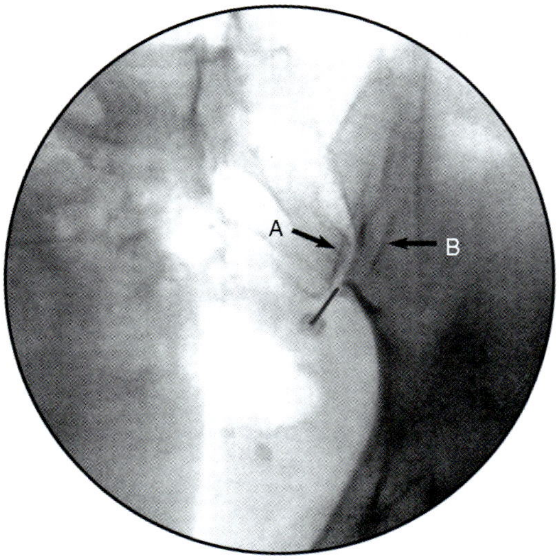


图 39-11 骶髂关节透视影像显示内侧（A）和外侧（B）关节间隙的影像（侧面轮廓）。穿刺针由骶髂关节后下侧最远端的上方穿入关节。（见手术技术 39-8）

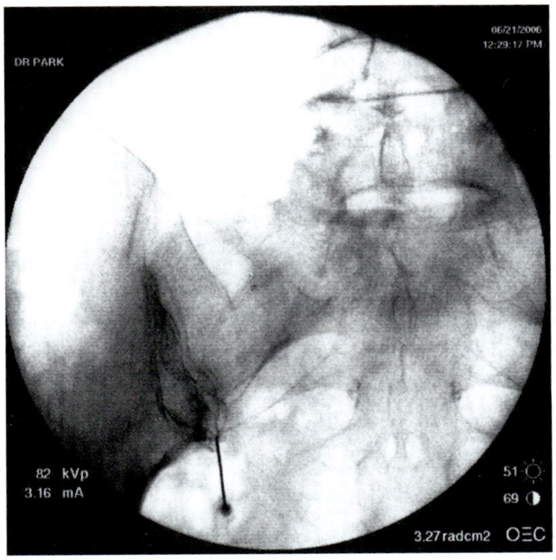


图 39-12 左侧骶髂关节造影像。（见手术技术 39-8）

关于椎间盘造影临床应用的价值仍有不同意见。早期的研究结论是腰椎的椎间盘造影是一种不可靠的诊断手段，有 37% 的假阳性率，后来研究者发现椎间盘造影的假阳性率为 0，结论是在使用当今的技术和标准的操作技术的前提下，椎间盘造影是一项高度可靠的试验。

椎间盘造影术最重要的方面是一致性疼痛（与患者平时疼痛一样）的诱发，从而提供与椎间盘病变有关临床症状的相关信息。尽管这些信息难以标准化，但也使得椎间盘造影术区别于其他影像学技术。如果患者不能将通常的疼痛与其他疼痛区别开，那么这项检查将毫无意义。对于能诱发出一致性疼痛但椎间盘造影没有发现纤维环破裂的患者，可考虑进行 CT 检查，因为有一些椎间盘可以在椎间盘造影时表现正常，但在 CT 影像上显示出破裂之处。

腰椎椎间盘造影术的指征包括：脊柱融合术的手术设计，某些已知异常如腰椎滑脱或融合术后邻近椎间盘结构完整性的检查，为确认数个退变椎间盘中哪个导致疼痛，为除外继发性内部的椎间盘破裂或疑似的外侧或复发性椎间盘突出，在考虑进行化学髓核消融术前确认导致症状的原发节段。胸椎间盘造影术在诊断胸椎、胸部和上腹部的疼痛方面是一个有效的检查手段。胸椎间盘退行性疾病，不管是否伴有间盘突出，其临床表现极不相同，常与内脏疾患导致的症状相似，并可造成背部或肌肉的疼痛。椎间盘造影术也可用于法医方面，即便是对受检的椎间盘并没有进行治疗的考虑。

诊断性椎间盘造影的禁忌证是脊髓受压、神经根管狭窄、出血性疾病、对注入药物过敏以及活动性感染。尽管椎间盘造影术并发症的危险较低，但仍有一些潜在的问题，包括椎间盘炎、神经根损伤、穿破蛛网膜下腔、化学性脑膜炎、出血和过敏反应。此外，在颈椎还有发生咽后部和硬膜外脓肿的可能。在颈椎和胸椎区域，均有发生气胸的危险。

## 腰椎间盘造影术

腰椎间盘造影术初期采用的是与脊髓造影术相似的经腰椎硬膜囊穿刺术，二者的区别是椎间盘造影术中穿刺针要穿过硬膜囊。随后椎间盘造影的操作技术有了改良，包括采用经硬膜外和经椎板外的入路，从而避开硬膜囊，进一步对 L5 ~ S1 的椎间盘采用绕过髂嵴的双针技术进行穿刺。

在穿刺造影过程中，患者的反应是判断造影结果最重要的方面。单纯的疼痛不能确定椎间盘是否是疼痛的原因。在确定椎间盘是否为疼痛的真正诱因时，诱发出的一致性疼痛的特征和部位都是极为重要的。在验证造影阳性结果时必须进行对照性的椎间盘造影。

### 手术技术 39-9

(Falco)

- 将患者置于手术台或透视台上。
- 上肢建立静脉通道，静脉输入抗生素预防椎间盘炎。一些医生喜欢在操作中往椎间盘内注入抗生素，而不是静脉给药。
- 患者位于改良下侧卧位，有症状侧在下，以避免针刺引起疼痛和同侧真正的疼痛相混淆。这一位置也便于椎间盘的透视，并利于腹腔内肠道离开穿刺路径。
- 静脉给予短效镇静，不用镇痛药物，以避免患者失去对后续试验疼痛的反应。
- 常规消毒皮肤并铺单，包括腰骶部。
- 透视下确认目标椎间盘，调整患者的体位或 C 臂透视机，使得腰椎的影像为斜位，此时，腰椎的上关节突将椎间间隙平分（图 39-13）。
- 如果需要，可用 1 ~ 2ml 1% 的利多卡因在目标椎间盘间隙的上关节突对应的皮肤做局部阻滞麻醉。
- 经皮穿入一根约 6 英寸（或根据患者的体型，选用更长的穿刺针）的脊柱穿刺针，经过深层的软组织到达椎间盘的外侧纤维环。椎间盘的穿刺点恰位于上关节突基底部的前方，并正处于椎体上终板的上方，这样可使穿刺针安全地避过发出的神经根（图 39-14）。在前后位和侧位透视影像的帮助下，将穿刺针穿入椎间盘中央 1/3 处。
- 在透视下确认针尖的位置准确。往每个椎间盘内注入生理盐水或非离子造影剂。
- 将患者在造影过程中出现的任何疼痛症状与患者典型的下腰痛进行比较并记录如下：无痛、疼痛不相似、疼痛相似或一致性疼痛。记录椎间盘内的压力以帮助确认椎间盘是否为疼痛的原因。
- 在造影完成后拍摄 X 线片，特别要注意进行造影的间盘。如果要进一步评估椎间盘的解剖结构，可进行 CT 检查。
- 另一种技术是双针技术，采用一根 6 ~ 8 英寸的脊柱穿刺针通过一根较短的导针（通常约 $3\frac{1}{2}$ 英寸）刺入椎间盘，其穿刺的方法与单针技术一致。这一方法使穿入椎间盘的穿刺针不用直接刺入皮肤而进入椎间盘，从而减少了感染的发生率。导针也能帮助穿刺的位置更加准确，减少损伤神经根的可能。采用双针技术可能需要花更多的时间进行操作，而且较粗的导针可能给患者造成更严重的疼痛。
- 双针技术常用于 L5 ~ S1 间隙的穿刺，但有一个改良之处，即穿刺针常为弯曲的（图 39-15）。为了绕过髂嵴，导针要以一定的角度穿入，使得针尖与 L5 ~ S1 间隙不在一条直线上，因而直的穿刺针难以甚至无法进入 L5 ~ S1 间隙。相反，一根弯曲的穿刺针就可在进针的过程中，使针尖很容易地进行调整并对准 L5 ~ S1 椎间隙的方向，易于穿刺进入。

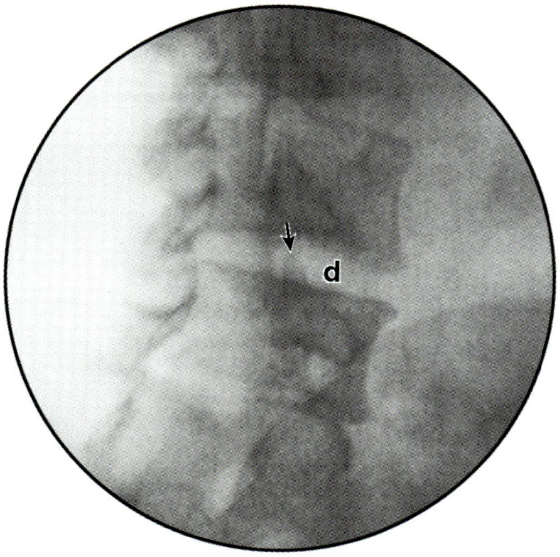


图 39-13 腰椎的斜位影像，可见上关节突（箭头所指）平分椎间盘间隙（d）。(Cowrtesy of Frank J.E.Falco, MD.)（见手术技术 39-9）

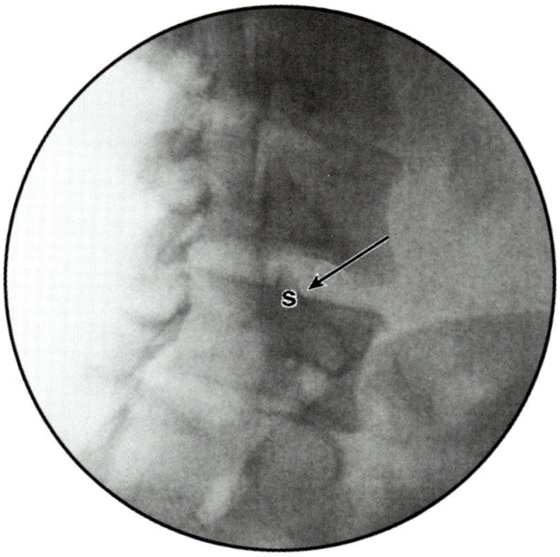


图 39-14 椎间盘的穿刺点（箭头所指）恰位于上关节突基底部（s）的前方，并正好处于椎体上终板的上方。(Courtesy of Frank J. E. Falco, MD.)（见手术技术 39-9）

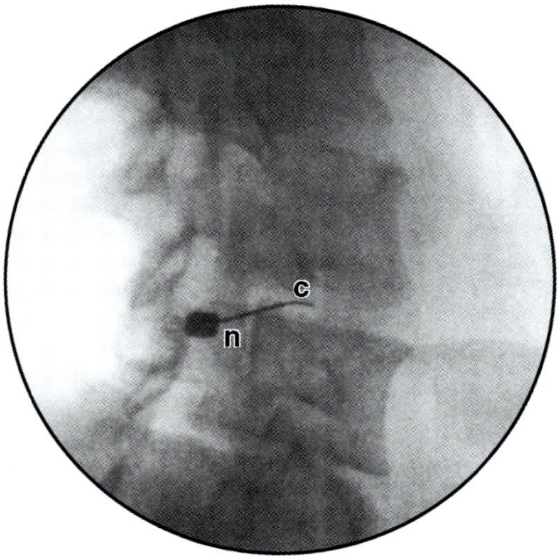


图 39-15 弯曲的穿刺针（c）通过直的导针（n）。(Courtesy of Frank J. E. Falco, MD.)（见手术技术 39–9）

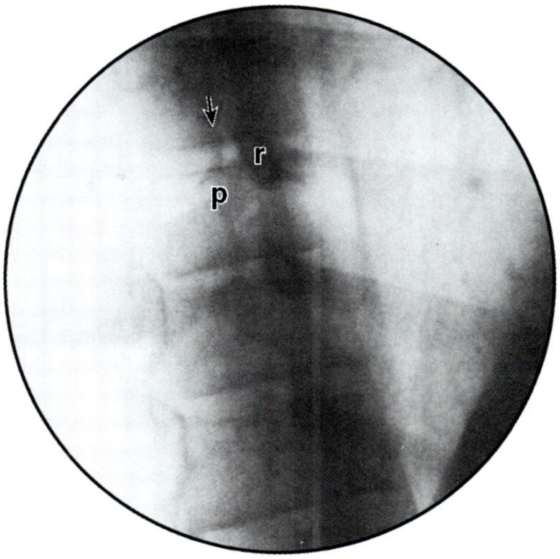


图 39-16 斜位影像显示上关节突（箭头）平分胸椎椎间盘间隙。p. 椎弓根；r. 肋骨头。(Courtesy of Frank J. E. Falco, MD.)（见手术技术 39–10）

## 胸椎间盘造影术

胸椎间盘造影术已发展成为一个重复性高和安全的诊断技术了。造影时采用与腰椎造影术相似的单针后外侧椎板外入路进行穿刺。由于胸椎与腰椎周围解剖结构不同，因此胸椎和腰椎造影术之间最大的差别就是潜在的并发症不同。腰椎造影术通常在中或下腰段施行，穿刺部位处于脊髓和肺部的尾端，与其不同的是，胸椎造影术与生俱来就有气胸和直接损伤脊髓的危险，其他的危险包括椎间盘炎和出血。胸椎间盘造影术的基本操作与腰椎间盘造影术相同。

### 手术技术 39–10

(Falco)

- 患者侧卧于操作台上，有症状侧在下。
- 造影操作前静脉滴注抗生素，或者造影过程中，椎间盘内注入抗生素。
- 让患者保持轻度镇静状态，常规消毒铺单。
- 透视下确认胸椎间盘间隙，调整患者的体位或 C 臂透视机，使得胸椎的影像为斜位，此时，胸椎的上关节突将椎间间隙平分（图 39–16）。在此位置可清楚地显示椎间盘和终板、下方的上关节突及邻近的肋骨头。终板、上关节突和肋骨头的影像构成一个“盒子”的形状（图 39–17），从而勾绘出一个避开脊髓和肺、通往椎间盘的安全通路，在将穿刺针穿入纤维环时，要保持针尖处于“盒子”内。

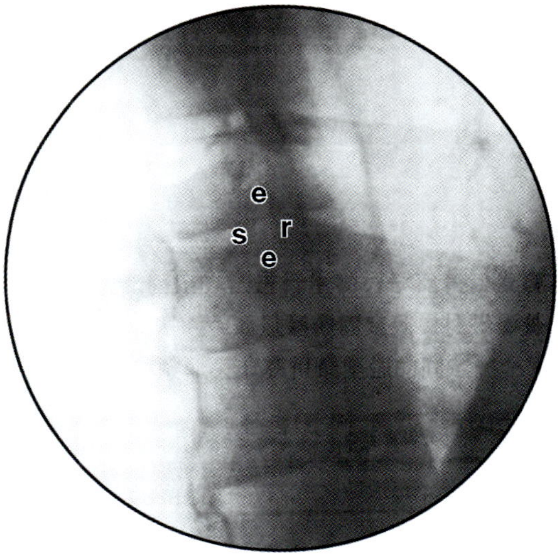


图 39-17 构成“盒子”外形的胸椎终板（e）、上关节突（s）和肋骨头（r）(Courtesy of Frank J. E. Falco, MD.)

- 在患者体位调整适当，影像清晰后，如果需要可用 1 ~ 2ml 1% 的利多卡因在目标椎间盘间隙的上关节突对应的皮肤做局部阻滞麻醉。
- 经皮穿入一根约 6 英寸（或根据患者的体型，选用更短或更长的穿刺针）的脊柱穿刺针，经过深层的软组织到达椎间盘的外侧纤维环。椎间盘的穿刺点处于上述的“盒子”内，恰位于上关节突基底部的前方，并刚好处于椎体上终板的上方。在前后位和侧位透视的引导下，继续进针至椎间盘的中 1/3。

- 往每个椎间盘内注入生理盐水或非离子造影剂，方法同腰椎间盘造影术。
- 用与腰椎间盘造影术相同的方法，记录任何的疼痛反应，并进行疼痛一致性分析。
- 在造影结束后，拍摄胸椎的 X 线片并进行 CT 检查。

## 第五节 胸椎间盘疾病

胸椎间盘极少出现病变。自从 20 世纪 60 年代，有许多研究描述并证实了胸椎间盘病变的临床治疗情况，显然后路椎板切除术对此没有效果。其他的后路手术，如肋骨横突切除术有良好的手术适应证。

有症状的胸椎间盘突出的病例极少，估计其每年的发生率为 1/1000 000，占所有有症状椎间盘突出病例的 0.25% ~ 0.75%。最常见的起病年龄在 40 ~ 60 岁。与脊柱其他部位一样，无症状的椎间盘突出的发生率很高。37% 有明显的胸椎间盘突出是无症状的。胸椎间盘突出的手术治疗只适用于少数有急性椎间盘突出伴脊髓损伤的患者，尤其是有逐渐进展的神经系统症状的患者。

### 一、症状和体征

有症状的胸椎间盘疾病的自然病程与脊柱其他部位的疾病相似，其症状和功能可随着保守治疗和时间而得到改善；但是，胸椎间盘疾病的临床过程各不相同，应保持高度的警惕，直至做出正确的诊断。胸椎间盘突出症状的鉴别诊断相当广泛，可包括非脊柱源性的心肺系统、消化系统和肌肉骨骼系统的疾病。脊柱源性的疾病包括脊柱本身和脊髓的感染、肿瘤、退变和代谢性疾病也可产生类似的症状。

文献中记载了两类病人群体，较少的一类是较年轻的人群，他们出现症状的时间较短，常有创伤病史，典型的情况是，这些患者有急性软性椎间盘突出，伴有急性的脊髓受压或神经根病变，此类疾病手术或保守治疗的结果通常较好。较多的一类是病人有较长的病史，症状出现超过 6 ~ 12 个月，是由于慢性的脊髓或神经根受压引起。椎间盘退变常伴有椎间盘钙化，往往是潜在的病变过程。

疼痛是胸椎间盘突出最常见的症状，可以出现两种类型的疼痛：一种是轴性疼痛，另一种是沿着肋间神经走行的带状神经根性疼痛。不管受累的是哪个节段，T10 皮节水平是报道最常见的疼痛分布的区域。这是一个环绕着下外侧胸廓向内至脐部水平的条带状皮肤区域。这一神经根疼痛类型更常见于上胸椎的椎间盘突出和椎间盘的外侧突出。一些轴性疼痛常与这一类型的疼痛共同发生。在相关的皮节区域也可伴随感觉异常和感觉迟钝（图 39-18）。高位的胸椎间盘（T2 ~ T5）病变可表现出与颈椎间盘相似的症状，出现上肢疼痛、感觉异常、神经根病变症状，甚至是霍纳综合征（Horner syndrome）。脊髓病变症状也可出现。患者主诉出现无力症状，可为全身性的，典型的表现是累及双侧下肢的轻度瘫痪。脊髓病变的症状表现为持续痉挛、巴宾斯基征（Babinski sign）阳性、蹒跚和痉挛步态。在这些患者中，只有 15% ~ 20% 出现大便和小便功能障碍。由于只有很少的定位体征，因此对胸椎间盘突出患者的神经系统检查应非常细致。腹壁反射、提睾反射、皮肤感觉、腹直肌等长收缩和下肢的反射、肌力、感觉的检查，以及皮质脊髓束相关体征的检查都很重要。

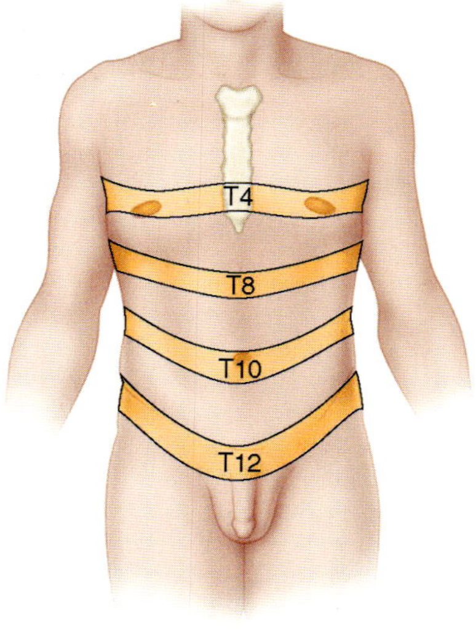


图 39-18 躯体的感觉皮节分布

## 二、确诊检查

X 线检查对了解创伤情况有一定的帮助，并可用于确认潜在的骨性结构改变，这些骨性结构有助于定位，尤其是在术中需要透视定位时。MRI 是明确胸椎间盘突出诊断最重要和有用的影像学方法。除了椎间盘突出，MRI 还可显示肿瘤或感染性病变。如果存在硬膜下的病变，包括椎间盘脱出，通常也可通过 MRI 显示出来。脊髓的信号可以提示是否有炎性改变或脊髓软化灶。尽管 MRI 有如此多的优势，但还可能低估了胸椎间盘的突出程度，因为胸椎间盘的突出常出现钙化，在 T1 和 T2 加权影像上均呈现低信号。

脊髓造影后再进行 CT 检查对于判断骨性解剖结构也有帮助，同时还能更准确地显示突出的胸椎间盘钙化部分的情况。不管用何种影像学检查方法，必须仔细考虑是否存在胸椎间盘突出，并将患者主诉和体格检查与影像学结果结合起来一起考虑。

## 三、治疗结果

如先前提到的，保守治疗通常有效。没有一个治疗方案适用于所有的患者，但是短期休息、镇痛、抗炎药物的使用和在指导下逐渐恢复活动都是最常用的治疗原则。如果可能，这些治疗措施通常应持续 6 ~ 12 周。假如神经功能障碍加重，或出现脊髓病变症状，或疼痛仍无法忍受，那么应建议患者进行手术治疗。建议初次手术治疗为后入路胸椎板切除和椎间盘切除术，但已证实有一半的病变为中央型的椎间盘突出，使得经后入路椎间盘切除极为困难，且治疗结果也让人失望。大多数的研究结果显示只有少于一半的患者有改善，有些患者在接受后入路胸椎板切除和椎间盘切除术后情况更加恶化。大多数最近的研究显示侧方入路（改良的肋骨横突切除术）或前路经胸腔椎间盘切除术可有更好的临床疗效，且没有术后恶化。

在许多病例中电视辅助下的胸腔手术（VATS）已成功用于中央型胸椎间盘的去除，从而避免了开胸或胸椎融合术。

## 四、手术治疗

胸椎间盘突出手术最佳入路的选择要根据椎间盘突出的具体情况，以及医生的经验而定。单纯椎板切开术在治疗胸椎间盘突出方面确实没有作用，而包括肋骨横突切除术、经椎弓根入路和外侧经胸腔外入路在内的这些后路手术均已被证实是有效的。前侧入路手术包括前路开胸入路、经胸骨入路或 VATS 手术效果良好（图 39-19）。近年来，一些小切口的前路或后路术式逐渐被应用，大多应用肌肉扩张器、通道牵开器、显微镜视野下进行手术。

### （一）肋骨横突切除入路

肋骨横突切除入路可能最适于以后外侧为主的胸椎间盘突出或怀疑为髓核脱出或游离的突出；而中央型椎间盘突出最宜采用经胸入路。有些医生主张在前方或侧方椎间盘切除后进行融合。

**肋骨横突切除入路**

**手术技术 39-11**

- 手术在全麻下进行，用双腔管或 Carlen 管进行气管插管，可使术侧肺部不膨胀。
- 病人俯卧位，做长的中线直切口或弧形切口，弧形的凹侧与中线相对，其中心位于病灶节段。
- 常规显露脊柱，外侧到肋骨。
- 切除责任节段对应肋骨 5 ~ 7.5cm，避免损伤肋间神经及肋间动脉。
- 进一步解剖至椎间盘外侧，显露并切除椎间盘。可切除该侧椎板、椎弓根和小关节，进行扩大显露。切除 1 个或更多关节突时，才需要做融合术。
- 分层缝合伤口。

**术后处理** 与未做融合的腰椎间盘切除术相似（手术技术 39-15）。

### （二）胸椎间盘切除术

由于胸椎间盘突出患者的发病年龄相对较大，特别要注意病人有无肺部疾病。如存在肺部疾患，前侧入路有可能使患者内科病症状加重，选用后外侧入路则更为安全。在中央型突出最好采取经胸入路，以便完全切除椎间盘。

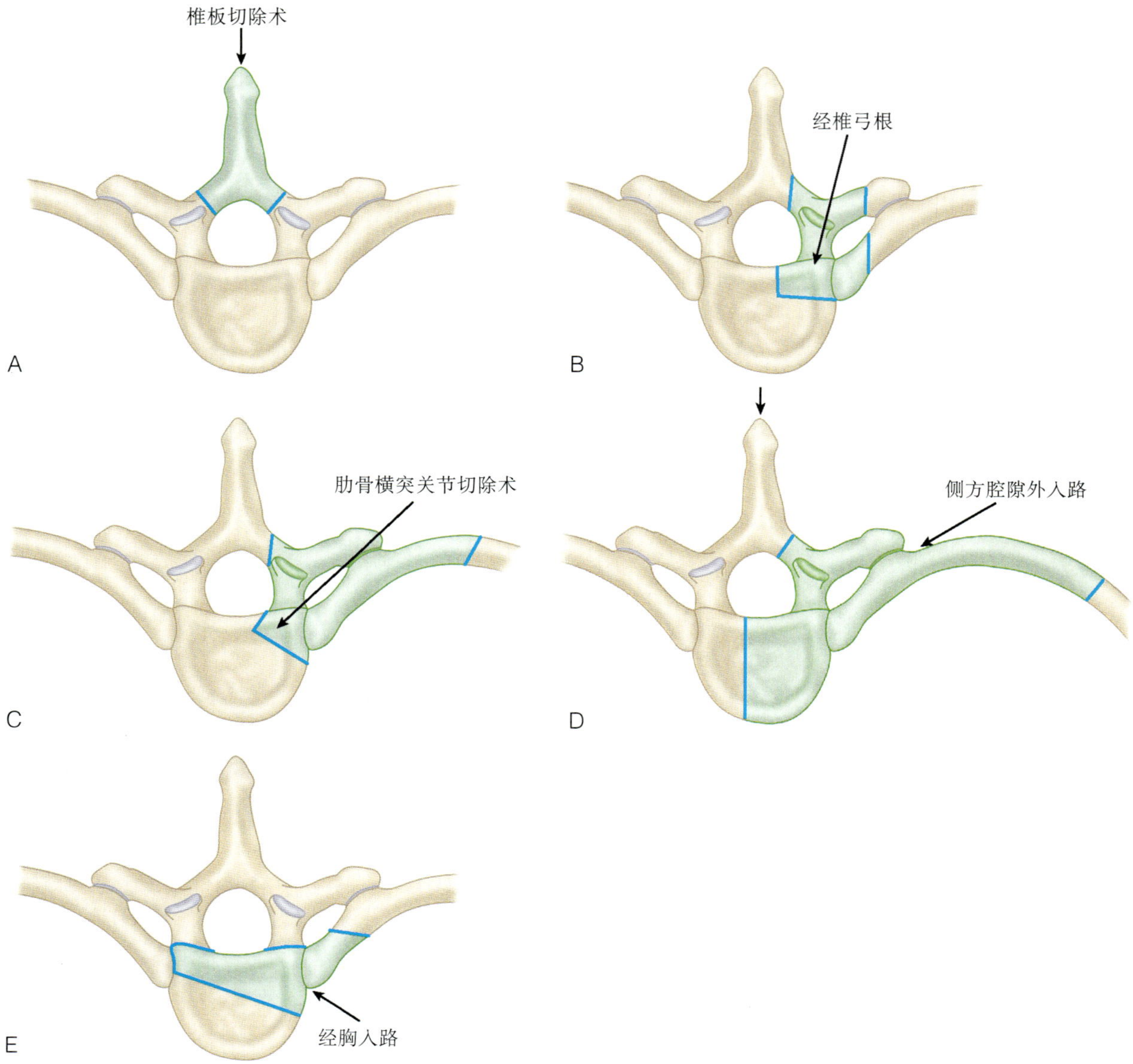


图 39-19 A ~ E. 标准的椎板切除术显露胸椎间盘（A）、经椎弓根入路（B）、肋骨横突切除入路（C）、侧方腔隙外入路（D）、经胸入路（E）

## 胸椎间盘切除术——前路入路

### 手术技术 39-12

- 手术采用全身麻醉，插管使用套管或 Carlen 管，使手术侧肺萎陷。
- 病人侧卧位，如果是中央型突出通常选择左侧前入路，这使手术操作更容易进行。
- T1 ~ 5 椎体间盘病变的皮肤切口沿第三肋走行，其他节段则要沿病变间盘上方第二个胸椎相应的肋骨做切口。选择切口位置时要参考正位 X 线片。
- 在肋骨的后端和前端骨膜下将其切断，置入肋骨牵开器。切下的肋骨留作以后植骨用。术者可根据熟练程度和操作习惯，决定采用胸膜内或胸膜外入路。胸椎应充分暴露椎体前面和对侧。
- 将大血管从锥体上游离。
- 在靠近大血管处而不是接近椎间孔处结扎节段血管。血管游离后，术者应该可以插入一根手指尖到椎间盘的对侧。显露椎间盘时，不要损伤 3 个以上节段的血管，以防脊髓缺血。
- 在胸腰段要从第 11 肋和第 12 肋上剥离膈肌附着。

为撑开椎间隙，通常切断前纵韧带。

- 如计划行融合术，那么应尽量彻底摘除椎间盘，利用手术显微镜或放大镜切除靠近后纵韧带部位的椎间盘，使用刮匙和咬钳等器械去除椎间盘直至后纵韧带处。然后将一手指放在椎间盘的对侧面，以防在清除对侧椎间盘组织时出现穿孔。细心检查后纵韧带是否有破裂或碎片脱出。只在必要时才切除后纵韧带。如果靠近硬膜处静脉丛破裂，可大量出血。
- 在切除椎间盘后，刮除终板上的软骨。
- 在一个椎体上开槽，而在相对的椎体上钻孔，以接纳植骨块。钻孔大小要足够，使之容纳数段肋骨，而骨槽每处只能容纳一根肋骨即可。然后移植髂骨、腓骨或肋骨于椎间隙。最大限量地植骨后，用结实的缝合材料将其捆扎。
- 常规缝合伤口．留置胸腔引流。
- 如果不准备进行融合，可采用另一种更加微创的椎间盘切除方法，就是采用手术显微镜进行操作。
- 同样，特殊解剖腔隙（腹膜后、胸膜后）的小切口入路可适用于 T10 ～ 11 ～ L1 ～ 2 的间盘突出（见第 37 章）。
- 在血管游离后，切除肋骨头，显露椎间隙尾侧的椎弓根和椎间孔。可用高速磨钻和椎板咬钳去除椎弓根，显露椎间盘的后外侧面。这样能够通过仔细的操作在硬膜囊的腹侧去除突出的椎间盘组织，但保留前部大部分的椎间盘，从而不需要进行融合。进行电视辅助下的胸腔手术（VATS）也可采用相似的技术，具体方法见 39-13。
- 去除责任节段上方 2 个节段相应肋骨的经胸腔入路，最高可用于第 5 胸椎。经胸做胸 2 至胸 5 椎间盘切除，最好切除第 3 或第 4 肋，并切断前锯肌、斜方肌在肩胛骨的附着点，提起肩胛骨。而 T1 ～ 2 椎间盘入路最好起自颈部，劈开胸骨。

**术后处理** 术后处理同开胸手术。胸腔引流管拔除后病人即可起床行走，禁止脊柱在任何位置做过伸活动。如果对植骨的稳定性有疑虑，应使用支架或石膏防止脊柱过伸。如手术仅摘除一个节段的椎间盘，则比较稳定，不需要固定。如果椎间盘摘除在一个以上，其术后处理与前路椎体切除加脊柱融合手术相同。如果没有进行融合，那么允许患者在疼痛能够忍受的范围内不戴支具活动。

### （三）胸腔镜下椎间盘切除术

显微外科和内镜技术已被用于胸椎间盘突出的前路摘除。因为这些操作技术上要求较高，所以应该由对此技术及内镜设备熟练的医生完成，并且要在有经验的胸科医生帮助下进行。最好先在尸体上或活的动物上进行训练。

#### 胸腔镜下椎间盘切除术

**手术技术（39-13）**

（Rosenthal 等）

- 患者取左侧卧位，这样可以从右侧进入，并使主动脉和心脏移向左侧。
- 沿腋中线按聚焦到病变椎间盘间隙的三角形方式插入 4 根套管。从其中 1 根套管中插入连接电视摄像头的带有 30° 光学角度的硬内镜，其他 3 根套管用作工作通道。
- 用 Carlin 管或相似的方法使肺部萎陷。
- 从椎间隙内侧部分开始切开壁胸膜，向上延伸至肋椎关节处。
- 保护并游离术野处的节段动脉、交感神经。
- 磨掉肋骨头和椎弓根的外侧部分，用椎板咬钳去除剩余的椎弓根，以增加椎管的显露。去除椎间盘间隙之尾侧椎体的上、后部分，以便能安全地去除椎间盘组织，将椎间盘组织拉向前方和下方，从而离开椎管而被切除。从切口插入内镜手术器械。
- 去除椎间盘后侧部分和后纵韧带，为了维持稳定性，将骨和椎间盘的切除区限制在椎间隙的后 1/3 和肋椎关节区。
- 常规胸腔闭式负压引流。缝合切口。

**术后处理** 只要对胸腔引流管耐受良好，患者可很快恢复活动。拔除引流管后，如患者行走良好就可以出院。

#### 小切口胸椎间盘切除术

**手术技术 39-14**

- 病人侧卧位，患侧朝上。

- 在预处理间盘区划一切口。如果遮挡椎间隙的显露，可切除长 5cm 的一段肋骨，或者有时能完成显露而不需要肋骨切除。
- 用手指钝性分离，走行于胸膜腔后，直到脊柱，接着安放微创拉钩系统，置于在预计处理的椎间盘和肋骨头周围。有时胸膜被打开，这不会明显的改变显露术野，因为牵开器能挡开通气状态下的肺组织。
- 在固定牵开器的辅助下，行胸廓切开术，完成开放性的椎间盘切除（可以采用各种方法）。
- 如果胸膜未破，手术完成后不需要放置胸腔闭式引流。
- 闭合肋骨间隙并逐层缝合切口。此入路可向远端延伸至 L1 ～ 2，需要将膈从肋骨和横突上推开。

**术后处理**　患者手术当天可恢复活动，并且患者行走良好就可以出院。

# 第六节　腰椎间盘疾病

## 一、症状和体征

虽然腰痛在人的一生中从 20 岁开始即已常见，但椎间盘病变及椎间盘突出在健康人中的高发期为 30 ～ 40 岁。大多数病人认为其腰腿病与创伤有关，但通常仔细询问病人可发现，在严重的腿痛发生前，病人已有几个月或几年的间断性腰病史。在大多数情况下，腰病的发作相对短暂，休息后疼痛缓解。疼痛常因用力、重复地弯腰、扭转或举重物而诱发，在有些病例中，无法问出诱发疼痛加重的因素。疼痛常开始于下腰部，向骶髂区域和臀部放散，甚至到大腿后侧。累及大腿后侧的这种疼痛，可由脊柱许多部位（包括椎小关节、后纵韧带、椎体的骨膜等）的病变引起。但放射至膝部以下的根性疼痛，常在受累神经根的支配区（图 39-20）。

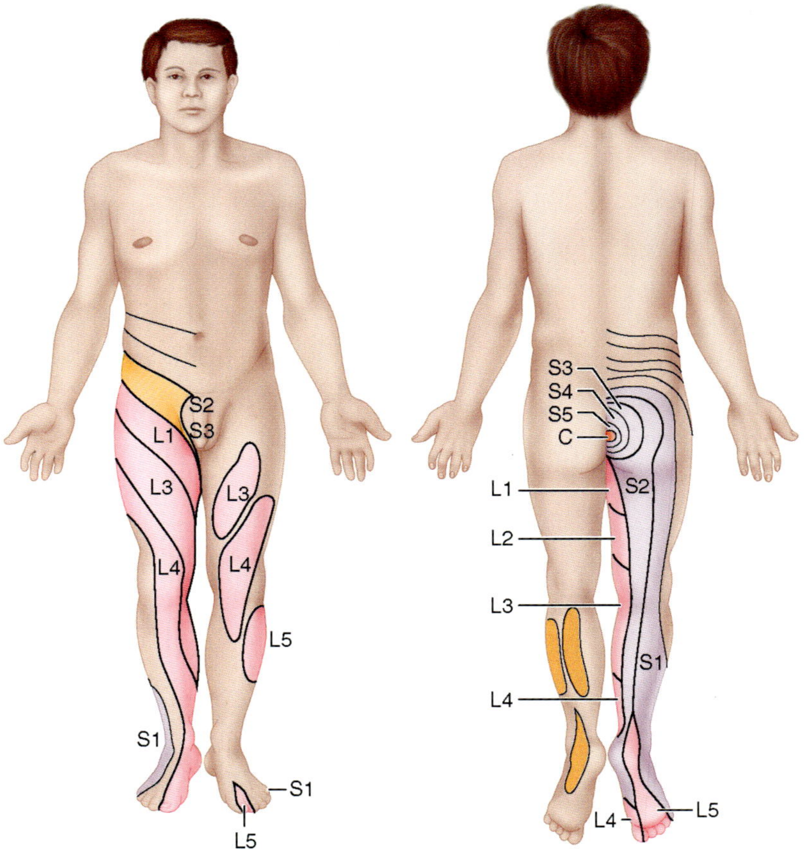


图 39-20　T12 ～ S5 神经根皮肤支配区简图

腰椎间盘突出的病史常为反复发作的下腰痛和臀部疼痛，短期休息后缓解。疼痛可由于弯腰而突然加重，表现为突然出现的比腰痛更为剧烈的腿痛。大多数的根性疼痛是由于椎间盘髓核组织突出压迫神经引起，且表现为与腰痛的疼痛程度相当或比腰痛更严重的腿痛。无论何时，当腿痛很轻而腰痛很明显时，做出腰椎间盘突出症的诊断就应非常慎重。由于椎间盘突出而产生的疼痛通常是间歇性的，活动时，特别是坐位时加重，休息后，特别是处于半卧位（semi-Fowler position）时缓解，而劳累、打喷嚏、咳嗽时加重。如果疼痛形式奇怪，或是持续性的，那么就应怀疑椎间盘突出症的诊断是否正确。

椎间盘突出的其他症状包括肌力减弱和感觉异常。大多数病人的肌力减弱是间歇性的，随活动而改变，且局限于受累神经根的支配区。感觉异常也不相同，且限定于所累神经根的支配区。当这些症状很广泛时，一侧椎间盘单纯突出的诊断就值得怀疑。

受累腿出现麻木、肌力减弱以及偶尔出现腹股沟区或睾丸的疼痛，可能与中央型或高位椎间盘突出有关。如果突出的椎间盘大或椎间盘突出的位置高，则可出现全马尾神经受压症状，即双下肢的麻木、肌力减弱、肛门周围疼痛、会阴区麻木及括约肌麻痹。病人大小便突然失禁时，应首先考虑此诊断。怀疑有马尾综合征或有急性中央型椎间盘突出时，诊断和治疗应积极进行。

由于是间歇性发病，因此腰椎间盘突出病人的查体所见可能是多种多样的。通常在疼痛急性发作时表现为椎旁肌肉明显痉挛，肌肉痉挛在行走活动时仍持续存在。腰椎可出现侧凸或倾斜，许多病人腰椎正常生理前凸消失。急性期过后，肌痉挛明显减轻。腰前凸消失可能成为唯一的体征。病变椎间盘节段的棘突可出现压痛点，在有些病人疼痛可累及外侧。

如果有神经根刺激征，一般以坐骨神经的走行为中心，可见于近侧的坐骨切迹和远侧的腘窝。除此之外，在膝部牵拉坐骨神经可产生臀部和大腿、小腿疼痛（即疼痛超过膝关节）。患侧直腿抬高试验常为阳性。直腿抬高试验阳性为直腿抬高时引出患侧臀部疼痛和超过膝关节的小腿疼痛；偶尔如果腿痛明显，病人则由垂直坐位转而将身体后倾，并采取三角架样姿势以缓解疼痛，就像常说的“无礼式坐姿”；直腿抬高引起对侧下肢疼痛应认为是椎间盘突出的特殊体征。若直腿抬高征阴性，则椎间盘突出的诊断值得怀疑，尽管老年患者的直腿抬高征可能为阴性。同样，如检查所见与椎间盘突出不相符合，或缺乏一致性，则通常是非器质性病变所致（见有关非特异性腰痛的讨论）。如果腿部疼痛，不管其时间长短，都可能出现受累肢体萎缩，表现为大腿或小腿周径的不对称。神经系统检查所见各不相同，这取决于受累的神经根平面（框 39-2 至框 39-4）。

单侧 L3 ~ 4 椎间盘突出通常压迫 L4 神经根，因为该神经在出 L4 ~ 5 椎间孔前，途经 L3 ~ 4 椎间盘。疼痛可位于小腿内侧，而麻木区在小腿前内侧面。胫前肌肌力可减弱，表现为足跟行走步态不稳。受 L2、L3、L4 支配的股四头肌和髋关节内

**框 39-2　L4 神经根压迫 ***

感觉损害：大腿后外、膝前和小腿内侧

肌力减弱：股四头肌（可变异）、髋内收肌（可变异）

胫前肌肌力减弱：反射异常、髌腱、胫前肌肌腱（可变异）

* 提示 L3 ~ 4 椎间盘突出或 L4 椎间孔处病变

**框 39-3　L5 神经根压迫 ***

感觉损害：小腿前外、踇趾和足背面

肌力减退：拇长伸肌、臀中肌、趾长伸肌和趾短伸肌

反射异常：通常无异常、偶尔胫后肌反射异常（难引出）

* 提示 L4 ~ 5 椎间盘突出或 L5 椎间孔处病变

**框 39-4　S1 神经根压迫 ***

感觉损害：外踝、足外侧、足跟、第 4 趾、第 5 趾间蹼

肌力减退：腓骨长肌和小腿短肌、小腿三头肌、臀大肌

反射异常：跟腱反射（小腿三角肌复合体）

* 提示 L5 ~ S1 椎间盘突出或 S1 椎间孔处病变

收肌群的肌力可能减弱，椎间盘严重破裂突出时，可出现肌肉萎缩。反射检查时可发现膝反射迟钝或消失（L2、L3、L4）以及胫前肌腱反射迟钝或消失（L4）；L4神经根支配的皮肤区域可出现感觉减退，其单独支配区位于小腿内侧（图39-20），自主感觉区位于内踝水平。

单侧L4～5椎间盘突出可导致L5神经根的压迫，此神经根的根性疼痛沿其支配的皮肤节段分布，如果存在麻木，也沿其皮肤支配区分布，位于小腿前外侧和足背及踇趾背侧。L5神经根的自主区位于第一趾蹼和第三趾背。肌力减弱的肌肉有拇长伸肌（L5）、臀中肌（L5）、或趾长伸肌和趾短伸肌（L5）。反射通常无改变，但也可能出现胫后肌反射迟钝，但这一反射很难引出。

单侧L5～S1椎间盘突出表现为S1根性病变，S1神经根支配区出现疼痛和麻木，包括外踝、足底和足外侧面，偶尔涉及足跟。小腿外侧面麻木，较重要的是足外侧和外侧3个足趾的皮肤麻木。S1神经根的自主区为第五趾背。肌力减弱可表现在腓骨长短肌（S1）、小腿三头肌（S1）或臀大肌（S1），但一般情况下，S1神经根病变肌力减退并不常见，偶尔见轻度肌力减退，表现为运动后上述肌肉易疲劳。踝反射常迟钝或消失。

侵及整个腰椎椎管的巨大椎间盘突出或大块中央型突出可引起腰痛、腿痛，偶尔出现会阴部疼痛。两下肢可以瘫痪，括约肌失控，踝反射消失。

95%以上的腰椎间盘突出发生在L4～5或L5～S1间隙。许多高位腰椎间盘突出病例直腿抬高试验阴性，但此时股神经牵拉试验阳性有助于诊断。检查时病人俯卧位，检查者将一手置于腘窝，屈曲小腿使膝关节成锐角，大腿前面产生疼痛即为阳性，应怀疑有高位椎间盘突出。另外，这类突出患者神经症状可较为弥散，而无明显的定位体征。

通常腰椎间盘突出症的神经症状在不同时间表现也不相同，因为卧床可减轻对神经根的压迫而使神经恢复正常功能，因此病人起立和行走时的神经症状比卧床休息几天后的症状明显严重。另外，各种保守治疗措施也能改变椎间盘疾病的体征。

对比性检查腰腿痛病人对发现典型的症状和体征非常重要，检查的结果常常会发生改变，检查中如发现体征加重即需要采取更积极的治疗措施，反之，症状和体征改善表示正在缓解。早期的症状或体征提示有马尾综合征或有严重的、或进行性加重的神经损害时，从一发病就应采取积极的治疗措施。

## 二、鉴别诊断

腰腿痛的鉴别诊断极为费时且复杂。鉴别的疾病包括脊柱本身的疾病，及引起腰腿牵涉痛的周围脏器病变。为简便起见，将引起腰腿痛的疾病分为脊柱内和脊柱外两大类。脊柱外疾病包括泌尿生殖系统、胃肠系统、血管系统、内分泌系统和脊柱以外部位的神经系统和肌肉骨骼系统的疾病。病变性质可为感染、肿瘤、代谢紊乱、先天性异常或老年性疾病。脊柱内疾病指原发于脊柱的疾患，包括发生于脊柱肌肉骨骼系统、局部造血系统、局部神经系统的疾病，病变性质为影响脊柱或脊神经的肿瘤、损伤、炎症、老年病和免疫疾病等。

虽然腰椎间盘病变是健康人群产生腰腿痛的主要原因，但我们必须非常谨慎，以免诊断错误，尤其要考虑我们先前讨论到的情况，即在无症状的患者中，椎间盘突出有很高的发生率。因此在确诊腰椎间盘突出症前，需要全面查体。有些疾病可以出现类腰椎间盘突出症的表现，如强直性脊柱炎、多发性骨髓瘤、血供不足、髋关节炎、伴应力骨折的骨质疏松、硬膜外肿瘤、周围神经病变和带状疱疹等。报道较少见，能引起坐骨神经痛且与椎间盘突出无关的疾病还有滑膜囊肿、腓肠肌内侧头撕裂、骶髂关节功能障碍、骶骨和骨盆的疾病以及坐骨结节骨折。

## 三、确诊性影像学检查

尽管可通过病史和物理检查做出腰椎间盘突出的诊断，但仍需要进行影像学检查以排除其他的病变，如肿瘤或感染。普通X线片在诊断方面的作用很有限，因为它无法显示椎间盘的突出或其他脊柱的损伤，但X线片可显示感染、肿瘤或其他的异常，因此，应该进行这一检查，尤其是在计划进行手术治疗时。当前，腰椎间盘突出最有效的检查手段是MRI（图39-21和图39-22）。由于MRI的出现，脊髓造影已较少使用了，尽管在某些情况下脊髓造影有助于显示某些细微的损伤改变。在进行脊髓造影后，应进行CT检查。

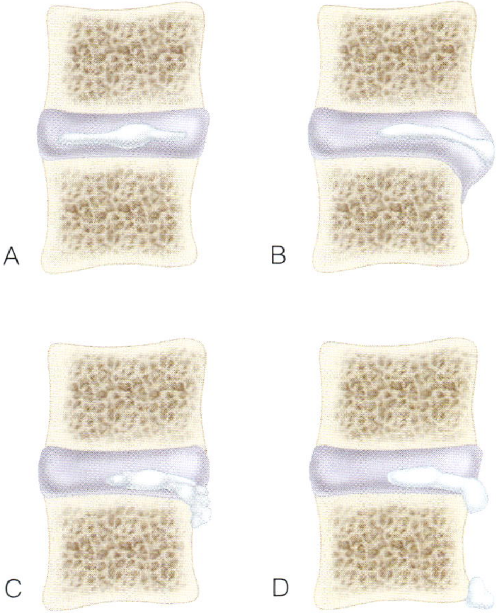


图 39-21 椎间盘突出的类型

A. 正常膨隆；B. 突出；C. 脱出；D. 脱落

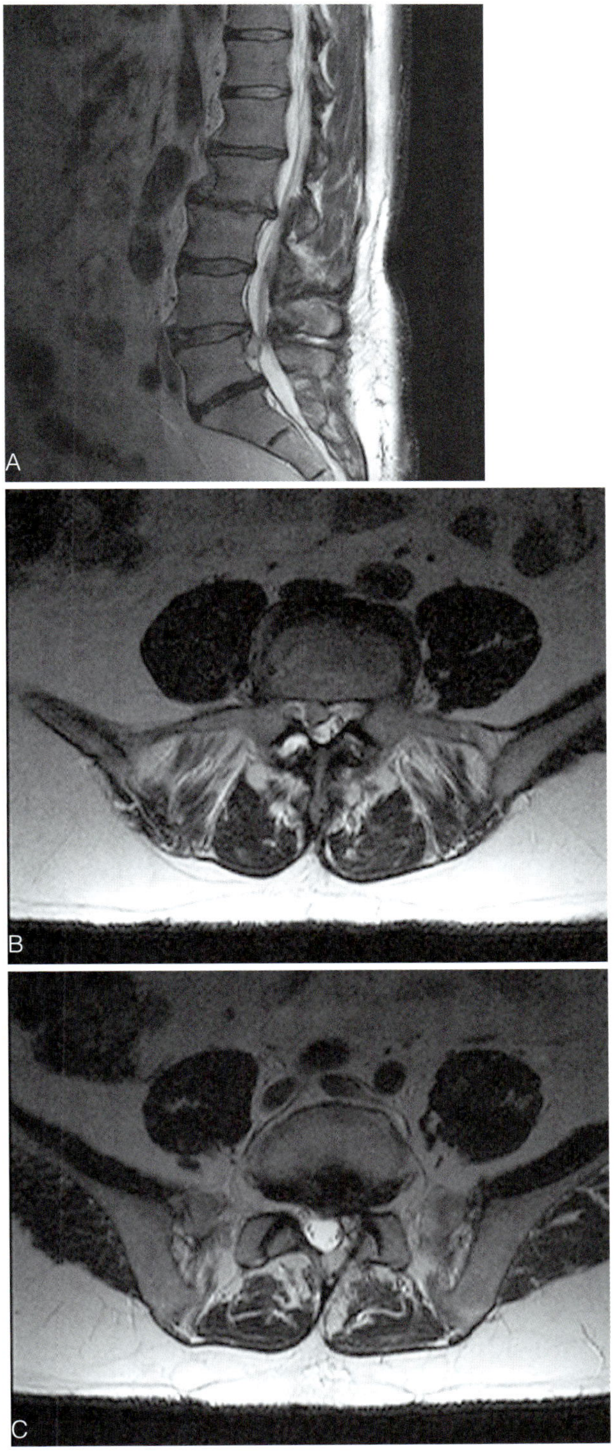


图 39-22 61 岁患者有 L5 神经根症状

A. MRI T2 加权上显示 L4 间盘脱落；B. MRI T2 加权上显示椎弓根处可见的间盘；C. 患者仍同样存在无症状的 L5 间盘突出

## 四、保守治疗

腰腿痛的非手术治疗方法五花八门，从简便的卧床休息至使用价格昂贵的牵引设备，所有这些治疗都报道了令人兴奋的治愈率，遗憾的是，其结果大多未经严格的科学论证。另外，由于椎间盘疾病自然病史的特征，发作时症状较重，然后不论是否治疗，症状可以缓解，病情最终也得以改善。此外，椎间盘病变似乎可引起多种不同的症候群，但研究却无法区分其与各种相关解剖结构和特殊病理过程的完全对应情况。

急性腰痛最简单的治疗方法是休息，卧床休息 2d 比长时期卧床休息的效果好。生物力学研究证明，半 Fowler 卧位（即屈膝屈髋侧卧位）并将一枕头垫于两腿之间能明显解除椎间盘和神经根压力，按摩和冷敷可缓解肌痉挛。用非甾体消炎镇痛药（NSAIDs）可减轻疼痛和炎症反应。大多数急性发作的腰痛对上述治疗反应良好。疼痛消失后，就应鼓励病人开始腹部和下肢的等长肌肉收缩练习。在感觉舒适的前提下，允许病人行走，但不主张坐，特别是开车。在疼痛允许的范围内继续一般的活动可使病痛恢复更快。

保持正确姿势和体位的训练，有助于病人在急性发作症状消失或缓解后恢复到其通常的活动水平，这种训练可采取多种形式，可单独进行也可集体进行。现在通常将这种类型的背部训练指导称为“背部训练课程”（back school），虽然这一名字很好听，但他们所提供信息的质量和数量参差不齐。Bergquist-Ullman 和 Larsson 及其他学者的研究表明，这种训练在初次发病时，对减少误工时间非常有帮助，但对降低症状的复发率或减少复发期的误工时间效果甚微。当然，背部练习指导与理疗相结合肯定优于安慰治疗。如果该恢复训练过程中症状加重，则应停止。

用于治疗腰腿痛综合征的药物多种多样，其疗效也各不相同。在门诊病人的治疗中，当前倾向于不用强镇痛药和肌肉松弛药，特别是对于慢性腰腿痛病人，尤为使然，因为药物治疗常常引起成瘾和加重抑郁。短期口服激素与口服抗炎药一样可有帮助。当阿司匹林无效或不能忍受时，有许多非甾体类消炎镇痛药（NSAIDs）也有疗效。可用于治疗下腰痛的非甾体类消炎镇痛药（NSAIDs）有多种。当患者有明显抑郁时，使用抗抑郁药如阿米替林可有助于减少睡眠紊乱和焦虑而不加重忧郁，此外，使用阿米替林后还可减少镇痛药的用量。

体疗应审慎应用，练习内容要适合病人的症状，而不是强迫病人进行一系列一成不变的活动。俯卧位被动过伸脊柱时症状可缓解的急性腰腿痛病人做过伸练习将有帮助，而不能行屈曲练习。过伸能改善症状，标志着保守治疗可望有良好的预后。而另一方面，被动过伸时症状加重的病人，行屈曲练习可能会改善。如练习时疼痛加重，就不应强迫病人进一步练习，这样有可能防止椎间盘进一步突出。任何能加重疼痛的练习均应终止，下肢练习能增加肌力和缓解背部的紧张，但也可加重下肢的关节炎，这些治疗的真正益处在于改善患者的姿势和身体的机械功能状况，而不是增加肌力。治疗下腰痛已有许多种方法。一些病人对经皮神经电刺激的效果较好，另外一些则牵引效果较好，牵引时可用轻至 5 ～ 8 lb 的卧床皮肤牵引或重达 100 磅以上的身体倒置牵引。还有些病人使用背部支具和腰围支撑可能有效。超声波及热疗也可用于治疗腰背痛。在这些方法中，有许多的科学效能尚未被证实。

正如我们前面所讨论的，腰椎间盘疾病的自然史是很有帮助的。尽管下腰痛能导致明显残疾，但大约 95% 的病人在症状初发的 3 个月内回到之前的工作岗位；若 3 个月内不能重返工作岗位，则被看作是预后较差的表现。长时间的残疾等同于重返工作岗位的可能更小。完全残疾时间持续 1 年，重返工作岗位的可能性降至 21%，而持续 2 年的残疾的病人重返工作岗位的可能性小于 2%。肥胖和吸烟同下腰痛明显相关，而且容易加重其症状。

## 五、手术治疗

保守治疗失败时就应考虑手术治疗。术前医生必须保证诊断正确，而且病人必须确认疼痛的程度和神经损害的情况需要进行手术。外科医生和病人都应知道手术的目的不是治愈，而是解除症状。手术既不能终止导致椎间盘病突出的病变过程，也不能使腰部恢复到以前的状态。术后仍需要保持良好的姿势和身体机械力学状态，不做包括反复弯腰、扭腰和脊柱屈曲位提重物等动作。如希望延长疼痛缓解期，则病人的生活方式需要做某些永久性调整。

椎间盘手术成功的关键在于病例的选择，最适宜手术的病人是单侧腿痛或疼痛主要集中于一侧的患者，其疼痛放射至膝关节以下，症状持续 6 周以上。经休息、抗炎治疗或硬膜外激素治疗缓解，但保守治疗至少 6 ～ 8 周后，症状又复发至最初的严重程度。目前的一些治疗方案要求进行试验性物理治疗，物理检查应能发现坐骨神经刺激体征和定位性神经损害的客观体征。CT、MRI 或脊髓造影检查应与查体确定的病变节段相符。

只有在出现马尾综合征伴有明显神经功能损害，特别是大、小便功能障碍时，才必须进行椎间盘摘除，且需要急诊手术。其他所有情况下，椎间盘摘除术应是择期手术，这样就允许全面检查，以明确诊断、病变部位和病人的生理、心理状态。若为解除痛苦而未进行合理的检查就仓促手术，术后病人和医生常常都会对此决定感到后悔。

无论选择何种术式治疗椎间盘突出，病人都应知道手术的目的是解除腿痛症状，而主要表现为腰痛的病人术后主要的痛苦可能并不能消除。

### （一）微创椎间盘切除术（mircodiscectomy）

虽然在局麻下行椎间盘手术并发症很少，但大多数仍选择在全麻下手术。病人体位因手术的方式和术者的要求而有所不同。目前流行采用的是特殊的体位架或改良的定制体位架，将病人置于改良的屈膝跪位，这样可使腹部悬空，以减轻硬膜外静脉扩张和出血（图 39–23）。医生使用头灯有助于侧隐窝的照明，因为很大部分手术的操作需要在侧隐窝处完成。应用放大镜能显著改善各种结构的辨别和显露，有些医生使用手术显微镜以进一步提高辨别能力。与放大镜相比，使用手术显微镜的首要优点是能给助手提供一个手术视野。应拍摄 X 线片以确认手术的节段正确。手术时要注意保护神经组织，硬膜外出血应用双极电凝止血。在伤口内的任何纱布、填塞物或棉片都应留有一端在伤口外。髓核钳应在允许深入椎间盘最大深度处做一标记，防止损伤椎间盘前方的脏器及主动脉。

**显微镜下腰椎间盘切除** 显微腰椎间盘切除已经取代了标准的开放式椎板切除，成为腰椎间盘突出症的首选方法。这个手术可以在门诊完成。其允许更好的照明、放大和一个小得多的切口，以获得更多视角。只需要有限的解剖，以减少术后疼痛，缩短术后住院时间。

显微腰椎间盘切除术需要一个 400mm 镜头的显微镜、各种各样的小角度及适当长度的椎板咬钳、显微器具、吸引器 / 神经根拉钩组合器具。手术时病人俯卧位，有一个先前描述的专门手术床可供使用（图 39–23），或病人可以放置在胸辊上。使用专用的手术床（如 Andrews 手术床）有几个优势：①专用手术床可以悬空患者腹部，减小腹部压力，进而减少术中硬膜外出血；②胸膝位可以最大限度减小腰前凸，使黄韧带紧张，进而扩大椎板间孔，减少椎板骨质切除；③该手术床占地面积小，方便主刀医生与助手使用显微镜，与此同时，使得术中透视更为方便，透视过程甚至不需要移动显微镜。

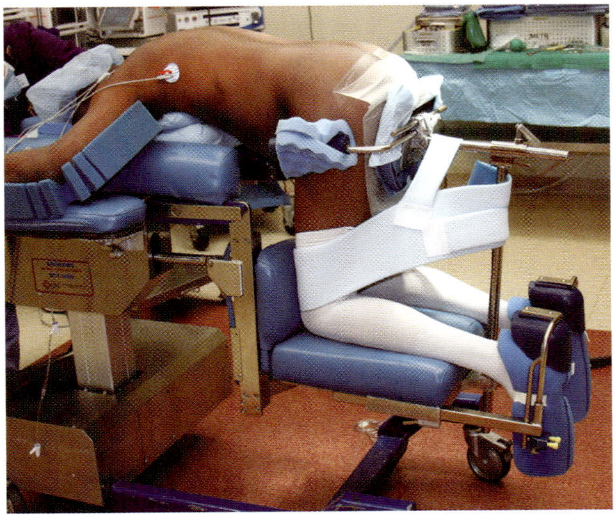

图 39-23 胸膝位下进行椎间盘摘除可使腹部完全免受外部压力

显微镜从切皮到关切口都可以使用，但最开始的解剖可以在直视下进行。患者侧位片用来确认手术节段，但与其相比，术中透视更为方便直接。微创腰椎间盘切除需要术中透视下安放通道牵开器，以便更为准确，进而减小切口。

### （二）内镜下腰椎间盘切除

内镜技术的应用使得患者住院周期更短、恢复更快。这些技术是内镜下而非显微镜下应用各类牵开器的小切口椎间盘摘除术。这样的话会留有另一种选择。各种应用系统都是独特的，其名字及特点由其技术原理及制造商定义，但基本原则均为小切口椎间盘切除。创伤较小的通道型牵开器同样予以应用，其常利用肌间隙入路，这样可以更少破坏和剥离软组织；尽管如此，到目前为止仍无客观证据支持其有更好的临床疗效。

**内镜下腰椎间盘切除术**

**手术技术 39–15**

**McCulloch 牵开器入路**

- 用 30ml 加入肾上腺素的 0.25% 布比卡因进行手术野（椎旁肌、皮下组织、皮肤）的浸润注射以镇痛、止血。
- 在预计处理节段上方，从上位椎体棘突中间至下位椎体棘突上缘做正中切口，长 1 英寸（25 ~ 30mm）（图 39–24）。
- 电灼术细致止血，直到筋膜。
- 使用电灼术正中切开筋膜层。在中线切口插入骨膜剥离器。在椎间盘突出侧，轻柔地向侧方移动，剥离深筋膜和从棘突及椎板骨膜下分离的肌肉。
- 在棘突上安放金属夹照侧位片确定手术处理节段。
- 使用 Cobb 剥离子轻柔地清理侧方肌肉附着，显露椎板间隙和椎板的两侧缘。仔细电凝止血。
- 放置合适长度的 McCulloch 牵开器（尽可能短的通道），整理牵开器阻挡片周围的组织，使牵开器尽可能缩窄，从而减小切口并保护软组织。

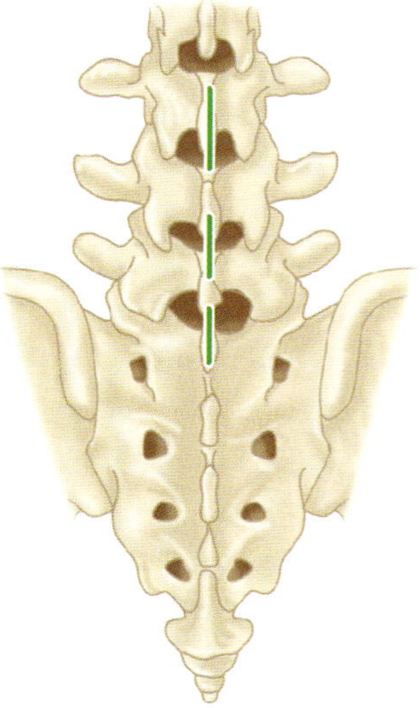

图 39-24 小切口腰椎间盘切除术

（引自：Gardocki RG：Microscopic lumbar discectomy. In Canale ST，Beaty JH，Azar FM，editors：Campbell's Core Procedures，Philadelphia，Elsevier，2016.）（见手术技术 39-15）

**通道牵开器入路**

- 同样，该入路可以通过通道牵开器实现，这样可以进一步减轻椎旁肌的损伤以及腰背肌筋膜层从棘间韧带的剥离。当磨除骨质时，需要弯柄磨钻，否则狭小的操作通道容易挡住视野。
- 透视下，置入一根 18 号穿刺针，方向为目标间隙，其距离棘突大约为未来使用通道半径的大小（如最终放置通道直径为 18mm，那么进针点则距离棘突 9mm），以保证通道置入过程不被棘突影响。穿刺针应正对目标椎间盘，因为未来置入通道即按照此穿刺针方向。一般来说，置入穿刺针的轨迹与下位椎体上终板延续最好，但这也取决于间盘突出的类型与位置。
- 用 10ml 加入肾上腺素的 0.25% 布比卡因进行手术野（椎旁肌、皮下组织、皮肤）的浸润注射以镇痛、止血。
- 做一个 20mm 长的切口，在其中央，用钝头导向针穿入筋膜层。越是年轻、健康的患者，导向针穿入的力量越大。不要用尖头的导向针穿入或者插入骨质，这样非常容易导致导向针穿入椎板间隙并损伤硬膜。
- 当导向针通过筋膜层置入恰当位置，沿导向针轻柔地置入第一个扩张套筒，并将其顶在头端椎板的后缘处，感觉像一个鼓包。随着筋膜层的扩开，导向针可拿掉。
- 逐级用扩张套筒暴露椎板间隙。每一个扩张套筒都可以用来剔除椎板间隙上的软组织。
- 通过固定臂将最终的通道牵开器固定在手术床上，透视并确保正对目标间盘，以便于后续显微镜调整视野。我们习惯用 14 ~ 16mm 直径的通道牵开器，当然，这取决于患者的体型及术者的技术。初学者可以试用 18 ~ 24mm 的通道。

以下的手术步骤适用于所有的内镜系统。

- 辨认黄韧带及椎板，用挂勺将尾端椎体椎板上缘的黄韧带掀起。
- 椎板咬钳咬除浅层黄韧带，辨认手术关键部——交界角，此处为上位椎板与上关节突内侧的移行部。在小开口切除椎间盘手术中辨认清楚此处非常关键，因为此处可定位相应椎弓根、走行根及椎间盘。椎弓根恰在此处外，走行根恰好在椎弓根内侧，椎间盘恰在此处及椎弓根的头侧。有时候需要磨除上关节突的内侧部分以显露此处。
- 使用高速磨钻去除头端椎板直到黄韧带起点，这样可以更好地完整去除黄韧带。在向中间移动的过程中永远记住韧带止于椎板。这使得用带角度的刮匙在椎板下部向中线分离韧带时更为简单。
- 当用刮匙将侧方黄韧带从尾端椎板上缘及头端椎板处分离后，用剥离子勾起黄韧带以便使用椎板咬钳。使用椎板咬钳时尽可能与神经根走行平行。最好按整块咬除，而非一口一口地咬掉。为了方便整块去除，可用椎板咬钳将黄韧带附着的骨质一起咬除，从尾端的交界角咬到头端的上关节突翻折（图 39-25）。
- 当黄韧带被去除后，椎弓根内壁可探。如无法探及，须在交界角处继续向外咬除骨质。一旦椎弓根内壁被确认，走行根可以在其内侧寻及，而椎间盘则在其头端。
- 神经根清晰显露后，小心向内侧牵开神经根。将神经根与破碎的椎间盘组织仔细解剖并分离。避免神经根过度牵拉。双极电灼止血。当确定神经根后，可轻轻滑动并向内侧牵开。若神经根难以滑动，考虑存在连体神经根。
- 使用钝性带直角钩的剥离子轻轻进行硬膜外探查，小心谨慎，避免损伤硬膜。小开口放大会使硬膜囊边缘看起来像神经根。
- 使用双极电凝时，确保只有一边与神经根接触，避免热损伤神经。手术中硬膜外脂肪不去除。
- 插入吸引器 / 神经根拉钩，其弯端转向内侧神经根下，拇指和示指把持拉钩，把持器的方向要恰当。当神经根被牵开后，可见纤维环，其为一个白色的、纤维状、无血管的结构。放大以后纤维环小的撕裂清晰可见。

- 用 Penfield 4 号剥离子扩大纤维环撕裂处，并用髓核钳取出椎间盘组织。不要将髓核钳置入太深，通常约 15mm，有利于将前方穿破和血管损伤的概率降至最低。移除视野内椎间盘组织，去除其他的疏松的间盘组织和软骨碎片。向下的压力有时会作用于邻近纤维环，最终将椎间盘碎片挤出椎间隙（图 39–26）。
- 去除可见的椎间盘组织。刮除其余松散的间盘及终板软骨组织。探查神经根与邻近硬膜周围是否残存间盘组织。用 Luer–Lok 注射器及未使用过的 8 号吸引器冲洗椎间隙。进一步止血。
- 椎间盘切除完毕时应包括：①侧隐窝充分减压；②带钩剥离子能够探查到上位椎体的下部背侧、椎间隙、下位椎体上部背侧甚至超过中线，均没有致压物突出到椎管；③带钩剥离子可以在走行根下转动探查而没有阻力；④走行根可以轻松地被剥离子向内或向外推动。能够看到硬膜波动是件欣慰的事情，但仅仅这样并不能说明间盘切除干净、椎管减压彻底。
- 如果未找见预期的突出间盘，复习术前影像学确定正确的节段和症状侧。同时在椎间盘水平放置金属标记，重复 X 线检查验证预期手术节段。注意节段发育变异可以改变椎体定位及影像学分析。
- 如使用 McCulloch 牵开器，用可吸收线常规方法缝合筋膜和皮肤。如使用通道牵开器，移除通道，

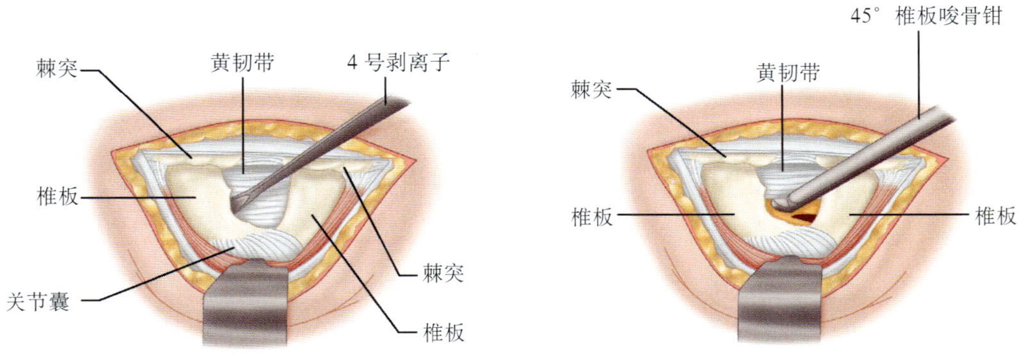


图 39-25 剥离黄韧带进入硬膜外间隙

（引自：Gardocki RG：Microscopic lumbar discectomy. In Canale ST，Beaty JH，Azar FM，editors：Campbell's Core Procedures，Philadelphia，Elsevier，2016.）（见手术技术 39–15）

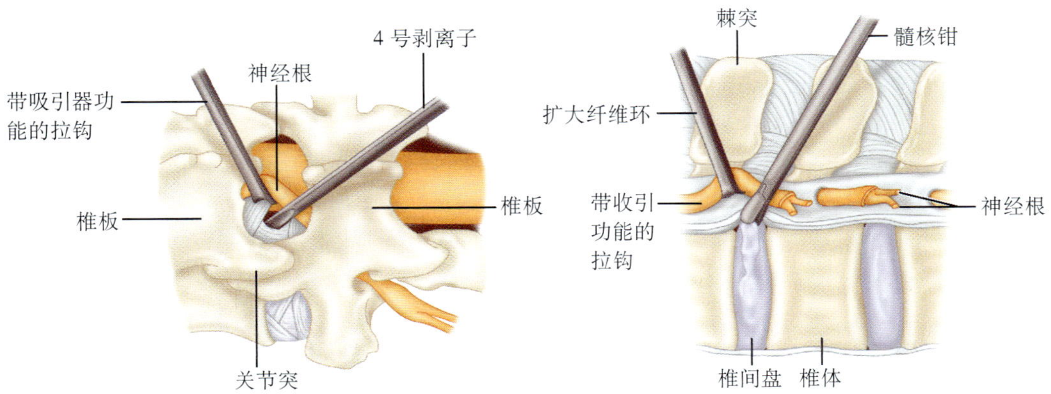


图 39-26 扩大纤维破口以方便去除髓核组织

（引自：Gardocki RG：Microscopic lumbar discectomy. In Canale ST，Beaty JH，Azar FM，editors：Campbell's Core Procedures，Philadelphia，Elsevier，2016.）（见手术技术 39–15）

进行皮下缝合即可，因为当椎旁肌肉收缩时被扩张而未被切开的腰背筋膜可以自行封闭，这特别像中国的套袖。

**术后处理** 术后处理与标准开放椎间盘切除术类似。通常情况下，这个手术是在门诊完成。手术开始时，症状侧椎旁肌内注射加入肾上腺素的 0.25% 布比卡因，和手术结束时额外布比卡因注射有利于术后即刻患者活动。我们更喜欢用皮肤胶而非辅料覆盖切口，这样患者手术当天即可以洗澡。患者术后切口愈合后即可活动，一般在术后 2 周左右。

### （三）其他的暴露技术

在巨大椎间盘突出，或有其他病变，如侧隐窝狭窄和椎间孔狭窄存在时，可能需要更广泛地显露神经根。一般情况下，合并的其他病变可在术前确定。如术前已了解病变范围，则可计划、选择好合适的手术入路。扩大显露的方法包括半椎板切除术、全椎板切除术和关节突切除术。在无法确认神经根时可能就需要采用半椎板切除术，这可见于神经根融合畸形时；全椎板切除术用于合并发育型中央椎管狭窄者，这在马尾综合征患者中很常见；关节突切除术用于椎间孔狭窄或严重的侧隐窝狭窄者。如果切除一个以上的关节突，应考虑进行融合，特别是在活动较多的年轻病人，如果在同一节段切除两个关节突和椎间盘，而椎间隙的高度正常，则更需要做融合手术。

偶尔有作者报告发现髓核突入硬膜内，当髓核特别大不能与硬膜分离或在椎间盘切除后硬膜内仍有包块时，应警惕此问题的存在，此时需要手术切开硬膜，摘除椎间盘。本法增加脑脊液漏和硬膜内瘢痕粘连引发并发症的危险。

极外侧型椎间盘突出可能需要显露椎管以外的结构（图 39–27），这一区域的显露需要去除椎管外侧位于上下横突间的横突间韧带，突出的椎间盘常位于神经根的前方，而神经根则位于韧带下方的脂肪团中。小切口手术是处理这种病变的很好方法。一个长点儿的通道牵开器是很有帮助的，将其准确地放在病变部位或者椎间孔处，则手术即可顺利实现。如果相应的关节并未增生肥大，且关节囊及横突间韧带可以被辨认的话，L5 以上的节段甚至可以不用去除任何骨质。

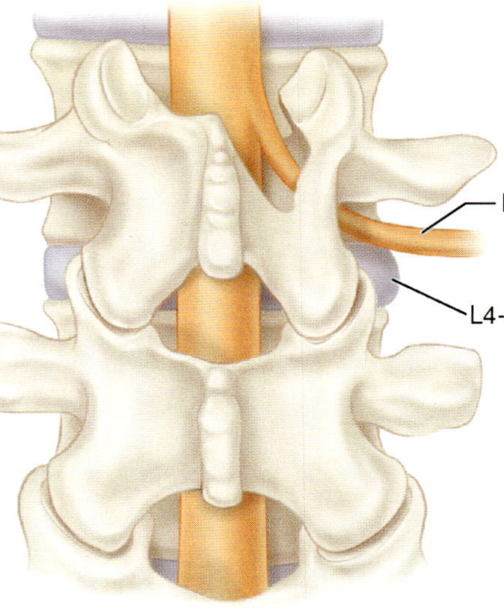


图 39-27 外侧入路切除椎间盘。打开 L4 椎间孔可显露神经根

## 六、腰神经根变异

在解剖研究中，几种神经根变异类型相对较为常见，但影像研究很少，提示它在临床上还有待认识。这种先天性的解剖变异可能是腰椎间盘手术愈后不好的原因之一，因为这种异常的、不被认识的神经根可能被损伤到。微创手术直视神经的范围更小，更需要关注。

解剖变异中，联合神经根是最为常见的类型。大量的解剖学研究显示，14% ~ 17% 的尸体中存在各种类型的联合神经根。临床上使用先进的影像学技术，例如脊髓造影或 MRI，仅能发现 2% ~ 5% 的患者中存在联合神经根。在解剖学上，联合神经根已经被分类（图 39–28 至图 39–31），可以分为三种类型，前两种可继续分型。1 型是两个神经根在一个鞘中出硬膜，1A 型为头侧神经根在近端的椎弓根下以锐角的方式出联合干，尾侧根穿过椎管同样在近端椎弓根下出来。如果头侧的神经根以 90° 出联合根，这就是 1B 型。2 型为两个神经根出同一个椎间孔，2A 型有一个空的椎间孔，2B 型为其中一个神经根的一部分出头侧的椎间孔，位于头侧的椎间孔为两个神经根同时占有。3 型为两个神经根之间有吻合网。这个吻合网经过椎间盘表面，在椎间盘切除过程中很容易损伤。

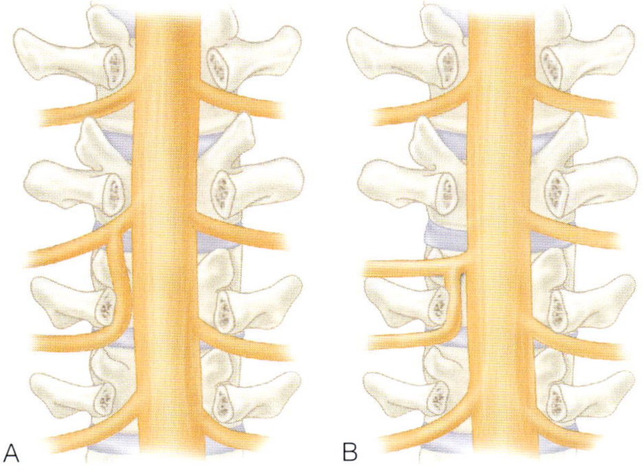


图 39-28　A. 1A 联合神经根；B. 1B 型联合神经根

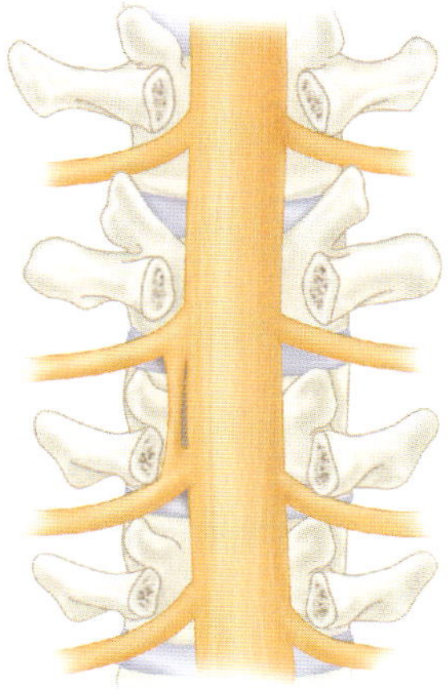

图 39-30　3 型联合神经根

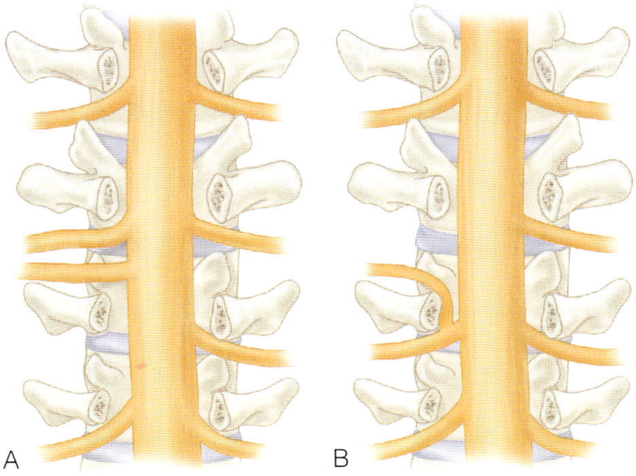


图 39-29　A. 2A 联合神经；B. 2B 型联合神经根

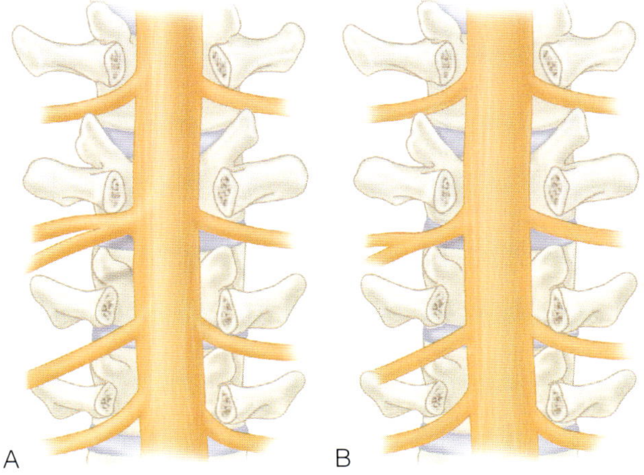


图 39-31　A 和 B. 叉状神经根

这种神经根变异可以造成影像学上的假阳性结果，可以和间盘膨出或突出相混淆。特别是间盘突出发生在不典型的位置，例如靠近椎弓根，或者信号强度有别于间盘组织，则联合神经根的诊断可以考虑。同时，如果患者有间盘手术失败的病史，这种诊断也可以考虑。这种神经变异不光可以因不经意的分开损伤，也可以因为过度牵拉造成损伤，因为联合神经根比正常神经根有更小的活动性。联合神经根常发生在 L5 和 S1 水平。第二种与联合神经根同样常见的变异为叉状神经根，这指单一神经根的分叉。增加对这种神经根变异的警惕性有利于降低神经损伤的风险和避免腰椎间盘突出的错误诊断。联合神经根患者手术治疗的愈后比正常人群的愈后要差。

## 七、手术治疗椎间盘突出的疗效

有关开放性腰椎间盘突出症的手术治疗已有一些前瞻性研究和大量回顾性综述，由于病人的选择、治疗方法、评价方法和随访时间长短不同，治疗结果和得出的结论相差很大，疗效良好者占 46% ~ 97%，并发症发生率从无到超过 10%，再次手术率从 4%到超过 20%。不同手术方法间的比较也反映出类似的结果。

在分析腰椎间盘手术治疗效果时，有几点非常重要。首先，病人的选择极为重要。许多研究表明病人的文化水平低与术后效果差有明显的关系，不管病变的严重程度如何，可靠的明尼苏达多相人格调查结果即 MMPI（癔症和疑病积分），是预测手术效果极为有效的指标。本次发病持续的时间、病人的年龄、有无明显的背痛、以前住院的次数、有无因公受伤的赔偿都是影响最终结果的因素。一项来自多中心治疗腰椎间盘突出症的研究试验(SPORT)报告，手术与非手术治疗 501 个病例及对照队列（743 人），结果是非常支持手术治疗，较之未接受手术的患者，接受手术治疗患者疼痛更轻，有更好的身体功能和更少残疾。尽管如此，脊柱患者治疗结果研究试验(SPORT)做出的结论正确性仍受到质疑，因为其存在随机意向治疗研究的高交叉率，而患者人群、非手术治疗、手术方式等同样存在变异。然而，该研究发现，长期随访（4 年）的手术疗效依然可靠，这点很重要。在近期退行性滑脱和椎管狭窄接受手术治疗的后续研究中发现，那些以腿部疼痛为主的患者较背部疼痛为主的患者预后更好。

### （一）椎间盘切除术的并发症

常规髓核摘除术和显微镜下腰椎间盘摘除术的并发症类似。一项大样本（2503 例）开放性椎间盘摘除术的治疗结果（表 39-2）显示，术后死亡率为 0.1%，血栓栓塞的发生率为 1.0% ，术后感染率为 3.2%，椎间隙深部感染率 1.1%，术后 5 例病人马尾损伤。腹主动脉或髂动脉撕裂也是这种手术罕见的并发症。也可能发生硬膜撕裂而导致脑脊液漏、假性脑脊膜膨出、脑脊液瘘管形成和脑脊膜炎，但这多见于再次手术的病例。显微镜下腰椎间盘摘除术与标准的椎间盘摘除术比较，其并发症的发生率似乎较低。

在一项针对 1326 例行脊柱手术患者的回顾性研究中发现，一共 51 例（4%）患者硬膜撕裂，其中 48 例发生在胸腰段后入路。术中出现硬膜撕裂或脑脊液漏出，可能造成假性脑脊膜膨出、脑脊液瘘和脑脊膜炎等严重问题。Eismont、Wiesel 和 Rothman 等提出了修补脑脊液漏的五个基本原则(图 39-32)。

1. 手术野必须无遮挡、无出血，显露良好。

2. 用圆针或反刃针及 4-0 或 6-0 的硬膜缝线，间断或连续褥式缝合修补硬膜，如裂口大或不能缝合，则做游离脂肪或筋膜移植修补硬膜。用纤维蛋白胶进行修复也有帮助，但不能封闭范围大的硬膜撕裂。

**表 38-2 腰椎间盘手术并发症**

| 并发症 | 发病率（%） |
|---|---|
| 马尾综合征 | 0.2 |
| 血栓性静脉炎 | 1 |
| 肺栓塞 | 0.4 |
| 伤口感染 | 2.2 |
| 化脓性脊柱炎 | 0.07 |
| 术后椎间盘炎 | 2（1122 例病人） |
| 硬膜撕裂 | 1.6 |
| 神经根损伤 | 0.5 |
| 脑脊液瘘 | * |
| 腹部血管撕裂 | * |
| 腹部脏器损伤 | * |

* 极少发生的情况（其中第 10 和第 11 项未见于 Spangfort 的研究中，但其他研究者有报告。）

（改编自：Spangfort EV：The lumbar disc herniation：a computer-aided analysis of 2504 operations，Acta Orthop Scand Suppl 142:1，1972.）

3. 采用反屈氏位（trendelenburg position）和 Valsalva 试验验证硬膜修补效果。

4. 椎旁肌肉和表面的筋膜应采用不可吸收线分层密闭防水缝合，术后不用引流。

5. 腰椎硬膜修补术后应保持仰卧位卧床休息 4 ~ 7d。如果怀疑修复可能有问题，应留置腰大池引流。

如术后站立时出现头痛，或在术后恢复期出现狂躁，则提示可能有未发现的脑脊液漏，可通过 MRI 检查进行确诊。

引流液中的葡萄糖测定并不是可靠的诊断方法。有时，假性脑脊膜膨出的囊性包块压迫神经根可产生持续性疼痛。以我们的经验，除了保持患者卧床休息外，其他几条原则也是有效的。紧密缝合切口，患者术后一天就能下地。如果有渗出，延长卧床时间并放引流有帮助。

用 18mm 及以下通道行椎间盘切除术的优势之一就是不怕硬膜撕裂。因为此类手术无效腔间隙特别小，对于没有神经根嵌顿的硬膜撕裂者，单纯应用纤维蛋白胶即可。我们随访了此类患者，术后没有出现头痛或者脑膜刺激症状。除此之外，我们推荐使用 3d 疗程的乙酰唑胺(Diamox)，该药物通过抑制碳酸酐酶减少脉络丛产生脑脊液，

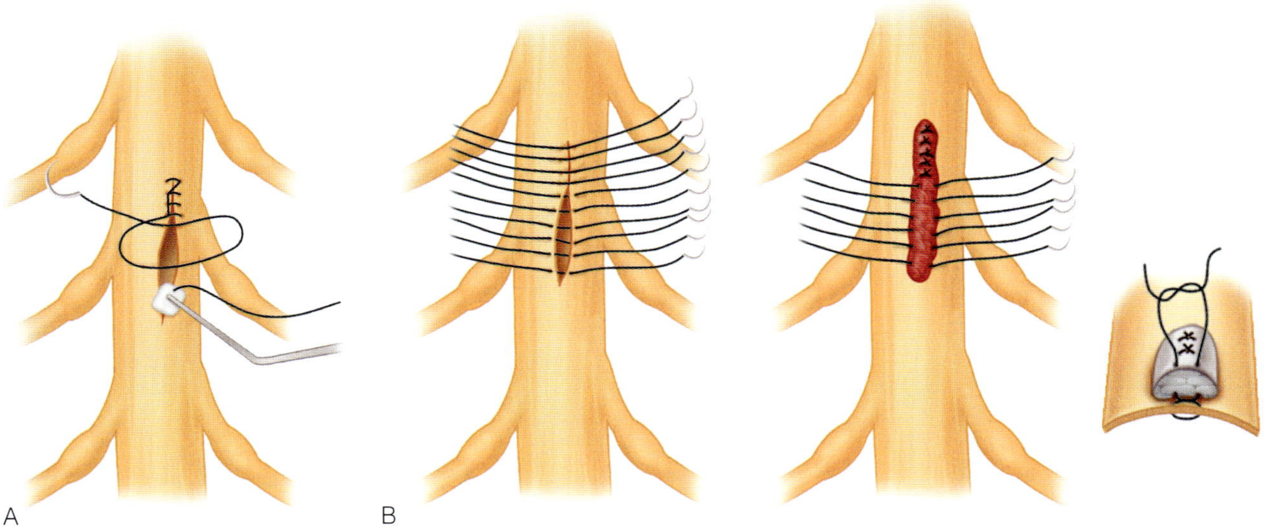

A B

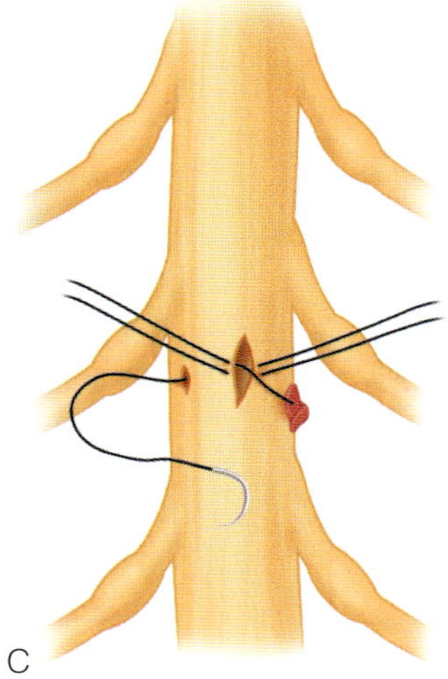

C

图 39-32 A. 用圆针、反向切割针或半圆弧针连续锁边缝合修复硬膜。缝合时应用细线。在吸除脑脊液保持术野干燥时，应用吸引器头和棉片对保护神经根特别重要。B. 也可用间断缝合法修复硬膜，每根缝线应留长末端，并以此末端再连一缝针，将缝线的两端同时穿过一片肌肉或脂肪，打结后将肌肉或脂肪压覆于缝合后的裂口处，以获得密闭防漏的效果。如硬膜组织不足，缝合后有可能使神经组织承受过大压力，应将一游离筋膜或阔筋膜或冻干硬膜移植片，用简单缝合法以合适大小的针脚、针距缝合于硬膜的撕裂缘。C. 如硬膜缺损较小，且发生于手术难以操作的部位，可采用经硬膜切开入路，从硬膜内将肌肉或脂肪块牵拉到缺损处，封闭脑脊液漏。在硬膜中央部位切口的大小应能满足从硬膜囊内显露缺损。然后，以标准的防水方法缝合硬膜切口

进而降低其压力，这与该药物防治高山病是同一道理。如果患者存在体位性头痛，建议术后平躺72h。

### 纤维蛋白胶硬膜修补术

硬膜的修复可用纤维蛋白胶加强。压力试验表明，未用纤维蛋白胶修复的硬膜，术后第 1 天可承受的压力为 10mm $H_2O$，7 天后达到 28mm $H_2O$；而应用纤维蛋白胶后，术后第 1 天可承受的压力为 28mm $H_2O$，第 7 天达 31mm $H_2O$。纤维蛋白胶还可用于其他部位的难以控制的出血，或难以进入修补的部位，如硬膜腹侧的撕裂。纤维蛋白胶是硬膜修补术的辅助手段，应尽一切努力实现初次修补成功。纤维蛋白胶在经肌间隙入路的通道手术也很有用，因为死腔小，纤维蛋白胶可以有效阻止脑脊液漏。

#### 手术技术 39-16

- 将局部用凝血酶 20 000U 与 10% 氯化钙 10ml 混合，用注射器抽取该混合液。
- 用另外一个注射器抽取 5U 的冷凝蛋白，将二者等量注射到硬膜修复处或撕裂处。
- 使纤维蛋白胶达到凝胶状黏稠度（框 39–5）。目前已有成套的药剂盒市售。

### （二）游离脂肪移植术

游离脂肪移植预防术后瘢痕粘连的效果优于明胶海棉。目前进行游离脂肪移植的理由似乎是易使再次手术容易操作，但游离脂肪移植减少瘢痕的益处及其与预防术后疼痛的关系，到目前为止尚未得

**框 39-5 纤维蛋白胶**

**成分**

2 瓶局部用凝血酶，每瓶 10000U

10ml 10%氯化钙

5 单位冷凝蛋白

2 个 5ml 注射器

2 个 22 号脊髓穿刺针

**操作注意事项**

1. 凝血酶不能与盐水接触
2. 将凝血酶与氯化钙混合
3. 将混合液抽入注射器内
4. 用另外一个注射器抽取冷凝蛋白
5. 等量应用混合液和冷沉淀物至修复处
6. 使纤维蛋白胶达到凝胶状的黏稠度

到证实，降低再次手术难度的作用也未得到确认。游离脂肪移植有助于防止脑脊液漏，但在应用游离脂肪移植覆盖大的椎板缺损时，应慎重，因为有学者报道在术后早期可产生急性马尾综合征。我们通常只将游离脂肪（或筋膜）移植用于硬膜的修补和椎板的小块缺损，此时骨质可对移植物提供支撑。Jensen 等的研究发现脂肪移植减少了硬膜瘢痕的形成，但不能减少神经根瘢痕的形成。临床效果未得以改善。

游离脂肪移植方法简单，在手术结束、缝合伤口前，取一大块皮下脂肪，垫入椎板缺损处，即可完成操作。如病人瘦弱，可在臀部另做一切口，切取足够的脂肪填充缺损。

## 八、腰椎间盘翻修手术

诊断间盘突出复出比首次诊断间盘突出的难度大得多。间盘再次突出的临床表现可能与首次突出相同，但通常伴随更严重的轴性痛。大多数复发发生在手术之后的相对早期——大约术后 6 个月内。迄今为止，非手术治疗技术据报道可以减少 3% ~ 7% 的患者腰椎间盘突出复发。特别是，切除更多的间盘并不能减少这种并发症，而且可能损害节段的活动性。增强 MRI 有助于诊断腰椎间盘突出再发。但是，区分硬膜旁的瘢痕和小的复发突出常十分困难。至于患者在间盘切除术后有没有很小的改善，诊断就会更为困难。除了间盘突出复发，还要考虑可能的最初诊断错误、节段错误，神经根变异、脑脊液漏和感染。

关于复发的手术治疗，原则是确定并保护神经根，切除间盘的方式与首次相同。手术显露的范围应该更大，尽管大多数可以在门诊完成。

### 腰椎间盘切除翻修术

**手术技术 39-17**

- 该技术为最常用的翻修手术，当然，该技术同样可应用于初次手术。
- 背部准备要彻底，触诊确认 L3 ~ S1 各个节段的棘突。在责任节段及责任侧椎旁肌浸润注射混有肾上腺素的 0.25% 布比卡因。
- 以责任节段为中心，取正中 4cm 切口，切开棘上韧带，沿棘突、椎板骨膜下剥离椎旁肌。
- 通过自动牵开器或者在助手的帮助下牵开椎旁肌，显露责任间隙。
- 透视确定间隙准确无误。
- 双极电凝、骨蜡、压迫等法进一步止血，将需要手术的部位充分暴露以确认组织结构。
- 首先确定正常组织，用刮匙仔细地从椎板边缘刮除瘢痕组织，必要时进一步去除骨质以显露正常硬膜。
- 如果对神经根的位置和形态有疑问，需要先确认上下椎弓根，再从椎弓根分离确认神经根。这样就可在硬膜和瘢痕之间分离出一个正常的间隙。该过程需要耐心，小刮匙跟 Penfield 剥离子很有帮助。用双极电凝仔细止血。
- 一旦神经根的侧方间隙确认，将神经根及硬膜瘢痕作为一个整体，用刮匙将其从椎管腹侧壁拨开。这通常恰恰在突出间盘上方。
- 摘除病变椎间盘，仔细检查神经根、硬膜和后纵韧带，看是否还有残余组织未被清理。当然，侧隐窝需要充分减压。
- 除非术中的解剖分离造成脊柱不稳定或术前已明确有引起症状的脊柱不稳，而且这种不稳定能够手术纠正，否则一般不做脊柱融合术。
- 如果初次手术应用通道技术（见手术技术 39-15），则返修时仍可应用该技术。

**术后处理** 术后处理同椎间盘切除术（见手术技术 39-15）。

## 九、椎间盘切除和融合

Mixter 和 Barr 首先提出在切除椎间盘的同时应做腰椎融合术，在此后前 20 年，此种方法盛行一时，最近，有学者比较了单纯椎间盘切除和融合术两种方法的结果，他们认为在治疗单纯的椎间盘突出时，附加融合手术几乎没有太多好处。这些研究确切地显示脊柱融合的确增加了并发症的发生率，延缓了康复。腰椎融合术的指征应区别于因根性痛而切除椎间盘的指征。

# 第七节 胸、腰椎融合术

融合腰骶部治疗退变性、创伤性和先天性病变现在已非常普遍。在不同的矫形外科中心，脊柱融合的指征、手术方法及术后护理都有所差别。许多骨科医生选择后路融合术，对横突间植骨融合的方法通常做一些改进，使用大量的自体髂骨移植。内固定也可以与后路融合术合并使用。使用器械固定前，有关此器械的现状，包括 FDA 对此器械的使用危险性、适应证和许可，应向病人仔细、全面地加以交代。常用的方法是后外侧融合或横突间融合，可以单独使用，偶尔也可以与前路融合术结合应用，可以同时应用或者不应用后路内固定。而其他的医生更喜欢经后路、前路、腹膜后或者经腹膜入路进行椎体间融合。

对于腰椎融合，一些特殊的病人最好选择哪种方法还存在争议。必须根据整体病理变化选择治疗方法，特别是生物力学、不同融合方法愈合的可能性和外科医生的经验。基于整体的病理变化，必须考虑到病变节段脊柱和神经因素，这样才能在神经减压后需要增加稳定性和促进愈合之间找到适当的平衡。就某一具体病人而言，在确定了最佳的治疗方案后，还存在如何选择最好的手术方法来实施这一治疗方案方面的问题（例如选择开放手术还是选择微创手术）。

## 一、前路胸腰椎融合术

### （一）经胸入路胸椎融合术

经胸入路胸椎融合术，从胸腔直达 T2 ~ T12 椎体。中胸段是最容易暴露，向上或向下暴露的局限性就会变大。

**手术技术 39–18**

- 暴露目标椎体，此手术技术在第 37 章中有所描述
- 确定责任间隙，用尖刀切除椎体外侧 2/3 的椎间盘。
- 在显微镜下，小心用椎板咬钳和刮匀移除残余间盘组织。
- 摘除椎间盘和其他残留物后，刮除软骨终板，避免穿透骨皮质。
- 填充骨移植物，准备结构自体骨移植或者骨钛笼。
- 可使用内固定器械。
- 放置胸腔闭式引流管并逐层缝合。

**术后处理** 患者术后可以很快下床活动。当引流管有极少量的液体流出并无气体排出时即可拔管。最初离床活动时可以带支具例如 Jewett 支架或者胸骶椎矫形器。当疼痛缓解且影像学证明椎体已融合时支具可以摘下。

文献报道胸腰椎前路融合术适应证有许多。笔者医院掌握的适应证包括感染清创、结核或肿瘤切除、脊柱后凸的矫正、脊柱侧凸、骨折后神经减压及不适合后路融合时。在少数情况下，笔者也曾用前路融合治疗脊柱滑脱和椎间盘内紊乱。Hodgson 和 Stock 所描述的治疗结核的入路在大多数情况下都可以使用（见第 42 章）。

### （二）腰椎前路椎间盘切除和椎体间融合术

对下腰痛的合理正确治疗必须依靠准确的诊断。此区域的疼痛综合征有许多，但一直存在诊断方面的误区。选择治疗方法取决于病人的生理状况和精神状态以及参与治疗的外科医生的经验。半椎板切除及神经根减压术仍然是治疗持续下腰痛最常用的方法。对于前方或后方结构的持续不稳定，辅助后路或后外侧融合通常能够取得满意的效果。

按上面提到的标准手术方法进行治疗后，仍有一部分病人不能成功。下面陈述了椎间盘手术后导致症状持续存在的原因。

- 诊断错误
- 椎间盘突出复发（因为摘除不彻底）
- 椎间盘在另一个平面突出

- 神经根骨性压迫
- 神经周围粘连
- 椎体节段不稳定
- 精神性神经病

对这部分病人，目前可使用肌电图、心理状态的估价、椎管 CT 造影和 MRI（钆增强或不增强）检查，也可使用椎间盘造影术来提高正确诊断率。最后，鉴别性脊髓麻醉可能对鉴别疼痛类型有帮助。

对于后路融合手术失败的病人，如果牢固融合能够减轻疼痛，在原则上，若没有上述的其他病理因素，可考虑进行前路椎间盘切除和椎体间融合。前路手术融合率报道不一，成功率在 36% ～ 90%。尽管术后长期缺乏随访，但 80% ～ 90% 的病人疼痛缓解。

其手术适应证包括：①脊柱不稳定引起腰背痛和坐骨神经痛；②各种类型的脊柱滑脱；③多次脊柱后路探查造成的疼痛；④后路融合失败。应用 3 块楔形髂骨块植骨治疗退行性疾病，使用一块状植骨治疗脊柱滑脱均取得较好效果（图 39–33）。

## 腰椎前路椎间融合术

### 手术技术 39–19

（Goldner 等）

- 病人全麻下取 Trendelenburg 体位。
- 经腹膜后入路到达椎体，辨认腰大肌、髂动静脉、及左侧输尿管。如果融合超过 3 个椎间隙，输尿管要牵向左侧。
- 触诊确定骶骨岬。
- 在腰椎的椎前筋膜下注射生理盐水，抬起交感神经链以便于分离。
- 把左髂动、静脉牵向左侧，以显露腰骶椎间盘。
- 显露 L4 椎体间隙时，把左侧的动静脉和输尿管牵向右侧。
- 切开并剥离前纵韧带，形成一基底朝向左侧的韧带瓣。
- 用缝线在韧带瓣上做一标记并将其牵开，以进一步保护血管。
- 用一薄骨刀从椎体软骨板上分离椎间盘和纤维环，再用髓核钳和大刮匙将其清除。
- 彻底清理椎间隙向后直到后纵韧带，而不触动骨质，这样可以保证在准备好植骨面前出血最少。
- 最后，用骨刀切除椎体的软骨板直到骨面出血。
- 在椎体相对的面上切出一些浅切迹并用卡尺仔细测量其大小和距离。
- 自髂骨翼取植骨块，为了坚固地镶嵌要使其略大于切迹（图 39–34）。
- 将脊柱过伸，插入多块植骨块，然后将过伸体位恢复。
- 用双极电凝止血效果较好，但要注意不要烧灼腰骶关节前面的交感神经纤维。在这个地方最好使用银夹。

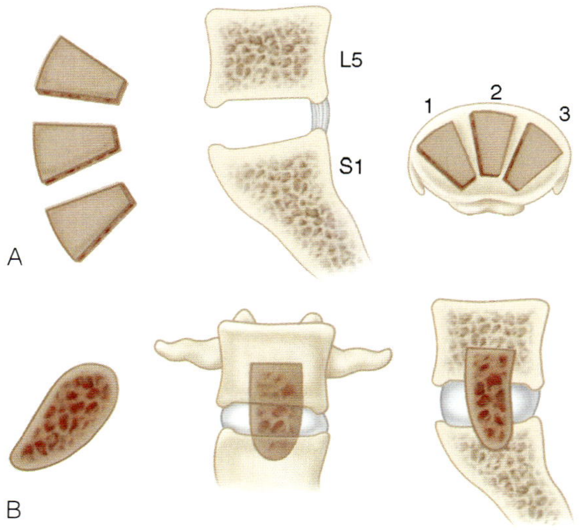


图 39-33 Freebody 的下腰椎椎体间融合手术方法

A. 用于退行性疾病的方法；B. 用于脊椎滑脱的方法

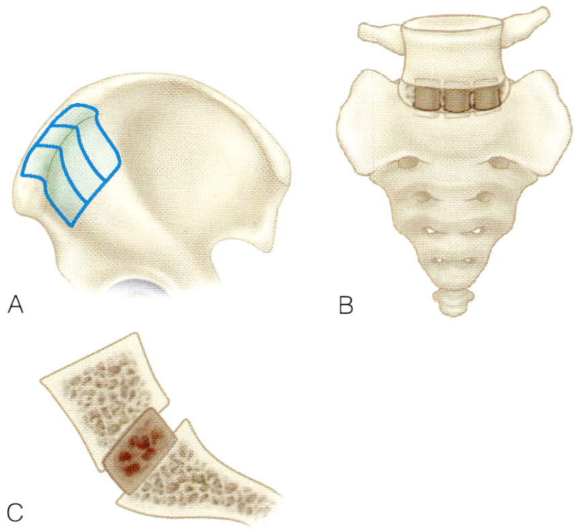


图 39-34 Goldner 等的腰骶关节前路椎间融合手术方法（见手术技术 39–19）

- 完成融合后，用可吸收缝线缝合各层。
- 估计失血量并补足。

**术后处理** 须用鼻胃管吸引约 36h，进行胃肠减压。注意加强下肢运动，防止病床依赖和血液淤积。长筒袜、间断收缩的长筒靴和低分子肝素都可用来预防深静脉血栓形成。术后第一天开始在床上做直腿抬高锻炼，必须一直坚持。术后在使用腰围制动的情况下，允许病人坐起和行走。出院前摄 X 线片作为判断植骨融合情况的参照标准。3 个月后拍摄站立的侧弯和屈伸位 X 线片，检查融合是否成功。术后第 6 和 12 个月各摄 X 线片复查一次，直到 1 年才能确定融合是否牢固。怀疑有假关节形成时，拍摄断层 X 线片有助于评价是否存在假关节。

笔者单位医生通过腹膜后入路显露 L2、L3 和 L4 椎间盘。对于 L5 和腰骶椎间盘，如果需要充分的前路显露，有些人喜欢经腹膜入路。这些入路，特别是在中线经腹膜入路后，深静脉血栓发生率比常规脊柱手术要高。尽管对这种并发症的预防治疗可能无效，但还是应该采取适当的预防措施。

### （三）微创前路腰椎椎间融合术

在普通外科和胸部外科领域，由于腹腔镜外科技术和电视辅助胸部外科（VATS）技术的出现，有许多手术在减轻疼痛、缩短住院时间和术后恢复时间方面的效果都得到显著改善(图 39–35)。同样，腹腔镜和 VATS 技术用于前路脊柱外科，也取得了明显的效果。电视辅助下胸胸腔镜技术见 39–13。对于这种技术，笔者的经验有限；目前，其应用较少，因为其存在一些灾难性并发症。

经腹膜的腹腔镜下腰椎内固定器械和融合技术也正在研究和开发之中，目前已有几种系统可以使用。这些系统能进行椎间盘切除，并将充填自体骨的带有螺纹的圆柱形和梯形椎间融合器置入椎间隙，典型使用的部位是 L5 ～ S1 和 L4 ～ L5 椎间隙。尽管目前病例数不多，但通过采用这种技术，确实已经证实能够有效地完成前路椎体间融合和椎间隙的撑开。然而，这些技术看起来需要多加学习才能掌握。VATS 和腹腔镜的操作都应由一名对这些技术有经验的外科医生来施行，以减少潜在的严重并发症。手术最终的成功还有赖于正确的诊断及病例的选择。每种器械都有自己特殊的使用说明，为每个特殊器械的使用提供参考。

**经皮前路椎间融合术——侧路显露 L1 至 L4 ～ 5**

侧前路椎间融合术和极外侧入路椎间融合术均能通过微创侧路径实现（见手术技术 37–16）。然而，

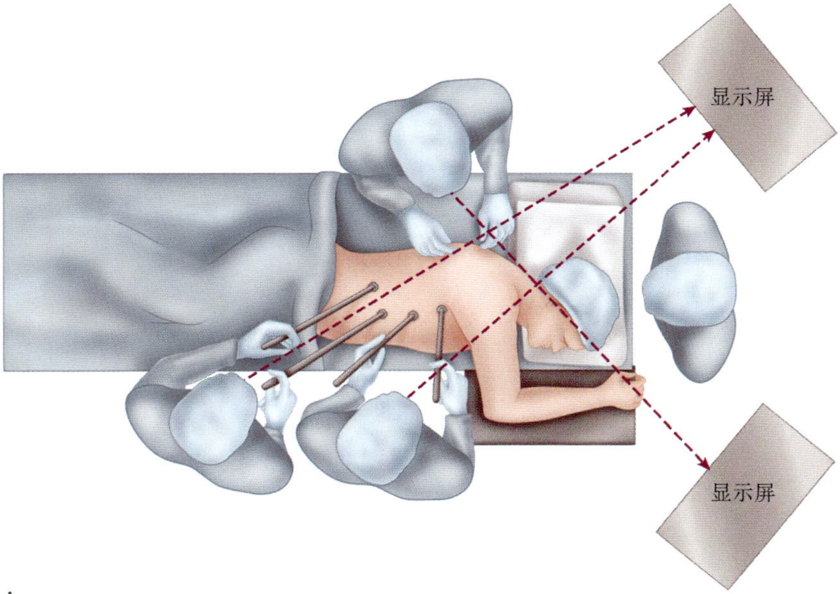


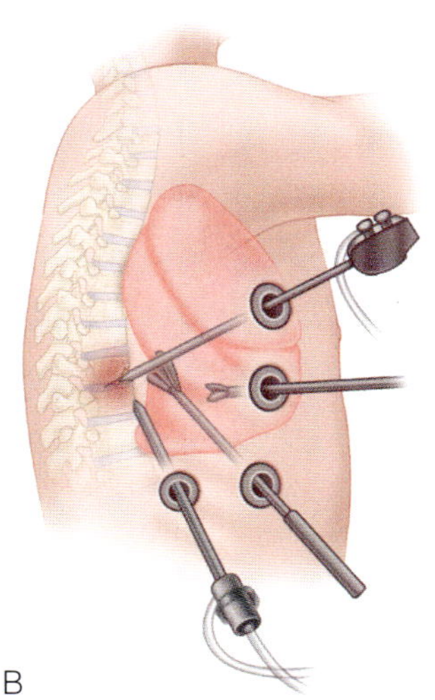


图 39-35 电视辅助的胸外科手术（VATS）用于前侧松解和椎间融合
A. 病人左侧卧位和入口位置标记；B. 入口

通过小切口扩张系统所实现的微创间盘切除和融合技术有特定的学习曲线。据报道，有 22% 的患者在接受侧前路微创和外侧入路融合时发生了神经损伤和刺激。为了避免此类并发症，应该着重加强对手术“安全区域”知识的了解和小切口扩张系统的熟练使用。

**手术技术 39-20**

- 通过前后位及侧位影像，明确恰当的扩张器置入点（见手术技术 37-16），插入到间盘前侧一半的中心位置。
- 开窗充分足够植骨。
- 切除间盘。
- 保留椎体后侧纤维环。
- 用 Cobb 剥离子处理椎体前方纤维环，刮除间盘组织以保证足够植入骨量。
- 置入大小充分恰当的移植骨块。
- 充分冲洗伤口。
- 小心移去扩张器，拔出时，仔细观察肌肉的覆盖及出血点并及时止血。
- 逐层缝合筋膜和皮下。
- 可用皮下缝合法缝合皮肤。
- 做后路内固定保证脊柱稳定。

## 二、后路脊柱融合术

脊柱后路融合术一般基于 Hibbs 在 1911 年提出的原则。在 Hibbs 手术方法中，通过在邻近的椎板、棘突和关节突上叠放大量小骨片来实现融合。在胸椎，融合区一般向外侧延伸到横突尖，这样，此处椎体后部的皮质骨和松质骨可以用来扩大融合区域。除非显露并辨认出骶骨，否则肉眼很难对脊椎进行准确的定位。对于骶骨以外的其他腰椎节段，尽管有可能根据棘突、椎板和关节突的解剖学特征来确定腰椎节段，但通常情况下，还是建议术中用标记物拍 X 线片进行定位。有时术前拍带标志的定位片，即在皮肤表面放置金属标志或画线来确定平面。笔者推荐一种术中定位方法，在术野中把一个足够大的标记物夹在棘突摄片定位。标记物位置越接近棘突基底，定位就容易，也越准确。尽管可移动的 X 线机所拍的 X 线片的质量有时会造成辨认困难，但在手术床旁的侧位或前后位 X 线片，与质量好的术前 X 线片相比，通常足以正确地辨认脊椎节段。病人的体位要保持腰椎前凸，这一点也非常重要。

### （一）Hibbs 脊柱融合术

Hibbs 方法要求在四个不同点进行融合，即两侧的椎板和关节突。这些年来，该方法已稍有改良。

**手术技术 39-21**

（Hibbs，由 Howorth 描述）

- 在中线沿着棘突切开皮肤及皮下组织，将手术巾或可粘贴的塑料膜固定在皮肤的边缘上。沿皮肤切口方向切开深筋膜和棘上韧带。用 Kirmisson 或 Cobb 剥离器自棘突尖剥离棘上韧带。
- 然后用弧形骨膜剥离器自棘突两侧和椎板背侧面剥离骨膜。用细长纱布填塞止血（Hibbs 纱布）。
- 按棘间韧带走行方向将其切开，继续进行纵向暴露。
- 从黄韧带上剥离肌肉，暴露自棘突根部到远侧关节突关节外侧，包括覆盖在关节突关节和横突基底部上面的组织。用手术刀或刮匙清除脂肪垫。
- 使用刮匙和骨膜剥离器彻底切除棘突上的骨膜和韧带，用骨凿纵行和横向劈开棘突，并用 Hibbs 咬钳加以清除。
- 用剥离器剥离外侧关节突的关节囊。
- 从椎板的远侧和近侧边缘用刮匙连续地游离黄韧带的后层（约 2/3），并自前层上分离下来，留下前层覆盖硬脊膜。
- 用特制的直的或呈 30°、45° 或 60° 角的薄骨刀从外侧关节面上切除关节软骨和皮质骨。A.D. Smith 强调融合区上方椎体的外侧关节不能损坏，因为损坏后可导致以后发生疼痛。但是必须处理包括在融合区内的小关节，这一点很重要，因为如果不将外侧小关节面清除就会影响整个融合节段。刮除融合区内的小关节面后，为使残留的缺损变窄，沿与关节间隙平行的方向在关节上轻轻凿切，切下的薄骨片与关节突轻度分离后填塞入缺损。他认为这比用松质骨片填塞关节空隙更为可取。
- 用圆凿在每个外侧关节突下的隐窝处切取碎骨片，将其转入切除关节软骨后留下的空隙或把棘突的碎片填入空隙。
- 去除关节隐窝的骨皮质，然后用碎骨片填塞。

- 同样用圆凿从椎板取骨片填在椎板间的间隙内并与两侧的粗糙骨面接触。用棘突的骨片桥接椎板。也可应用从靠近脊柱后上方的髂骨或融合区外的棘突取得的骨片。
- 大量从髂嵴后侧取骨，术后供骨区可能有明显的疼痛或过敏。注意不要损伤臀部神经而导致形成神经瘤。也可使用骨库骨，尤其是在患有脊柱裂而局部的骨质不够时。
- 植骨片不能超出终椎的椎板，如果植骨条末端突出，可引起刺激症状和疼痛。
- 如果要切除髓核，在暴露髓核前就要切好骨片，保留待用。将剩余的黄韧带游离成瓣状，其基底在中线。牵开此瓣以暴露神经根和髓核。切除髓核后，将黄韧带复位保护硬脊膜。
- 间断缝合骨膜、韧带和肌肉使其严密覆盖植骨片。然后仔细缝合皮下组织，消除无效腔，采用皮下缝合或不吸收缝线缝合皮肤。

在笔者医院，常规使用可粘贴的塑胶薄膜将皮肤与伤口隔离，而不使用夹子将手术巾固定于皮缘，因为夹子的缺点是容易发生移位和遗留在伤口内。笔者常规使用改良的 Cobb 骨膜剥离器，如果剥离器锋利，就很容易剥离开外侧小关节的关节囊。手术过程中最为重要的一点是广泛处理新鲜骨松质床来进行植骨。这意味着要彻底剥离关节突关节、关节面、峡部、椎板和棘突。常规缝合皮下组织可以提高病人的舒适性。

**术后处理** 常规使用闭式伤口引流 12 ~ 36h，按医嘱也可引流 48h。根据融合的节段、病人的年龄、是否实施了内固定等因素决定下床行走时间，如果病人疼痛症状允许，病人 24 ~ 48h 即可行走。对于肥胖的病人，任何类型的内固定和支具都不能达到足够的稳定，只能选择限制活动。术后是否使用适当的支具意见还不完全统一。一般对于术前存在明显的不稳定（例如爆裂骨折），应使用硬支具持续固定 12 周。对于没有明显的不稳定（例如退行性脊柱滑脱），佩戴一般支具即可，支具可以稍软和短期使用。

## （二）后外侧或横突间融合术

1948 年，Cleveland，Bosworth 和 Thompson 描述了脊柱融合术后假关节形成的翻修方法，将植骨片放在一侧椎板的后面、关节面的外侧缘和横突的基底部。Watkins 描述了他称之为腰椎和腰骶椎后外侧融合术的手术方法，即用碎骨片融合关节面、关节间和横突的基底部，并把一大骨块放在横突的后面。当融合包括腰骶关节时，植骨块要延伸到第一骶椎的后方。

像其他许多人一样，笔者使用这种手术方法或其改良方法治疗初次腰椎和腰骶椎融合和假关节形成、先天性或手术造成的椎板缺损、由于不稳定造成慢性疼痛的腰椎滑脱。融合术可在单侧进行或双侧进行，但通常是采取双侧融合。融合范围包括一个或多个关节，取决于要融合区的稳定性。手术时使用 McElroy 和其他人设计的牵开器很有帮助。但是，必须注意牵开器可能会引起肌肉缺血，牵开器必须间断松开使椎旁肌肉能够血液再灌注。当放置牵开器时，应保持最小的牵开范围和张力。Watkins 描述的手术方法暴露后外侧融合不需要过多的软组织牵开。

### 腰椎后外侧融合术

**手术技术 39-22**

（Watkins）

- 沿椎旁肌肉外侧做皮肤的纵行切口，远端跨过髂后上棘时切口弯向内侧（图 39-36A）。也可以采用一个沿中线的皮肤切口，然后分别在两侧切开筋膜。
- 切开腰骶筋膜，在椎旁肌肉边缘和覆盖腹横肌表面的筋膜之间分开。此时在切口深部可摸到横突尖（图 39-36B）。
- 用骨刀剥离肌肉在髂嵴上的附着，可附带一薄层髂骨片一同剥离。骨膜下暴露髂后上棘，可以直至骶髂关节，取一或两个植骨块。髂嵴的切除可增加脊柱的暴露。
- 向中线牵开骶棘肌，剥离横突背侧的肌肉和韧带的附着，切除关节囊暴露关节面。
- 用骨刀切除关节面上的软骨，并向下削平，达到足够深度，使植骨片能在每个节段都紧密地贴在关节面、峡部和横突基底部。
- 用小圆凿或骨刀将关节面切碎，从关节面、骶骨上部和横突向上向下翻转骨片。
- 将切下的髂嵴纵行劈成两块，其中一块修整成合适大小，填入准备好的骨床内，将其切割面与脊

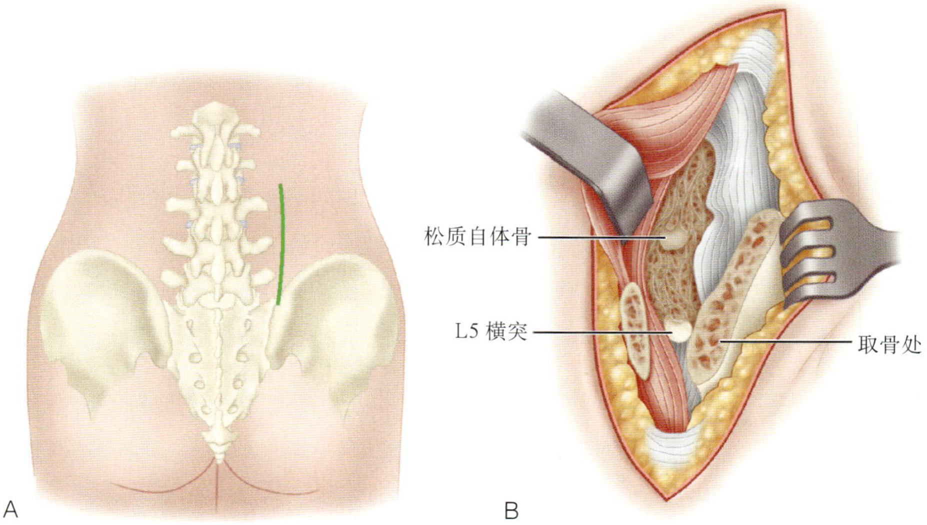


图 39-36 Watkins 后外侧融合术

A. 切口；B. 胸腰筋膜已经切开，脊椎旁肌肉向内侧牵开，可以触及横突尖。劈开的髂嵴和小的植骨片植入到脊椎上（见手术技术 39-22）

柱贴紧(图 39-36B)。保留剩下的骨块在对侧使用，必要时可取另一侧的髂嵴作为植骨块。

- 最后在植骨处填塞取自髂棘的松质骨骨条和骨片。
- 用椎旁肌肉覆盖融合区，关闭伤口。

**术后处理** 与后路脊柱融合术的术后处理相同（见手术方法 39-21）。

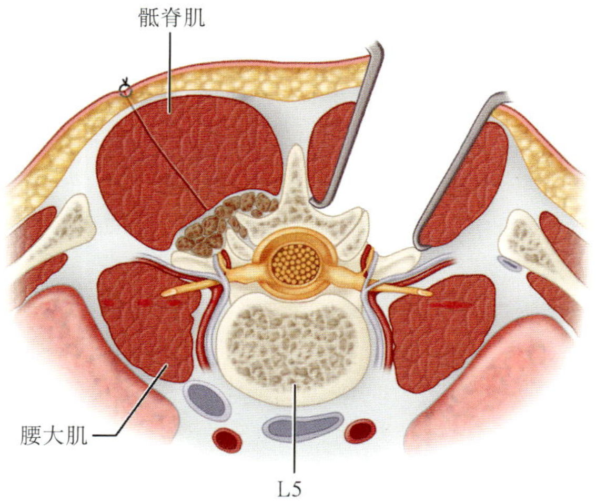


图 39-37 纵向劈开骶棘肌后外侧融合方法，椎板、关节和横突全部包括在融合范围内

Watkins 纵行劈开骶棘肌，融合椎板、小关节和横突（图 39-37 和图 39-38）。笔者的某些同事在常规腰椎和腰骶椎融合时，联合使用后正中入路后外侧融合与改良 Hibbs 融合方法（图 39-39）；Adkins 曾行横突间或横突骶骨翼融合，将腓骨植骨块在一侧或两侧植入 L4 和 L5 横突间及 L5 和骶骨翼间。

## 横突间腰椎融合术

### 手术技术 39-23

(Adkins)

- 从椎弓根向外侧将竖棘肌分离，显露横突和骶骨翼。切除小关节后此步操作更易完成，但如果小关节完整，不破坏他们也可获得充分的暴露。
- 用锐利圆凿或咬骨钳在横突的上下边缘开槽，注意不能造成横突骨折。
- 首先用骨刀在骶骨翼后上边缘做平行的凿切线，然后将弧形凿打入凿切线的末端，并将凿切线中间的骨块撬出形成骨槽。
- 如融合 L4 和 L5 椎体，则将腓骨植骨块末端修整为 V 形；斜着插入横突间后旋转到目标位置，这时它对横突有轻度撑开作用，所以可以牢固地嵌

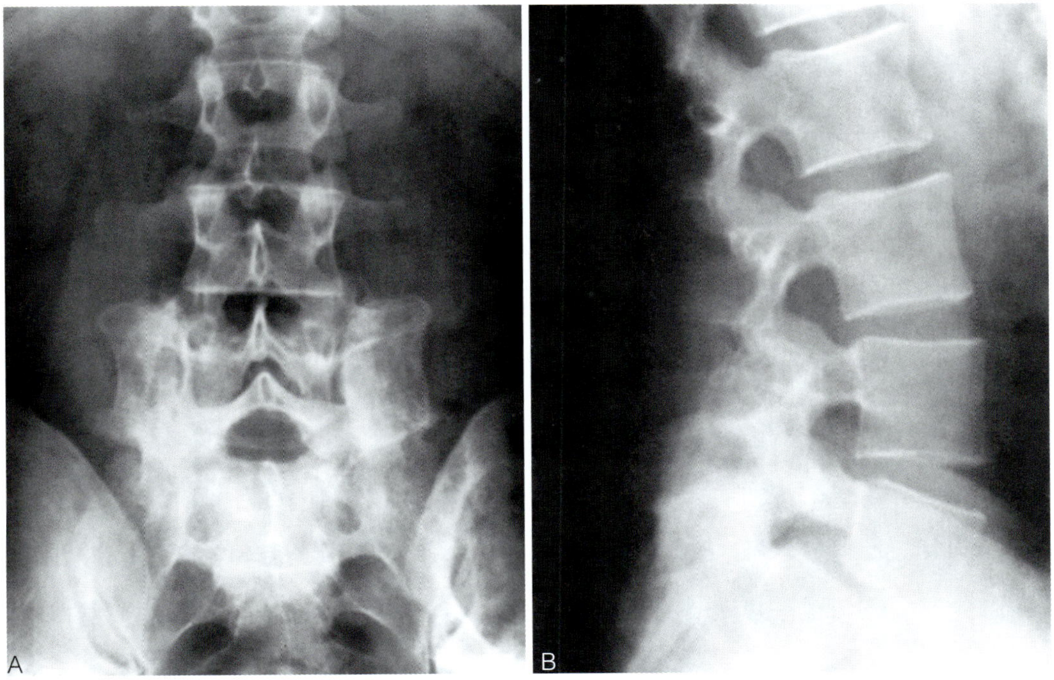


图 39-38　成人脊椎滑脱的双侧后外侧融合
术后 6 个月的正位（A）和侧位（B）X 线片

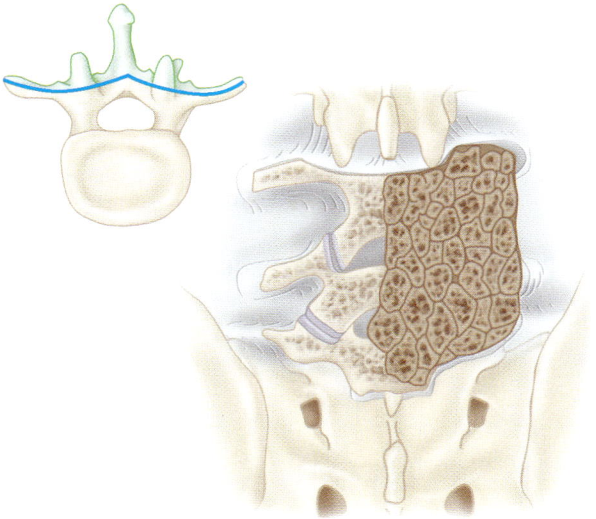

图 39-39　结合后侧（改良 Hibbs 方法）与后外侧的 Slocum 融合方法。采用正中切口。插图中去除蓝线后方所有的骨组织

在两个横突之间。

- 融合腰骶关节时，腓骨片的上端修整为“V”形，下端平直稍有倾斜。把“V”形一端置于横突前，而将下端击入骶骨槽内。如为单侧植骨，病人的体位应使脊柱向手术侧轻度隆凸；这样当脊柱伸直后，植骨片就可牢固地嵌住。一般选择双侧植骨，植骨片应尽可能置于外侧，以避免压迫神经根，并可得到最大限度的稳定。
- 另外，使用厚度不超过 2 ～ 3mm 的髂骨翼皮质植骨片，置于 L4 和 L5 横突前桥接横突间的空隙，紧贴横突间筋膜。同样，在骶骨翼开槽和去皮质后，将另一植骨片嵌入骶骨翼和 L5 之间的空隙。要注意植骨不能向前突出到横突的平面之前。因这种改良方法不需要腓骨植骨片而被推荐。

**术后处理**　与后路脊柱融合术中所述的术后处理相同（见手术方法 39–21）。

## （三）小切口微创经椎间孔腰椎椎间融合术

相比开放手术，显微镜和管道扩张系统下小切口经椎间孔椎体融合术能够更好地保护脊柱及其附属结构并维持脊柱的动态稳定性。此术式由于切口小，并且通过管道扩张器，因此减少了传统手术对肌肉组织的剥离及软组织的损伤。所以其很大的一个优势在于保护椎旁肌后正常生理性运动能力。另外，其他优点有出血量少，腰背部

疼痛发生率低、可早期下床活动、住院时间更短。与常规开放手术相比，微创手术能够大量减少在医院总的花销。除此之外，其很有可能减轻术后相邻节段的退变。

### 手术技术 39-24

(Gardocki)

- 常规麻醉后，使病人俯卧于射线可透过的手术台上。
- "C" 形臂拍摄正侧位像，尤其保证椎弓根显影清晰。
- 视其深度，与预估责任间隙相应节段处旁开中线 4 ~ 6cm 椎旁肌处插入定位针，直至能够确定通道扩张器的放置点极其方向。
- 穿刺导针应置于间盘前侧和中间的 1/3 处。
- 拔出穿刺针在穿刺点处做一 2cm 大小的切口
- 根据正侧位像将自切口处插入钝头导丝，仅穿透腰背筋膜，注意不要穿破黄韧带，以避免进入硬膜。
- 边转边插，套入组织扩张器。
- 当筋膜穿透后，移走导丝导管，并撑开扩张器建立手术通道，通道方向正对间盘。
- 通道扩张器底部留置 1.8 ~ 2cm，恰好暴露上下关节突置钉点及其间椎板间隙。
- 在显微镜或放大镜直视下，用磨钻或骨凿去除关节突，截骨为 L 形。其上方结构通过棘突及其相应椎板及峡部连接，结构去除范围为下位椎体上缘及上位椎弓根尾端椎板。
- 剔除软骨组织并剪修为碎骨粒作为植骨材料
- 保护下位神经根，用 15 号手术刀片从硬膜囊外侧。进行常规纤维环切除。不必牵开上位神经根。外层纤维环以内的终板软骨均应刮除干净。
- 用不同型号的绞刀或其他撑开装置恢复间盘原有高度，同时椎间孔得以扩大。可以用刮勺、试模或撑开器。
- 用刮勺刮除软组织和覆盖的软骨终板，刮除应跨过中线直至对侧，最终暴露上下骨性终板。
- 于椎间隙置入合适型号的椎间融合器（高分子材料、金属、或骨），不要太长，这样可以减少其向后移位，以免造成不良并发症。
- 将椎间融合器或植入物打入椎体后缘下 4 ~ 5mm。
- 探测硬膜外空间和椎间孔以确保减压充分。
- 植骨后，C 形臂照正、侧位像。如果间盘高度和脊柱生理前凸恢复，行双侧经皮椎弓根螺钉内固定，确保稳定以利于融合。
- 通过正侧位像或其他措施分析置钉位置及其安全性，如采用"笔筒内笔"的技术，应用计算机软件分析椎弓根螺钉位置的合理性。
- 手术完成后，用 2-0 可吸收线进行皮下缝合并用皮肤胶水(如 Dermabond 或 Histacryl)粘合皮肤。如果通道小于 20mm，无须缝合筋膜。

**术后处理** 术后鼓励病人早期下床活动。3 个月内避免弯腰、负重和扭动的动作。如果 X 线显示融合术后恢复顺利，3 个月后可恢复正常活动。此类患者住院时间很少超过 24h，很多情况下，如果患者选择合适，可在门诊完成手术。

## 三、脊柱融合中的内固定

脊柱融合术中可以使用各种内固定，目的是在融合过程中控制关节的活动，加速融合，并减轻术后的疼痛和后遗症。另外，使用内固定器械还可以在脊柱愈合过程中保持畸形得到矫正和维持脊柱的正常形态。多年来，一些外科医生用粗钢丝固定腰椎的棘突，采用 Rogers 在颈椎的骨折 – 脱位中所描述的方法。

早期用骨块或圆柱型骨固定关节面，尤其在腰骶关节。McBride 报道一种用骨块固定关节面的方法。后来他又使用圆柱状的植骨块来贯穿固定小关节，尤其是在腰骶关节。此后他再次更新了手术方法，首先在骨膜下剥离附着在棘突和椎板上的软组织，自基底部切除 L4、L5 和 S1 棘突，并用一种特制的环钻样工具从切除的棘突上切取榫状骨块。然后用椎板拉钩用力撑开显露椎板，再用环钻通过两侧小关节钻孔，钻入深面的椎弓根。将植骨块插过小关节，牢固嵌入椎弓根，移除椎板拉钩。在两个棘突间使用 H 形植骨块进行固定也有报道。

内固定（如椎弓根螺丝和钢板）已在第 41 章描述。同样，在应用这些内固定器械前，应向病人详细介绍这些植入器械由 FDA 所批准使用的适应证及当前的使用状况。如果这些器械用于任何非严格认定的适应证，必须要得到病人特殊签署的同意文件。

## 四、后路融合术的术后处理

关于脊柱融合术后的正确处理方法意见不一。通常让病人卧床休息 12 ~ 24h，然后开始活动。对于卧床休息的时间，应当使用何种外固定支具或是否应使用外固定支具，都没有明确的统一意见。这取决于病理变化及融合的位置和范围。外科医生的倾向性对做出决定也同样重要，他们考虑更多的是使病人舒适而不是通过外固定来促进融合，尤其是在用器械固定治疗退行性疾病而不是治疗不稳定的创伤时。如果融合腰骶区并且术后制动是主要目的，那么融合术后几天就可使用塑型良好的躯干石膏或塑料夹克。另外也可将固定范围延伸至一侧大腿，但是事实表明，即使采用这种程度的支具固定，腰骶结合部也不能完全制动。固定应持续到病人感觉舒适或 X 线片证实融合很牢固为止。术后 3 ~ 4 个月时，病人在仰卧条件下，拍左右侧弯位的前后位 X 线片和屈伸位的 X 线片，以确定是否已牢固融合。愈合过程必定需要较长的时间，尤其是没有使用器械固定时。然而，即使应用器械固定，也需要一年或一年以上的时间，融合才能稳定。

在更新、更小创伤的内固定技术的发展下，术后通常不需要制动。并且鼓励病人在 3 个月内避免弯曲、抬举和扭动的前提下可以逐渐尽早恢复正常活动。

表 39-3 腰椎间盘手术并发症

| | 融合成功率 (%) |
|---|---|
| **内固定类型** | |
| 无 | 84 |
| 任何 | 89 |
| 半钢性 | 91 |
| 刚性 | 88 |
| **融合位置** | |
| 后外侧 | 85 |
| 后侧椎间融合 | 89 |
| 前侧椎间融合 | 86 |
| 360° 融合 | 91 |
| **移植物类型** | |
| 单纯自体骨 | 87 |
| 单纯异体骨 | 86 |
| 自体骨 | 90 |
| 异体骨 | 86 |
| **支具类型** | |
| 无 | 89 |
| 任何 | 88 |
| 半硬质或非硬质 | 87 |
| 硬质 | 88 |

（引自：Raizman NM，O'Brien JR，Poehling-Monaghan KL，Yu WD：Pseudarthrosis of the spine，J Am Acad Orthop Surg 17:494，2009.）

## 五、脊柱融合术后假关节形成

从提出脊柱融合手术计划，直到脊柱牢固地融合，应当切记脊柱融合术后存在发生假关节形成的可能性。术前应和每一位病人就此问题进行坦诚的交流。据报道，假关节形成率为 9% ~ 30%。一些作者报道了多节段融合术后会有更高的假关节发生率，但是大部分的研究报道了单一水平的假关节形成率高达 30%。一篇重要的文献分析指出，内固定、融合节段、植骨类型和支具类型都会影响融合率（表 39-3）。不管使用何种脊柱融合方法，在植骨区处理、自体骨获取及自体骨修整时都应仔细操作，以期获得最佳的融合。

据估计，假关节形成病例中 50% 的病人没有症状。在一些病例中，经过成功的假关节修复手术后，疼痛还继续存在。即使如此，如果术后存在严重的疼痛，还是有必要进行假关节的翻修手术；而如果没有疼痛或疼痛很轻，则不应当采取翻修手术。

下列情况有助于假关节形成的诊断：①融合区不连续的局限性疼痛和压痛；②畸形或病变继续发展；③侧弯像或过伸过屈位 X 线片显示融骨部位有局部移动；④手术探查发现融骨部位存在移动。过伸过屈位像如何诊断融合存在争议，说法不一（从 0° ~ 5°）。当内固定使用时，融合节段没有活动并不意味着已融合。相比 X 线而言，薄层 CT 扫描在评估融合术时更有价值：一项前瞻性研究发现，相比 X 线和 MRI 而言，薄层 CT 扫描与术中探查结果最为接近。核磁的价格昂贵以及其金属伪影性的特点使对脊柱融合的评估受到局限。手术探查是确定融骨块是否牢固的唯一方法。

对于疼痛性假关节病人再行第二次融合手术时，应采用不同入路进行，并加用内固定、骨移植物和骨生物因子。

**假关节修复**

**手术技术 39–25**

(Ralston 和 Thompson)

- 沿原切口在骨膜下暴露整个融合区。如果缺损区很大，并充满了致密的纤维组织，骨膜下剥离可能很困难。另一方面，如果缺损区狭窄，因为缺损区的表面不规则、假关节线在矢状和冠状平面蜿蜒，就很难定位。根据笔者的经验，粘连的表层纤维组织就是假关节定位的关键标志。特征性的光滑骨皮质表面及很容易剥离的纤维性“骨膜”、假关节上附着的纤维组织与可融合团块上的完全不同。仔细检查关节面区域非常必要。通常会出现一种假象，就是成熟和牢固的融合骨块可延伸至横突，但是在关节面可以发现活动，说明融合骨块没有和需要融合的骨床融合在一起（比如横突）。
- 彻底清除假关节附近融合骨块上的纤维组织。使用一钝性器械如刮匙压迫时，通常可见假关节两端融合骨块上下边缘存在活动。
- 通过融合骨块追踪缺损区，可见其扩展至两侧关节突。仔细探查这些关节，切除所有的纤维组织和残余的关节软骨，直至骨面出血。
- 如果缺损区较宽，可切除充满缺损区的纤维组织直至 3 ～ 6mm 的深度，保护下面的硬脊膜。
- 暴露的缺损区边缘彻底修正为新鲜面。
- 如果缺损窄且活动小，可少量有限地切除其间的软组织，以免影响稳定性。
- 在中线的两侧各开一个宽 6mm、深 6mm 的骨槽，纵行跨过缺损区的上、下缘。
- 在缺损区的两侧融合骨块上凿出鱼鳞状骨面，骨条的基底应远离缺损。
- 从融合块的上下或者从髂骨取骨条或骨片，最好是取自体髂骨。
- 将它们紧密地填塞在侧方的关节突内、假关节缺损处和纵行骨槽内。
- 然后再放置小植骨片跨越假关节间隙，并将每块植骨的边缘楔入鱼鳞状皮质骨片。将剩余的骨块整齐地填塞入植骨下方和周围。
- 假关节修复手术常可使用内固定（见第 41 章）来促进融合，但并不一定必须采用内固定。对于假关节形成的病例，去除所有松动的内固定后，有利于术后影像学检查。

## 第八节 退变性椎间盘疾病和椎间盘内紊乱

正如已经讨论过的，退变的过程是间盘突出的基础。最新的研究表明遗传因素发挥着更为重要的作用，而不是以前强调的机械压力。间盘突出过程是间盘退变过程的一个必然过程。另外，在间盘突出的病例中，间盘超过神经根成为主要的疼痛源。这种椎间盘源性的疼痛主要是归于伴随间盘退变过程的椎间盘内紊乱（IDD）。退变椎间盘疼痛的正确诊断和治疗很困难并且存在争议。

对于这种疾病的治疗方法很多，包括融合、椎间盘置换、髓核置换和动力性的固定。在美国，融合手术自 20 世纪 70 年代起一直在增加，且明显高于其他发达国家。大多数这种手术的适应证是 IDD。目前，只有两种腰椎间盘置换假体被 FDA 认证，不过还有几个正在开发中。目前这种产品唯一的适应证是有症状的间盘退变疾病。同样，髓核置换假体的发展最终也会治疗相同的疾病。现在有多种动力型内固定的产品和模型，仅有少数几种用来治疗 IDD。这些治疗选择都各有优点。治疗至今仍有争议，因为尚没有基于症状类型或严重程度、物理检查、影像学标准分类的统一的诊断标准。除了缺乏一致的诊断标准外，也没有大样本关于手术或非手术治疗的随机对照研究。

更多的最新研究有助于理解这种椎间盘源性疼痛的解剖机制：伤害感受器的发现和窦椎神经、椎基底神经的支配，这点在之前已经讨论。解剖学研究也开始研究椎间盘内部复杂的结构和功能。对于疼痛、炎症和机械性疼痛的发病机制，我们的理解还在进一步加深。这些研究集中在基质的分子结构、基质的机械特性、基质内细胞的活性和疼痛调节的复杂性（图 39–40)。理解这些过程和复杂的社会心理因素（往往需要量表测评）的相互关联性有助于医生做出更为准确和理性的诊断。

目前对 IDD 的理解定义为造成脊柱源性疼痛的病理改变，没有或者少有脊柱和椎间盘的外形改变。这可以和可测量的不稳定相区别，例如骨折、创伤性的韧带损伤、退变性的滑脱、脊柱侧凸或其他。这些疾病可以造成疼痛，而根本上的区别是它们有明确的解剖学改变、相应的影像学变化。但是，IDD 没有。

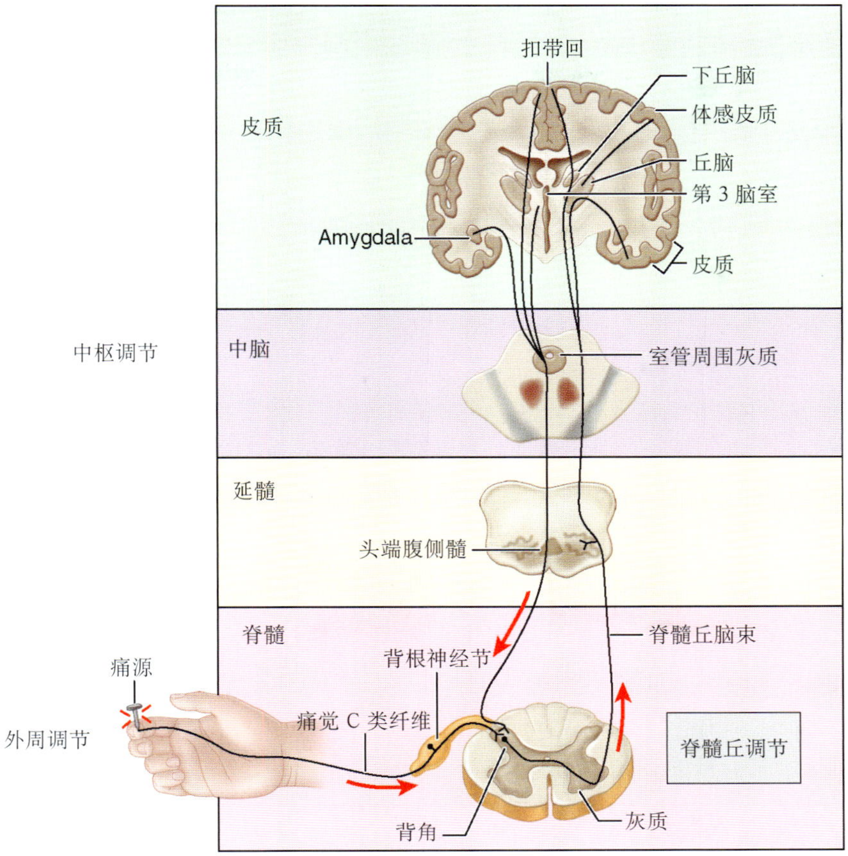


图 39-40　疼痛调整的主要解剖区域

（引自：DeLeo JA：Basic science of pain，J Bone Joint Surg 88A:58，2006.）

因为 IDD 没有明确的病理特征性，它的诊断需要相关证据的综合，以及排除其他疾病。其中排在最先的支持证据是病史。患者相对比较年轻（30 ~ 60 岁）。疼痛缓慢进展并存在几年，而疼痛可能在最近几个月变得持久频繁。疼痛起初为轴性痛，常见部位为臀部和大腿后侧。疼痛放射至膝部提示有可能是不同的病因。体位和活动可以增加椎间盘内压力，例如坐位或屈曲，可以加重症状。同样，平躺，特别是类似胎儿的体位，可以减轻疼痛。这种疼痛变化的方式非常重要，一定要引出，因为患者通常只描述持续的疼痛。如果疼痛持续，没有或少有变化，或者无规律的变化，则不是由 IDD 引起。

如果 IDD 是唯一的诊断，检查中便不会显示肌力减弱或反射改变。腰椎活动轻微受限，特别是屈曲，这种受限由腰痛或肌肉紧张引起。直腿抬高可引发典型的后背和臀部疼痛，但并没有远到膝部的疼痛。患者通常没有椎旁肌肉的痉挛，伸展可以暂时缓解症状。患者通常情绪低落，可以询问其在工作和家庭中的变化或压力。如果患者有明确的压力、怨气、焦虑，IDD 的诊断便不确定。同样，Waddell 体征的检查（表 39–4）中如果三项或以上存在，则很可能为其他的诊断。

检查当中一定要包括也可能引发腰腿痛的髋关节检查。影像学研究包括腰椎系列片和动力位来确定有无畸形或不稳，或者破坏性的改变。通过患者病史和物理检查的提示，其他的诊断研究包括进行腹部或盆腔的检查并评估。另外，腰椎 MRI 检查可以显示一个节段或多个节段的腰椎间盘水分减少（图 39–41）。 这或多或少与间盘高度减少或广泛的膨出有关。在 T2 加权矢状位上，水分减少导致信号减弱。这种发现单独存在没有诊断意义，除非有相应的病史和体征，并且没有其他可以鉴别的诊断。

IDD 的临床诊断需要仔细和系统的评估不同方面。当诊断确立时，可以实施相应治疗。如果患者了解疼痛的自然病程，则大多数无须手术干预，特

**表 39-4 诊断“异常疾病表现”的体征和症状**

| 非器质性体征 | 描述 |
| --- | --- |
| 受累区域混乱 | 广泛的感觉改变或无力，与神经解剖分布区域不相符 |
| 浅表的／非解剖性的压痛 | 轻触皮肤疼痛（浅表的）或广泛的深压痛，不局限于一个结构（非解剖结构性） |
| **模拟试验** | |
| 轴向压迫 | 患者站立位，头部受压时主诉出现下腰痛 |
| 旋转 | 患者站立位，肩和骨盆在同一平面旋转时主诉下腰痛 |
| **注意力分散试验** | |
| 直腿抬高试验 | 在仰卧和坐位时直腿抬高受限的程度不一致 |
| 过度反应 | 检查时言语繁絮、表情众多、肌肉紧张、言语中断、多汗等 |
| **非器质性症状描述** | |
| 您是否有尾骨疼痛? | |
| 您是否有整条腿的麻木（同时出现于腿部前面、侧面和后面）? | |
| 您是否有整条腿的疼痛（同时出现于腿部前面、侧面和后面）? | |
| 您是否有整条腿打软? | |
| 当您有轻微腰背疼痛时，您是否有过上述的情形? | |
| 您是否由于腰背痛而去急诊就诊? | |
| 是否所有的治疗均导致您腰背痛更加严重? | |

（引自：Fritz JM，Wainner RS，Hicks GE：The use of nonorganic signs and symptoms as a screening tool for return-to-work in patients with acute low back pain，Spine 25:1925，2000.）

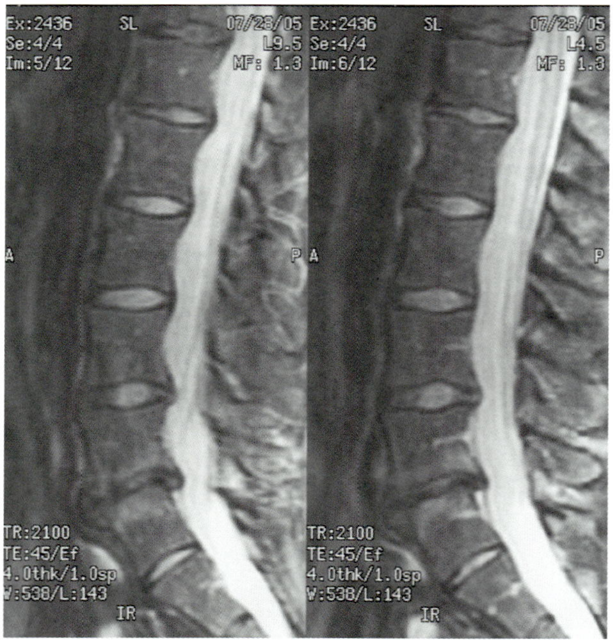


图 39-41 51 岁患者患有慢性脊柱轴性疼痛，无根性症状，保守治疗无效

别是疼痛没有明显加重，且疼痛的加重并不明显影响功能时。中等程度的活动，如有氧散步、肌肉核心力量加强均能够使这些患者长期控制他们的症状，理解这些情况并实践可以避免患者出现过度焦虑。

一小群有着持续症状的患者可以在手术干预后获益。在手术治疗之前，患者需要了解这种轴性痛只有 65% 可以通过手术改善，35% 不会改善甚至加重。患者需要知道症状改善的同时仍然会有残余疼痛或僵硬造成的活动受限。与患者讨论此事必须非常坦率。对于正在考虑手术的患者，连续并全面评估有利于更好的愈后。这个评估专门针对 IDD（排除其他诊断与脊柱不稳、椎管狭窄、腰椎间盘突出、腰椎滑脱、骨折，和其他更多的客观诊断鉴别）。问题来了：有着严重脊柱轴性痛且经过非手术治疗并没有改善的患者，和没有客观的诊断来解释其疼痛的患者，哪一种患者手术治疗后可以得到更好的改善呢？关于其他诊断的治疗在其他部分讲解。

## 一、患者的筛选（排查）过程

如果排除了所有的客观诊断，在患者筛选（排查）中应首先考虑到非器质性或精神因素所导致的脊柱轴性疼痛。许多年来，患者和保险公司都抱怨医生高估了造成他们疼痛的精神性因素，但是更多独立评估这些因素的最新研究结果并不支持他们的观点。几项独立性研究已经发现，如果患者在外科手术之前脱离工作超过 8 周，那么术后效果欠佳，这一点可以作为一项独立影响因素。

许多作者试图研制专门器械检测“异常疾病行为”。Waddell 等将其命名为“行为相关的适应不良的蓄意疾病”，与潜在的身体疾病（包括 IDD）关系不大，而更多与认知和情感障碍有关。Waddell 等也研发了临床器械，通过确切的躯体体征、症状和患者非器质性的描述检测是否存在异常疾病行为。5 种非器质性体征和 7 种非器质性症状已经被证实（表 39–4）。Waddell 等最初采用这些因素诊治患有慢性疼痛的患者，如果患者症状或体征包含了其中的三项或三项以上的指标则提示存在异常疾病行为。尽管这些症状和体征并不能用来预示能否重返工作，但若存在多项 Waddell 指标，则提示患者手术效果差，并可以调整对这类特殊患者手术治疗的决定。

对于 IDD 患者手术治疗，患者筛选的第一步是 MMPI。在任何一项有创研究之前，这项研究专门用于评估 IDD 患者。不考虑目前脊柱所处的病理状态，这种方法已经用在了很多研究中，并被证实可预测手术的愈后。Riley 等研究 MMPI–2 后发现结果与老的 MMPI 重复。MMPI 和 MMPI–2 中表现出抑郁和 V– 转位的患者对手术效果强烈不满。MMPI 很长并且在骨科的临床工作中也很难执行。最好由经验丰富、同时管理着 MMPI 的心理学家或精神病专家独立评估。相比之下，不良反应和危险率估计方法（DRAM）更容易应用和打分，并且在临床中伴有背痛的患者中证实有效。DRAM 包括改良躯体感觉调查表（Modified Somatic Perception Questionnaire）和 Zung 抑郁指数（Zung Depression Index）。对通过这种简化的方法证实为心理抑郁的患者实施任何形式的治疗，治疗效果较差的可能性是其他人群的 3 ~ 4 倍。

我们推荐对诊断为 IDD 且准备接受手术治疗的患者进行正式的心理测试，在临床中使用 MMPI 测试。这种测试模式对预测手术失败有一定价值，但对预测手术成功没有价值。如果心理学家对患者 MMPI 的评分显示失败风险性没有增加，可以实施下一步治疗。

## 二、差异性脊髓神经麻醉

治疗的第二步为提供差异性脊髓神经麻醉。这种技术由 Raj 详细评述，读者可以看到更为详细的叙述。这项技术简要列于表 39-5 中，该技术基于神经大小、传导速率、纤维功能之间的解剖关系。神经纤维直径是最主要的物理标准，A 型纤维为有

表 39-5 基于纤维尺寸的神经纤维分类

| 纤维型 / 亚型 | 直径（μm） | 传导速度（m/s） | 作用 | 对局麻药的敏感性（%） |
|---|---|---|---|---|
| A（有髓鞘的） | | | | |
| A α | 15 ~ 20 | 80 ~ 120 | 大运动，本体感受 | 1 |
| A β | 8 ~ 15 | 30 ~ 70 | 小运动，触觉和压力 | ↓ * |
| A γ | 4 ~ 8 | 30 ~ 70 | 肌梭，反射 | |
| A δ | 3 ~ 4 | 10 ~ 30 | 温度，锐性痛，伤害性感受 | 0.5 |
| B( 无髓鞘的 ) | 3 ~ 4 | 10 ~ 15 | 节前的自律的 | 0.25 |
| C（无髓鞘的） | 1 ~ 2 | 1 ~ 2 | 钝性痛，温度伤害性感受 | 0.5 |

* 值逐渐下降

（引自：Raj PP, editor: Practical management of pain, ed 3, St. Louis, 2000, Mosby.）

髓鞘型，可分为 α、β、γ、δ 四种亚型，各有不同功能。同样，无髓鞘的 B、C 型纤维有着不同的功能。差异性脊髓神经阻滞的基本理论是按次序地给局麻药，神经纤维失去功能的次序是可以预知的，首先是交感神经，然后是感觉，最后是运动。常规的技术（表 39-6）是一连串四种试剂给药，每一种都按照相同的方式。首先通过问诊评价患者的疼痛程度，而后医生进行一系列皮区检查，包括轻触、锐性、钝性的刺激，以及反射（表 39-7）。试剂需要标明 A、B、C 及 D，和安慰剂相区别。同样，为了避免偏移，事先不告知患者神经预期的连续性变化。四种试剂的成分如下：

试剂 A—不含局麻药，类似安慰剂。

试剂 B—包含 0.25% 普鲁卡因，目前所知普鲁卡因在蛛网膜下腔交感神经处聚集，能够充分阻滞 B 类神经纤维，但通常不会阻滞 Aδ 神经纤维和 C 类神经纤维。

试剂 C—包含 0.5% 普鲁卡因，普鲁卡因中度的感觉阻滞能够充分阻滞 Aδ 和 C 类神经纤维（除 B 类神经纤维之外），但是通常不阻滞 Aα、β、γ 纤维。

试剂 D—包含 5% 普鲁卡因，用来阻滞所有神经纤维。

每种试剂平均间隔 5 分钟给药，便于更好地检查患者和记录。对于差异性神经脊柱麻醉的解读如下。

### （一）精神性疼痛

如果应用试剂 A 的患者疼痛症状缓解，那么这类疼痛姑且认为是精神源性的。30% ~ 35% 器质性疼痛患者可以通过“非活性药物”缓解。生理盐水缓解疼痛是安慰剂效应，但这类疼痛也可能是精神因素所致。临床上这两种情况可以区分。因为安慰剂效应短暂，且有自限性；而精神性疼痛通过“非活性药物”缓解，通常即使不是永久性的也能持续很长时间。

### （二）交感神经痛

如果患者疼痛症状使用安慰剂后没有缓解，而使用试剂 B 后缓解，疼痛的发生机制姑且被列为交感源性，疼痛缓解其实是由于交感神经的阻滞，但没有感觉阻滞。尽管这是中等的抗交感剂量，但一些患者（可能有增强的 Aδ 和 C 类神经纤维敏感性）疼痛症状的缓解可能是由于痛觉减退、痛觉缺失或者感觉缺失。由交感性机制引起疼痛的患者较幸运，因为通过交感神经阻滞即可治疗，特别是早期即得以诊断和治疗的患者。

### （三）躯体性疼痛

如果 0.25% 的普鲁卡因（试剂 B）无效，而 0.5% 的剂量（试剂 C）可以有效镇痛，通常提示疼痛来自 Aδ 和 C 类神经纤维，这类疼痛归类为躯体性疼痛，假设使用 0.25% 的普鲁卡因即有交感神经

**表 39-7 注射后观察指标**

| 顺序 | 观察指标 |
|---|---|
| 1 | 血压和脉搏 |
| 2 | 静息下患者的疼痛指标 |
| 3 | 患者运动后的疼痛再现 |
| 4 | 交感神经组织标志（体温变化，心理感受） |
| 5 | 感觉阻滞标志（对针刺反应） |
| 6 | 运动阻滞标志（不能活动足趾，脚，腿） |

（引自：Raj PP，editor：Practical management of pain，ed 3，St. Louis，2000，Mosby.）

**表 39-6 差异性脊柱阻滞溶液的准备**

| 解决方案 | 溶液的准备 | 量 | 阻滞 |
|---|---|---|---|
| D | 在 2ml 10% 普鲁卡因中加入 2ml 生理盐水 | 4ml 5% 普鲁卡因 | 运动神经 |
| C | 在 1ml 5% 普鲁卡因中加入 9ml 生理盐水 | 10ml 0.5% 普鲁卡因 | 感觉神经 |
| B | 在 5ml 0.5% 普鲁卡因加入 5ml 生理盐水 | 10ml 0.25% 普鲁卡因 | 交感神经 |
| A | 10ml 生理盐水 | 5ml 生理盐水 | |

（引自：Raj PP，editor：Practical management of pain，ed 3，St. Louis，2000，Mosby.）

阻滞表现，那么疼痛的缓解原因多为痛觉缺失和感觉消失。这一点很重要，如果患者 B 类神经纤维的敏感性降低，那么 0.5% 浓度药物下疼痛的缓解是源于延迟的交感神经阻滞，而非感觉阻滞。

### （四）中枢性疼痛

如果之前所有药物均不能缓解疼痛症状，那么应用 5% 的普鲁卡因（试剂 D）可以阻滞所有类型的神经纤维。如果试剂 D 可以解除疼痛，仍然可能是躯体性疼痛，患者可能存在 Aδ 和 C 类神经纤维的敏感性降低。如果患者疼痛在全面阻滞后仍没有解除，这类疼痛可归为中枢性疼痛。这类诊断不具有特异性，可能是以下四种诊断中的任意一种，包括：①中枢性损害；②精神性疼痛；③脑源性；④装病。表 39-8 列举了更多病因。尽管这种技术已经用了很多年，然而最近出现了一种改良的技术。这种改良的技术使患者恢复更快且消除了不确定性。此外，脊柱穿刺针短时间内即可拔除，降低了感染的风险性，而且患者的体位可以更容易改变，以更好地模仿出患者日常出现疼痛症状的体位。

### （五）改良的技术

改良的技术只需要两种试剂——普通的生理盐水和 5% 普鲁卡因（表 39-9）。患者知情同意后，像传统技术一样（但是注意避免偏移），将较小型号的穿刺针穿入蛛网膜下腔。此时，注入 2ml 生理盐水并观察指标。如果注入安慰剂后患者症状没有或仅有轻微缓解，注入 2ml 5% 普鲁卡因，拔除穿刺针，患者保持平卧位。如前面所述，间隔 5min 后观察同样地指标（表 39-7）。

**解释** 如果在注射生理盐水后疼痛得到缓解，解释同前（可以考虑为精神性疼痛）。如果患者在注射 5% 普鲁卡因后疼痛没有得到解除，诊断与传统方法相同（机制为中枢性）。如果患者在注射 5% 普鲁卡因后得到完全解除，疼痛症状考虑为器质性。如果患者疼痛症状复发，并且针孔部为针刺样锐性疼痛（从痛觉缺失恢复），机制可考虑为躯体性（例如，提示疼痛来自 Aδ 或 C 类神经纤维，或来自两者）。如果在痛觉缺失恢复后，疼痛缓解仍持续一段时间，机制则为交感性。

根据我们的经验，这种方法的主要作用是将精神性或中枢性疼痛和躯体性疼痛相区分。和以往不同，我们这组患者找出了交感性病因，此外这组患者在进行常规评估之前进行了广泛的评价和试验性治疗。明确患者疼痛症状来自于精神性或者中枢性机制，从而避免外科手术这一点对患者非常有益（此类患者手术疗效有可能很差），对于参与诊治的外科医生有同样的意义。如果患者为躯体性疼痛，评估的第三步为椎间盘造影。

椎间盘造影在本章前部分已经叙述，读者可以参考前面详细的步骤（见手术技术 39-9 及手术

**表 39-8 中枢性机制的诊断可能要点**

| 诊断 | 解释 / 诊断基础 |
|---|---|
| 中枢病变 | 患者可能有中枢神经系统病变，并位于蛛网膜下腔感觉阻滞平面以上。我们已经看过两名患者位于中央前回的转移病灶，而此处是患者周身疼痛的起源 |
| 精神性疼痛 | 患者可能有真正的中枢性疼痛，并且对任何平面的阻滞没有反应。这点在精神性疼痛的患者是很不正常的反应，甚至超过安慰剂的阳性反应 |
| 脑源性 | 患者的疼痛可能为脑源性，这是一个令人费解的现象，疼痛严重，使患者十分痛苦。起源于周围神经，在中枢神经持续存在。这种疼痛直到忍受严重疼痛很长时间后产生，当它出现以后，消除或者阻滞周围神经的方法不能缓解疼痛 |
| 装病 | 患者可能装病。差异性阻滞不能证明其是否存在。如果患者卷入了疼痛和预期利益的诉讼，任何一种治疗模式都不太可能缓解疼痛。但是，从经验上看，我们相信那些对试剂 A 起反应，而对试剂 D 无效的患者应该是中枢性疾病，而不是装病；这是安慰剂效应，因其缓解疼痛有效，判断患者不是装病。这种理论没有充分的证据，但它很好地提示了患者缓解疼痛的愿望要强于金钱报酬 |

（引自：Raj PP, editor: Practical management of pain, ed 3, St. Louis, 2000, Mosby.）

**表 39-9 改良差异性神经阻滞麻醉溶液的准备**

| 解决方案 | 溶液的准备 | 量 |
|---|---|---|
| D | 在 1ml 的 10% 普卢卡因中，加入 1ml 脑脊液 | 2ml5% 普鲁卡因（高比重） |
| A | 2ml 普通生理盐水 | 2ml 普通生理盐水 |

（引自：Raj PP，editor：Practical management of pain，ed 3，St. Louis，2000，Mosby.）

技术 39-10）。尽管椎间盘造影技术引发了一些争议，但对其结果的判读和应用引发了更大的争议。我们在操作中使用低压力的椎间盘造影。疼痛与患者平时的轴性痛相比即便不确定，但至少类似，这是阳性的最低门槛。同时，必须存在纤维环的异常。如果检查者可以肯定患者存在一个或更多的节段（至少有一个对照节段），手术治疗就可以进行。外科手术治疗可以分为关节融合或椎间盘切除。

适用于每个患者最佳和特殊的治疗需要考虑每个方面以及患者本身的决定。关节融合有很多选择，包括前路腰椎椎体间融合、后外侧融合、后路椎体间融合以及前后路联合融合。同样有很多可供选择的椎体间融合器、椎弓根钉和这些装置的联合器。每种手术治疗的最终目标都是坚固的椎体间融合。同时，按照标准的治疗，椎体间融合需要自体髂骨的植骨块，尽管骨形态发生蛋白（BMPs）看似起到作用。此时，没有一种特定入路或技术优于其他，其中有一些很好的统计学研究关于前路椎体间融合（ALIF）、后外侧融合（PLIF）和后路椎体间融合（图 39-42）的差异，其同样也没有证明哪种选项可以造成最低伤害。在后路融合中也没有结果显示 BMP 优于自体骨。尽管如此，在育龄妇女中能否使用 BMP-2 目前没有长期随访研究结果；而颈前路使用 BMP-2 存在一些并发症，尤其是切口感染。但在颈后路及胸腰段手术使用 BMP 时未见明显并发症。

目前市场上没有通用的髓核假体，所以这仍是潜在的治疗方法。多向动态的稳定装置目前已经得到应用。但是，仍没有生物力学或临床数据支持以此装置治疗 IDD。

## 三、胸腰椎椎间盘成形术（人工椎间盘置换术）

有一项技术在最近 4～5 年引起了巨大的关注，这就是全椎间盘置换术（TDR）（图 39-43）。这种可活动装置引起众多专家关注的原因就是其可以减轻相邻节段的退变，虽然这一点仍存在疑问。这项技术存在如下一系列的问题：

1. TDR 装置可以长期保持活动吗？

2. 这种可活动装置是不是可以减少相邻节段的疾病，还是由遗传因素影响？

3. TDR 的长期结果是什么，磨损、下沉还是无菌性松动？

4. 如何选择 TDR 的最佳翻修时机？

目前只有三种被 FDA 认证的腰椎间盘假体。INMOTION[Charité（Depuy Spine，Raynham，MA）的升级版]、ProDisc-L（DePuy Synthes）和 activL（Aesculap，Center Valley，PA）。所有假体仅可用于单节段置换。另外，还有几个腰椎间盘假体在申请中。

术前，患者需要被告知 TDR 目前的期望可能过高，其存在不确定性。另外，从解剖学上看，小关节应该很正常，因为 TDR 仅仅是运动节段中的三者之一。如果在 CT 上显示椎间隙明显狭窄且伴随小关节增生或退变，TDR 则不建议应用。同任何一种内置物相同，患者如果存在骨质疏松，TDR 不具备应用条件。

原则上，TDR 与 ALIF 类似。移动血管结构要更为轻微，特别是在 L4 间盘水平。同时，植入体的尺寸与植入面的完好接触可以降低下沉的危险性。正确的植入位置是决定任一装置成功还是失败的关键。读者涉及该技术时需要考虑这些。我们经验目前很有限，而它们的使用价值仍然没有确定。

## 四、脊柱手术失败

在矫形外科和神经外科，最大的难题之一是脊柱手术失败的治疗。人们已提出了许多导致手术失败的原因。但只有在发现有新的椎间盘突出、或发现以前未诊断出或未治疗的病变时，再次手术才最有可能获得理想的结果。如第一次手术后病人疼痛完全缓解 6 个月或 6 个月以上、腿痛超过腰痛以及

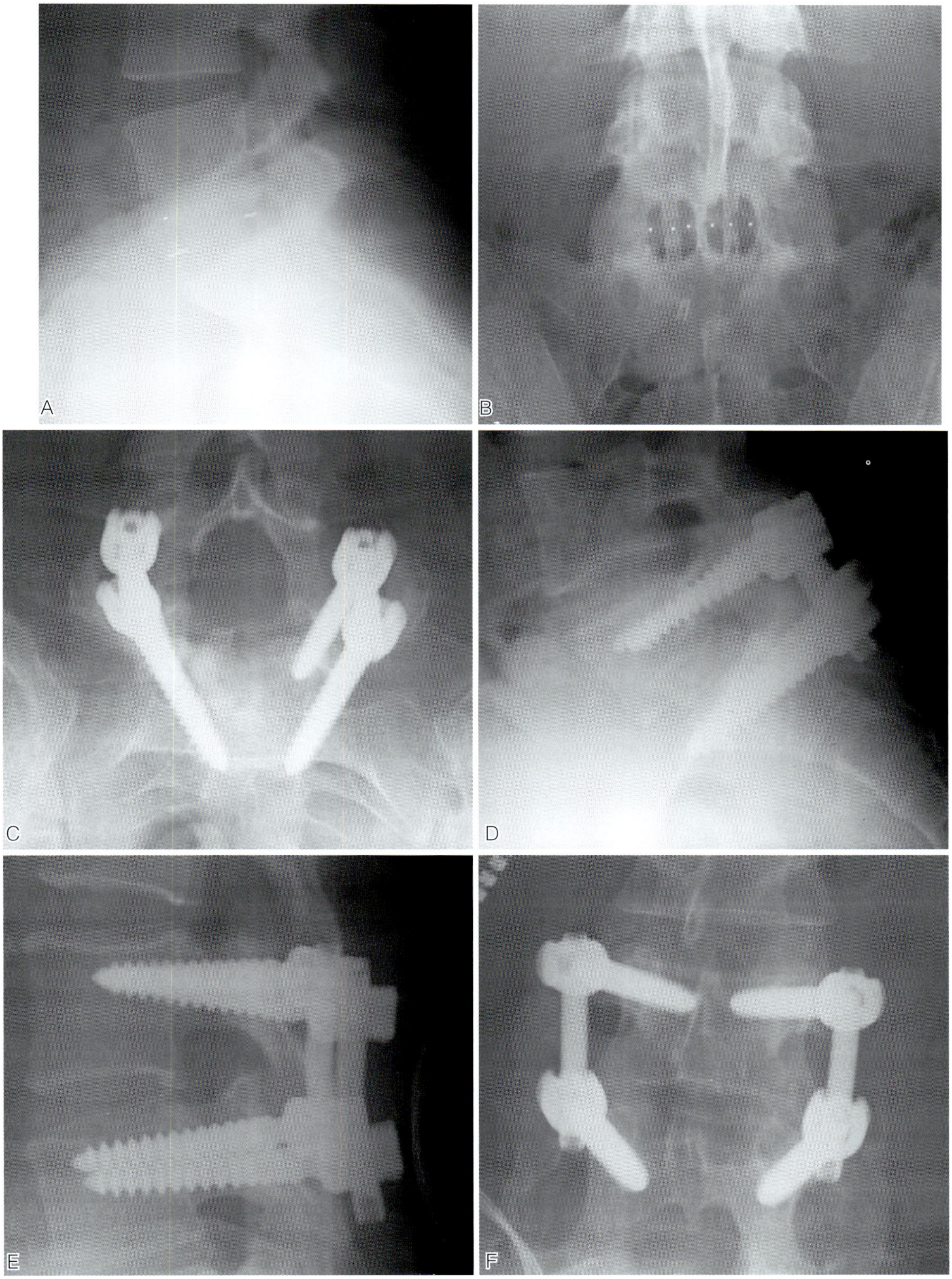


图 39-42 A 和 B. 前路腰椎间融合后关节固定（通过装有 BMP-2 的可透过 X 线带螺纹 CAGE）；C 和 D. 椎弓根系统和后外侧自体骨融合和经椎间孔椎体间自体骨融合；E 和 F. 后外侧自体骨融合，椎弓根系统超过先前融合

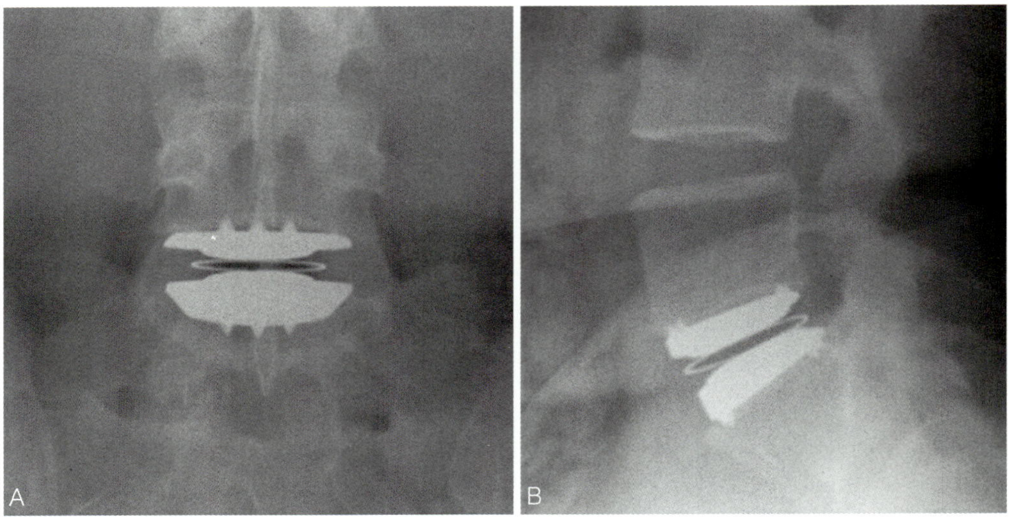

图 39-43 A 和 B. 间盘内紊乱的患者通过 Charité 全间盘置换术后的前后位和侧位像

确诊为椎间盘突出复发时再次手术效果才好。而已确认影响手术效果的不良因素包括瘢痕、先前的感染、假关节修补以及不良的心理因素等。再手术的满意率为 31%～80%。病人症状可望减轻，而不能完全缓解。随着腰部手术次数的增加，手术成功率明显下降，据报道并发症较初次手术高出 3～5 倍。患者应该明白手术的目的是减轻最为严重的症状，而非消除所有疼痛。随着手术次数增多，患者满意度也会逐渐变差。

腰椎间盘手术后疼痛复发或疼痛加剧，最初应采用保守治疗，如无效则应进行彻底的检查。重新了解病史及查体通常可发现一些线索。其他检查包括心理测试、脊髓造影、MRI，以排除肿瘤或更高位的椎间盘突出，还应行 CT 影像重建以排除椎间孔狭窄或外侧型椎间盘突出。鉴别诊断性的脊髓麻醉、神经根封闭、小关节封闭和椎间盘造影也有助于确定疼痛来源。心理测试结果和鉴别性脊髓麻醉不正常时，应对根据其他检查结果制订的治疗方案做出相应的修改。如果拟行手术为择期手术，在进行手术治疗前应先进行适当的非手术治疗。在考虑手术前应确定有明确的、手术可解决的器质性病变，手术应该特异性地针对这些器质性病变或已明确的病变。

# 第九节 椎管狭窄症

正如 Kirkaldy-Willis 所介绍，退变性椎管狭窄症为累及整个脊柱运动节段的进行性疾病。椎间盘的退变引起最初的相对不稳和小关节突关节的多度活动。小关节压力升高、椎间隙的狭窄及伸展角度的增加可导致小关节，尤其是上关节突的肥大。随着关节破坏的进展，关节突肥大导致脊柱局部节段强直。黄韧带的钙化和肥大也是椎管狭窄的原因之一。解剖上最终表现为椎管容积减小和神经卡压。静脉的淤滞和高压状态可能是引起间歇性神经性跛行的原因。轻微的创伤和职业活动对此病发生没有显著的影响，但可加重病情。

## 一、解剖

椎管狭窄症可按脊柱病变的解剖区域、每一个病变椎体的受累部位和受累椎体的特异性病理变化进行分类（表 39-10）。狭窄可以广泛或局限于颈椎、胸椎或腰椎的特定解剖部位。椎管狭窄症最常发生在腰椎，其次为颈椎，胸椎管狭窄症报道极少。椎管狭窄可以是局限性的，也可为弥散性累及多个节段，如先天性椎管狭窄中的改变。椎间盘的退行性变常伴有椎间隙的狭窄和继发的韧带冗余，这样可导致椎管狭窄，随之出现不稳。随着活动度增加，小关节突的过度增生和韧带的肥厚进一步恶化。黄韧带在侧隐窝处与小关节突的关节囊附着，当黄韧带出现显著增厚时，可突入侧隐窝，导致神经根受压。这些现象可单独出现或联合出现，导致椎管狭窄特征性的症状群。

**表 39-10 椎管狭窄症的分类**

**解剖学分类**

| **解剖区域** | 解剖部位（局部节段） |
|---|---|
| 胸椎 | 中央型 |
| | 椎间孔型 |
| 腰椎 | 中央型 |
| | 侧隐窝型 |
| | 椎间孔型 |
| | 椎间孔外型（远侧出口型） |

**病理学分类**

1. 先天性
  (1) 软骨发育异常（矮小症）
  (2) 先天性脊椎滑脱
  (3) 脊柱侧凸
  (4) 脊柱后凸
2. 特发性
3. 退变和炎症
  (1) 骨性关节炎
  (2) 炎性关节炎
  (3) 弥漫性特发性骨增生肥大症（DISH）
  (4) 脊柱侧凸
  (5) 脊柱后凸
  (6) 退行性脊椎滑脱
4. 代谢性疾病
  (1) Paget 病
  (2) 氟中毒

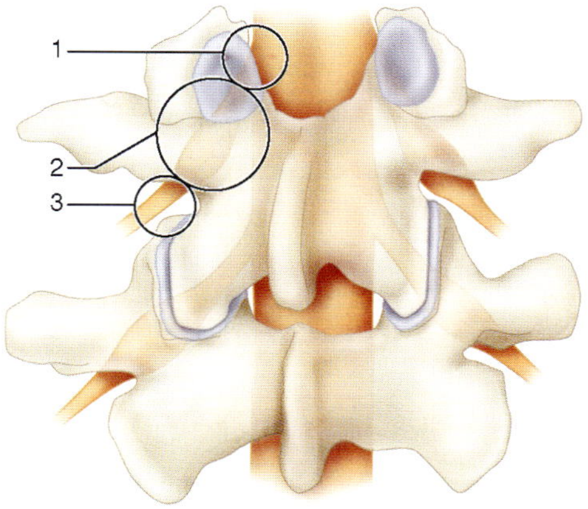


图 39-44 Lee 描述的关于侧方椎管的分区。入口区（1）位于侧隐窝的头侧和内侧，起于硬膜囊的侧面，斜行向下、向外，朝向椎间孔。中区（2）位于椎弓峡部的深面，正处于椎弓根的下方，前方是椎体的后部，后方是椎弓峡部，内侧边界开放于中央椎管。出口区（3）由椎间孔形成

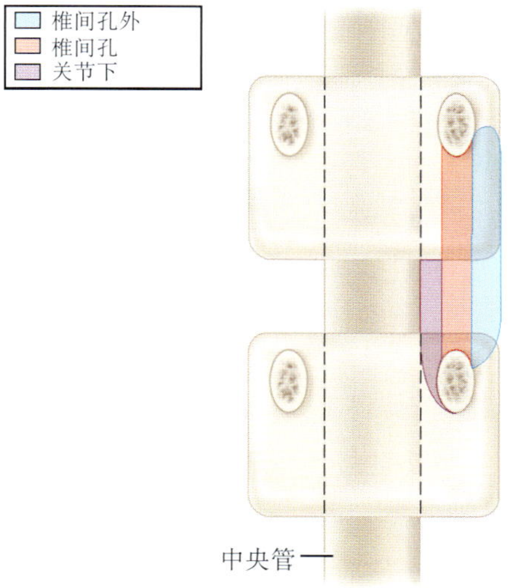


图 39-45 椎管中央及侧方，椎管侧方包括关节下区、椎间孔区及椎间孔外侧区

对椎管狭窄进行准确描述前，需要对受累的解剖结构有充分的了解并使用一致的命名方法（图 39-44）。中央型椎管狭窄指受累区域为两个关节突之间，这个区域通常是由硬膜囊及其内容物占据。此区的狭窄通常是由突出的椎间盘、纤维环，或骨赘，或突出或增厚的黄韧带所导致。有症状的中央型椎管狭窄可造成神经源性跛行和广泛的腿痛。硬膜囊的侧面是侧椎管，此处容纳神经根，此区的压迫可导致神经根病变。侧隐窝也称为“李氏入口区（Lee entrance zone）”，它起于硬膜囊的外侧，延伸至椎弓根的内侧缘。神经根在此处离开硬膜囊，向外走行于上关节突之下（图 39-45）。侧隐窝的边界：外侧是椎弓根，背侧是上关节突，腹侧是椎间盘和后侧韧带复合体（PLC），内侧是中央管。小关节突的关节炎最常导致侧隐窝处的狭窄，并有椎体骨赘形成及椎间盘或纤维环的病变。“李氏中区（Lee midzone）”指的是椎间孔区域，此处位于椎弓峡部的腹侧，其边界：内侧是侧隐窝，腹侧是椎体和椎间盘的后部，背侧是椎弓峡部，外侧是椎弓根的外侧缘。椎间孔是上下椎弓根之间的区域，背侧的神经根结和腹侧的运动神经根占此区域的 30%。椎间孔区也是硬膜囊移行为神经外膜的区

域。此区狭窄的原因是椎弓峡部的骨折伴纤维软骨增生，或者是外侧型的椎间盘突出。黄韧带的增厚有时可突入椎间孔，并可能伴有椎弓峡部下表面的骨赘，尤其是当椎间孔的高度小于 15mm 且椎体后侧的高度小于 4mm 时。出口区指的是关节突外侧的区域。此区有神经根，并可能因“极外侧型”椎间盘突出、脊柱向前滑脱及伴发的半脱位，或小关节突关节炎而受压。

脊柱退行性关节炎引起的椎管狭窄是最常见的类型，包括 Forestier 综合征，这种退行性关节炎的特点表现为发生于老年患者的骨肥大和脊柱僵硬。其他病变如 Paget 病、氟中毒、后凸畸形、脊柱侧凸和伴椎管变窄的骨折，都可引起椎管狭窄。后纵韧带肥大和骨化（颈椎多见）及弥漫性特发性骨增生肥大症（DISH）是可引起获得性椎管狭窄的另一个例子。软骨发育不良和先天性脊椎滑脱等引起的先天性椎管狭窄症比较少见。

先天性椎管狭窄通常表现为中央型的狭窄，且在影像学上表现明显。特发的先天性狭窄常因椎弓根较短而累及椎管前后管径，而其余的部分正常。在软骨发育不全的情况下，椎管在前后面上因椎弓根较短而狭窄，其横径也因椎弓根间距的减小而狭窄。这些变化常伴随着软骨发育不全的其他特征性变化而同时出现。

获得性的椎管狭窄通常为退行性病变（框 39-6），病变局限于关节突和黄韧带，此外在影像学检查上可见小关节突关节炎改变。通常这些变化为对称性。L4 ~ 5 水平最常受累，其次是 L5 ~ S1 和 L3 ~ 4 水平。椎间盘突出及脊柱向前滑脱可进一步加重椎管狭窄。在年轻患者中，滑脱很少导致椎管狭窄。在 50 岁或年纪更大的患者中，退行性变、老化和脊柱向前滑脱或脊椎滑脱联合作用，经常可导致侧隐窝或椎间孔的狭窄。Paget 病和氟骨症导致中央椎管或侧方椎管狭窄的情况已见报道。Paget 病是椎管狭窄的一个类型，采用降钙素治疗有良好的效果。

**框 39-6 椎管狭窄症的分类**

**先天性**

特发性

软骨发育不全

**后天性（获得性）**

退变性

- 中央管
- 侧隐窝，椎间孔
- 退变性脊椎滑脱
- 退变性脊柱侧凸
- 合并先天性和退变性狭窄

医源性

- 椎板切除术后
- 融合术后
- 化学融核术后
- 滑脱
- 创伤后

代谢性疾病

- Paget 病
- 氟中毒
- 弥漫性特发性骨增生肥大症
- 骨肥厚腰椎管狭窄症
- 草酸盐沉积症
- 假性痛风

## 二、自然病程

尽管椎管狭窄可引起症状，但并非所有的椎管狭窄症患者均有症状。有研究发现临床症状和椎管前后径之间没有显著相关性。一般而言，多数椎管狭窄的自然病程中，患者的症状为隐袭性的，可因创伤或过度的运动而急性发作。许多患者在 X 线片上有严重的椎管狭窄表现，但主诉或体征很少。尽管多项研究发现减压术后活动能力优于保守治疗的效果，但经过 8 ~ 10 年的保守治疗 50% 的患者的腰腿痛得以改善。在一项前瞻、随机性研究中，100 例有症状的椎管狭窄患者随机接受手术治疗或保守治疗，3 个月后无论接受何种治疗，患者均有疼痛缓解，但少数患者经过 12 个月疼痛才缓解。然而随着时间的推移，接受保守治疗的患者病情可出现加重。在接受非手术治疗的患者中，经过 4 年，有 50% 的患者能保持优秀或一般的疗效，而在接受手术治疗的患者中，有 80% 的患者仍能保持良好的疗效。

已报道的研究结果提示大多数椎管狭窄病人的病程均较稳定，有 15% ~ 50% 的患者在非手术治疗后可有一些改善。经适当的保守治疗后症状仍有恶化是手术治疗的指征。

Weinstein 等指出，接受手术治疗患者的主要转归明显优于非手术治疗患者。

## 三、临床评估

在椎管狭窄的患者中，发现有 95% 的患者表现为腰背痛，91% 的患者表现为根性痛，70% 患者出现腿部感觉障碍，有 33% 的患者出现肌力减退，12% 的患者出现小便障碍。对于中央型椎管狭窄的患者，症状通常为双侧的，并累及臀部和大腿后侧，症状发生不按皮节分布。对于侧隐窝狭窄的患者，由于是特定的神经根受压，因此症状通常呈皮节分布。侧隐窝狭窄的患者在休息和晚上疼痛加剧，但行走的耐受力要优于中央型椎管狭窄的患者。

将神经源性的跛行与血管性跛行的症状进行鉴别十分重要（表 39-11）。典型的血管源性的症状通常发生于腓肠肌的上部，在站立状态下经短暂休息（5min）可缓解，不需要坐下或俯身，并且在步行上山或骑固定自行车时症状加重。神经源性跛行可在躯干屈曲、弯腰或卧位时症状改善，但可能需要 20min 以上的时间。患者通常主诉由于采取了屈曲的姿势，在步行上山或上楼梯时更耐久一些，并且与在踏板上行走相比，更能耐受骑自行车。推杂货手推车时脊柱也呈弯曲状态，因此大多数神经源性跛行的患者在推车时也更耐久，下肢的不适也有缓解（"购物车征"阳性）。

总之，所有类型的椎管狭窄的物理检查均不一致。必须触摸下肢远侧的脉搏搏动，确认脉搏搏动有力。双侧髋关节在伸直位下的内、外旋活动度应该是完全、对称和无痛的。直腿抬高试验和坐骨神经紧张试验通常是正常的。神经系统检查通常是正常的，但是假如让患者行走至出现轻度症状后再进行检查，可能发现一些异常体征。患者行走后的步态和姿势可显示"弯腰试验"阳性。此试验是让患者疾步行走，当疼痛加重后，患者可主诉感觉异常，随后出现肌力的异常。如果患者被要求继续行走，他可能会采用一种弯腰的姿势，此时症状可能会减轻，或者，如果患者采用坐位，身体前屈，症状同样也可减轻。

**表 39-11　神经源性跛行与血管性跛行症状的鉴别诊断**

| 评价指标 | 血管源性 | 神经源性 |
|---|---|---|
| 行走距离 | 固定 | 变化 |
| 症状缓解因素 | 站立 | 坐位 / 弯腰 |
| 刺激因素 | 行走 | 行走 / 站立 |
| 步行上山 | 疼痛 | 无痛 |
| 骑自行车 | 阳性（疼痛） | 阴性 |
| 脉搏 | 无 | 有 |
| 皮肤 | 毛发缺失，光滑 | 正常 |
| 无力 | 罕有 | 偶有 |
| 腰背痛 | 偶有 | 常见 |
| 腰部活动 | 正常 | 受限 |
| 疼痛特征 | 痉挛性 – 由远侧到近侧 | 麻木，疼痛 – 近侧向远侧 |
| 肌萎缩 | 少见 | 偶见 |

## 四、影像学诊断

### （一）X 线检查

尽管 X 线片不能证实椎管狭窄，但影像学的发现如侧位片上所见的椎弓根短缩、前后位片上所见的椎弓根间距的狭窄、韧带钙化、椎间孔狭窄和后侧关节突的肥大均有提示作用。Leroux 等总结了 X 线片和计算机断层扫描（CT）上骨质增生肥大的表现（框 39–7）。

随着新技术的出现，通过放射线影像发现并确认腰椎管狭窄的技术水平也得以提高。最初只有中央型椎管狭窄得到认识，当椎管狭窄到 10mm 时才能确认，这可以通过 X 线片进行测量，通过椎管造影片进行测量更好。Schönström、Bolender 和 Spengler 对将要手术治疗的椎管狭窄症患者进行了① CT 片上椎管前后径的测量；②脊髓造影片上硬膜囊前后径的测量，并比较了两种测量结果。他们发现在正常人和椎管狭窄症患者间，骨性椎管横切面积并没有相关性，硬膜囊横切面积 $\leqslant 100mm^2$ 与有症状的椎管狭窄症确有相关性。采用这种方法确定椎管狭窄时，测量应包括软组织在内。使用标准的 CT 扫描软件可能使这一面积的计算更为容易。

当前，尽管对持续性疼痛超过 6 周的初诊排查患者，以及伴有其他"预警"性疾病（包括近期创伤、有癌症病史、年龄超过 50 岁或低于 20 岁、有神经功能不全或先前有手术史的患者）患者 X 线片仍有重要的作用，但轴位影像已取代标准 X 线片在诊断椎管狭窄中的作用。屈、伸位影

**框 39-7 骨质增生肥大的放射线影像表现**

**X 线平片**

**胸椎**

1. 椎间骨桥
2. “龙虾爪”样改变

**颈椎**

1. 大量的骨赘
2. 颈椎管狭窄

**腰椎**

1. 椎体边缘骨质增生
2. “蜡烛焰”样改变
3. “龙虾爪”样改变
4. 椎间骨桥
5. 盘状关节
6. 获得性脊椎阻滞
7. 后方关节突的肥大
8. 后方关节突肥大呈“球状”
9. 向前半脱位
10. 向后半脱位

**腰椎 CT 扫描**

1. 椎间盘脱出
2. 椎间盘突出
3. 椎间盘真空征
4. 后方关节突肥大
5. 关节突关节骨性关节炎
6. 上关节突的非关节部分骨质增生
7. 下关节突的非关节部分骨质增生
8. 后纵韧带（PLL）钙化和（或）骨化
9. 黄韧带（YL）钙化和（或）骨化
10. 棘上韧带（SL）钙化和（或）骨化
11. 后方关节囊前部钙化和（或）骨化
12. 后方关节囊后部钙化和（或）骨化
13. 椎管前后径变窄
14. 椎管横径变窄

（改编自：tLeroux JL, Legeron P, Moulinier L, et al: Stenosis of the lumbar spinal canal in vertebral ankylosing hyperostosis, Spine 17:1213, 1992.）

C/O. 钙化或骨化或两者皆有

像对于在进行椎板切除术前确认是否存在脊柱不稳很有帮助，并且对于决定是否因此进行脊柱融合可能也有帮助。移位超过 4mm 或旋转超过 10°～15° 可提示存在不稳。正常梯形的椎间盘间隙的几何形状的反向，伴后侧间隙增宽及前方狭窄也可提示存在不稳。

### （二）磁共振检查（MRI）

MRI 对于确认其他疾病很有帮助，如肿瘤和感染，并且对于有持续下肢症状但经 X 线检查未见异常的患者，是一个很好的无创性检查。应将 MRI 用于确认患者病史中出现跛行和神经放射痛的原因，但不能将其作为一个筛选性的检查，因为影像学上有改变但临床没有症状的发生率很高。形态学的改变与术前症状，如疼痛及功能异常有关，但相关程度有限。矢状位上的 T2 加权影像很有利于观察，因为它能提供一个类似于脊髓造影的影像。矢状位上的 T1 加权影像可重点用于观察椎间孔的情况。神经根周围缺乏正常的脂肪组织包绕可提示有椎间孔的狭窄。轴位上的 T1 和 T2 加权影像可很好地显示中央椎管及其内的组织。通过轴位 T1 加权影像上显示的椎间盘与神经根之间正常脂肪间隔的消失，可确认存在极外侧型的椎间盘突出（图 39-46）。椎间孔区域采用矢状位上的 T1 加权序列可更好地显示，因为此影像能确认神经根周围是否包绕有脂肪组织。如本文上一节中所介绍的绝对的解剖测量方法也可使用。当存在脊柱畸形，包括脊柱侧凸和显著的椎体滑脱时，MRI 可能难以获得最优影像。这是因为脊柱可能弯出或弯入矢状面的扫描序列，难以获得真正的轴位影像。

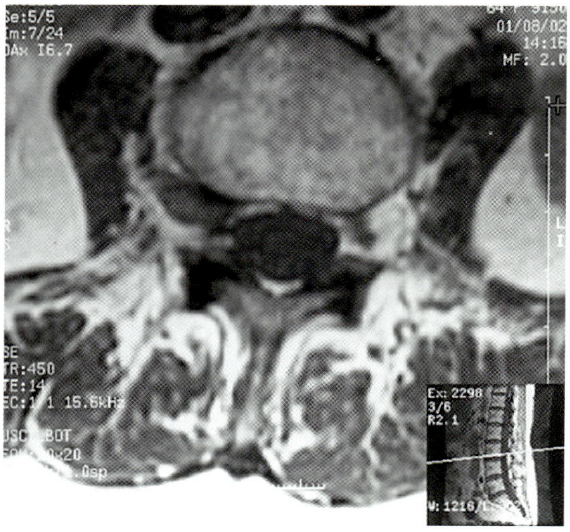

图 39-46 MRI 的 T1 加权相显示极外侧型椎间盘的突出。可见椎间盘与神经根之间正常的脂肪间隔消失

MRI 的另一个缺点是费用太高。但对于有下肢放射痛的患者，MRI 已成为一项有用的、无创性的诊断手段。

### （三）脊髓造影后 CT 检查

尽管 MRI 的应用日益广泛，但在制订椎管狭窄患者手术计划时，造影后 CT 检查（CTM）仍为医生们所接受并广为应用，这一检查的诊断准确率达 91%。脊髓造影后附加 CT 检查（CTM）与单纯的脊髓造影相比，灵敏度可增加 30%。由于脊髓造影具有可动态显示影像的特点，因此对于卧位下 MRI 检查未见有椎管狭窄的患者，可能在造影后站立位前屈、后伸侧位片上得以显示。CTM 在显示骨性结构方面要优于 MRI，它有助于帮助医生制订椎管减压的手术计划。但椎弓根外侧椎间孔区域神经根的影像显示不清，这是由于硬膜囊与神经外膜在此融合。为脊髓造影而行腰椎穿刺也会造成额外的并发症。因此，脊髓造影及 CTM 最适用于动力性椎管狭窄、术后下肢疼痛、严重脊柱侧凸或脊柱滑移、金属内固定物置入后周围情况检查，以及有下肢症状但 MRI 检查未发现异常的患者。

在 CTM 中有 24% ~ 34% 的无症状患者可显示异常，这与 MRI 的情况相当，因此与临床的相关性是最强的。

CT 也被用来进一步研究侧隐窝狭窄和椎间孔狭窄。这些类型的狭窄极少能通过脊髓造影进行确认。侧隐窝是一个解剖性的区域，其外侧界是椎弓根，后侧是上关节突，前侧是椎体的后外侧面及相邻的椎间盘。相对应的椎弓根的上界是侧隐窝最狭窄的部位。采用横断面的断层扫描进行侧隐窝的测量时，正常患者的测量值通常为 5mm 或更多，但对于有症状的患者，如果测量的高度值是 2mm 或更小（图 39–47），就能确诊。椎间孔的边界包括：头侧界是椎弓根的下缘，后界是椎弓峡部及相关的小关节突及由下一节段椎体发出的上关节突，尾侧界是相邻低位椎体发出的椎弓根的上缘，前界是椎体和椎间盘。此区域在脊髓造影中很少显示。在横断面的标准 CT 影像上，如果经椎弓根层面之后紧接的一或两个以上的层面显示椎间孔区域有狭窄（假设断层的层面密集），那么就可以诊断。鉴别椎间孔狭窄的最佳方法是对腰椎扫描进行重建，这样能重塑出经过椎弓根的矢状位的影像及其外侧的结构。

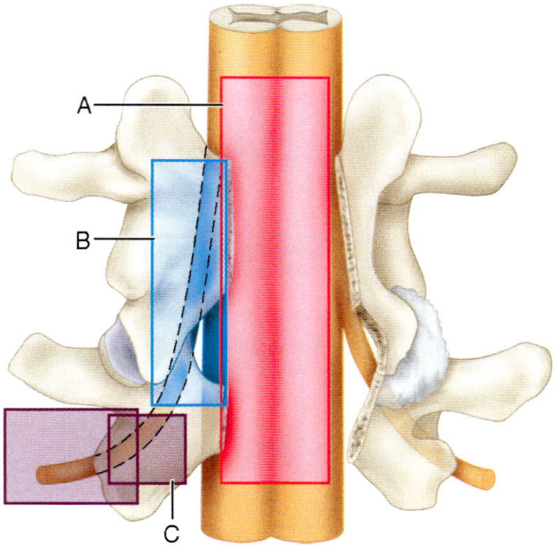


图 39-47　节段性狭窄的三维示意图

A. 解剖性；B. 节段性；C. 病理性

Wiltse 等介绍了一种异乎寻常的神经根的压迫类型，这种情况主要出现于脊椎滑脱的情况下，此时神经根下方半脱位的巨大的 L5 横突可将神经根紧抵于骶骨翼上而造成压迫。这一诊断最好可通过冠状位 CT 影像的重建来确认（图 39–48）。

一些研究已努力将临床结果与 CTM 显示的病理变化加以联系。一项回顾性研究发现在脊髓造影中有造影剂阻断的患者获得良好疗效的机会更大。另一项对 191 例患者进行 4 年的随访研究发现，有 64% 的患者出现术后的椎管狭窄。有和没有椎管狭窄的患者间轻微的差别体现在 Oswestry 问卷的评分上，而不表现于行走的距离上；腰椎不稳出现于 21% 的患者但没有确切的临床表现。事实上，在 CTM 上显示的椎管减压程度与疗效完全没有关系，不论减压节段多少，其结果均相似。但是，目前仍建议将所有有证据证明存在神经受压的有症状的节段进行减压，以改善神经系统的血供和功能，从而避免因复发性椎管狭窄而进行再次手术。

### （四）其他诊断性检查

如果不能确定是否有神经病变，尤其是面对有糖尿病的患者时，那么应进行电生理检查诊断。在无症状的患者中，肌电图检查相对于 MRI 有较低的假阳性率。此类检查如体感诱发电位等，因缺乏前瞻性研究以确定其敏感性和特异性，而使其应用受到限制。血管多普勒检查在确认下肢血流灌注问题时很有帮助，在提示存在这类问题时，应请血

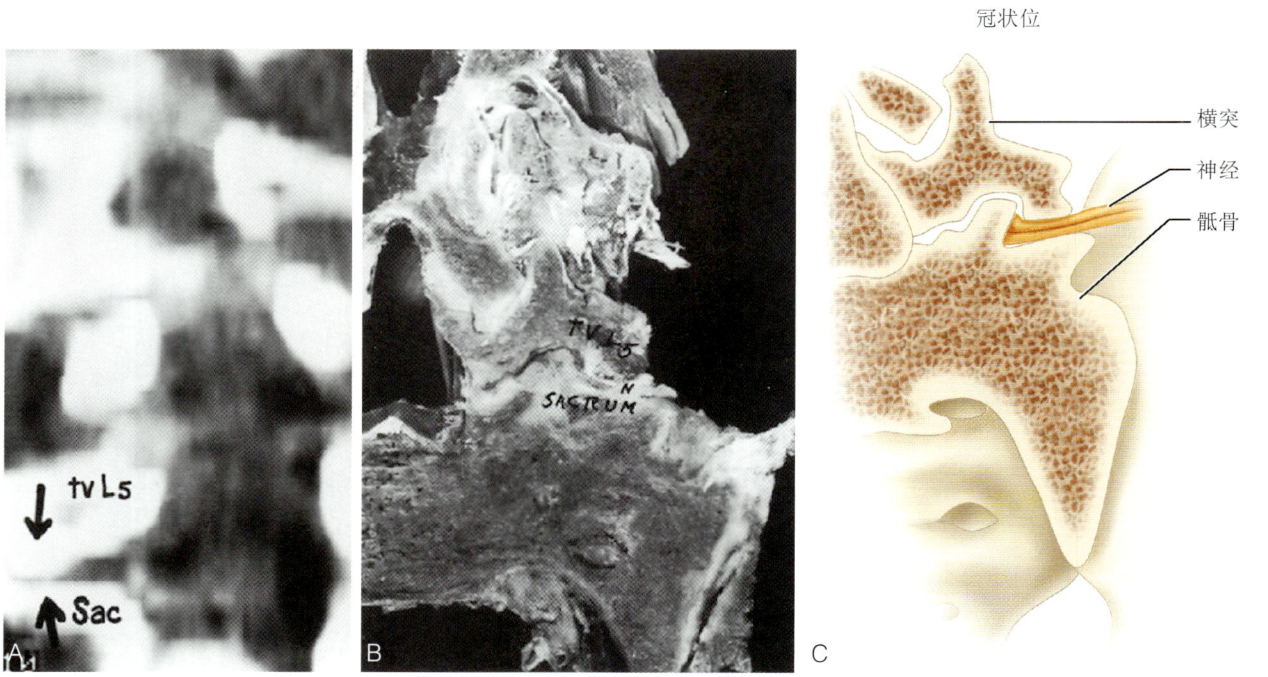


图 39-48　A. CT的冠状位影像显示L5的横突与骶骨发生撞击；B. 冠状位的断层解剖显示右侧横突；C. 冠状面断层示意图。（引自：Wiltse LL, Guyer RD, Spencer CW, et al: Alar transverse process impingement of the L5 spinal nerve: the farout syndrome, Spine 9:31, 1984.）

管外科专家会诊。运动性试验也有助于鉴别诊断。Tenhala等介绍了一种自行车 - 平板试验，试验中先让患者站立状态下在平板上行走，然后采用坐姿骑一辆自行车并允许脊柱弯曲。水平步行早期出现腿部症状及斜坡平板步行迟发出现症状均显著伴有椎管狭窄。平板运动试验也有助于术后确定功能定量分析时的基础功能状态。此试验显示患者术后平板步行及骑车时间显著延长（术前88%、术后9%的患者出现平板步行试验阳性；术前41%、术后17%的患者出现骑车时疼痛），视觉模拟疼痛评分的分值较低，疼痛开始延期。

## 五、非手术治疗

椎管狭窄的症状通常对非手术治疗有良好的反应（Simotas等报道3年随访时满意度69%）。尽管可出现腰背痛、神经根病变或神经性跛行等症状，但大多数患者采用保守治疗均可获得成功。有根性痛症状的患者对非手术治疗反应良好，而伴有侧凸的患者效果较差。保守治疗应包括不超过2d的休息、采用消炎镇痛药或扑热息痛控制疼痛、进行有助于躯干稳定性的锻炼以及有氧健身锻炼。其他的方法应针对因疼痛而活动受限的患者，并能使患者最大限度地参加康复锻炼。牵引对成人腰椎的病变没有预防作用。对于有持续性神经根病变症状或神经性跛行的患者，硬膜外激素注射可有助于患者减轻症状，以更好地参加功能锻炼。硬膜外激素注射能显著地缓解症状，尽管目前尚无科学的研究证明其长期的疗效。

Manchikanti等报道25例患者通过注射利多卡因、高渗盐水、倍他米松行经皮粘连松解，其中76%患者有明显的疼痛改善。如果椎管狭窄同时伴有髋关节或膝关节的退行性关节炎，不管采用何种治疗，都可能需要对一些特定的运动进行限制。

### 硬膜外激素注射治疗

椎管狭窄及其导致的椎管内神经的机械压迫可引起神经根的结构性和化学性损伤。神经根的水肿和静脉淤血导致进一步的压迫和缺血性神经炎，从而引起神经毒素的渗出，如可引起炎症和水肿加重的磷酸酯酶和白细胞三烯B。皮质激素为潜在抗炎药物，减少白细胞的浸润，抑制细胞因子，并能增加膜稳定性。上述反应及其减少水肿的能力为硬膜外激素注射治疗椎管狭窄症提供了理论基础。尽管硬膜外激素注射用于椎管狭窄的治疗已有许多年，目前尚无有关硬膜外激素注射的长期科学的疗效报道。但有报道称 3 个月随访时疼痛改善明显。尤其是精神状态好、体重指数（BMI）高的患者疼痛改善更加明显。一项前瞻性随机研究发现硬膜外注射 0.5% 利多卡因，不论是否注射激素，近 60% 患者短期疗效好。

有关穿刺的技术——经尾侧、经椎板或经椎间孔，还存在争议，关于是否使用透视引导穿刺也存在争议。Lee 等报道的 216 例患者中，有 87.5% 行透视引导穿刺，硬膜外注射激素，效果有改善，但改善程度较小。尽管有研究指出经椎板注射与经椎间孔注射没有差异，但是 Lee 等报道经双侧椎间孔注射可以允许注射液更高。Stitz 等报道依据解剖性标志进行尾侧穿刺注射的结果，65% ~ 74% 的患者可准确穿刺，穿入血管的占 4%。采用经椎板技术进行准确穿刺也同样困难，报道的穿刺准确率为 70%。

椎管尺寸不能预测硬膜外激素注射成功与否。并发症并不常见，但时有发生，包括肾上腺皮质功能亢进、硬膜外血肿、短暂的麻痹、视网膜出血、硬膜外脓肿、化学性脊膜炎及颅内积气。据报道硬膜囊穿破的发生率是 5%，如果穿破硬膜囊，那么应避免往蛛网膜下腔注入激素或局麻药物，以避免神经根机械性或化学性的刺激。有 1% ~ 5% 的患者可出现头痛，与穿破硬膜囊或采用尾侧穿刺途径有关。对于采用尾侧穿刺途径而出现头痛的患者，其原因尚无法确定，因为硬膜囊终止于骶骨中部水平，在此水平不可能穿破硬膜囊。

硬膜囊外激素注射最理想的适应证是患者有急性神经根症状或神经性跛行，且常用的镇痛药物和休息治疗均无效，已对日常生活中的活动产生显著的影响。我们在治疗神经性跛行和神经根症状时，已成功地使用该技术作为诊断及治疗的方法。鉴于在椎间孔及侧隐窝的腹侧有更多的空间，作者倾向于经椎间孔注射。

## 六、手术治疗

椎管狭窄患者手术的主要适应证是保守治疗无效且疼痛加重的患者。由于主要的症状是腰背痛和一些腿部疼痛，因此术后疼痛缓解可能不完全。手术操作预期可以缓解造成跛行的腿部疼痛，同时背部疼痛也会有不同程度的缓解。大多数系列研究报道术后有 64% ~ 91% 的患者症状得到改善，而在糖尿病患者中，有 42% 的患者得到改善，大多数患者仍有轻微的症状，通常与先前存在的脊柱退行性关节炎有关。如果存在神经系统方面的阳性发现，那么术后改善的情况可能不一。Pearson 等注意到主诉腿痛的患者比主诉背痛的患者手术治疗后症状改善更明显，不过这两组患者都比保守治疗的效果好。再手术率为 6 ~ 23%。较好预后因素包括椎间盘突出、单节段狭窄、肌力下降持续时间 6 周以内、单一的根性病变、年龄小于 65 岁。导致较差预后的因素包括抑郁、精神疾病、心血管疾病、较高的体重指数、脊柱侧弯及影响行走的一些疾病。椎管狭窄引起神经症状的逆转可能是手术的相对适应证，但是急性症状除外。

单纯 X 线检查的阳性发现永远都不是手术的适应证。预后的影响因素不尽相同，影像学改变与症状存在相关性是术后症状得以改善的最佳保证。病变局限于局部而没有造成完全性的受累时，手术的疗效最好。Ganz 报道术前症状可以通过姿势改变而缓解的患者手术成功率达 96%。

对于一个理智的患者，当其不能忍受因疾病而需要采取的严格的生活方式，以及系统的保守治疗无效时，就应该成为考虑手术的首要决定因素。患者应该明白手术有不能缓解疼痛或实际上加重疼痛的可能，尤其是腰背的疼痛。腰椎管狭窄不会导致截瘫，但能降低患者的运动能力，保守治疗对于功能良好且症状易于控制的患者并不确保有效。对于采用非手术治疗的患者，推迟手术治疗并不会影响效果，但有一项研究称症状超过 33 个月的患者手术效果差一些。

颈椎和胸椎管的狭窄可导致颈髓和胸髓的病变而造成无痛性的截瘫，这需要密切关注和随访。

### （一）椎管狭窄手术治疗的原则

椎板切除减压术和开窗减压术都是腰椎管狭窄可选择的术式（图 39–49）。如果切除的骨质过多损害了脊柱的稳定，或者出现了峡部裂型或退行性腰椎滑脱，或者伴有后凸畸形时，那么就需要进行融合术。其他进行融合术的重要指征包括初次融合术后相邻节段的退变、减压术后出现复发性椎管狭

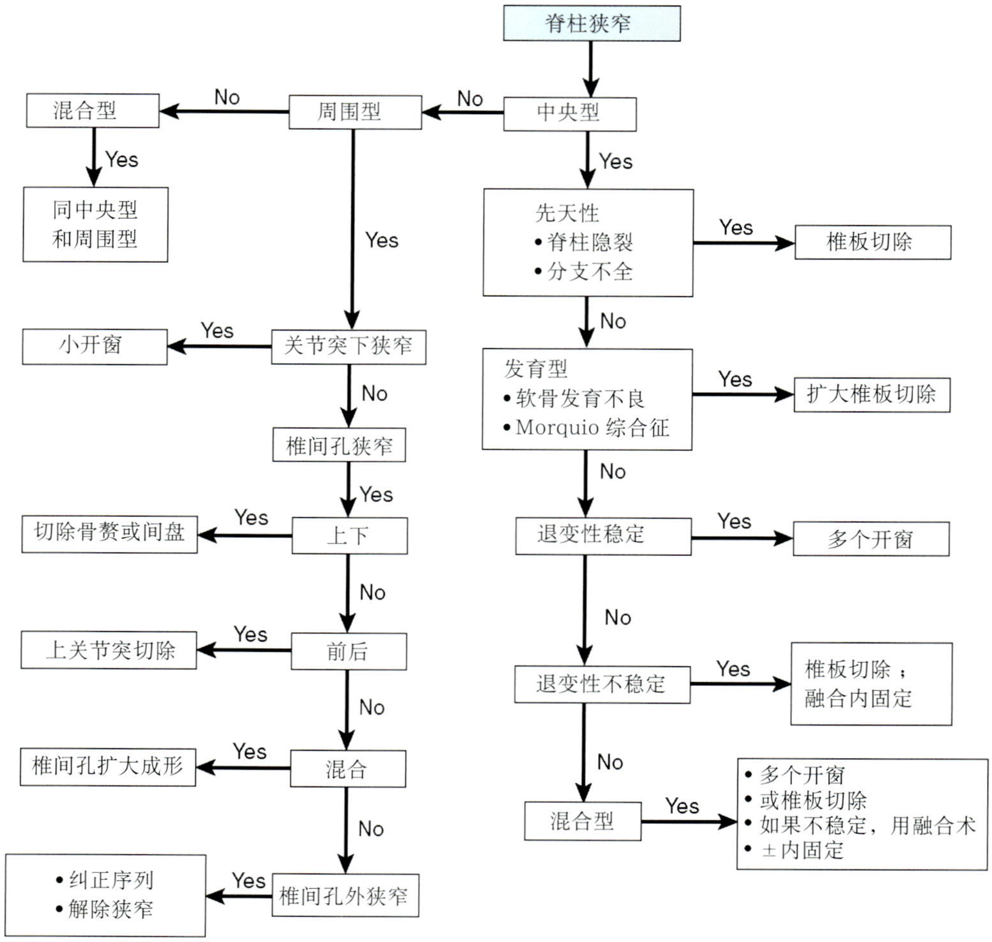


图 39-49 椎管狭窄的治疗流程

（引自：Hadjipavlou AG，Simmons JW，Pope MH：An algorithmic approach to the investigation，treatment，and complications of surgery for low back pain，Semin Spine Surg 10:193，1998.）

窄或椎间盘突出。椎板切除术适用于有严重的、多节段椎管狭窄的老年患者，而开窗手术，包括保留后侧中央结构的双侧椎板切开术和部分的开窗手术，都是可供椎间盘完好的年轻患者选择的术式。这样的微创操作是很有吸引力的，因为其对脊柱活动的稳定结构破坏最小。最近一项研究指出，相对于椎板切除术，双侧的椎板开窗可获得更少的并发症，也能减轻术后的不稳定。

无论如何，术前必须确认疼痛是由于神经根受压且确定受累的神经根，以便术中减压范围更加明确。术中应尤其注意产生症状的区域，与不能确认疼痛来源时通常的做法相比，这样可能会达到更广泛的减压。如果只需要对一个神经根进行根治性的减压，那么并不需要附加融合手术，不管是否采用器械内固定。如果完全切除 1 个以上的关节突，通常需要进行器械内固定融合。建议术前做好融合的准备，以便当术中发现实际病变需要比预期更多的、彻底的减压时，可以进行融合。患者的腹部悬空有利于减少出血。如果需要进行融合，那么应保持髋关节伸展状态，以避免腰椎姿势性后凸。作者不建议融合时使用后凸架。同椎间盘手术一样，使用显微镜或手术放大镜和头灯有利于完成手术。由于显微镜更小的瞳孔距离可以维持双眼视野和深度感知，因此允许更细小的切除伴更微小的破坏。进行减压时，即使是初次手术，也应仔细分离粘连，防止撕裂硬膜囊。通常侧隐窝及椎间孔非常狭窄，以至于无法使用椎板咬钳，否则将损伤神经根。在解剖侧隐窝和椎间孔时常常需要使用小而锋利的骨凿，或者使用高速磨钻。这样可让手术医生将骨质处理至足够薄，以便采用带角度的刮匙将其彻底去除。与椎间盘手术不同的是，减压时侧隐窝在手术台的对侧看得比较清楚。手术过程中，为了更好地观察病变及神经根，术者可能发现有必要变换手术位置。处理椎管狭窄时应同时处理突出的椎间盘。一个良好的方法是在椎管狭窄较轻的部位开始减压，然后减压范围逐渐扩大到椎管狭窄最严重的区域。这样通常可使神经结构获得足够的松解，使得最终的减压更简单，并减少损伤硬膜囊和神经根的风险。这种方法在使用微创性的潜行椎板成形术治疗椎管狭窄时特别实用。

### （二）相邻节段的退行性变

相邻椎间盘退变及椎管狭窄，或“移行区综合征（transition syndromes）”特别值得一提。我们知道由于相邻未融合节段关节，尤其是融合节段的上位关节的过度运动，使得融合相邻节段椎间盘的退变发生于 35% ～ 45% 的患者。Lehmann 等报道，尽管融合节段下方相邻节段的椎管狭窄要少见一些，但总与融合节段上方的椎管狭窄伴随发生。

相邻节段的破坏导致的症状可能使 30% 的患者需要采用手术治疗。病变情况包括椎管狭窄、髓核突出及腰椎不稳，这可能使得患者在一次成功手术之后数年再次接受治疗。破坏可能包括腰骶融合处上方的 1 ～ 2 个节段，以及胸腰椎和腰 1 ～腰 5 间任何融合节段上方或下方的相邻节段。Schlegel 等报道 58 例患者在接受腰椎融合术症状消失平均 13.1 年之后，出现相邻节段的椎管狭窄、椎间盘突出或腰椎不稳，尽管其中 70% 患者获得优良的疗效。这些临床表现已由随后的生物力学研究所证实，这些研究确认在融合相邻节段存在运动上的改变。当患者术中体位不当，双侧髋关节未处于伸展状态时，即可出现腰椎的对线不良，包括腰椎前凸过小，从而增加了通过内固定物的载荷、相邻节段后方的剪切力和椎板的牵张。这些改变有助于解释相邻节段破坏的原因。Miyakoshi 等在系列病例研究后报道，后路腰椎椎间融合术（PLIF）也可导致所有患者出现相邻节段的破坏，但这种改变在 5 年随访时还不影响手术的疗效。Yu 等研究发现峡部型脊椎滑脱者、退行性脊椎滑脱者、椎管狭窄者行部分或全部椎板切除单节段后路腰椎体椎间融合术（PLIF）术后，在上邻近节段退变、不稳定性及临床结局方面无明显差异。

已有假说认为坚强的器械内固定与相邻节段的运动状态有关。研究引起了人们在减少坚强度及动态稳定装置方面的兴趣。Korovessis 等的一项前瞻性研究通过 4 年的 X 线随访发现坚强、半坚强及动态稳定装置三组的邻近节段退变并无差异。更多节段的融合是否增加了邻近节段退变的可能性仍是不确定的。有一些证据支持棘突旁肌肉，包括多裂肌的功能可能降低腰椎融合后邻近节段退变的发生率，因为这些肌肉能维持后背的动态稳定。

随着融合节段的增加，融合也变得更加困难，L4 ～ 5 是最常见的出现假性关节融合的部位。如有可能应尽量避免增加第 2 个节段的融合，已有的数据资料并不支持对退变的椎间盘进行预防性的融合。从已发表的研究来看，尚不能确定邻近节段综合征的确切来源，然而，术后腰椎前凸的减小及融合节段的坚强度可能对此都有影响。手术应努力维持正常的节段性腰椎前凸及整体的矢状位平衡，此外应尽可能融合最少的节段，最大限度保护椎旁肌肉及韧带。

椎管狭窄减压术后的并发症相当少见，并发症多发生于有多种疾病因素的患者，尤其是糖尿病患者。多病状态也可导致患者满意度差，增加手术并发症。尽管有一项研究发现椎管狭窄术后高龄并不减少患者的满意度或恢复活动，致病率也无增加，但之前的一些报道表明老年人椎管狭窄手术的致病率和致死率也增加。

在减压术后，应考虑到有深静脉血栓的可能，此并发症报道的发生率各异，但实际情况似乎要高于报道的数据。肺栓塞极其少见。由于抗凝药物导致硬膜外血肿的危险性大于肺栓塞和深静脉血栓的危险性，因此预防性的措施主要采用足部和小腿的气压装置以及早期活动就可以了。椎管狭窄患者中需要再次手术的占 9% ～ 23%。

### （三）椎管减压

不存在反应减压术后疗效的普遍性指标。需要减压的节段数量也没有证实会影响手术效果。导致较差预后的因素包括：X 线检查不能很好地确认椎管狭窄、女性患者、存在诉讼纠纷、先前手术失败及合并有腰椎向前滑脱。患者的自我健康评价是最好的关于手术满意率的指标。并发的心脏病也能进行预测。Yukawa 等通过踏车和自行车测试或患者的自我评估，发现椎管中央单节段狭窄的严重程度不影响术后功能改善。多节段狭窄的患者在术后评估得分上有类似的改善。

Jönsson 等报道了一项 5 年的随访研究，62% ~ 67% 的患者手术获得成功，经过 5 年随访，疗效的优良率下降，并有 18% 的患者需要再次手术。术前椎管前后径等于或小于 6mm 的患者有较好的疗效。对于合并有髋关节炎、糖尿病、先前接受过手术治疗、椎体骨折或术后有并发症的患者，手术的疗效变差。尽管多数患者对减压效果满意，但是持续的严重腰背痛及行走功能障碍仍有报道。Maine 腰椎研究小组发现术后远期效果（8 ~ 10 年）要好于非手术治疗的患者。但是不论手术治疗还是非手术治疗，都有接近一半的患者对腰背痛、腿痛、或兼有腰背痛腿痛的改善及目前的状态感到满意。

SPORT 的一项研究发现椎管狭窄手术（椎板切除椎管减压术）2 年的花费与其他治疗的花费相比较并不高。

减压术后逐渐出现的腰椎不稳并不预示着疗效不佳。尽管患者有腰椎不稳，但其正常的行走功能、感觉障碍及日常生活的活动能力仍得以改善。在接受减压术后，一些患者对进一步的腰椎向前滑移也能很好地承受，在建议这些患者接受融合术前最好观察他们进一步的症状，因为有 30% 的患者在减压术后会出现腰椎滑脱症。

## 正中减压（椎弓切除）

### 手术技术 39-26

- 手术在气管插管全麻下进行。患者俯卧于体位手术架上。
- 以椎管狭窄节段为中心做正中切口。X 线定位解剖节段。垂直切开至深筋膜。
- 将深筋膜和肌肉从棘突和椎板上进行骨膜下剥离，直至小关节突处，显露椎弓峡部。小关节突不需要切除，且要注意避免将其损伤。
- 确认并去除将要减压节段的棘突，用锐利刮匙去除软组织。
- 使用椎板咬钳咬除椎板或用高速磨钻毛刺面向上插入黄韧带磨除椎板。如果椎板非常厚，可先用高速钻石磨钻或边缘切割的磨锉将外层骨板磨薄，然后使用椎板咬钳咬除椎板内层部分。这样可以避免钻头插入黄韧带。一旦确定插入黄韧带中可用刮匙将黄韧带从椎板上刮除。黄韧带刮除后切除椎板时要特别小心。有时发现神经结构受到压迫，没有器械插入的空隙。切除椎板直到可触及椎弓根。找到椎弓根有助于在去除黄韧带前用高速磨钻进行侧隐窝减压，这样可以避免咬骨钳进入已经狭窄的椎管。
- 以椎弓根为标志，找到神经根并追踪至椎间孔。
- 用骨凿或咬骨钳小心切除构成侧隐窝上部的上关节突的内侧部分（图 39-50）。用一把带钩的硬膜囊剥离子或逐级增大的探子检查椎间孔的大小。如果仍存在狭窄，应向外侧进一步分离打开椎间孔，注意去除的峡部不要超过一半。在扩大椎间孔时，采用潜行扩大的方法最有帮助。
- 探查并单侧切除明显突出的椎间盘，但要避免进行双侧纤维环的切除，因为这样会损害脊柱的稳定性。通常情况下椎间盘表现为膨出，纤维环是坚固的。如果神经根受到突出的纤维环和骨赘的压迫，则在腹侧将其切除。这一操作有损伤神经根的危险，要求术野止血彻底。如果考虑到安全方面的因素，完全切除关节突可能更好。

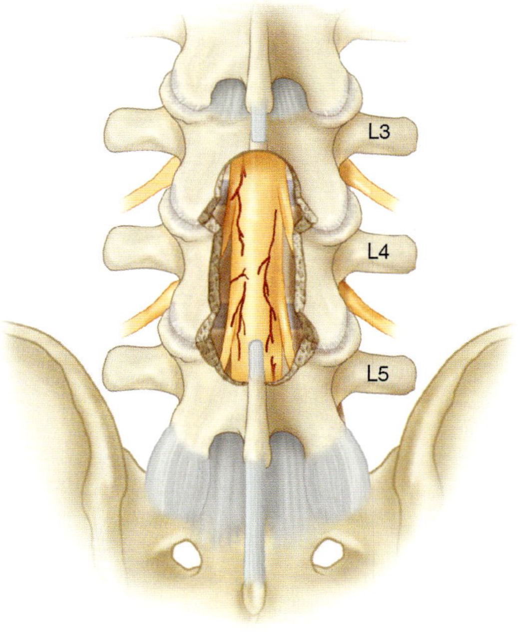


图 39-50 椎管狭窄典型的正中减压术。显示内侧关节突切除术和椎间孔切开术，保留椎弓峡部。减压范围从 L3 椎弓根的下缘至 L5 椎弓根的上缘，显露侧隐窝处硬膜囊的双侧边缘。（见手术技术 39-26）

- 完成所有有症状节段的减压。减压应从尾侧最近端的椎弓根开始到头侧最远端的椎弓根为止，减压后应看到硬膜囊在侧隐窝处的外侧缘。在完成减压之后，可以保留椎板的近侧部分，以及减压节段上、下方的黄韧带。许多减压手术的失败就是由于在椎间孔区域减压不当造成的，因此必须探查椎间孔，以确定减压是否合适。
- 如果没有致压物且所有的区域都得到适当的减压，用双极电凝及临时的浸有凝血酶的可吸收明胶海绵充分止血。检查是否有脑脊液漏，必要时从切口处或臀部取大块脂肪置于椎板切除的缺损处。直径 1/8 英寸的引流管通过单独的切口置于伤口深层，逐层关闭切口。

1. **微创减压** 在椎管狭窄减压术中必须考虑骨质和韧带去除后的后果。在这些手术中，常规要去除棘突、椎板、多少不等的小关节突和椎弓峡部、棘上和棘间韧带、黄韧带及部分小关节突的关节囊。当进行广泛显露时，椎旁肌肉会出现失神经支配，这可能会导致肌肉功能的改变。采用微创技术可达到显著压迫性解剖结构的减压，同时保留椎旁肌肉、棘突及棘上和棘间韧带。用全内镜技术可以取得与传统的手术相似的结果，优点是并发症较少。尽管 Kelleher 等指出微创减压术在多数患者，包括有退行性脊椎滑脱、脊柱侧弯，特别是有滑移的患者，是有效的，但其返修率较高，这些情况在决定手术时必须考虑到。

2. **棘突截骨术（减压）** Weiner 等对 50 例患者中的 46 例在术后 9 个月进行了评估，报道下腰疗效评分（Low Back Outcome Score）提高了 47%，平均疼痛水平改善了 66%。在 1 ~ 4 个水平进行了棘突截骨，唯一的并发症是硬膜囊撕裂，发生于 4 例患者中。尽管有 3 例患者死于非相关的因素，但在 46 例患者中，有 38 例对他们的手术疗效满意或很满意。在再探查术和术后 CT 检查中，发现短节段减压的患者的棘突已与残余椎板愈合，但是否愈合与疗效不佳无关。如果严重椎管狭窄患者无法通过有限的椎板切开术而获得适当的椎管减压，那么可能需要采用完全椎板切除术。

### 棘突截骨术（减压）

**手术技术 39-27**

（Weiner 等）

- 患者的体位和脊柱节段的定位同手术技术 39-26。
- 做一正中切口显露腰背筋膜。在筋膜上做一旁正中切口，保留棘上和棘间韧带，从棘突和椎板骨膜下剥离椎旁肌肉。注意避免将多裂肌剥离超过小关节突关节的内侧缘，以保护其神经支配。
- 用一把弧形骨凿将棘突从其在椎板的基底部上凿下。仅凿断术前影像学检查显示有狭窄的腰椎节段的棘突。
- 一旦棘突凿断，用牵引器的一个挡板将棘突连同一侧的椎旁肌肉一块拉开，用牵引器的另一个挡板将另一侧的椎旁肌肉拉开，这样显露出中线的部位（图 39-51A）。切除大约 1/2 头侧的椎板及 1/4 尾侧的椎板，连同其下的黄韧带。
- 使用放大镜或显微镜来放大术野，潜行扩大侧隐窝并开放椎间孔区域（图 39-51B）。只有在严重的椎管狭窄或先天性椎管狭窄累及所有解剖性区域（中央管、侧隐窝和椎间孔区）的情况下，才建议进行全椎板切除术。
- 常规闭合切口，让棘突回到其正常的位置，缝合筋膜层（图 39-51C）。

### 显微减压术

对于没有椎间盘突出，没有腰椎不稳，包括退行性腰椎滑脱的患者，可以采用显微减压术进行治疗，但其有加重不稳的可能性。这是一项有技术要求的手术，对于严重椎管狭窄或先天性椎管狭窄的患者，不建议采用此手术，而需要采用完全椎板切除术。McCulloch 报道在 30 例患者中，采用显微减压术进行了 1 ~ 5 个节段的减压，以治疗非手术治疗无效的神经性跛行，没有发现术中并发症。有 1 例患者出现浅表伤口的感染。在 30 例患者中，有 26 例对他们的疗效非常满意或满意，除了 1 个患者外，其他人都说将给有同样问题的朋友建议这一手术。100 例患者行微改良的显微减压术，其中有 82 例获得优良效果，该技术可通过单侧半椎板切除进行双侧减压。

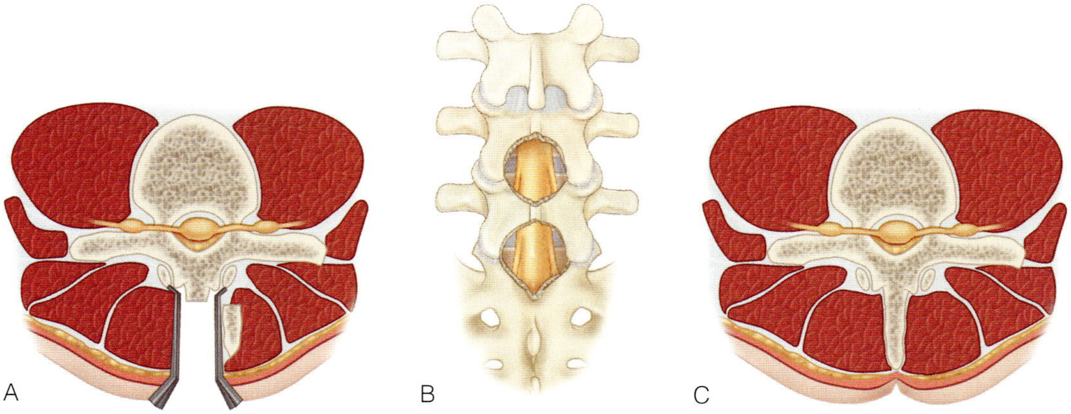


图 39-51 Weiner 等棘突截骨术

A. 仅从棘突上剥离一侧的肌肉，也仅剥离至关节突的内侧缘；B. 在显微镜放大下进行减压；C. 在伤口闭合后，棘突回到正常位置。（见手术技术 39-27）

## 手术技术 39-28

（McCulloch）

- 患者采用跪卧位，以增加椎板间距离，并在标准的 X 线片上确认手术的节段。
- 做一个正中切口，切口中点位于术前影像学研究确认的受累节段上。在症状最重侧，距中线 1cm 的位置做一个旁正中的筋膜切口。
- 从棘突和椎板骨膜下剥离椎旁肌肉。注意避免将多裂肌剥离超过小关节突关节的内侧缘。显露一侧的椎板间隙，用椎间盘切除牵开器维持显露。
- 在显微镜下切除头侧的椎板，直至遇到黄韧带的起始部。采用潜行扩大的方式以尽可能保留背侧的骨质，调整显微镜的角度以完成这步操作。
- 以相似的方法，切除尾侧椎板的近端 1/4，这样可以从起始部到附着部完整切除黄韧带。再次调整显微镜的角度显露侧隐窝，以便进行头侧和尾侧神经根及侧方硬膜囊的减压。
- 一旦一侧的减压完成，调整显微镜的角度朝向中线，进行对侧的减压（图 39-52A）。旋转手术台以便更好显露对侧的结构（图 39-52B）。
- 使用 4 号 Penfield 剥离子或相似工具松解硬膜囊与相对的黄韧带之间的粘连，然后以相似的方法切除黄韧带。
- 去除头侧和尾侧棘突基底部的骨质，以获得适当的视野进行对侧的操作（图 39-52C）。也可能需要去除棘间韧带最深层的部分，以适当显露跨越中线的结构。

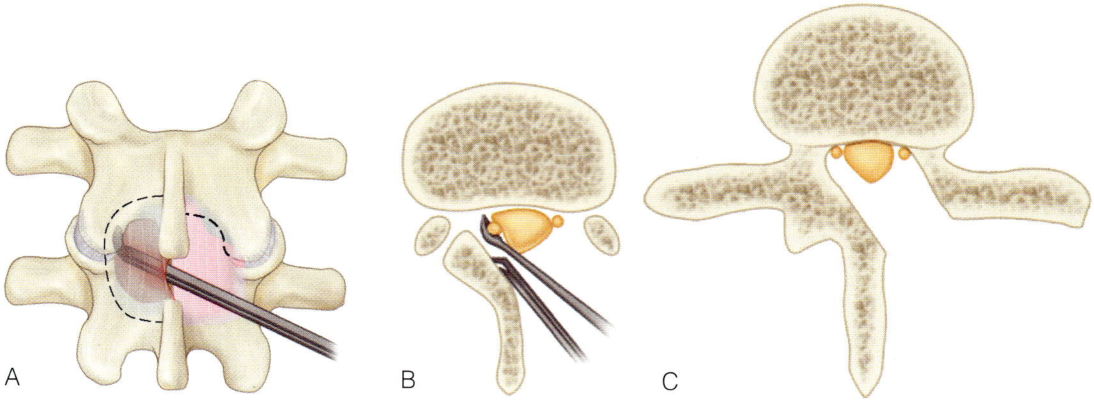


图 39-52 显微减压术

A. 仅进行一侧肌肉的剥离，并进行同侧半椎板切开减压术（灰色区域）；随后在中线结构的下方进入到对侧；B. 轻柔牵开硬膜囊和神经根，以便对侧的减压；C. 最终的结果是彻底的减压，并保留椎旁肌肉、棘间和棘上韧带，消除无效腔，保持外形美观。（见手术技术 39-28）

- 对于有微创经验的外科医生可以通过一个固定的经肌间的（减少对椎旁肌的破坏）管状牵开器完成同样的椎板成形术。这样可以尽可能少地破坏多裂肌在棘突及椎板上的附着点。采用动态稳定装置可降低邻近节段退变的发生率。

**术后处理** 在简单的减压之后无须特殊的处理。在最初的几天里应仔细检查患者，以发现新的神经系统体征的变化，这可以提示是否有硬膜外血肿形成。鼓励患者在术后第 1 天行走。如果使用不可吸收缝线，那么在术后 14 d 拆线。我们更倾向于使用可吸收线缝合皮下，然后用胶闭合皮肤切口。对于进行了减压而没有采取融合术的患者，其术后运动的限制同椎间盘术后。对于从事中度体力劳动的患者，可能需要永久改变其工作。恢复工作的情况也与椎间盘术后相似。

### （四）椎管减压并脊柱融合

在椎管狭窄减压的同时进行脊柱融合术的适应证已经越来越明确。考虑进行椎管减压并脊柱融合时，必须认真考虑术前和术中的因素。对于术前存在以下情况的患者实施减压并融合时应认真考虑退变性脊椎滑脱、侧凸、后凸、减压节段的再狭窄或融合节段邻近节段的狭窄。X 线片或术中证实滑膜关节突关节囊性变很重要，因为这与术后发生滑脱或滑脱加重相关。囊性变反应小关节突关节的紊乱，对此类椎管狭窄的患者，不论术前是否存在不稳，实施减压和滑膜囊肿切除后应考虑融合。

可能是由于手术减压范围差别较大的缘故，术后与脊柱不稳定有关的并发症的发生率差别也很大，但只要遵循减压的既定原则，发生医源性不稳的可能性很低。White 和 Wiltse 指出有退行性脊柱前移的患者中 66% 在减压后出现半脱位。他们建议在下列情况下应当在减压节段进行脊柱融合术：①患者小于 60 岁，在切除一侧的一个小关节后出现不稳定；②患者小于 55 岁，采用正中减压术来治疗退行性脊椎滑脱，但保留了小关节突；③患者小于 50 岁，存在峡部型脊椎滑脱。完全去除一个小关节突，或切除双侧关节突超过 50% 时，可引起脊柱不稳定。此外，椎管狭窄症减压范围广泛，多个关节突被切除时，应当进行脊柱融合术。在需要完全切除双侧关节突时，进行外侧融合术可能很困难，而且植骨块可能会压迫显露的神经根。在这种情况下，为避免出现术后不稳，则必须进行前路椎体间融合。采用新型后路节段性固定器械进行后路脊柱融合，可大大降低长节段腰椎融合时假关节的形成率。

这种手术的并发症与椎间盘手术相似。但是神经根损伤和硬膜囊破裂的危险性更大。感染、下肢血栓性静脉炎和肺栓塞的发生率也较高。当一个关节突被部分切除后，后期发生关节突或椎弓峡部骨折可能是症状复发的原因，尽管手术失败的最重要因素是减压不当。研究显示 88% 的患者出现骨再生，在所有伴有脊椎滑脱的患者中也有骨再生现象。

### （五）棘突间撑开技术

最近，棘突间撑开技术可作为减压手术的选项之一。将撑开器放入棘突间隙，并尽可能靠前，尽可能贴近椎板。该技术无须切除韧带和骨性结构，也没有突破椎管，降低了神经损伤的风险。有研究报道 1 年随访时，54% 的患者有效缓解症状，在另一个退行性椎管狭窄的研究中，在 4.2 年随访时，78% 患者有效缓解症状。但是，Verhoof 并不推荐将该技术用于退行性脊柱滑脱的椎管狭窄患者，因为如此之高的失败率是不可接受的。在他们的研究中，在术后 24 个月内，58% 的患者需要减压和后外侧融合手术。目前尚缺乏长期随访的数据。

## 第十节　强直性脊柱炎

强直性脊柱炎是一种病因未知的慢性炎性病变，是血清反应阴性的脊柱关节病，主要累及脊柱、骶髂关节及骨盆。有时可累及周围关节、眼（虹膜炎或葡萄膜炎）、心脏及肺。长期患病者因为脊柱关节及脊柱上肌腱附着点的炎症导致慢性疼痛和僵硬，从而引起脊柱进展性的强直。强直性脊柱炎通常在 20 ～ 40 岁起病，男性患者的发病率是女性的 3 倍，症状出现的平均年龄 23 岁，从出现症状到确诊需要 8.5 ～ 11.4 年。现在知道 HLA-B27 抗体与本病有关，强直性脊柱炎患者 HLA-B27 抗体的阳性率为 88% ～ 96%，但是 HLA-B27 阳性的人群中只有 5% 是强直性脊柱炎。

在疾病的初期，晨僵是首发症状。其他早期症状包括中下段脊柱的慢性疼痛和僵硬，源于骶髂关节的臀部疼痛。这些症状对于强直性脊柱炎都是非特异性的。随着病情进展，骶髂关节和脊柱会出现强直，强直一般从尾侧向头侧进展。强直出现后疼痛的症状会有改善。其他的症状与髋关节炎相关，髋关节炎偶尔会进展为髋关节自发性融合。肺可因纤维化改变出现损伤，并有大动脉和心脏传导的改变。淀粉样变可造成肾功能损伤。眼葡萄膜炎需要特别的眼科护理和随访，以防止出现永久的视力改变。由于肋软骨和肋椎关节的融合，患者的呼吸可能会受到限制。

脊柱强直会导致腰前凸消失及进展性的颈段和胸段的后凸，这种改变与髋关节的屈曲畸形联合导致矢状面平衡的丢失和致残的活动功能缺损，如不能水平目视前方或平躺于床上。脊柱融合节段会进一步导致易于发生骨折、假关节或椎间盘炎症。

初期的 X 线片可显示出现骶髂关节的融合，可特征性地表现为双侧受累。在椎体部位，肌腱附着部的骨质炎性吸收可导致关节旁的骨质疏松。这种吸收初期可表现为椎体角部的“直角样变”。随后纤维环出现钙化，但前纵韧带和椎间盘没有变化，使脊柱在 X 线片上表现为“竹节状”。后侧的椎弓结构也同样受累，出现小关节突、棘上和棘间韧带及黄韧带的钙化。必须要明确是否有寰枢椎的不稳，尤其是对于因强直性脊柱炎的相关病变而需要采取手术治疗的患者。患者可出现寰椎以下脊柱的强直，因此强直性脊柱炎患者的病残率为 25% ~ 90%。

治疗的目的在于通过髋关节屈曲肌群和伸肌的拉伸来维持关节的柔软性，并通过运动锻炼及姿势保持脊柱的正常曲线。在硬床垫上垫一枕头并保持仰卧位睡姿可能对维持矢状面对线阻止髋关节屈曲挛缩有帮助。治疗强直性脊柱炎的药物可分三类，第一类为非甾体抗炎药，它可以通过减轻关节炎症缓解疼痛。第二类为缓解病情的抗风湿药，如米诺环素、柳氮磺吡啶及甲氨蝶呤。这类药物会减慢病情进展速度但不会治愈。最后一类，α 肿瘤坏死因子阻断药也被证实有效。

手术治疗强直性脊柱炎患者的目的是减轻疼痛、改善功能。为矫正矢状面平衡，在行脊柱截骨后行髋关节置换术是最常见的外科干预措施。

强直性脊柱炎患者发生脊柱骨折时，通常很严重并危及生命。这些患者的脊柱骨量减少并有融合节段，使得患者尤其是在受到微小创伤的时候易于发生骨折。椎间盘骨化、异位骨、硬化症导致的解剖变形使得脊柱骨折在 X 线片上难以发现，因此这些骨折容易漏诊。应由主治医师判断有强直的患者在创伤后是否有骨折。脊柱的防范及固定一个姿势使得调整患者很困难。CT 或 MRI 通常是需要。骨折常常发生在下颈椎，而且一般是不稳定的，发现的也较晚。在后期出现神经功能损伤的表现之前，持续性疼痛可能是唯一的临床表现。已经出现后凸畸形的患者发生骨折时，其畸形可能会突然得到改善，但不幸的是急诊救治的医务人员并不清楚患者以前存在的畸形。对于强直性脊柱炎患者，如果出现任何可觉察出的脊柱曲线的异常，即便患者只有很轻微的损伤，也应考虑到有骨折的可能。对这种病人的标准治疗是将患者颈部固定在发现时的位置上，因为后伸位可能引起突发的神经损伤。椎间隙前部变宽可能是唯一的 X 线所见，可产生非常不稳定的结构，易于产生脱位、造成晚期神经损伤且愈合较慢。MRI 或矢状面 CT 影像重建均有助于诊断。

对于强直性脊柱炎患者的骨折进行外科固定是有挑战性的。对于颈椎骨折，因为骨质量较差，因此推荐前后路或长后路内固定。胸腰段的骨折可以根据骨折节段行长后路内固定。最近，经皮长节段的内固定手术方法已被应用。这些手术相关的发病率和致死率很高，因为很多强直性脊柱炎患者并存其他疾病。

## 腰椎截骨术

1945 年，Smith-Petersen，Larson 和 Aufranc 介绍了一种脊柱截骨术，用来矫正常在强直性脊柱炎和有时在类风湿关节炎中发生的脊柱屈曲畸形。此后，其他学者也介绍了类似的手术方法。Smith-Petersen 介绍的手术方法是一期完成的，而其他作者介绍的方法则分两期完成，其中一期是在直视下切断前纵韧带，而不是像 Smith-Petersen 的方法通过采用轻柔的手法矫正畸形，同时使前纵韧带自行断裂。

当屈曲畸形严重时，患者的视野受到限制，仅能看到脚附近的很小区域，行走非常困难，这可通过患者下颏 - 眉部连线与地面垂线的角度清楚地显示出来（图 39-53）。呼吸完全变成膈式，肋缘压迫上腹部的内容物，胃肠道症状很常见，可发生吞咽困难和梗阻。除了改善功能外，通过矫正畸形来改善外观对患者来说也是非常重要的。当畸形严重时，由于软组织挛缩和存在损伤主动脉、下腔静脉和支配下肢的主要神经的危险，因此手术应当分两个或者多个节段进行。按照 Law 的观点，手术通常可以获得 25° ~ 45° 的矫正，不论是功能还是外观都得到了明显改善。最初手术的致死率大约为 10%，但是后来的系列报道中未发生死亡或严重并发症。

最安全有效的手术体位是侧卧位，侧卧位的优点在于：①容易将明显畸形的患者放置在手术台上；②排除了因前额抵靠在手术台上造成已僵硬的颈椎受伤的危险；③由于保持了通畅的气道和自由的通气交换，使麻醉易于控制；④出血可从切口深处流出而不是流向深处，因此手术操作较容易。我们同意这是进行该类手术最安全和最有效的体位。Adams 使用精细的三点压力装置使脊柱过伸。Simmons 介绍了一种让患者在局麻下侧卧位进行的手术。截骨完成后，患者转向俯卧位，在麻醉下，小心地撕断前纵韧带。

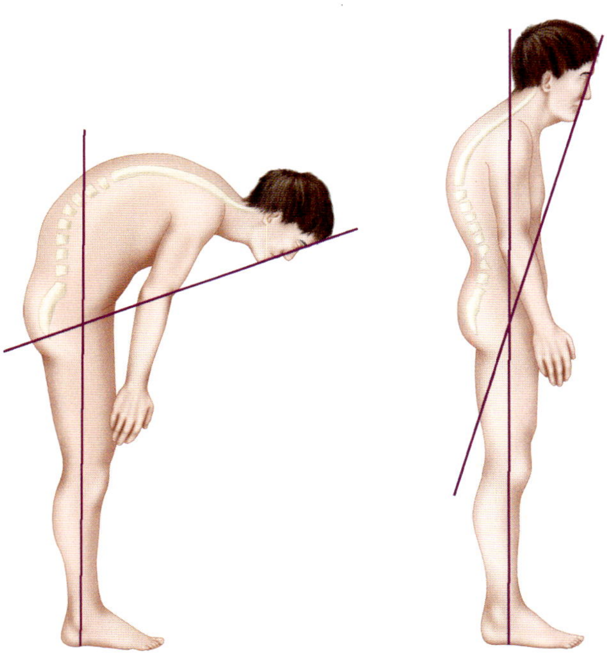

图 39-53 在测量颌眉角（下颏 - 眉毛部连线与地面垂线的角度）时，患者为站立位，髋、膝关节伸展，颈部保持其固定的位置或处于中立位

截骨通常在上腰椎水平进行，因为此处椎管容积较大，并且截骨处位于脊髓末端以远。使腰椎形成前凸以代偿胸椎形成的后凸，脊柱的活动并不增加。截骨方法包括：从椎板和椎弓根范围切除棘突；单纯地楔形切除棘突至椎间孔（图 39–54A 和 B）；“V 形”切除椎板和棘突（图 39–54C 和 D）；并联合后方棘突椎板切除后的前方楔形张开截骨术。

在上腰椎截骨术后平均获得 44° ~ 80° 的矫形，矫形后采取内固定维持。手法折骨在韧带钙化的患者中最有效。这种操作的并发症有高血压、胃肠功能损伤、神经损伤、尿道感染、心理障碍、硬膜撕裂脑脊液漏和逆向射精及很罕见的主动脉断裂。

脊柱截骨术是一项技术要求很高的操作，手术医生必须进行很好的训练并有适当的经验，同时应该熟悉多种手术的方法。

## （一）Smith–Peterson 截骨术

Smith–Petersen 截骨术是对脊柱畸形程度较轻患者进行矫形的一个极好的方法。可通过峡部和小关节突将骨质去除（图 39–54C 和 D）。如果先前已进行融合，应小心将融合的骨质去除，直至显露黄韧带和硬膜囊，并须进行对称性切除，以防止出现冠状面上的畸形。切除骨质下方的韧带也有助于防止出现硬膜囊的皱褶或医源性的椎管狭窄。每

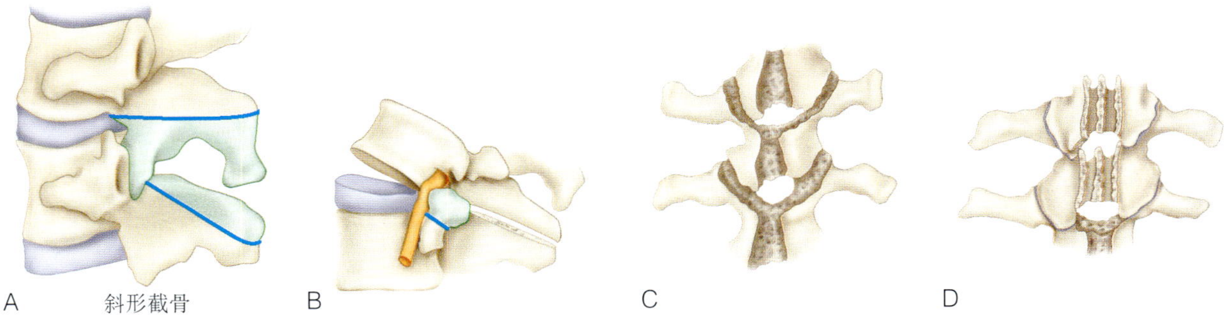


图 39-54 高位腰椎截骨的方法

A 和 B. 单纯的棘突楔形截骨至椎间孔；C 和 D. “人”字形切除椎板和棘突

进行 10mm 的截骨，即可获得大约 10° 的矫形。但应避免进行过度的截骨，因为这样可能导致椎间孔的狭窄。对于有椎间盘退变的患者，椎间活动度的减少可能会限制截骨后应获得的矫形程度。压力下闭合截骨面或用预弯的固定棒在原位固定，并进行骨移植。

### （二）经椎弓根椎体截骨术

经椎弓根椎体截骨术（图 39-55A 和 B）最适于有达 4cm 以上的显著矢状面失衡及椎间盘活动消失或椎间盘融合的患者。由于椎弓根切除截骨术避免了进行多节段的截骨，因此要比 Smith-Petersen 截骨术安全得多。通常情况下，进行单节段的后路截骨后可获得 30° 或更多的矫形，更好的是在畸形的水平进行截骨。如果畸形的水平有脊髓，也可进行椎弓根切除截骨术，但应该避免侵扰脊髓。Thomasen 及 Thiranont 和 Netrawichien 介绍了一种在椎板和椎弓根切除后进行截骨的技术。在他们的技术中采用加压性的内固定器械，以及可同时屈曲头部和足部的手术床（图 39-55）。应注意避免压迫硬膜或造成冠状位畸形。一旦矫形和骨松质移植完成后就要进行唤醒试验。

### （三）蛋壳截骨术

蛋壳截骨术需要采用前、后联合入路进行操作，通常用于偏离中线达 10cm 的严重的矢状面或冠状面的失衡（图 39-56）。这是一种技术的短缩手术，包括前路去骨松质，随后切除后侧的附件结构，进行内固定、畸形矫形和融合。

## 第十一节　成人脊柱侧凸畸形

成人中存在脊柱畸形的比例高达 60%，但仅有 6% 存在临床症状。大部分存在临床症状的患者年龄都在 70 岁以上，最常见的表现为疼痛及生活质量下降。在晚发型退行性脊柱侧凸的患者中，有 60% 为女性患者。退行性脊柱侧凸为短节段，好发于腰椎，侧弯程度要小于特发性脊柱侧凸。出现椎

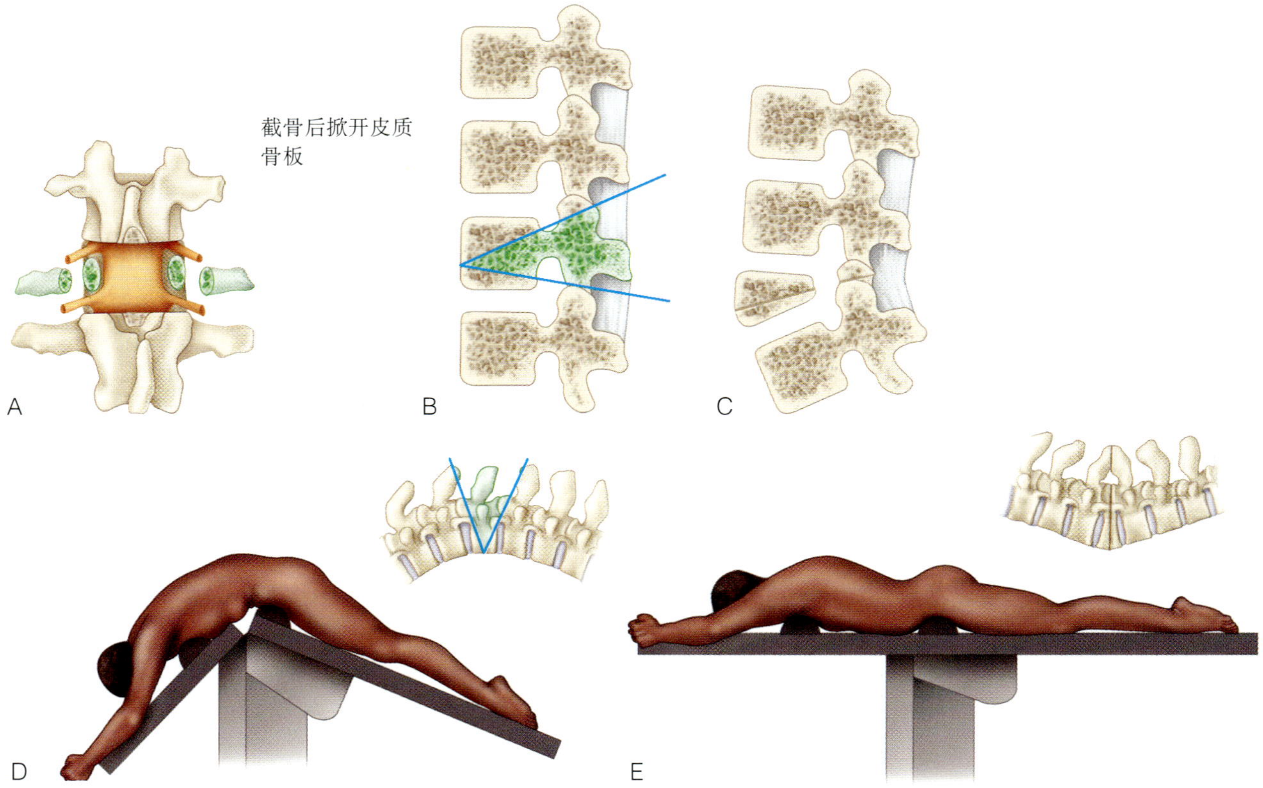


图 39-55　A. 全椎板切除；B. Thomasen 不是通过前方截骨和椎间盘张开方法进行矫形，而是通过后方楔形截骨和切除椎弓根( C )来达到目的；D. 截骨前患者在手术床上的位置；E. 截骨复位后的位置。当手术床由屈曲状态恢复到平直状态时，截骨的间隙就闭合了

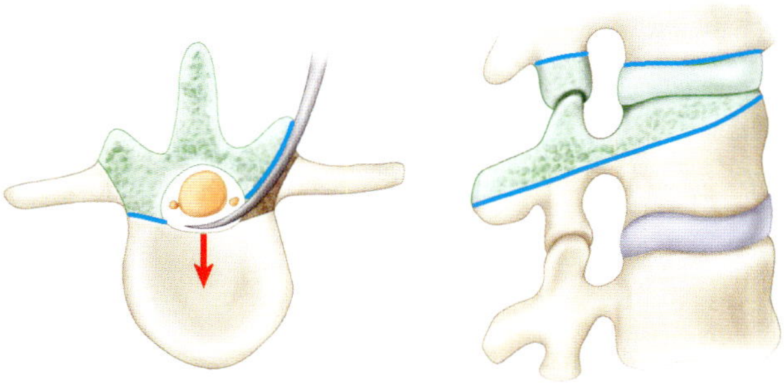

图 39-56 Heinig 蛋壳技术。在后侧附件结构已去除且椎弓根已向外崩塌的情况下，用锐长的刮匙将“蛋壳”压碎

管狭窄症状的情况要比退行性脊柱侧凸多见。退行性脊柱侧凸治疗的目的是为了缓解腰背疼痛及椎管狭窄的症状，而成人脊柱侧凸的治疗目的通常是疼痛控制和畸形的矫正。成人特发性脊柱侧凸及退行性脊柱侧凸的治疗方式类似典型的青少年特发性脊柱侧凸，但其更具有挑战性，并发症更多，如硬膜撕裂、融合不良、内固定断裂、伤口感染。成人畸形弯的僵硬性远大于青少年特发性脊柱侧凸，而且更为复杂，因为此类患者年龄更大，通常合并其他疾病及骨质疏松。

## 一、畸形的发病率及进展

成人特发性脊柱侧凸是指在冠状位上侧弯大于 10° 且伴随结构变化的脊柱畸形，患者初诊时年龄大于 20 岁，但实际上多数患者发现时都在 30 岁以上。患者中女性多于男性，同青少年侧弯类似。研究表明人群中超过 10° 的侧凸占在 2% ~ 4%。Weinstein 和 Ponseti 的研究表明，大于 50° 的胸弯患者每年侧弯增加 1°，直至 75°，其进展速度将降至每年 0.3°，最终停留在 90° 左右。腰弯达到 30° 后，每年进展 0.4° 左右。一旦证实腰弯在进展，其风险更大。腰弯进展的风险因素包括：L5 在髂嵴连线之上；顶椎旋转超过 30°；侧弯代偿差且躯干失平衡；胸弯大于 50°；胸腰段或者腰段侧弯大于 30°。68% 的患者侧弯将会进展 5° 以上。

特发性侧凸患者很少出现肺部并发症，即使侧弯超过 100°。在成人中，如果没有明显的平背畸形，手术将不以纠正肺功能为目的。

成人退变性脊柱侧凸畸形常发生在 40 岁之后，该类患者年轻时脊柱没有侧弯，典型的表现是腰前凸的减小、椎体的侧方滑移、椎管狭窄。女性占该类患者的 60% ~ 70%，男女发病率并没有特发弯差距那么大。退行性脊柱侧凸畸形在老年人中的发病率为 6% ~ 30%，大多数弯的角度不大，且累计较少节段的椎体（2 ~ 5 个），而特发弯常累计 7 ~ 11 个椎体。除此之外，此类侧弯的方向左右差距不大。在一些单纯减压不融合的手术中，椎体的旋转半脱位状况往往会加重。此类侧弯具有进展性，但其如何进展等自然转归并未最终确定。有报道称，此类畸形每年侧弯加重 1° ~ 6°。椎管狭窄的症状在此类患者中常见，其一般发生在凸侧或凹侧的问题部位，当然，问题部位也是侧弯发生的促进因素之一。因此，对于退行性脊柱侧凸伴随椎管狭窄的患者，常采用椎管减压合并融合内固定以防止脊柱不稳和畸形进展。

## 二、分型

通常成人侧凸可分为两类：一类是没有治疗或者治疗不当的 AIS 发展而来，另一类是由于椎间盘及椎小关节不对称的退变所致的原发性侧凸。因此，一类为胸段或胸腰段长而平滑的弯，一类为腰段或胸腰段小而急的弯（顶椎常为 L2 ~ 3 或 L3 ~ 4）。还有另一类侧凸，此类侧凸常由邻近代偿或代谢性骨病所致。近年来，国际脊柱侧凸协会（SRS）推出了 Schwab 分型。该分型分类的主要依据为冠状位弯型、骨盆参数、矢状面平衡（图 39-57）。该类分型被众多研究所证实具有较好的信度。

### 矢状面平衡

在治疗成人脊柱畸形时，不论是特发的还是退行性的，重要的是要明白脊柱正常的矢状位关系。脊柱在正常状态下首先出现的是胸段的生理性后凸，这在婴儿期就出现。然后进入直立状态，在 5 ~ 15 岁继发出现颈、腰椎的生理性前凸。尽管女性的生理弯曲出现得更快，但男性和女性的脊柱生理性弯曲在生长停止时基本一样。

矢状位平衡指的是一种脊柱的对线状态，此时无论在矢状面还是在冠状面上，头颅都处于骨盆或双侧髋关节的中心线上。由 C7 椎体中心引出的一条铅垂线被称为矢状垂直轴线（SVA）。在全脊柱的侧位影像上，正常状态下铅垂线应通过骶骨或位于其后。对于成人，SVA 的正常值为 ±4.8cm，负值表示位置位于骶骨岬之后。另一个重要参数为 T1 脊柱骨盆倾斜角（T1SPI），该角为双侧股骨头连线中点与 T1 连线的垂线角（图 39–57）。该参数的优点在于其不受拍摄 X 线后测量长度的误差的影响。还有一个参数为 T1 骨盆角（TPA），首先做股骨头中点与 T1 连线，再做双侧股骨头连线中点与骶骨终板中点连线，二线夹角即为 TPA。TPA 的优点在于其同样不受测量长度的误差的影响，除此之外，其将 T1SPI 及骨盆倾斜角合并，而这两者均与患者生活质量有关。

冠状位的评估通过测量 C7 铅垂线与骶骨中垂线（CSVL）的距离实现，除此之外，顶椎偏离 CSVL 的距离同样具有意义。任何偏离 CSVL 均被视为失代偿。

矢状位和冠状位的垂直轴线可衡量和预计身体的整体平衡状态。身体的整体平衡状态是脊柱功能单位节段性对线的结果，并且也是颈、胸、腰椎各节段区域性对线的结果。Bernhardt 和 Bridwell 进行了 102 例正常脊柱 X 线片的测量，以确定正常的脊柱矢状面对线（图 39–58）。按照规定，将后凸表示为正值，前凸表示为负值。在正常成人脊柱中，每个胸椎后凸节段后凸的程度都很小，在顶椎区域（T6 ～ 7）后凸角度达到最大，大约有 +5° 。顶点椎间盘或椎体应在矢状面上确定，即那些平行于地面的节段。需要进行单独考虑的是胸腰椎连接区，这是一个外力传导和脊椎对线的移行区。脊柱在此区由胸椎的后凸转为腰椎的前凸。正常情况下，第一个前凸的椎间盘在 L1 ～ 2 节段，正常的胸腰椎对线从头侧 T12 终板到尾侧 L2 终板的测量值为 0° ～ 10° 。腰椎是前凸的区域，前凸最大的节段在 L4 ～ 5 和 L5 ～ S1。腰椎矢状位上的顶椎通常是 L3。非常重要的是有超过 60% 的腰椎前凸都产生于 L4 ～ 5 和 L5 ～ S1 椎间盘，在进行节段性前凸测量时，这两个节段分别为 −20° 和 −28° 。

由于腰椎的前凸主要产生于下腰椎部位，因此维持正常的节段性和区域性的相互关系非常重要，只有这样才能保持身体整体的平衡。如 Bridwell 所描述的，作为一个约定俗成的规则，让患者右侧面对医生拍摄一张侧位的 X 线片，可描绘出一个“矢状位时钟”的钟盘。在正常情况下，患者站立位时

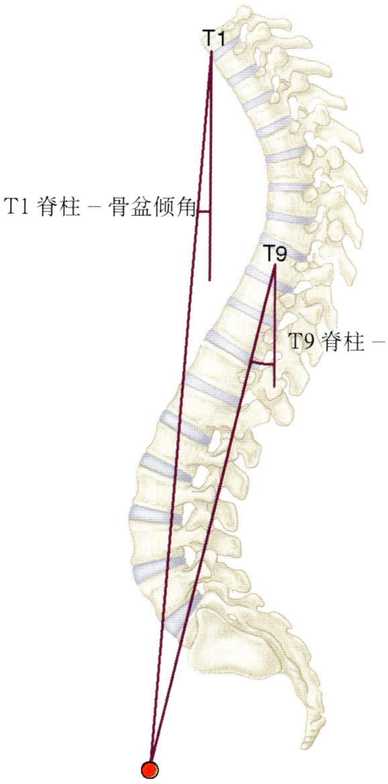


图 39-57 T1 脊柱骨盆角的测量

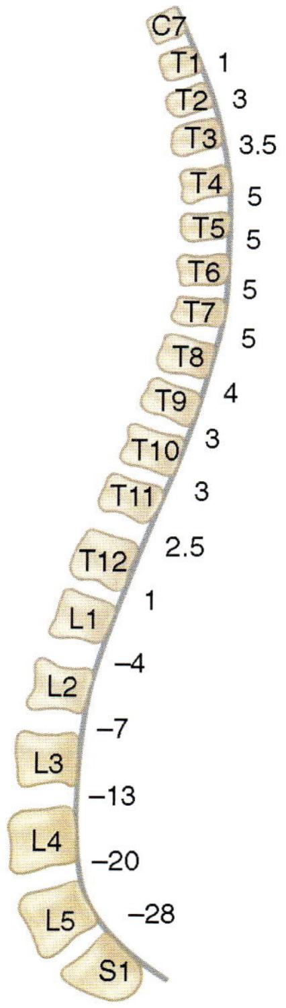


图 39-58 矢状面上胸、腰椎的节段性测量。注意 L4 ～ 5 和 L5 ～ S1 提供整个腰椎前凸的 67%

顶椎 L3 椎间盘或终板指向 3 点钟的位置，L4 指向 4 点钟的位置，L5 指向 5 点钟的位置。如果此区域椎体的对线保持正常，那么术后出现平背畸形的可能性就极小。

恢复较为合理的矢状面平衡很重要，而 SVA 与患者生活质量的相关性已被很多研究所证实。脊柱矢状面序列的变化（后凸）会导致骨盆的后倾（骨盆倾斜角增大），这是一种为了实现直立姿态的代偿表现。然后骨盆的后倾会导致过多的能量消耗及患者直立行走能力的下降。有些患者因为髋关节的屈曲挛缩或强直失去了该代偿能力。Schwab 等列出了矢状面纠正的目标：① SVA 小于 50mm；② T1SPI 小于 0°；③骨盆入射角与腰椎前凸匹配值小于 9°；④骨盆倾斜角小于 20°。

## 三、脊柱骨盆参数

近年来研究证实了骨盆参数（骨盆入射角、骨盆倾斜角、骶骨倾斜角）在评估成人畸形中的重要性（图 39–59）。连接骶骨终板中点与双侧股骨头连线中点做直线，经骶骨终板中点与终板垂直做直线，二者夹角为骨盆入射角（图 39–59A）；该角为骨盆形态学参数，其在骨骼成熟后不再变化。该角可被认为是腰前凸的“起飞角”，该角越大，腰前凸则越大，否则无法实现直立姿态。成人骨盆入射角为 52°±10°。骨盆倾斜角则被认为是骨盆代偿角，其可变，目的就是为了实现直立姿态（图 39–59B）。该角为骶骨终板中点与股骨头连线中点的垂线角。一般该角小于 20°，若其大于 30°，则认为其明显增大。除此之外，还有一个角成为骶骨倾斜角，其为骶骨终板与水平面的夹角（图 39–59C）。

## 四、临床评估

脊柱侧凸患者腰背痛的发生率为 60% ~ 80%，这与总体人群的发生率相似。尽管如此，仍有 25% ~ 80% 的成人特发性脊柱侧凸患者的主要症状是疼痛。疼痛症状包括机械性腰背疼痛、臀部疼痛，及偶尔有神经根性病变的症状或神经性跛行。神经性跛行的发生率为 13%，常是脊柱侧凸节段内，或更多见的是远侧腰弯发生退行性变的结果。神经根病变的发生率仅为 4%，其发生的原因是侧弯凹侧的神经根在椎间孔区域受到卡压所致。与退行性脊柱侧凸相比，大多数成人特发性脊柱侧凸的患者有更多机械性症状而不是神经系统的症状。患者可能描述侧弯进展后的症状，表现为患者逐渐倾斜或偏向一侧、腰背的对称性发生改变、髋部突出、腹部突出或下垂、衣裙（裤）的下摆离地的高度发生改变，或在没有发生骨折的情况下身高下降。神经系统症状可包括神经根病变症状或神经源性跛行，这通常是远侧部分侧弯发生退行性变的结果。侧弯弧度超过 60°并有肺功能受损的患者，或者侧弯弧度超过 100°并有肺心病的患者很少是由于脊柱侧凸所致，应仔细检查以排除其他的疾患。导致疼痛的因素包括侧弯弧度超过 45°、出现腰弯、胸腰段和腰段的侧弯超过 45°，并有顶椎的旋转和脊柱冠状面上的失代偿。

体格检查除了脊柱畸形外通常没有其他阳性发现。可检查皮肤以寻找病理性损伤的证据，并检查

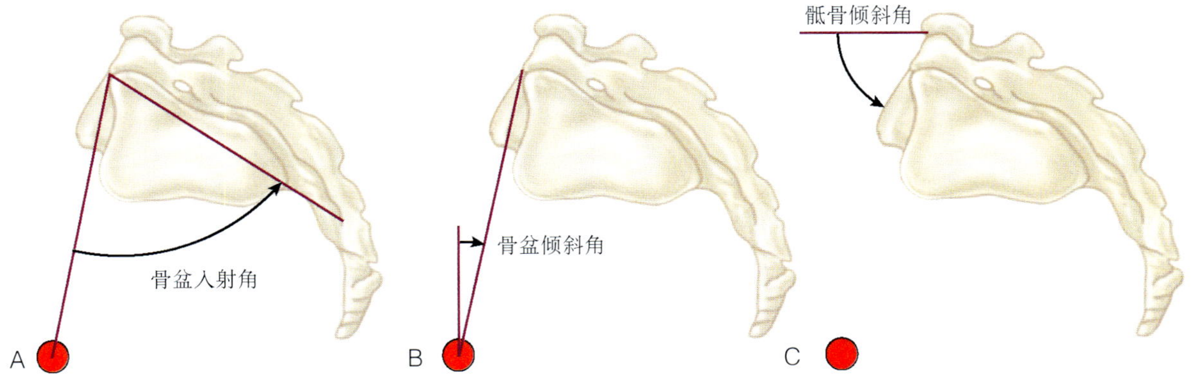


图 39-59 骨盆入射角 (A)、骨盆倾斜角 (B) 及骶骨倾斜角 (C)

是否有异常的毛发斑块，这可以提示有椎管内潜在的异常。如果存在脊髓的异常，下肢可能有明显的萎缩，或者出现足内肌的萎缩，并伴有弓形足和爪形足。应该记录反射的情况，同样应该记录神经系统全面检查的结果。

通过寻找肋骨结构性的特点及患者腰椎前屈时椎旁的突起来评估脊柱畸形的情况，同时要记录脊柱的柔软度。这项检查也有助于确定哪个侧弯是原发的，因为在有更多结构性改变的原发侧弯中，可发现有更严重的旋转并有更严重的突出。如果肋骨的突出超过 3cm，在手术时应考虑进行胸廓成形术。躯干的偏移可通过从侧方的肋骨上画一条垂直于地面的假想线来确认，这些线应与骨盆对称相交。可画一条铅垂线来评估脊柱在冠状面上的失代偿情况，并且也有助于评估其在矢状面上的平衡情况。要特别注意左肩的情况，因为在进行脊柱侧凸的器械矫形固定时，固定的节段应包括结构性的上胸弯，以避免术后出现左肩过度抬高。应注意腰背的不对称性，并要考虑到双下肢体的不等长。如果肢体长度的差别超过 1 英寸，那么有时采用 1/4 英寸的矫形块来均衡肢体的长度是有帮助的。让患者俯卧位进行检查可以让医生了解畸形的柔韧性及范围，这与术中是一致的。一些医生用左右侧弯像或牵引像来评估畸形的柔韧性。

在退行性脊柱侧凸的患者中，有 71% ~ 90% 会出现神经性跛行的症状，这通常是患者到医院就诊的原因，偶尔也可发现有腰椎畸形。这些症状通常在腰椎前屈时不能缓解，为了减轻症状，患者常用双上肢支撑躯干或采用仰卧的姿势，这有别于椎管狭窄和神经性跛行患者通常的情况。尽管神经功能障碍的情况很少见而腰背疼痛症状很普遍，但由于关节突过度增生、侧弯凹侧椎间孔狭窄和侧弯凸侧神经根张力增高，可出现神经根病变的表现。这样首要的治疗应针对腰椎管的减压，并依据潜在的腰椎不稳的可能性进行融合或内固定。

大多数患者的体征没有特异性。腰椎的活动度通常可以保留，但不能过度伸展。存在椎管狭窄时，让患者腰椎过伸可能复制出症状。神经系统检查很少能发现显著的运动、感觉或反射的异常，但必须记录任何异常的发现。必须检查肢体远侧的脉搏搏动情况，以帮助排除外周血管性疾病及血管性跛行。双侧跟腱反射的缺失可提示有周围神经病。腰椎变平意味着退行性改变，腰椎前屈时让腰椎后凸可使冠状面上凸侧的侧弯畸形更加明显。临床上必须评估矢状面平衡。在制订椎管减压或脊柱固定方案时，应考虑腰椎矢状位和冠状位的失代偿情况。

## 五、解剖及生物力学

成人脊柱侧凸具有青少年脊柱侧凸大多数的解剖特点，但它的原发弯和代偿弯有更多的结构性变化且更加僵硬。成人脊柱侧凸独有的特点是韧带结构弹性的消失及椎间隙的狭窄，这可加重原发和代偿弯的僵硬程度。在老年患者中，还要考虑骨质疏松的问题，尤其对于那些有骨质疏松危险因素的患者，如有糖皮质激素使用史和家族遗传病导致脆性骨折史的患者。

如果使用长节段的内固定器械，尤其当固定节段包括了骶骨时，那么必须考虑骨 – 内植物交界面的生物力学情况。由于产生了长的杠杆力臂，且骶骨的固定效果也差，如果没有保护，S1 固定会失败。为避免此类事件，很多医生会选择髂骨固定。目前最常用两种器械为髂骨钉和骶髂螺钉（SAI）。髂骨钉坚强且易于置入，但缺点在于其切迹高、与 S1 顺应性差。SAI 则有效避免了这两个缺点。前方椎间融合支撑装置可减小后路螺钉的应力。固定到髂骨是增强生物力学最重要的方法，尽管如此，所有这些技术中任何一个的优越性都没得到证实，选择何种方法取决于医生的经验和习惯。

最后，在治疗这些患者时，应将骨质疏松作为一个重要的考虑因素。尽管目前还没有关于骨密度与退行性脊柱侧凸的因果关系的结论，但这些患者通常年龄较大，更倾向于有老年性骨质疏松症，在治疗过程中可能并发压缩骨折并返修追加固定节段。当然，术前就应该对此类患者进行骨质纠正（补充维生素 D 及钙），且术后仍要继续相当长的时间。

## 六、影像学诊断

### （一）X 线检查

对特发性及退行性侧凸来讲，均需要拍摄 36 英寸的标准 X 线片，仔细检查脊柱在冠状面及更重要的矢状面上的平衡情况。患者拍摄时需要标准站姿，该姿势应为自然站立位的中立位姿势，髋膝关节伸直，手指搭在锁骨上（肩关节前抬 45°）。

尽管标准的脊柱最大限度弯曲位的 X 线片通常已能满足需要，但采用泡沫塑料圆筒作为支点拍摄的脊柱弯曲位 X 线片用于判断脊柱柔软度的效果更为理想。一般来说，术中透视同样可以获得患者俯卧位冠状位与矢状位的片子。对于脊柱矢状面上的畸形，应拍摄适当的支点弯曲位片，以确定脊柱的柔软度。如 Kleinmann 等和 Vedantam 等介绍的俯卧位挤压像，有助于确定下端固定椎在内固定后的变化情况。在退行性脊柱侧凸中，退变的椎间隙的变化及腰前凸的丢失可以显而易见。对于特发性脊柱侧凸及退行性脊柱侧凸患者而言，旋转半脱位在一些患者中也可以看到，其并发不同程度的侧方滑移。

### （二）脊髓造影 CT 检查及 MRI

MRI 可以显示中央管、侧隐窝、神经根孔，对于术前的评估很有帮助。椎间盘的含水量的情况可由 T2 加权影像显示出来，这是很有意义的信息，它可对手术是止于还是要包括更低位退变节段的决定产生影响。如 L5 ～ S1 椎间盘脱水时，就提示应特别考虑手术是止于 L4 ～ 5 节段还是要包括退变的 L5 ～ S1 节段。相邻节段的病变很常见，对于老年患者应更加谨慎，通常要包括这些病变的节段。

对于有 MRI 检查禁忌证的患者而言（如装有起搏器），脊髓造影 CT 成像可以替代 MRI；尽管如此，由于其有创性，常规并不实施。CT 平扫及重建可以提供重度畸形患者的相关结构信息，有利于术前评估。最后，在其基础上衍生的 3D 打印技术可以打印出同等大小及形态的模型，对重度畸形的术前设计很有帮助。

## 七、非手术治疗

近年来研究显示，非手术治疗对于成人侧凸畸形很有可能没有太大帮助，而且其花费巨大。但考虑到手术治疗的风险，尝试保守治疗未尝不可。矫形器可能有助于缓解轴性退行性的症状。老年患者通常体型较胖，对他们来说，间断使用胸腰骶的软支具（TLSO）要比硬 TLSO 更容易耐受。在出现症状期间应使用支具，无症状时尽量少使用。使用矫形器来矫正畸形或防止这些侧弯进一步发展是不可能的，它只能用于控制症状，因此应向患者说明治疗的目的。在使用支具固定的同时可联合物理治疗，最终的目的是通过增强椎旁肌肉的力量来达到脊柱的稳定，从而停止使用支具。认知行为治疗是缓解慢性腰背疼痛的另一个重要办法。

## 八、手术治疗

一旦适当的保守治疗失败，患者仍有持续的症状，或者 X 线片显示病变继续进展时，应考虑采取手术治疗。手术的相对适应证包括：侧弯度数超过 50°，并有明确的侧弯加重；在侧弯超过 60°的情况下，确认肺功能的损伤与侧弯有关时；神经功能进行性损害；脊柱在冠状面和矢状面上出现显著的失代偿。美容方面的问题也是患者真正关心的方面之一，并可对决定是否手术起到部分作用。手术的目的在于调整患者躯干整体平衡，与此同时，应最小限度地减少融合节段。

尽管 X 线检查及临床技术会有进步，但是报道的总的并发症的发生率为 13% ～ 40%，假关节形成发生率为 13% ～ 17%。有一些学者指出，尽管老年患者发生并发症风险更高，但是跟年轻患者相比，他们的疼痛及活动障碍的改善更明显。手术翻修率很低。

应该使用脊柱内固定物，因为这样可通过放置固定钩和椎弓根钉来达到节段性固定，并可进行髂骨的固定。如果希望进行腰骶关节的融合，那么必须进行椎间融合，无论是使用同种异体骨或椎间融合器，可将它们植入以保持正常的节段性椎间盘前凸的排列。提倡进行自体血回输。脊髓监测应包括感觉和运动诱发电位（SEP 和 MEP）。如果获得了良好的基线，并且持续进行 SEP 和 MEP 监测直至手术结束，那么不需要进行唤醒试验。如果在 T8 节段以下使用椎弓根钉，那么椎弓根钉刺激征对于确认钉子的位置正确很有帮助。透视或计算机辅助的导航系统促进了解剖性标志的应用，并可给一些医生提供帮助。不管怎样，此手术很复杂，并需要一个较长时间的康复过程，还有发生并发症的危险。因此当决定进行手术时，患者应了解这些情况。

### （一）退行性脊柱侧凸椎管减压术

对于有症状伴轻度后凸畸形、矢状位垂直轴线居中且动力位片没有不稳征象的椎管狭窄患者，减压术是一个可行的手术。在减压过程中应努力避免造成脊柱不稳，如果双侧小关节突被切除超过 50% 或一侧整个小关节突被切除，就应进行融合。出现冠状位上腰椎侧方滑移时，应考虑有退行性脊椎侧凸的可能；如果韧带结构被破坏，且小关节突及椎间盘必须被切除，那么就应考虑进行融合手术。如果跛行性腿痛症状是由退行性侧凸的凹侧椎间孔狭窄引起的，那么单纯的椎管减压术是不够的。Transfeldt 等发现对侧凸进行全弯融合的并发症高于单纯减压，且其在 Oswestry 功能障碍指数上同样改善有限。

### （二）后路器械固定及融合术

**1. 特发性脊椎侧凸** 患者的侧弯柔软且侧弯弧度小于 70°，同时不伴有后凸畸形或侧弯失代偿，均适宜单纯采用后路进行器械内固定和融合术。内固定和融合可通过采用一系列内固定系统和操作方法来完成（见第 44 章）。后路手术最理想的适应证是患者的侧弯较局限且较柔软，有轻度的后凸畸形，并且腰椎的代偿弯也很柔软。后路手术也非常适用于 King Ⅴ型或 Lenke 2 或 4 型、有结构性上胸弯的患者。有报道称单纯后路手术与前后路联合手术可以取得相似的临床及 X 线结果，但有出血量少、麻醉药量小、手术时间短的优点。

采用标准的后侧入路，脊柱矫形时使用的内固定器械可能包括钩、钢丝或椎弓根钉。当前的趋势是全部使用椎弓根螺钉系统矫正畸形，因为通过将椎弓根钉置入椎体即可获得脊柱节段性的固定及对脊椎三柱的控制。采用这种固定方法后，在矫形的过程中，可能对椎体的旋转进行一定程度的矫正。采用椎弓根钉固定的其他优点有内固定物都在椎管外，这样可以避免使用固定钩或椎管内穿过钢丝时引起的椎管占位现象。总之，采用螺钉经椎弓根进行骨皮质的固定，从生物力学上要优于采用固定钩的方式，这使得椎弓根钉固定的方法适用于有骨质疏松的成人脊柱。当然除了这些优点外，并不是没有危险，首先就是椎弓根钉的位置偏移，可能损伤大血管、脊髓、硬膜囊或神经根。尽管如此，在手术医生受过良好训练的情况下，治疗成人脊柱侧凸时使用椎弓根钉固定式是安全、有效的。然而，在术前同患者详细交代手术的情况，以及手术本身的风险，不失为明智之举。

融合节段的选择与青少年特发性脊柱侧凸的情况相似。手术的目的是恢复脊柱的平衡，让头部在矢状面和冠状面上都回到骨盆之上的中心位置。融合范围应从稳定椎到稳定椎，除非是使用椎弓根钉固定系统，此时融合的节段不包括稳定椎也是安全的。对于侧弯与 King Ⅱ型和 King Ⅴ型相似且不伴严重后凸畸形的脊柱侧凸患者，采用椎弓根钉固定系统进行侧弯矫形是理想的。这一技术允许侧弯融合的节段从端椎到端椎，这样与采用经典的固定钩系统治疗的患者相比，在一些患者中，融合的节段范围可以节省远侧 1 ～ 3 个节段。对成人脊柱侧凸患者代偿弯柔软度的考虑应多于对青少年脊柱侧凸患者，因为对胸椎侧弯的过度矫形，在遇到腰弯比较僵硬时，可能导致侧弯失代偿，使疗效不佳。因此，应该谨慎地对胸弯进行适度的矫形，以适应腰部的代偿弯，从而恢复脊柱正常的平衡并阻止侧凸的进一步发展。侧弯矫形的程度可通过术前侧弯位影像进行估计。

在后部撑开矫形时必须避免平背畸形，因为此畸形的预防要比治疗容易。虽然如此，由于假关节形成、内固定物断裂、平移综合征、相邻节段的破坏、患者的体位，以及其他技术性因素，在一些患者中，平背畸形可发生于最好的情形下。应避免进行腰椎凹侧的撑开，尤其是超过 L2 节段，因为这一操作可能导致后凸畸形。节段性器械内固定使得能够沿着同一根固定棒进行不同的矫形，这有助于预防平背畸形及肩部的失平衡。避免撑开，或者在侧弯的凸侧进行适当的压缩，以及将固定棒预弯出前凸的角度，均有助于维持腰椎的正常对线。

**2. 退行性脊柱侧凸** 对于有轻到中度脊柱侧凸且脊柱柔软的患者，在有椎管狭窄并出现症状时，可采用常规的椎管减压术进行治疗。偶尔需要采用小关节突切除术或椎弓根部分切除术来对产生症状的神经根进行减压，在这种情况下，建议做横突间的融合。如果脊椎间出现松弛，应采用内固定器械在两端旋转中立和稳定的椎体间固定。如果内固定融合的节段位于椎体后凸的水平，那么可能导致相邻节段发生改变并可能造成相邻节段的压缩骨折。这种情况可发生于胸腰结合部的椎体，发生率高达 15%，因此也成为采用骨水泥进行椎体强化预防骨折（PMMA）的适应证。在有不稳定性退行性脊柱侧凸的情况下，单纯椎管减压术后可出现旋转性半脱位。融合的节段应止于旋转中立、水平和稳定的端椎上，并且要恢复矢状面和冠状面的平衡。注意避免将内固定和融合的端椎选择在任何顶椎体的水平，或选择在后凸或侧凸畸形的顶椎上，因为这样可能在后期造成畸形。

## （三）前路器械固定及融合术

前侧入路的畸形矫形技术在第 44 章中介绍，但在此值得一提，因为采用第三代的内固定系统经前路进行脊柱的固定和融合，在成人患者中已取得优异的矫形效果，且没有同早期的 Zielke 和 Dwyer 系统那样导致后凸等严重问题。随着单棒或双棒的内固定系统及结构性移植物的应用，前路矫形技术已成为腰椎和胸腰段侧凸矫形的一种卓有成效的方法，因为前路矫形技术允许对柔软的侧弯进行节段矫形。对有柔软的原发胸弯和代偿性腰弯的成年患者，也可通过前路融合技术进行有效的治疗。但是胸弯的矫形必须适应于腰弯的代偿能力，在成人患者中，过度矫形可导致比脊柱柔软的儿童脊柱侧凸患者更严重的失代偿状态。与对儿童脊柱侧凸患者一样，要严格注意对 T1 或 T2 到 T6 的上胸椎侧弯的矫形，以防止由于结构性上胸弯的矫形不足导致双肩不对称。上胸弯的矫形是前路脊柱固定和融合术的相对禁忌证，除非有办法让头侧的端椎持续保持倾斜状态，这样才能使上胸椎保持平衡。与直接前外侧或极外侧入路不同，前路椎体融合术在退行性脊柱侧凸患者重建腰前凸间接椎间孔减压方面非常有用，但是通常需要另外的后路稳定术。

## （四）术后处理

患者要常规在重症监护室中接受监护，经常进行神经系统功能的评估和观察，以防止出现伴随于液体丢失和补充的并发症，这常发生于长时间的手术中。术后第 1 天应鼓励患者采取坐位，并开始正式的物理治疗。鼓励患者在疼痛能够忍受的情况下进行辅助下的行走，直至能够独立行走。应用现代椎弓根螺钉技术，胸腰椎矫正法不是必需的。一旦患者能在些许的帮助下使用床旁的便桶时，可拔除 Foley 导尿管。一旦拔除引流就停用抗生素。通常在术后第 3 天患者就能很好地口服镇痛药。由于有硬膜外血肿形成的危险及药物的作用，可使用气动的足部搏动装置，以预防深静脉血栓形成。一旦患者能完全独立地行走，就可以停止这些治疗措施。术后 3 个月避免使用非甾体消炎镇痛药，因为它可抑制骨质融合。

## （五）前、后路联合融合术

对于有超过 70° 的僵硬的侧弯畸形，或在矢状面或冠状面上失代偿，或要跨越腰骶关节进行内固定的患者，必须采用前、后联合入路手术。对于有严重僵硬性胸椎畸形且侧弯超过 100° 的患者，常伴有躯干相对于骨盆向前或向侧方移位 4 ～ 6cm。Boachie-Adjei 和 Bradford 椎体切除术，作为一个联合或分期进行的手术，在帮助脊柱恢复平衡方面很有效。如果可能，我们更愿意在单次麻醉下完成前、后路的联合手术，因为这样可有更少的并发症，并使患者的住院时间更短。但是，假如有任何部分的手术时间超过预期、有过度失血或者患者不能承受继续手术，那么就应该让第二阶段的手术延期。建议在两个阶段的手术之间给患者进行消化道外的营养支持，因为患者经常出现术后肠梗阻，无法进行肠道内营养。

当采用联合手术时，第一阶段的手术通常包括原发侧弯的前路松解、椎间盘切除和融合术。如果内固定的范围要延伸到腰骶关节，那么必须在 L4 ～ 5 和 L5 ～ S1 节段进行前路椎间融合，在这些椎间隙采用结构性移植物以维持腰椎的前凸，提高融合率并减少在后侧内固定物上的应力。可将小块的移植骨颗粒置于胸椎间隙内，移植骨通常包括开胸显露过程中切除的肋骨。如果肋骨太小或有骨质疏松，那么补充的骨移植材料可来自髂前上棘的内板。在进行前路手术时，可使用或不使用内固定器械，并根据医生的慎重决定进行放置。

在前路松解和融合后，进行后路的内固定和融合，从稳定椎到稳定椎进行节段性固定。注意避免让内固定系统的末端固定钉止于侧弯的顶椎，无论是在冠状位还是在矢状位上，因为这样有出现晚期失代偿的危险。固定融合的范围必须包括严重退变的节段，尤其是对于有退行性脊柱畸形的患者。

Boachie-Adjei 和 Cunningham 报道应用混合的有限前路及重叠后路内固定治疗成人胸腰椎侧凸。胸腰弯和腰弯各自矫形率为 59% 和 68%。

### 经椎弓根椎体截骨术（PSO）

在圆锥以下，该技术对于矫正矢状面平衡非常实用。在同一节段，PSO 相比 SP 截骨能够获得更大的矫正度数，除此之外，对于已融合的脊柱来说，该截骨术是必要的。

#### 手术技术 39-29

(Bridwell 等 )

- 首先在截骨上下节段置入椎弓根螺钉。笔者常徒手置钉以减少放射暴露。
- 扩大椎板切除，包括后柱所有的结构，尽可能使用 Leksell 和椎板咬钳和骨刀以保留植骨材料。该操作类似于 SP 截骨（图 39-60A），但去除的是椎弓根上下的后方结构。
- 骨刀切除横突出。
- 利用 Leksell 咬骨钳或高速磨钻去除椎弓根。
- 使用小的 Cobb 或者剥离子小心分离椎体侧壁，避免损伤节段动脉。在椎体侧壁置入特制弯勺。
- 截骨时可使用去骨松质技术或骨质切除术。使用骨刀切除可以更好地实现标准的三角结构，因而可以实现更精确、更大的截骨角度。截骨引导装置可以更好地实现预计截骨角度。此过程非常危险，术者应小心谨慎以避免硬膜囊及神经根的过度牵拉及损伤。该过程最好使用神经拉钩及神经剥离子予以保护。
- 在截骨闭合前，应用临时棒以确保可控性闭合。
- 当椎体后壁足够薄时，利用特制器械去除椎体后壁，该过程操作前确保硬膜囊与椎体后壁没有粘连。
- 利用高速磨钻去除椎体侧壁，注意保护硬膜囊及神经根；或者使用 Leksell 咬骨钳去除侧壁。
- 通过加压或者悬梁臂技术闭合截骨断端。此过程中，一定要保证减压充分，因而避免医源性椎管狭窄。

### （六）其他技术

最新一代的内固定物可用于治疗大多数的脊柱畸形，可进行所有的胸椎、骶骨和骨盆的内固定。手术入路和手术方法总体上还一样，然而，在治疗脊柱畸形时，椎弓根钉系统已用于所有节段的矫形和固定，并取得优异的临床疗效及满意的 X 线影像，比如对腰椎侧凸的病例，可在侧弯的凸侧使用椎弓根钉固定并进行加压，以恢复腰椎的前凸；对于典型胸椎侧凸的病例，可将椎弓根钉用于侧弯的凹侧，然后撑开以恢复胸椎的后凸。对任何代偿弯都必须进行适当的治疗，如果需要恢复前凸，那么就进行压缩，如果希望恢复后凸，那么就进行撑开。由于大部分上胸椎的侧凸畸形同时都伴有后凸，因此上胸椎的侧凸应通过在凸侧加压来矫形。

计算机导航系统可以帮助术中确定椎弓根钉进钉的基准点或参考点。尽管如此，由于该技术增加了手术步骤及时间，且徒手置钉同样简单、安全，我们仅仅在后路结构混乱无法辨识解剖结构的情况下才使用。这项技术开始时是采用 CT 和 MRI 影像作为图像重建的参考，但最近已采用透视影像。透视影像具有“实时性”的特点，患者的体位对此没有影响，并且在体位变化时产生的错误也少于 CT 和 MRI。这些技术尽管昂贵，但能用于确认解剖结构的相互关系，因此其应用正日益广泛。Scheufler 等报道术中双平面透视影像和 CT 导航对矫形和内固定有明显的帮助，并且在微创减压和融合术中减少了对外科医生的放射线暴露。

电视影像辅助下的胸腔镜技术（VATS）也正在获得更加广泛的应用。对于一个技术娴熟的腔镜技术外科医生，利用 VATS 就可通过相当小的切口来获得良好的手术视野，因此，VATS 具有如下

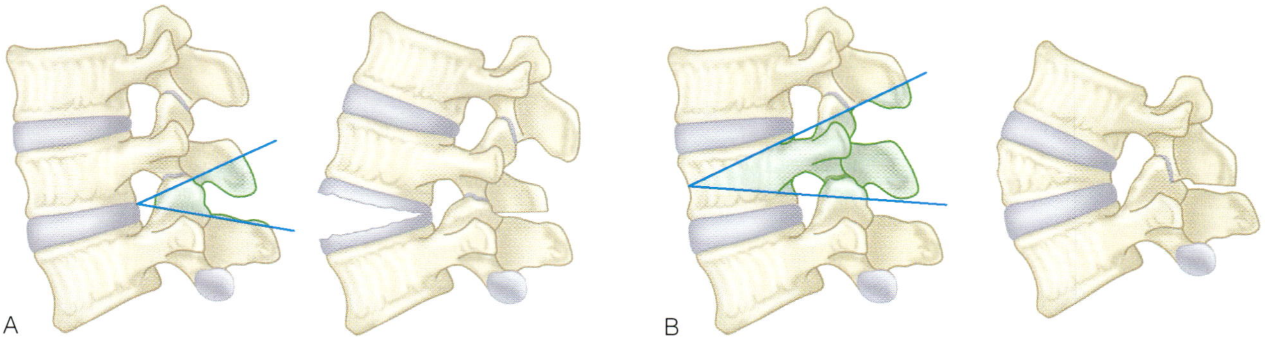


图 39-60 A. Smith-Petersen 截骨术；B. 经椎弓根椎体截骨术（PSO）（见手术技术 39-29）

潜在的优点：减少失血、减轻术后疼痛、减少翼状肩的出现，并减少肺功能不全的出现。但是这一技术的学习曲线是非常崎岖的，在开始时，手术的时间要远远长于常规的开胸手术。这一技术需要插气管双腔管，并对麻醉医生提出了更高的要求。尽管 VATS 在不断发展，但其在前路脊柱固定中的应用仍较有限。对于有脊柱畸形的成人患者，骨质疏松和骨量的减少是很普遍的，在腔镜下进行结构性的植骨可能更困难，这样也限制了 VATS 的应用。

直接外侧或极外侧入路进入椎间隙对于退行性脊柱侧凸的患者是非常有用的。这两种入路有以下优点：可以完全切除椎间盘并有备融合的骨床；很好地矫正冠状面畸形；退行性变导致的椎间孔狭窄和侧凸性椎间孔压迫可以得到很好的间接减压。这些优点在单一的手术入路中通常很难做到，后路椎弓根螺钉内固定有益于畸形矫正，如果不做一起后路融合可以在后期完成后路椎弓根螺钉内固定。

Anand 等报道了一种直接外侧经腰大肌入路的微创技术完成经皮矫形及融合术，这种技术可以完成多节段的矫形，而且比开放手术有更少的出血量和并发症。已报道的联合经腰大肌极外侧椎间融合和后路椎弓根螺钉内固定术的并发症有术中肠管损伤、运动神经根病变、术后大腿肌肉麻痹和感觉迟钝。但是有一项研究指出，极外侧入路手术的主要并发症发生率并不高于其他技术（12%）。基于各种原因，我们推荐侧方或前方椎间融合，将其作为成人侧凸融合的一期治疗。

## 九、髂骨固定

现在的内固定技术应用于成人脊柱畸形时常需要固定到髂骨。这些长（>8cm）而粗（>80mm）的钉子使得内固定的力学延伸至前柱。这样内固定将更为坚强，而且 S1 螺钉的力学负荷将大大降低。如果没有髂骨螺钉的保护，S1 螺钉即便是三皮质固定，仍然很容易松动或断裂。一般固定至髂骨的适应证有：当上方固定至 L3 以上时且骶骨固定不确切时；矢状位冠状位失平衡需要矫形时；L5 ~ S1 存在肿瘤或感染或假关节时。

尽管有很多固定到髂骨的技术，但目前最常用的两种器械为髂骨钉和骶髂螺钉（S2AI）。传统髂骨钉在髂后上棘（PSIS）处置入，冲向髂前上棘（ASIS），以此徒手置入髂骨钉或在术中透视下置入均可，但缺点在于①切迹高易引起压迫症状；② S1 顺应性差，需要放置连接杆。S2AI 则有效避免了这两个缺点。该螺钉进钉点靠内且更靠近尾端，在 S1、S2 孔间，穿过骶髂关节置入髂骨。骶髂螺钉很少会出现症状性问题而需要移除。常做成人畸形的外科医生应掌握这两种螺钉置入方式，以避免因为患者解剖异常或其他问题导致其中一种置钉方式无法适用。

# 第十二节 尾骨疼痛

尾骨区疼痛称为尾椎痛或尾骨痛。虽然文献表明这是一种罕见的疾病，但我们团队中专门从事脊柱保健的医生每年都会评估和治疗几例尾骨疼痛的患者。

实践中，我们发现尾骨痛最常见的原因是单轴性创伤，如摔倒时尾骨直接着地，或由于长时间坐立导致的累积性创伤。其他肌肉骨骼疾病，或者其他原因也需要考虑（框 39–8）。尾骨没有任何明显的病理变化，这类尾骨痛定义为特发性，实际上可能是痉挛或异常情况并影响了骨盆底肌肉组织的结果。

身高体重指数似乎与不同的尾骨结构和不同的尾骨损伤相关（表 39–12）。肥胖患者主要是向后脱位，正常体重的患者主要是过度活动或放射学检查正常尾骨，瘦的患者主要有前半脱位和骨针。

其最常见的主诉是尾骨及其周围的疼痛，无明显下腰痛及放射痛或牵涉痛。典型的疼痛与坐立有关，并且从坐位站起时疼痛加重。尾骨区触诊可以发现局部感觉过敏和肿胀。尽管尾骨痛是一个临床诊断，但影像资料学习对于评估有帮助。患者坐位和站立位的 X 线片最实用，有助于测量矢状面骨盆旋转角度和尾骨入射角（图 39–61）。高级影像资料学习，例如 MRI 和锝 –99m 骨扫描可以显示骶尾骨区域的炎症，发现尾骨过度活动，也有助于发现某些潜在的病理改变，如脊索瘤。

非手术治疗，例如非甾体抗炎药和使用缓冲垫仍是尾骨痛标准起始治疗，而且对于约 90% 的患者有效。当上诉方法无法缓解疼痛时，我们采用在透视引导下局部注射麻醉药和激素类药可明显减轻或消除尾骨痛。对于准确的注射部位文献上没有明确的共识，我们通常选择在尾骨上最柔软部位的间盘痕迹处。

**框 39-8 尾骨痛分类**

**病因学分类**

- 特发性
- 创伤性

**病理学分类**

- 骶尾骨和尾骨间盘及关节退行性变
- 尾骨形态学：Ⅱ，Ⅲ，Ⅳ型，表现为尾骨骨刺和尾骨后倾
- 尾骨活动度：过度活动或向后半脱位
- 牵涉痛：腰部病变，骶神经根蛛网膜炎，盆底肌肉痉挛，尾骨周围软组织炎症
- 其他：肿瘤，结晶沉积，感染，躯体化症状或神经官能症

**尾骨形态学分类**

- Ⅰ型轻微向前弯曲
- Ⅱ型顶端向前明显弯曲
- Ⅲ型第一和第二尾骨或第二和第三尾骨间向前锐性成角
- Ⅳ型骶尾关节或第一或第二尾骨间关节向前半脱位
- Ⅴ型尾骨后倾伴有骨刺
- Ⅵ型侧凸畸形

（改编自：tNathan ST, Fisher BE, Roberts CS: Coccydynia: a review of pathoanatomy, aetiology, treatment and outcome, J Bone Joint Surg 92B:1622, 2010. Copyright British Editorial Society of Bone and Joint Surgery.

## 尾骨注射

**手术技术 39-30**

- 病人俯卧在疼痛治疗床上，双腿略微束缚，双脚呈内八字。
- 从腰骶交界处到尾骨，用异丙醇和聚维酮碘消毒皮肤。并在消毒区铺单。
- 调整 C 臂机至前后位投照定位尾骨。透视下在中线上插入一个 22 号、3.5 英寸的脊椎穿刺针，斜向前入中线。
- 使用侧位像透视下确认穿刺针的深度。该过程一定小心防止进针过深，因为直肠近端贴于尾骨腹侧。
- 穿刺针应该穿入尾骨上最为柔软的部位，这应该是尾骨间盘痕迹的位置。目标是将穿刺针在中线处置入疼痛的蜕化间盘。
- 一旦穿刺针到位，去除管芯，回抽检查有无出血。如果无明显出血，注射 0.5ml 非离子显影剂确认位置无误。当获得正确的造影图像时，慢慢注入 5ml 液体，其中 2ml 是 1 ∶ 1 未加入肾上腺素、不含防腐剂的利多卡因，3ml 是浓度为 6mg/ml 的倍他米松磷酸酯钠。

**表 39-12 改良差异性神经阻滞麻醉溶液的准备**

| | 后脱位 | 前脱位 | 过度活动 | 骨针 | 正常尾骨 |
|---|---|---|---|---|---|
| 肥胖患者 BMI > 27.4 | 51% | 4% | 27% | 2% | 16% |
| 正常患者 BMI 为 19.5 到 ≤ 27.4 | 15% | 6% | 30% | 16% | 33% |
| 瘦病人 BMI < 19.5 | 4% | 4% | 15% | 29% | 48% |

（改编自：tMaigne JY, Doursounian L, Chatellier G: Causes and mechanisms of common coccydynia: role of body mass index and coccygeal trauma, Spine (Phila Pa) 25:3072, 2000.）

保守治疗失败的患者可行活动节段切除或尾骨全切术，特别是影像学证实过度活动或半脱位的患者。接受手术的患者成功率为 60% ~ 91%。手术后不如正常尾骨活动度好。只有在患者接受局部封闭最低时限内尾骨疼痛减轻时，才能考虑切除手术。如果局部封闭没有效果，切除尾骨也不可能有好的疗效。

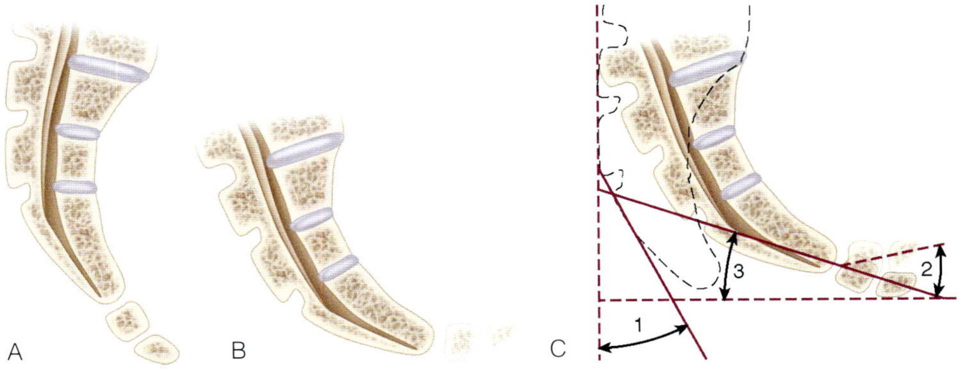


图 39-61 尾骨活动度评价

A. 站立位 ；B. 坐位显示尾骨弯曲；C. 坐位像与站立位像的叠加影像，与骶骨匹配且通过轴向旋转坐位像形成矢状位骨盆旋转角度（角 1= 旋转角）；尾骨活动度由角 2（活动度角度）表示；角 3 是尾骨接触座椅表面的角度（入射角）

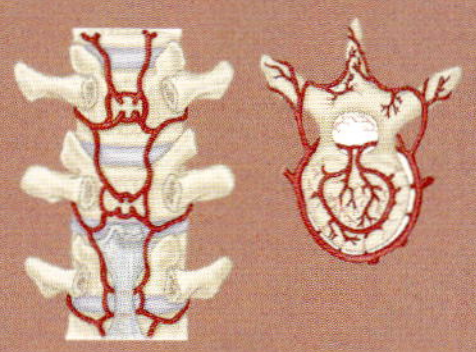

# 第 40 章 脊柱滑脱

著者：Keith D.Williams
译者：孙　旭　沙士甫　鲍虹达　李　松　张西峰
译者：罗卓荆　邱　勇　胡学昱

## 第一节　概述

术语“spondylolisthesis”（脊柱滑脱）源于希腊语“spondylo”（脊柱）和“olisthesis”（滑脱），由妇产科医师 Herbinaux 在 1782 年首次描述。Wiltse 对脊柱滑脱的各种病因学进行分类。这些不同类型的脊柱滑脱具有共同的特征，即头侧椎体相对于邻近的尾侧椎体发生了向前位移。引起位移的生物机械力来自后方竖脊肌的挛缩产生的前向应力，以及作用于前凸的腰段脊柱和骶髂关节的上半身重力。这解释了为何在学会行走之前，儿童不会出现脊柱滑脱。出现脊柱滑脱必定是抵抗前向应力的解剖结构异常所致。这些结构包括关节突、纤维环、后弓和椎弓根。脊柱滑脱的症状包括轴向疼痛、神经源性跛行、神经根病变，甚至是马尾综合征。另外，脊柱滑脱所伴发的脊柱畸形差异大，可以临床上不明显，也可以严重到出现明显的矢状面失衡和躯干短缩。

### 一、病因学

Wiltse 最早描述了 5 种不同的脊柱滑脱病因学，后来又增加医源性脊柱不稳为第 6 种类型。最常见的类型包括：发育不良性、峡部性、退变性。在一项 25 年以上随访的影像学研究中，Fredrickson 等发现 92% 的脊柱滑脱患儿存在腰段脊柱发育不良的特征，尤其是峡部裂，70% 可以延续到成人期。

脊椎后份的先天性畸形，尤其是峡部延长和峡部裂，会明显降低椎体后份抵抗前向应力的能力，从而导致脊柱滑脱的发生。尽管这些畸形在出生时就存在，滑脱也是在儿童能行走之后才会发生，因为只有行走才会产生前向应力。当应力随着生长而加剧，纤维环就无法抵抗来自尾侧和腹侧的应力，从而导致脊柱滑脱的发展。当滑脱日益加重，严重的椎管狭窄会导致不同程度的神经损害。

峡部骨折会导致峡部性脊柱滑脱。峡部应力性骨折的进展是峡部性脊柱滑脱的最常见原因。其次是疲劳性骨折愈合后导致的峡部延长或急性创伤性峡部裂，都可以导致峡部性脊柱滑脱。脊柱滑脱的发生率在出生时为 0，到 18 岁时增至 7%。大部分脊柱滑脱的患者随着时间推移会进展为 1 度滑脱。一些纵向研究评估了高度滑脱（滑脱程度 >50%）的危险因素，并证实了几个重要的影像学因素，包括椎间盘退变、较大的滑脱角度和骨盆入射角过大。但却无法弄清这些因素中，哪些是滑脱进展的原因，哪些是滑脱的结果。

Kirkaldy-Willis 阐述了退变性脊柱滑脱是脊柱退变引发的一系列改变的结果。椎间盘高度的丢失可引起头侧椎体的向前位移。伴发的关节突肥厚和韧带的改变可导致椎管的正中缘中央和侧隐窝的狭窄。与其他类型的脊柱滑脱相比，这些变化在退变性脊柱滑脱中更多见（图 40-1）。

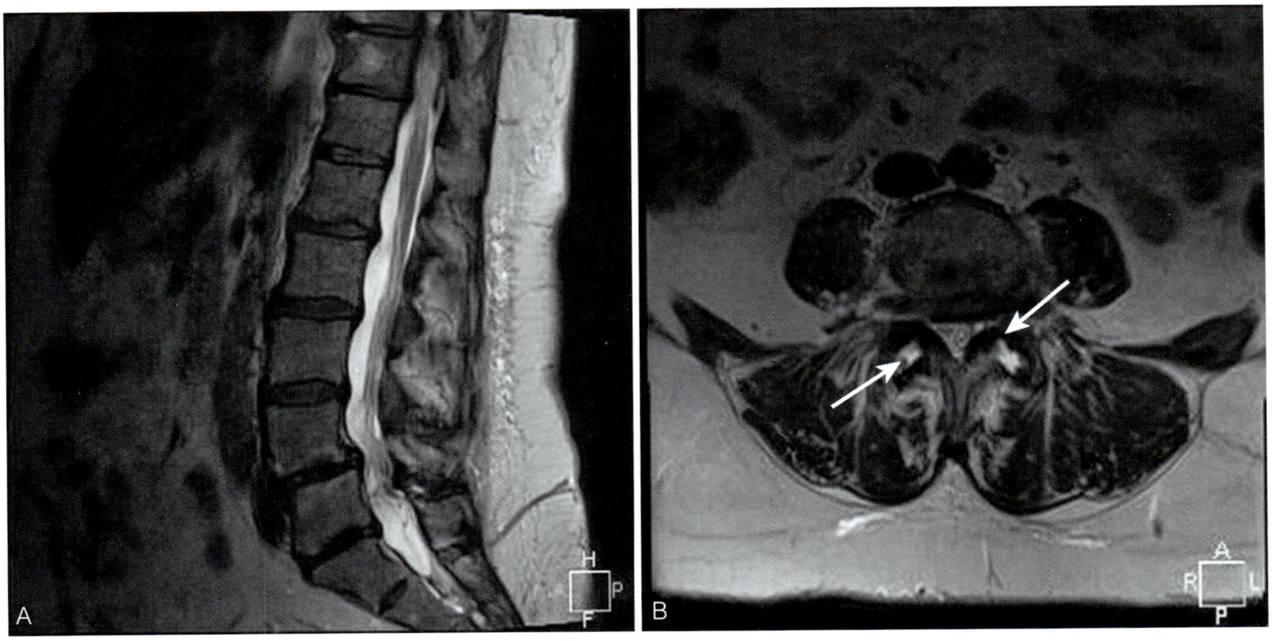


图 40-1 退变性脊柱滑脱伴椎管狭窄

A．MRI 矢状面；B．轴位像上，明显的关节突、黄韧带肥厚（右侧箭头）和关节渗出液（左侧箭头），提示动态不稳

## 二、分型

常见的描述脊柱滑脱的分型系统有两种。Wiltse 分型根据椎体后方结构异常的位置描述了 6 种脊柱滑脱类型（框 40-1）。另一种分型是由 Marchetti 和 Bartolozzi 提出，将脊柱滑脱分为发育不良性和获得性。除基于病因学的分型之外，Meyerding 提出了广泛使用的滑脱分级，根据受累节段的滑移量对滑脱的严重程度进行了简单的量化。该分级将尾侧椎体的上终板分为 4 等份。根据头侧椎体的后缘与尾侧椎体上终板 4 个等份之间的相对位置，划分为 5 个等级（表 40-1 和图 40-2）。

**框 40-1 脊柱滑脱的分型（Wiltse 等）**

**Ⅰ型，发育不良性**——骶骨上关节突或 L5 下关节突的先天性畸形导致 L5 在 S1 上滑动。这种类型没有关节峡部裂。

**Ⅱ型，峡部性**——此型在关节峡部有缺损，使 L5 可以在 S1 上滑动。峡部性脊柱滑脱有 3 种类型：

- 峡部应力性骨折（峡部裂）
- 峡部延长但保持完整
- 峡部急性骨折

**Ⅲ型，退变性**——此型是由于椎体间长期不稳而继发受累椎体关节突重塑形所致。

**Ⅳ型，创伤性**——此型是由于上下骨性连接区域骨折，如椎弓根、椎板或小关节突，而不是峡部骨折。

**Ⅴ型，病理性**——此型是由于全身或者局部骨病及骨性结构薄弱所致，如成骨不全症。

### （一）Wiltse 分型

**1 型，发育不良性**

椎体后份发育畸形或发育不良，特别是头侧椎体的峡部或下关节突，或者尾侧椎体的上关节突（或二者都有），可导致正常的支撑作用丢失，从而无法抵抗重力和竖脊肌挛缩给 L5 椎体带来的向前应力。这种发育不良性的脊柱滑脱常见于腰骶部关节，

**表 40-1 脊柱滑脱的 Meyerding 分级**

| 分级 | 移位程度 * |
|---|---|
| Ⅰ | 0 ～ 25% |
| Ⅱ | 26% ～ 50% |
| Ⅲ | 51% ～ 75% |
| Ⅳ | 76% ～ 100% |
| Ⅴ（脊椎脱离） | >100% |

* 在侧位片上测量头侧椎体的后缘与相邻尾侧椎体后缘之间的距离，以头侧椎体的椎体长度百分比表示

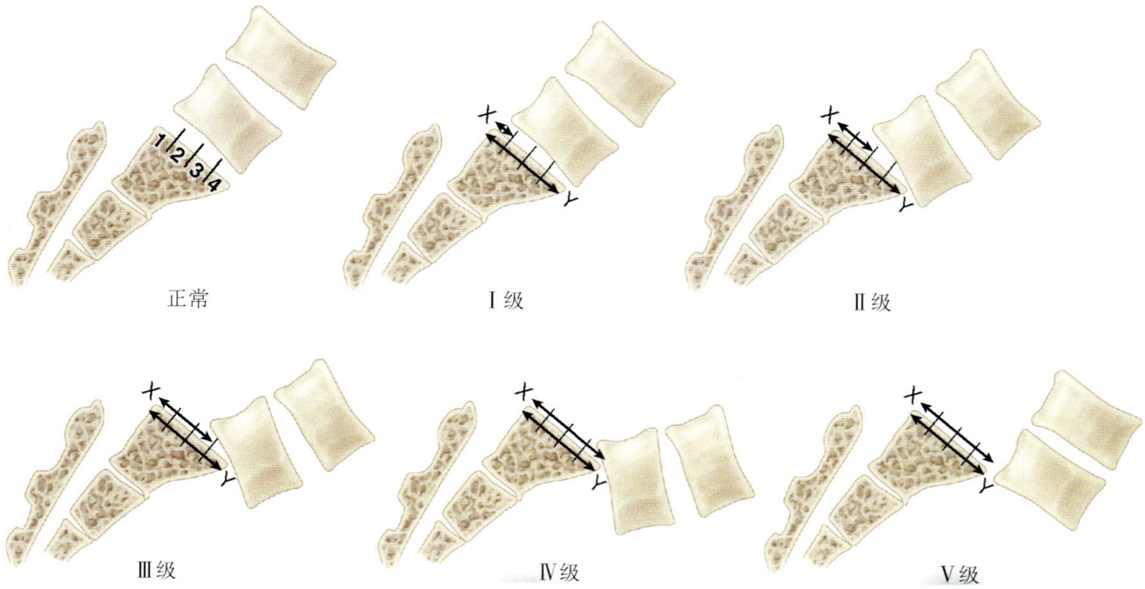


图 40-2 脊柱滑脱程度的 Meyerding 分级（见文中）

并影响骶骨和 L5 的几何形态。另外，先天性发育不良，如峡部裂和峡部延长，也能导致脊柱不稳和滑脱的进展。

**2 型，峡部性**

此类型的标志为峡部有缺损。缺损可以是峡部裂性、应力性骨折所导致的（最常见）、微骨折重塑导致的峡部延长或急性峡部骨折。峡部性脊柱滑脱好发于儿童、青少年和年轻的成年人，但也可以发生于 50 岁之后。因为峡部骨质为骨皮质，故发生骨折后自然愈合能力相对较弱。

**3 型，退变性**

退变性脊柱滑脱是最常见的类型。它起因于椎间盘退变和关节突重塑所致的节段性脊柱不稳，所以常发生于中老年。退变性脊柱滑脱患者的畸形是动态变化的，意思是滑脱的程度受体位的影响。这一类型的滑脱最常见于 L4 ~ L5 节段，50 岁以上的女性，尤其是非洲裔。对于畸形是动态变化的患者，拍摄站立位片是很重要的，因为在卧位片如 MRI 上可能看不到脊柱滑脱。

**4 型，创伤性**

这一类型较为罕见。不同于峡部型，这一类型的骨折不经过峡部，而是经过后份的其他部位，通常累及椎弓根或关节突。这些骨折多见于高能量损伤。

**5 型，病理性**

这也是罕见的类型，是由于病理性改变影响了后份结构，如感染或 Paget 病导致受累节段的不稳。

**6 型，医源性**

这一类型是在最感染或早描述的分型基础上新增的。医源性脊柱滑脱见于手术节段，由手术引起的脊柱不稳所致。最常见的原因是关节突切除术后或关节突过度薄弱，随之而来的关节突骨折导致了脊柱不稳。

### （二）Marchetti–Bartolozzi 分型

Marchetti 和 Bartolozzi 将发育不良性脊柱滑脱细分为高度发育不良性和低度发育不良性（框 40–2）。在低度发育不良性脊柱滑脱中，S1 终板和 L5 椎体保持正常的解剖形态。而在高度发育不良性脊柱滑脱中，S1 终板呈弧形，上方是呈梯形的 L5 椎体。这一分型系统在 1982 年首次描述，并在 1994 年得以进一步的修正。此分型的目的是明确哪些因素能预测脊柱滑脱的进展，并以此指导治疗。此分型将脊柱滑脱病因学假设分为两类：发育性，存在解剖结构形态的异常；获得性，解剖结构正常，畸形主要源于创伤、退变或病理性因素。

**发育性脊柱滑脱**

这一类型的最主要特征是脊椎后份存在一定程度的发育不良。根据畸形的严重程度，即受累节段的后凸角度和滑脱角度，可以进一步分为低度发育不良和高度发育不良。

高度发育不良性脊柱滑脱以后弓、椎间盘、S1

上终板（通常为弧形）、L5 椎体（通常为楔形）的发育不良为特征。峡部常见延长或者峡部裂。对于青少年，L5–S1 是最常见的受累节段。该型滑脱患者在成年前常发生滑脱的进展。进展的风险程度和发育不良程度直接相关。

在低度发育不良性脊柱滑脱中，L4 和 L5 的椎体仍是矩形，S1 终板是平的，而且没有过度前凸和骶骨的垂直化。较少进展，若出现进展，也只是轻度的滑脱增加，后凸和滑脱角并无增大。

**框 40-2 脊柱滑脱 Marchetti 和 Bartolozzi 分型**

**发育性**
- 高度发育不良
  - 伴峡部裂
  - 伴峡部延长
- 低度发育不良
  - 伴峡部裂
  - 伴峡部延长

**获得性**
- 外伤
  - 急性骨折
  - 应力性骨折
- 手术后
  - 手术直接所致
  - 手术间接所致
- 病理性
  - 局部病理性改变
  - 系统性病理性改变
- 退变性
  - 原发
  - 继发

引自：deWald RL：Spondylolisthesis. In Bridwell KH，DeWald RL，editors：The textbook of spinal surgery，ed 3，Philadelphia，2011，Lippincott Williams & Wilkins

**获得性外伤性脊柱滑脱**

这一类型罕见，原因为重大外伤导致峡部或者脊椎后份中其他位置的骨折。

**获得性术后脊柱滑脱**

这一类型可以分为手术直接所致和手术间接所致。在手术直接所致的类型中，手术节段出现不稳，原因为骨折或骨性结构如关节突切除。手术间接所致的类型见于既往手术节段的邻近椎体，如融合手术术后邻近节段滑脱。

**获得性病理性脊柱滑脱**

这一类型的原因是发生病理改变影响了椎体后份结构的完整性，如感染或 Paget 病。

**获得性退变性脊柱滑脱**

这一类型是椎间盘和关节突退变所致，无峡部的破坏，也无既往手术史。

Marchetti 和 Bartolozzi 分型对评估高度发育不良性脊柱滑脱患者最有价值。这一类型中，骨盆入射角、骶骨倾斜角和骨盆倾斜角的关系最为明确。骨盆可呈现“平衡”或者“失平衡”的状态（图 40–3）。Hresko 等制作了列线图对两种骨盆状态的骨盆倾斜角和骶骨倾斜角的关系进行定义（图 40–4）。

## 三、骨盆影像学参数

骨盆参数与脊柱滑脱的相关性近年来是研究热门。它们的关系存在于发育不良性脊柱滑脱中，也见于其他类型的滑脱。Ferrero 等对比了 654 例退变性脊柱滑脱患者和 709 例无症状的志愿者，得出的结论为退变性脊柱滑脱的患者 PI 增大，并根据 C7 倾斜分为多个亚组，强调对于退变性脊柱滑脱的患者进行整体脊柱骨盆平衡评估的必要性。

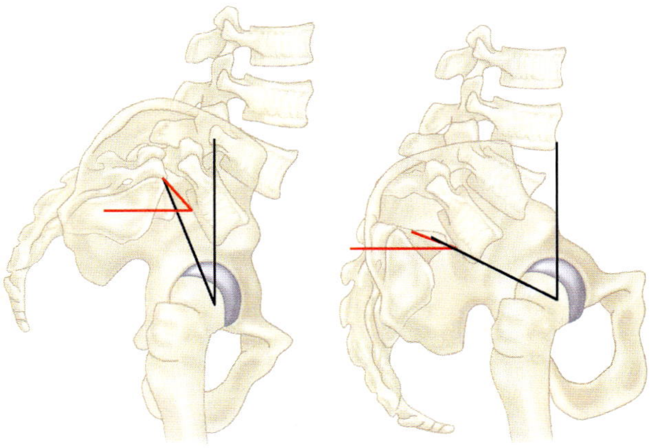


图 40-3 Hresko 等描述的平衡和失平衡的骨盆。平衡状态的骨盆，其骶骨倾斜角大（红线），骨盆倾斜角小（黑线）。失衡状态的骨盆，骶骨倾斜角小，骨盆倾斜角大（根据该文献重绘：Tebet MA: Current concepts on the sagittal balance and classification of spondylolysis and spondylolisthesis, Rev Bras Orthop 49:3, 2014.）

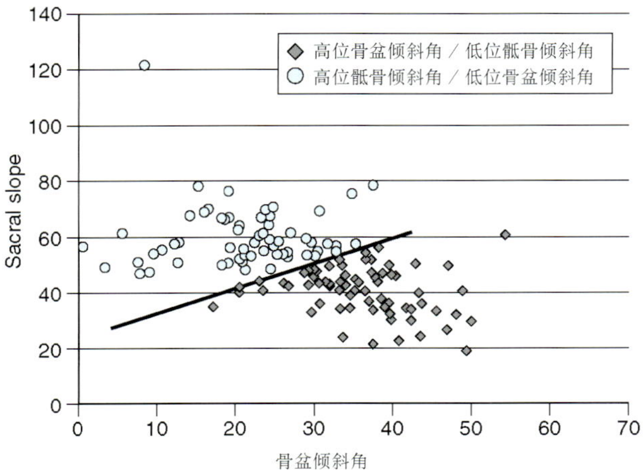


图 40-4 描述两组骨盆倾斜角和骶骨倾斜角关系的列线图

（引自：Hresko MT，Labelle H，Roussouly P，Berthonnaud E：Classification of high-grade spondylolistheses based on pelvic version and spine balance. Possible rational for reduction，Spine 32：2208，2007.）

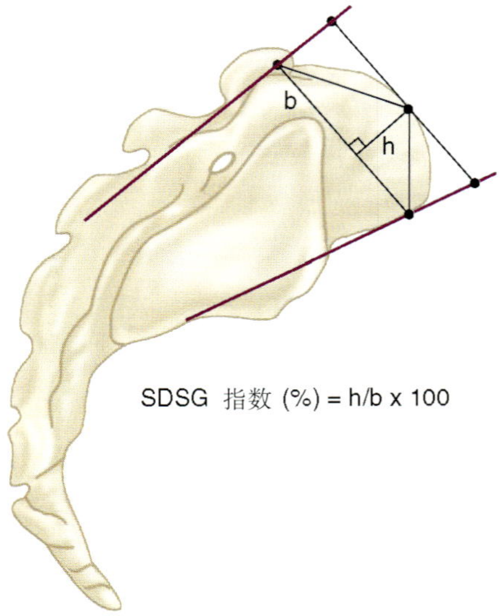


图 40-5 SDSG（Spinal Deformity Study Group，脊柱畸形研究学组）指数，用于评估骶骨穹窿的形态

（根据该文献重绘：Berthonnaud E，Dimnet J，Labelle H，et al：Spondylolisthesis. In O'Brien MF，Kuklo TR，Blanke KM，et al，editors：Spinal Deformity Study Group radiographic measurement manual. Memphis TN：Medtronic Sofamor Danek，2004.）

### （一）腰骶部发育不良

椎体后份发育不良的始发区域包括关节突、峡部和隐性脊柱裂。这些脊椎后份发育不良性改变引起 L5 椎体不稳，而这些结构本来是可以抵抗站立位时重力作用于前凸的腰段脊柱所产生的向前应力。前柱应力的增加能引起生长相关性畸形和骨骼重塑的异常，此二者共同导致前柱发育不良，继而加重了椎体后份的发育缺损。这些变化造成了进展性畸形，包括腰骶交界区后凸和 L5 在弧形 S1 终板上方滑行，最终导致脊柱骨盆矢状面的失衡。对骶骨穹窿的评估很重要，因为它已经被认为是滑脱进展的危险因素。SDSG 指数（图 40-5）具有极佳的同一观察者内和不同观察者间的可信度。25% 的 SDSG 指数被建议作为定义骶骨畸形的界值。

站立位侧位片上，L5 椎间盘变得更加垂直，发育不良的后份结构抗剪切应力的能力逐渐减低。为了矫正 L5 后份发育不良所致的脊柱不稳，并抵抗腰骶部交界处的剪切力，需要对后方的张力带进行恢复，同时也需要重建前柱的支撑。

### （二）脊柱骨盆形态

近年来，大多数的研究阐明了脊柱骨盆形态对保持低耗能的姿势具有重要意义。理解骶骨骨盆形态和脊柱矢状面平衡的关系，对于青少年和年轻成年人的发育不良性脊柱滑脱尤为重要。对二者关系理解的深入，则制订最佳手术方案的能力也随之提高。发育不良性脊柱滑脱的患者骶骨骨盆形态异常，可导致异常的骶骨骨盆方向。

最重要的影像学参数是骨盆入射角（PI）。其他的参数仍需要进一步评估，退变性和发育不良性的脊柱滑脱患者骨盆入射角明显增大，骨盆入射角的增大与滑脱程度直接相关。骨盆入射角被定义为骶骨终板的中点垂线与骶骨终板中点和股骨头连线之间的夹角（图 40-6）。理解骨盆入射角对于骨盆形态测量具有重要意义，它由个体解剖结构决定，并不受骶骨骨盆空间位置的影响。骨盆入射角随着生长轻度增大，到成年期则保持稳定。脊柱滑脱的患者骨盆入射角大于正常值，滑脱程度越大，骨盆入射角越大。但 Huang 等发现骨盆入射角并不能预测滑脱进展的可能性。

其他两个重要的影像学参数是骶骨倾斜角（sacral slope，SS）、骨盆倾斜角（pelvic tilt，PT）（图 40-7）。这两个参数在站立位片上由骨盆方向决定，它们的值取决于骶骨骨盆的空间位置。骶骨倾斜角是指骶骨终板平行线与水平线之间的夹角，骨盆倾斜角是经股骨头垂线与股骨头和骶骨终板中点连线之间的夹角。公式 SS+PT=PI 适用于站立位的个体。

Labelle 等认为骨盆入射角在每个个体身上都是个恒定的骨盆解剖变量，并决定了骶骨倾斜角、骨盆倾斜角和腰椎前凸角这些姿势相关变量。这一研究表明骨盆解剖结构对脊柱滑脱的发展有直接的影响。

滑脱角是测量 L5 ~ S1 的局部后凸角（图 40–8A）。它是指 S1 后缘的垂线和 L5 下终板连线之间的夹角。当滑脱角> 30° 时，它具有一定的预测滑脱进展的价值。

腰骶角是指 S1 垂线和 L5 上终板平行线之间的夹角（图 40–8B 和 C）。当腰骶角> 10° 时，它具有一定的预测滑脱进展的价值。

## 四、自然史

滑脱的自然史研究很少，仅能对目前不同类型的脊柱滑脱提供有限的信息。很明显，发育不良性脊柱滑脱的自然史不同于获得性脊柱滑脱，退变性脊柱滑脱又不同于发育不良性和获得性，而且崩裂性脊柱滑脱与腰痛的相关性也不是很明确。在最近一项由 Andrade 等撰写的综述中，也无法明确脊柱滑脱和腰痛的关系，作者建议对下腰痛的原因要进行仔细评估，甚至是峡部性脊柱滑脱的患者。

崩裂性脊柱滑脱似乎存在家族史，近 26% 的峡部性脊柱滑脱患者，他们的一级亲属也具有相同病史。在 Beutler 等的一项长随访(45 年)的研究中，他们发现进展的危险很小，单侧峡部裂的患儿没有出现进展。而在普通人群和 Ⅰ 度、Ⅱ 度滑脱患者间并无差别。大部分峡部裂的儿童（将近 90%）也伴有脊柱裂，提示发育不良性病因的存在。峡部裂的

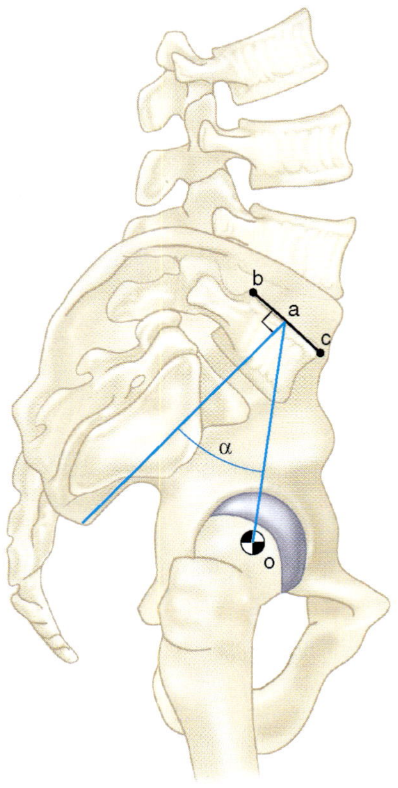


图 40-6 骨盆入射角（PI）定义为 oa 线（股骨头中点与骶骨中点的连线）与骶骨中垂线之间的夹角（α）。骶骨终板是 bc 线，为骶骨后上角和骶骨岬前方尖端的连线

（根据该文献重绘：Berthonnaud E，Dimnet J，Labelle H，et al：Spondylolisthesis. In O'Brien MF，Kuklo TR，Blanke KM，et al，editors：Spinal Deformity Study Group radiographic measurement manual. Memphis TN：Medtronic Sofamor Danek，2004.）

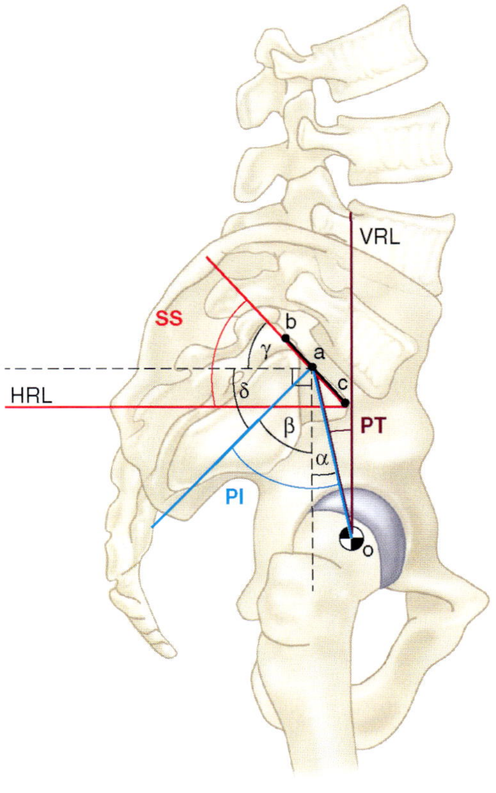


图 40-7 骨盆入射角、骶骨倾斜角和骨盆倾斜角之间的数学关系。HRL，水平参考线；VRL，竖直参考线

（根据该文献重绘：Berthonnaud E，Dimnet J，Labelle H，et al：Spondylolisthesis. In O'Brien MF，Kuklo TR，Blanke KM，et al，editors：Spinal Deformity Study Group radiographic measurement manual. Memphis TN：Medtronic Sofamor Danek，2004.）

发生率随着年龄增长，从 6 岁时的 4.4% 到成年期的 6.0%。进展危险因素仍不明确。一些作者发现女性、初诊时高度滑脱（滑脱 >50%）、青少年生长发育前确诊的患者，具有很大的进展可能性。

伴有结构发育异常的发育不良性脊柱滑脱与崩裂性滑脱相比，进展的可能性更大。骶骨前柱发育不良与发育不良性脊柱滑脱的进展相关性最高。长期随访发现，对 Meyerding Ⅲ和Ⅳ型的脊柱滑脱患者行手术和非手术治疗，大部分治疗效果相对较好。无患者出现严重的神经后遗症，只有 45% 有轻度的神经症状。在 18 年的随访后，36% 的非手术治疗患者未出现任何症状。Yue 等研究了 27 例脊柱脱离（Ⅴ型）患者，发现 89% 存在峡部缺损，另外 89% 存在脊柱裂。所有的患者都存在骶骨上部的圆顶样畸形，提示生长板的损伤导致了骶骨终板的畸形。

退变性脊柱滑脱常见于 L4 ~ L5 节段，主要影响 50 岁以上的女性，非洲裔人群高发。30% 的患者可有滑脱的进展，但通常只有轻度的进展。如果出现神经症状，要优先考虑手术治疗。Matsunaga 等发现 76% 的无神经症状患者在 10 ~ 18 年的长期随访之后，仍无明显症状。在最近的一项 200 例样本的研究中，Enyo 等发现 40 ~ 75 岁的人群中，退变性脊柱滑脱的发生率为 10%。相同的人群在 15 年后再行影像学检查，发生率增加到 22.5%，之前正常的人群有 14% 出现了退变性脊柱滑脱。滑脱进展的危险因素是 60 岁前出现的 L4 ~ L5 退变性滑脱、女性和关节突矢状面化。

## 第二节　峡部裂

### 一、临床表现

峡部裂不伴有滑脱的患者在人群中占 2% ~ 5%，但是只有一部分患者会表现出症状。只有很小一部分患者需要手术治疗。典型的患者是运动活跃的青少年，会伴有背痛，有时也会伴有腿部疼痛。有些患者全年参加有组织的体育运动。通常这些患者的腰痛被认为是肌源性的，从而导致延误诊断。体检时发现局部疼痛多发于腰骶部交界区中线处。在患者俯卧位使得伸肌放松的情况下，有助于判断累及的节段。对于有腿痛的患者，与椎间盘突出引起的神经根受压的患者相比，神经紧张症状存在但表现得相对较轻。

### 二、诊断性评估

影像学评估包括直立位腰椎 X 线片，对于高度怀疑峡部裂的患者，需要拍摄左右斜位片（图

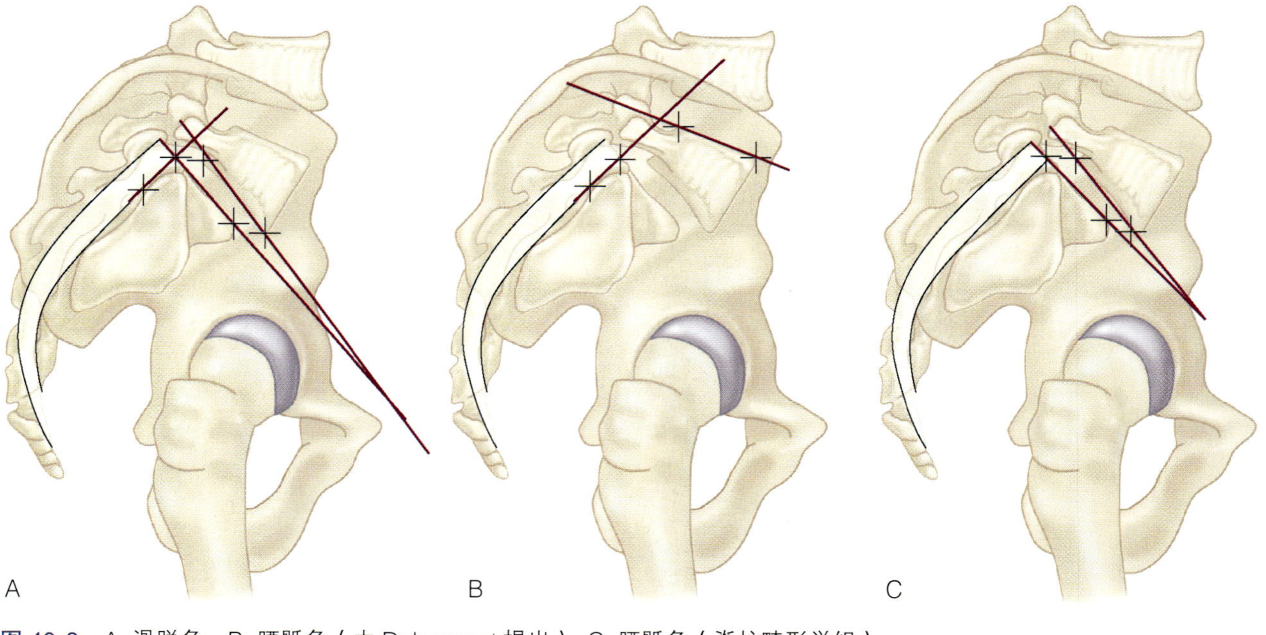


图 40-8　A. 滑脱角；B. 腰骶角（由 Dubousset 提出）；C. 腰骶角（脊柱畸形学组）

（根据该文献重绘：Glavas P，Mac-Thiong JM，Parent S，et al：Assessment of lumbosacral kyphosis in spondylolisthesis：a computer-assisted reliability study of six measurement techniques，Eur Spine J 18:212，2009.）

40–9)。另外，单光子发射计算机断层扫描(SPECT)进行骨扫描是有必要的（图 40–10）。如果骨扫描显示阳性结果，需要对受累节段行高分辨率 CT 扫描来确认峡部裂（图 40–11）。由于治疗方案不同，从骨质缺陷来区分应力反应区域是有必要的。对于 SPECT 扫描阳性而没有峡部裂的患者，需要嘱咐患者休息 4 ~ 6 周，避免运动或其他高强度活动，这样患者症状会消失。对于 SPECT 扫描阳性同时 CT 显示峡部缺损的患者，直立时佩戴质硬的护具，6 周后解除症状。即便使用护具治疗，也仅有 25% 的患者会出现骨性愈合。文献中并没有支持使用硬质护具进行治疗的高水平证据。对于骨性愈合和纤维性愈合的患者，需要逐步开始实施稳定躯干和骨盆的恢复计划，直到完全恢复活动。可以根据患者的临床症状决定是否允许其进行完整的活动，而并不一定要依据存在骨性愈合的影像学表现。对于使用这种治疗方案后症状持续超过 3 个月的患者，根据症状的严重程度，需要对其重要的活动进行调整，或者考虑行手术治疗。

## 三、手术治疗的评估

对于考虑手术治疗的患者，需要拍摄立位腰椎过伸过屈侧位片。尽管有些医师习惯拍摄站立位侧位屈曲片，但笔者更倾向于坐位拍摄。这对发现明显的滑脱是很有必要的，因为有时在站立位侧位片上不一定能够发现这一变化。对于峡部裂行修复的患者需要满足以下影像学标准：①未见滑脱；②受累节段未见退行性改变（最好由 MRI 确诊）；③未见退行性关节变化（最好由高分辨率 CT 确诊）；④未见发育不良的变化（最好由 CT 确诊），如隐性脊柱裂、峡部过长或小关节形态发育不良。上述

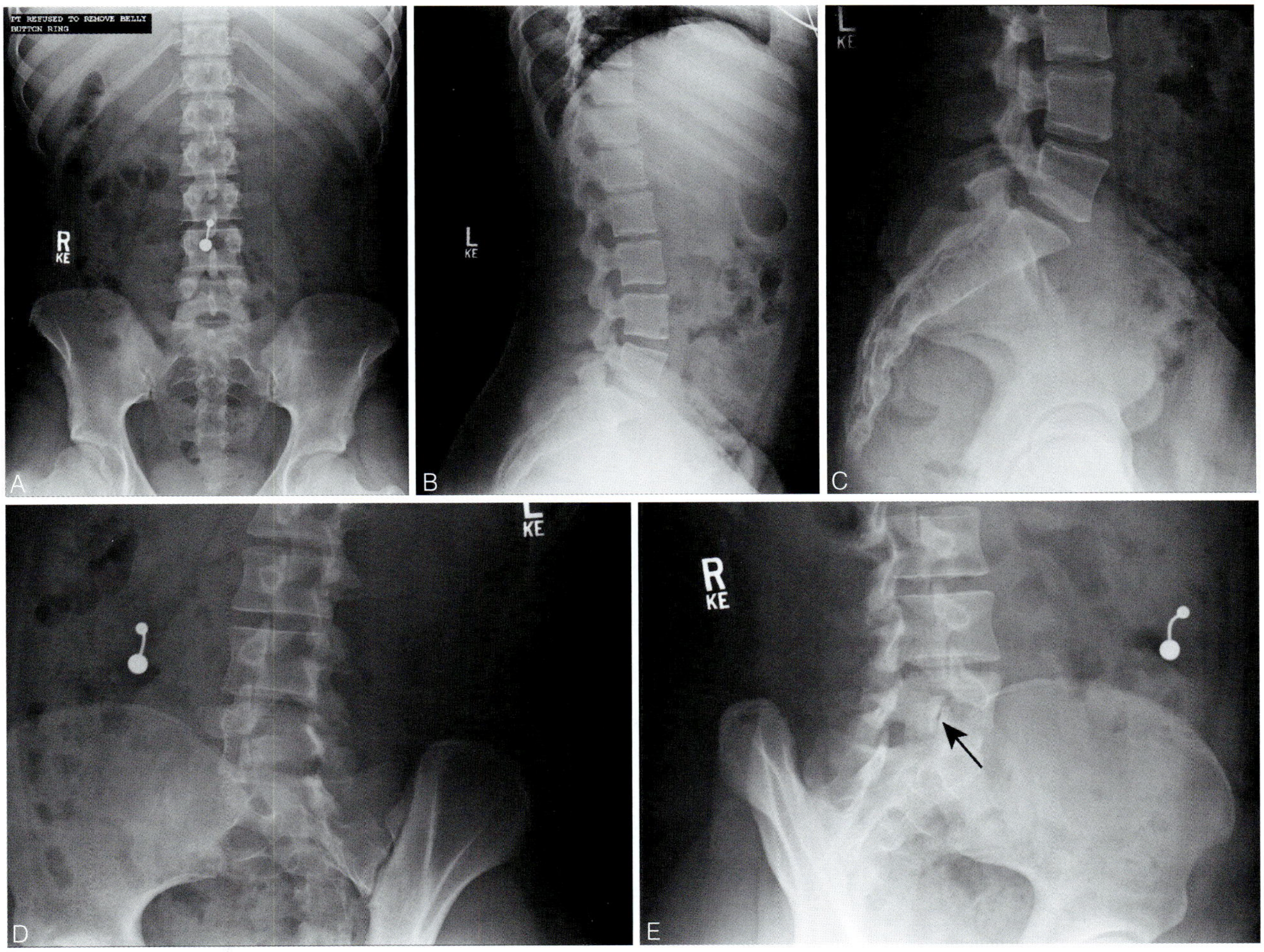


图 40-9　直立位 X 线片评估可疑性峡部裂

A. 前后位片；B. 侧位片；C，侧位点片；D 和 E. 左右斜位片（箭头所示为峡部缺损）

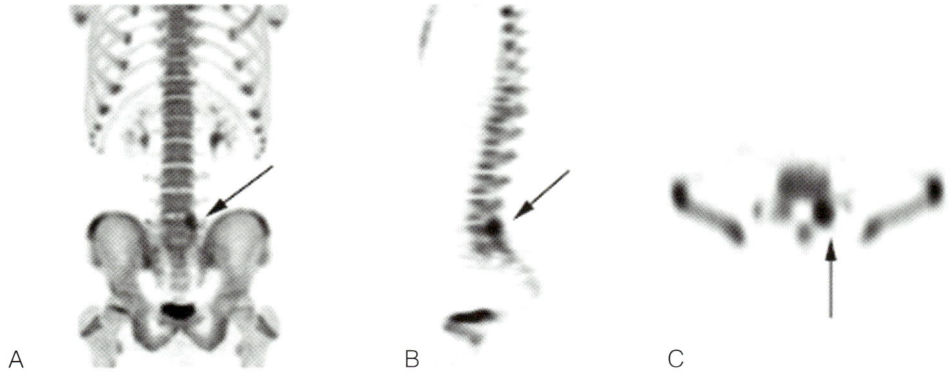


图 40-10 冠状面(A)、矢状面(B)和横断面(C)SPECT 扫描显示一位年轻运动员的峡部裂区域代谢活跃
(引自:spondylolysis in young athletes, Physiopedia, www.physiopedia.com/Spondylolysis_in_Young_Athletes#Diagnosis.)

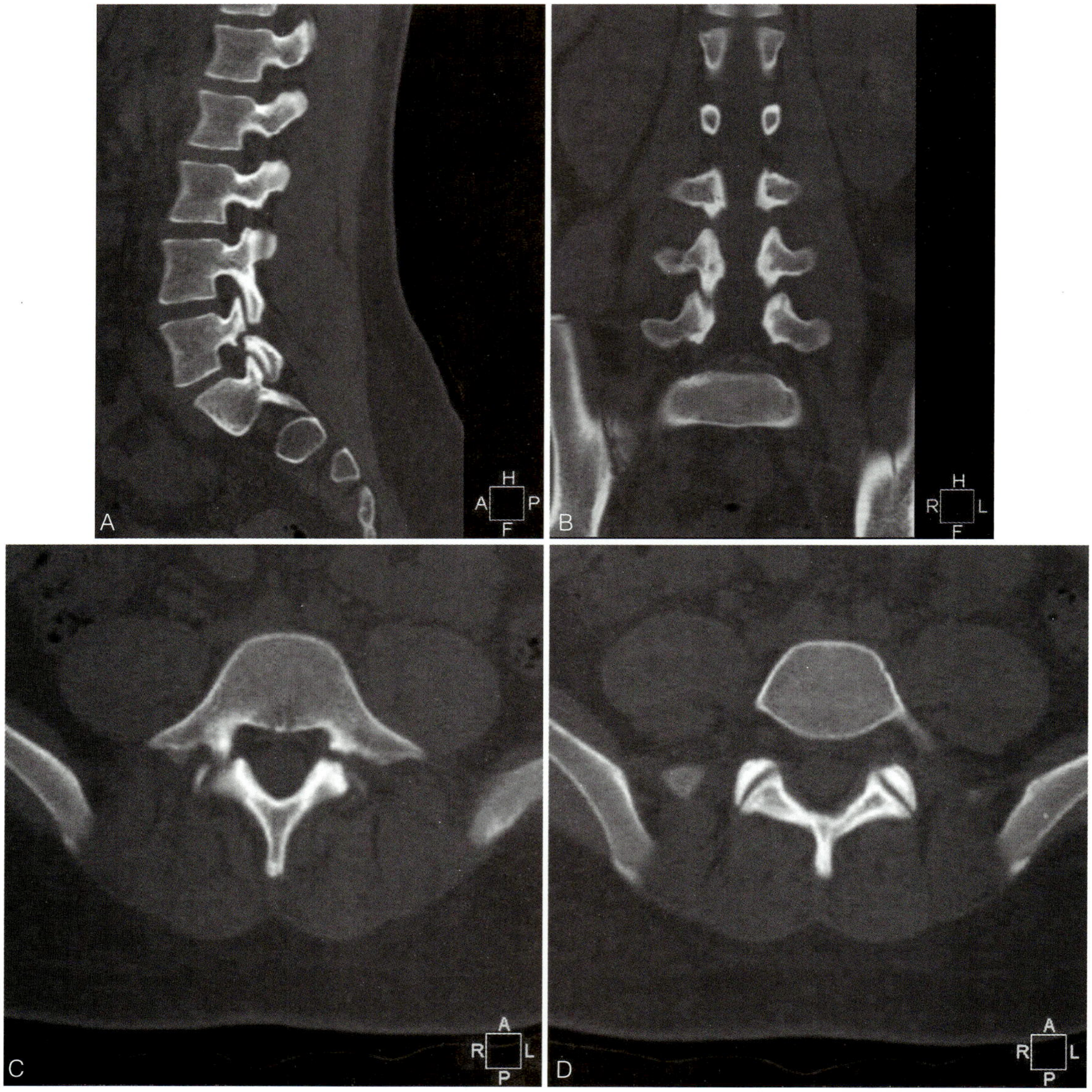


图 40-11 矢状面(A)、冠状面(B)和横断面(C 和 D)CT 扫描确认为峡部裂

这些表现一旦存在，则是峡部裂修复的禁忌证。除了这些影像学评估外，有时小剂量局部麻醉下行诊断性峡部穿刺可能会有一定帮助。这种方式常用于多于一个节段的峡部裂或当引起症状的病因尚不完全清楚时。

## 四、手术治疗

100 多年以前，Albee 和 Hibbs 分别独立发表关于后路腰椎融合术的论著，描述了关于峡部裂和滑脱的治疗步骤。随后描述了后外侧融合手术方式，再后来是关于取髂骨植骨融合术的描述。1970 年，Buck 描述了使用螺钉技术直接复位峡部裂。后来就相继出现了不同的手术技术，主要是在受累节段使用椎弓根钉或不同样式的棒或钩进行内固定。每一种固定模式都是为了对峡部裂进行加压，但是没有哪一种体现出较好的优越性。植骨方法及技术在手术过程中看起来是最重要的一方面。笔者已经在这些手术中使用髂骨移植，对于年轻患者来说，需要降低取骨并发症的风险。

### 峡部缺损的修复

**手术技术 40-1**

**患者体位**

- 患者诱导麻醉后，将其俯卧位摆放到 Jackson 床上。合适的体位有助于避免并发症。
- 确认胸垫在乳头连线以上、髋垫正对着髂前上棘。
- 支撑起面部，避免眼部受压，使得颈椎序列处于屈曲位置。
- 垫在 Jackson 床框架的一些商用枕头会引起颈椎后伸，这应该避免。
- 为了减轻神经紧张，可将髋部伸展或仅轻微弯曲，用枕头帮助弯曲膝盖。
- 确认足背动脉搏动，以保证股动脉不受髂前上棘垫压迫。
- 将上肢肘部摆放在肩部水平，手臂向前约 30°，肘部屈曲＜90°，以减少尺神经紧张。确保衬垫很好地放在肘部及所有骨性突起部位。预防性使用抗生素，常规消毒铺巾。术前预防性应用抗生素，在消毒处理和铺单后，接下来完成手术中切皮前的“安全核对”。

**显露与取骨**

- 透视下定位手术部位，做后正中皮肤切口。
- 向下切开至腰背筋膜，用夹在棘突上的夹子获取定位图像，然后使用咬骨钳确认节段。
- 使用 Cobb 剥离器和电刀显露整个峡部裂水平的棘突，以及受累节段头端棘突的尾部。
- 显露每一节段的椎板，注意避免损伤关节囊。
- 为了修复 L5 峡部缺损，显露 L4 ~ L5 关节囊及 L5 上关节突，原因在于需要将椎弓根钉置入 L5 水平。
- 在受累节段仔细显露峡部裂，在两侧显露整个椎板。
- 仔细地将纤维软骨从峡部裂处刮除，显露在缺损两侧的骨质。
- 显露在所涉及节段横突的基底部。
- 使用尖锥穿透骨皮质，将椎弓根探针推进椎体内，透视下进行螺钉钉道的准备。
- 将探针轻微向头端倾斜，这样可使螺钉头的最终位置远离关节面。
- 在髂后上棘上做一个单独的切口，向下切开至腰背筋膜，沿髂后上棘外侧缘分开。
- 小心提起筋膜显露髂嵴，不需要显露外侧板。
- 用骨刀凿开髂嵴皮质，显露髂骨松质。
- 使用一个刮匙刮取多条骨松质后，修复筋膜，关闭伤口。

**置钉**

- 使用高速磨钻将横突基底部、上关节突及峡部去皮质，小心地将骨松质条放在去皮质部分的表面。
- 将万向钉置于椎体（如 L5）。通常选择比用于融合手术中直径小的螺钉，因为应力较小而且直径小的钉子不容易穿过关节囊。
- 同样方法于对侧置钉。
- 缺损处植骨及双侧置钉后，使用无菌的插入式试模作为模板形成一个“V”形，L5 棘突尾侧在“V”的顶点，上端到每个椎弓根螺钉（图 40-12）。有可能需要管状弯棒器将棒弯到合适的程度。
- 预留棒到一定的长度，直到弯棒完成，因为短棒很难被弯到必要的程度。剪断棒，将其尾向放置到 L5 棘突基底部，对棒施加压力，用螺钉固定。按照说明书旋紧螺钉。
- 逐层关闭切口。

**术后处理** 术后给患者使用镇痛药和肌肉松弛药，开始运动。通常情况下，这些患者可以 2d 内出院。

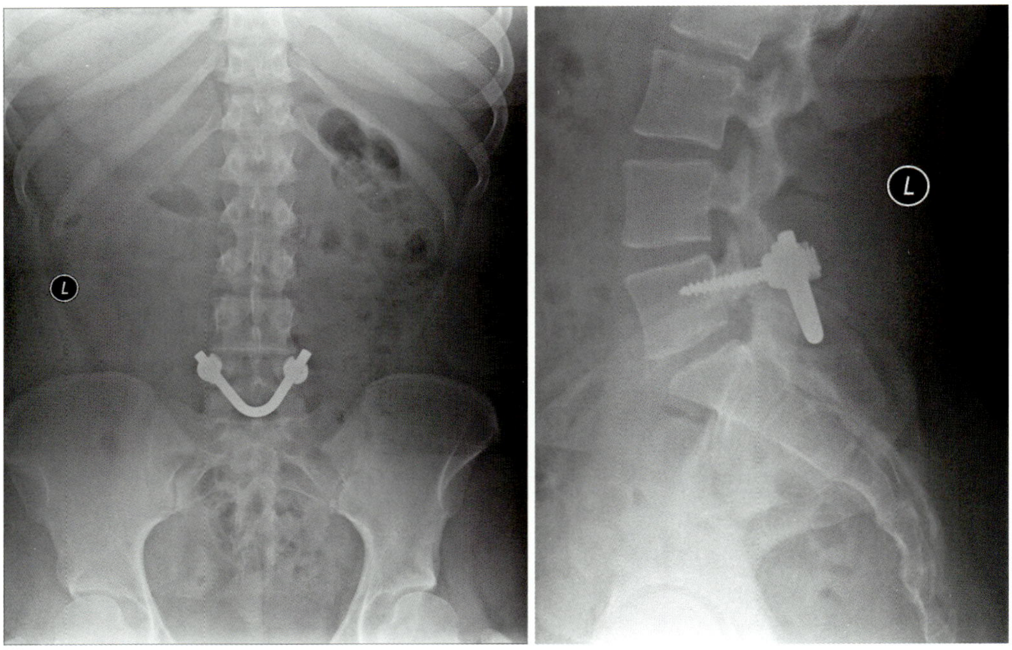


图 40-12 后外侧原位内固定融合术（见手术技术 40-2）

## 第三节 成人峡部性滑脱

伴有峡部性滑脱的患者是滑脱患者中的第二大群体，略次于退变性滑脱。大多数的峡部性滑脱患者（一些人倾向于使用“峡部裂性滑脱”）滑脱程度较小（< 50% 的滑脱率）；90% ～ 95% 发生在 L5 ～ S1 节段，5% ～ 8% 在 L4 ～ L5 节段，越向头端，发生率越低。滑脱率 < 50% 和 > 50% 的患者发生比为 10 ∶ 1；然而，严重程度可以从没有滑脱一直到 V 级。幸运的是，大多轻度滑脱病例并不伴有明显的脊柱后凸畸形或脊柱失衡。典型表现是患者轴性腰痛，一般是分布在 L5 节段的力学性和根性疼痛。最初的影像学评估应包括站立前后位和侧位片，以及在 L5 ～ S1 水平的点片（图 40-13）。滑脱通常很容易被诊断，立位过伸过屈位片对于判断动态不稳定性很有帮助，在 L4 ～ L5 节段比较常见，而非 L5 ～ S1 节段。影像学评估必须包括局部平衡，如果有必要，可以评估脊柱的整体平衡。如果存在明显的不平衡，进行手术时必须纠正这一点。

### 一、病理生理学

简单的峡部性滑脱不足以确定患者症状的原因，因为人群中 7% 的患者有峡部裂，伴或不伴滑脱，许多无症状表现。从回顾性的长期研究中发现，约 80% 的峡部裂中发生在 5 ～ 10 岁，另外 20% 发生在 20 岁之前。在大多数患者中，滑脱是不伴有症状的。需要根据患者主诉确定滑脱是否是腰背痛的原因。力学性背痛起源于峡部裂，也可以源自椎间盘，这往往退变较早，因为施加于腰椎间盘上异常的应力导致脊柱失去稳定性。涉及 L5 神经根的根性疼痛，可以由几种不同的病理过程产生。随着椎间盘退变及高度的丢失，椎间孔的横截面积减小，给神经根留下的空间减小。纤维环仍然附着于上位椎体的下终板，随着椎体前移，纤维环开始位于椎体后（假性突出），其占据了椎间孔的位置。另外，在缺损处形成的假性关节包括软骨、骨以及纤维组织，所有这些占据了椎间孔。因此，椎间孔的横截面积减小有两个原因，一是由于头尾方向椎间盘高度的丢失和假性突出，二是从前向后的纤维软骨组织假关节的存在。如果在受累节段有滑移不稳定，会导致神经根受牵拉，从而也会导致根性症状。在 L5 ～ S1 节段除了这些可能外，L5 神经根可因侧隐窝狭窄而受损，或更少见地，由 L4 ～ L5 水平的椎间盘突出所致。如果非手术治疗不成功，确定患者首发症状（力学性腰背痛或根性疼痛）对于施行最合适的手术类型有着重要的影响。

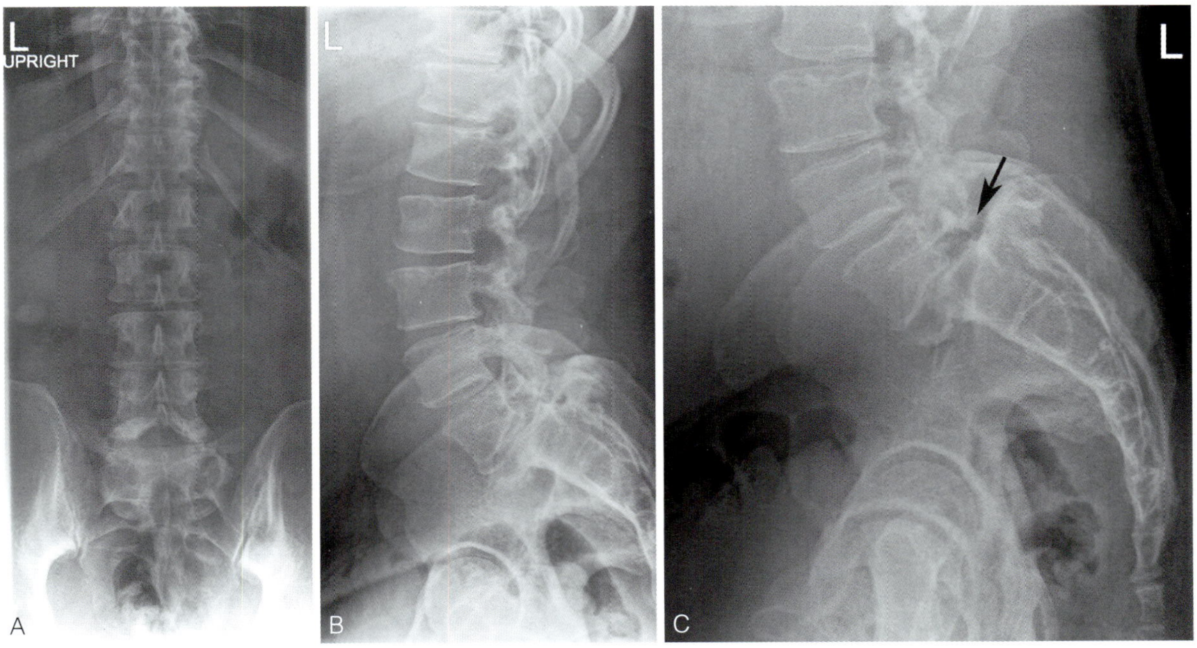


图 40-13 峡部性腰椎滑脱症初始影像学评估

A. 站立位前后位片；B. 站立位侧位片；C.L5 ～ S1 水平的点片（箭头所示为峡部缺损）

## 二、非手术治疗

峡部崩裂刚发生时，大多数为 5 ～ 10 岁儿童患者并无不适或仅有腰部轻度的疼痛症状；而青少年和青壮年患者，在特定情况下，常出现腰部急性疼痛。通常，这些临床症状不会变化。最初治疗主要是修复峡部裂性截面，但当滑移超过 1 ～ 2mm 时，因峡部崩裂不可能被完全修复，所以不建议支具治疗。当患者无明显神经损害时，初期可以短期休息、服用消炎镇痛药及肌肉松弛药。也可谨慎用麻醉药，一旦使用，应尽早运动。一旦急性症状消退，应进行低强度有氧运动、躯干稳定性锻炼（但应避免过伸）和伸肌力量训练。一般情况下，患者可以在 8 ～ 12 周内恢复正常。即使症状得到了很好的恢复，患者仍需要记住，为了控制将来的间歇性疼痛，必须坚持躯干稳定性锻炼。

有峡部缺损的患者，其载荷模式发生变化。正常情况下，腰椎后柱仅承受 20% 的轴向负荷，剩下的 80% 由前柱承担。但当峡部骨折出现时，所有的负荷都作用在椎体前柱，进而引起腰椎间盘的过早退变和间歇性背痛发生。当然，通过选择合适的锻炼方式和减小运动量，大部分患者都可以通过非手术治疗取得良好的效果。

年轻患者神经系统症状较为少见，一般到 30 ～ 40 岁时才慢慢出现。但当明显的神经损害出现时，往往意味着患者将要进行手术治疗，因为引起神经症状的慢性病损不会彻底解除，尽管短期内（数月）症状可以略有缓解，但从长期来看不会消除。所以，对于有严重神经损害症状或经非手术治疗无效且持续 6 个月以上的顽固性腰痛，建议行手术治疗。

要意识到的是，轻度腰椎峡部崩裂滑脱患者，其髋关节或膝关节相关病变也会引起患者出现进展性的腰部和臀部疼痛。术前很有必要对髋、膝关节进行评估，可以行髋关节内注射法，评估髋关节是否存在退行性改变。对有严重髋部或膝部有退行改变的患者，通常需要在行脊柱手术之前，先行治疗髋膝关节的相关问题。当疼痛缓解时，患者可以通过步态训练和有氧运动，使腰椎状态得到改善。但是，当神经症状占主导地位时，应尽快行脊柱手术。

## 三、手术治疗

### （一）手术选择

尽管大量的手术策略可以应用于峡部崩裂滑脱的治疗，但有些手术并不适用该人群。因为病变局部的不稳定，所以不宜使用单纯的全椎板切除术

(Gill 术式)。同时，其他的“动态融合”手术也不适用于成人患者。后路内固定置入法的目的是施加崩裂滑脱的局部撑开应力，但因为异常应力并不是通过损害局部传导，所以该术式不能应用。峡部裂的局部修复可能是一个好方法（图 40–1），但又因为成人患者，特别是中老年患者，常伴有严重的椎间盘和关节突病变，所以并不是峡部修补术的理想对象。

## （二）手术评估

术前，需要拍摄站立位全脊柱正侧位 X 线片（含头颅和双侧股骨头）来评估患者的整体平衡，进而决定手术方案。低度峡部性滑脱患者，其滑脱角通常不显著改变，但当其明显增大（后凸）时，通常需要前柱的支撑。骶骨形态多为正常，可维持骶骨的支撑作用。骶骨平台角常用于评估骶骨形态（图 40–14）。每个正常 L5 横突表面积应 ≥ 2cm$^2$，因为成人患者常伴有发育不良性改变，高分辨率 CT 可用来评估椎弓根、L5 横突、骶骨、关节突关节及椎间孔大小的异常改变。当患者有明显的神经根症状时，可行 MRI 检查以明确发病部位和病因，通常情况下，神经根症状多是由于神经根受牵拉和压迫引起的。尽管假性突出在 MRI 上很常见，并可用于解释 L5 神经根症状，但仍必须对 L4 ~ L5 椎间盘进行评估。有时候，少数患者因 L4 ~ L5 椎间盘突出也会引起 L5 神经根症状，此时，若患者下腰部疼痛较轻，可于显微镜下行 L4 ~ L5 椎间盘摘除术，而不必行 L5 ~ S1 固定手术。同时，术前也应该评估邻近节段的椎间盘，以明

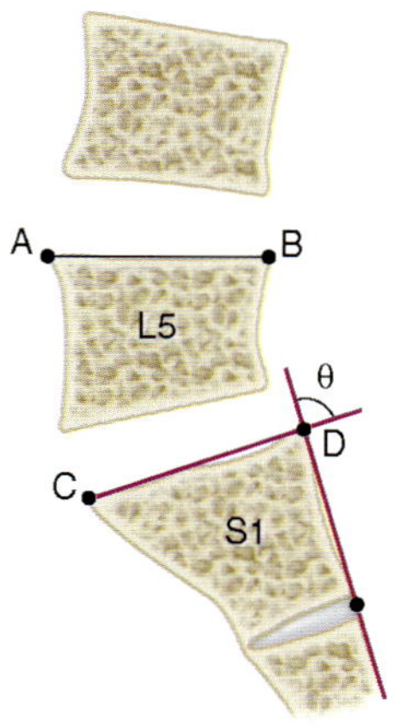


图 40-14　骶骨平台角由骶骨终板和 S1 椎体后部连线的夹角构成

确手术融合节段和方式。有学者推荐用椎间盘造影术评估邻近节段情况，而笔者认为此检查并不可信。笔者认为，使用长效局部麻醉药小剂量注射可用于评估峡部崩裂患者伴有的大范围、多节段退行性改变。

## （三）手术疗效

一个恰当的个性化治疗方案应基于患者的具体症状。必须明确他们是否只有背痛症状？是否有神经根刺激症状？还是既有腰背痛也有神经根症状？对于仅有背痛的患者，不减压，行单纯固定即可取得良好的效果。如果患者有明显的神经损害症状，直接减压是最好的选择，但是患者神经根症状不严重，也可行间接减压，取决于该节段的病理状态。Möller 和 Hedlund 通过随机对照研究，首次表明行手术治疗的效果显著好于非手术治疗；Schulte 等的系统回顾研究也证实了该结果。一般情况下，85% 行恰当手术治疗的患者，术后均可获得良好到优秀的疗效。这是因为患者可达到很好的融合。Kwon 和 Albert 研究表明，使用椎弓根螺钉可显著提高融合率。他们发现，使用椎弓根螺钉的融合率为 90%，而非内固定的融合率仅为 77%。同时，儿童后外侧非内固定患者，其融合率显著高于成人。

开放性后路手术通常采用正中入路或 Wiltse 和 Spencer 描述的肌间隙入路（手术技术 37–25），即通过多裂肌和最长肌的肌间隙进行剥离。肌间隙入路有许多优点，如肌肉损伤小，较少的肌肉纤维损害引起的“融合疾病”等。当行直接减压时，不推荐使用肌间隙入路。近年来兴起的微创技术，更强化了减少软组织创伤少的观念。但是，微创是否会带来更好的融合率和临床疗效，目前仍不清楚。对于需要行直接手术减压和椎间融合的患者，笔者更喜欢正中显露、牵开直到显露出两侧横突尖端。尽量采取措施来减少局部肌肉缺血，同时尽量减少潜在的“融合疾病”带来的持续性疼痛。

Kwon 和 Albert 研究发现，行椎板切除术的患者，其融合率和临床效果稍低于未行椎板切除术患者，但两组并无统计学差异。但是，环周融合（前路椎间融合或联合后路腰椎间融合或后路经椎间孔融合）与单纯前路或后路融合手术相比，其融合效果有显著统计学差异。后路椎间融合术（98%）的融合率显著高于单纯前路（75%）或单纯后路融合手术（83%）。临床效果成功率和融合率相似：

环周融合为 86%；单纯前路为 79%；单纯后路为 75%。经济上，Bydon 等研究发现，与单纯后路融合相比，增加椎间融合增加了花费，但是当把再手术纳入研究时，却发现椎间融合反而是性价比最高的手术策略。Lee 等发现，单纯后外侧融合与后外侧椎间融合相比，其并发症发生率和融合率相似。

### （四）手术计划

在临床和影像学评估完成后，根据相应的结果制订手术策略。如患者没有明显的神经损害，脊柱形态较好，且有足够的融合面积时，可行后外侧固定融合。但大部分患者，L5 横突多伴有发育不全，如表面积＜ 2 $cm^2$，对于这样的患者，后路固定环周融合或前路椎间融合联合后路固定都可以取得良好的效果。在该人群中不推荐单纯后路非内固定融合术。

对于有神经根症状的患者，直接或间接减压是手术过程中不可或缺的一部分。间接减压是通过椎间融合器和同种异体骨置入，来调整和重建椎间盘高度。目前，各种各样的材料，包括股骨皮质同种异体骨、PEEK 融合器、钛网融合器、可扩展融合器和碳纤维融合器等，都可以取得很好的效果。同时，这些器材也与自体骨、异体骨、骨形态发生蛋白等联合使用。一项最新的随机对照多中心研究表明，BMP-7 联合胶原载体的融合效果不如自体髂骨好。自体髂骨的融合率高达 74%，而 BMP 仅为 54%，该研究作者并不推荐在后路腰椎融合中使用 BMP。

间接减压可通过经椎间孔融合联合后外侧固定完成。但对于需要直接减压的患者，笔者推荐使用后路椎间融合固定，以达到脊柱减压和重塑序列的目的。

## 后外侧原位融合术：Wiltse–Spencer 术式

### 手术技术 40–2

- 麻醉诱导后，按照手术技术 40–1 摆放体位。Montgomery 等表示恰当的体位有利于滑脱的复位。
- 进行气管内插管和神经电生理检测（见第 44 章）（如果已有）。
- 预防性使用抗生素和氨甲环酸，在无菌操作和铺单等完成后，完成术中切皮前“手术安全核对”。
- 在 L5 ～ S1 水平正中做一 4cm 的切口，一直延伸到筋膜，向两侧分离皮下组织（见手术技术 37–25）。
- 在距离正中线 3cm 处，在两侧筋膜上各切开 4 ～ 5cm 切口。切口位置近似位于多裂肌和最长肌，并于远端稍偏向正中。
- 钝性分离至 L5 ～ S1 关节突平面。
- 骨膜下显露 L5 横突和骶骨侧翼。
- 在创面上覆盖无菌纱布，行放射检查，确认节段定位准确，之后进行小关节突切除。
- 制备双侧 L5 和 S1 椎弓根螺钉孔，根据透视调整椎弓根螺钉的位置和方向。
- 采用双皮质螺钉制备 S1 螺钉孔，保证螺钉尖端能朝向骶岬部并穿破入骶骨前皮质。
- 检查每个螺钉孔，确保皮质没有被破坏，然后放一个止血棉片。
- 置钉周围骨移除，以使置入 L5 椎弓根螺钉和扩大植骨面积。
- 在直视情况下，完全剥离和制备植骨床，在 L5 和 S1 双侧分别置入螺钉。一般情况下，自体髂骨移植或局部自体骨结合异体骨松质在植入前需要浸泡在抗生素溶液中至少 30min。有学者推荐使用 BMP 或脱钙骨基质来替代局部自体骨。
- 弯棒后放置预弯棒（图 40–14）。
- 彻底冲洗后，缝合切口。注意此时如果使用 BMP，在 BMP 已经放入切口后，不应再冲洗。
- 切口闭合前，第二次使用氨甲环酸。
- 缝合关闭筋膜创面，放置两根皮下引流管，尽量闭合皮下筋膜以减小无效腔，完成皮下和皮内缝合。
- 此术式是通过正中筋膜切口完成的，与 Wiltse 和 Spencer 术式并不完全一样。如果使用正中切口，将筋膜缝合到棘突有利于维持肌肉在脊柱前凸时的静息长度。

**术后处理** 患者在术后第 2 天早上即开始在没有佩戴支具的情况下进行活动。静脉和口服镇痛药和肌肉松弛药以方便休息和运动锻炼。一般情况下，术后第 3 或第 4 天即可以出院，进行独立活动。

## 后路腰椎椎间融合术（PLIF 和 TLIF）

这种术式被广泛地应用于成人低度峡部崩裂性滑脱患者的治疗，它可以较好地重建腰骶部形态和椎间隙高度。PLIF 和 TLIF 技术很相似，所以放在一起陈述。两种术式都联合后外侧融合，已达到环周关节融合的目的。PLIF 手术作为直接减压可以将椎板全部切除（Gill 术式），应作为首选。

## 手术技术 40-3

- 按照手术技术 40-1 摆体位，完成消毒和铺单等无菌操作后，开始术中切皮前“手术安全核对”。
- 在 L5 ~ S1 正中线上做一正中切口（图 40-15A）。
- 切开筋膜，显露棘突，用术中定位图像确认手术节段。用咬骨钳标记棘突。
- 进行骨膜下横向剥离 L4、L5 和 S1 水平。
- 去除 L5 ~ S1 双侧关节囊，保留 L4 ~ L5 关节囊。
- 显露双侧 L5 和骶骨翼的横突，并在 L5 和 S1 的双侧制备椎弓根螺钉孔，用透视法辅助椎弓根定位。
- 采用双皮质技术准备 S1 螺钉孔，以提高螺钉抗拔出力。钉道要穿透骶骨岬皮质，确保钉道没有破壁。使用止血纱布止血。
- 分块或整块切除 L5 椎体的后部结构，应从尾侧采用小角度刮匙整块切除黄韧带。推进刮匙到关节突关节下，以游离 L5 神经根周围的纤维软组织。因神经根受压严重，侵略性的刮匙可能会损伤神经根，所以必须小心清理（图 40-16）。
- 一旦椎板被清除，再用咬骨钳清除神经根周围的纤维软骨。从侧方椎间孔可见到 L5 神经根。术中手术显微镜在显露游离过程中非常有用。
- 扩大 S1 椎间孔识别 S1 神经，在 L4 ~ L5 侧隐窝去除附着在 L4 椎板的 L5 神经根，同时从 L5 关节突内侧去除周围骨赘。
- 解压完成后，进行横突和骶骨侧翼的去皮质，并用止血海绵止血。
- 置入椎弓根螺钉，使椎间隙撑开（如有必要），以利于椎间盘摘除和滑脱复位。如果复位 < 1.5cm，可在 L5 水平使用标准的多轴钉棒复位系统。如果需要更多的复位，带有螺纹扩展部分的复位螺钉非常有益。
- 置入标准的多轴螺钉（图 40-15B），在充分减压的情况下，可以直视下观察 L5 和 S1 螺钉有无穿破椎弓根缘皮质。如果使用神经检测，可以同时确定螺钉阻抗，笔者使用 10mA 的阻抗为螺钉的安全阈值。神经检测在检测滑脱复位时引起的神经牵拉最为有效。
- 剪棒，弯棒并置棒。
- 固定到 S1 螺钉，在保持两螺钉间撑开力的情况下（图 40-15C），逐渐向 L5 螺钉靠拢并固定到 L5 螺钉。不要用太大的力，且双侧交替进行，以防止 L5 螺钉拔出。采用透视法检测 L5 椎体的移位。
- 接下来进行纤维环松解和椎间隙处理。L5 神经根跨过椎间盘，常存在硬膜外静脉，这些血管用双极电凝，如果很难控制的话，也可以使用凝胶海绵和止血酶。
- 向中线牵拉硬膜囊，做广泛的后方纤维环切除。如果计划放置两个融合器，可以做双侧切除，如果放一个，只需要做单侧切除。不管哪种，L5 后缘骨赘都需要被切除。
- 使用椎间铰刀 / 铲刀和刮勺准备终板，透视下观察椎间盘空隙，以避免损伤前方纤维环和血管。
- 随着椎间盘切除，逐渐减小 L5 椎骨直到复位满意。松开对侧螺钉以帮助复位。
- 一旦终板准备完成和复位满意，彻底冲洗椎间隙以去除任何残留的软组织。
- 紧贴前方纤维环放置同种异体骨松质，之后放置局部自体骨。在植入前，将同种异体骨放置在抗生素液中冲洗，可减少术后与植骨相关的伤口深部感染。注意应留出足够的空间，放置椎间装置以重建腰椎前凸。
- 融合器放置的目的是恢复椎间盘高度，改善腰椎局部前凸。生物力学上，覆盖 35% 以上终板时可达稳定。两个或更多的融合器可以达到此目的，如填满骨粒的钛笼和更大融合器。笔者更偏好使用单个可张开的融合器，在其内部植入自体骨。软骨下骨在中央最弱，在周围最强，如果融合器太小或只放置在中央，可增加融合器沉降的风险。
- 可撑开融合器横向放置后，撑开到预定的椎间隙高度。
- 拆除工作棒，可能需要更换或重新切割，因为棒太长，可能会撞击到 L4 ~ L5 关节突关节。
- 取出横突上的海绵，行横突间植骨。
- 注意观察固定螺丝，最终将棒适当加压，重建腰椎前凸。
- 在手术过程中不断冲洗切口，内固定放置完毕后彻底冲洗。如果 BMP 已经放入切口，不能做冲洗。
- 放置有凹槽的引流管（因为显露的硬脑膜），并用间接缝合法将筋膜固定到剩余的棘突上，以恢复肌肉的正常静息长度。分别关闭皮肤和皮下层，闭合伤口前，第二次使用氨甲环酸。

TLIF 手术和 PLIF 非常相似，当间接减压足以满足减压需求时，可以优先选择 TLIF，并不需要 Gill 椎板切除术。椎间盘切除和环状物切除不彻底，同时复位能力有限。间接减压可以通过 Wiltse 入路或微创技术完成。

**术后处理** 患者在术后第 2 天早上即开始在没有佩戴支具的情况下进行活动锻炼。静脉和口服镇痛药和肌肉松弛药以方便休息和运动。一般情况下，术后第 3 天或第 4 天即可以出院，进行独立活动。

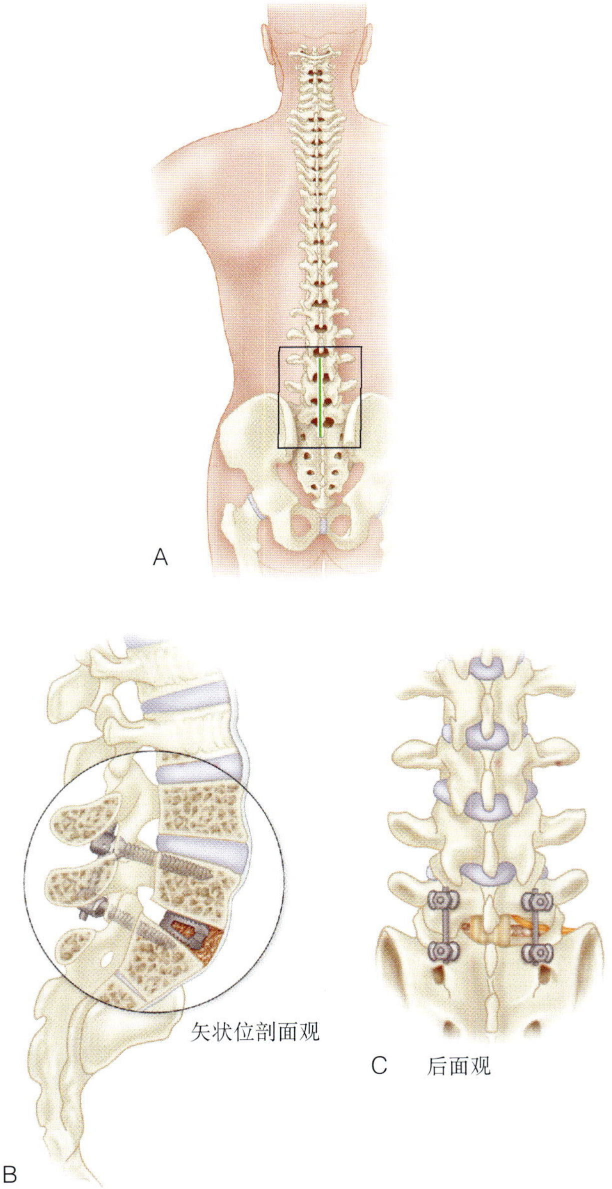


图 40-15 后路内固定椎体间融合术

A. 切口；B. 置入 S1 多轴钉和可扩张融合装置；C. 置棒；参见手术技术 40-3

## 前路椎间融合术

前路椎间融合术有很多特定的优势，特别是对于重度滑脱，因其软组织解除后更容易使滑脱复位。对于低度滑脱，ALIF 并不是首选。该术式最常用的情况是：①横突较小，进行后外侧原位融合的患者；②进行原位骨外融合术发生骨不连后的补救手术。第一种情况与前路手术一样，通常需要做补充后路手术，以维持后方张力带。第二种情况，在之前后路手术操作失败后才进行前路手术。前路椎间融合术通常最好需要一位经验丰富的脊柱外科医师完成。该手术的入路相关风险需要事先与患者进行明确的讨论沟通，特别是年轻男性患者，有逆向射精及其他风险。

### 手术技术 40-4

- 患者仰卧位躺在射线可透过的平板上，如 OSI 平板。麻醉诱导后，将患者的双臂绕过胸部放在枕头上，同时在膝关节后方放一个枕头，使躯体轻度屈髋屈膝。
- 在左脚踇趾上放置气动压装置和氧气饱和度监测。
- 在腰骶部放置一个腰枕，可以是充气式的袋子或卷巾。
- 无菌消毒，铺单后，预防性使用抗生素，开始术中切皮前的“安全核对”。
- 透视手术节段，定位切口位置。
- 做一低的横向切口直至腹直肌鞘，打开腹直肌鞘，将左侧腹直肌拉向中线。
- 在弓状线远端打开后鞘进入腹膜前间隙。将腹腔内容物拨向患者右侧。
- 辨认输尿管后，放置一个带多个拉钩的表式拉钩。
- 辨认主动脉分叉并仔细显露脊柱前柱，通常动脉分叉于 L4 椎间盘水平，但其通常多变。一般采用侧位透视来确定分叉位置。
- 当 L5 椎间盘水平位于分叉尾侧时，分离中间的腰血管，将左侧的髂动脉和静脉拉向左侧。
- 在椎间盘节段分离时应轻柔，不使用电刀，只使用双极电凝。用踇趾氧传感器上的血氧信息检查动脉收缩水平。
- 一旦椎间盘显露充分，使用刮勺和咬骨钳行椎间盘切除术。
- 后方椎间盘准备完成后，采用侧位透视重点观察，通常保证椎间盘处理到后纵韧带。最常见的问题是后方减压不足。

- 如果骶骨是圆形的，使用骨凿重塑它的形态使其可以为椎间融合提供一个平坦的表面。有各种各样的融合器可以选用，如钛融合器、网筒、PEEK等带有固定功能的融合装置、同种异体骨、碳纤维植入物等。市场上的融合器可根据不同的腰椎前凸选择合适的型号。通常在此时，滑脱即使没有完成复位也可以融合。
- 为了获得更好的融合，可以使用自体骨和BMP。如果BMP放置在后方且后方纤维环已被破坏，这时因为椎管内骨形成，或者BMP诱发神经根炎症。
- 完成放置椎间融合装置后，采用常规的方式闭合切口（图40-17）。

同样的手术方式也可应用在L4椎间盘水平或L3水平。在L4水平的显露通常比较困难，通常需要牺牲髂腰静脉（髂腰螺钉从左髂总静脉发出上行，术中注意辨认并分离）。髂静脉过度牵拉也可导致术后深静脉血栓形成。

**术后处理** 术后第2天，患者进食流质，并在没有支具保护的情况下开始锻炼。患者一般在术后第2天或第3天出院。如果进行了较剧烈椎间盘空间活动，那么患者可在开始行走时就主诉有明显的腰部疼痛。

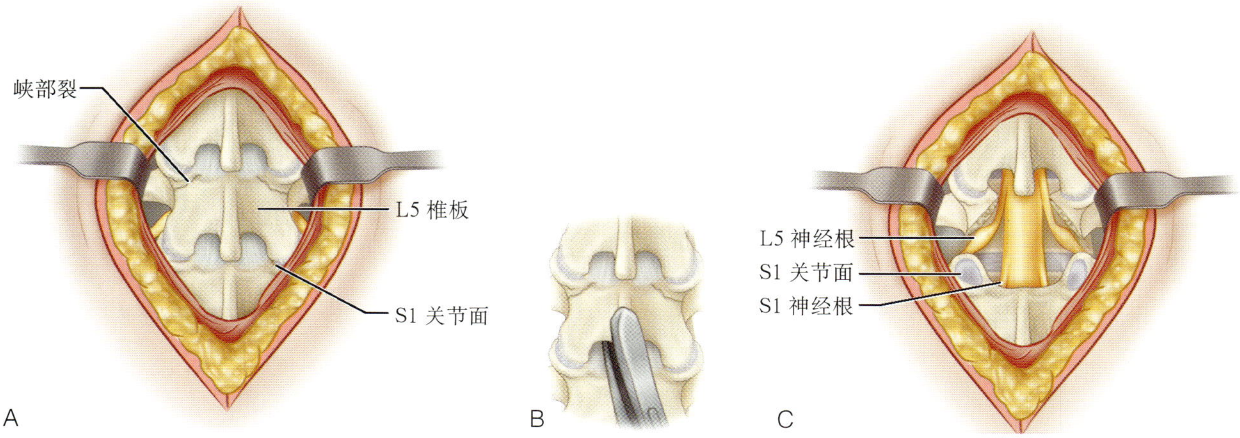


图 40-16 Gill-Manning-White 椎板切除术以行减压。见手术技术 40-3

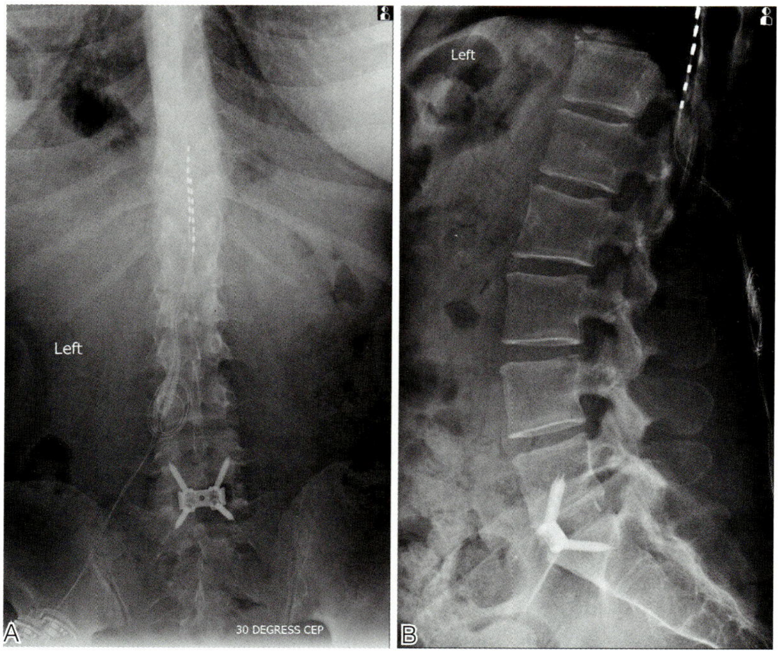


图 40-17 腰椎前路椎体间融合术后的Ferguson前后位( A )和侧位点片( B )

## 第四节　退变性腰椎滑脱

退变性腰椎滑脱是成人滑脱最常见的类型。从病理解剖学上看，由于不合并发育异常，其较峡部裂性滑脱有更高的一致性。退变性腰椎滑脱常发生于年龄超过 50 岁女性，特别是非洲裔人种，最常见滑脱节段为 L4 ～ L5（图 40-18）。正如 Kirkaldy-Willis 的描述，其病因往往由脊柱退行性病变引起。L4 ～ L5 累及的发生率比其他节段高 6 倍；在 L5 椎体骶化的情况下，L4 ～ L5 滑脱的发生率也要比其他节段高 4 倍。在年龄超过 60 岁的老年女性中，退变性腰椎滑脱确诊率为 10%，其中部分患者无临床症状。较高比例患者常伴有肥胖，Imada 等发现行卵巢切除术患者其退变性腰椎滑脱的发生率为未行卵巢切除术患者的 3 倍。

### 一、病理生理学

退变性腰椎滑脱与峡部裂性滑脱的区别在于椎弓峡部完好（图 40-18）。由于椎弓完好，随着 L4 椎体向前滑移加重，常出现小关节退变和进展性腰椎管狭窄。退变性腰椎滑脱的畸形并不表现为单纯的滑移，同时伴有旋转畸形，这可导致硬脊膜及其内的神经结构发生扭曲，加重椎管狭窄程度。目前解释退变性腰椎滑脱发生的理论认为首先出现小关节呈矢状位和椎间盘退变，随后由于椎体前移导致关节突出现继发性改变。矢状位关节突理论提示关节突偏矢状位方向使其不能有效抵抗向前滑移的剪切力，随着时间的推移，导致退变性腰椎滑脱。椎间盘退变的理论提出首先是出现椎间隙狭窄，随后出现关节突过度负荷，导致小关节突关节炎性病变加速，继发出现关节突重新塑形和椎体向前滑移。小关节突的炎性改变看起来要比椎间隙狭窄严重，随后出现更为严重的椎体向前滑移，椎间隙狭窄才会更加明显。随着退行性变的进展，似乎存在连续的病理变化过程。此外，小关节的方向越接近矢状位，受累节段的稳定性越差。但是，这些变化是源于慢性不稳定还是由于原发解剖学变异，尚存争议。Boden 等发现 L4 ～ L5 关节突矢状位角超过 45° 时，发生退变性腰椎滑脱的可能性要增加 25 倍。尽管女性腰椎退变性滑脱的发生率较高，但是小关节的方向并未显示出性别上的差异，因此，偏矢状位小关节突是退变性腰椎滑脱原发性病因的理论受到质疑。小关节突呈矢状位方向与椎间隙狭窄有关，提示椎间隙狭窄可增加小关节的负荷，因而导致小关节突的继发性改变。即使不考虑是否存在原发性的小关节突矢状位改变，这种由脊柱不稳导致的关

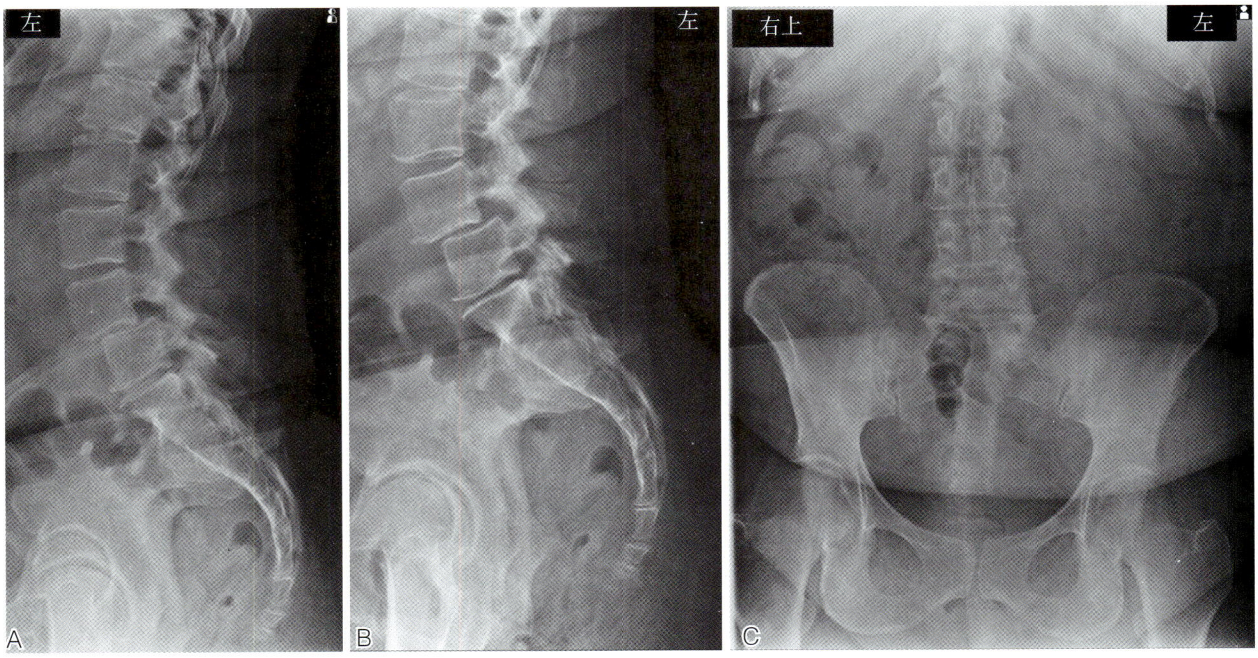


图 40-18　L4 ～ L5 退变性滑脱。退变性滑脱和峡部裂性滑脱区别点在于椎弓峡部完好（见图 40-9）

节突关节炎、椎间盘退变和韧带增生均可产生症状。在对患者进行术前评估时，尤其是单纯减压患者，须考虑小关节的方向可能是导致潜在性不稳的因素之一。既往文献较多关注腰椎管狭窄而不是腰椎退变性滑脱的进展。Matsunaga 等对 145 例患者每年进行检查并随访 10 年以上，结果发现 34% 的患者发生了滑脱进展，但在那些椎体没有进一步滑脱的患者中椎间隙进一步变狭窄。在伴椎间隙狭窄、骨赘形成和韧带骨化的患者中未见显著的滑脱进展。同时临床症状与影像学表现无相关性。在伴有椎间隙进行性狭窄的患者中，腰痛症状缓解，提示滑脱节段自发性稳定。在这 145 例患者中，76% 始终未出现神经功能损害。但是在出现神经症状包括间歇性跛行和大小便功能障碍的患者中，83% 的患者出现症状加重且预后较差。这与既往 Matsunaga 等的早期研究类似，其对患者随访 60 ~ 176 个月以上，结果发现 30% 的患者逐渐出现椎体滑脱，但没有明显的临床症状。

## 二、非手术治疗

退变性腰椎滑脱导致的临床症状相对稳定或进展十分缓慢。与退变性腰椎滑脱相关的典型主诉包括下腰痛、下肢疼痛和间歇性跛行导致的下肢无力，此点提示在行走和站立时加重。神经症状与椎管狭窄相关，而椎管狭窄不仅仅存在于滑脱节段，而且还可源于其他退变节段。虽然没有最佳方案，但核心肌群锻炼，包括避免过伸训练，对腰背部疼痛有效。有氧训练在缓解症状和改善心功能方面有一定作用。其他活动包括健身车、游泳、椭圆机及在能耐受程度下行走。抗炎药对部分患者有效。由于此疾病的慢性过程，所有上述措施均需要维持较长一段时间。大部分患者在较长一段时间内症状维持稳定，同时伴有间歇性加重。对于症状加重的患者，在手术干预之前应进行 12 周左右的非手术治疗，有进展性神经功能损伤的患者除外。硬膜外注射对有神经根症状的患者效果最好，但作用时间较短。既往文献不支持连续 2 次或 3 次硬膜外激素注射，除非是第一次注射后症状部分缓解。如果第一次注射没有在透视下进行且无效，那么第二次注射使用透视引导，以确保准确穿刺和药物弥散。如果在进行了一次准确穿刺后没有取得满意效果，那么不建议更多的穿刺。一些证据显示，硬膜外注射（引导透视下进行）可以用来明确症状产生的解剖来源，而且短期手术的效果与手术类似。如果硬膜外激素注射成功，可以开始物理治疗。

## 三、手术治疗和效果

是否行手术治疗常基于患者生活障碍和疼痛的严重程度而定。在一系列合理的非手术治疗后，如果症状严重影响患者活动或生活，可考虑手术治疗。仅有 10% ~ 15% 的退变性腰椎滑脱的患者需要手术治疗。一般来说，患者主诉间歇性跛行或神经根症状其预后要比主诉下腰背疼痛预后好。这可能是因为主诉下腰部疼痛的患者可能由于退行性病变而非滑脱导致其临床症状。脊柱疾病患者功能临床试验（SPORT）研究证实，对于退变性腰椎滑脱患者行解压和融合手术（未限定融合术式），在术后 2 ~ 4 年其效果是优于非手术治疗的。这项前瞻性、随机、多中心研究为支持退变性腰椎滑脱手术治疗提供最高水平的证据。Golinvaux 等研究显示，SPORT 研究结果可适用于国家外科质量改进计划（NSQIP）数据库的绝大部分患者。同时，经济学研究发现手术治疗退变性腰椎滑脱症在第 4 年时每个质量调整寿命年（QALY）的花费为 64 000 美元，显著低于第 2 年。多数研究发现，在手术治疗的患者中满意率高达 85% ~ 90%，是否达到骨性融合是获得满意效果的关键。此外，Schulte 等对既往文献进行系统性回顾，结果显示对于特定的患者手术治疗效果优于非手术治疗。

## 四、手术计划

需要考虑其他病变可引起与退变性腰椎滑脱和继发椎管狭窄类似的体征和临床症状。常见原因主要包括血管性间歇性跛行、退变性髋关节炎和周围神经病变。假如病史和体格检查发现与退变性腰椎滑脱不相符，需要考虑上述病变并评估。

行手术治疗时，需要考虑为患者选择个性化的最优术式。而术式的选择主要基于患者主诉和影像学结果。由于有 15% 的椎体滑移在仰卧位上（如 MRI）自发性复位（图 40-19），因此需要拍摄站立位 X 线片。出现 4mm 或以上的滑移、超过邻近节段 10° 以上的矢状位旋转常认为腰椎不稳。椎间隙狭窄提示存在退行性病变。动力位片可显示腰

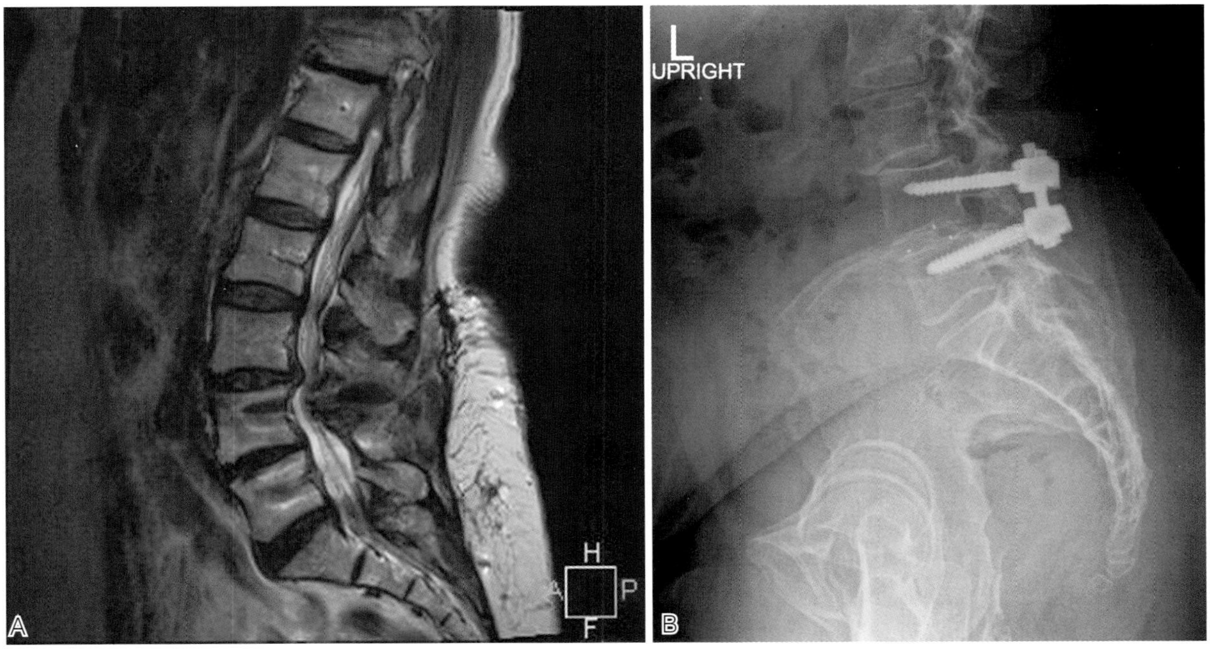


图 40-19 退变性腰椎滑脱不稳定评估

A．L3 ～ L4 滑脱在仰卧位 MRI 上复位；B．L3 ～ L4 滑脱在站立侧位片上可见

椎不稳。Ferguson 前后位像可显示腰骶部关节明显的退变性改变，并可更好地显示 L5 横突。存在横突发育不良的时候需要考虑行椎体间融合，因为在这种情况下经行横突间植骨，植骨床太小，在腰骶融合时尤其要考虑。因为椎体间融合增加了纤维环的张力，而且分散一部分剪切力到椎间隙，减少了后路内固定的剪切力，因此对于治疗动态不稳定的脊柱滑脱有益。同时应注意是否出现侧方或后滑脱。除 X 线片外，常需要更高级的神经影像学检查。MRI 通常可以获得满意效果，但部分患者由于安装起搏器或心脏支架不可行 MRI 检查。在这种情况下，椎间盘造影和造影后高分辨率 CT 也可获得同样满意效果，且在发现骨性病变方面优于 MRI。由于背侧神经根外侧没有蛛网膜下腔间隙，此处不能呈现有效的显影，故造影后 CT 不能显示椎间孔中间和外侧的病变。椎间孔内狭窄较常见，常影响 L4 神经根，其下方同时受到 L4 椎间盘突出处椎弓根的压迫。狭窄最严重节段常位于滑脱节段，但要全面综合评估每个神经根受压产生的症状。通常 L4 ～ L5 侧隐窝狭窄可压迫 L5 神经根，但可能存在其他病变，如滑膜囊肿和椎间盘突出，从而影响同节段或相邻节段神经根。小关节面积液积聚超过 2mm 常提示滑脱节段不稳，此时应摄站立位动力位 X 线片进一步检查。

退变性腰椎滑脱最常见术式为双侧减压和融合。笔者采用的典型术式为后路内固定椎体间融合术。一项荟萃分析评估患者行单纯减压、减压后外侧融合伴或不伴内固定，结果显示伴或不伴内固定融合率（分别为 93% 和 86%）、满意度（分别为 86% 和 90%）类似，但不融合组满意度仅为 69%，且 32% 的患者滑脱加重。其他研究显示达到骨性融合患者其临床效果优于未融合组。使用内固定和融合器增加融合率，但增加了手术费用和潜在并发症。

手术的目的是缓解临床症状，而不是解决影像学上显示的异常。滑脱节段常需融合，但其他单纯减压节段不推荐。部分患者同时存在 L4 节段滑脱和 L5 ～ S1 椎间盘退变性改变。目前如何处理伴 L5 椎间盘退变而无明显不稳的患者尚存争议。Choi 等在一项回顾性研究中发现，对于术前已存在 L5 椎间盘退变，术中仅行 L4 ～ L5 椎体间融合和后路内固定并不影响影像学和临床效果。虽然对于由退变性改变导致轴性疼痛是否融合存在争议，既往文献也未较好支持，但最广为接受的是对于伴有不稳的患者需要行融合手术。可采取后外侧融合，使用或不使用内固定。椎体间融合（PLIF 或 TLIF）常用于治疗退变性腰椎滑脱。前路椎体间融合相对较少用于此类人群。但是既往也同样支持单纯减压治疗腰椎退变性滑脱。单纯减压适用于老年患者或存在伴随疾病，不能耐受椎体间融合或内固定手术患者。

在治疗退变性腰椎滑脱症时，笔者常采用后路减压，椎体间融合联合后外侧内固定融合。此术式最大的优势是较单纯后外侧融合或椎体间融合相比，可获得较好融合率。临床效果与融合率成正相关。此术式的不足之处为在生物力学上增加了融合节段应力，或可导致邻近节段退变。微创后路减压融合技术见第 29 章。

## 腰椎减压术

### 手术技术 40-5

- 患者摆好体位、消毒和铺单、预防性使用抗生素见手术技术 40-1。保持髋关节伸直模拟站立时体位，以利于评估是否彻底减压。如果用体位架张开椎板间隙时，务必要考虑是否充分减压。
- 以需要减压节段为中心做正中切口。
- 显露至筋膜，使用夹钳位于横突处透视定位节段，使用咬骨钳对横突进行标记。
- 使用电刀和 Cobb 剥离器骨膜下双侧显露需要减压节段的横突和椎板，同时注意保护同节段的关节囊。
- 显露上下关节突区域以充分显露视野，以预防在术中无意的过度咬除峡部而导致的术后峡部骨折。
- 对于全椎板切除，使用咬骨钳咬除受累节段的棘突和上一节段棘突的 1/3。例如 L4 ~ L5 减压，咬除 L4 的全部棘突和 L3 的部分棘突。这样有利于充分评估 L4 和 L5 神经根。
- 使用咬骨钳或高速磨钻磨薄棘突基底部，随后辨认黄韧带中间的裂缝。
- 使用小刮匙将黄韧带从 L4 水平尾缘开始分离。使用显微镜有利于手术操作。
- 使用 Kerrison 咬骨钳从尾侧向头侧咬除磨薄的椎板，这样可较好地保护硬脊膜。
- 减压至 L3 椎板下缘，注意有无中央管狭窄
- 一旦正中减压完成，把注意力集中在术前影像学显示的侧隐窝和椎间孔狭窄。通常来说，医师站于和患者相反的一方利于操作。
- 使用 4 号 Penfield 剥离子松解硬膜囊，随后用 Kerrison 咬骨钳潜行咬除 L3 下关节突关节内侧部分。辨识 L4 神经根并向椎间孔方向减压。
- 彻底进行椎间孔减压，使 Murphy 球钩可以顺利通过神经根和椎弓根下方之间（确保足够的从头到尾的空间）及 L4 峡部与神经根腹侧之间（确保足够的前后方空间）的间隙（图 40-20）。
- 注意从 L4 峡部咬除的骨量不宜过多，以避免骨折。
- 当 L3 内侧小关节切除、L4 椎间孔成形完成后，减压 L4 ~ L5 侧隐窝的 L5 神经根。同样，轻柔地拨开硬脊膜，从 L5 上关节突内侧和黄韧带处去除骨赘。咬除 L5 椎弓根内侧骨质，此举可向外扩大椎管。如上述 L4 神经根操作，对 L5 行椎间孔成形术。
- 此时减压已经完成。如果需要行双侧小关节切除或更加广泛的骨咬除以减压 L4 神经根，此时应该行融合术。
- 其他备选的术式包括单侧或双侧椎板减压术（图 40-21）。
- 充分止血后，冲洗伤口，显露硬脊膜需要放置引流后关闭伤口。缝合棘突处筋膜时尽量恢复静息时肌肉长度。闭合皮下和表皮层。

**术后处理** 患者口服镇痛药和定量的肌肉松弛药。自手术当晚或次日早上开始活动。大多数患者活动不受影响，可手术后当天或第 2 天出院。

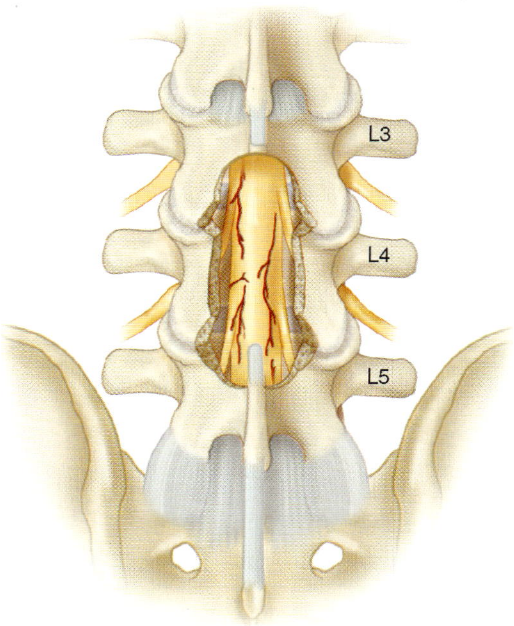


图 40-20 腰椎管狭窄正中减压典型图。注意内侧关节突关节切除和椎间孔成形术，并保留峡部。减压从 L3 椎弓根下缘到 L5 椎弓根上缘，显露双侧侧隐窝处硬脊膜

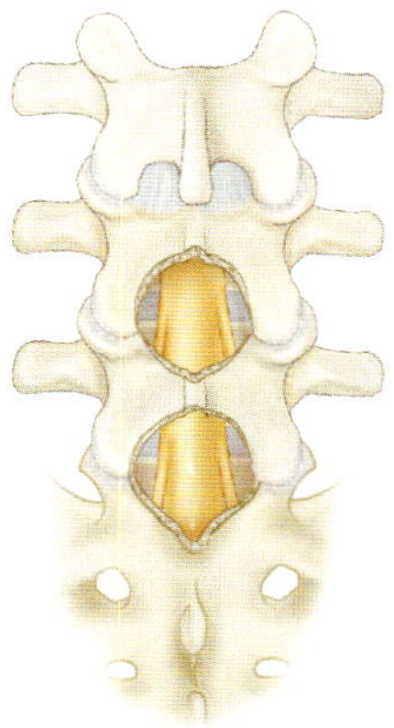

图 40-21　显微镜下完成减压
参见手术技术 40-5

## 腰椎减压后外侧融合伴或不伴内固定

### 手术技术 40-6

- 患者体位、消毒准备和铺单、术前准备工作见手术技术 40-1。
- 以需要减压节段为中心做正中切口。
- 显露至筋膜，使用夹钳位于棘突处透视定位节段，使用咬骨钳对横突进行标记。
- 使用电刀和 Cobb 剥离器骨膜下双侧显露需要减压节段的棘突和椎板，同时注意保护头侧未融合节段（L3 ~ L4）关节囊。
- 使用 Cobb 剥离器将肌肉从关节囊处分离，随后向下移行，充分显露横突上方的关节突关节外侧。
- 在尾侧关节水平(L4 ~ L5),去除关节囊,显露横突。
- 显露横突间膜，注意不要暴力损伤此区域，以避免血肿和神经损伤。
- 完全显露横突。
- 如在接下来的操作中需要使用内固定，此时应准备钉道。使用骨锥穿破横突与上关节突交界处的骨皮质。用探针插入椎弓根。虽然在椎板切除后椎弓根可以较好地在直视下辨识，但应用探子以确保无破壁情况。钉道准备完成以后，放置棉片在减压节段止血。
- 椎板切除术和椎间孔成形术参照手术技术 40-5，接下来进行融合。
- 进行 L4 和 L5 横突去皮质化，在关节突关节和峡部使用高速磨钻，仔细在横突沟内充分植骨。
- 此外，L4 ~ L5 关节突关节去骨皮质化后植骨。
- 如果使用内固定，在植骨融合完成后在每个预定节段置入椎弓根螺钉。
- 剪棒后按照制造商推荐的扭矩锁紧椎弓根螺钉。注意棒不要触及头侧的关节。
- 彻底止血后，冲洗伤口。由于硬脊膜显露，关闭伤口时放置带有凹槽的引流管。缝合棘突处筋膜时尽量恢复静息时肌肉长度。闭合皮下和表皮层。

**术后处理**　患者口服镇痛药和定量的肌肉松弛药。单剂量使用 5mg 无防腐吗啡硬膜外放置以术后镇痛，但应密切观察是否有术后呼吸抑制。术后次日可活动。大多数患者不受活动影响，可于手术后第 3 天出院。

## 腰椎减压联合后外侧融合和椎间融合（TLIF 或 PLIF）

在治疗退变性腰椎滑脱时优选术式为后外侧融合联合经椎间孔椎体间融合。

### 手术技术 40-7

- 患者体位、手术入路、减压和准备钉道见手术技术 40-6。
- 根据神经根受压情况和患者主诉，严重的一侧放置融合器。咬骨钳咬薄该侧下关节突关节，碎骨保留备用。
- 使用小刮匙将黄韧带从尾侧椎板剥离，用 Kerrison 咬骨钳单侧咬除剩余的下关节突和峡部。碎骨保留备用。
- 使用手术显微镜，分离 L4 神经根，沿着神经根向椎间孔外侧减压。
- 使用一个较大的咬骨钳咬除 L5 头侧 50% 的上关节突关节，以便按照预定通道置入融合器。
- 对 L5 神经根、L5 椎弓根内侧和椎间孔处减压，使得 Murphy 球钩可以从后上方顺畅地通过神经根，此代表充分减压。
- 如需要，此时行对侧减压。在部分患者，融合器置入后不直接的减压已足够。
- 接下来处理椎间隙。使用双极电凝对穿行椎间隙的硬膜外静脉进行止血。一旦出血较难控制。
- L4 神经根腋下区切开纤维环，轻柔向内侧牵拉硬膜囊，并保护外侧的 L4 神经根。
- 使用椎间盘铰刀处理椎间隙，侧位透视监测铰刀插入深度。
- 使用铰刀处理椎间隙，达到理想的置入物高度后，使用环形和杯状刮处理终板。

- 完全去除椎间盘组织以便处理椎间隙及获得局部的活动。
- 终板处理完成后，彻底冲洗椎间隙，完全清除剩余的软组织。
- 紧贴前方纤维环后塞入同种异体骨松质，自体骨剪碎后接着植入。这些同种异体骨松质在手术开始到放置前应放入抗生素溶液中，此举可减少与同种异体移植物相关的感染。注意预留足够的空间使得融合器置入不向后超过椎体中份，以获得前凸。融合器置入的目的是恢复椎间隙高度和增加节段前凸，从而改善序列。从生物力学上到达35%的终板接触可获得理想的稳定性。笔者优先选择单个可膨胀融合器结合自体骨放置于椎体中份前方。软骨下骨在终板四周最坚固而在中央最薄弱，假如融合器太小或位于中央，增加了融合器沉降的危险性。
- 当融合器在横断面上放置后，扩张融合器以达到理想高度。
- 接下来进行融合，使用高速磨钻在L4和L5横突、关节突关节外侧及TLIF入路对侧峡部去骨皮质化，仔细地在外侧植骨床植骨。
- 剩余的L4～L5关节突关节去皮质后植骨。
- 植骨完成后在每个节段置入椎弓根螺钉。否则螺钉会使去皮质和植骨变得困难。
- 剪棒后使用扭矩锁紧椎弓根螺钉。注意棒不要触及头侧的关节。
- 彻底止血后，冲洗伤口。由于硬脊膜显露，关闭伤口时预留带凹槽的引流管。缝合棘突处筋膜时尽量恢复静息时肌肉长度。闭合皮下和表皮层。伤口闭合后开始第二次注射氨甲环酸。

**术后处理** 术后处理见手术技术40-6。

## 五、前路腰椎椎体间融合

在治疗退变性腰椎滑脱时，几乎全部患者均需要直接减压，前路椎间融合术式在减压方面作用较小，因此不作为最优选择。对于既往充分减压而持续存在的不稳或后外侧融合失败，前路椎体间融合(ALIF)可以作为合理的选择（见手术技术40-4)。

# 第五节 围术期管理及并发症

## 一、术前管理

围术期并发症最好的管理方式在于避免并发症的发生。首先需要术者充分了解患者的病情及针对病情实施手术可能会产生的风险。在此基础上，针对患者及其家属难以接受的风险和并发症，与患者及其家属进行正式的术前谈话显得尤为重要。 可以适当使用专业术语向患者介绍具体的操作步骤及潜在的风险因素。此外，沟通时可以向患者描述已出版的期刊或是官方网站如美国矫形外科医师协会、脊柱侧凸研究协会及北美儿童矫形协会等提供的关于并发症发生率情况。医师在沟通中还应向患者介绍手术过程中可能使用的“非标签指示用途的”相关医疗器材及其费用情况。这样，患者才可以做出最合理的选择。

术者还应仔细评估患者伴随的可能会增加手术风险的基础疾病。例如，通过详细的神经系统查体可以发现一些术中或术后可能会增加神经根损伤的风险因素。还应注意患者既往史，如糖尿病、深静脉血栓、手术感染史、骨质疏松或吸烟史可能增加术后并发症的概率。在成年患者中，尤其对于合并退变性滑脱的患者，应注意术前维生素D水平的评估。从患者的检查报告中也可以获取有参考价值的信息，以便随访时使用。

## 二、术中管理

腰椎滑脱的手术方式有很多种，包括单节段原位融合不固定到前后路联合手术进行滑脱复位并置入内固定。在手术中，术者手术方式的选择及操作技术也会影响手术感染、大出血、深静脉血栓、手术区或非手术区神经并发症，甚至术后假关节等并发症的发生。

术中可以常规采取某些措施以减少术中并发症的发生，如合理调整患者的术中体位减少神经并发症、常规使用抗生素预防感染、使用某些特定的药物减少术中出血及在高危的患者中使用神经监护。此外，精准的手术操作也是十分重要的，包括术中手术区周围软组织的保护（尤其在发育不良性滑脱的患者中)、植骨床的准备、植骨类型的选择、内固定方式的选择、内固定的置入及使用外科器械对脊柱的操作过程都很重要。

## 三、术后管理

术后预防并发症的措施包括合理使用抗生素预防感染、使用抗凝药预防深静脉血栓及监测患者神经状况等。在某些特殊的患者中应注意患者的体位及脊柱外固定支撑保护。对于计划使用矫形器的患者，术前就应准备好，以便术后立即佩戴后进行活动；即使对行滑脱畸形矫正的患者，术后也应佩戴。

## 四、特殊并发症的管理

围术期可能出现的并发症及其管理内容远不止本章节所介绍。各类病因学的滑脱患者术后常见并发症包括假关节、内固定失败、神经并发症、血管损伤及感染。

### （一）假关节

尽管术后感染的发生率较高，但假关节的发生是腰椎滑脱术后最常见的严重并发症。假关节的发生也与其他并发病的发生，如畸形的进展及内固定失败的发生密切相关。术前戒烟及纠正维生素 D 缺乏通常可以减少脊柱融合过程中假关节的发生率，尽管该理论在腰椎滑脱融合过程中尚无明确论证。关于腰椎滑脱方面的研究对象大多以儿童及青少年为主，而假关节现象主要发生于老年人退变性滑脱。数项研究表明，对于较大滑脱角伴矢状面失平衡及高度滑脱者，矫正局部后凸较减少椎体间移位而言可以更好地降低术后假关节的发生风险。通过前后路联合方式仔细准备植骨床对降低术后假关节的发生亦十分重要。每侧横突应至少保留 $2cm^2$ 的关节面并对其及上关节突去皮质以确保融合质量。研究显示，前柱的充分支撑可以降低术后假关节的发生率，该方法需要通过椎间隙前方植骨完成，因滑脱术式中植骨并非必要操作，故部分术式无法达到此效果。

假关节的诊断是复杂的，除非有短期出现需要行手术翻修的矫正丢失或畸形进展。当患者主诉 4～6 个月持续背部疼痛、术后腰痛缓解后又复发、加剧或新发神经并发症或持续的步态异常时都应注意是否合并假关节的发生。影像学评估包括站立位正侧位片、动力位片及通过 CT 平扫检查是否存在骨不连现象（图 40–22）。通常来说，由于椎间完全融合的自然史缓慢，假关节的诊断需要等待手术 1 年以后。在融合区周围持续的透亮线（最好通过矢状面和冠状面 CT 重建）和动力位片上的椎体不稳定是最具有诊断价值的影像学表现。尽管内固定的断裂及椎弓根钉周围的透亮线有诊断提示意义，但并不是骨不连的确诊依据。此外，还需要注意确诊假关节并非翻修手术的指征。如果症状严重，需要翻修手术，应尽可能分析上一次手术失败的原因。例如，因内固定材料选择不当或内固定支撑不足导致生物力学失败时，则需要更换内固定材料，以避免该类现象的再次发生。

### （二）神经并发症

首先可以通过选择合适的手术体位来预防神经并发症。其中，可以通过避免手术过程中骨性凸起部位长时间受压以降低神经并发症的发生率，尤其是肘关节处的尺神经及膝关节处的腓总神经。此外，保持膝关节的屈曲可以降低脊髓神经根的张力，尤其可避免处于高风险状态的 L5 神经根牵拉。选择性地使用神经监测也可以有效降低神经并发症的发生率，包括运动诱发电位、肌电图监测、体感诱发电位、椎弓根螺钉置入时抗阻试验，甚至是 L5 神经根的刺激试验。若术中的神经监测数据出现明显改变，应快速准确地做出判断并处理。当排除机器故障及麻醉的影响后，术者应考虑术中是否发生神经损伤的可能。仔细评估解剖学因素及外在应力对神经的影响，同时降低由此对神经组织的牵拉，监测数据恢复正常。在术中加压复位的过程中应特别注意神经组织的损伤，尤其可能增加 L5 神经根牵拉的操作。一项尸体研究表明，在脊椎滑脱复位的过程中，只有 21% 的神经应变发生在前 50% 的复位中，有 79% 的神经应变发生在后 50% 的复位过程中。

神经损害也有可能发生在对神经周围组织切除分离的过程中，尤其在对 L5 神经根减压的过程中，应避免切除椎间孔周围组织时造成的神经损伤。发育不良性滑脱复位后有必要对神经进行解压并松解。

内固定的误置也是神经损害的另一大潜在诱因。发育不良性滑脱的患者其解剖学可能存在变异，充分的术前准备、术中透视及术中导航对于精确置钉都有着极大的帮助。通过前方入路对下腰椎组织充分显露可能会导致术中由自主神经损伤引起的射

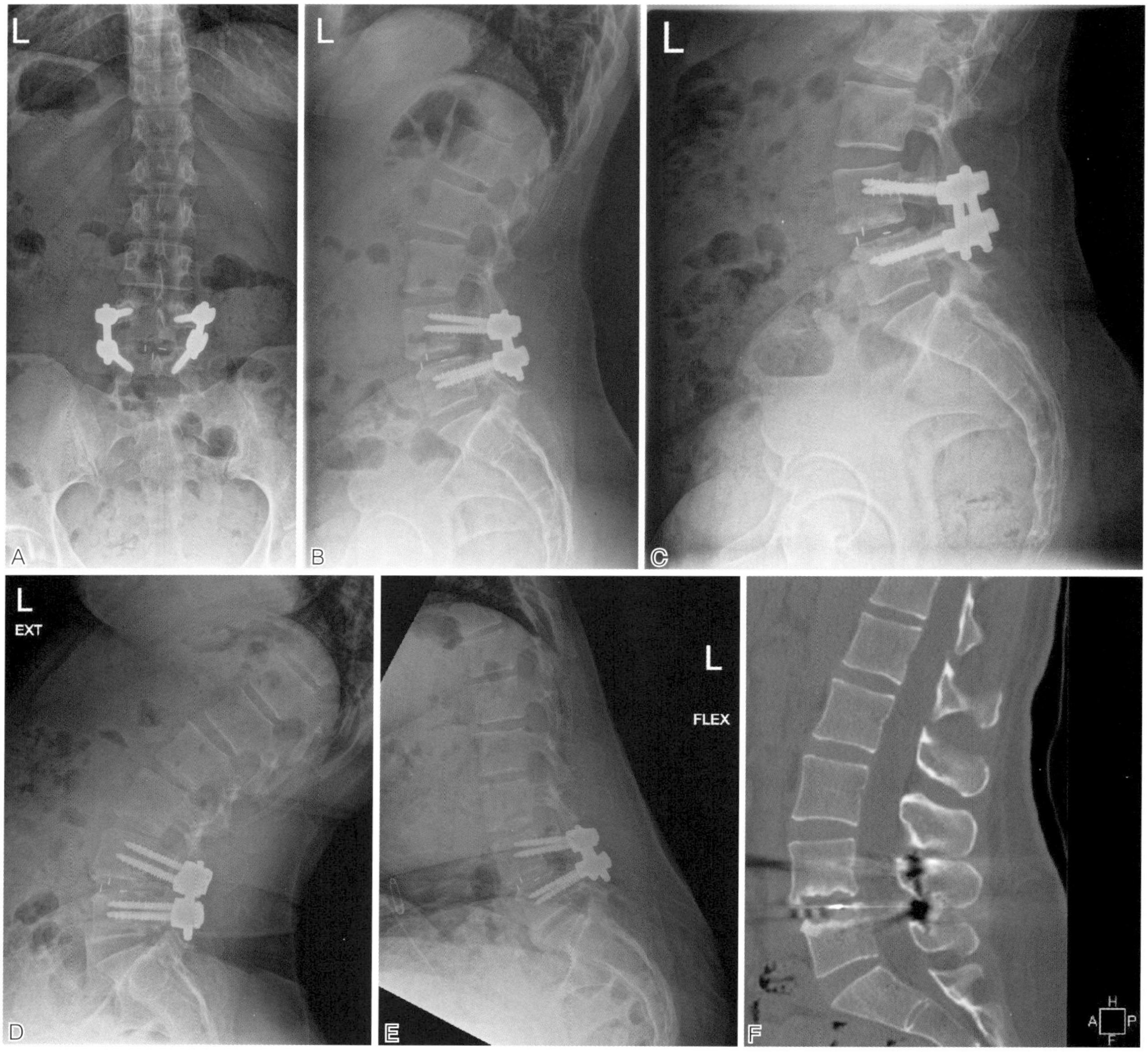


图 40-22 L4 ~ L5 假关节
A-C. 平片；D-E. 动力位片；F.CT 扫描

精功能减退。如果选择这样的术式，部分患者可能需要在术前做精液预存。术中减少电刀的使用，并只切除需要进入椎间盘的组织，这样可以减少该类并发症的发生。

马尾综合征可在术后早期发生。这可能是由于血肿导致，应立即解除压迫。如果这个节段最初没有放置内固定，马尾综合征应该是这个时候发生的。

## （三）血管并发症

术前体位对降低血管并发症风险至关重要，麻醉术后失明是一种罕见的并发症（6 万至 10 万分之一），但在脊柱手术中尤其是俯卧位的患者中其发生率远高于其他骨科手术，这似乎与视网膜中央动脉分布的缺血性低血压有关。部分研究提示可能与卧位导致的组织周围压力升高有关，但该理论有待进一步证实。但对于俯卧位手术的患者，应增强对患者眼部保护。

对于卧位患者，可以在平髂前上棘平面的股动脉上监测血压。关注监测器上血压值的变化可以有效降低该类并发症的发生率。

前路和后路的手术中都可能出现血管的直接损伤。对于前路手术，显露血管周围组织及对血管损伤的控制相对直接。而后路手术过程中，静脉或小的动脉血管损伤可能不会即刻出现症状。短时间后，患者可能出现血容量不足的症状，此时应注意对损伤血管进行必要的修复。

术后血管并发症主要包括深静脉血栓及早期的肺栓塞。部分研究报道，对术后没有行机械预防的患者行静脉造影检查，发现术后深静脉血栓的发生率为 10% ～ 15%；相比之下，使用机械预防的患者，其发生率可降低 0.3% ～ 2%。然而，Yoshioka 等的研究表明，行单节段椎间融合手术的患者，即使术后使用机械预防，深静脉血栓的发生率仍高达 10%。

### （四）感染

行内固定矫形手术的患者术后感染是严重的并发症。术后感染可发生于术后的几天至几个月。感染的诱因包括失血多、手术时间长（可能受手术复杂程度影响）。如果患者术后出现假关节现象，应适当评估发生局部感染的可能性。在术后即刻出现进行性疼痛加重、发热、伤口引流不畅、伤口红肿及 C 反应蛋白的升高，都要考虑术后感染的可能性。既往文献报道内固定融合术后感染的发生率高达 21%。笔者的经验是单节段和双节段腰椎内固定手术术后感染的发生率应低于 1% ～ 2%。感染的常见病原体包括葡萄球菌（凝固酶阳性菌和凝固酶阴性菌）、耐甲氧西林金黄色葡萄球菌（MRSA）、大肠埃希菌、假单胞菌等。在伤口通常引流的前提下，谨慎探查并清洗伤口以确认感染是否深达筋膜。必要时适当给予抗生素治疗。已知可能会增加感染的危险因素包括吸烟、糖尿病及肥胖。

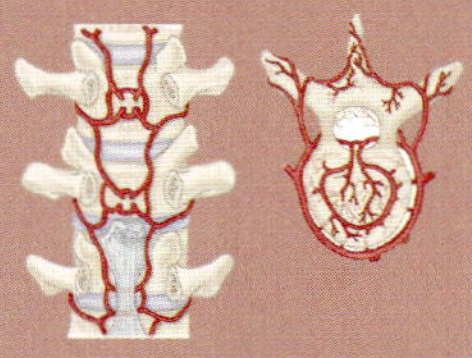

# 第41章

# 脊柱的骨折、脱位和骨折-脱位

著者：Keith D. Williams
译者：刘　臻　史本龙　闫　煌　郑国权
审校：侯树勋　邱　勇　唐家广　宋科冉

对脊柱和脊髓损伤患者的判定和治疗需要许多因素。最重要的措施是损伤的早期判定、神经功能恶化的预防、合理的早期治疗、对所有诊断评估的正确理解及最佳的正确处理。

颈椎是脊柱功能最重要的区域。颈椎的复杂解剖、脊髓生理功能和受伤机制使颈椎损伤尤为难以判定。对各区域的仔细评估十分必要。尽管部分评估措施和错误可能对患者造成灾难性后果，但目前尚无Ⅰ级或Ⅱ级证据指导临床评估。对于存在复合伤和合并症的严重外伤患者，脊髓损伤风险更高，同时评估措施更为困难。有序而全面的评估是对患者可能提供最佳预后的最优证据。

位于美国阿拉巴马州伯明翰的国家脊柱损伤信息统计中心提供了研究此问题的新视野。每年新发脊髓损伤病例接近 12 500 例（2011）。明显的脊柱损伤病例数约是脊髓损伤病例的 2 倍。另外，目前在美国存在脊髓损伤后遗症的病例为 240 000 ~ 337 000 例。引起这些损伤的常见原因为汽车车祸（38%）、坠落伤（30%）、暴力外伤（14%，主要为枪击伤）和体育事故（9%）。在过去数十年间，脊柱损伤的平均年龄由 28.7 岁上升为 40.7 岁，受伤原因也逐渐由车祸伤和暴力伤害转为坠落伤。脊髓损伤的绝大多数患者是男性（80.7%）。尽管受伤人群中 63% 为白种人，但从总体人口趋势看，黑种人受伤较多，占所有脊髓损伤中的 24%。自 2005 年起，最常见的神经损伤种类依次为不完全四肢瘫痪（45%）、不全瘫（21%）、完全截瘫（20%）和完全四肢瘫痪（14%）；完全损伤的发生率在近年有所下降。

## 第一节　脊柱损伤的初步管理

对患者的评估和管理从患者受伤即开始，对患者的合理转运十分重要。一项回顾性研究发现，26% 的脊髓损伤出现在转运过程中或使用基础医疗设备对患者的早期评估中。脊髓功能的恶化主要是由固定不佳和对患者不合理的早期处理造成的。标准的急救医疗措施已经提高了转运过程的安全程度，但仍旧存在争议。对于存在脊髓损伤风险的患者应使用全脊柱固定。使用针对相应年龄段的合适长度的硬质颈托支撑住头部，这样可以满足患者在转运过程中搬运和倾斜的需要。对成年人使用 2 ~ 3 cm 的枕垫以防止相对过伸。对于儿童，应使用带有枕部凹槽的脊柱固定板以防止相对屈曲。一些研究对是否所有存在潜在损伤风险的患者都需要这种固定提出了质疑，因为后背的固定板可能造成压疮。同样，研究表明，在使用硬质颈托时颅内压可能提高 25 mmHg。对于头部外伤患者，颈托的临床重要性尚无法明确。现在，使用将头部和躯干固定的固定板仍是转运过程中的最佳方式。目前使用固定转运的证据等级为Ⅲ级，由于伦理学的限制和挪动受伤患者的实际问题，很可能无法提出更高等级的证据。患者应使用脊柱固定板进行搬运，并在安全后尽快拆掉颈托。这最好是在患者搬运到能够进行检查和治疗所有损伤的医疗中心再进行。

## 一、脊柱初步评估

在进行急救处理和生命支持后（开放气道、完善呼吸、改善循环，简称 ABC），应详细完善患者的病史，并进行详细的体格检查。重要信息包括受伤机制、患者受伤前的功能等级、患者肌力和感觉的变化、头部受钝击伤的征象、脊柱压痛、脊柱前移错位和棘突间距扩大。发现四肢无力、尿失禁或阴茎勃起表明已出现脊髓损伤。对于患者的详细神经功能查体记录在 ASIA（美国脊柱损伤协会）表格上，表格内容有运动功能、感受功能和直肠健康状况，检查也应包括对患者精神状态的测定。针对患者神经功能的诊断性影像学检查是必需的。对于一个脊柱外伤患者的最初判定即为确定患者是否存在脊髓损伤。如果发现损伤，需要尽快完善包括脊柱 CT 的所有检查，并进行治疗。如果患者没有脊髓损伤，则应确定该患者对于颈椎是否符合无症状的标准。如果患者被发现无症状，那么颈椎可以不需要进行影像学检查。根据 NEXUS 描述，需要完成五项特定标准才能将患者列为无症状损伤。这项Ⅰ类证据的研究共纳入了 21 个中心共 34 069 名患者。研究目的是提出在降低漏诊率的同时，减少对创伤患者影像学检查的办法。五项特定标准见表 41-1。

利用这些标准进行评估，21 家急救中心或者 1 级创伤中心 1/3 的创伤患者被发现为无症状型（14% ~ 58%）。判定患者的意识状态是处理脊柱损伤的第一步，应在进行 ABCs 后立即进行评估。如果根据 NEXUS 试验标准，判定患者为无症状型，则不需要对颈椎再进行影像学检查，颈椎也可在临床工作中被“清除”，这样可以加快护理进度。对于无意识或者不符合 NEXUS 试验标准的患者，需要进行影像学检查。患者的运动及感觉检查应当进行全面记录，ASIA 表格是进行此项检查的最好工具。对于被发现有神经损伤的患者，表格记录了一系列的神经系统检查内容，这些检查也已被证明可有效判定临床恶化和指导进行必要的辅助检查或干预。对于神经损伤的患者，ASIA 表格应在患者到达后 24 h 内每 4 ~ 6 小时填写 1 次，但同时需要根据患者的病情调整。如果患者被发现存在颈髓损伤，则需要对损伤进行药物治疗和影像学检查，并较其他除了特别严重外伤患者外的其他患者优先进行。对

**表 41-1 符合无症状患者的标准**

| 标　准 | 注　释 |
|---|---|
| 无颈后正中线疼痛敏感 | 颈后正中线疼痛敏感是指在对患者颈部后正中线自颈椎到 T1 椎体棘突进行触诊时，患者诉疼痛，或者患者在颈椎棘突直接触诊时出现疼痛 |
| 无中毒证据 | 患者在出现以下情况之一时被认为中毒：患者近期有中毒史，有毒物质摄入，体检发现中毒证据，如乙醇味、言语不清、共济失调、测距不准、小脑症状或者其他符合中毒的行为。如果检测阳性如体液乙醇含量超过 0.08 mg/dl，或者有其他影响意识的药物，同样认为存在中毒 |
| 正常意识等级 | 改变的意识等级包括以下几类：Glasgow 昏迷评分为 14 分或更低；对人物、地点、时间或事件的定向障碍；无法想起 5 min 内的 3 件物品；对刺激延迟或不适当应答；或者其他表现 |
| 无局部神经功能损伤 | 局部神经功能损伤是指任何在运动或感觉功能检查上的局部功能异常发现 |
| 无疼痛转移损伤 | 可能没有对疼痛转移损伤的准确定义。这类损伤包括由临床医师判定的任何剧烈疼痛，掩盖二次颈椎损伤症状的情况。这类损伤可能包括（但不限于）任何长骨骨折、需要手术治疗的内脏损伤、大的撕裂伤、脱套伤、挤压伤、严重烧伤、任何其他造成急性功能障碍的损伤。当其存在削弱患者对其他损伤的判定时，内科医师可能将任何损伤考虑为分散伤 |

（引自：Stiell IG, Clement CM, McKnight RD: The Canadian C-spine rule versus the NEXUS low-risk criteria in patients with trauma, *N Engl J Med* 349:2510,2003.）

于部分患者直接进行骨折或脱位的复位效果最佳，而其他患者可能在治疗前进行 MRI 检查更为有益。

关于创伤患者的最佳诊断性检查存在争议，因为其与脊柱相关。创伤医师和脊柱医师在部分目标上达成共识：首先，应确定可能使患者神经功能恶化的脊柱损伤，这可能会是骨损伤、软组织损伤（包括后纵韧带复合损伤或其他重要损伤如纤维环撕裂），或者两者的复合伤。其次，应尽早判定出不存在严重外伤，以便结束之前所使用的颈椎固定和其他搬运预防措施，避免固定造成并发症，这也有利于患者其他方面的护理。Rose 等发现符合 NEXUS 标准的转移损伤患者能够通过临床被正确评估且有 99% 的敏感性和 99% 的阴性预测率。他们总结患者的 CT 使用量可以减少至原有的 61%，建议无症状清醒的患者和钝性外伤伴“转移损伤”的患者不做影像学检查。另外，影像学检查应确定其他的相关损伤，包括椎动脉损伤或胸、腹部和盆腔内的重要脏器损伤。对于脊柱（胸椎到骶椎）的初次评估最好使用多探头 CT（MDCT）进行，其可以进行矢状面和冠状面重建（图 41-1）。

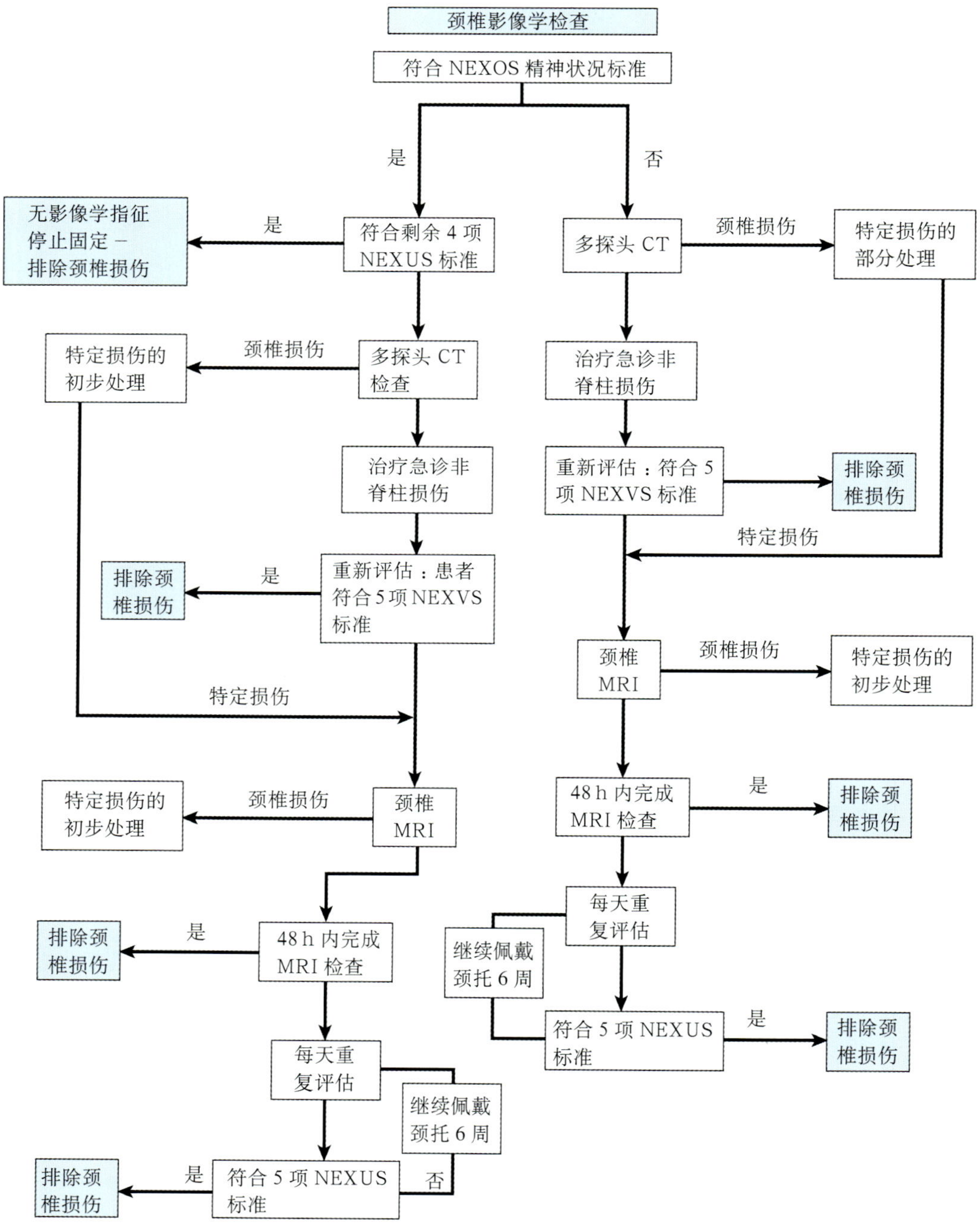


图 41-1 无脊髓损伤的颈椎治疗流程

## 二、脊柱预防措施

脊柱的预防措施在术中经常被提起，但很少被描述。特定的检查在各中心也并不一致。以下标准是根据笔者的经验制订的。如前所述，脊柱固定可以保证受伤患者进行搬运，但是，初步评估的一个目的是完成 CT 检查和确定血流动力学稳定后，尽早将患者从脊柱固定板上解除。不论发现多么严重的脊柱损伤，患者都应在佩戴颈托并使用枕垫后转移到床上，以避免颈椎过伸。强直性脊柱炎患者由于颈胸段后凸可能需要多个枕垫（见第 38 章）。如果患者需要放置颈椎牵引，安置牵引轮的横向构件固定在床架上，这样牵引装置可以始终保持中立位，不会由于床的挪动而改变。在完成这些预防措施后，患者可以在床上抬高头部，采用反 Trendelenburg 位安置好。如果颈部 CT 未发现损伤，在进行之后的检查中颈部仍需要采用固定措施，在确保脊柱无损伤后，患者可佩戴合适的颈椎矫形器。除非有其他损伤阻止固定，否则仍需要进行颈椎固定。Prasarn 等的一个大体研究表明，相较于传统方法，动力学床能够减少颈椎错位。

对于胸椎或腰椎不稳定患者，如骨折 - 脱位或者其他需要进行内固定的损伤，需要在床上平卧（使用反 Trendelenburg 位抬高头部），在进行脊柱固定前每 2 小时翻身 1 次。对于手术需要延迟 24 ～ 48 h 的脊髓损伤患者，推荐使用 Roto-Rest（KCI，San Antonio，TX）床。对胸腰段骨折固定后患者或者使用矫形器治疗的患者，在没有矫形器时可抬高头部 0° ～ 30°。在头部抬高 30° 以上时需要佩戴矫形器。

在血压、颅内压和其他生命体征允许的情况下，应保持头部抬高，以减少呼吸道风险，另外还有利于肺部清洁。一旦完成了脊柱固定，在患者活动严重受限时，应进行不间断的翻身或者使用气垫床。

## 三、影像诊断

胸椎、腰椎或骶椎区域的损伤常使用 CT 进行诊断，CT 已成为这些位置的影像学检查形式。这些检查常由创伤医师或急诊医师完成。这些位置不需要再进行额外的 MRI 或其他检查，尽管某些情况下尚需这些检查。CT 检查常由于一些其他原因进行，对于这些位置的特定影像学评估指征尚无广泛研究。此部分创伤的额外注意点在以下章节详述。

颈椎有症状的患者需要影像学评估，近年来，对此项措施的采用有所改变。颈椎外伤患者的标准影像学检查为正位片、侧位片及张口位片。这 3 项检查可以提供可靠的临床资料，但可能会对小部分的颈椎损伤漏诊。颈椎损伤在外伤中的出现率为 2% ～ 6%，对于有症状患者需要进行细致认真的判定。在一组 32 117 例患者的研究中，Davis 发现 34 例漏诊。如同在其他部分的研究中所提及的那样，在 Davis 的研究中最常见的漏诊原因为没有得到合适证据等级的影像学资料。8 例患者在研究中出现阅片错误，仅有 1 例患者有正确的影像学资料，但在回顾性分析中，此资料并没有显示出创伤。大多数的研究均指出，枕颈交界处和颈胸交界处是最容易漏诊的位置。一些研究提供了 Ⅰ 级证据，指出合适的三项影像学资料的阴性预测值为 93% ～ 98%；但是，同样的研究中敏感度只有 62% ～ 84%。假设有 100 例患者，其中 6% 的患者出现颈椎损伤，6 例中有 5 例患者可以利用三组影像学资料检查出异常，但其中 1 例受伤患者的影像学表现可能无法同其他 94 例真正影像学阴性的患者区分。这种平片的准确性也不能通过增加双斜位片来提高。

随着多探头 CT（MDCT）的普及，颈椎损伤的检查形式逐渐转为 CT，颈椎 Ⅱ 级和 Ⅲ 级证据的创伤患者使用。结合颈部 CT 及患者所需要的头部、胸部、腹部和盆腔扫描，这一系列的扫描费用要比单独进行颈椎研究低。同样，由于患者已经在探头扫描里，使用 MDCT 的扫描时间也较普通 CT 要短，真正使用 MDCT 的扫描时间要比使用普通平片进行 3 项扫描的时间短。随着 CT 的参与，相对较高技术条件下研究的进行，MDCT 已经被认为相较普通平片更为经济。尽管 MDCT 有诸多优点，但其较高的辐射剂量仍旧是值得关注的问题。尽管 MDCT 所提供的冠状面及矢状面重建较普通平片在检查伤情时具有更高的敏感性，但部分尸体研究发现患者部分损伤在生前的 CT 中并没有发现。Molina 发现小部分患者的损伤在 CT 图像中无法发现，这提示 CT 并不是判断其他影像学诊断的金标准。当 MDCT 的缺陷被更好理解时，MRI 可作为无症状颈椎损伤患者利用 MDCT 诊断的补充。但MRI高额的费用、使用的局限性及严格的检测和使用限制了其本身的发展。尽管有这些缺点，但许多研究表明MRI具有很高的诊断敏感性。Sarani在回顾性研究中发现，164例外伤患者中，有42例（26%）患者MRI发现创伤。所有的164例患者CT检查均为阴性，74%的患者治疗转为手术或继续固定。在对出现精神状态改变而不能进行检查的患者中，Sarani发现46例（11%）CT检查阴性的患者中有5例MRI发现了损伤，这些患者中80%需要进行手术治疗。Pourtaheri等发现在颈部骨折伴精神状况有改变的亚组中，MRI十分有效；MRI发现额外48%的损伤，并改变了39%的治疗。共有24%的患者由非手术治疗改为手术。在创伤患者中MRI检查最明确的指征为，任何节段出现的无法解释的神经损伤患者。MRI对软组织损伤具有更高的敏感性，这在CT中无法实现。MRI可以检测到漏诊的脊髓损伤或病理压缩过程，如椎间盘破裂、硬膜外血肿或其他原因造成的椎管狭窄。对于出现损伤或神经损害的责任节段，MRI提供不了额外的过多信息。但是，15%患者会出现非相邻节段损伤。因为这种额外损伤的高发生率，通过MDCT发现颈椎损伤的患者在笔者所在医院还需要进行MRI检查，以明确软组织损伤情况。在发现其他损伤后，其中大部分患者改变了原治疗方案。使用MRI对颈部损伤进行辅助诊断尚存在争议。尽管其他损伤较为严重，并更改治疗方法，但其中部分损伤在临床并不严重，所有使用MRI的特定指征都需要明确。对于MRI发现的何种指征与临床不稳定性有关，还需要更好地进行明确。如果患者在CT中提示软组织损伤，例如软组织密度影到C3中点的距离＞5mm，在相邻节段出现较宽的椎间盘间隙（1～2mm），尤其是相应节段出现前方骨赘张开（图41-2），或者后方棘突间距离过宽，都应进行MRI检查。一些额外的混杂因素是进行MRI检查的原因。MRI评估软组织损伤尤其有效，不论是显示不连续的解剖结构，如黄韧带和纤维环，还是血肿和软组织撕裂造成的水肿，进行MRI的时间尤为重要。如果是在受伤后的48h内进行检查，对于水肿和血肿的敏感度最高。在损伤48h后，MRI确定损伤的能力依赖于对软组织破裂或脊柱半脱位的直接展示。Emery发现，在伤后平均11d，19例患者中的2例患者MRI无法显示已知的软组织损伤。目前的文献提供的Ⅲ级证据证明，对有症状的患者如果48h内的CT和MRI均未发现异常，则此患者可被排除颈椎损伤。笔者的方法是获得病情缓和患者在48h内的MRI，

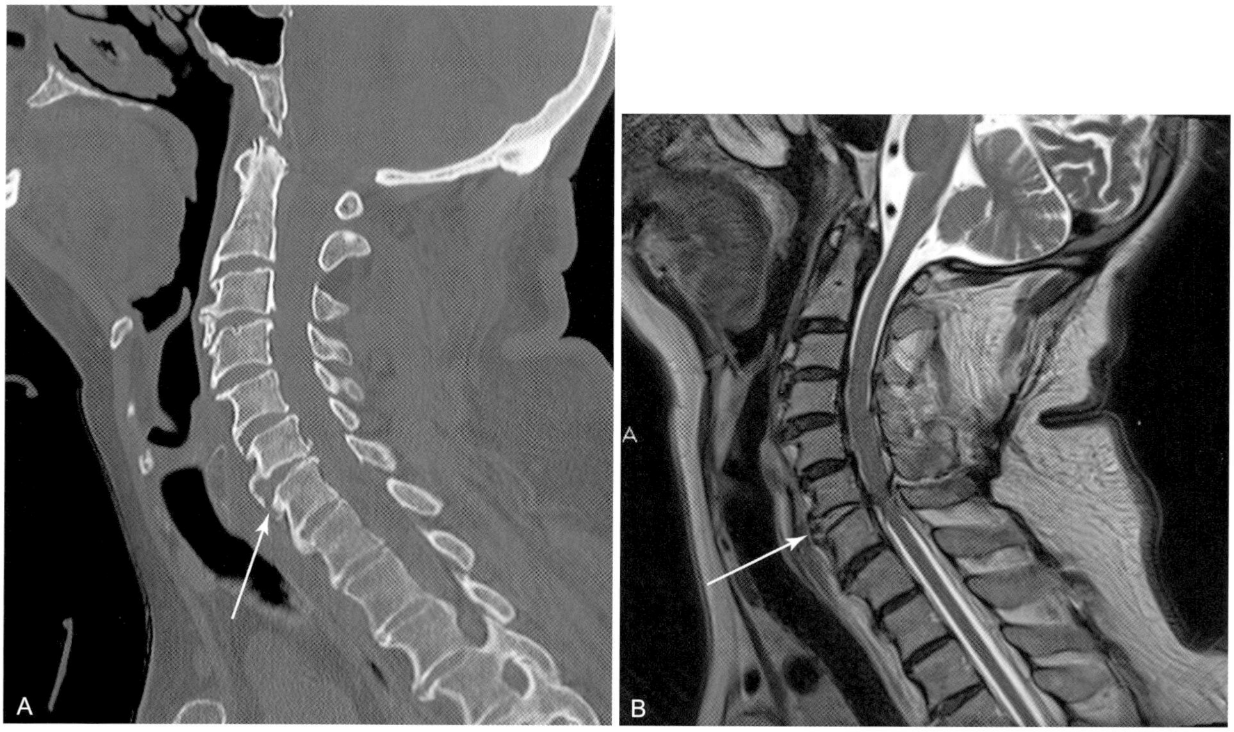

图41-2　A. C6骨赘破裂提示破裂通过椎间盘（箭头）；B. C6椎间盘增高的信号提示椎间盘破裂（箭头）

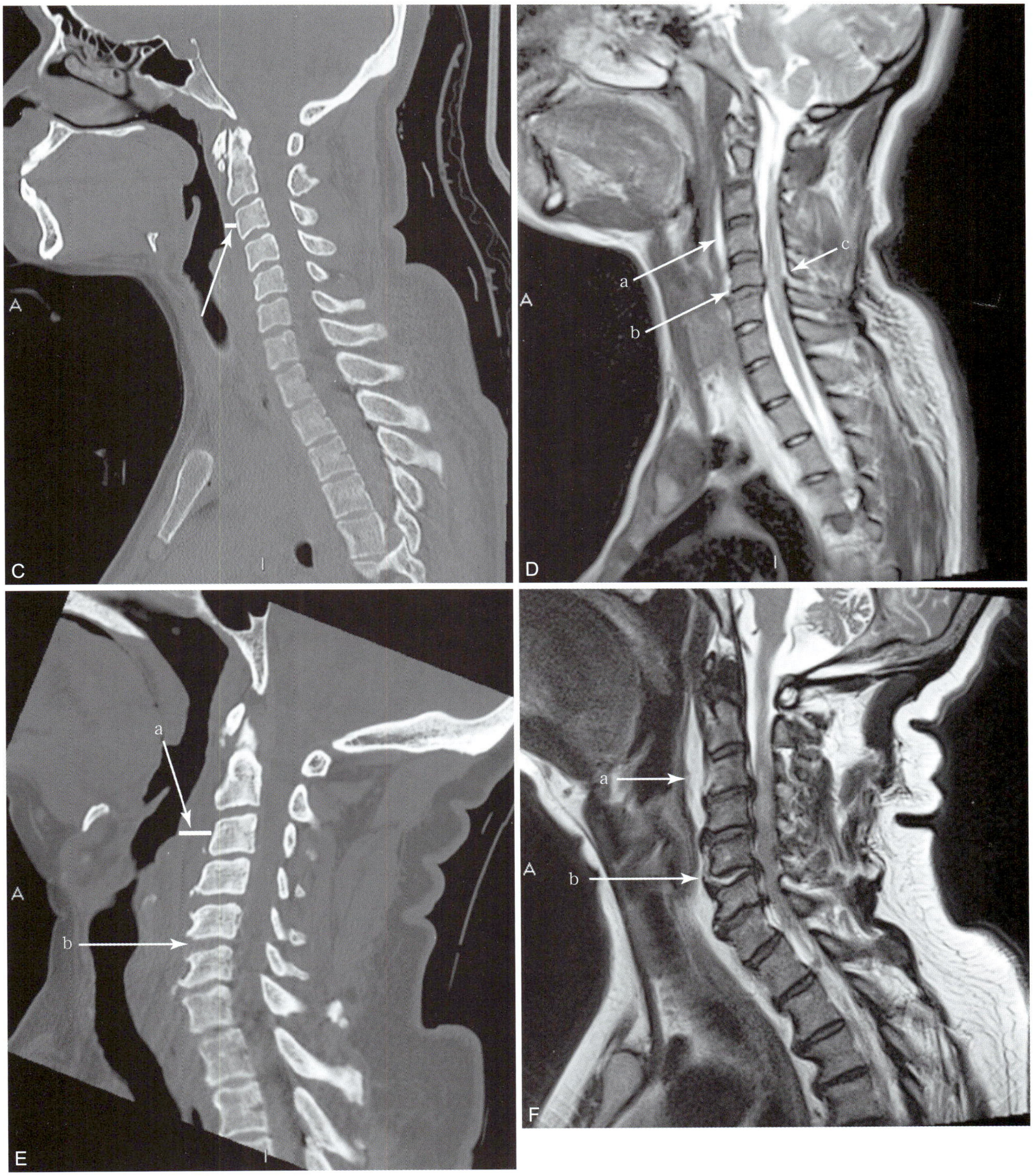


图 41-2（续） C. 在中央矢状面片上咽后的软组织超过 5 mm（箭头）；D. a 箭头提示 C3 节段出血，软组织密度增加；b 箭头提示前环撕裂；c 箭头提示黄韧带撕裂，同时显示出脊髓水肿和肿胀；E. a 箭头提示 C3 节段超过 5 mm 的软组织密度影，b 箭头提示 C5 椎间盘轻微成角；F. a 箭头提示 C3 节段出血；b 箭头提示撕裂通过前环和椎间盘间隙

以观察患者是否足够稳定以进行研究。如果由于使用药物短暂改善患者情况后出现精神改变，则被认为病情不缓解。对于这种病例，患者需要在佩戴矫形器后进行 CT 检查，并在缓解之前进行其他检查，或者在 48 h 内进行 MRI 检查，或者根据病情排除颈椎损伤。如果患者的情况不允许在 48 h 内进行 MRI，等患者病情出现缓解后，应尽快进行 MRI 检查，并尽快治疗已发现的损伤。但是，延后进行的 MRI 检查无法准确证明损伤，患者应始终佩戴脊柱矫形器 6 周进行治疗，直到患者的精神症状出现改善，以及在进行 NEXUS 标准时能够进行排除。这些标准对避免漏诊所带来的灾难性神经恶化有效，尽管脊柱矫形器可能会带来并发症（如压疮）。背部因佩戴矫形器出现的皮肤损伤主要是由于矫形器的大小不符，未能保持患者直立，没有合理翻身所造成的。矫形器没有造成更严重的并发症。护理，尤其是气管切开后的护理，在某种程度会更加困难。因此，颈部 MRI 的基本指征是无法解释的神经损伤、不明确的颈椎损伤、CT 提示的软组织损伤，或者患者排除中毒后出现精神状况改变。如果可能，MRI 应在 48 h 内检查完成。

## 四、其他影像学检查

通常不需要进行额外的影像学检查。笔者尚未发现能够准确有效快速评估颈椎的动态研究。由于众多原因出现了许多不准确的研究，其中主要原因为不准确的运动幅度。在病情缓解的患者中，曾有过因为进行动态影像学检查而出现严重神经损伤的病例。如果一个病情无缓解的患者有正确的过伸过屈及侧位像，基本可以通过 NEXUS 标准进行排除，不需要再进行额外的影像学检查。

一种罕见的情况为患者在 MDCT 上出现可疑但不明确的软组织损伤。通常需要再进行 MRI，但对部分特定患者则禁忌进行检查（如患者有起搏器）。在这些情况下，则需要进行由 White、Southwick 和 Panjabi 描述的拉伸试验，以充分确定脊柱的稳定性。这项测试允许在可控的情况下测量可移动节段的移位程度，来确定软组织损伤。在进行测试前需要采用 Gardner-Wells 颅骨钳。头带可被采用，但由于可能用到的重量，头带一般并不令人满意。检查的结束点是患者神经功能的改变，每个节段的相邻椎体增加 1.7 mm，每个节段角度变化为 7.5°，或者到达患者体重的 1/3 或 65 lb（1 lb=0.453 kg），取其中较小值。可以使用“拉伸试验”的前提是患者必须清醒，并且能够提供一致的神经检查反馈（框 41-1）。患者的血流动力学必须稳定，并且需要保证急救条件。头部 CT 必须确认在放置颅部固定针附近无骨折。

**框 41-1 拉伸试验的结束点**

- 神经功能状态改变
- 任何阶段的邻近椎体增加 1.7 mm
- 在任意椎间盘节段角度改变 7.5°
- 达到椎体宽度的 1/3 或钳的宽度限制，取其中较小值

### Gardner-Wells 颅骨钳的应用

**手术技术 41-1**

- 使用硬质的颈部矫形器固定患者颈部，可能需要在患者的枕部及双肩使用长枕以保持颈椎中立位。
- 确定进针点：选取耳上 1 ～ 2 cm（一、二指宽），耳道后 0 ～ 2 cm 的进钉点。移开此处的头发，如有必要，剪去少量头发显露此处皮肤。
- 如果有屈曲位牵引的必要，牵引弓连线可以在耳道水平，但不能太向前以免损伤颞动脉。通过调整牵引滑轮或者在双肩下放置长垫可以调整颈部的伸、屈。
- 用抗生素液体或消毒液清洗进钉处的皮肤。
- 进钉处骨膜下注射 1% 或 2% 的利多卡因。
- 检查牵引弓确认中间针已嵌入，并确保其尖端没有损坏，然后放入 S 钩以支持重量。
- 将牵引弓轻柔地摆放在患者的头部，向皮内拧钉，将针放在对称的位置，将它们保持平衡。
- 为避免旋转，保持患者的鼻子位于牵引弓的中央。
- 逐渐拧入，直至中央的颅骨钉完全旋出 1 mm。这可能只发生在一侧，在颅骨针放好后安全锁好螺母。
- 牵引弓置好后，接下来进行牵引。维持位置的沙袋等物可以移开。局部无须包扎。
- 放置牵引用滑轮，保持颈椎和牵引器在同一条线上（图 41-3）。

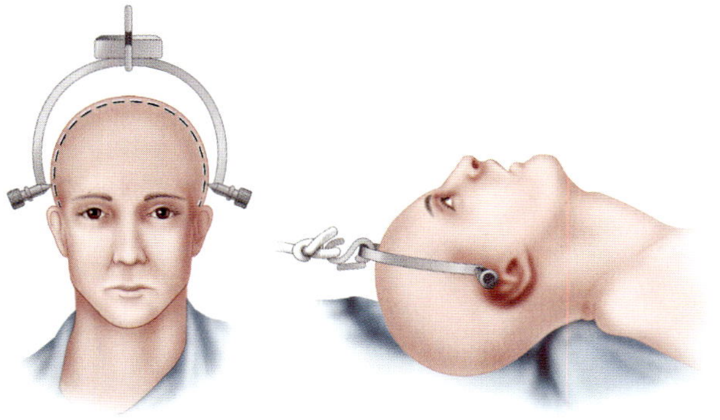

图 41-3 在耳上位置，颅骨最大径下安置 Gardner-Wells 钳（见手术技术 41-1）

**伸展试验**

这项试验必须在骨科主治医师的监督下进行。

**手术技术 41-2**

- 在有保障的颅骨牵引下进行牵引。头带只对支持较小重量有用，如果使用头带，在白齿处放置纱布海绵，使患者保持舒适。在患者的头部或颈部下放置卷好的毛巾或被单使患者保持中立位。
- 在离患者颈部尽量近的位置放置其影像学资料，在离资料 72 in（1 in=0.0254 m）处放置 X 线球管照射，显示侧位像。这将作为基准像。
- 以 10 lb（1 lb=0.453 kg）作为开始，逐渐以 3 ~ 5 lb（1 lb=0.453 kg）的重量进行增加。完成全面的神经系统查体，在增加重量前获得患者的侧位像。
- 当出现任何神经系统改变，或者异常分离和角度则认为试验阳性，此时应终止试验并撤除牵引。影像学标准为相比基准像，相邻椎体增加 1.7 mm 或相邻椎间盘改变 7.5°。
- 在完成神经系统检查和影像学检查后，至少等待 5 min 避免出现肌肉痉挛。
- 确保每次测量均是与基准像进行比较，而不是前一张外侧像。
- 若牵引重量为患者体重的 1/3 或 65 lb（1 lb=0.453 kg)，未出现影像学或神经改变，则表明检查结果稳定。

## 五、神经功能评估

神经系统检查对指导患者选择合适、必需的影像学检查起着极为关键的作用。使用 Glasgow 昏迷计分（GCS）（表 41-2）判断患者的昏迷等级。如果 GCS 得分不是 15 分，则需要及早进行影像学检查。进行全面的运动功能及感觉功能检查十分重要，包括直肠括约肌功能和肛周感觉。笔者使用美国脊柱创伤协会网站所提供的表格（网址：http://www.asia-spinalinjury.org/publications/59544_sc_Exam_Sheet_r4.pdf)。使用美国脊柱创伤协会表格，感觉并记录每侧 28 皮区的浅触觉和针刺觉（图 41-4)。针刺觉测定采用无菌针头而不是普通针头进行。每个皮区的评分分为 2 分（正常)、1 分（感觉变异）或 0 分（感觉缺失)，每个皮区的特定关键区域在图中列出作为最佳测试部位。另外，以深部肛门压力来确定脊髓损伤为完全性或不完全性。重要的皮肤标志有乳头连线（T4)、剑突（T7)、脐（T10)、腹股沟区（T12、L1）和肛周（S4 和 S5)。运动功能评分在每侧 10 个肌节分为 0/5 到 5/5（表 41-3)。同样，肛门括约肌收缩的存在或缺失也需要记录。在

**表 41-2 Glasgow 昏迷评分**

| | 得分 |
|---|---|
| **睁眼** | |
| 自发的 | 4 |
| 对声音 | 3 |
| 对疼痛 | 2 |
| 从不 | 1 |
| **最佳言语反应** | |
| 定向反应 | 5 |
| 谈话困难 | 4 |
| 言语不利 | 3 |
| 吐词不清 | 2 |
| 无 | 1 |
| **最佳运动反应** | |
| 服从命令 | 6 |
| 区域化疼痛 | 5 |
| 屈曲移除 | 4 |
| 不正常 | 3 |
| 伸展 | 2 |
| 无 | 1 |

（引自：Teasdale G, Jennett B: Assessment and prognosis of coma after head injury, *Acta Neurochir* 34:45, 1976.）

患者姓名 ____________

检查者姓名 ____________　　检查日期 ____________

AMERICAN SPINAL INJURY ASSOCIATION　　ISCoS

## 脊髓损伤的标准神经学分级

### 运动

关键肌肉
（参照对侧评分）

| | 右 | 左 | |
|---|---|---|---|
| C5 | □ | □ | 屈肘肌群 |
| C6 | □ | □ | 伸腕肌群 |
| C7 | □ | □ | 伸肘肌群 |
| C8 | □ | □ | 屈指肌群（中指末节） |
| T1 | □ | □ | 手指外展肌群（小指） |

上肢总分 □ + □ = □
（最大值） (25) (25) (50)

| | 右 | 左 | |
|---|---|---|---|
| L2 | □ | □ | 屈髋肌群 |
| L3 | □ | □ | 伸膝肌群 |
| L4 | □ | □ | 踝背屈肌群 |
| L5 | □ | □ | 伸趾肌群 |
| S1 | □ | □ | 踝跖屈肌群 |

肛门随意收缩 □
（有 / 无）

下肢总分 □ + □ = □
（最大值） (25) (25) (50)

### 感觉

感觉关键点

| | 轻触 右 | 轻触 左 | 针刺 右 | 针刺 左 |
|---|---|---|---|---|
| C2 | | | | |
| C3 | | | | |
| C4 | | | | |
| C5 | | | | |
| C6 | | | | |
| C7 | | | | |
| C8 | | | | |
| T1 | | | | |
| T2 | | | | |
| T3 | | | | |
| T4 | | | | |
| T5 | | | | |
| T6 | | | | |
| T7 | | | | |
| T8 | | | | |
| T9 | | | | |
| T10 | | | | |
| T11 | | | | |
| T12 | | | | |
| L1 | | | | |
| L2 | | | | |
| L3 | | | | |
| L4 | | | | |
| L5 | | | | |
| S1 | | | | |
| S2 | | | | |
| S3 | | | | |
| S4-5 | | | | |

总分 □ + □　□ + □
（最大值） (56) (56) (56) (56)

0 = 缺失
1 = 受损
2 = 正常
NT = 无法检查

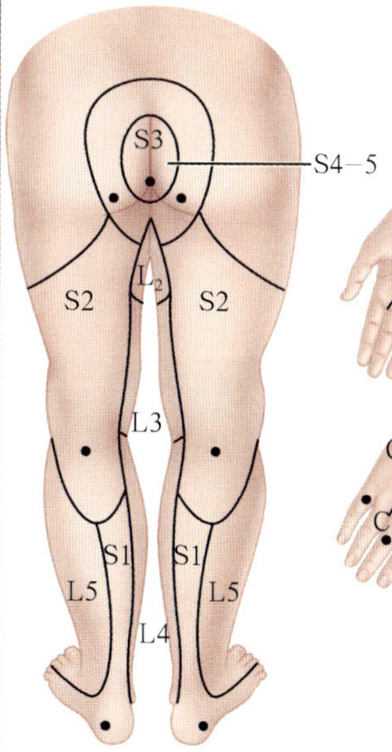


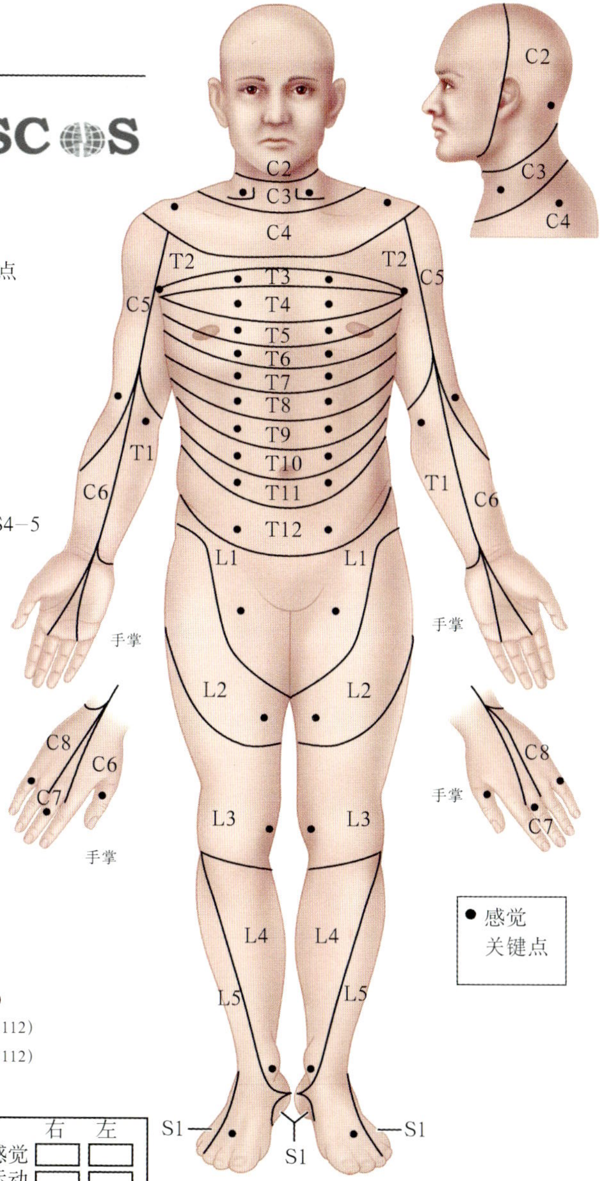


任何肛门感觉（有 / 无） □

针刺评分（最大值：112） □

轻触评分（最大值：112） □

| 神经节段（功能正常的最尾端节段） | | 右 | 左 | 完全或不完全损伤？不完全 =S4 ～ 5 存在任何感觉或运动 | □ | 保留部分功能的区域 有部分神经支配的节段的尾侧界线 | | 右 | 左 |
|---|---|---|---|---|---|---|---|---|---|
| | 感觉 | □ | □ | | | | 感觉 | □ | □ |
| | 运动 | □ | □ | ASIA 损伤评级 | □ | | 运动 | □ | □ |

A

此表格可以自由复制但未经 ASIA 许可不得改动 .

图 41-4　脊髓损伤分型、肌力分级及 ASIA 损伤评分

A．美国脊柱外伤协会（ASIA）对脊髓损伤患者的神经功能标准分级

## 肌力等级

0 级：完全麻痹

1 级：可触及或看到的收缩

2 级：主动运动，全范围运动，不抗重力

3 级：主动运动，全范围运动，可抗重力

4 级：主动运动，全范围运动，抗重力和部分抗力

5 级：主动运动，全范围运动，抗重力和正常抗力

5* 级：据检查者判断，肌肉可以对抗足够大的阻力，如果不存在其他可以辨别的不可避免的因子，可以认为肌力正常

NT：无法检查，患者不能可靠地用力或因为制动、用力时疼痛或挛缩的原因，肌肉不能配合检查

## ASIA 损伤分级

- □ **A= 完全损伤**：S4 ~ 5 节段未保留任何运动或感觉
- □ **B= 不完全损伤**：损伤平面以下（包括 S4 ~ 5）有感觉，但没有运动功能
- □ **C= 不完全损伤**：损伤平面以下有运动功能，但一半以上的关键肌肉肌力 < 3 级
- □ **D= 不完全损伤**：损伤平面以下有运动功能，且一半以上关键肌肉的肌力 ≥ 3 级
- □ **E= 正常**：运动和感觉功能正常

### 临床综合征（可选）

- □ 脊髓中央损伤综合征
- □ Brown-Séquard 综合征
- □ 脊髓前侧损伤综合征
- □ 脊髓圆锥损伤综合征
- □ 马尾损伤综合征

## 分级步骤

建议按以下顺序进行脊髓损伤分级。

1. 确定左侧和右侧的感觉损伤平面

2. 确定左右两侧的运动平面
   注：在没有进行肌肉检查的区域，可以假定运动损伤平面与感觉平面相同

3. 确定单侧神经支配平面，这是双侧感觉运动功能都正常的最低平面，是步骤 1 和 2 确定的平面中最偏头侧的

4. 确定损伤是否完全（由骶髓情况确定）
   如果自主收缩消失，并且 S4 ~ 5 感觉评分为 0 分，且任何肛门感觉均不存在，则损伤完全，否则为不完全损伤

5. 确定 ASIA 损伤等级

**损伤完全？** 如果是，AIS=A 或记为 ZPP [ZPP 指最下方皮节或肌节在任何一侧有所保存（不是 0 分）]

否 ↓

**运动功能损伤不完全？** 如果否，AIS=B（是 = 肛门自主收缩或该侧运动损伤平面以下大 3 个节段存在随意运动功能）

是 ↓

**损伤侧平面以下关键肌肉肌力 ≥ 3 级**

否 ↓ AIS=C　　是 ↓ AIS=D

**如果所有节段的运动感觉功能正常，AIS=E**

注：AIS E 级用于随访时原有脊髓损伤的患者功能恢复正常的检查。如果最初的检查未发现功能缺失，则患者没有神经损伤，ASIA 损伤分级不需进行

B

图 41-4（续） B. 肌肉分级和 ASIA 损伤评分

部分情况下，“NT”的设计或 5*/5（由于限制性因素如骨折所造成的肌力减弱被认为正常肌力）最为合理。在判定患者的损伤类型时首先要排除脊髓休克。脊髓休克通常发生在损伤 24 ～ 48 h，但有时会持续更长时间，球海绵体反射阳性或肛门反射（图 41-5，图 41-6）的恢复是脊髓休克结束的标志。美国脊柱创伤协会文件的第 2 页除列出了每个运动等级外，还列出了 ASIA 损害分级和流程图来进行充分说明。使用 ASIA 损害分级，将脊髓损伤患者进行分级。损伤的级别按照最尾端运动及感觉功能正常的肌节和皮区命名。A 型：患者运动功能和感觉功能均完整；不超过尾侧 3 个节段的运动及感觉功能缺失。区域中部分保留的功能也应该记录，因为即使一个节段的改变也可能是很显著的，尤其是在颈椎区。B 型：患者为运动功能完整但感觉功能不完整（不完全感觉缺失但运动功能完整，以及不完全感觉缺失尾侧 3 个节段的运动功能缺失也为 B 型）；感觉缺失可能只是轻触觉、肛周的针刺觉或者肛门压力。C 型：患者出现自主肛门括约肌收缩或者出现上一级以下超过三个节段的自主活动，同时伴有骶区感觉障碍。这种运动障碍可以是按照本次标准的非主要肌节。超过一半的功能主要肌节分级 < 3/5。D 型：患者至少一半的功能主要肌节 ≥ 3/5。E 型：患者出现脊髓损伤，之后逐渐恢复正常。此型不用于未出现脊髓损伤的患者。这项检查可以帮助医师从单独的神经根或神经丛损伤中区分脊髓损伤。

在患者到达后应即刻进行神经功能检查，以明确患者的基本情况，之后准备进行其他接下来的检查。笔者对患者需要进行一系列的神经系统评估，在患者受伤的第 1 个 24 h 内每隔 4 ～ 6 h 至少检查 1 次，之后根据患者的临床情况每隔一段时间评估 1 次。这些经验来自 I 级创伤中心，但并没有证据支持，尚无法提供证据研究每次评估的间隔时间。另外，对于运动系统和感觉系统检查，腱反射十分重要。急性脊髓损伤常造成迟缓性麻痹和反射消失。病理反射如 Babinski 征 Hoffmann 征以及肌阵挛表明慢性脊髓损伤可能是由外伤后损伤恶化造成，例如慢性颈椎管狭窄后的脊髓中央损伤。一系列检查的目的是确定神经功能改变和调整治疗策略，以保证患者神经功能预后最佳。神经功能的恶化可能是由颅内病变例如血肿引起，也可能由代谢过程如酸中毒引起，也可能由脊髓病理变化引起。由脊髓压迫、低血压、硬膜外血肿扩大、脊髓缺血（梗死）、不合理固定或者不适当移动所造成的骨排序错乱是造成恶化的部分原因，病情恶化必须由骨科医师同

表 41-3 用于评估脊髓损伤的ASIA运动评分的关键肌群

| 节段 | 肌 群 |
|---|---|
| C5 | 屈肘肌（肱二头肌、肱肌） |
| C6 | 伸腕肌（桡侧腕长伸肌和桡侧腕短伸肌） |
| C7 | 伸肘肌（肱三头肌） |
| C8 | 指屈肌（指深屈肌） |
| T1 | 外展小指（小指展肌） |
| L2 | 髋屈肌（髂腰肌） |
| L3 | 膝伸肌群（股四头肌） |
| L4 | 踝关节伸展（胫前肌） |
| L5 | 伸趾长肌（拇长伸肌） |
| S1 | 踝关节屈曲（腓肠肌、比目鱼肌） |

（引自：Beaty JH, editor: *Orthopaedic knowledge update, home study syllabus 6*, Rosemont, IL, 1999, American Academy of Orthopaedic Surgeons, p 654.）

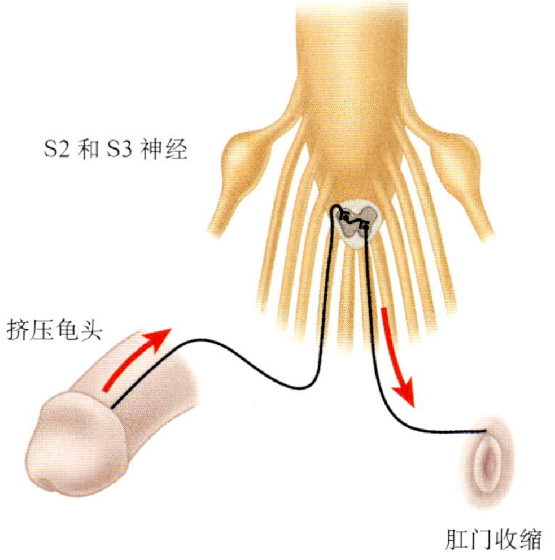


图 41-5 球海绵体反射

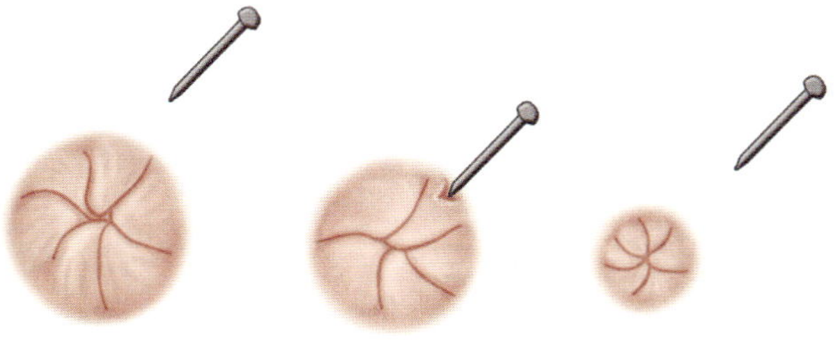

图 41-6 针刺造成肛门括约肌收缩

其他同事合作医疗，以保证最佳的治疗。同样，如果患者出现了好转，医疗措施如脊柱固定或非手术干预同样需要进行调整。

## 第二节 脊髓损伤

### 一、神经和脊髓休克

神经休克是指血流动力学不稳定，脊髓前侧损伤合并外周血管和心脏的交感紧张丧失，造成的后果为心动过缓、低血压以及由于稳定调节缺失造成的低体温。低血压合并心动过缓应当引起医生的警觉，对于合并其他损伤的患者，其可能引起休克，同时对于合并其他损伤的患者，也要注意失体克的存在。无论何种原因造成的低血压，对其进行积极治疗都是处理脊髓损伤的前提。脊髓休克是指脊髓功能的暂时性功能紊乱、受伤节段到尾端的反射丢失和感觉运动功能丢失，其表现为肛门收缩和球海绵体反射消失及迟缓性麻痹。脊髓休克为暂时性现象，常在 24 ~ 48 h 恢复。没有针对脊髓休克的特定治疗。

对于脊髓损伤患者，快速诊断及采用措施减少脊髓二次损伤是保证患者最佳预后、促进功能恢复的最佳干预措施。对于手术时机的争议主要集中在减小二次损伤的理念上。大量的研究，比如：急性脊髓损伤手术时机的研究，试图决定最佳的外科减压和获得稳定性的时机。目前，仍有一些待决定的问题，但是越来越多的证据显示倾向于早期减压来改善神经系统的结局，减压经常会快速地辅以牵引固定这种方法在大多数环境下可比手术处理更快速的完成。另外，一些提供三级证据的研究表明早期减压、恢复稳定性与缩短住院时间及减少整体的治疗费用相关。在一项关于直接测量脊髓压力与脊髓灌注关系的研究中，Werndle 等发现脊柱序列的恢复及稳定性重建后并不会导致脊髓灌注的增加，这是由于脊髓在非弹性的硬脑膜内水肿的原因。

二次级联损伤是指由于脊髓缺血造成的额外神经功能损伤，会造成离子转移、细胞膜改变及神经递质包括炎性因子的聚集，炎性因子中的自由基可能会造成神经组织的进一步损害。对于这些机制的讨论在本章不进行赘述，但是，必须了解，对于脊髓损伤患者合理的医疗措施是整体医疗的重要组成部分。第二机制伴随着由脊髓受压、牵引、切割伤及撕裂伤造成的第一机制产生。二次级联损伤在数小时到数天后发生，根据受伤的严重程度及其他损伤有所不同。基于部分动物模型和Ⅲ级证据，脊髓缺血是造成二次损伤过程的主要原因。避免或减少脊髓缺血有助于改善神经预后。脊髓缺血造成脊髓自身的改变，伴随脊髓血供自身调节的丢失，以及大血管的改变。这些系统性改变包括心律失常、心动过缓、平均动脉压降低、心排血量减少，以及外周血管阻力降低。所有异常会影响正性反馈通路，加重脊髓缺血，造成血流动力学参数的恶化。所有的血流动力学参数会逐渐恶化，并发更严重的损伤。呼吸功能不全或呼吸衰竭常在脊髓损伤中伴发，脊髓损伤后由于呼吸肌无力造成血氧不足，同时，血氧不足又引起脊髓缺血，造成恶性循环。对于心肺功能不全的早期发现及治疗并不能减少患者的致死率及致残率。血压管理的最佳目标是保持平均动脉压在 85 ~ 90 mmHg，并保持血氧饱和度为 100%。这些经验是基于临床Ⅲ级证据，是目前临床应用中的最佳方案。为了对患者进行合理治疗，可能需要动脉管、中央静脉通路，甚至 Swan-Ganza 导尿管。首先，应治疗低血压，对于失血性低血压在进行体液复苏的同时纠正体液平衡（如采用乳酸盐林格液）。在补充充分晶体液后需要进行输血治疗。如果在体液复苏及在正常中心静脉压下输血后患者低血压仍没有好转，需要使用升压药保持平均动脉压在合理范围内。药物如多巴酚丁胺、多巴胺、去甲肾上腺素，α 受体拮抗药和 β 受体拮抗药应较 α 受体拮抗药优先选用，α 受体拮抗药可能导致反射性心动过缓。获得平均动脉压的血压支持时间大致为 7 d，但目前没有证据支持时间是否略长或略短。应进行供氧和调节辅助通气设备，保证氧浓度接近 100%。

### 二、脊椎快速复位

颈椎的快速复位和固定的主要目的是为了改善脊髓血流量，从而最大限度地减少缺血的有害影响。动物模型中脊髓压迫的迅速缓解，已被证明是有益的。这些研究强调从受伤到解压这一段时间是最佳的，但在临床上一直无法得以实现。而对一部分患者通过骨牵引以复位骨折和脱位可以解除脊髓压迫，并改善脊髓血流。患者一旦确认受伤，并被紧急送往放射室，往往可以在到达医院后第 1 ~ 2 小时实现复位。这一定要尽快完成才是有效的，即使还没有完成初始的全面检查。然而还有一些问题，例如这么做能带来多少益处的证据是有限的，而且这么做还存在其他未被发现的风险。闭合复位通常比手术切开复位更加迅速有效，而且血流动力学稳定的患者可以在闭合复位的同时安全地进行全面评估。然而闭合复位并不都是可行的或适合去尝试的，例如其他级别的开放性损伤患者、昏迷患者、颅骨骨折的患者，或者血流动力学不稳定的患者。

关于颈椎复位的时间和颈椎 MRI 的必要性存在大量的争议，特别是对于单侧或双侧关节突骨折或脱位患者。争论的焦点是是否有必要取得复位前 MRI，以确定是否存在椎间盘突出。MRI 检查获得的信息价值和其延长复位时间带来的风险仍需要权衡。治疗这些患者时，必须考虑到以下的信息。首先是有明确的脊椎脱位性脊髓压迫症状相关的神经损伤。Rizzolo 等报道称 55%的关节突损伤、椎间盘突出或崩裂的患者会发生神经损伤，而且往往是椎间盘突入椎管。目前尚不清楚这一点的重要性，因为它涉及脊椎复位。Vaccaro 等通过 MRI 发现脊椎复位后出现了更多的椎间盘突出，但在一部分患者，椎间盘移位并没有导致相关的神经功能受损。Grauer 等发现根据脊柱外科医师的主要专业，他们在处理颈椎脱位时使用 MRI 存在明显的差异。第二个重要的事实是，如果在闭合复位时患者是清醒的，就只有很少的操作相关性神经损伤。虽然这方面没有Ⅰ类证据，但是问题的重要性是，在复位时患者是否清醒，是否存在椎间盘损伤。几十年的系列临床报道发现，1200 例进行闭合复位的清醒患者中，只有 11 例（< 1%）出现了永久性神经损伤。其中至少有两例是根性损伤。此外，一两例患者在短暂的恶化后又恢复到正常水平。80%的患者可以进行复位以保证良好的脊髓灌注。因此，造成额外伤害的风险是很低的。笔者建议对清醒并伴有显著神经功能缺损的颈椎关节突骨折或脱位患者，在没有 MRI 情况下迅速进行复位。

笔者将显著神经损伤定义为损伤节段远侧一半以上的重要肌节功能损伤在 3/5 级以下（ASIA 功能损伤等级法，A、B 或 C）。这样一来大部分清醒患者在 MRI 检查之前进行了复位，最终治疗之前进行 MRI 检查，以协助制订手术方案。对于一小部分双侧小关节损伤，或者可能是单侧小关节损伤，而损伤节段远侧一半以上的重要肌节功能损伤 3/5 级或更高的患者，即使意识状态良好，也要在复位前进行 MRI 检查。这是因为，如果患者最初的神经功能损伤为 3/5 级或更高，进行复位将会弊大于利。在复位过程中，如果神经功能缺损发生恶化，复位将被终止。根据病程进展，立即进行 MRI 检查，并进行手术治疗。如果患者昏迷，不能安全地进行闭合复位，不应该进行迅即复位的尝试。对于尝试闭合复位但没有成功的患者，MRI 检查将有助于外科手术方式的选择。

#### 闭合复位技术

在放置颅骨钳后，应用此项技术同之前所描述的牵引试验相似（手术技术 41-2），应当在主治医师的监督下完成。牵引固定点相同，应顾及没有骨折或脱位的所有活动节段，以及复位受伤节段的外固定物。在复位过程中不要过度牵拉受伤节段，使其超过相邻未受伤节段 1.7 mm，这一点非常重要。一旦完成复位，牵引的重量应减到 10 ~ 15 lb（1 lb=0.453 kg），对于患者的诊断也完成了。在完善的固定完成前，患者需要头部抬高 30° 保持在牵引床上，除非其他的损伤使患者需要改变姿势。如前所述，患者的头部及肩部下需要放置小的长垫，使患者在牵引过程中保持中立位。闭合复位成功用于接近 80% 的病例。复位成功或失败后的下一步治疗在本章的枢椎损伤中描述。

### 三、脊髓损伤治疗

目前还没有Ⅰ级证据指出有效逆转脊髓损伤的办法。许多患者神经功能确实出现改善，其中部分患者甚至有巨大的改善。目前已有一些方法可以减少二次损伤。这些办法包括快速正确地调整脊柱序列，保持平均动脉压在 85 ~ 90 mmHg，获得 100% 的氧饱和度。是否使平均动脉压（MAP）保持 85 ~ 90 mmHg 仍在评估中。Hawryluk 等通过研究发现使 MAP 维持在 85 ~ 90 mmHg 对神经功能的恢复有更好的效果；MAP 间断低于目标值会使效果变差。在受伤后的前几天影响最明显，神经外科医师大会也推荐在受伤后的前几天将 MAP 维持在 85 ~ 90 mmHg。目前已有大量研究提出了各种临床干预措施，可以帮助脊髓损伤患者恢复。最初被接受的一项干预措施为使用大剂量的甲泼尼龙，此方法由国家急性脊髓损伤研究（NASCIS）Ⅱ和Ⅲ协议提出。这项研究后续评估发现根据数据分析，使用皮质类固醇的好处之前尚未意识到。这些协议用于作为患者的治疗选择，由于使用大剂量的皮质类固醇具有明显的并发症，可能抵消了其益处。但是，严重脊髓损伤对患者是致命性的打击，在符合纳入标准后此类患者被告知了这些协议。如果患者在考虑到相关的有害结果后仍选择此项治疗，那么需要签订知情同意书。

## 四、脊髓综合征

在评估脊髓损伤患者时，需要严格区分完全性脊髓损伤患者和非完全性脊髓损伤患者，因为需要根据评估制订治疗方案。如果患者为完全性脊髓损伤，患者在部分保留区域内可能重新恢复部分功能，但需要明白，损伤节段以远的功能不太可能恢复。这在脊髓休克恢复和仔细的神经系统检查前无法判定。在不完全性脊髓损伤患者中，一部分患者出现综合征。如果患者出现了某种综合征，可以猜测到患者的大体情况，但是特定的功能恢复在此时尚无法确定。但是，概括出一些内容可以告知患者：①损伤节段以远的运动和感觉功能保留得越多，恢复得越好；②功能恢复越快，恢复就越好；③恢复常在 12 ～ 15 个月时出现，但一旦超过这个时间段则很可能无法恢复。最常见的综合征为中央脊髓综合征、Brown-Séquard 综合征或前颈髓综合征、后髓综合征、脊髓圆锥综合征和马尾综合征。有部分损伤并不能与上诉综合征较好相符，对于这类混合综合征很难预测其预后。

脊髓中央综合征最常见。它是由于脊髓中央区包括灰质和白质都受到破坏所致（图 41-7B）。位于中央皮质脊髓束的上肢束损伤最严重，而下肢束损伤程度较轻。四肢瘫的患者通常上肢受累程度比下肢重。通常，患者会出现四肢轻瘫，上肢较为严重，肢体远端较为严重。感觉功能的保留因人而异，但是骶部针刺感觉通常得以保留。这些患者早期可能有部分恢复，之前可能即存在脊髓受压，而且可能出现脊柱不稳。预后因人而异，但是超过 50% 的患者可以恢复对大小便的控制，可以重新行走，手部功能也有所改善（表 41-4）。这种综合征通常是原有脊柱骨关节炎的老年患者受过伸性损伤所引起，此时脊髓在前方的椎体和后方皱褶的黄韧带之间受到了挤压（图 41-7A）；也可以发生于屈曲位损伤的年轻患者。

**表 41-4 脊髓中央损伤后功能残留**

| | 接诊（%） | 入院（%） | 随访（%） |
|---|---|---|---|
| 行走 | 33.3 | 77 | 59 |
| 手部功能 | 26 | 42 | 56 |
| 膀胱功能 | 17 | – | 53 |
| 排便功能 | 9.5 | – | 53 |

脊髓中央损伤慢性后遗症：①痉挛加重和锥体束征；②发生率为 23.8%；③预后不佳，神经功能逐渐丧失

（引自：Bosch A, Stauffer ES, Nickel VL: Incomplete traumatic quadriplegia: a ten-year review, *JAMA* 216:473, 1971.）

Brown-Séquard 综合征是脊髓左或右半侧损伤（图 41-7C），通常有以下原因：单侧椎板或椎弓根骨折、刺伤或因半脱位引起的旋转损伤。其特点是损伤侧的运动功能减弱和对侧痛、温觉的丧失。这种综合征的预后良好，神经功能明显恢复的情况较常见。Pollard 和 Apple 指出，统计学上只有脊髓中央综合征和 Brown-Séquard 综合征，在创伤后 2 年内会有神经功能恢复。

前脊髓综合征通常是在过屈位损伤时，由骨或椎间盘碎片压迫脊髓前动脉和脊髓引起。其特点是损伤水平以下运动和痛、温觉完全丧失。因为后索不同程度幸免于损伤（图 41-7D），所以深触觉、位置觉和振动觉得以保留。这种损伤明显恢复的可能性较小。后脊髓综合征累及脊髓后索，造成本体振动觉丧失，而运动和其他感觉功能不受影响。这种损伤较少见，多数是由伸展性损伤引起的。

脊髓圆锥综合征是骶髓（圆锥）和腰神经根在椎管内的损伤，通常引起大小便功能和下肢功能丧失。大多数的损伤发生在 T11 ～ L2，引起会阴部的弛缓性麻痹及膀胱、肛门肌群失控。如果有球海绵体反射和肛门反射消失则说明这种损伤是不可逆的。如果神经根未受损伤，下肢 L1 ～ L4 的运动功能可以存在。

马尾综合征是指椎管内圆锥与腰骶神经根之间的损伤，也导致大小便和下肢功能丧失。完全性马尾神经损伤时，所有支配肛门、膀胱、会阴区和下肢的周围神经功能丧失，如果球海绵体反射、肛门反射和下肢所有反射活动都消失，说明马尾的所有功能均已经丧失。马尾是作为周围神经起作用的，如果神经根不是完全横断或毁损，就有功能恢复的可能。大多数情况下，马尾综合征往往提示神经系统的不完全性损伤。

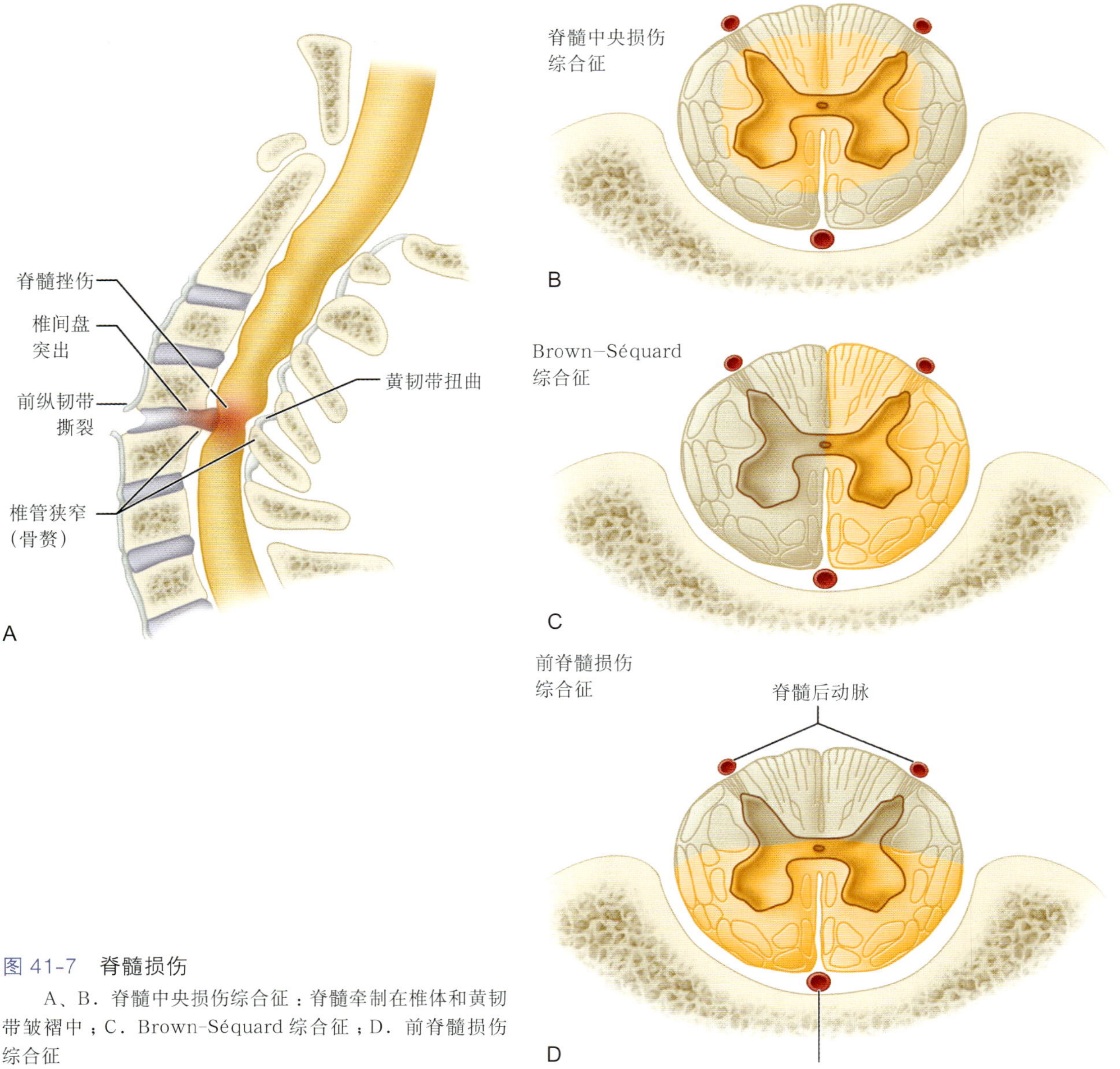


图 41-7　脊髓损伤

A、B．脊髓中央损伤综合征：脊髓牵制在椎体和黄韧带皱褶中；C．Brown-Séquard 综合征；D．前脊髓损伤综合征

# 第三节　颈椎损伤

## 一、头环背心固定和颈椎支具

颈椎固定是治疗许多颈椎损伤的主要办法。关于颈椎固定有大量的文献提供了丰富的临床经验。本部分研究主要基于Ⅲ级及Ⅳ级证据的研究。不幸的是，目前尚没有针对特定固定方法的随机对照回顾性数据。由于伦理学的限制，这类数据不太可能得到。

Perry 和 Nickels 于 1959 年首次使用头环背心。之后对头环背心进行了大量的改进，同时也发明了其他颈椎支具。这些支具主要有两个目的：在急救和转运过程中进行固定，或者作为对不稳定脊柱损伤的辅助或主要治疗方式。另外的一个辅助作用是作为手术固定后的暂时性固定，以保证固定强度。坚强固定和早期活动的目的是妥善处理脊髓损伤，但推荐在术后使用短时间的外固定措施。

分离型颈托不推荐用于治疗，因为其容易分离，另外在长期使用过程中会造成皮肤损伤。在对患者进行初步判定后，若不需要固定就应当将其摘除或者更换。最常用的颈椎支具包括软颈托、两瓣式硬颈托、胸骨枕下颌固定（SOMI）、Minerva（与 SOMI 相似，但增加控制前额的器具）以及头环背心。一些研究者比较了这些支具在颈椎应用时限制颈椎活动的能力。在正常受试者的比较研究中，使用同类性质的支具之间固定效果无显著性差异。研究发现在以上列出的颈椎支具中，支具类型的固定效果更好。这些研究通常测量颈椎的总体活动范围，但缺陷为受试者都不是颈椎损伤患者，因此其脊柱生理功能可能和脊柱损伤患者有所差异。其他研究者曾使用尸体标本，在建立特定颈椎损伤后建立颈椎不稳的尸体模型，之后对不同支具的固定效果进行研究。Richter 等在对 1 例齿突骨折的尸体模型研究中发现，头环背心相比分页式颈托或者 Minerva 型支具固定效果更好。在另一项尸体研究中，Horodyski 等发现对于 C5 ～ 6 不稳的模型，分页支具不能够有效限制颈椎活动。其他的研究曾发现不典型运动，例如“摆动”，由矫形支具在独立节段引起，在日常活动和生活中，尤其多见于限制型。还需要更多的研究以评估这些支具对咀嚼、吞咽及进行口腔清洁的效果，尽管目前这些支具已经提示影响这些活动。

对于头环背心的研究相比其他类型支具的研究更常见，目前已有了一些明确的发现。头环背心是目前限制颈椎活动最有效的支具，对枕颈交界区、枢椎下区及颈胸交界区有效。头环背心的使用中，交界区域的活动度较颈椎中段的活动度大。但是，尽管已经正确使用了头环背心，颈椎仍存在一定的活动。尽管仍有一定活动，头环背心有效用于许多颈椎损伤的管理中，尤其是对于骨损伤，包括枕颈部交界区损伤。随着手术方法的改进，头环背心仍旧有用，因为其可以保留许多上颈椎损伤在骨折融合后的正常运动。这个区域对正常颈椎有很大的作用，这种运动在手术固定后永久丧失。

使用头环背心固定存在一些明显相关并发症。近期，一些研究调查了对于老年钝性创伤患者使用头环背心固定相关的致死率和致残率，但是，并没有高质量的回顾性研究评估这些患者。创伤的回顾性研究文献提出，对于老年颈椎骨折患者，使用头环背心固定的致死率高于进行手术治疗或使用颈托的患者。

在颈椎损伤死亡率较高的医疗中心，发现呼吸系统并发症和深静脉血栓的出现率较高，提示这些患者的活动能力较其他亚组的患者差。在一项更深入但同样的前瞻性评估中，Bransford 等并没有发现使用头环背心有高的相关致死率。这项在 I 级创伤中心进行了 8 年的前瞻性研究，评估治疗预后、并发症、损伤分型和患者年龄。使用头环背心固定成功治疗的患者占 85%，尽管 11% 的患者由于一些并发症如进针部位感染而没有佩戴足够的时间。在没有其他干预措施时，成功恢复脊柱序列或没有出现二次神经功能恶化被认为治疗成功。这些研究中出现的负面事件包括死亡、进针部位问题、呼吸功能恶化、皮肤损伤、吞咽困难、神经功能恶化及其他各项并发症。311 例使用头环背心固定进行治疗的患者中，22 例出现了死亡，其中 19 例为开始使用头环背心固定的 21 d 内出现的。由 7 名成员构成的小组针对每名患者回顾了死亡的原因、有关的合并症及头环背心是否是造成患者死亡的因素。评估证明，22 例患者的死亡原因不是使用头环背心固定。使用头环背心进行治疗的最常见区域为枕部到 C2，尤其是齿突骨折，尽管 1/3 的患者存在枢椎下区损伤。同样，在研究中有大量的患者存在多处损伤。

使用头环背心固定的并发症较多，部分研究报道并发症出现率高达 59%，尽管大多数研究报道的并发症出现约为 35%。最常见的并发症包括固定针部位感染或者固定针松动，约占所有并发症出现率的 40%。大多数固定针部位的感染在出现早期使用口服抗生素治疗有效。有时，感染情况较重，需要改变固定针部位，或者撤除头环背心固定。极少出现的最严重的感染，可能会导致颅内脓肿，需要进行清创治疗，并可能导致死亡。其他的固定针相关并发症包括脑脊液漏，无伴感染的固定针松动，甚至出现进针点或附近部位的颅骨骨折。其他头环背心固定的并发症包括骨折复位失败、脊柱序列调整失败。在大多数研究中使用头环背心固定不稳定的发生率为 30% ～ 35%。如果与重获活动能力后的影像学表现相比，大多数并发症在头环背心制动后的第 7 ～ 10 天发生。在调整序列失败后，由于增加了非融合的可能，需要转用其他治疗方式。在合理使用头环背心固定 12 ～ 16 周后如果还未融合，则应当进行手术固定。尽管并不常见，但出现不稳定后导致的神经功能恶化同样值得关注。更多的严重并发症，如肺炎或呼吸困难可能发生，但其主要与未合理运动相关。如果发现头环背心固定不能提供足够的稳定性，无法允许患者活动，但患者的其他损伤可以允许患者活动，如果可能则应采取一些其他治疗办法。这样，可以避免大多数的严重并发症。对头环背心进行合理的护理，并且进行合理随访，可以避免多数与固定针相关的并发症。

## 头环背心的应用

目前已有了大量不同的头环背心设计。笔者主要使用石墨马蹄形环和四个钛针。对于< 10 岁的患者，可能需要使用 6 根或 8 根固定针（见第 43 章）。位置合理，大小合适对减少固定针松动或环的移动起着重要作用。固定在颅骨环线下，保证至少 1cm 的圆周间隙。选用远离骨的较大的固定针，可能会增加固定针与颅骨之间接触面的活动，与将其他外固定材料放在远离骨的位置相似。在放置固定针前需要进行头颅 CT 扫描，确保进针部位没有骨折，以安全放置固定针。

### 手术技术 41-3

- 选择最小的头环，保证放在颅骨最大直径下有至少 1 cm 的皮肤间隙。
- 前方固定针应放置在眉毛上外侧 1/3 处，这个位置可以避开眶上神经、滑车神经和颞肌。后方固定针的位置通常要略低于前方固定针，低于耳朵（图 41-8）。
- 后方背心的位置在患者下方，以便合理放置肩带。
- 需要时剃除头发，对进针部位使用消毒液消毒 3 次。
- 使用头环放置固定针，确定头环位置，由助手将头环套在患者头上，固定住头环位置。
- 在固定针的位置使用针头注射 0.5 ml 的皮下局部麻醉药物。在注射局部麻醉药时避免提起大块皮肤，因其在放置固定针后可能牵引皮肤。
- 让患者缓慢闭上双眼，在放置头环期间保持闭眼，以保证作用于皮肤和肌肉的牵引力不会影响眼睛的闭合。
- 依次放置各枚固定针。
- 将钉拧入，将对角的两个钉同时旋紧（如右前侧和后外侧），重复以上动作确保所有固定针都已拧紧。这样可以避免在拧紧针的同时固定环向一侧移动。
- 使用扭力扳手，将扭力扳手设定为 8 lb（1 lb=0.453 kg），用扭力扳手反复将对角的钉成对拧紧，将所有的针拧到 8 lb（1 lb=0.453 kg）。较小的扭力可能造成固定针松动，较大的扭力可能穿透颅骨。
- 用适当的锁定螺母将钉与头环固定在一起。
- 安置前侧的背心，保护好肩部及腹部的固定带。
- 固定连接固定环和背心，调整位置，如果可以允许铰链自由移动。使用器械公司推荐的扳手锁紧所有螺钉。
- 影像学检查确定骨折复位，脊柱序列良好。
- 在 24 h 内，重新用扳手调整螺钉为 8 lb（1 lb=

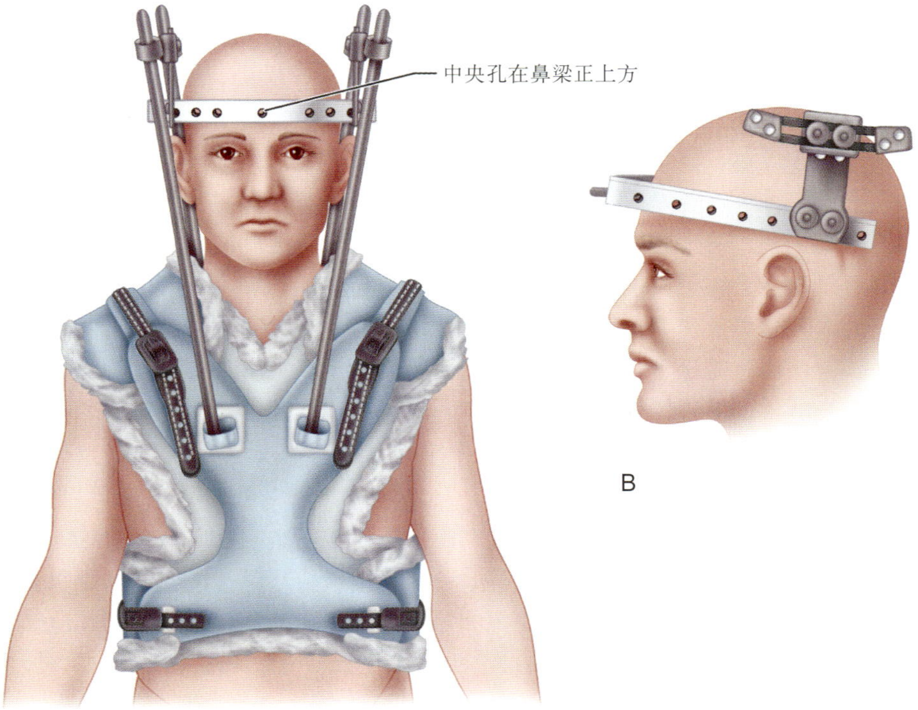


图 41-8 当使用头环时，进针点应在眉毛外侧 1/3 上 1 cm 处，以及耳朵上方的枕骨部（乳突区域）（见手术技术 41-3）

0.453 kg）。

- 每天使用过氧化氢或聚乙烯吡咯烷酮碘消毒固定针。

**术后处理** 根据患者的活动情况，每天对固定针进行消毒，头环背心上的零件每 2 ~ 4 周需要重新拧紧一次。患者可以与非颈椎损伤患者一样活动，颈椎影像学确定骨折复位和脊柱序列大体稳定。在头环背心固定完成，固定针去除后，应当对固定针部位消毒。按摩固定针部位的皮肤以防止瘢痕皱缩影响骨膜，这样可以保证患者面部表情正常，减少外观明显的瘢痕。

## 二、影像学评估措施

螺旋 CT 是对颈椎骨折和脱位的检查方式。轴位像、矢状位重建和冠状位重建可以很好地显示损伤。需要有系统和明确的步骤来通过阅片检查创伤。从矢状位重建开始，其中有 3 幅图有着重要价值，分别是通过枕骨髁和寰椎关节及两侧关节突关节的中线图和旁矢状面图。这些旁矢状面图需要特别注意评估以下几点：①与枕髁寰椎关节一致，应当同轴且不超过外侧 2 mm 宽；②完整的枢椎峡部水平；③正常的关节突关节和完整侧块。中线图应当根据以下几点进行评估：①连接 Wackenheim 线到齿突（与齿突后 1/2 正切）；②寰齿间距增宽（正常 < 3 mm，不正常 > 5 mm）；③ C3 椎体中央的软组织水肿（正常 < 5 mm）；④齿突的骨性完整性；⑤椎体前方序列；⑥椎体后方序列；⑦棘突椎板线的序列；⑧判定各椎间盘间隙的额外角度。

冠状位重建用于评估枕髁 - 寰椎关节、寰枢关节及齿突的骨性完整性效果最佳。

各个颈椎节段及枕骨的后弓的完整性在轴面图上判定最佳。各个节段的骨折包括椎体、椎弓根、横突孔、侧块、椎板和棘突都可在 CT 图像中发现（图 41-9）。

## 三、枕颈脱位损伤模式

颅颈交界区的损伤可能发生在许多部位：寰枕脱位，寰枢椎脱位，或者骨折合并脱位，包括枕部、

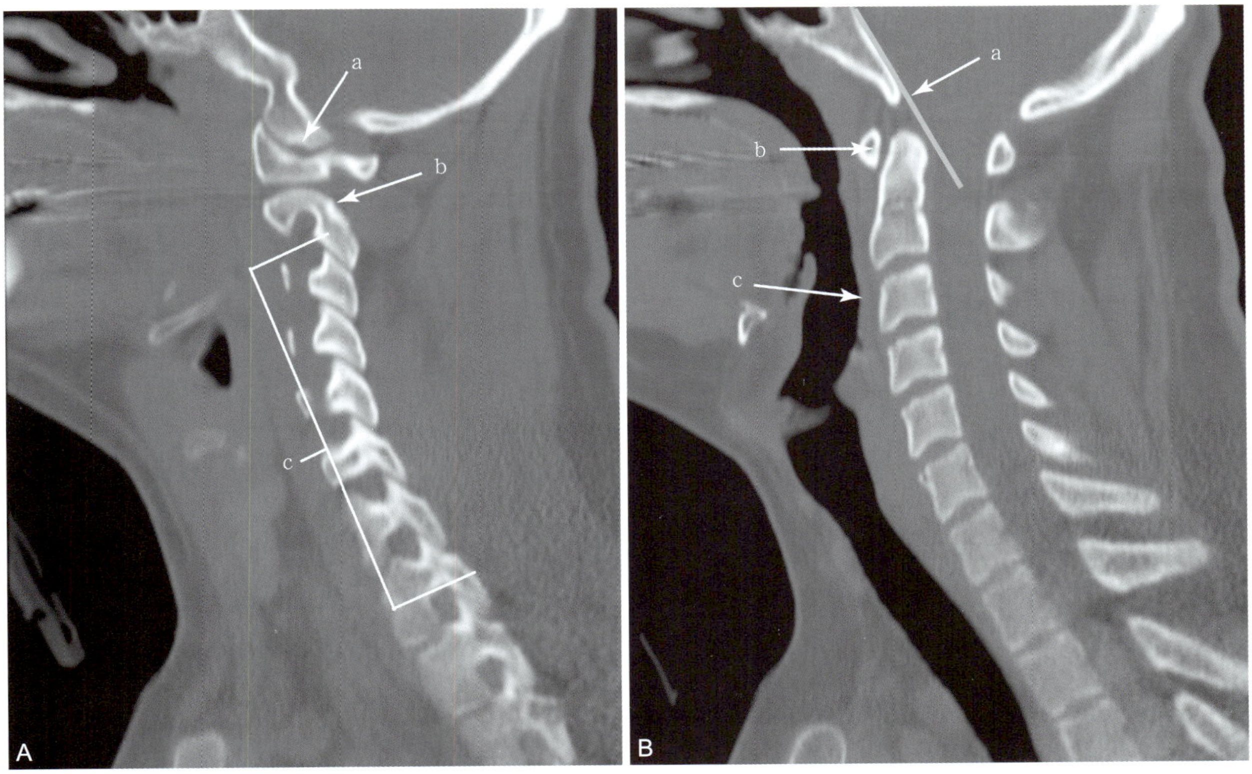


图 41-9 A. 箭头 a 指示正常的枕骨 –C1 关节，箭头 b 指示完整的 C2 峡部，c 指示颈椎正常的关节联系；B. 箭头 a 指示 Wackenheim 线，显示斜坡道齿突之间的正常联系，箭头 b 指示正常宽度的寰齿间隙，箭头 c 指示 C3 椎体中间的正常软组织密度宽度 < 5 mm

寰椎、枢椎可撕裂覆膜、翼状韧带和尖韧带、横韧带，以及枕部－寰椎关节囊和寰枢椎关节囊。一些如枕髁骨折的损伤或独立的关节囊损伤可能是稳定的。但是，这些损伤可能是其他更为复杂损伤同枕颈不稳定的基础，如果不进行治疗可能致命。通常这些损伤导致患者在转运之前死亡。医师对枕颈交界处的损伤也应意识到并怀疑其他损伤类型。出现的第Ⅵ、第Ⅹ、第Ⅻ对脑神经麻痹，颅颈交界区的蛛网膜下腔出血，或者上颈椎前方的软组织水肿都必须引起对颅颈交界区损伤的高度怀疑。更严重的损伤，包括单肢轻瘫、偏瘫、四肢麻痹、窒息或其他综合征也可能随着这些损伤出现。对 CT 资料，尤其是对重建图像的仔细评估是必要的，因为这些损伤常常是脱位或仅仅是骨性结构之间的相对位移，有可能甚至没有骨折。随着对创伤的逐渐理解及对患者护理水平的逐渐提高，寰枕关节脱位逐渐被人们认识到。对寰枕关节的最佳诊断方法目前还没有明确。此前根据侧位像的老办法如 Power 比（颅底到后弓的距离 / 枕骨到前弓的距离）和颅底寰椎间距 / 颅底齿突间距（BAI-BDI）如前所述（图 41-10）。据 Harris 等介绍，BAI/BDI 是目前使用侧位片最准确的方法。使用螺旋 CT 扫描可以提供更为详细的骨性关系分析。笔者此前用于诊断寰枕脱位的方法可以同样对枕髁－寰椎关节进行评估。如果两关节都正常，则证明没有寰枕关节脱位。另外，Wackenheim 线到齿突的关系需要进行评估。如果这种关系是正常的，那么寰枢椎之间则没有脱位。最常用于对寰枢椎脱位的分级系统为 Traynelis 系统，其通过脱位的方向进行描述，但缺乏指导治疗。Traynelis 分级包括Ⅰ型（前方）、Ⅱ型（纵向）、Ⅲ型（后方）和其他型，如包括外侧或多向脱位。对文献的回顾表明，最初未能诊断的枕颈脱位，在诊断时出现神经功能恶化的占 73%，约 50% 的患者在治疗后神经功能甚至无法恢复到进行检查时。一部分报道的病例中，进行牵引的患者中 10% 出现了神经功能恶化。同样，明确进行外固定治疗的患者，除了牵引中 40% 患者可能会出现神经功能恶化外，都需要进行固定。另外，27% 没有出现神经功能恶化的患者甚至在 22 周的固定后，仍没能获得脊柱稳定。术前使用头环背心短暂固定，等待手术固定的患者中没有出现神经功能恶化。这项Ⅲ级证据让笔者推荐对所有枕颈部脱位的患者进行手术固定。初始的处理方法为使用头环背心提供稳定，直到患者进行枕颈部后路融合为止。在平常情况下不适用牵引。通常，融合节段为从枕骨髁到 C2 或 C3，使用颅骨多点固定和寰椎侧块螺钉、枢椎峡部螺钉，在必要情况下，对 C3 或以下节段使用侧块螺钉并进行自体骨移植。一些单独的枕颈部结构无脱位损伤可以不进行手术固定治疗。

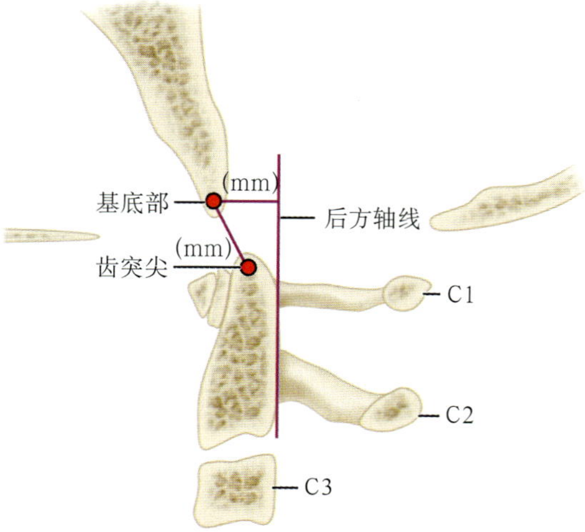


图 41-10　Harris 所描述的 BDI 和 BAIS 的测量方法

## 使用板棒结构、枕骨板、寰椎侧块螺钉、枢椎峡部螺钉和侧块固定间断固定，进行枕颈部融合

对枕骨到颈椎融合较好的办法，为使用由颅骨多点固定和上颈椎多点固定所构成的板棒系统。如果损伤只是枕骨寰椎节段的软组织损伤，固定节段可终止到枢椎水平。如果创伤影响到寰椎或枢椎水平，那么固定节段就需要向尾端延伸到 C3 或更低节段，这需要根据创伤类型而定。

将清醒的患者搬到硬板上仰卧。对患者在神经监测下行全身麻醉。通常，患者在转运到手术室过程中需要佩戴头环背心。Mayfield 头部定位器直接与头环背心相连，去除前方背心及支持物。如果患者没有佩戴头环背心，那么需要使用 Mayfield 头部齿轮固定器。将患者搬运至床上后，去除后部背心。X 线片确定创伤复位情况，确保患者头部保持满意的融合位置。推荐采用轻微的枕颈部屈曲位，允许活动，在平常活动时不太困难（图 41-11）

### 手术技术 41-4

- 剃除头部的毛发至枕骨隆突上方数厘米。
- 头部和颈部后方消毒、铺单，髂骨供骨区消毒、铺单。

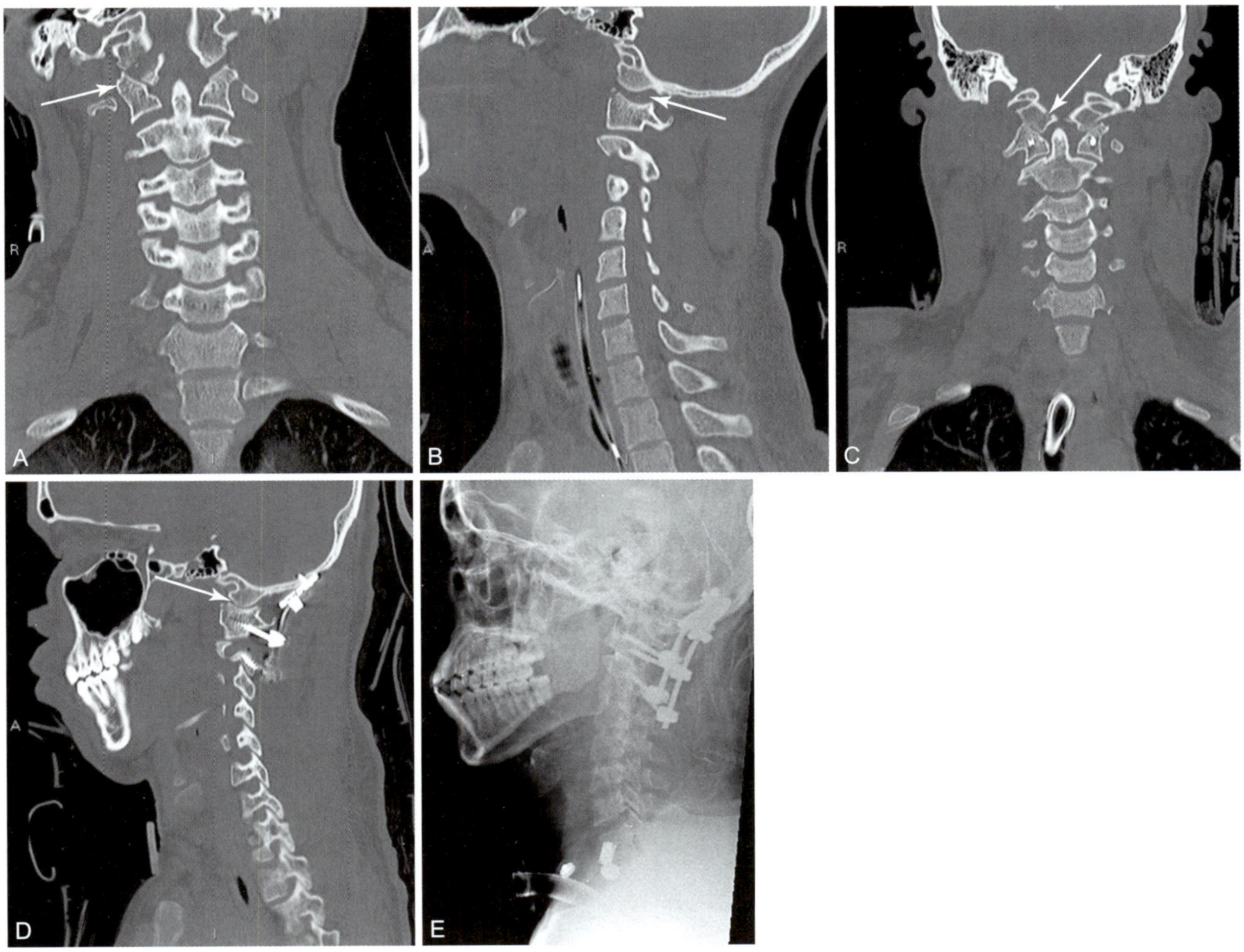


图 41-11 A. 箭头指示患者右侧枕骨髁骨折，无枕颈部移位；B. 箭头指示不正常变宽的枕骨髁 –C1 关节；C. 箭头指示右侧枕骨髁骨折已复位，箭头表明左侧枕骨髁 –C1 关节正常；D. 进行颅骨、C1 侧块和 C2 峡部固定的解剖序列；E. 枕颈部钢板 - 棒系统结构的侧位片（见手术技术 41-4）

- 标记从枕骨大孔到 C3 水平的手术切口，用 1 ∶ 500 000 的肾上腺素盐水通过切口浸润皮下组织和椎旁肌肉。
- 锐性切开皮肤，电刀止血、仔细分离至颅骨和 C3 棘突（如果准备将固定器械放置在 C2 节段）。
- 使用 Cobb 剥离器和电刀行骨膜下剥离，上方显露至枕骨大孔上缘。
- C1 后弓向外侧显露不超过中线外 15 mm 或椎动脉沟，取两者较小的距离。注意保持电刀在 C1 后环上使用，不能烧灼较薄的寰枕膜。
- 显露 C2 棘突的两侧（将 C2 棘突劈开），骨膜下剥离椎旁肌肉的附着点以便关闭切口时两侧能通过骨结构缝合至 C2 棘突。
- 显露相应节段的棘突、椎板和两侧侧块全部，保留各节段的关节囊。
- C2 神经根（枕大神经）在 C2 峡部后方的静脉丛穿过，周围血管丰富。应用双极电凝和 Penfield 4 号牵开器轻轻将静脉丛向头端牵开，从 C2 椎板的上外侧象限直至 C2 峡部显露清楚。在这个步骤中，预期出血较多但可以使用双极止血、明胶海绵、止血纱布等控制。
- 同法，显露 C1 后弓尾部边缘至与 C2 峡部平齐的位置，向尾端牵开静脉丛和 C2 神经根显露 C1 侧块的下方到后弓和椎动脉。
- 使用影像增强器，证实损伤复位满意。
- C1 螺钉按照 Harms 和 Melcher 的方法置入。使用手钻，以 C1 后弓尾端、侧块中线外侧 3 ~ 4 mm 为进针点，垂直并头倾 10° 角钻孔，侧位片止于齿突前缘的稍后方。允许使用单皮质螺钉以降低损伤 C1 侧块前方颈内动脉和舌下神经的风险。

- 置入一枚万向螺钉，深度 10 mm。
- C2 峡部螺钉按照 Magerl 和 Seeman 的方法置入（见手术技术 41-9）。放置 Penfield 4 号牵开器，显露峡部中央的皮质，确定 C2 下关节突处的进针点。在侧位影像辅助下，选择进钉方向位于峡部中央。用高速磨钻穿破进针点一侧的骨皮质，一般按外倾 25°、头倾 20° ~ 30° 钻孔，同时需要考虑解剖变异和仔细研究 CT 片以确定钻孔角度。在影像辅助下，直接用手钻穿过峡部，侧位片至 C2 椎间孔内缘。
- 在后侧横突孔放置合适长度的万向螺钉。根据笔者的经验，螺钉穿过横突孔到 C2 椎体，这样更可以提供良好的固定，并且避免椎动脉损伤风险。
- 如果需要另外使用侧块螺钉，通过 Anderson 对 Magerl 改进的方法置入螺钉。明确侧块的四边，通过四边确定侧块的中点。使用高速磨钻在中点内侧 1 mm 穿透皮质。利用这个置钉点，通过在最尾端的棘突顶点（使用 C3 螺钉，则为 C4 棘突），调整钻头套管调整手钻方向朝向外侧和尾端。将手钻逐渐钻入，直到穿透远端皮质，在两侧皮质放置合适长度的螺钉。如果需要，共皮质 14 mm 螺钉可以提供满意的固定效果。
- 在置入螺钉结束后，棒在颅骨的位置可被确定。一些模块系统可以保证单个中线钢板或两个共外侧钢板的使用。沿着中线的枕骨较厚，如果在此需要置钉，可以使用螺钉助力装置。但是，如果中线钢板没有根据所放置螺钉很好地进行调整，那么最好采用双外侧钢板。如果使用双外侧钢板，放置钢板保证两侧钢板等高，尽量连接颅骨最厚的部分。
- 对各个通过骨板放置的颅骨螺钉、放置在较薄的外侧部的骨皮质螺钉使用手钻，外侧部通常厚度仅有 5 ~ 6 mm。骨皮质螺钉可以放置在较厚的骨中线部位。
- 在钢板结构黏附到颅骨后，连接棒到两侧的颈椎螺钉和钢板。如果使用两块钢板，通常更容易将棒和钢扳进行连接。将棒连接上颈椎螺钉，在钢板定位后通过钢板放置螺钉。
- 安全地锁紧连接结构。
- Harvest 髂骨移植同之前手术技术 1-8 所述。
- 使用高速磨钻剥去颅骨皮质和显露节段的后方结构，进行去皮质。
- 在去皮质化的部位仔细放上自体移植骨。避免在寰枕膜上放置骨块，因为此处压缩可引起脑干受压，可能导致窒息。因此，最后的止血过程必须十分小心。
- 检查最终的序列和复位情况。
- 关闭筋膜层，在 C2 节段放置引流管需特别注意。
- 逐层关闭切口，使用皮下缝合。

**C2 椎弓根替代技术**

使用之前用与放置峡部螺钉相似的方法放置 C2 椎弓根螺钉。主要的区别是椎弓根螺钉较长，穿入 C2 椎体。这么做的话，需要穿过椎动脉走行区，因此椎动脉存在很高的损伤风险。另一个区别是椎弓根螺钉的方向相对偏内。仔细的术前计划是必需的，因为 8% ~ 10% 患者的解剖结构不允许进行椎弓根置钉，这在女性中尤其多见。更长的椎弓根螺钉的生物力学优势在临床中并不重要，对患者增加的风险远大于所获得的益处。笔者更倾向于使用峡部螺钉。近年来有几项研究，发现在使用术中 CT 或导航系统下，能够改善置钉效果。

**术后处理** 患者术后佩戴颈托 8 ~ 12 周，直到融合满意。术后第 1 天拔除引流管。

## 钢丝及骨移植进行枕颈部融合

### 手术技术 41-5

(Wertheim 和 Bohlman)

- 患者的准备、体位摆放、麻醉方法、体感诱发电位监测同手术技术 41-4。
- 用高速磨钻在枕外隆突点稍下方中线处，经过枕外嵴钻一个横孔（图 41-12A），准备用钢丝将植骨块固定到颅骨上。如果枕骨隆突点缺如，须在枕骨大孔边缘钻孔。
- 在 C2 棘突基底部钻第 2 个孔。
- 在枕外隆突点下的横孔中穿入一根 20 号钢丝，自身缠绕一圈，将植骨块固定在颅骨上。
- 使用弯刮匙解剖双侧 C1 椎板的腹侧，保证中线椎板下钢丝通过。
- 切下一段 24 in（1 in=0.0254 m）的 20 号钢丝，将其沿着中点对折，将钢丝环成“C”形。
- 将 20 号钢丝环在 C1 节段从尾端向腹侧椎板下穿过。将钢丝按照需要拉平，减少钢丝对椎管的侵扰。从腹侧穿过一个小的钝钩连接钢丝环，拉紧钢丝，

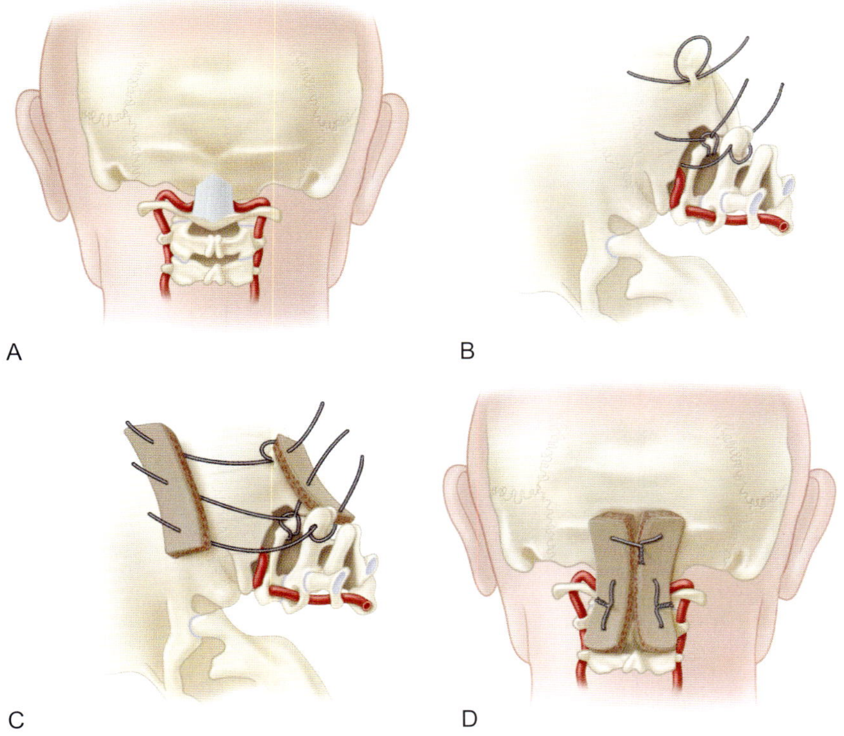


图 41-12 枕颈部融合的 Wertheim 和 Bohlman 法

A. 用磨钻在枕外隆凸处做一个洞；B. 钢丝通过枕骨面，在寰椎弓下方，再通过枢椎棘突；C. 在钢丝上放置植骨块；D. 拉紧钢丝，保证植骨安全（见手术技术 41-5）

最大限度地减少侵扰（图 41-12B）。

- 将椎板下缝合线的游离端穿过钢丝环部分，在中线上用钢丝捆住 C1 椎板。
- 测量从枕骨钢丝到通过 C2 棘突钢丝段的距离，将所取下的髂骨分为两条 1.5 cm 宽的骨块，保证骨块的距离可以完全覆盖钢丝。
- 使用高速磨钻对枕骨皮质、C1 和 C2 椎板去皮质化。
- 将骨板钻孔，保证钢丝在每个节段通过（图 41-12C）。
- 拉紧颅骨端的钢丝直到钢丝光泽开始改变，在两个移植骨条下减小钢丝残端。
- 同样的方法同时拉紧 C1 和 C2 钢丝。保证移植骨安全有效（图 41-12D）。
- 在 C2 节段放置引流管需要额外注意，关闭筋膜层。
- 使用皮下缝合关闭切口其他层。重新佩戴头环背心。

**术后处理** 头环背心固定需要一直佩戴到植骨融合，通常需要 12 ~ 16 周。在术后第 1 天拔除引流管。

## 四、枕骨髁骨折

随着 CT 及 CT 重建的普及，枕骨髁骨折逐渐被更多人发现（图 41-13）。一大半的枕骨髁骨折病例与头颅外伤有关，有很多患者另外有颈椎骨折。脑神经功能障碍并不常见，但包括第Ⅵ、第Ⅸ、第Ⅹ、第Ⅺ及第Ⅻ对脑神经损伤的病例已有所报道。脑神经麻痹常在枕骨髁骨折未治愈时出现。这些骨折常为独立损伤，但作为更严重的枕颈部损伤（如枕颈部脱位）的部分损伤时更为严重。枕骨髁连接寰椎侧块，并通过翼状韧带与横突相连。翼状韧带的功能是限制枕骨和寰椎之间的旋转。枕骨髁的骨折机制常为轴向受压及侧向屈曲。Anderson 和 Montesano 描述了 3 种类型的枕髁骨折：Ⅰ型，撞击骨折；Ⅱ型，颅底骨折；Ⅲ型，撕脱骨折。Ⅰ型和Ⅱ型枕髁骨折为稳定性骨折，可以用牢固的颈部支具或头环背心 8 ~ 12 周治疗。Ⅲ型骨折为潜在不稳定性骨折，尤其是移位超过 2 mm。由于翼状韧带的撕脱伤可能是双侧的，建议使用头环背心制动 12 周。如果经足够长时间的头环背心固定，在动力位 X 线片上仍有不稳定征象时，需要做枕骨至 C2 的融合。极少需要进行手术治疗。

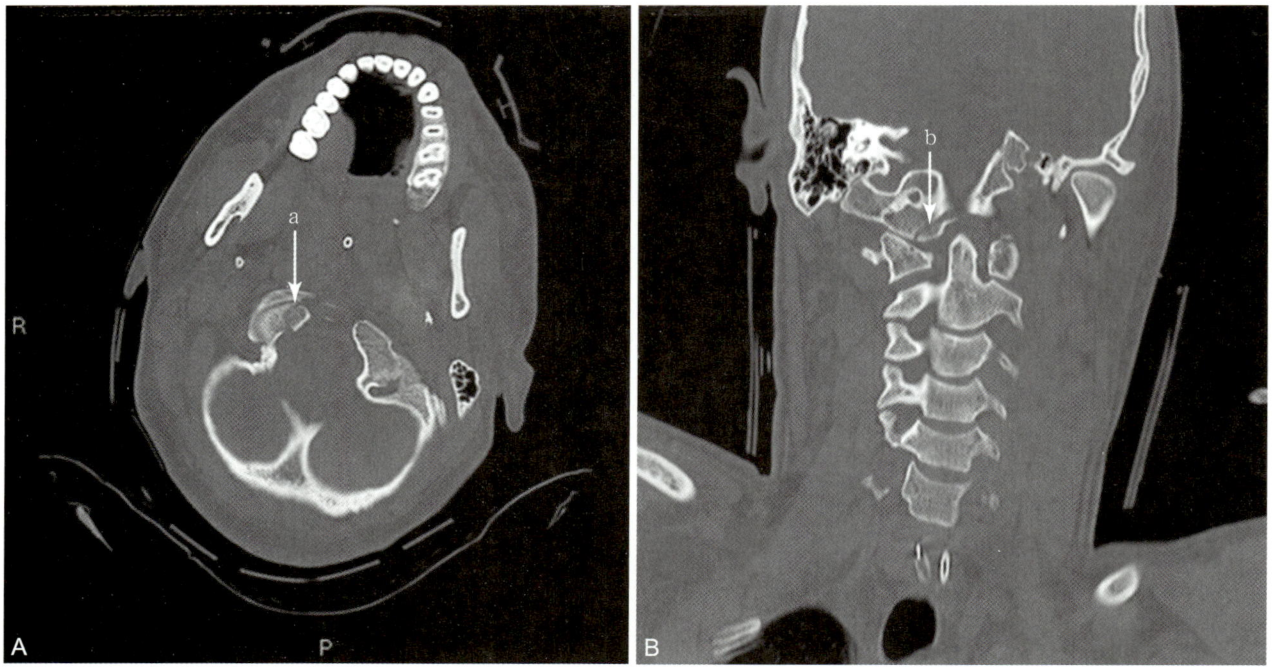


图 41-13 A 和 B. 右侧枕骨髁骨折（箭头）

## 五、横韧带撕裂

横韧带或十字韧带的撕裂常见于头背部从后方受力的情况，如跌倒后受伤。因此，横韧带断裂可以伴随小骨片从寰椎任何一侧的侧块上撕脱，也可以在中部断裂。Dickman 等根据寰椎横韧带及骨的损伤情况将其分成两型：Ⅰ型，韧带本身的断裂；Ⅱ型，横韧带自 C1 侧块结节处发生撕脱骨折。治疗方案需要根据其分型确定：根据 Dickman 等的分型，Ⅰ型损伤不进行内固定不可能治愈，并且应该早期行外科手术治疗；Ⅱ型损伤即使韧带本身没有撕裂，也会致使其生理功能不全，因此必须早期用牢固的颈椎支具治疗。Dickman 等有 74% 的Ⅱ型损伤患者经非手术治疗获得成功，对制动 3 ~ 4 个月后仍未愈合、存在不稳的患者进行延期手术。也就是说，在这项研究中有 26% 的Ⅱ型损伤患者制动后未达到愈合，提示必须密切随访，以确定哪些患者需要延期进行外科手术治疗。通常在屈曲位片可见寰椎环向前半脱位，在后伸位摄片时可能复位（图 41-14）。一定要细心观察在侧位片上是否有咽后部血肿，如果有则说明是急性损伤；也要细心寻找从 C1 侧块上撕脱的小骨片，这能提示存在韧带的撕脱。这种损伤的主要征象是动力位 X 线片上 C1 ~ C2 不稳定。在正中矢状位 CT 重建中，寰齿前间隙增宽超过 3 mm 就说明横韧带功能不全。MRI 是检测横韧带损伤的标准影像学检查方式。在拍摄动力位 X 线片时，一定要在医师的监视下进行，必须密切注意患者神经功能和呼吸状况的改变。按照 Dickman 等的描述，因为横韧带断裂主要是韧带损伤，非手术治疗在获得稳定性方面是无效的，手术是稳定 C1 ~ C2 复合结构的唯一治疗方法。建议采用 Harms 和 Seeman 所描述的后路寰枢椎固定、植骨、融合方案。这项技术较使用钢丝更为坚固，另外相比较使用钢丝固定其优点为可以用于寰椎后弓骨折病例。另外一种方法是由 Gallie 所描述的，可以对寰椎产生一个直接向后的力，减少寰枢椎间隙增宽（图 41-14C）。齿突阻止了将 C1 过度地向后牵拉，所以不可能过度复位。不应当采用 Brooks-Jenkins 骨阻滞法，因为其无法获得良好复位。Levine 和 Edwards 发现 12 例横韧带断裂患者中，采用骨阻滞方法者矫正平均丢失 4 mm，而采用 Gallie 钢丝方法者矫正平均丢失 1 mm。

### 寰枢椎后路融合术

对大多数损伤，寰枢椎融合术是使用放在寰椎侧块的万向螺钉，以及枢椎的峡部螺钉，并进行髂骨自体植骨。这项固定系统很稳定，并且可以用于寰椎前弓骨折的患者。钢丝系统坚固性较差，但在

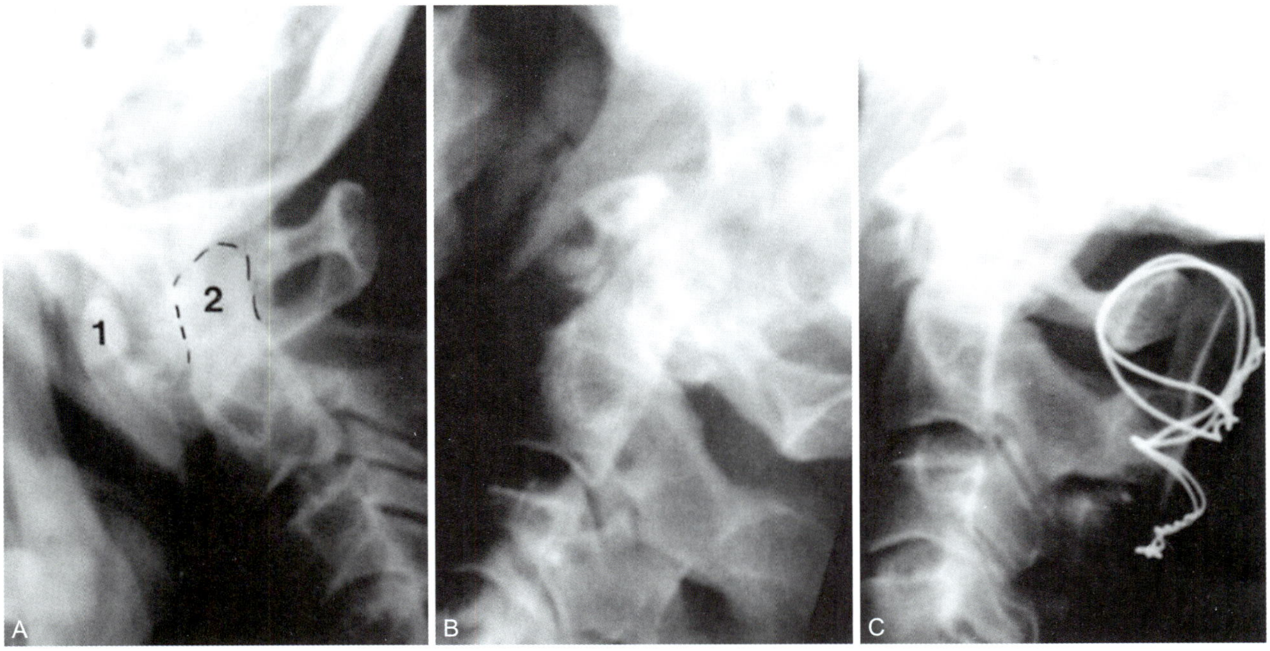


图 41-14 患者被持续严重撞击头后部，造成横韧带撕裂，导致 C1 ~ C2 复合体不稳
A、B. 出现屈曲位寰齿间隙变宽（A）和伸展位时复位（B）；C. 用 Gallie 钢丝固定后

多年临床应用中被证实有效。Gallie 技术可以对寰椎产生一个直接向后的力，可以用于横韧带损伤和其他需要向后的力来维持复位的损伤。由于固定是在中线，Gallie 技术无法较好地抗旋转。清醒的患者转移到床上并保持仰卧位，采用全身麻醉。需要采用 Mayfield 头部固定器以防止眼部压力，然后将患者转为俯卧位。

### 寰椎侧块螺钉及钉棒系统后路寰枢椎融合术

#### 手术技术 41-6

(Harms)

- 剃除头部的毛发至枕骨隆突后方。
- 头部和颈部后方消毒、铺单，髂骨供骨区消毒、铺单。
- 标记从枕骨大孔到 C3 水平的手术切口，用 1 ∶ 500 000 的肾上腺素盐水通过切口浸润皮下组织和椎旁肌肉。
- 锐性切开皮肤，电刀止血、仔细分离至颅骨和 C3 棘突。
- 使用 Cobb 剥离器和电刀行骨膜下剥离，上方显露至枕骨大孔上缘。
- C1 后弓向外侧显露不超过中线外 15 mm 或椎动脉沟，取两者较小的距离。注意保持电刀在 C1 后环上使用，不能烧灼较薄的寰枕膜。
- 显露 C2 棘突的两侧（将 C2 棘突劈开），骨膜下剥离椎旁肌肉的附着点以便关闭切口时两侧能通过骨结构缝合至 C2 棘突。
- 显露 C2 棘突、椎板和两侧侧块全部，保留 C2 ~ C3 关节囊。
- C2 神经根（枕大神经）在 C2 峡部后方的静脉丛穿过，周围血管丰富。应用双极电凝和 Penfield 4 号牵开器轻轻将静脉丛向头端牵开，从 C2 椎板的上外侧象限直至 C2 峡部显露清楚。在这个步骤中，预期出血较多但可以通过明胶海绵、止血纱布等控制。有些学者建议牺牲此神经，根据笔者的经验这是不必要的。
- 同法，显露 C1 后弓尾部边缘至与 C2 峡部平齐的位置，向尾端牵开静脉丛和 C2 神经根暴露 C1 侧块的下方到后弓和椎动脉。
- 使用影像增强器，证实损伤复位满意。
- C1 螺钉按照 Goel 或按照 Harms 和 Melcher 的方法置入。使用手钻，以 C1 后弓尾端、侧块中线外侧 3 ~ 4mm 为进针点，垂直并头倾 10° 角钻孔，侧位片止于齿突前缘的稍后方。允许使用单皮质螺钉以降低损伤 C1 侧块前方颈内动脉和舌下神经的风险。
- 置入一枚万向螺钉，深度 10 mm。

- C2 峡部螺钉按照 Magerl 的方法置入。放置 Penfield 4 号牵开器，显露峡部中央的皮质，确定 C2 下关节突处的进针点。在侧位影像辅助下，选择进钉方向位于峡部中央。用高速磨钻穿破进针点的一侧骨皮质，一般按外倾 25°、头倾 20° ~ 30° 钻孔，同时需要考虑解剖变异和仔细回顾 CT 片以确定钻孔角度。在影像辅助下，直接用手钻穿过峡部，侧位片至 C2 椎间孔内缘（见手术技术 41-4）。
- 将合适长度的方向螺钉置入时停止在后方的横突孔。根据我们的经验这样可以做到很好固定，而且椎动脉横跨过横突孔进入 C2 椎体处不受损伤。
- 裁制付合要求的棒，将连接棒置入并拧牢固螺钉。
- 按 1–8 描述的方法取髂骨块。
- 应用链磨钻将 C1–2 椎板动去皮质。
- 将修剪后的自体骨置于去皮质区，植骨应小心、谨慎、避免将植骨挤入寰枕膜，因为此处压迫脑干将导致窒息，相同原因，要严格止血。
- 检查最终力线和原位。
- 放置引流、将闭合筋膜层，在 C2 棘突水平牢固对合骨质。
- 闭合皮下层后缝合切口。

**术后处理** 患者需要佩戴硬质颈部支具 8 ~ 12 周。在恢复过程中拍摄伸屈位动力片确定稳定程度和融合程度。术后第 1 天拔除引流管。

## 使用改良 Gallie 后路钢丝技术进行后路 C1 ~ C2 融合

### 手术技术 41-7

（Gallie 修改）

- 患者准备工作、体位摆放、麻醉管理和显露同手术技术 41-6。
- 在显露 C2 棘突、椎板、后方双侧结构，保留 C2 ~ C3 关节囊后，使用弯刮匙探查 C1 椎板腹侧，以便在中线的椎板下通过钢丝。
- 切下 24 in（1 in=0.0254 m）长的 20 号钢丝线，将其不断对折弯曲，折成“C”形钢丝襻。
- 将 20 号钢丝襻从尾端穿到 C1 前侧椎板下。将钢丝襻按照需要铺平，尽量减少钢丝侵入椎管。使用小的钝钩穿过尖端一侧，连接钢丝襻，然后拉紧钢丝，减少钢丝侵入椎管。另一种办法，穿过钢丝进行打结，这样也可以将钢丝向尖端拉。
- 将椎板下缝合线的游离端穿过钢丝环部分，然后在 C1 环的前侧中央捆住 C1 椎板。
- 用巾钳或骨钩在 C2 棘突基底部做一个洞。
- 取下一块皮质松质骨块，将其放置在 C2 棘突尖端的凹陷里。剥去 C1 及 C2 椎板，将剥离的骨块作为自体移植骨。
- 将钢丝线的游离端上铺上自体骨，连续铺到 C2 棘突，将钢丝拉紧直到钢丝光泽开始改变（图 41-15）。

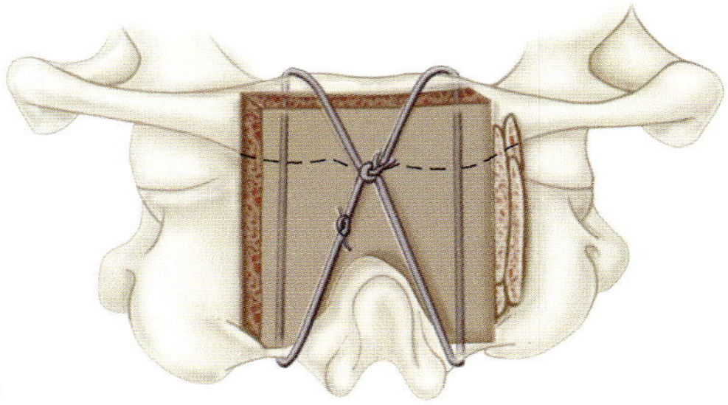
A

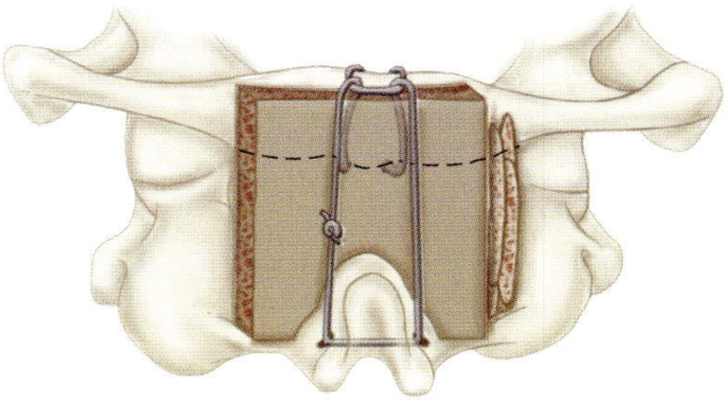
B

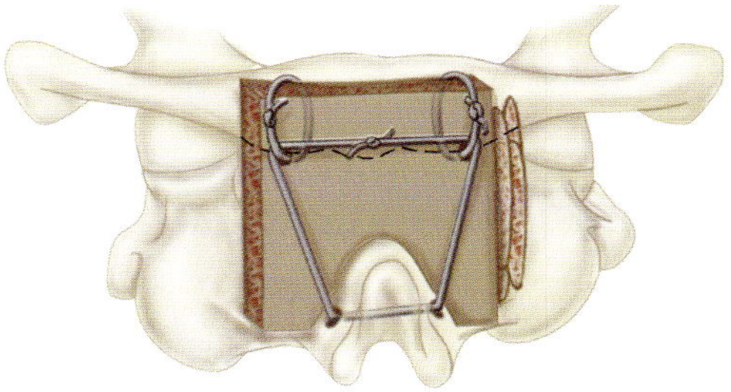
C

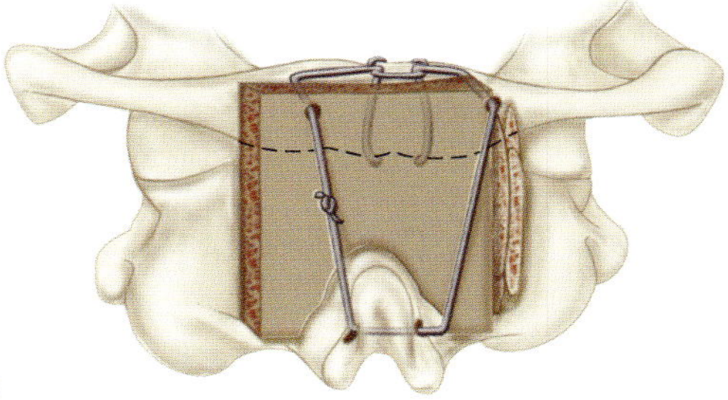
D

图 41-15 使用钢丝保持植骨块的 Gallie 法

A. 钢丝穿过寰椎和枢椎椎板，之后在植骨块上打结；B. 钢丝通过寰椎椎板，再通过枢椎，之后在植骨块上打结；C. 钢丝通过寰椎椎板上的钻孔，之后通过枢椎，钻孔通过植骨块；D. 钢丝寰椎椎板下通过，之后通过枢椎，钻孔通过植骨块（见手术技术 41-7）

- 检查最终的序列和复位情况。
- 安全关闭筋膜层，在 C2 棘突节段放上引流管。
- 使用皮下缝合逐层关闭切口。

**术后处理** 患者佩戴头环背心 10 ~ 12 周。在恢复过程中拍摄伸屈位动力片确定稳定程度和融合程度。术后第 1 天拔除引流管。

## 六、寰椎骨折

对于寰椎的最早描述是 1822 年由 Cooper 提出的，Jefferson 在 1920 年发表了一篇病例回顾，分析了 4 个新病例，这篇文章同时包含了他的分型系统，虽然之后被多位研究者进行了改进，但他对寰椎爆裂骨折的描述使其贴上了“Jefferson 骨折”的标签（图 41-16）。Spence 等对 10 具尸体标本进行研究，在 1970 年发表了与寰椎骨折相关的横韧带损伤。他们发现，如果侧块的整体侧方偏移达到或超过 6.9 mm，那么横韧带很可能已损伤失去作用。这项基于 X 线片的研究被描述为 Spence 规则。之后，由于 X 线片存在放大效果，距离被修订为 8.1 mm。Dickman 等对 39 例患者寰椎横韧带损伤患者的 X 线片、薄层 CT 及高分辨率 MRI 进行了研究。研究发现，MRI 对横韧带的检测十分敏感，他们对损伤的分型如前所述。这些作者发现，采用 Spence 规则，会造成 61% 的横韧带损伤的患者出现漏诊。

Panjabi 等和 Oda 等对生理机制的研究表明，轴向受压是导致寰椎骨折的主要原因。由于寰椎侧块为楔形，轴向受压会造成环形压力，骨折会发生在侧块前方或后方最薄弱的一点。当头处于过伸位时，更小的力也可能造成骨折。甚至在当寰椎横韧带损伤后，翼状韧带、关节囊和覆膜在轴向压力创伤时是多余的，重要的区别是，寰椎横韧带损伤常伴随寰椎骨折及枕颈部其他更复杂的损伤。

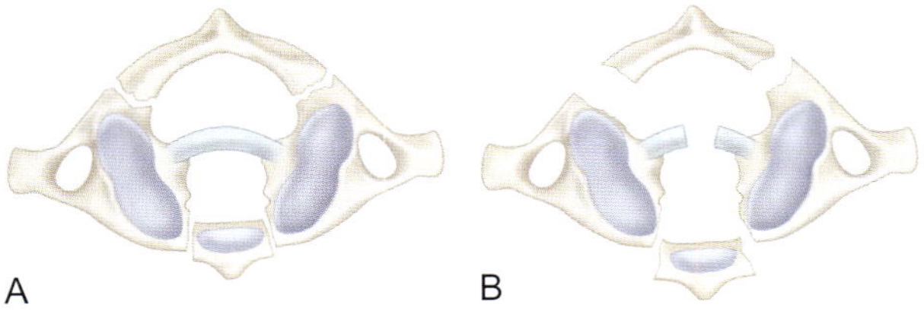


图 41-16 A. 稳定性 Jefferson 骨折的轴位片（横韧带完整）；B. 不稳定性 Jefferson 骨折的轴位片（横韧带撕裂）

Landells 和 Van Peteghem 修订了 Jefferson 的分型，将其分为 3 型，其对临床治疗更有用。Ⅰ型损伤为单独的前弓或后弓骨折，Ⅱ型损伤为寰椎部分前方结构和后方结构同时损伤，Ⅲ型为侧块损伤，无论前后弓是否骨折。

### 治　疗

对于寰椎骨折的治疗需要根据是否出现其他颈椎损伤决定。在寰椎骨折病例中，其他节段出现骨折的病例占 30% ~ 70%。到目前为止，齿突骨折和枢椎峡部骨折（hangman 骨折）是寰椎骨折最相关的损伤。Landells 和 Van Peteghem 发现Ⅰ型损伤最为常见，多不会造成神经损伤。笔者对独立的寰椎骨折的治疗是，对无移位的Ⅰ型和侧块骨折但寰椎没有破裂的Ⅲ型骨折，使用硬质颈托治疗。对于出现移位的Ⅰ型骨折、Ⅱ型骨折及寰椎环破裂的Ⅲ型骨折，需要使用头环背心进行外固定。如果寰椎是完整的（部分Ⅲ型），固定保持 6 ~ 8 周；如果寰椎环破裂，那么固定需要保持 10 ~ 12 周。即使出现寰椎横韧带破裂，也极少需要对寰椎骨折进行手术固定。固定后的稳定性需要根据过伸过屈位片进行判定，如果寰齿间距 < 3 mm，则证明稳定。如果距离 > 5 mm，推荐采用后路 C1 ~ C2 融合。手术技术与之前寰椎横韧带损伤章节所描述的相同，部分学者推荐混合使用螺钉和棒以帮助寰椎复位。许多Ⅲ级和Ⅳ级研究提出了合理的外固定方式，能够保证大多数患者的坚强融合，但关于预后中患者的运动范围目前还没有广泛研究。Ruf 等描述了对骨折固定不融合的经鼻操作技术，但此项技术的手术指征还有待确定，并且尚未给出固定的可靠预后。

对寰椎骨折合并韧带损伤或其他骨折的治疗主要基于其他伴随伤的情况。其他的额外骨折增加了不稳定的等级，但使用头环背心外固定 12 ~ 16 周被证明对大多数包括病例有效。头环背心在患者活动时不能保持合适的脊柱序列，是进行手术固定的指征。在使用头环背心治疗前，可以使用牵引减少侧块移位，但头环并不能提供分散力，可能需要 3 周的牵引以保证愈合良好，来防止在初次使用头环背心时出现复位丢失。不论何种类型的寰椎骨折，寰椎横韧带撕裂的患者均可能出现不稳定损伤。但是，损伤方式与寰椎横韧带损伤相关的屈曲或干扰机制不同。轴向受压造成的寰椎横韧带损伤，患者的关节囊和翼状韧带完整。这也解释了为什么牵引时侧块脱位减少及为什么在 MRI 显示与 Jefferson 骨折相关的寰椎横韧带损伤中，外固定可以很好地保证稳定性。存在寰椎横韧带断裂的 C1 骨折的特征描述是“不稳定”，这是基于把解剖过度简单化，它不能作为一个手术干预的必要条件。

对于极少数的初次或固定失败需要进行手术治疗的患者，采用后路 C1 ～ C2 融合（见手术技术 41-6）。

## 七、枢椎骨折

最常见的枢椎骨折类型包括齿突损伤。其余骨折类型包括峡部骨折（hangman 骨折），为第二常见的枢椎骨折类型。尽管任何此类骨折都可能并发颈椎损伤，但枢椎骨折经常独立出现，而且常被单独进行讨论。齿突骨折在老年人中尤其常见，造成损伤的常见机制为低能量跌伤。

### （一）齿突骨折

1974 年由 D' Alnozo 提出的齿突骨折分型仍是目前使用最广的分型系统。他们将骨折分为三型：Ⅰ型，齿突尖撕裂；Ⅱ型，齿突基底部或中部骨折；Ⅲ型，最初被描述为齿突基底部以下的枢椎骨折（图 41-17）。许多文献提出了许多其他的骨折分型，包括根据最初骨折移位的幅度、骨折线的角度、患者年龄、骨折方向及患者的吸烟史等进行分型。根据对治疗预后的考虑，重要的初始损伤因素为骨折类型、最初骨折移位超过 6 mm 及患者年龄（患者年龄增长后预后逐渐恶化）。

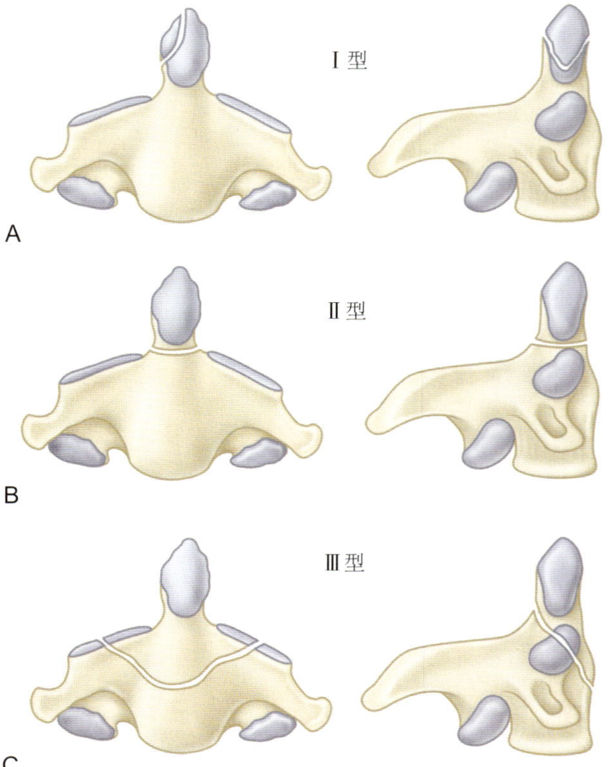


图 41-17 在正位片和侧位片上的三种齿突骨折

A. Ⅰ型为通过齿突上部的斜型骨折；B. Ⅱ型为在齿突和枢椎椎体交界处的骨折；C. Ⅲ型为通过椎体上部的骨折

1. *治疗* 对于齿突骨折的治疗目前已出了很多方法，包括不需要治疗、牵引、使用硬质的颈托固定、前路初次复位及寰枢椎关节后路融合。一项针对患者未进行治疗的多中心研究发现，这些患者骨折都未能愈合。更早的文献描述了齿突骨折未进行治疗或未愈合的患者，出现延迟脊髓病变和死亡，提示进行骨折融合的重要性。目前还没有Ⅰ级证据提供治疗意见；但是，已有基于治疗选择的Ⅲ级证据。Julien 发现Ⅰ型和Ⅲ型骨折可以通过坚固的外固定如头环背心进行治疗。报道中融合率Ⅰ型骨折为 100%，Ⅱ型骨折 65%，Ⅲ型骨折 84%。Greene 发现固定后Ⅱ型骨折的融合率为 80%，尽管一小部分人的固定时间延长到超过了 13 周。Greene 所报道的病例固定能够获得更高的融合率的原因，可能是其对 20 名脱位超过 6 mm 或不稳定的粉碎性骨折患者在使用头环固定后，早期即进行手术治疗。此外，这项研究发现固定治疗，骨折融合率在Ⅰ型为 100%，Ⅲ型为 98.5%。使用颈托固定治疗Ⅲ型骨折，与使用头环背心固定治疗相比，治愈率要低 50% ～ 65%。部分报道中，使用颈托对Ⅰ型骨折的治疗是有效的，但由于此种类型骨折的病例很少，此类报道也不多。

笔者的治疗策略是对独立的Ⅰ型和Ⅲ型骨折使用硬质固定。大多数情况下使用头环背心进行治疗，但硬质颈托也用于治疗极少见的Ⅰ型骨折。对于移位较少的Ⅱ型骨折，推荐采用头环背心治疗，因为其可以保留 C1 ～ C2 关节的活动。如果在固定后取得解剖复位，复位无丢失，骨折愈合后运动幅度可保留 80%。所有使用头环背心固定治疗的患者，尤其是对于老年人，在可能的情况下应当积极活动。使用头环背心固定但不进行活动的患者，文献报道其死亡率高达 42%。Schoenfeld 等发现无论患者采用颈托固定还是头环背心固定进行治疗，患者在各时间点的死亡率相同，这提示有其他因素造成了老年患者的高死亡率，而不是简单的头环围巾固定治疗的方式。在他们的研究中，对于Ⅱ型骨折，手术治疗较非手术治疗患者的死亡率较低。Schoenfeld 等发现，在高龄患者中，无论进行手术治疗还是非手术治疗，其死亡率都很高，治疗对 74 岁及以下的患者有益。Wood 等发现 75 岁以下的患者手术收益更大，他们的同事发现吸入性是最常见的致死原因，无论是手术患者（55%）还是非手术患者（64%）。Vaccaro 等的一项证据Ⅱ级研究显示，在老年患者中，无论手术与否都没有人能恢复至受伤前的功能水平。手术组的患者相较于非手术组有更少的功能丢失，然而这项研究并非随机研究。我们通常对使用牵引或者固定无法获得解剖复位的Ⅱ型骨折患者进行手术治疗。对于初始骨折移位为达到或超过 6 mm 的患者及由于创伤以后无法活动的患者，同样推荐进行固定。一些研究发现了对于Ⅱ型骨折的老年患者进行手术治疗的趋势。所推荐策略是基于Ⅲ级证据。在这些患者中，可能推荐进行 C1 ～ C2 后路融合或前路闭合。前路骨折固定的优点是能够保持 C1 ～ C2 的活动度，大概占颈椎旋转功能的 50%，另一优点为骨折融合率为 80% ～ 95%。C1 ～ C2 后路融合牺牲了这部分活动度，但能够保证 85% ～ 98% 的患者的稳定性，部分学者倾向于进行后路融合。前路螺钉固定对经过后路融合未能成功的患者并不适用。Ni 等描述了一种非融合性后路植入作为无法进行前路复位时的一种补救技术。一旦骨折愈合将植入物移除，术后 NDI 评分得到改善。C1 钉的植入使用了 Resnick 法作为植入点。

## 前路齿突螺钉固定

前路螺钉固定可以通过一枚螺钉或两枚螺钉的方法完成。已有文献报道一枚螺钉固定和两枚螺钉固定的融合率为 81% 和 85%。比所使用螺钉数量更为重要的是骨折的方向，以及使用合适的技术取得滞后效应。此项技术最适宜用于从前上方到后下方的横行或斜行骨折，因为螺钉产生的压力垂直于骨折线。由于进行解剖复位需要在手术过程中同步观察前后位和双斜位片，此项技术难度很高（图 41–18）。

### 手术技术 41-8

(Etter)

- 气管诱导全身麻醉后，将患者仰卧于手术台上。用头带、Gardner-Wells 颅骨钳或头环牵引将移位的骨折复位。
- 应用空心螺钉系统行内固定前，一定要达到解剖复位。
- 插入一根大号鼻胃管，以帮助确定食管的位置和预防食管穿孔。
- 在手术台上接一个环状枕圈，以稳定患者头部。将头颈部摆放于能最大限度显露颈椎前部的位置。因为容纳器械和螺钉置入需要一个向下的陡直角度，下颌与胸骨的垂直距离要足够大。随着牵引的进行，即使后方的骨折移位也在颈椎最大伸展过程中复位。这个位置保证了对 C2 水平的进入。在置钉过程中需要高分辨率的正位和侧位片。在口部放入棉垫尽量将下颌撑开，以获得合适的张口位片（图 41–18A）。
- 开始手术之前，在颈部侧方预定要置入螺钉的方向摆放一枚长克氏针，并透视观察，以确定手术时使用器械的工作路径。如果胸骨有阻挡，需要调整患者的位置（图 41–18B ～ D）。
- 术区消毒铺单，透视管球用无菌单包住。
- 在 C5 ～ C6 椎间隙水平做一个长 6 ～ 7 cm 的横行皮肤切口，然后通过前内侧入路进入椎前。
- 由于倾斜角度陡直，需要在颈部相对靠前的平面，切开皮肤直至皮下脂肪层，距中线外 2–3cm 沿肌长肌纤维长轴劈开。
- 钝性分离气管前筋膜，沿外侧血管鞘及覆盖于气管、食道表面的带状肌之间的间隙走行。
- 于颈椎前方斜方钝性向前分离椎前间隙，至 C2 椎体前下缘。
- 在 C2 椎体前方放置牵开器，轻轻牵开气管和食管，以保证可以直视 C2 间盘。分离出 C2 ～ C3 椎间盘间隙，在此水平垂直切开前纵韧带。通过透视正位片确定置钉点。在显露 C2 ～ C3 水平时有可能需要结扎甲状腺上动脉。
- 通过侧外片确定进针位置通过 C2 终板，而不是在靠近终板的前缘位置通过椎体（图 41–18E）。
- 借助长的钻头套管，置入 1 枚或 2 枚 1.2 mm 克氏针，如果准备置入一枚螺钉，那么就应放置在正位片的中线上。如果置入两枚螺钉，导针应分开一段距离，保证两枚螺钉都能够穿透齿突尖。在侧位片上，导针方向应朝向齿突尖端后方。多次检查导针确保其置入轨迹正确。在置入失败后重新置入比较困难。
- 通过正、侧位透视证实克氏针穿透齿突的皮质，并确定其方向正确。

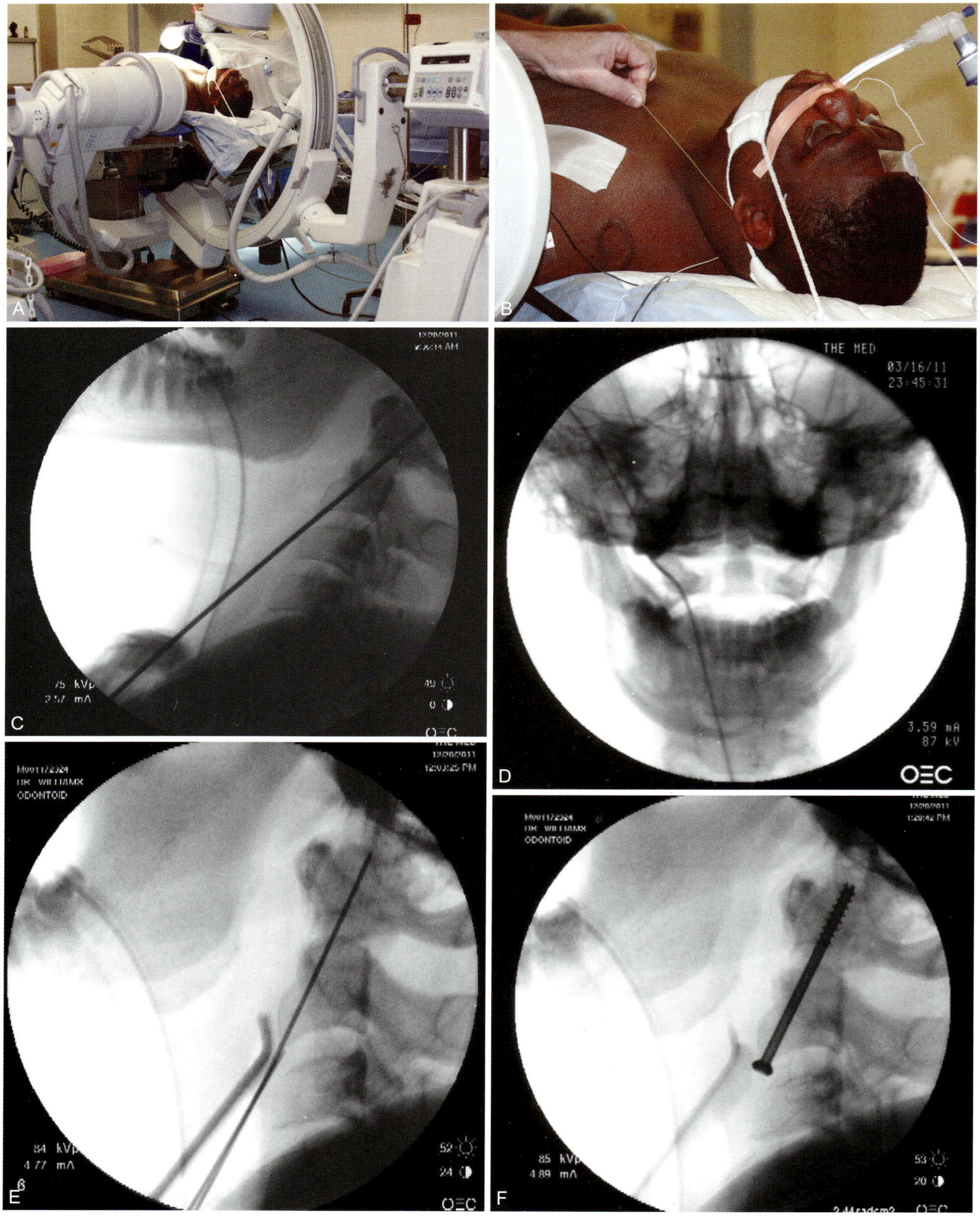

图 41-18 齿突骨折

A．患者进行牵引的体位和摄张口位片及侧位片的体位；B．侧位片取得手术节段的切口位置后，在手术位置拉线；C．拉住线的图像；D．张口位片；E．置入第一个导线的侧位片；F．置入双皮质螺钉（见手术技术 41-8）

- 直接测量导针穿入的深度，在每枚导针上套入一个 3.5 mm 空心钻头，钻出导针长度已穿透齿突尖。反复进行透视防止导针穿入脑干。同样确保钻头在两个面上按照导针方向进入，避免造成骨折。
- 在每枚导针上套一枚合适长度的 3.5 mm 自攻螺钉，用空心改锥将其拧入，将对侧齿突尖的皮质牢固固定（图 41-18F）。
- 螺钉头常超出 C2 ～ C3 椎间盘前缘，通常需要切除小部分纤维环，形成凹槽使钉头埋入。理想情况下，螺钉头陷入终板下方的间盘间隙。
- 使用保护板，确保在钻入过程中不损伤软组织结构。
- 关闭颈阔肌，放置引流管，在数日后拔出。

**术后处理** 术后在 ICU 病房观察 24 h，密切观察患者的呼吸状况。然后用牢固的颈部支具固定 6 ～ 8 周，支具在吃饭时可以去掉。术后 6 周、12 周和 24 周时要复查并拍摄 X 线片了解愈合情况。

2. *后方固定* 基于前瞻性的研究，后方固定的条件与前方固定的条件相同。使用一种或多种技术的后方固定，相比前方固定有一定的生物力学优势，但是无法保障 C1 ～ C2 关节的活动度。使用由 Harms 推广的钉棒技术（见手术技术 41-6）的 C1 ～ C2 后路融合，在大多数病例里通常使用 C2 峡部螺钉而不是 C2 椎弓根螺钉。也有其他技术被介绍或用于治疗齿突骨折。其他较为有用的技术为 C1 ～ C2 关节突螺钉固定，以及 C1 ～ C2 经椎板螺钉固定。由 Magerl 和 Seemann 提出的 C1 ～ C2 经关节突螺钉固定改善了 Harms 法，提供了较传统后路钢丝方法，如 Gallie 或 Brooks-Jenkins 法固定更为坚固的固定。置入经关节突螺钉难度较大，而且有部分患者由于解剖限制无法通过此方法进行治疗，此类解剖限制出现率为 23%。合理的经关节突螺钉置入应该通过 C2 峡部、C1 ～ C2 关节突关节及 C1 侧块的前侧部分（图 41-19）。置入螺钉时需要对 C2 椎体的解剖十分熟悉，因为部分患者的椎动脉太靠中央，无法保证螺钉置入，部分患者的椎弓根峡部过于狭窄无法容纳螺钉。其他存在风险的结构包括颈内动脉和舌下神经，通常位于 C1 侧块前不到 3 mm 处，如果螺钉过长则很容易损伤这些结构。另外，如果患者存在过度颈胸段后凸，那么患者的体型也会造成选择置入螺钉角度出现困难。

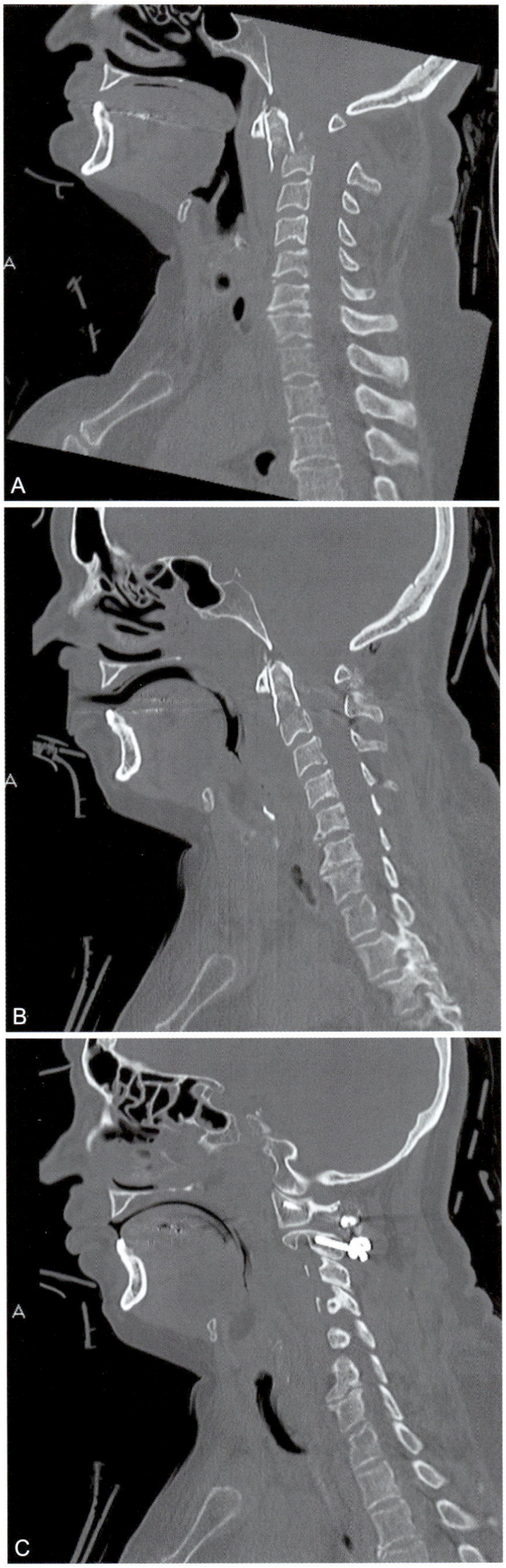


图 41-19 A. 齿突骨折前脱位；B. 获得解剖复位；C. 位置正确的 C1 侧块螺钉和 C2 峡部螺钉

3．C1 ～ C2 后路融合　由于 C1 解剖限制不常见，C2 峡部螺钉的方向根据患者的解剖有所不同，通常选用 Harms 法（见手术技术 41-6）。

## 后路 C1 ～ C2 经关节突螺钉

### 手术技术 41-9

(Magerl 和 Seemann)

- 需要进行详细的术前评估以确保螺钉置入的安全性。
- 患者的准备、体位摆放、麻醉方法、体感诱发电位监测同手术技术 41-6。
- 透视侧位片检查 C1 ～ C2 复合体的复位情况。
- 按照常规取后正中切口，显露 C2 ～ C3。显露到 C2 侧块的外侧缘。
- 在峡部内侧缘显露到 C1 ～ C2 关节。如果可能，用刮匙处理关节。枕大神经附近血管丛多。
- 放置经关节突骨移植。
- 在 C2 下关节突的内侧缘下方确认置入经关节突螺钉的标志（图 41-20A）。确定螺钉的合适孔道，如果需要在皮肤做一小切口，获得正确的孔道，可能在 C7 的位置。
- 用直径 2 mm 的钻头在接近后内侧面的峡部钻入，从 C2 上关节面的后侧部分穿出，再进入寰椎的侧块。如果峡部方向过于靠内，那么穿出的孔道可能会偏离 C1 侧块或孔道会从峡部外侧穿出，可能造成椎动脉损伤。必须钻透 C1 侧块的皮质（图 41-20B）。
- 测定所需的螺钉长度（图 41-20C）。用 3.5 mm 皮质丝锥进行攻丝后，拧入合适长度为 3.5 mm 的螺钉，穿过 C1 ～ C2 关节。通常，螺钉的长度为 34 ～ 43 mm。小心前方不要延伸超过 1 mm 到 C1 侧块。可能需要使用空心钉。
- 在置入 C1 ～ C2 关节突螺钉后，行传统的后路 C1 ～ C2 融合术，如果关节内植骨不可行，可以采用 Gallie 或 Brooks 的手术技术（图 41-20D）。
- 放置引流管逐层关闭切口，小心不要在 C2 节段时将筋膜贴敷在骨上。使用皮下缝合。

**术后处理**　由于这种手术可以提供良好的抗旋转稳定性，所以术后不必用头环背心固定，用围领固定 8 ～ 12 周即可。引流管在术后第 1 天即可以拔除。

## 后路 C2 经椎板螺钉 C1 ～ C2 融合

这种技术作为一种代替技术在 2004 年提出，其椎动脉损伤的风险较小，尽管有其他的风险如硬脊膜损伤或脊髓损伤。正确进行操作时所存在的风险很小。这些技术需要使用两枚螺钉置入 C2 棘突基底

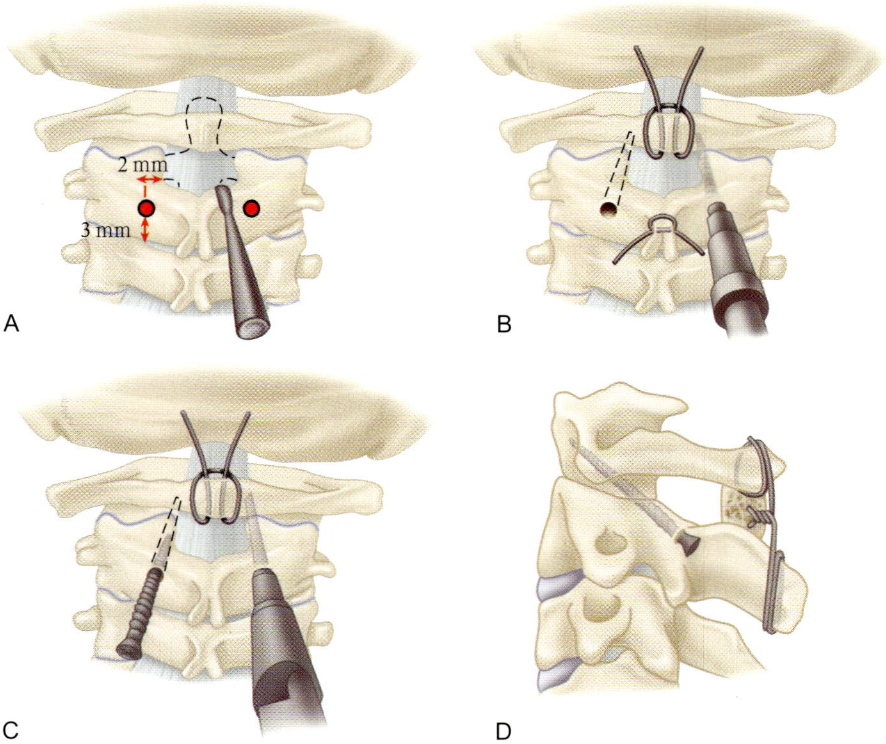


图 41-20　C1 ～ C2 经关节突螺钉固定（Magerl 和 Seemann）

A．经关节突螺钉进针点的解剖标志；B．钢丝绕过 C1 后弓和 C2 棘突，控制寰枢椎，在靠外侧和内侧的 C2 峡部表明及寰椎侧块钻孔；C．测量螺钉长度，攻入 3.5 mm 皮质攻丝；D．放置合适螺钉进行 C1 ～ C2 融合（见手术技术 41-9）

部，并通过对侧椎板。置入螺钉时，一侧的螺钉必须稍微靠尾端，与另一枚螺钉相比，其头倾角要更大。椎板螺钉之后与 C1 侧块螺钉相连接。在生物力学上，此方法与用于 C1 ～ C2 融合的 Harms 技术等同，但并不适宜用于枕部 -C2 融合。如果固定节段超过了 C2，固定棒外形则会出现问题，因为经椎板螺钉不能够随着侧块螺钉调整。通常来说，此方法应用于排除了术前判定使用 C2 峡部螺钉置入会造成椎动脉损伤的解剖限制。

### 手术技术 41-10

(Wright)

- 患者的准备、摆放体位、麻醉方法同手术技术 41–6。
- 使用侧位片检查 C1 ～ C2 复合体的复位情况。
- 从枕部到 C2 由后侧正中线显露出颈椎。
- 按照之前手术技术 41–6 所介绍的方法放置 C1 侧块螺钉。
- 在中线上充分显露 C2 椎板的尾侧边缘，继续向外侧显露。
- 使用弯刮匙从腹侧去除黄韧带及 C2 头侧和尾侧的边缘，以便使用 Penfield 4 号骨剥或者其他钝性器械在置钉过程中触及前方 C2 椎板。
- 在 Penfield 4 号骨剥或钝性钩子固定腹侧椎板时，使用钻在术前确定可以容纳两枚螺钉的 C2 棘突基底部穿破皮质。使用 Penfield 4 号剥离器作为引导，向后钻到椎管，之后向外侧推进到 C2 下关节突。在推进过程中磨钻不应穿透后侧或前侧皮质。螺钉的长度一般为 25 ～ 35 mm。
- 同样在对侧放置螺钉。
- 将棒放在同一水平线上，以连接 C1 侧块螺钉和其他结构。
- 使用 Gallie 或者 Brooks 法进行创痛的后侧 C1 ～ C2 融合；或者可以使用微小的骨移植。
- 放置引流管后逐层关闭切口，注意避免在 C2 节段筋膜连接到骨上。使用皮下缝合。

**术后处理** 术后常不需要使用头环背心进行固定，但需要佩戴颈托 8 ～ 12 周。术后第 1 天拔除引流管。

## C1 ～ C2 后侧钢丝固定

钢丝技术很少作为初次固定的方法使用，但在进行额外固定时有用，可以获得该位置的皮髓质骨移植。Brooks 和 Jenkins 法提供了在 C1 后弓 C2 椎板间的骨性阻滞。钢丝被放置在外侧，相比放置在中间的 Gallie 钢丝固定，可以提供更高的旋转稳定性。

### 手术技术 41-11

(Brooks 和 Jenkins)

- 患者的准备、体位摆放、麻醉方法同手术技术 41–6。
- 自后正中切口显露 C1 ～ C2 水平。
- 使用小的弯刮匙清除 C1 和 C2 椎板腹侧表面。
- 用一动脉瘤针在中线两侧从头侧向尾侧各穿过一根 2–0 号 Mersilene 缝线。先将缝线从寰椎后弓深方穿过，然后再从枢椎椎板深方穿过（图 41–21A）。用这两根缝线作为引线穿入两根双股 20 号不锈钢钢丝时，也可以使用编织线缆替代钢丝以增加柔韧性和强度。缝线系在绳上，之后将绳拉紧，使用缝线保证绳的张力，来减少通过时对椎管的侵入。
- 从髂嵴上取两块约 1.5 cm × 4.0 cm 的长方形全厚植骨块，沿着端周将其分为两块。将其修出斜面以便植入到寰椎后弓与枢椎两侧椎板之间的间隙中（图 41–21B）。
- 将植骨块置于中线两侧，并维持椎板间隙的宽度，将双股钢丝拧紧，固定植骨块（图 41–21C、D）。
- 冲洗创面，放置负压引流管后逐层闭合创口。

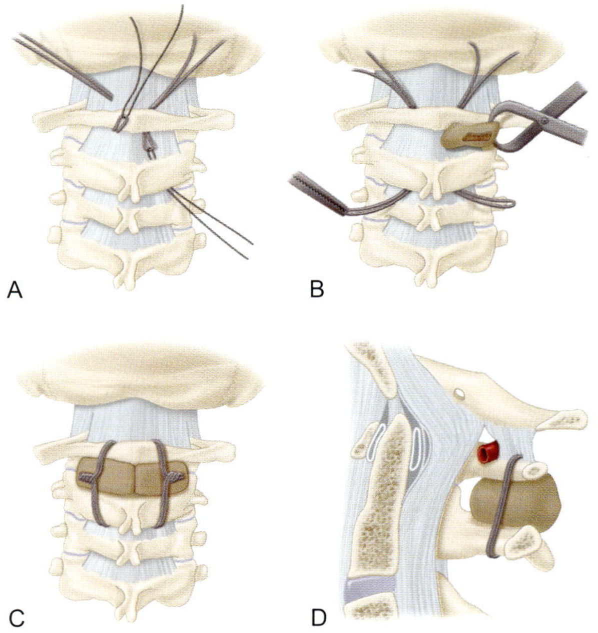


图 41-21 进行寰枢椎融合的 Brooks 和 Jenkins 技术

A．在寰椎和枢椎下放入钢丝；B．放入钢丝及植骨块；C、D．通过螺钉保证植骨稳定（正位片和侧位片）（见手术技术 41–11）

**术后处理** 当作为初次融合方法使用时，头环背心固定需要佩戴 10 ~ 12 周。如果使用钢丝进行辅助，固定可以基于初始固定方法。

## （二）创伤性枢椎脱位（Hangman 骨折）

枢椎后部结构骨折，骨折通过峡部相对常见。Hangman 骨折的名称是在 1965 年由 Schneider 创造出的，尽管现在典型损伤的机制已与进行绞刑时不同。引起骨折的常见机制为头部过伸以及轴向受力，部分损伤类型也包括屈曲。Effendi 等将损伤根据机制和影像学特点分为 3 型。Ⅰ型损伤由头部过伸引起，存在较小的移位（C2 椎体相对于 C3 有 0 ~ 2 mm 的移位），无后凸通过椎间盘间隙；Ⅱ型损伤由头部过伸和屈曲之后的轴向压力造成。骨折线相对垂直，通过 C2 间盘存在至少 3 mm 的移位；Ⅲ型骨折为屈曲压力损伤，另外同时存在 C2 ~ C3 关节创伤性前移脱位。Levine 和 Edwards 改进了 Effendi 的Ⅱ型骨折，纳入了过伸 - 牵拉损伤，损伤存在相对水平的骨折线和通过 C2 间盘的明显后凸，后环断裂但 C2 在 C3 上轻微移位（图 41-22）。Ⅲ型骨折为屈曲压缩伤，合并发生创伤性前脱位，C2 ~ C3 关节脱位。Starr 和 Eismont 报道了另一种骨折类型，为骨折延伸到一侧或双侧的枢椎后侧椎体。由于其脊髓损伤的发生率高，这种区分是重要的（图 41-23）。

*治 疗* 对于创伤性寰椎脱位的治疗需要根据骨折分型进行，进行骨折固定通常是必要的。Francis 等报道在 123 例患者中 95 名患者对固定治疗满意。在大多数病例中，尽管合理运用外部支具但影像学表现仍不稳定，Ⅲ型损伤患者和固定后仍不稳定的患者，进行手术治疗。

Ⅰ型损伤常不并发韧带损伤，可以通过硬质颈托进行治疗。由于Ⅱ型损伤和Ⅱ a 型损伤的治疗截然不同，所以必须相区分。Ⅱ型损伤通常可以牵引复位，之后佩戴头环背心 12 周。由于后侧椎间盘撕裂，可能会造成牵引过度和脊髓损伤，Ⅱ a 型骨折不应进行牵引治疗。Ⅱ a 型损伤应当通过人为轻度的伸展和轻度压力复位，之后患者佩戴头环背心 12 周。Ⅲ型骨折 - 脱位需要对脱位开放复位，因为骨折后粉碎的结构不能够通过牵引控制。在一些患者中，C2 椎弓根螺钉对骨折的直接固定可能作为最终治疗使用。更多情况下，这些螺钉联合 C3 侧块螺钉和棒系统一起使用，已获得 C2 ~ C3 节段的融合。如果 C2 节段无法通过螺钉固定，那么推荐使用侧块螺钉对 C1 ~ C3 进行融合。前路 C2 ~ C3 固定也是一种选择。Starr 和 Eismont 所做改动是在牵引后使用头环背心固定 12 周。如果不可

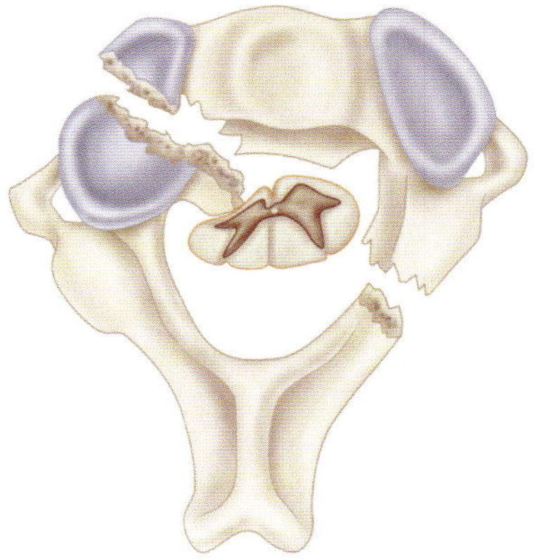

图 41-23 Starr 和 Eismont 描述的脊髓损伤非典型 Hangman 骨折

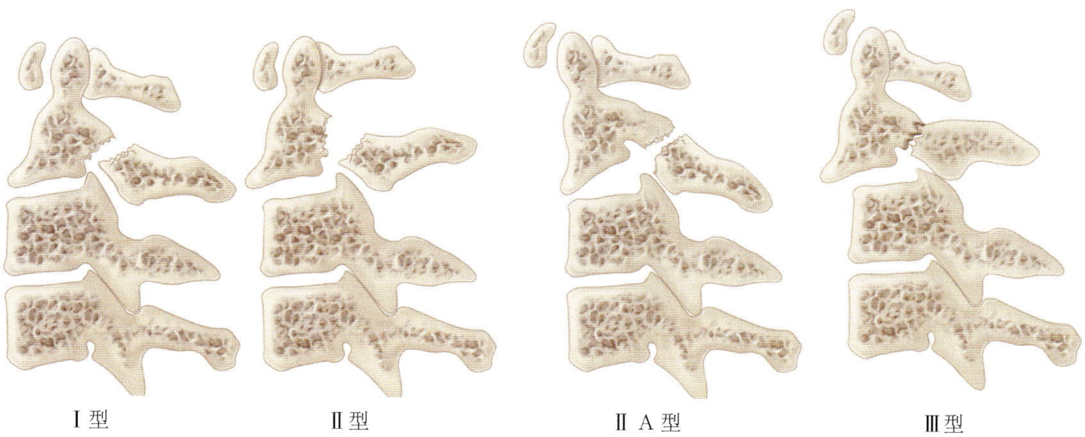


图 41-22 Hangman 骨折（见正文）

能复位，使用 C2 峡部螺钉和 C3 侧块螺钉，以及棒系统是最佳的后路融合方式。这种后路固定在生物力学上相比前路 C2 ~ C3 固定更为坚固。此项方法在手术技术 41-6 描述。

## 八、下颈椎损伤（C3 ~ T1）

### （一）分型

尽管枢椎是人体中最易损伤的椎体，然而，枢椎下区的颈椎损伤约占所有颈椎损伤的 65%，而且大多数都导致了颈髓损伤。即使下颈椎（C3 ~ T1）损伤发生率相对较高，但是现有的医学文献对此还没有很好的处理方式。原因是多方面的，包括改良手术技术的发展、对改良手术的选择及较低的发病率。而且，对于这种特殊的损伤，目前也没有理想的分型系统，不存在可复制的且有效的特征，仍然需要对其治疗和结果进行比较。以往对这类损伤的分型已做出很多努力，而且仍在继续改进。所有分型的核心内容都是脊柱的稳定性，White 和 Panjabi 对此做了经典性的描述：脊柱稳定性就是在生理负荷下，通过维持颈椎椎体的连续性，防止脊髓或神经根的损伤或刺激，此外，防止由于结构改变造成功能丧失的畸形或疼痛。确定当前和未来稳定性的能力，取决于对脊柱生物力学完整的理解和确定当前损伤是脊柱解剖组成部分的能力。骨所在的软组织损伤可以引起急性不稳，使神经可能会因为后续的负荷或畸形而损伤。慢性不稳由进展性的畸形所致，可能导致神经功能的恶化，阻碍受损的神经组织恢复，或引起疼痛加重及功能减退。

在一系列的尸体解剖研究中，White 和 Panjabi 系统解剖了各种支撑结构，并指出了与脊柱不稳相关的结构。下颈椎的支撑结构可以分为两组：前侧和后侧（图 41-24）。一个运动节段是由两个相邻的椎体和中间的软组织组成的。如果一个运动节段包括所有的前组结构和一个后组结构或所有的后组结构和一个前组结构，那么，这在生理负荷限制下仍然是稳定的。White，Southwick 和 Panjabi 制作了一个临床诊断下颈椎不稳的检查列表（框 41-2）。这个检查列表包括诊断临床不稳的放射学标准，这些标准包括侧位片上矢状面位移达 3.5 mm（图 41-25），增加的一个标准是相邻两个椎体间的角度 > 11°（图 41-26）。

这些信息和成像能力不断改进。尽管已经提出许多可替代的分型系统，但是，由 Allen 和 Ferguson 提出的分型系统仍然目前使用最广泛。Allen 和 Ferguson 系统是基于颈椎影像学表现，从而提出相关的损伤机制的描述。他们回顾分析了 165 例下颈椎的损伤，将其分成 6 个常见类型，然后根据骨质和韧带损伤的严重程度进一步细分（表 41-5）。

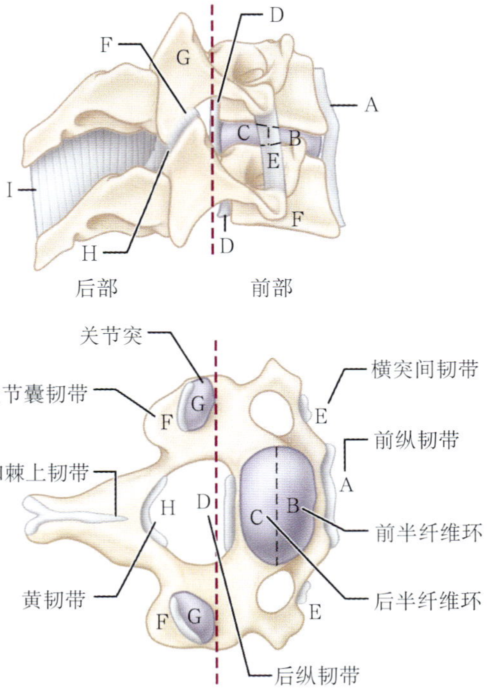


图 41-24 脊柱重要的前侧和后侧支撑结构

**框 41-2 下颈椎临床不稳定诊断检查表 ***

| 因　素 | 评估得分 |
|---|---|
| 前方附件损毁或功能丧失 | 2 |
| 后方附件损毁或功能丧失 | 2 |
| 矢状面相对移位 > 3.5 mm | 2 |
| 矢状面相对旋转 > 11° | 2 |
| 拉伸试验阳性 | 2 |
| 脊髓损伤 | 2 |
| 神经根损伤 | 1 |
| 椎间盘变窄 | 1 |
| 预计有危险负重 | 1 |

* 总分达到 5 分或更高则为不稳定

（引自：White AA, Southwick WO, Panjabi MM: Clinical instability in the lower cervical spine: a review of past and current concepts, *Spine* 1:15, 1976）

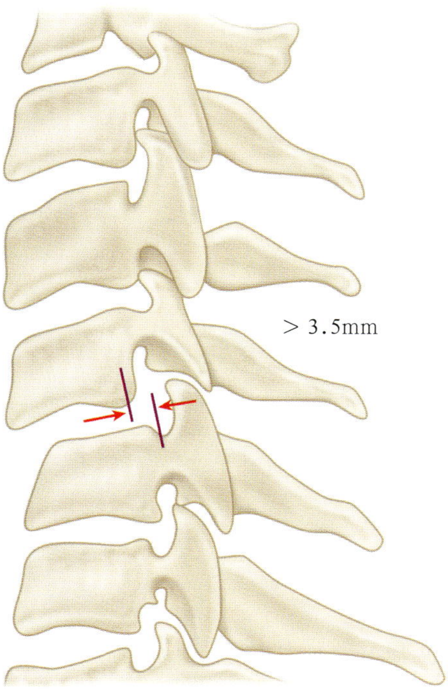


图 41-25 超过 3.5 mm 的矢状面移位提示临床不稳定

（引自：White AA, Johnson RM, Panjabi MM: Biomechanical analysis of clinical stability in the cervical spine, *Clin Orthop Relat Res* 109:85, 1975.）

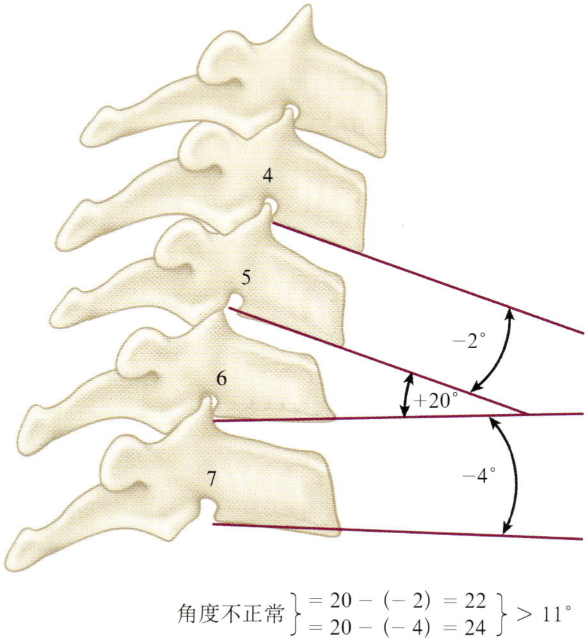


图 41-26 明显的矢状面旋转（> 11°）提示不稳定

（引自：White AA, Johnson RM, Panjabi MM: Biomechanical analysis of clinical stability in the cervical spine, *Clin Orthop Relat Res* 109:85,1975.）

表 41-5 Allen and Ferguson 分类

| | |
|---|---|
| **屈曲压缩——5 级** | |
| 屈曲压缩 1 级 | 脊柱椎体前上缘变钝为圆形，无后部韧带复合体失效的证据 |
| 屈曲压缩 2 级 | 除 1 级的改变，椎体前部倾斜，椎体前部高度降低。椎体前下部成“喙”样变，下部椎板凹陷可能增加，椎体可能有垂直骨折 |
| 屈曲压缩 3 级 | 除了 2 级损伤的特征，骨折线斜行从椎骨前表面穿过椎体到下部软骨板，喙样骨折 |
| 屈曲压缩 4 级 | 椎体变形并且喙样骨折片轻度（< 3 mm）移位，椎体下后缘突入椎管 |
| 屈曲压缩 5 级 | 骨质损伤与 3 级类似，但是椎体后部向后移位突入椎管内。椎弓仍然完整，小关节面分离，根据损伤的水平棘突间增加，提示后部韧带因拉力断裂 |
| **垂直压缩——3 级** | |
| 垂直压缩 1 级 | 骨折的上或下终板“杯状”畸形。终板中部比前部破坏严重，没有后部韧带破坏的证据 |
| 垂直压缩 2 级 | 上下终板都有瓦形弯畸形。可能有穿过椎体的骨折线，但是移位极小 |
| 垂直压缩 3 级 | 上述 2 级椎体损伤加重。椎体成碎片状，向周边多个方向移位。最常见的是，椎体明显嵌入和碎裂。椎体后部骨折，可能移位突入椎管。椎弓完整，无韧带破损或可能明显后部韧带复合体破损；在骨折椎体和下一椎体间的韧带断裂 |

**表 41-5 （续）**

| | |
|---|---|
| **分离屈曲——4 级** | |
| 分离屈曲 1 级 | 后部韧带复合体破损，小关节面屈曲半脱位，棘突非正常分离 |
| 分离屈曲 2 级 | 单个小关节面脱位（后部韧带破损程度从部分破损至允许非正常移位的前后韧带复合体完全破损，这种移位是不常见的）。对侧小关节面的半脱位表明严重的韧带损伤。另外，小碎骨片可能从关节突的后表面向前移位。脱位侧的钩椎关节增宽，可见到棘突尖向脱位侧移位。Beatson 连续划分后部椎间韧带、关节囊、后纵韧带、纤维环和前纵韧带，发现单个关节面脱位可以与后部棘间韧带和关节囊破裂同时发生 |
| 分离屈曲 3 级 | 双侧小关节脱位，约 50% 伴有椎体向前半脱位。有或无下一脊椎前上边缘周围环形感觉迟钝。Beatson 发现这些损害由棘间韧带、双侧小关节囊、后纵韧带和椎间盘的纤维环破裂造成 |
| 分离屈曲 4 级 | 整个椎体前部移位或严重不稳定运动的节段，显示有“浮动”椎体 |
| **压缩伸展——5 级** | |
| 压缩伸展 1 级 | 单个椎弓骨折伴或不伴椎体前部旋转。后部成分破损包括关节突线形骨折、关节突嵌插、同侧椎弓根和椎板骨折，导致前后位 X 线片出现“横断面”或伴有同侧椎弓根和关节突骨折 |
| 压缩伸展 2 级 | 两个椎体骨折，不伴其他组织破损。典型的多个相邻节段的椎板骨折 |
| 压缩伸展 3 级 | 双侧椎弓骨折，伴有关节突、椎弓根、椎板或双侧联合骨折，没有椎体移位 |
| 压缩伸展 4 级 | 双侧椎弓骨折，伴有部分椎体向前增宽移位 |
| 压缩伸展 5 级 | 双侧椎弓骨折，伴有整个椎体向前增宽移位。骨折椎体的椎弓后部没有移位，椎弓前部和椎体连在一起。韧带损伤发生在两个水平面：后面在骨折椎体和上一椎体间，前面在骨折椎体和下一椎体间。特征是椎体的前上部分和向前移位的椎体存在剪切力 |
| **屈曲牵张——2 级** | |
| 屈曲牵张 1 级 | 前部韧带复合体破损或椎体横行骨折。通常有韧带损伤，可能有相邻的前部椎体边缘骨折。X 线片显示异常椎间盘增宽 |
| 屈曲牵张 2 级 | 除了 1 级中描述的损伤外，后部韧带复合体破损，上部椎体向后移位突入椎管内。因为当头摆放在中立位时这一类型移位有自动复位的倾向，X 线片可能不能显示移位，但患者仰卧时移位至少 > 3 mm |
| **侧屈——2 级** | |
| 侧屈 1 级 | X 线片显示椎体不对称压缩骨折，同侧椎弓骨折，不伴椎弓移位。关节突压缩或可能有椎弓角粉碎 |
| 侧屈 2 级 | 椎体侧面不对称骨折，同侧椎弓骨折移位或对侧韧带破损，伴有关节突分离。椎弓同侧压缩和对侧裂开 |

脊柱外科医师对这个分型系统的术语都很熟悉，并且用这些术语来描述损伤，但是，还缺少对每个类型的精确的定义。由 Moore 等提出，后来由 Vaccaro 等改良后的一个可替代的分型系统目前作为下颈椎损伤分型（SLIC）评分系统。这个系统分为 3 个部分，分项评分并计算总分。他们建议根据所得具体的分值，用来决定采用非手术治疗或手术治疗。用来评分的类别有：形态学、椎间韧带复合体的完整性和患者神经功能状态（表 41-6）。这个严重程度评分系统的主要优点是包含了患者的神经功能状态，这对于确定脊柱的稳定性是必需的。一些有经验的脊柱外科医师都使用这个严重程度评分系统与 Allen 和 Ferguson 系统，而且，这两个系统关于治疗建议的可靠性是相似的。随着影像学技术的不断发展，尤其是脊柱软组织结构成像技术的发展，对于一种特殊的损伤，其最好的分型或治疗将可以确定。

**表 41-6 下颈椎损伤分类评分**

| | 得 分 |
|---|---|
| **形态学** | |
| 无异常 | 0 |
| 压缩 + 爆裂 | 1+1=2 |
| 牵拉型（如小关节高位、过伸） | 3 |
| 旋转或者平移（如关节面脱位、不稳定碎骨或晚期屈曲压缩骨折） | 4 |
| **椎间盘韧带复合体** | |
| 完整 | 0 |
| 确定（如单个椎间隙变宽、MRI 信号改变） | 1 |
| 断裂（如椎间隙前部增宽、小关节高位、脱位） | 2 |
| **神经情况** | |
| 完整 | 0 |
| 神经根损伤 | 1 |
| 完全性脊髓损伤 | 2 |
| 不完全性脊髓损伤 | 3 |
| 脊髓持续受压（神经损伤节段产生神经改变） | +1 |

（引自：Dorak M, Fisher CG, Fehlings MG, et al: The surgical approach to subaxial cervical spine injuries, *Spine* 32:2620, 2007.）

### （二）治疗

如果没有一个经过验证的，且比现有的分型系统明显提高的分型系统，脊柱外科医师还是只能继续通过可利用的最佳信息和自己的经验来决定治疗方案。确定治疗的方法时需要系统分析，这个在前面的章节已经讨论过了。获取影像学资料，并且完成了所有的紧急闭合复位的尝试以后，需要决定做何种确定性的治疗。

大多数没有破坏脊柱结构完整性的颈椎损伤需要手术治疗。评估个体的损伤时，笔者的治疗原理基础是脊柱三柱生物力学模型，这也是笔者治疗其他脊柱区域损伤的基本原理。前柱包括前纵韧带、椎体和椎间盘的前半部分，中柱包括椎体和椎间盘的后半部分、后纵韧带，后柱包括椎弓根和所有的后部的骨质和韧带。治疗的原则是：单柱不伴神经功能障碍的损伤通常是稳定的，而且不会有进展的畸形、神经功能损害或创伤后疼痛。这与笔者的实践经验是相符的，而且，这些患者使用外固定后都很好。相对的，涉及三柱的损伤，即使没有神经功能障碍（少见），一般认为是不稳定的，需要手术治疗。当然，涉及二柱的损伤，也一般认为是不稳定的，倾向于手术治疗，但是，某些这样的损伤也能通过制动来治疗。根据笔者的经验，伤后即刻尚能活动的患者，制动后发病率低。对于二柱损伤的患者，当决定是否采取手术治疗时，患者的神经功能状态作为一个决定性的因素。不完全或完全性损伤的患者一般采取手术治疗，然而，对于神经系统检查正常或可能只存在单支神经根损伤的患者，可以采用外固定治疗。其他伤、并发症、先天性畸形和退行性改变可以影响治疗的效果。

稳定的目的是恢复脊柱的正常序列，防止远期神经功能的缺失，增强神经功能的恢复，保持脊柱的生物力学完整性，促进早期的功能恢复。下颈椎的手术治疗可以是前路、后路或前后路联合（360°）。对于同样的患者，有很多种手术方法，都可以达到相同的治疗效果。最简单且直接的策略是以结构损伤最严重的区域为目标的手术方法。对于需要重建前柱支撑结构的损伤，可行前路手术，若后部的损伤需要错位结构的直接复位，应行后路手术。

前路手术主要的优点有，对神经结构的减压，通过植骨支撑和前路钢板的利用，恢复脊柱轴向的负荷支持功能，这在两个或以上运动节段的损伤中效果更明显。如果患者有钝挫伤或感染导致的严重肺功能障碍，那么保持患者仰卧位也是一个优点。前路手术的伤口并发症是罕见的，即使近几年来意识到吞咽困难的发生率更高。大多数的患者都可以通过前路到达从 C2 椎间盘至 C7 椎间盘的任何水平，对于肥胖患者或短颈患者则具有挑战性的。通过采用椎间盘切除术来完成充分的减压，在创伤机制中，这比椎体次全切术要好，因为后者切除了部分椎体，稳定性较差。有时，例如爆裂性骨折，则需要椎体次全切术，然后通过仔细固定、支撑植骨或置入 Cage，应用骨单皮质螺钉和带锁型的钢板来获得良好的稳定性。动态型钢板在退变性患者中的应用效果是需要商榷的，在创伤患者中基本上不使用，因为这个装置本身有更大程度上的不稳定。保持终板的完整性，仔细地植入支撑植骨，尽量不要破坏小关节，因为小关节的完整性对于获得足够的稳定是很重要的，而且也有利于植骨部分的一期融合。有很多的相关文献报道称，即使有后方部分韧带的损伤，仅仅应用这类前路方法，治疗的效果也是很明显的。满意的内固定后，术后通常仍需要应用充分的外固定矫形装置。如果因受伤的部位或骨质的问题影响前路的固定，那么可以考虑行后路的固定，或者使用头环背心外固定，这比传统手术可能更有优势。Johnson 等认为，如果终板是不完整的，那么前路重建和钢板植入将有较高的失败率，尤其是合并有小关节的骨折，并且在相应的节段行椎间盘切除术和重建的患者。在两个以上节段损伤的患者中行椎体次全切术是很罕见的，但是如果需要也必须联合后路的固定融合。与讨论时所述不一样，良好的治疗效果通常不需要前后路联合手术。

应用目前的节段性内固定器械，可以通过后路固定来治疗大多数的不稳定损伤，即使是扩张至颅颈或颈胸交界部的损伤。其设计理念是利用棒系统联合使用 C3 ~ C6 侧块固定装置和 C2、C7、上胸椎的椎弓根螺钉。在 C7 置入椎弓根螺钉的生物力学要比侧块螺钉好，在 C3 ~ C6 上，椎弓根螺钉在技术上比侧块螺钉更难放置，并且也没有显著优势。有必要时，固定可以延伸到 C3 以上，这个在前面已经讨论过了。因为后路的固定能恢复后面的张力带，而且也能节段性地固定，所以，这种固定方式抗弯曲和抗扭转的能力比前路固定要更强，因此，后路多节段固定的融合率比相似长度的前路固定要高。一些研究报道，后路手术的减压与相应节段的神经功能的提高可能不相符合，Brodke 等认为，这是由于后路手术对前面脊髓的血流量恢复不理想。如果后路减压了，那么也必须在损伤的部位行固定和融合，以稳定脊柱。因为后路手术需要更广泛的切开，所以，相对于前路手术，后路手术伤口感染率高，失血量也大。然而，对于限制性后路手术，如小关节脱位的直接复位和融合，发生伤口相关的并发症是罕见的。经济条件较差的患者更倾向于患有骨质疏松，通常需要后路手术，因为可以行节段性固定。

### （三）伸展型损伤

伸展型损伤是颈椎过伸的结果（图 41-27），通常患者的年龄比较大，是一个能量相对较低的损伤机制，如等高水平坠落。损伤一般发生在失去活动能力的颈椎椎体，因其不能成功地将损伤的能量分散。这类患者通常有弥散性特发性骨肥厚或强直性脊柱炎，这使得损伤部位更易受累。强直性脊柱炎患者的骨折实际上是经过椎间隙的，因此治疗上

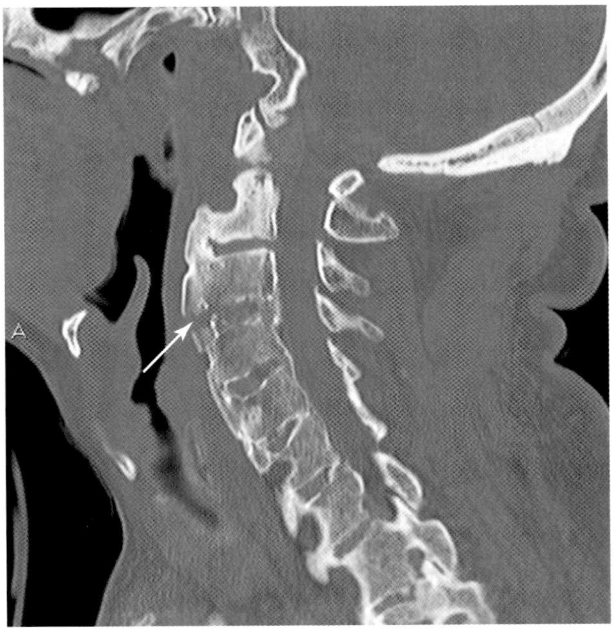


图 41-27 通过 C3 间盘节段的过伸骨折，伴特发性骨性肥厚

稍有不同（见后面章节）。椎间盘不完全性损伤的患者可以通过外固定治疗。对于贯穿纤维环前后缘损伤的患者，可以通过前路行椎间盘切除、植骨融合以及前路带锁钢板固定。

### （四）爆裂性骨折

这类损伤的特征是椎体的短缩伴椎体碎骨片并突入椎管内（图 41-28）。这类损伤通常行前路椎体次全切和植入自体髂骨块、同种异体腓骨块或塞有切除的椎体碎骨的圆形网状 Cage，以及前路钢板来达到固定融合效果。终板准备需要维持软骨下骨的完整性，确保所选支撑性植入物的稳定。通常，这类患者相对比较年轻，没有后纵韧带的相关隐性疾病，也不是由轴性负荷所致的损伤。后纵韧带可以对植入的支撑物提供一个反作用力，因此需要保存，若切除了后纵韧带，则不能获得满意的减压效果，而且还需要再联合前路钢板固定。

### （五）小关节脱位

小关节脱位不同于小关节骨折合并半脱位，双侧小关节脱位是单纯的软组织损伤，通常伴关节囊的破坏，而关节囊是后侧最重要的韧带稳定结构，同时，可能伴有棘间韧带和后纵韧带损伤，以及椎

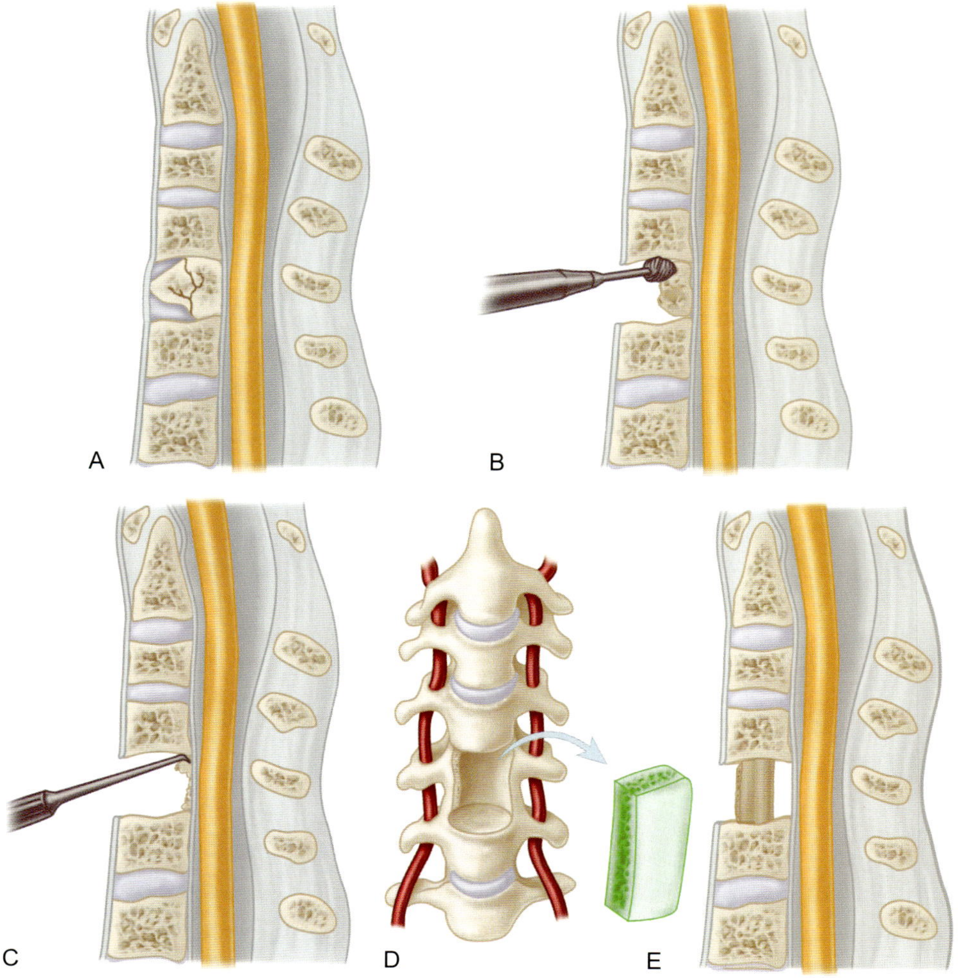


图 41-28 A. C5 典型爆裂性骨折，伴骨折块及破裂间盘在椎管内挤压神经组织；B. 已去除骨折块前方和下方的间盘组织，使用高速磨钻去除后纵韧带节段的骨块；C. 使用弯刮匙去除残留的后方脊柱边缘，对神经结构进行减压；D. 扩大前路颈椎次全切；E. 在恰当颈椎减压后放置髂骨移植骨块（见手术技术 41-12）

间盘后侧的破坏伴椎间盘突出。向前的移位可以达到椎体大小的 50%。通过对影像学资料的分析，可以考虑复位。不论闭合复位是否成功，都需要行 MRI 检查。如果当前合并严重的椎间盘突出，则行前路椎间盘切除、植骨融合术。如果在术前或行椎间盘切除的同时复位成功了，需要加用前路带锁钢板固定。对于无骨性损伤的小关节脱位复位，这种固定方式是稳定的，而且不会造成骨质的破坏。如果小关节在椎间盘切除的时候不能复位，那么椎间植入骨块，关闭前路切口，然后行后路开放性复位加内固定器械融合。如果闭合复位失败了，而 MRI 检查未提示有意义的椎间盘突出，最好的治疗方法是后路开放性复位伴内固定器械融合。前面已经讨论过了，相对于清醒的患者行闭合复位，开放性复位是在麻醉状态下进行的，因此脊髓损伤率较高。单侧小关节脱位通常只有 25% 的移位，但是处理的方法是相似的。如果单侧小关节脱位患者没有顽固的神经并发症，可以考虑闭合复位，一些病例可以复位成功，但是需要紧密的影像学随访，因为可能在数周之后复发小关节半脱位。

### （六）小关节骨折合并半脱位

小关节骨折合并半脱位的患者，一般通过牵引复位比较容易，但是由于有骨质的损伤，复位的保持比较困难。如果上下终板都没有骨折，那么可以考虑行前路椎间盘切除、植骨融合及前路带锁钢板固定，但是必须谨慎。由于功能不全的小关节的存在，这种固定方式有剪切力的倾向，所以容易发生移位。尽管神经功能的损伤是不常见的，但是仍然有相关的报道。固定的丢失将需要翻修手术，建议做好术后的随访，而且保证患者对矫形器使用的依从性。当然，后路器械融合固定可以提供更好的稳定性，并且维持更好的脊柱序列，但是由于不可能只在骨折的节段固定，所以通常需要多一节段的融合。

### （七）骨折 - 脱位

这种类型是最严重的损伤，通常合并有软组织和骨折的损伤，在一个平面或多个平面存在移位，并伴有脊髓损伤。闭合复位需要谨慎考虑，要避免过度分散受累的节段，而且可能加重脊髓的损伤。对于这种类型损伤的患者，尽管前后路联合手术通常是不需要的，但是为了保险起见，仍然常规行前后路联合手术。治疗的原则是首先处理损伤最重的区域，然后恢复脊柱的正常序列和脊髓减压。一般先完成前路手术，如果需要，再行二期或延期的后路器械内固定融合手术，这取决于患者的总体状况（图 41-29）。

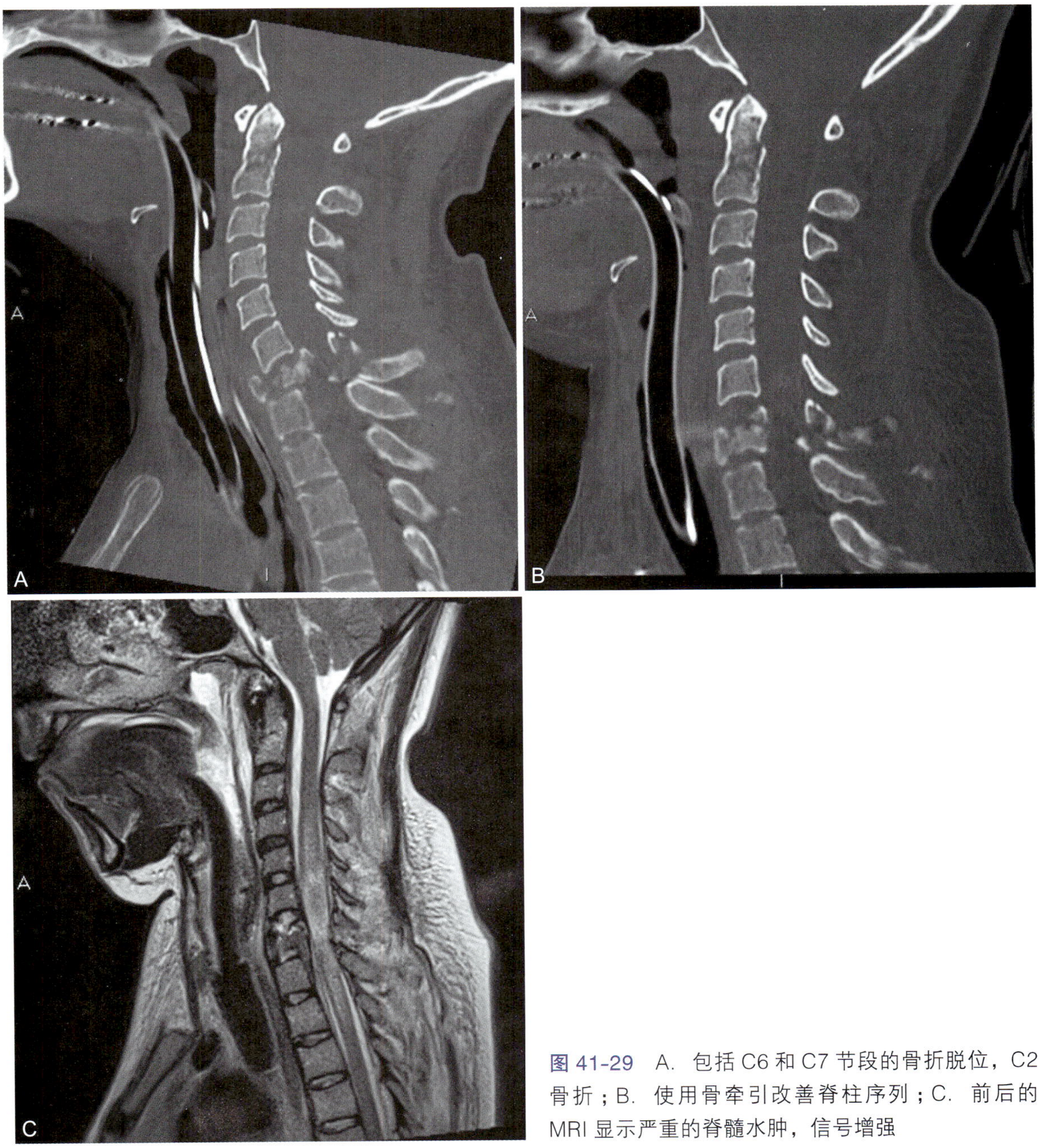


图 41-29 A. 包括 C6 和 C7 节段的骨折脱位，C2 骨折；B. 使用骨牵引改善脊柱序列；C. 前后的 MRI 显示严重的脊髓水肿，信号增强

## 前路颈椎椎间盘切除、带锁钢板固定融合术

### 手术技术 41-12

- 如果患者术前处于牵引的状态，则维持牵引和正常脊柱序列。配合麻醉医师在清醒的状态下插管，可以用手维持头的位置，或者使用可视喉镜下插管（Veriathon Inc.，Bothell，WA）。如果患者有脊髓损伤，术中平均动脉压维持在 85 ~ 90 mmHg。
- 根据术者的习惯，选择纵切口或横切口。笔者习惯选择左侧横切口（图 41-30），由于左侧喉返神经的解剖位置更恒定，因而术中副损伤的风险较小。
- 取长约 3 cm 的切口，C5 椎间盘一般正对着环状软骨，其他节段做相应的调整。横切口也可以用于可延伸的手术。皮肤切口的中点应位于手术侧气管的外侧缘。
- 切开皮肤，剥离皮下层至颈阔肌，距离切口各方向至少 10 mm 锐性剥离颈阔肌筋膜外的脂肪。
- 垂直于肌纤维切开颈阔肌。
- 在切口的外侧，辨认胸锁乳突肌的内侧缘，直接显露颈动脉鞘平面，在 C5 椎间盘平面，前面由肩胛舌骨肌覆盖。
- 如果需要，向上或向下牵拉肩胛舌骨肌（C5 椎间盘平面），沿颈动脉鞘内侧缘纵行切开气管前筋膜。
- 用手指钝性分离至颈椎前部，用 Kitner 剥离器可使位于颈长肌之间的颈椎前部显露得更清楚。
- 在损伤的椎间盘或椎体上插入一枚金属定位针，拍摄 X 线片，以明确受累的节段，并永久保存 X 线图像。
- 使用钝性撑开器，牵开气管和食管，以确保其足够安全，向两端牵开颈长肌，从上位椎的中部到下位椎的中部，避免不必要的显露导致相邻节段的退变。

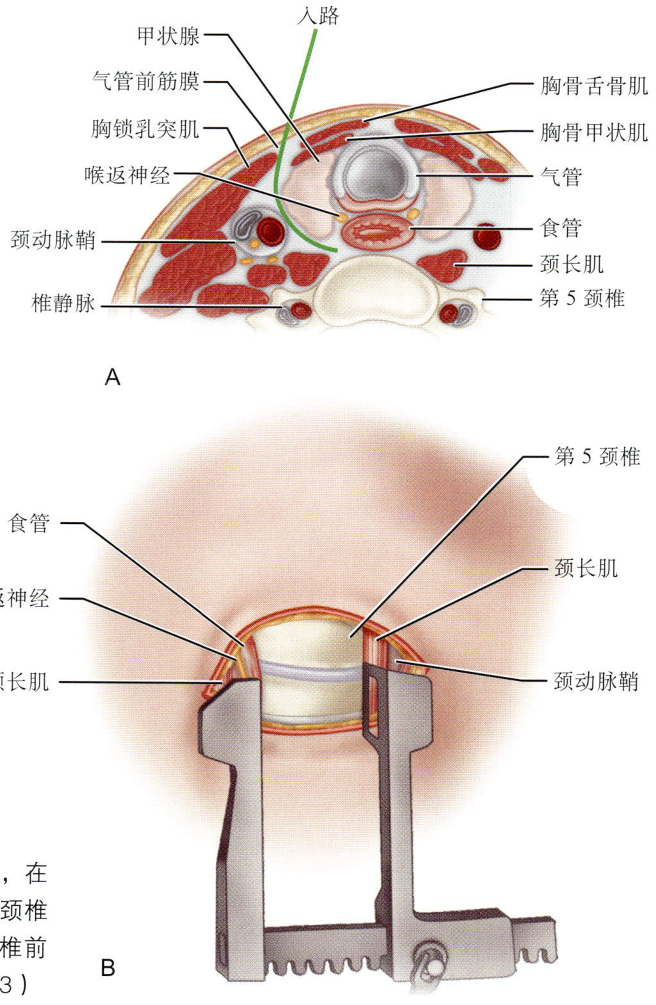


图 41-30 A. 中和下颈椎前入路，通过左侧横切口，在颈动脉鞘内侧和气管、食管外侧进入。B. 对中和下颈椎的深部牵开。对解剖筋膜层次的全面理解是进行颈椎前方显露的关键（见手术技术 41-12 和手术技术 41-13）

- 放置自动撑开器，深度至颈长肌的内侧缘。
- 广泛地切除受累的椎间盘，两侧至钩突关节。用刮匙将大部分椎间盘刮除，清晰地显露出双侧钩突关节。
- 在外科显微镜视野下，用高速磨钻将上位椎以下大部分椎体的前面部分切除。这种骨质去除的水平是下终板凹面的最高点，允许终板是平坦的，与前后椎体面都构成一个直角，并保存了软骨下骨（图 41-28）。一并去除前侧的骨赘。前侧的骨赘切除后，手术视野的能见度更高，如果需要，可以切除椎间盘组织的后部分、后纵韧带和后侧的骨赘。如果椎间孔比较紧，可行椎间孔切开术。用磨钻小心地去除下位椎的上终板，保存好软骨下骨，并磨出一个平面，与相邻的终板前后左右的距离都相等。
- 分别在牵引和不在牵引下，仔细地测量椎间隙的高度。不要通过植入骨块的尺寸来维持间隔的牵引，即使只与测量值之间有 1 mm 的差异。植入骨块的尺寸应在不过度受力的情况下维持稳定。
- 取自体的髂骨块或选取复合骨皮质和骨髓质的同种异体骨产品，植骨块前后径一般是 12 ~ 13 mm，所以能向深处打入 2 mm 且不会突入到椎管内。夯实植骨块，拍摄 X 线片以确认其位置良好，或通过直视下观察植骨块的后侧是否突入椎管内。移去外固定牵引，植骨块必须保证足够的稳定，并且不会轻易地从椎间隙中被拉出来。
- 选取尽可能短的带锁钢板，以避免对相邻椎间盘的冲击性损伤。当钢板放置在合适的位置时，通过钢板螺钉的孔道应刚好可以看见准备好的终板（图 41-31）。
- 钻孔然后置入单骨皮质螺钉，一般长度是 14 mm。确保螺钉置入的角度是正确的，这样螺钉与钢板之间锁住是最佳的。置入全部的 4 枚螺钉后，检查钢板的锁定能力。
- 仔细充分地止血后，缝合颈阔肌，放置 Blake 引流；缝合剩下各层。

**术后处理** 佩戴坚固的矫形器 4 ~ 6 周，直到影像学证明植骨连接处融合。需要拍摄屈伸位 X 线片证实稳定性，并决定是否需要继续使用矫形器。

## 前路颈椎椎体次全切、带锁钢板固定融合术

### 手术技术 41-13

- 术前准备、体位、显露同手术技术 41-12，不同的是 C5 要在环状软骨平面做 4 cm 的切口（图 41-30）。
- 广泛切除骨折椎体上端和下端的椎间盘，范围是到两侧的钩突关节。用刮匙刮除大部分的椎间盘组织，在每个平面显露出双侧的钩突关节。如果用金属 Cage，移去受损椎体的碎骨片，并保存用来填充 Cage。如果用结构性植骨块，则用高速磨钻去除椎体。这是笔者首选的方法。
- 在外科显微镜视野下，用高速磨钻去除椎体，在椎体的每一面都磨出一个垂直的凹槽，范围从受损椎体平面的钩突关节向下到受损椎体平面的下一个钩突关节。这些凹槽决定了去除的骨的区域。用磨钻去除两个凹槽之间的所有骨质，必要时将每个凹槽加深。这个操作起来很迅速，直到通过骨松质到达骨皮质，这提示已经到达椎体后侧的骨皮质了。停留在钩突的内侧缘，可以避免损伤椎动脉，尽管有少数扭曲的椎动脉走行在钩突的内侧，这种情况应该在术前 CT 检查上发现。继续用磨钻去除后方的骨皮质。
- 如果有必要，去除后纵韧带和后方的骨赘，并行椎间孔切开术。一般来说，椎体次全切的不足之处在于需要至少切除 17 mm 的宽度。去除上位椎的前部分，留下平坦的平面，并保存好软骨下骨。同样，磨出下位椎的上终板。这两个终板都必须是平坦的且相互平行。
- 分别在牵引和不在牵引下，仔细地测量两个终板之间的高度。当停止牵引时，几乎不再移动，需要十分仔细地测量植入骨块的尺寸，以避免下沉或移位。
- 取合适长度的自体骨，同种异体腓骨或装有自体骨的 Cage。
- 重新支撑起牵引架，如果需要可稍微增加牵引的力度，以便于置入支撑物，小心地夯实支撑物。当植入骨块与每个终板良好接触时，为了适应终板，植入骨块的下端可能会更靠后侧。摄 X 线片以确认其位置良好，或通过直视下观察植骨块的后侧是否突入椎管内。移去外固定牵引，植骨块必须保证足够的稳定，并且不会轻易地从椎间隙中被拉出来。

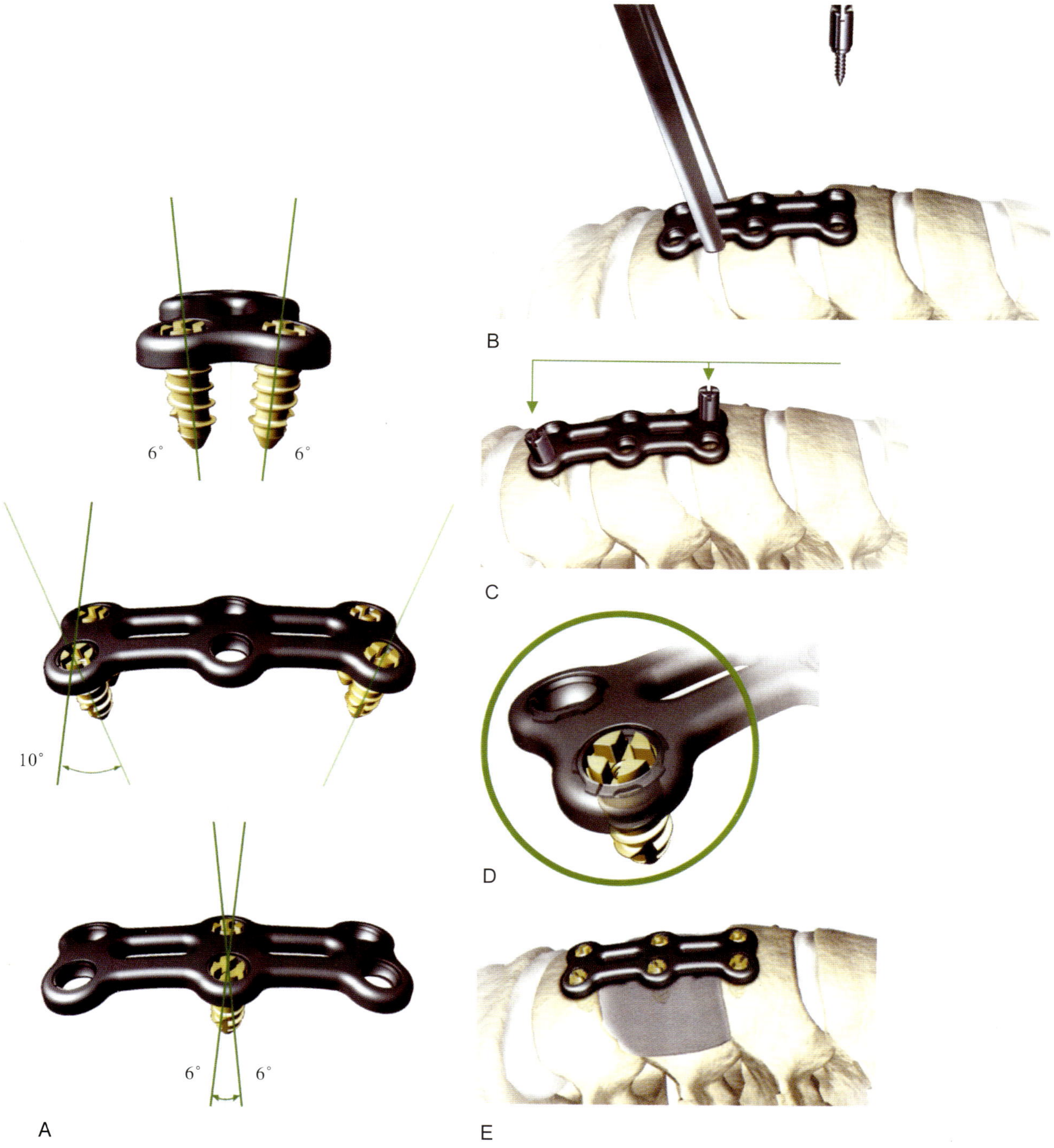


图 41-31 前路颈椎切除和钢板固定（见手术技术 41-12）

- 选取尽可能短的带锁钢板，以避免对相邻椎间盘的冲击性损伤。当钢板放置在合适的位置时，通过钢板螺钉的孔道应刚好可以看见准备好的终板。钻孔然后置入单骨皮质螺钉，一般长度是 14 mm。确保螺钉置入的角度是正确的，这样螺钉与钢板之间锁住是最佳的。置入全部的 4 枚螺钉后，检查钢板的锁定能力。支撑物上不置入螺钉。

- 仔细充分地止血后，缝合颈阔肌，放置 Blake 引流；缝合剩下各层。

**术后处理** 佩戴坚固的矫形器 6 ~ 8 周，具体时间取决于最终固定的稳定性和影像学证明植骨融合。需要摄屈伸位 X 线片证实稳定性，并决定是否需要继续使用矫形器。

## 后路下颈椎固定融合术

后路固定的器械系统是多轴螺钉，分为单骨皮质螺钉或双骨皮质螺钉，可以置入侧块也可以置入椎弓根。侧块固定已证实是有效且安全的，通常作为首选的手术方法。主要的不同是 C7 的侧块，因为比较小，所以固定后的生物力学不如其他的节段好。如果需要固定到胸椎，这也是很典型的病例，如果融合节段包括 C7，那么一般不需要固定 C7，因为 T1 螺钉头与 C7 螺钉头之间的空间不足，不便于置入棒子。如果需要固定 C7，笔者认为置入椎弓根螺钉比侧块螺钉固定要好。侧块螺钉置入的方法由 Magerl 创造，后来经 Anderson 改良而成。

### 手术技术 41-14

(Magerl)

- 如果患者术前处于牵引的状态，则维持牵引和正常脊柱序列。配合麻醉医师在清醒的状态下插管，可以用手维持头的位置，或者使用可视喉镜下插管。如果患者有脊髓损伤，术中平均动脉压维持在 85 ~ 90 mmHg。使用可旋转的手术床，如 Jackson 床，患者取俯卧位。
- 需要摄 X 线片以证实损伤恢复，如果要使用椎弓根螺钉，则需要确保术前充分完成了各项影像学检查。
- 切开需要显露区域的皮肤。用 1 ∶ 500 000（1 mg 配 500 ml 生理盐水）的肾上腺素盐水浸润皮下组织和肌肉。
- 确认节段后，骨膜下剥离显露后方颈椎至关节突外侧缘。
- 如果发现未复位的脱位小关节，用 4 号 Penfield 剥离器或 Freer 剥离子将关节剥开，动作要轻柔。在受累椎体的棘突基底部钻一个洞，用把持钩（tenaculum）穿过各个棘突，小心地牵开，然后移动移位的椎体，使双侧的小关节复位。同时，助手用 4 号 Penfield 剥离器牵拉下关节突至复位的位置。如果上述操作不能完成，则从上关节突的上缘去除少量骨质，然后重复上述操作。去除的骨质越多，复位后的稳定性越差。
- 去除需要融合区域的关节囊，确认侧块的边界，包括上、下关节面、外侧缘和与椎板交界的内侧沟（图 41-32A）。
- 如果需要行椎体切除术或椎体成形术，为了很好地利用骨性标志，一般需要完成螺钉的孔道后才进行。
- 选取侧块中心内侧 1 mm 处作为进钉点，用磨钻去

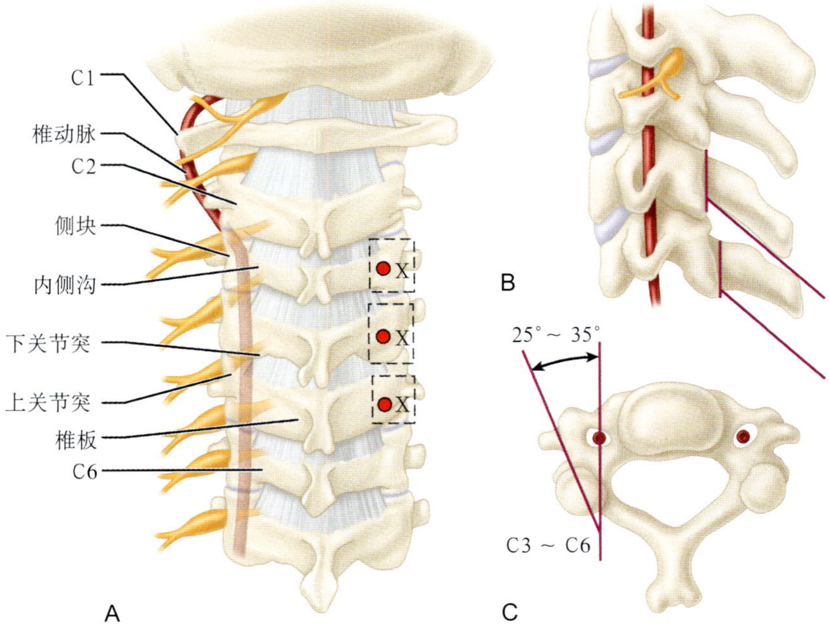


图 41-32 后路颈椎钢板固定

A．定位进行钻孔的侧块中央的解剖标志；B．关节突关节、神经根和钻角度之间的关系；C．颈椎上面观显示钻孔角度、横突孔和椎动脉的关系（见手术技术 41-14）

除骨皮质。

- C3 ～ C6 的侧块钻孔时，方向为向外倾斜 25° ～ 35°，向头侧倾斜 25°（与小关节关节面平行）（图 41-32B）。开道时，将电钻导向器放在下位椎体的棘突中点，这样（如果存在较大的骨赘，将其切除）对于用单骨皮质螺钉固定的大多数患者就非常可靠，用手钻钻出深为 14 mm 的孔道。
- 如果准备用双骨皮质螺钉，则在当前孔道的基础上，深度增加 2 mm。对孔道的每一步操作之后，都需要用球探来探知孔道，并感知其骨皮质。理想的孔道内侧紧贴着椎动脉，如果钻孔时方向太靠内侧，则可能损伤椎动脉。
- 如果准备置入颈椎椎弓根螺钉，术前需要仔细地分析和测量椎弓根的大小、方向。Abumi 和 Kaneda 描述的椎弓根的进钉点刚好位于侧块中心的外侧。穿透骨皮质，用椎弓根探子钻入椎弓根，椎弓根探子的方向是向内倾斜 30° ～ 40°，也有学者认为这个方向与身体同侧的椎板垂直。关于头倾和尾倾的角度，各个椎体倾斜的方向都不同，通常在 C7 稍微尾倾即可，也可以根据增强的图像来确定。Ludwig 等建议行椎板椎间孔切开术，直接触摸内上侧的椎弓根，以帮助确定椎弓根探子的方向。
- 如果需要置入胸椎椎弓根螺钉，则需要用到所有胸椎椎弓根螺钉置入的方法（手术技术 41-15）。
- 植入所有的螺钉，去除侧块和椎板的骨皮质，磨去小关节的骨皮质，裁剪并预弯合适的棒，将棒植入螺钉头内，用螺帽锁紧。
- 相应的部位植骨，逐层缝合伤口，并放置引流。

**术后处理**　佩戴坚固的矫形器 6 周。复位固定良好且屈伸位 X 线片提示固定的节段没有移位，则可以撤掉矫形器。

## 九、强直性脊柱炎

强直性脊柱炎患者的脊柱损伤需要给予特别的关注，尤其是颈椎损伤。这类患者可以是高能量的损伤机制，但通常是相对低能量的损伤机制，如等高水平的坠落。如果没有神经功能障碍，需要保持高度的警惕，以避免潜在的严重损伤。损伤的机制通常是伸展型的，如面部的打击伤或跌倒时头部着地。由于椎间盘的外层部分已经骨化，不能很好地缓冲创伤带来的能量，因此便会发生骨折。X 线片的辨别能力有限，因此通常需要 CT 或 MRI 检查，这类型的骨折最常发生在 C5 ～ T1 节段，其中不相邻的损伤占 10%。患者有强直性脊柱炎病史，或在颈胸交界处有后凸畸形的患者，检查过程中应该保持后凸的姿势，而不能躺平。如果发现有骨折，这类患者通常需要行后路节段性内固定手术，而且融合节段相对较长，因为这类患者经常合并有骨质疏松症。在固定稳定之前，应尽可能少地移动患者，以减低神经功能损伤的风险。单用坚硬的颈托外固定是不够的，需要尽早使用头 - 环背心外固定，作为临时的制动装置。患者使用头 - 环背心，也便于手术时的移动。翻动患者的身体至俯卧位时，需要特别小心。这类患者硬膜外出血的风险很高，若有神经功能的缺失，则需要即刻检查并尽早减压，使治疗的效果最优化。需要对全脊柱进行仔细评估，因为非相邻节段的损伤发生率很高。

## 十、椎动脉损伤

关于椎动脉损伤合并颈椎骨折的最佳诊断标准和治疗原则的争论持续了超过 50 年，直到 Carpenter 首次阐述了这两者之间的关联。曾有大量的前瞻性研究收集了资料，来评估这类损伤的发病率和治疗的选择。基于一个文献综述的研究，Fassett 等发现创伤患者中椎动脉损伤的发病率是 0.5%，而且，其中 70% 合并有颈椎骨折。合并椎动脉损伤的骨折常见的类型是横突孔骨折、C1 ～ C3 的骨折、移位性骨折或脱位。Lebl 等研究了伴有椎动脉损伤的受伤模式，展示了横突孔骨折移位 > 1mm、颅底骨折、强直性脊柱炎、弥漫性特发性骨肥厚、枕颈椎脱位、关节脱位及半脱位与椎动脉损伤间的关系。椎动脉损伤的临床表现各不相同，患者可以没有任何症状或伴随有后方的血供障碍，一些文献中报道这种情况的病死率高达 33%，但是在 Lebl 的研究中只有 4.8%。椎动脉入口处的横突孔骨折是最严重的，通常位于 C6，只有约 5% 患者椎动脉入口位于 C7 的横突孔。尽管 CT 和 MRI 关节成像术已提高很多，然而，目前最可靠的诊断方法仍然是脑血管造影。诊断的过程中发生并发症是可能的，一些文献中报道医源性休克的发病率达 1%。需要立即用肝素行抗凝治疗，并且维持 3 ～ 6

个月；一些文献推荐长期的观察。由于没有相关的证据指导治疗，对于每位患者的治疗都需要仔细协调，因为无法了解当前的治疗是否可以改善患者的预后。

另外一个重要的方面是椎动脉损伤将影响可能要进行颈椎的手术治疗。目前的颈椎手术器械和方法都有损伤椎动脉的风险，制订治疗计划时损伤椎动脉是一个影响因素，如果已给予抗凝治疗，那么这也是一个影响因素。

## 第四节 胸椎和腰椎损伤

胸腰段损伤通常是高能量创伤的结果，而且胸腰椎持续的、严重的损伤经常合并有内脏损伤。在颈椎损伤章节已经阐述了，怀疑有胸腰段损伤的患者，要在创伤评估区域给予快速检查。这个应该在高级创伤生命支持（ATLS）之后进行，一系列的观察包括：全脊柱的视诊与触诊，记录皮肤情况，柔韧度，出入量，精神状态，四肢的运动和感觉检查，直肠指检，存在或缺失脊柱反射。可以用 ASIA 表来记录神经学上的发现。尽快完成影像学检查，必须使脊柱成像清楚，然后，将患者从脊柱板上移下来，如果存在损伤，立即确认损伤，以便于给予及时的治疗。为了达到这个目的，CT 检查成为评估胸腰椎区域的标准措施，为了达到评估内脏损伤，常规在胸椎或腰椎骨折的患者中行胸部、腹部和骨盆 CT，并给予增强成像。许多学者认为胸部、腹部和骨盆的 CT 相对于 X 线片，识别损伤的特异性和敏感性都要高。除此之外，胸部、腹部和骨盆 CT 也尽可能少地移动患者，并且更快地完成检查。Hauser 等通过研究 222 个病例发现，不论胸部、腹部和骨盆的 CT，或者 X 线片都不能提示不稳定的胸、腰椎损伤。通过胸部、腹部和骨盆的 CT 和 X 线片来识别额外伤是次要的，更重要的是通过影像学检查来改变疼痛的治疗措施，以及决定患者怎样活动的问题。这种类型的轻伤包括没有移位的棘突骨折和横突骨折。

### 一、分型

自 Böhler 首次发表了胸腰椎损伤的分型之后，这个分型又经过了 80 多年的演变。然而，这类损伤的某些部分的分型仍然是困难的，因为脊柱协会的脊柱外科医师们对于分型的目标、需要考虑的解剖结构，以及一些定义还没有达成共识。因此，一些分型系统用来指导治疗，然而其他一些分型并不是这样的目的。一些医学术语，尤其是与脊柱稳定性相关的定义还没有达成共识，下面将介绍一些不同系统中有冲突的含义（框 41-3）。最早开始关注患者的治疗效果的是 Nicoll 等，他们通过观察研究一群矿工患者，发现解剖结构的复位对于恢复良好的效果并不是至关重要的。他们根据畸形和脊髓损伤加重的可能性将骨折分为稳定或不稳定两种。其他一些分型系统用“不稳定”作为神经损伤的一个代名词，如果有神经损伤则考虑是不稳定的，而不考虑骨折的类型。为了将骨折分型，需要行脊柱的影像学检查，然而，影像学在过去的几年里已经发生了很大的改变；现在大多数医疗中心 CT 是常规

**框 41-3 脊柱不稳有关因素**

**神经功能**
- 神经受损的程度
- 潜在的其他神经损伤

**结构破坏**
- 大体结构破坏的严重程度
- 椎体破碎
- 椎管损伤程度
- 脊柱韧带的断裂
- 小关节面、椎板、椎弓根的断裂
- 椎间盘的破坏
- 出现多处连续损伤
- 造成脊柱不稳后路手术的影响

**畸形**
- 畸形严重程度（后凸或侧凸）
- 脊柱弯曲（高度丢失）
- 畸形的潜在进展
- 矫正后再移位
- 后期矫形完全失败可能

**功能预计**
- 硬度丢失
- 预期未来体育活动
- 慢性疼痛发展的潜能
- 对未来就业的潜在影响

（引自：Mirza SK, Mirza MJ, Chapman JR, Anderson PA: Classifications of thoracic and lumbar fractures: rationale and supporting data, *J Am Acad Orthop Surg* 10:364, 2002.）

的选择。MRI 检查仍然是有争议的，而且在胸腰椎区域的作用不明显。曾有报道认为 MRI 对于韧带的结构成像是精确的，但是到目前为止，还没有相关的大样本多中心研究证实这个说法。分类系统使治疗的选择更加多样化，如后路节段性固定器械、前路结构重建固定器械、骨髓腔内技术、微创手术系统等。

当前使用的大多数分型系统都是基于某种假设的特殊损伤类型的损伤机制或基于损伤的形态学。Denis 分型是基于脊柱的三柱模型（图 41-33），是目前仍然广泛使用的机械论系统中的一个例子。AO 分型系统（图 41-34）根据骨折的形态和损伤的严重程度分为 A、B、C 三型，每型再分为 1、2、3 亚型。这个分型可以细分为 53 种可能的类型。在 2005 年，通过脊柱创伤协会的合作努力，创造了胸腰椎损伤严重程度评分（TLISS）系统。与以前的系统相比，这个系统糅合神经功能检查时更加直接，通过这些获得的信息和骨折的形态及后方韧带复合体的完整性，可以给特定的某个损伤一个数字化的评分。然后利用评分的数值来指导治疗，而且这样的治疗原则已达成共识。作者为了提高这个系统对损伤分类的可靠性，后来又将其改良成了现在所用的胸腰椎损伤分型与严重程度评分（TLICS）（表 41-7）。曾有许多文献评价了各种分型的可靠性，并将其相互比较，或者比较同样的外科医师对相同病例在不同时间点的分型。这些文献都没有证明某个分型系统比其他的要好。TLICS 分型系统吸引人的地方在于它包含了患者的神经功能检查，这对于脊柱损伤患者的功能恢复起着最重要的决定性作用。尽管这个系统的可靠性与其他系统没有什么不同，但是，还没相关的资料证实这个系统及其他系统的有效性。另外，关于推荐的治疗方案，一致的观点是认为它是第四级证据。

Denis 通过回顾性分析 412 例胸腰椎损伤，在前面许多学者的基础上，扩展了脊柱的三柱模型，这其中只有 53 例有 CT 检查。他的目的是通过不

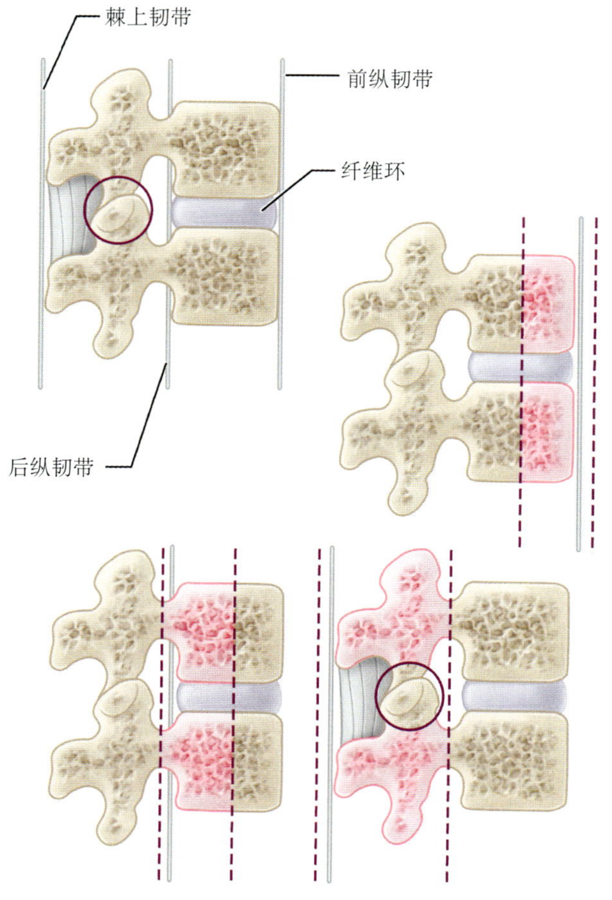


图 41-33 脊柱不稳定的三柱分型：前、中和后柱（见正文）

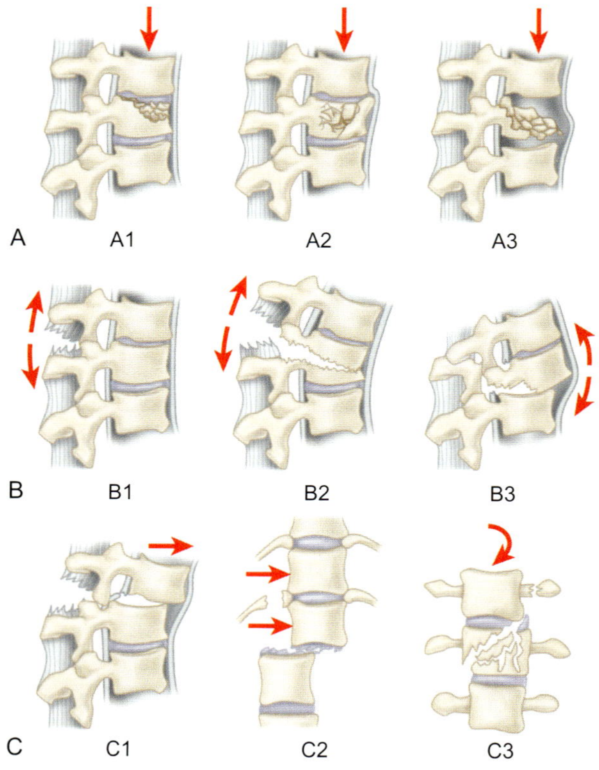


图 41-34 脊柱损伤的 AO/Magerl 分型

A．压缩损伤：A1 为压缩，A2 为分离；A3 为爆裂；B．脱位性损伤：B1 为后韧带撕裂，B2 为后骨性撕裂，B3 为向前通过椎间盘；C．扭转损伤：C1 为 A 型合损伤并扭转损伤，C2 为 B 型损伤合并扭转损伤，C3 为扭转切伤

表 41-7 胸腰段损伤分型和损伤程度评分

| | 得分 |
|---|---|
| **骨折机制** | |
| 压缩骨折 | 1 |
| 爆裂性骨折 | 1 |
| 平移 / 旋转 | 3 |
| 牵张型 | 4 |
| **涉及神经** | |
| 神经无损伤型 | 0 |
| 神经根型 | 2 |
| 脊髓、脊髓圆锥不完整型 | 3 |
| 脊髓、脊髓圆锥完整型 | 2 |
| 马尾型 | 3 |
| **后方韧带复合体完整性** | |
| 完整 | 0 |
| 可疑损伤或不确定损伤 | 2 |
| 损伤 | 3 |

得分 ≤ 3 分，无须手术治疗；得分 ≥ 5 分，需要手术治疗；4 分者，根据医疗条件及其他损伤，决定是否手术治疗

（引自：Vaccaro AR, Zeiller SC, Hulbert RJ, et al: The thoracolumbar injury severity score: a proposed treatment algorithm, *J Spinal Disord Tech* 18:209, 2005.）

同种类的损伤机制来突出损伤的类型，这个分型系统没有考虑治疗或功能恢复的效果，而这已经被证明是越来越重要的。Denis 抽象地介绍了关于“中柱”的概念，这并不是一个明显的解剖结构，而是由椎体和椎间盘的后半部分及后纵韧带构成的。中柱的损伤模式经常用来决定损伤的类型和神经损伤的风险度。他的理论不包括稳定性的定义。损伤可以分为小的（如横突、峡部、棘突的损伤）或大的。大的损伤根据假设的机制可以分为 4 类：压缩性骨折、爆裂性骨折、安全带性骨折（Chance 骨折）和骨折伴脱位。McAfee 等在研究了 100 例潜在不稳定性骨折或骨折 - 脱位患者的 CT 片后，明确了中柱骨 - 韧带复合结构破坏的机制，在此基础上提出了一种新的分类方法。McAfee 等将中柱骨 - 韧带复合结构的损伤分为 3 类：轴性压缩、轴性分离和移位。笔者发现这种简单化了的分类方法对胸腰椎损伤的分类很有帮助。

楔形压缩型骨折由向前的屈曲力引起，可造成单纯的前柱破坏。此型损伤一般很少引起神经损伤，除非有多个相邻节段椎体同时受损。

稳定爆裂型骨折由压缩性负荷引起，造成前柱和中柱破坏，后柱的完整性不被破坏。

不稳定爆裂型骨折是由压缩造成前柱和中柱破坏伴有后柱断裂。后柱可以因为压缩、侧方屈曲或旋转力量而造成破坏。因为不稳定，所以有创伤后脊柱后凸和进行性神经损害的可能。如果前柱和中柱是因为压缩引起的破坏，那么后柱的破坏不可能是牵张力量所引起。

Chance 骨折是由围绕前纵韧带前方的一轴性屈曲造成椎体水平撕脱骨折，整个椎骨被强大的张力拉断，完全裂开。

屈曲牵张型损伤的屈曲轴位于前纵韧带后方，前柱被压缩力破坏，而中柱和后柱则受牵张力破坏。因为黄韧带、棘间韧带和棘上韧带通常断裂，所以这种损伤是不稳定的。

平移型损伤是整个椎管断裂，表现为椎管排列紊乱。通常是剪力造成了三柱均被破坏。在受累节段，椎管的一部分可发生横向移位。

## 二、治疗

由于各种原因，胸腰椎骨折的治疗仍然是存在争议的。第一，决定何种损伤通过手术治疗是最好的，或者通过非手术治疗是最好的；第二，手术治疗的患者选择何种手术方法；第三，手术治疗是否需要直接减压，或者如果间接减压是否充分。非手术治疗的选择同样不是一致的：是否需要姿势性复位，是否需要长期使用石膏固定或胸 - 腰 - 骶矫形器（TLSO），治疗时是否需要一段时间的半卧位，或者是否要尽早进行外固定。迄今为止，只有两个关于胸腰椎手术治疗与非手术治疗的随机对照研究。在 Wood 等对 53 例患者的研究中，相对于非手术治疗，手术治疗没有发现有意义的影像学或功能结果的不同。此外，手术治疗的患者需要更高的医疗费用，而且并发症的发生率也要比非手术治疗高。然而，Siebenga 等的第二个研究报道了后路短节段固定的治疗效果要好于非手术治疗。最近报道了一个大样本的前瞻性随机对照研究，利用了一种新的方法来减少偏倚，综合了外科医师的意见作为纳入标准，这样不会有严重的限制性。Stadhouder 等回顾性对比研究了 190 例胸腰椎损伤的患者，这 190 例患者是从 2 个不同的医学中心的 636 例患者中挑选出来的，基于 2 个中心给予的不同的推荐治

疗方法，分别给予手术治疗或非手术治疗，平均随访时间为6.2年，最短为2年。随访的内容是关于疼痛的功能结局，其中有137例患者决定重返工作岗位，他们的结论是两组患者之间关于功能的恢复与重返工作岗位没有显著差异。手术组神经功能缺陷的患者较多，因而表现为较多的神经功能改善，但是这在统计学上没有意义。Bakhsheshian等的一篇综述确认了较早的发现，没有神经功能缺陷的患者，手术与非手术治疗在功能恢复上效果相同，他们同时指出最佳的非手术治疗方法还有待确定。Verlaan等关于5 748例患者的一篇综述中，发现ASIA评分提示神经功能恢复的效果是最好的，不能根据是否手术治疗来预测神经功能恢复的情况。迄今为止，没有相关文献证明手术治疗的神经功能恢复有明显的优势。许多研究也证实，胸腰椎骨折的患者通过非手术治疗也有神经功能的恢复。有代表性的不完全损伤（ASIA分级B–D）不论是手术治疗还是非手术治疗，都能改善一个等级。有几项研究，包括Wood等的研究已证实，由于骨折片后退所致的椎管狭窄经过手术矫正后并没有表现出良好的结局。Daniels等通过回顾性分析来自美国25个医院的24 098例患者，发现其中91.7%患者没有神经损伤。无神经损伤的患者中有9%给予了手术治疗，而有神经功能缺陷的患者手术治疗率为61.4%。由治疗所在医院提出分型，在很大程度上决定了患者是接受手术治疗还是非手术治疗。无论患者是否合并神经损伤，在城市教学医院或大型医院的手术治疗率，比在非教学医院要高。这些数据是有很大差异的。有很多相对较小的研究描述了一种经皮的植入设备，经常应用在神经功能完整，且适应非手术治疗的患者。这项技术似乎安全，但临床效果有待确认。有一些研究阐述了胸腰段骨折固定后融合与非融合的患者，在长期随访后展现出了相似的后凸进展。

手术方法通常与是否需要减压是相关的。尽管没有明确的文献证明胸腰椎骨折手术减压的益处，然而，绝大多数脊柱外科医师不会建议在神经缺失患者中存在持续的神经压迫。这要追溯到几十年前大量的动物实验研究，证明了神经功能恢复与神经组织减压的相关性，因为减压可以恢复相关区域的血供。另外，Bohlman等的研究证实，当患者的恢复到达一个平台后，通过晚期的减压治疗，神经功能还可以继续恢复。还没有文献报道椎管受压的绝对范围与神经功能缺失的相关性。Panjabi等通过对比动态损伤模型和静态的伤后影像学，证实了动态损伤下侵入椎管要比静态下高85%。这也解释了为什么在静态的伤后影像学研究中，椎管的受压程度与神经功能缺失是没有关联的。如果患者没有神经功能缺失，即使有严重的椎管侵入，也不能提示需要直接减压，因为这与随后发展的功能缺失是没有关联的。通常在胸腰椎损伤手术固定的过程中完成间接减压。当需要直接减压时，选择手术方法时要尽量方便减压，因为固定的方式是多种多样的，而且不论是前路还是后路都能提供稳定的固定，需要前后路联合固定很罕见，当然这取决于哪一部分解剖结构受损。

根据笔者的经验，胸腰椎骨折的治疗主要取决于患者的神经功能状态、是否需要在特殊损伤结构的基础上恢复脊柱功能完整性、现有畸形的类型和严重程度。大多数胸椎或腰椎损伤的患者没有神经相关并发症，这类患者中大多数采用非手术治疗即可，只有相当少的一部分有特殊损伤模式的患者需要手术治疗。手术治疗过程中可能发生进展性神经功能缺失，这种情况很少发生，大多数研究报道了其发病率为0 ~ 2%，这与笔者的经验是一致的。对于有进行性加重的畸形患者，且伴有矢状面或冠状面的失衡，通常需要手术治疗，而局部的畸形则一般不需要。尽管后方韧带复合体通常被认为是重要的结构，但是损伤节段局部的后凸畸形与功能恢复没有多大关联。为了观察患者所有序列的改变，需要在患者开始活动后摄站立位X线片。

对于有脊髓、圆锥或马尾损伤的患者一般需要手术治疗。最常用的是后路短节段固定器械，但是，根据患者的损伤类型和神经功能状态可以设计特殊的固定器械。骨折的解剖复位是令人满意的，但是这并不是治疗的主要目标。在恢复功能前，还不能确定可以接受的矢状面和冠状面上的残余畸形是否受累。Nicoll等通过观察他们最初的患者，发现其中有50例患者的功能完全恢复，并且继续作为矿工工作至少2年，有24例（48%）有残余的畸形。当然，如果这群患者的畸形矫正比现在更好，是否会更快地达到功能的完全恢复还不清楚。

由TLSO组成的非手术治疗对大多数位于T7或以下损伤的患者，如果侧弯不需要太多的关注或由于身体习惯性姿势引起的侧弯，可以用 TLSO 控制侧弯，尽管 Jewett 型支具也使用得相当频繁。对于 T7 以上的损伤很难有支具治疗，尤其是如果损伤节段同时伴有肋骨骨折时。当决定支具治疗对于某个特殊的患者是否合适的时候，需要考虑以下一些因素：并发症、伴随的损伤、损伤节段的预期活动能力。支具治疗应该尽可能早地开始，以便于尽早开始活动，通常不需要姿势复位。患者有足够的活动能力后，拍摄以损伤节段为中心的站立位 X 线片，以确认脊柱序列的充分稳定，如果患者可以坚持，尽早摄脊柱全长站立位 X 线片。只要患者的身体直立与水平面的角度 > 30°，则需要佩戴矫形器，一般需要 12 周，如果临床进展不如预期快，则还要延长佩戴的时间。

## 三、椎体压缩型骨折

椎体压缩型骨折以前方椎体的高度丢失为特点，不伴后方椎体的高度丢失和后方韧带或骨质的损伤。MRI 不是常规的检查，除非有节段性后凸畸形角度 > 25°，或怀疑有韧带的损伤。治疗椎体压缩型骨折，一般佩戴 TLSO 支具 12 周，同时给予药物控制疼痛，这是很重要的，可以让患者尽早恢复活动。最严重的疼痛一般在 3 ~ 6 周后改善。患者能够活动后尽早摄站立位 X 线片，以核查是否有畸形的恶化。如果患者有后方韧带的损伤伴前方椎体骨折，则需要手术治疗。已有研究证实，可以经皮肤植入短节段的后路张力带重建器械，但是还需要长期的研究。骨内的手术如椎体成形术只适用于低能量的病理性骨折。因为高能量的骨折可以有 CT 片上看不见的骨折线，可以贯穿后方骨皮质，以至于骨水泥可以侵入椎管内。

## 四、椎体爆裂型骨折

这类损伤最重要的特征是后方椎体的骨皮质骨折伴骨折块向后突入椎管内，及邻近节段椎弓根间距扩大。许多研究已经证实，椎管受压的程度与神经功能之间无明显的相关性，因此，椎管受压的百分比不能单独作为一个手术指征。爆裂型骨折给予合适的制动后，神经功能缺失进一步发展的情况是罕见的，即使伴有严重的椎管受压。椎板骨折，尤其是无移位的在垂直方向上的骨折，对脊柱承受轴向负荷的能力影响较小，而且，像这样的骨折一般不需要手术治疗。当然，这类型的骨折也可能损伤神经根，如果神经功能缺失需要减压，那么减压之后也必须固定。如果患者神经功能确实涉及超过单一神经根的损伤，也建议行减压和固定术。间接减压可以通过器械撑开，然后利用完整的后纵韧带将骨折块复位，而直接减压既可通过前路也可以通过后路来完成。如果在后方存在水平方向上的损伤，如峡部、椎板或小关节的破坏，一般建议需要器械的撑开而不是轴向的负荷损伤，而后纵韧带可能会被破坏，因此不可能靠韧带来完成复位。没有神经功能缺失的患者行手术治疗，通常采用后方间接复位的方法。关于稳定爆裂型和不稳定爆裂型的概念是模糊不清的，笔者认为应该避免对每个椎体特殊部位结构评估。可以对脊柱结构完整性进行全面评估，并从中整理出最有逻辑的理论来指导治疗。如果选择了手术治疗，还可以帮助指导解剖的方法和需要固定的程度。如果需要行固定术，短节段器械固定并保留部分节段的活动能力是理想的选择，尤其是在中下段腰椎。McCormack 等关于载荷骨折的分类有助于决定是否可以采取短节段器械，因为根据骨折特征分析采用短节段器械可能会固定失败（图 41-35）。对于不能通过短节段器械来固定的损伤，在胸椎可以行长节段器械固定，而且不会牺牲临床上重要的活动能力。在腰椎行前路减压和重建，通常允许保留部分节段的活动能力，而且一般不需要同一节段再行后路固定。在术前准备中必须考虑患者的神经功能状态和其他并存伤。治疗的目标是通过获得充分的稳定，以促进骨折和固定融合发展为绝对的稳定。对于需要行最完全的椎管减压术的患者，一般倾向于直接的前路减压术。

## 五、牵张型损伤

这类损伤最主要的特征是后方脊柱的延长，并可持续到中部或可能一直扩展到脊柱前方的大部分。屈曲 - 牵张型和屈曲 - 压缩型损伤的鉴别是很重要的。这两种损伤都有后方的延长，提示了后方骨质韧带复合体的损伤。差异在于损伤发生瞬间的旋转中心的位置。屈曲 - 牵张型损伤最有代表性的是 1948 年描述的“Chance”骨折。典型的损伤位于上腰椎，发生于机动车碰撞过程中，通过患者的安全带有两个制动点。由于上述影响，安全带周围

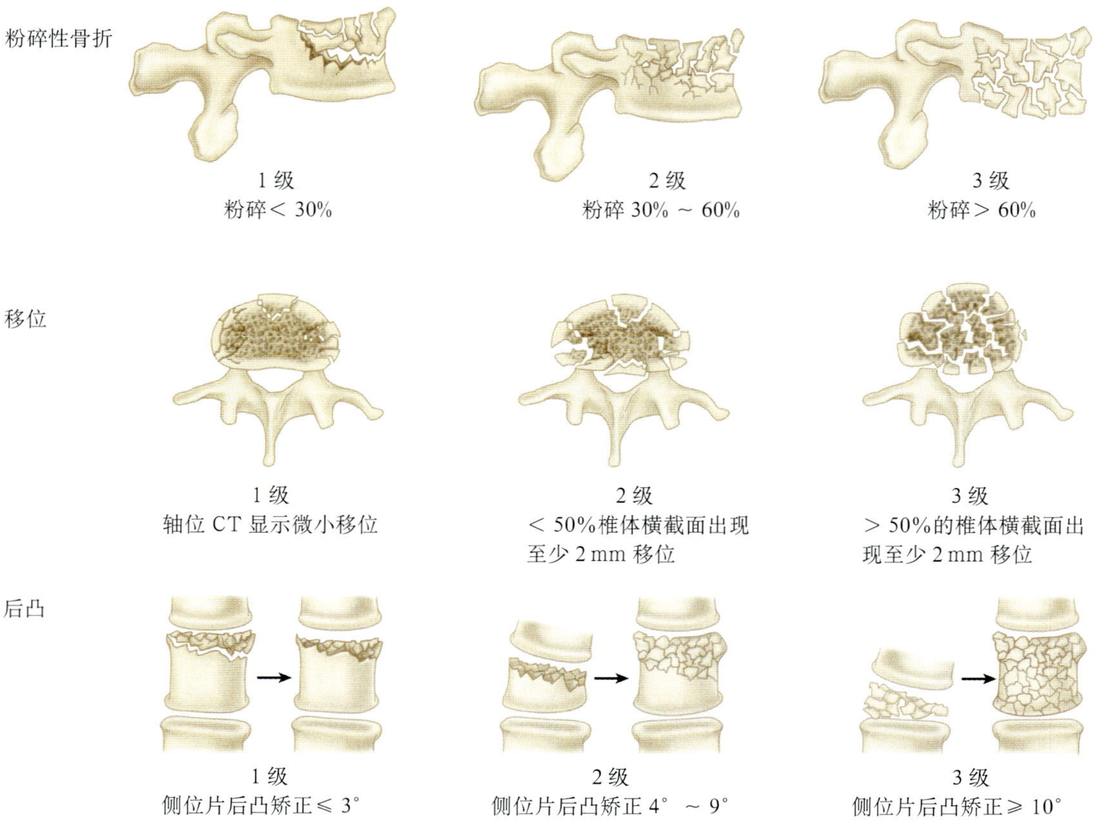


图 41-35 McCormak 等定义的骨折严重程度

的腰椎弯曲，如果有骨质、韧带或两者的损伤，则没有足够围绕安全带产生的旋转中心的张力，可以通过腹部内容物的压缩来对抗前方脊柱的屈曲。由于旋转的中心点靠近脊柱的前方，尽管前纵韧带不能承受张力也会发生延长，因此遗留结构不完整。如果准备行手术治疗，识别这个是很重要的。后方压缩的结果使这类损伤比较稳定，由于没有完整的结构来防止脊柱和神经组织的过度延长，因此应避免撑开。屈曲 - 压缩型损伤通常是由于旋转中心位于脊柱内，结果是后方结构不能承受牵张力而前方结构不能承受压缩力。压缩是相对于骨质来说的，而非韧带结构，所以这种情况下，前纵韧带是可以保留的，并且在手术固定时可以作为一个枢纽点。可以通过后路完成手术固定，需要仔细的并有神经监测的撑开，棒可以弯成稍微过度的前凸。与压缩型的器械比较，这种手术可以更好地矫正这类损伤所致的后凸。由于牵张时后方的骨质会损伤，复位时很少出现破碎，而且这类损伤还能承载一些轴向的负荷，所以短节段的固定是有效的。牵张型损伤通常合并神经功能缺失，这类损伤可以通过短节段器械手术治疗，通常需要去除撕裂的黄韧带，以避免其围绕着椎管，尤其是使用压缩型的器械。如果患者的损伤是典型的 Chance 骨折且没有神经功能缺失，通过佩戴过度伸展的 TLSO 支具约 12 周可以获得满意的复位。

## 六、伸展型损伤

伸展型损伤一般被认为是脊柱前方的延长，大多数发生在胸椎。与颈椎伸展型损伤不同，胸椎伸展型损伤可以单纯是韧带的损伤或骨折，对于强直性脊柱炎或弥漫特发性骨质增生症患者，胸腰椎的损伤大多数是骨折。如果患者表现为极小的神经功能缺失，为了避免由移动患者检查或治疗其他损伤时引起的医源性损伤，早期识别这类损伤是很重要的。这类损伤是很不稳定的，可以移动，通常是向后滑脱，可以引起脊髓损伤。患者应该避免水平仰卧位。建议早期手术治疗，可以应用节段性器械行后路长节段固定。如果患者合并有因脊柱移位所致的神经功能缺失，则很有可能发生硬膜外血肿。如果患者的神经功能恶化，需要行急诊 MRI 检查，以评估椎管的序列和血肿。在检查的过程，建议患者保持伤后原有的后凸畸形。

## 七、骨折 - 脱位

这类损伤的特征性表现是脊柱在轴面上的平移。在矢状面或冠状面的重建图像上移位显示得很清楚，而在轴位像上则显示得不是很清楚，除非两个椎体在同一层面的轴位像上出现。也会发生部分旋转（屈曲或伸展），一些损伤以牵张损伤为主，但是还是通过平移来识别骨折 - 脱位。这类损伤是最严重的，并且通常合并严重的神经损伤。因为剪切力的存在，这类损伤是不稳定的，通常需要节段性器械的长节段固定。因为这类损伤有很多完全性神经损伤，不能通过减压术改善，因此，骨折的复位和合适的脊柱序列的恢复比减压更重要。最终的稳定取决于获得坚固的融合。

## 八、减压术

手术减压的作用目前还有争议。脊髓血液流动部位不同是有差异的，从脊髓到脊髓圆锥和马尾，不同的解剖部位导致神经损伤敏感性不同。胸椎椎管狭窄，脊髓血供稀疏；明显的神经系统损伤在胸椎严重骨折和脱位中很常见。腰椎的骨折或骨折 - 脱位可能导致明显的移位，神经系统却很少或不会受到损害。不单是因为这一区域的椎管较大，而且由于脊髓约终止于 L1 椎体并且马尾比脊髓更不容易损伤。Wilcox 等在体外动力模型中发现，对脊髓最大的压力和椎管最严重的狭窄发生在受到撞击的一瞬间；在脊柱的反弹力后都得到改善。损伤后椎管最终的狭窄程度与 CT 获得的结果相关性很差。Krompinger 等报道，得到妥善治疗的粉碎性骨折患者的晚期 CT 显示明显的椎管受限。这一发现被 Wood 等证实。重塑过程似乎需要很长时间且有时间依从性，并且会按照预期的骨骼对应力反应的原则。Fontijne 等发现椎管的重塑和再建发生在损伤后的 12 个月内（50% 的正常直径，1 年后达到 75%）。这些学者推断，胸腰部粉碎性骨折非手术处理后，畸形椎管会有明显的自发再造，这一观点支持对某些挑选的胸腰段粉碎性骨折患者进行非手术处理。这些患者中没有神经系统损伤。胸椎和腰椎粉碎性骨折的治疗必须是个性化的，突出的骨碎片导致的椎管受限不是外科减压术的绝对指征。

分辨与神经损伤无关的无残存神经组织的椎管受累和与神经损伤有关的残留的神经受压是很重要的。突出的骨碎片导致的神经元压迫可以间接地通过后路器械的分散力或者直接通过后外侧或前路行椎管探查得到缓解。这些手术指征还没有达成共识。利用韧带整复术对椎管减压的间接方法是通过后路器械和撑开力的一种手术方法，适用于后纵韧带完整的患者通过增加后纵韧带的张力复位椎体后缘骨块。众多学者已经记录这一方法极好的效果，大多数矫形外科医师对这一方法是很熟悉的。当手术推迟 10 ~ 14 d 以上，用这一方法会出现问题，因为在骨折愈合开始后椎管的间接复位难以完成。另外，严重的粉碎性骨折伴有多个骨碎片推挤进椎管可能不能完全通过撑开器械复位。如果出现骨皮质翻转，后纵韧带可能不再完整，不应该实施韧带整复术。

后外侧椎管减压方法在胸腰段和腰椎是有效的。步骤包括半侧椎板切除术和用高速钻除去椎弓根，以允许硬脑膜沿着前方走行的后外侧减压（图 41-36）。胸椎对脊髓的可用空间比较少，这种方法会增加神经元的危险。前路允许硬膜囊的直接减压，但是很多外科医师不熟悉这种方法。内脏和血管可能受损，并且这种路径有非常高的潜在风险。另外，如果前纵韧带保留，前路减压术和支撑性移植物或钛网对骨折提供了最佳的即刻稳定性。如果做了前路减压术，为了获得足够的稳定性，应该行前路固定术。最近几年，前路内固定装置的作用得到了很大发展，这些装置被证明是安全的并且对脊柱稳定性是有好处的。传统的后路稳定操作在一些患者中已经被摒弃。如果存在后方不稳定，当实施前路减压和支撑性移植或钛网时，采用后路内固定和融合可以用来增加稳定度。前后路联合固定可以使手术节段更短。

现在，笔者赞成对大多数需要手术治疗的患者行早期间接的后路装置或后外侧直接减压。如果不完全脊髓损伤的患者遗留明显的神经压迫症状（不仅仅是椎管受累），并且一段时间后也没有明显临床改善，就需要做前路减压和重建。要仔细考虑对所有后部垂直椎板骨折的患者行后路减压术，因为增加了暴露神经根撕裂硬脊膜的频率和严重的创伤后蛛网膜炎的可能性。进行细致的神经系统检查以

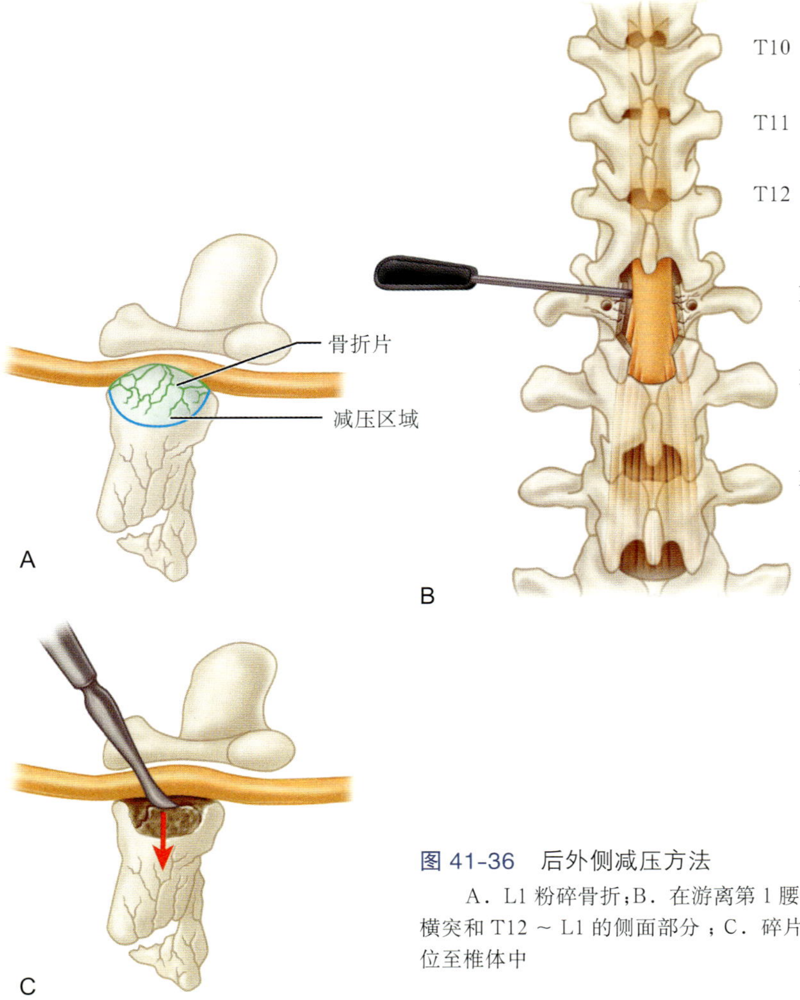


图 41-36 后外侧减压方法

A．L1 粉碎骨折；B．在游离第 1 腰神经根后，去除椎弓根、横突和 T12 ～ L1 的侧面部分；C．碎片在底部被切除后，被复位至椎体中

发觉一些缺陷；但是，对一些严重的损伤或迟钝患者，可靠的神经系统检查可能无法实行。Ozturk 等发现在 25 例胸椎和腰椎粉碎性骨折合并椎板垂直骨折的患者中 25% 发生硬脊膜撕裂。在 L2 ～ L4 更常见。对 T12 ～ L3 水平严重的但是不完全的脊髓损伤患者，前路减压和重建是更有利的治疗。如果可能，使用微创入路。

术后对损伤部位脊柱 CT 扫描进行矢状位的重建来评价更远的脊髓减压是否充分。一项对 49 例持续的急性不稳定性胸腰段粉碎性骨折的非截瘫患者的回顾性研究中，Danisa 等认为行后路手术治疗患者较短的手术时间和较少的失血量有统计学意义。他们发现当考虑术后后凸矫正、神经系统功能、痛觉测定或恢复工作的能力时，前路减压和融合、后路减压和融合及前后路联合手术各组间没有明显不同。当治疗不稳定胸腰段粉碎骨折时，后路手术与前路或前后路联合手术一样有效。三种操作中，后路手术时间最短，出血量最少，费用最低。

## （一）后路固定

### 椎弓根螺钉胸部和腰部节段固定

过去 10 年中，椎弓根螺钉和棒系统在胸部和腰部骨折应用中持续增加。利用节段固定、棒的外形修复和压缩力、撑开力在不同的棒上，完美的骨折复位成为可能。目前大多数系统中，外科医师可选择不同尺寸的螺钉和不同材质的棒以适应特殊患者稳定性的需要。当前最低限度的侵入性技术还不是万能的，而且不允许加压或撑开的矫正操作。最低限度地侵入稳定操作的作用还不能确定，并且现在笔者很少应用这些技术。笔者相信，只有那些有丰富经验的脊柱外科医师可以应用脊柱内置物，他们有充足的脊柱解剖知识以降低并发症的发生率，这些并发症包括椎弓根骨折、硬脊膜撕裂、神经根损伤、脊髓损伤和血管损伤。辅助置入螺钉时常规应用透视；图像导航只在不常见的病例中有用。

## 手术技术 41-15

- 应用可以被射线穿透的手术台。将患者置于允许姿势复位的体位，当俯卧位时，根据所需姿势支持的范围，横向或纵向放置四柱框架或胸轴，横放或纵放 4 个后支架或胸卷取决于支撑姿势所需要的范围。如果患者神经系统不完整或不完全，在术中椎管维度被间接操纵，需要用神经监测。
- 摆好体位后，要做影像学检查以确定姿势的脊柱复位的程度，并且决定切口大小。
- 术前准备并在胸腰段脊柱铺单，如髂嵴有需要时，也进行铺单。
- 从髂嵴获取骨粒。
- 在邻近固定区域上、下一节段的棘突间做一个切口。
- 用肾上腺素溶液（1 mg/500 ml 盐水）浸润切口、皮下组织和肌肉，锐性分离切口。
- 用电刀切开深筋膜，显露好其边缘以便闭合切口。在筋膜下进一步进行分离。
- 在骨折平面小心地用电刀将肌肉从骨头上分离。注意有无脑脊液漏和离断的神经根。
- 继续向两侧分离至胸椎和腰椎横突的尖部。
- 通过透视明确需要固定的上位节段。

### 放置胸椎椎弓根螺钉

- 获得椎体的标准正位片。在该透视影像上，上终板是一条边界清楚的分界线，椎弓根的最上部在终板的前弓。椎弓根和另外一侧是对称的，棘突顶点应该和椎体中线重叠。调整图像直到获得上述影像非常关键。
- 在横突基底部的上部内侧（与前后位影像的右侧椎弓根的 2 点钟位或左侧椎弓根的 10 点钟位重合）定位钻头。在这个位置用钻头穿透骨皮质，作为椎弓根开路锥的进针点。
- 用开路锥缓慢插入，监测正位影像监控其路径，开路锥在椎弓根里面从椎弓根外侧穿入椎弓根内侧，直至穿透。控制开路锥的轨迹直到插入 18 mm 后锥子尖在内侧皮质。这将使开路锥横穿椎弓根并且进入后部椎体。如果解剖形态是不典型的，可以通过侧位透视确认。要缓慢轻轻地插入开路锥。
- 当开路锥进入椎体，继续插入至需要的深度，但没必要插入至椎体的前 1/3。
- 用一个带小球头的探针探查椎弓根壁的四个面的皮质破口，确认椎体没有被穿破。
- 置入椎弓根可以接受的最大直径的螺钉，可以根据椎弓根正位图像确定。直径最小的椎弓根一般在 T4 ~ T6 水平。如果骨密度很高或螺钉相对椎弓根比较大，在放置螺钉前要攻丝。
- 如果椎弓根太细，连最小直径的螺钉也不能用，用锥子行与“内 - 外 - 内”路径相同的方法也可以安全置入螺钉，通过进入骨骼，然后穿出骨骼进入肋椎关节，最后再通过椎弓根侧壁进入椎体。虽然螺钉牢固性不如完整的椎弓根那样好，但是也是安全的。
- 多轴螺钉经常被使用，如果需要更好的刚性，单轴螺钉也偶尔被使用。
- 同样的方式置入所有胸椎螺钉（图 41-37）。
- 固定棒放置的细节参见腰椎螺钉技术。

### 放置腰椎椎弓根螺钉

- 在上腰椎节段可以用与胸椎描述相同的方法，因为椎弓根很细，特别是 L1 和 L2 的椎弓根。对于较低位的有较大椎弓根的椎体，笔者更喜欢通过侧位影像引导置入腰椎螺钉。
- 侧位影像中椎体对于完美重合的椎弓根来说应该是一条边界清楚的分界线。调整图像直到获得上述影像。
- 在横突与上关节突连接处（在侧位像上将椎弓根等分）用探针定位。在邻近椎弓峡部和上部关节的连接处穿透骨皮质。在螺钉插入前去掉横突的骨皮质，以提高去皮质效果并增加融合骨床。
- 利用进针点皮质骨缺损，将椎弓根探针置入椎弓根。探针同时向前、侧走行。在大腰椎加大内倾（通常 L5 水平为 20–30 度，L 水平为 0–10° ）头层倾方向由影像指导放置探针至椎体前 1/3。
- 用一个带小球头的探针探查椎弓根壁的四个面和椎体的外侧和前侧，确认皮质没有被穿破。
- 置入椎弓根可以接受的最大直径的螺钉（最大直径 6.5 mm 的螺钉）。大螺钉可以可以被置入，但是经常使用小螺钉。大螺钉更可能导致椎弓根骨折并失去价值。多轴螺钉最常被使用，但是当骨折的上或下单水平需要固定时，单轴螺钉可以发挥作用。攻丝可以降低硬化的椎弓根骨折的风险。
- 在去皮质面填塞移植骨后置入螺钉。

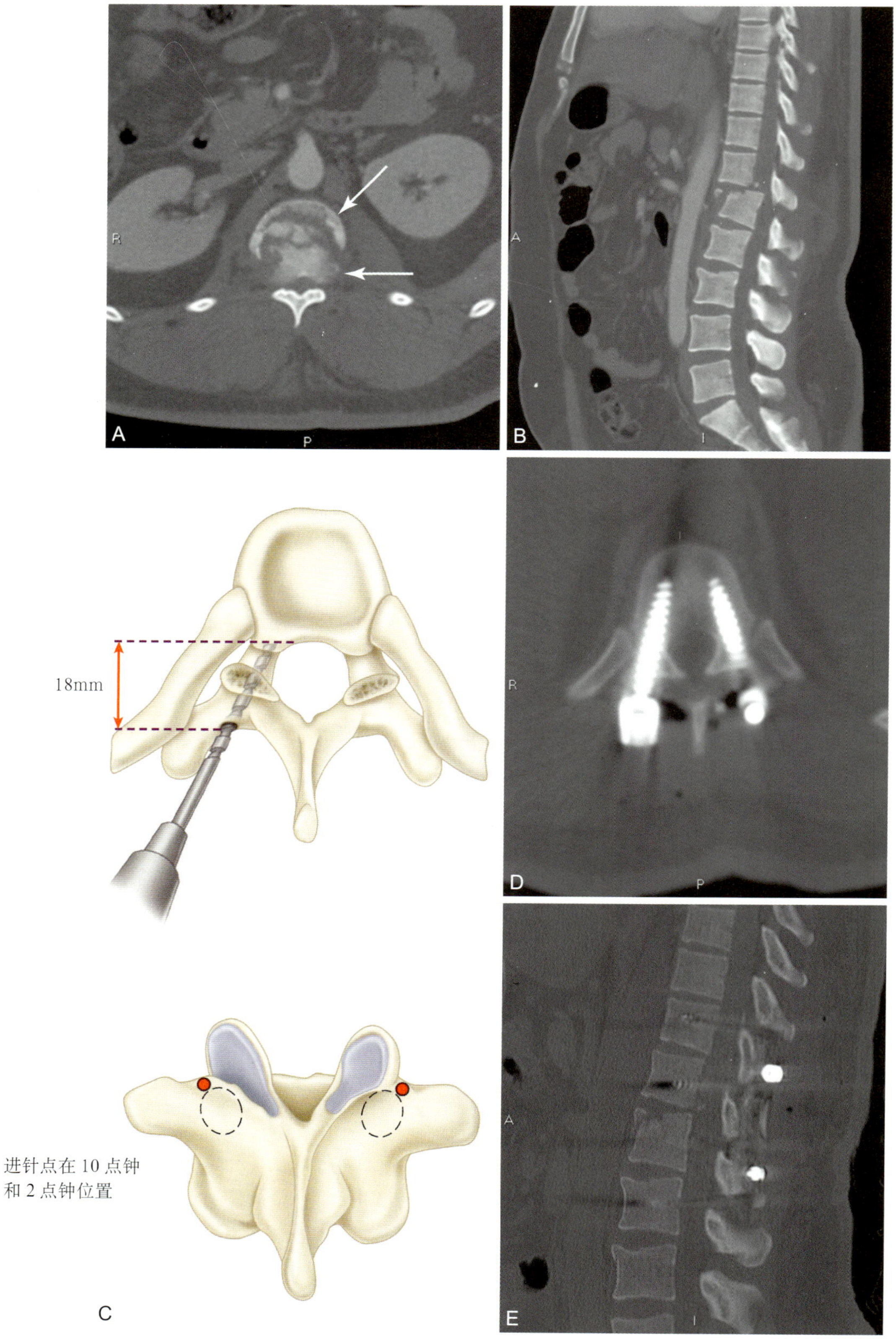


图 41-37 A、B. T12 ~ L1 骨折—脱位患者的横断面（A）和矢状面（B）重建影像；C. 在 10 点钟和 2 点钟方向的进入点钻入椎弓根 18 mm 深；D、E. 椎弓根螺钉恢复脊柱解剖排列（见手术技术 37-15）

- 通过 X 线片得到螺钉的最终影像，以检查螺钉是否在椎弓根内。
- 同样的方式置入其余螺钉。

**置入棒**

- 在置入棒前完成直接减压。肋横突切除术不像经椎弓根减压那样常用，但都是有用的方法。
- 将棒剪切至允许撑开操作的长度。
- 弯棒塑形以辅助复位。当棒被置入螺钉卡槽内时，将棒折弯成较小的后凸以帮助矫正后凸畸形。
- 如果需要，安棒时应用多种复位器械，避免过度牵拉某单一螺钉，在每一个节段轻松地将锁定装置拧入螺钉卡槽内。
- 利用撑开或加压原位完成棒塑形以复位骨折。最终用扭断器将螺钉拧紧固定并放置横联。
- 通过正位和侧位透视确定已经充分复位。
- 在每一个放置器械的水平去掉后部结构和横突的皮质，将移植骨填塞在去骨皮质表面。如果骨量不够，可以用异体骨松质。
- 筋膜缝好前，通过棘突放置一枚负压引流管。
- 为了减少伤口问题，用皮下缝合法缝合其余的切口层次。

**术后处理** 术后的 CT 扫描可以核实螺钉的位置，并且可确定神经功能缺失的患者是否还有残余的神经受压情况。患者术后第 1 天在佩戴矫形器的情况下可以活动，除外有其他伤妨碍患者活动的情况。矫形器一般需要佩戴 8 ~ 12 周，这取决于患者疼痛的解除和随访的影像学资料有愈合的证据，并维持正常的脊柱序列。

## （二）前路固定

没有必要行后路手术时，前路的重建可以提供满意的稳定性。Sasso 等回顾了一系列 40 例三柱损伤的患者，都行前路重建治疗，他们发现不完全神经功能缺失的患者中有 91% 提高了一个改良的 Frankel 等级，95% 的患者在维持脊柱正常序列方面有满意的治愈率。这是一个回顾性的研究，但是却包含了许多的外科医师和 2 个医疗机构。

前路重建的手术方法因损伤节段（T4 ~ L3）的不同而差异很大，许多医疗中心通常使用联合的方法，一名心血管外科医师或普外科医师配合一名脊柱外科医师。前路重建的主要优点是可以直接减压，并通过应用支撑装置恢复承受轴向负荷的脊柱部分的结构。通过前方的椎体恢复一些承受负荷的能力，在一些临床中心通常应用较短的内固定器械，可以保留更多正常节段的活动能力。直接前路手术也可以提高后凸畸形的矫正率。前路器械可以由植骨块或合金的 Cage 连同钢板或棒以及螺钉固定组成，植骨块和 Cage 的长度是可调节的。除此之外，通过椎管的前路直接减压，可能将突入的骨折碎片或椎间盘组织完全移除。标准的胸廓切开术和经腹膜后手术的并发症发生率使它们在很多患者中都不适用了，相对于更普通的后路手术来说，这两类手术的优势更小了。然而，随着撑开系统和固定装置的改进，附加的后路固定一般是不需要的，而且，目前前路手术可以治疗更长节段的损伤。植入物的尺寸也减小了一些，这样植入这些装置时安全性也更高一些。尽管有这些改进，在建议行单独的前路固定手术时，仍需要仔细地考虑与后方韧带复合体破坏相关的损伤。平移的损伤通常行后路器械手术治疗。前路固定装置由一个钢板或成对的棒和骨螺钉或螺栓组成，钢板或棒通过螺钉固定在脊柱上，带栓螺钉贯穿钢板的部分是有螺纹的，并且尾端还可以通过螺母锁定钢板。结构的稳定性取决于支撑物（骨块或 Cage）的合适程度，其次是与支撑物接触的终板的完整性、本身的骨质含量以及固定装置的固有性能，装置的固有性能可能因错误的植入技术而降低。

**前路钢板固定**

**手术技术 41-16**

- 麻醉诱导后，患者右侧卧位，调整衬垫，便于左侧胸或腹部入路。适用于右侧入路的非常少。患者固定牢固，防止在手术中前后滚动，如果固定不牢有增加神经血管损伤的风险，患者位置固定也有利于螺钉的正确置入（图 41-38A）。当计划进行前路胸腰段减压时，通常使用神经电生理监测。
- 常规消毒备皮，若需要自体骨移植需备髂嵴皮肤。
- 电镜透视定位损伤节段，在胸段用肋骨定位，损伤阶段通常高于两个同节段肋骨水平。在腰段腹

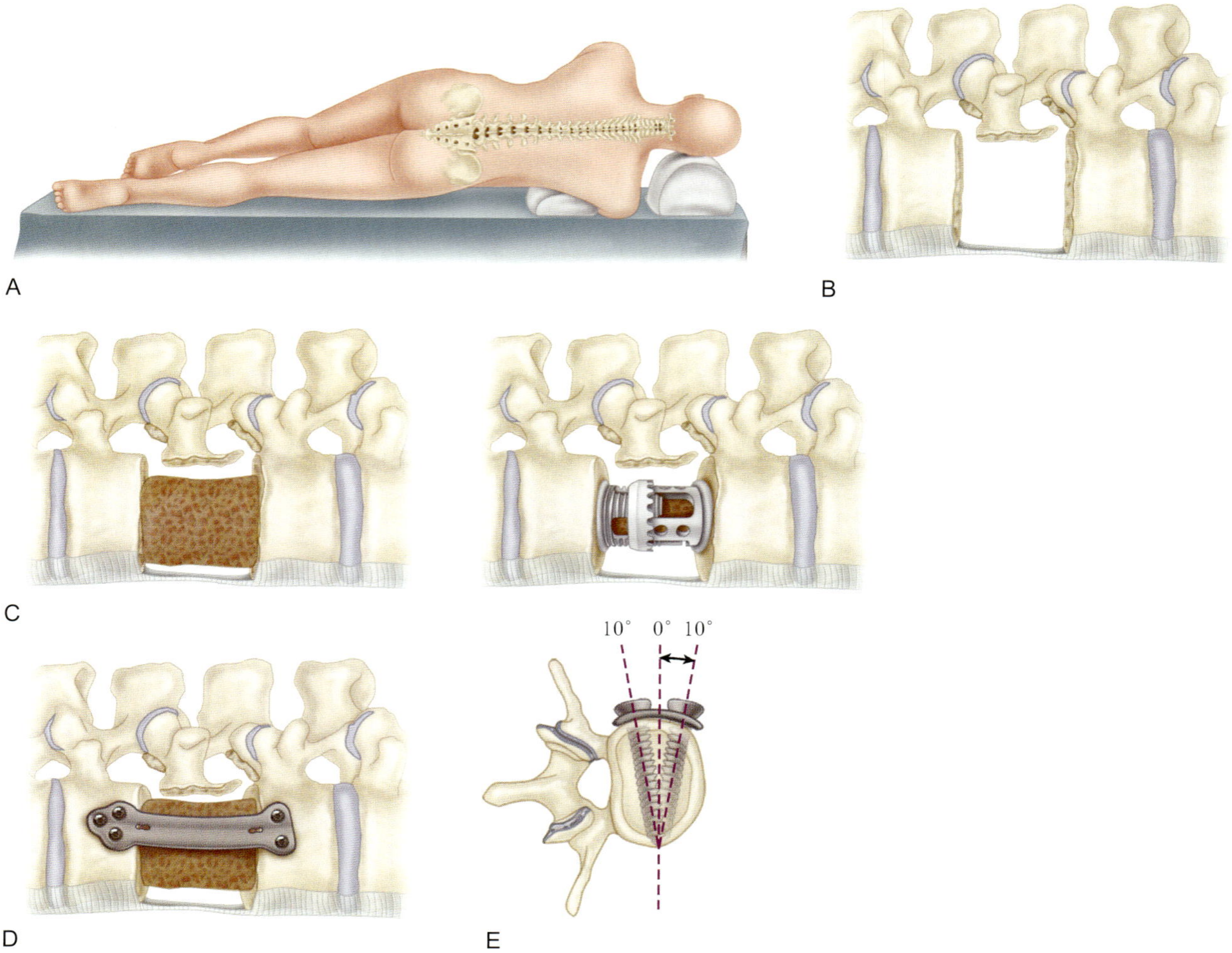


图 41-38 前方固定技术
（见手术技术 41-16）

膜后入路常经第 10 或第 11 肋骨。

- 在肋骨上做手术切口，用电刀骨膜下剥离肋骨上的组织。提起肋骨周围的骨膜和肋骨下缘的血管神经组织。部分切除肋骨组织，扩大脊柱手术入路，确保足够的肋骨切除，将切除的肋骨和椎体骨保留作为移植骨。
- 经胸廓入路（T4 ~ T10），进入胸腔，用湿海绵压缩肺组织，可调节拉钩牵开手术野。许多学者更喜欢采用双腔麻醉插管单肺通气技术保持术侧肺萎缩，但是笔者没有发现采用这一技术的必要性。触诊确定主动脉并在主动脉 1 cm 处结扎节段动脉，在损伤节段水平和损伤节段上下分别用丝线进行结扎，血管夹可作为丝线的补充应用。结扎根动脉位置可变，增加了动脉结扎的风险。
- 经腹膜后入路（T11 ~ L3），尽量保持腹膜的完整性进入腹膜后间隙，直接解剖髂腰肌。用湿海绵垫和可调节拉钩牵开手术野。在动脉损伤节段水平和损伤节段上下 1 cm 处分别用丝线进行结扎，必要时在结扎线间补充应用血管夹。根动脉干可低至 L2 水平，根据损伤水平，决定是否切断膈脚。从髂腰肌前缘沿脊柱提起髂腰肌，注意避免损伤生殖股神经和输尿管。
- 切除大部分椎间盘和椎间盘上下方的节段损伤组织，保留前方部分椎间盘和前纵韧带。保护主动脉免受锐器损伤，在主动脉和脊柱小心安放可调节牵开器。
- 利用切除椎间盘的椎间隙，切除椎体中部，保留前纵韧带和椎体前方。用骨刀切除椎体后方骨质并保留作为植骨材料。在切除骨组织时确保患者体位无变化，并防止切入椎管（图 41-38B）。

- 在椎体中间切出凹槽后，逐步打磨去除椎体后缘骨质直到椎弓根内侧壁水平，以获得彻底减压。当从凹槽远端对椎体后方骨皮质进行减压时，常常受到硬膜囊膨胀进入凹槽的干扰，有些外科医师认为减少对椎体的切除可减轻这一干扰。
- 手术中注意对完好椎体终板的保护，它将为内置物提供支撑。
- 仔细清除终板上的软骨和软组织。助手协助固定，沿脊柱前缘进行加压矫正后凸。测量矫正节段骨缺损长度，用撑开器撑开椎体前方，注意不要损伤终板。急性损伤患者很少需要松解前纵韧带。
- 截取适当长度的植骨块或钛笼，将同种异体骨填满或用术区的自体骨装满钛笼，植入移植材料矫正后凸。内植物需要放置到位并避免超长，因为内置物下沉有增加机械性骨折的风险。电镜透视确认脊柱序列和植入材料的支撑及位置是否满意（图 41-38C、D）。
- 选取适当长度的钛（钢）板，并安放钛（钢）板。
- 根据内固定材料和椎体横向长度选用适当长度的螺钉固定。
- 如图所示确定置钉点（图 41-38E）。
- 在椎体尾端安放第一枚螺钉，注意螺钉置入方向：要平行于终板、面向椎管方向拧入。
- 拧入相邻的螺钉，同样平行于终板并向后稍成角。
- 用相同方法在头侧安放螺钉，根据需要可适当进行加压。
- 固定完毕，充分止血关闭刀口，并根据需要放置引流或胸腔引流。

**术后处理** 患者卧床休息直到拔除胸腔引流管。佩戴 TLSO 支具下地活动，若脊柱与垂直方向上夹角超过 30° 则需要全天佩戴支具。根据临床需要，TLSO 支具佩戴 12 ~ 16 周。

## 第五节 骶骨骨折和脊柱骨盆脱位损伤

骶骨为骨盆与脊柱间的稳定起到了至关重要的作用。骨盆的前后韧带、盆底韧带及骨结构和其他所有骨盆结构对腰骶椎的稳定和保护盆腔内的神经血管组织免受损伤起到重要作用。骶骨骨折有损伤重要神经结构的风险，不仅包括第 5 腰神经根和第 1 骶神经根，还包括以下的骶神经根，这些神经对肠道、膀胱和性功能控制起重要作用。骶骨骨折经常被忽视，因为这类患者往往遭受高能量损伤并常常伴有多重损伤，在到达治疗设施之前可能血流动力学不稳定。Denis 对大量骶骨骨折进行了报道，发现其中 30% 患者延迟诊断，提示医师仔细检查的重要性和在检查这类损伤时要提高警惕。正如前面所讨论的，对于创伤患者的救治需要遵守 ATLS 救治指南，包括对脊柱和骨盆的触诊和视诊。骶骨骨折患者常伴随软组织损伤，包括皮下组织闭合性剥脱伤（Morel-Lavallée 损伤），这显著增加了对患者终极关怀的复杂性。神经系统评估必须包括通过肛门检查评估直肠和肛门括约肌的最大收缩功能。必须完成 ASIA 神经检查表并记录第 5 腰神经根或第 1 骶神经根是否损伤。通常留置导尿管妨碍了对膀胱收缩功能的评估，同样，也没有临床检测手段评估第 2—5 骶神经前支受损情况，这些神经组成副交感神经系统，对正常性功能、膀胱功能及直肠功能起调剂作用。骶骨损伤同样可能损伤 S2 ~ S4 骶孔前方的髂腹下丛交感神经节。翼前连接和骶骨岬骨折有损伤第 5 腰神经的风险，在卵圆孔有损伤第 1 骶神经的风险。感觉和运动检查及直肠针刺和肛周皮肤的轻触检查评估第 2—5 骶神经功能，也可通过刺激肛门括约肌、球海绵体肌及尿道括约肌收缩来检查。

普通 X 线片诊断骶骨和腰骶椎骨折缺乏敏感性，可选择应用 CT 检查的胸部、腹部和骨盆成像模式对骨盆和骶骨检查。如果确诊骨折，需要用骨盆专用模式，层间距 2 mm 对骨盆进行扫描并在矢状位和冠状位进行重建。当伴随神经损害和移位性骨折时，MRI 检查可能会有一定价值，但是 MRI 检查的最佳适应证目前还不确定。

### 一、分型

骨盆骨折不是本章讨论的范围，本章只对相对罕见伴有 L5 ~ S1 半脱位或脱位及骶骨骨折伴随腰骶椎不稳的病例进行讨论。

在过去几十年，关于骨盆骨折已设计了多个分类表，但是没有一个分类系统同时涵盖骶骨和腰骶椎损伤。Denis 等根据骶骨三个分区将 236 例骨折分为三型（图 41-39）：Ⅰ区，从骶骨外侧缘到骶孔的骶骨翼区，也是最常见的一类，占损伤患者的 50%，有 6% 的患者并发第 5 腰神经和第 1 骶神经损伤；Ⅱ区，损伤通过骶孔区，占 34%，有 28% 的此类患者并发第 5 腰神经、第 1 骶神经或第 2 骶神经损伤。部分Ⅱ区损伤伴有骨折脱位，这增加了损伤不稳定和骨不连的风险。Ⅲ区，中央骶孔区，损伤涉及骶管，占损伤的 16%。60% 患者伴有肠道和膀胱功能紊乱的神经症状，有 76% 患者伴有性功能障碍。Roy-Camille 等、Strange-Vognsen 和 Lebech 将Ⅲ区伴对侧Ⅰ区或Ⅱ区的横向损伤的骨折纳入 Denis Ⅲ区损伤（图 41-40）。Isler 用一个分型描述了在腰骶关节水平，腰骶椎半脱位从Ⅰ型逐步进展到Ⅲ型的损伤（图 41-41）。

## 二、治疗

多数骶骨骨折像骨盆骨折一样不需要手术治疗，关于这一损伤治疗将在另一章节中做更为详细的讨论。骶骨骨折伴有移位、不稳或伴有脊柱与骨盆不稳的患者需要手术处理。骶髂关节分离和骶骨垂直不稳定骨折可用经皮骶髂螺钉固定，最好采用经第 5 腰椎体水平固定。对于 Denis Ⅱ区损伤，应当避免受压以减少第 5 腰神经根损伤的风险，这类损伤性骨折存在医源性受压的风险。如果不存在压缩，那就存在骨折不稳定。

损伤伴随腰骶椎半脱位或脱位或涉及脊柱骨盆分离可采用腰骶椎或腰椎骨盆内固定重建治疗。由于这类损伤有很高的不融合率，通常不推荐非手术治疗，晚期可能并发严重的慢性痛和神经系统病变，治疗将会非常困难（表 41-8）。

用于治疗损伤不稳的手术入路与 Schildhauer 等描述得相似。治疗的目的在于减压骶骨神经、恢复稳定、重建序列。Lindahl 等通过回顾 36 个病例发现，骨折中位移的严重程度与神经功能恢复有关，减压术的效果与骨盆疼痛相关。相对于其他损伤，

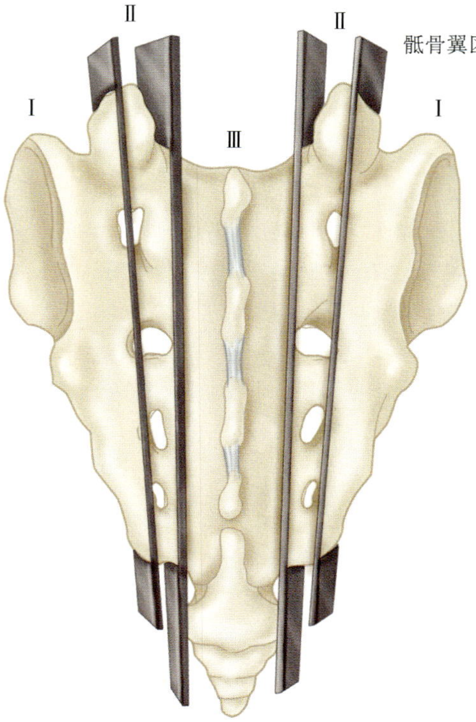


图 41-39 Denis 描述的骶骨分区：骶骨翼区、骶骨孔区、中央骶管区

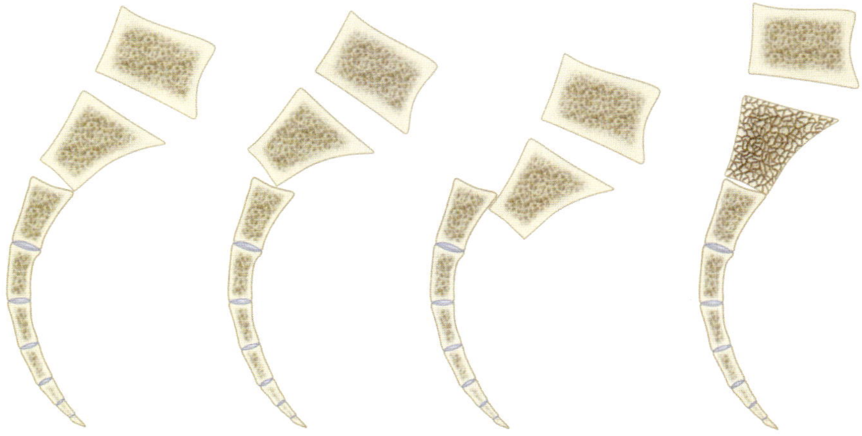


图 41-40 Roy-Camile 和 Strange-Vognsen 和 Lebech 对 Denis 骶骨骨折分区的子分级

1 型，成角无移位；2 型，成角且移位；3 型，骶骨头端和尾端完全移位；4 型，节段粉碎性骨折

（引自：Vaccaro AR, Kim DH, Brodke DS, et al: Diagnosis and management of sacral spine fractures, *Instr Course Lect* 53:375,2004.）

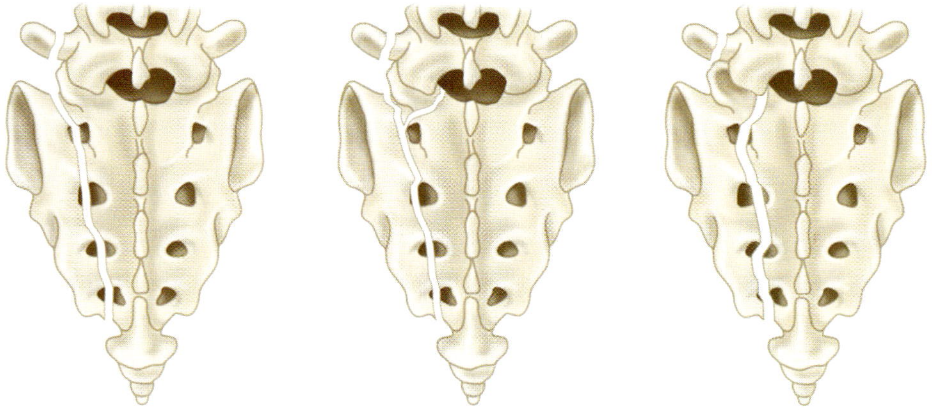


图 41-41 对骶骨骨折和腰骶部骨折的 Isler 分级

Ⅰ型，L5 ~ S1 关节突外侧损伤，影响骨盆稳定性；Ⅱ型，通过 L5 ~ S1 的关节突损伤，伴发脱位和神经症状；Ⅲ型，包括不稳定的椎管损伤（引自：Vaccaro AR, Kim DH, Brodke DS, et al:Diagnosis and management of sacral spine fractures, *Instr Course Lect* 53:375,2004.）

首先是对患者复苏和稳定，只要患者能够耐受手术，要尽早完成确切的脊柱骨盆固定，Ruatti 等描述了一种需要尽早实施的闭合式复位方法，但使用后会延迟稳定的恢复。这项技术使用了股骨牵引和躯干与腰骶部脊柱的对抗牵引。Schildhauer 等报道从损伤到进行手术平均时间为 6 d。如果患者骨盆前环不稳定，需要首先重建前环的稳定，当局部软组织条件允许后行后骨盆环的稳定手术。这一稳定术可采用后正中入路，如果可能，可在下腰椎和 S1 节段采用椎弓根螺钉或髂骨钉固定。由于椎弓根螺钉可提供巨大拉力，笔者在腰椎至少使用四个点进行固定，这一方法同样被 Schildhauer 等推荐。通常在 L4 和 L5 水平行双侧螺钉固定。S1 椎弓根常有骨折而无法置入螺钉，若 S1 椎弓根完整无损，可不需要固定到 L4 水平。所有脊柱固定节段均需要行融合，而骶髂关节不需要融合。髂骨固定是在髂后上棘插入髂骨钉穿坐骨结节朝向髂前上棘，如果可能，可置入骶髂螺钉。笔者通常在两侧各用一根 [8.5 mm ×（100 ~ 120 mm）] 髂骨钉固定，如果条件允许可加用骶髂螺钉。Schildhauer 等推荐可双侧各用一根髂骨钉固定或一侧用髂骨钉，另一侧用骶髂螺钉。不论哪种方法固定，从生物力学上讲是都可以应用的。由于置入物较为突出，导致刀口有较高的并发症发生率，这是一个值得考虑的问题。当置入髂骨螺钉时，尽量减少不必要的软组织破坏，髂后上棘固定时可采用小切口直视下的方法，通过影像放大来完成内固定。髂骨钉置入点选在髂后上棘腹侧近骶髂关节处，以减少钉头凸出（图 41-42），这也有利于连接金属棒，这样固定不需要单独的连接杆并且减小内固定的轮廓。切除骨质对骶神经根进行彻底减压，并将骨质用于 L4 ~ S1 节段的融合植骨。如有可能可对硬脊膜撕裂进行直接修补，若不能一期缝合修补可用纤维蛋白胶进行修补。复位往往非常困难，将克氏针插入 S1 椎体有利于协助嵌插骨折或长度复位，就像用股骨牵开器连接到 L5 椎弓根内的克氏针上，并将其钉在髂骨上一样。复位完成后，折弯并将两侧棒与螺钉锁紧。在确定髂骨螺钉之前折弯棒是很好的方法。安装双侧棒之后，通过铰链进行加压（图 41-43）。另一项由 Starantzis 描述的复位方法使用了一根临时安置在 L4 至骨盆的金属棒和在 L4 的螺钉，复位工具被设置在 L4，使用撑开器直到恢复高度。随着高度的恢复，金属棒将降低至 L4 螺钉水平并暂时固定。不佩戴支具时允许活动，

表 41-8 Gibbons 马尾损伤分型

| 分型 | 神经损伤 |
|---|---|
| 1 | 无神经损伤 |
| 2 | 仅有感觉异常 |
| 3 | 下肢运动受损 |
| 4 | 肠道或膀胱功能障碍 |

（引自：Shildhauer TA, Bellabarba C, Nork SE, et al: Decompression and lumbopelvic fixation for sacral fracture-dislocations with spino-pelvic dissociation, *J Orthop Trauma* 20:447, 2006.）

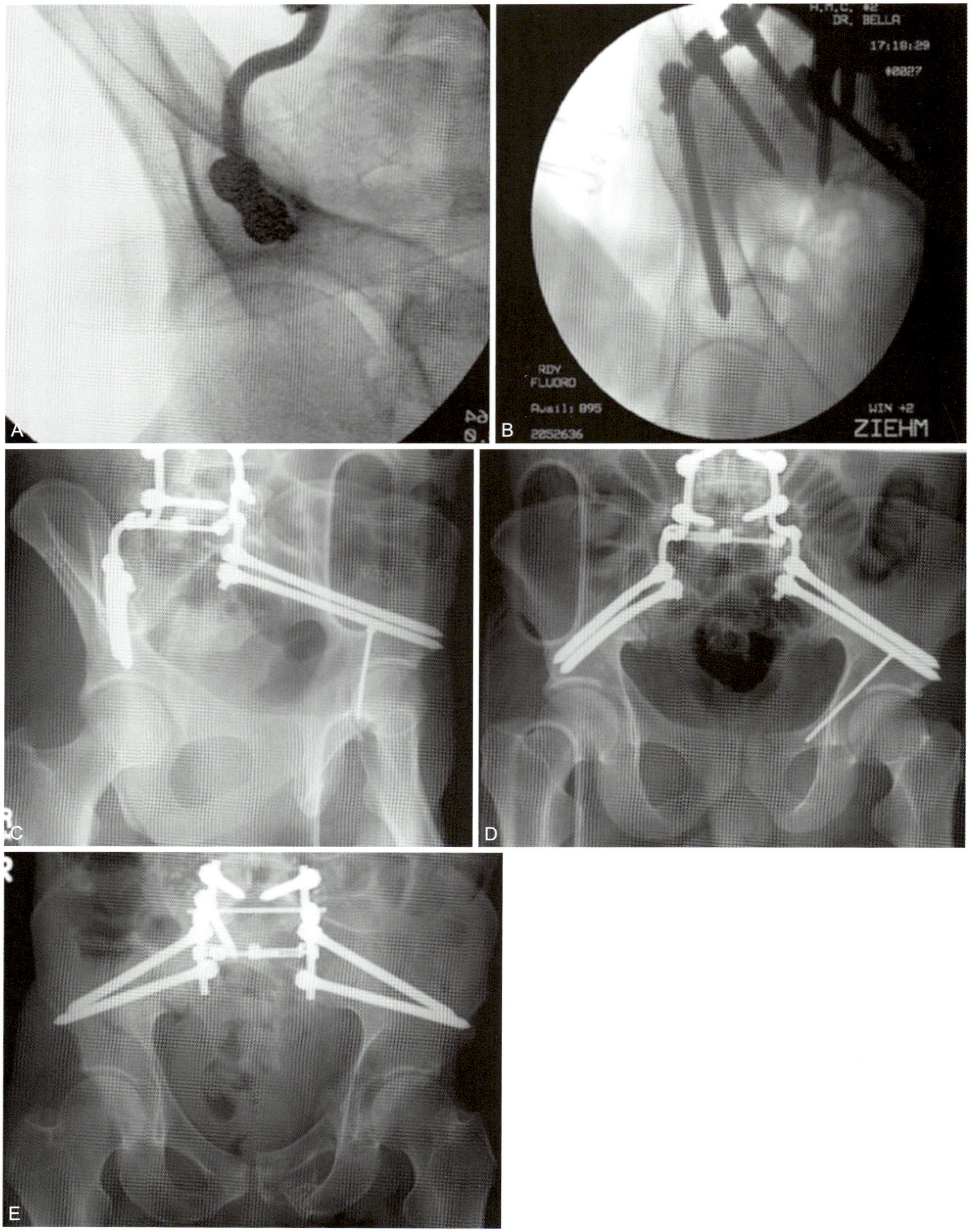


图 41-42 闭合器出口位和入口位和骶骨术中斜位保证螺钉准确置入

A．PSIS 和 AIIS 间的骨性通道，骶骨螺钉位置理想，在闭合器出口斜位上投影为泪滴；B．如果螺钉超过泪滴骨皮质边界，表明螺钉穿出骨外，在髂骨内侧和外侧间放置骨内螺钉也可在闭合器入口斜位片上确定；C．髂骨斜位片确定准确的螺钉长度和在坐骨大切迹上的准确定位；D．2 枚髂骨螺钉平行或向头端放置（E），可用于放置第二枚髂骨螺钉，呈三角形布置（引自：Shildhauer TA, Bellabara C, Nork SE, et al:Decompression and lumbopelvic fixation for sacral fracture-dislocations with spino-pelvic dissociation, *J Orthop Trauma* 20:447,2006）

但是患者存在顽固性疼痛、下肢神经功能障碍、性功能障碍和大小便失禁等问题，治疗时需要个性化考虑（图 41-44）。

对于损伤涉及腰骶椎半脱位或脱位而没有骨盆环或骶骨垂直骨折患者的治疗，在损伤的头侧采用 L4 和 L5 椎弓根螺钉固定，在损伤的尾侧采用 S1 和 S2 固定，并在后方植骨。若由于损伤特点而无法实现 S1 固定，可以固定到骨盆且不融合骶髂关节。

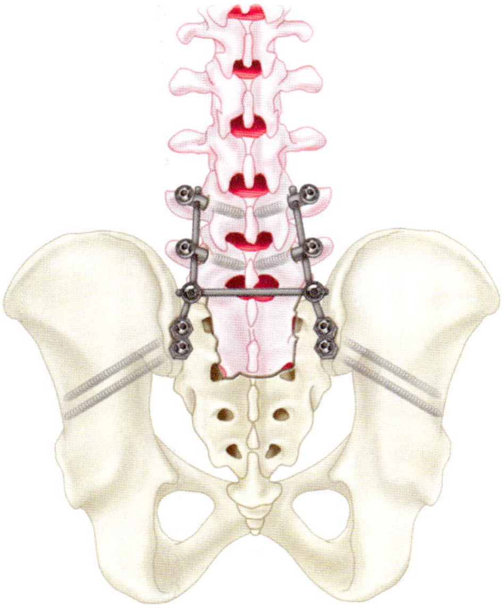

图 41-43　骶骨骨折脊柱骨盆固定术

## 腰椎骨盆固定（三角固定）

### 手术技术 41-17

(Shildhauer)

- 完善术前肠道准备。麻醉诱导后，患者俯卧于能透 X 线且必要时能够行前路骨盆手术的手术床上，如 Jackson 框架结构。行体感诱发电位和肌电图监测，利用图像增强技术获取骶骨横向视图。
- 常规备皮和铺无菌单，沿中线做切口并延长到尾端，要求切口能够做到充分减压，皮肤无张力。
- 用电刀分离筋膜下组织，小心提起骨膜下软组织，显露必要的节段腰椎和骶骨。显露腰椎横突和横突间韧带，骨膜下剥离骶骨翼从侧缘到骶骨面至少 1.5 cm。显露后面骶骨尾端到骨折位置，显露宽度与椎管相同。髂后上棘与此处垂直，应尽最大限度牵开此处软组织影，但无须将骶髂关节和髂后上棘的软组织掀起。只需要显露髂后上棘腹侧一小部分就可。

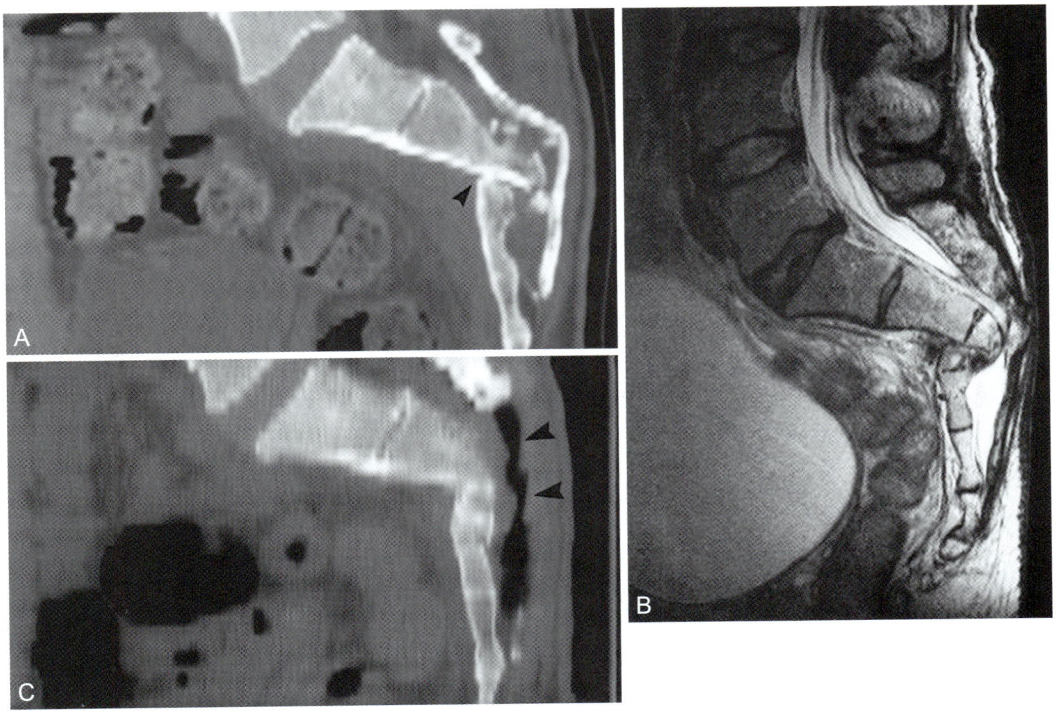


图 41-44　A. 矢状面 CT 扫描显示，通过 S3 的横向骨折造成骶神经根横断（箭头）; B.MRI 显示骶椎骨折造成椎管完成中断 ; C. 术后 CT 显示椎板切除骶椎椎管减压术后的情况（箭头）

- 用咬骨钳和小刮匙打开椎管，去除压迫神经根的骨块，如有可能修补损伤的硬膜。游离骶神经根，如果需要可将腹侧骨块向前推以减少神经根牵拉。
- 骨折复位非常困难，在 S1 椎体后方安放克氏针，在 S1 与 S2 的椎间孔处理脊柱和骨盆。使用股骨牵引，并在脊柱与髂骨之间应用股骨牵开器进行复位。如果能够实现完全复位，有时可用贯穿螺钉代替髂骶螺钉，注意不要通过垂直小孔骨折进行加压，个体解剖差异和不完全复位可能妨碍骶髂螺钉的安全置入。
- 在骨折端矫正成角和缩短畸形改善压迫症状。
- 去除骶骨翼和横突上的骨皮质并填塞侧面凹槽止血。在椎弓根螺钉置入后去除骨皮质可能无效，并且影响融合。
- 从侧面观察椎体，调整影像放大器直到清楚辨别椎板边缘和椎弓根。
- 在侧位影像上横突与上关节突连接部后方，椎弓根的中心烧灼定位，使其在一条直线上。在峡部与上关节突连接部附近，作为定位点穿透骨皮质。
- 在皮质穿透部位作为起点，用开入锥钻入椎弓根，把锥子慢慢向前钻入椎体。由于脊柱在移动，用锥子钻探钉道时需小心。如果能够置入 S1 螺钉，最好使螺钉穿透 S1 前方骶骨岬的终板行双皮质固定，螺钉尽量靠近中线，使其在一条线上。
- 用球探探测椎弓根和椎体内的钉道四壁和前方，确保没有穿透皮质，在 S1 钉道可穿透椎体前方。
- 椎弓根通常可容纳的螺钉的最大直径高达6.5 mm。也可置入更大直径的螺钉，但是通常很少应用，因为较大直径的螺钉可能导致椎弓根骨折，使螺钉抗拔除力丢失。使用万向螺钉固定，用丝攻攻破 S1 前方的骨皮质可降低椎弓根骨折的风险。在置入螺钉前需要在去骨皮质的表面进行植骨。
- 电镜透视确认椎弓根螺钉置入准确无误。
- 用同样方法置入其他螺钉。
- 调整金属棒弧度并连接到髂后上棘与腰椎上。调整电镜透视角度到“泪点”位，得到最佳的骨盆侧位影像（图 41-42）。在泪点位影像上选择髂后上棘作为置入点，用开入锥开路或在泪点范围用 3.2 mm 直径的钻进行钻孔，深度 100 ~ 140 mm。钻透骨皮质，置入大直径螺钉。笔者使用单个直径 8.5 mm 的螺钉固定，不能置入骶髂螺钉。Schildhauer 等建议使用两个髂骨钉固定，螺钉大小的选择根据泪点大小来确定。
- 行骨出口 – 入口位影像学检查，证实螺钉完全在髂骨内，髂骨斜位影像证实螺钉长度是否合适。
- 将棒安放到螺钉上。
- 延内固定棒逐一进行加压，防止腰骶椎节段置入的融合器脱出。
- 去除关节面软骨和骨皮质并植骨。
- 小心关闭筋膜层并覆盖骨头，放置引流管。
- 关闭皮下层软组织并行皮内缝合。

**术后处理** 在术后的前几天尽量包扎切口，通常术后 24 h 内拔除引流，可以不佩戴支具活动。除非排除骨盆或其他损伤可不需要佩戴负重支具。

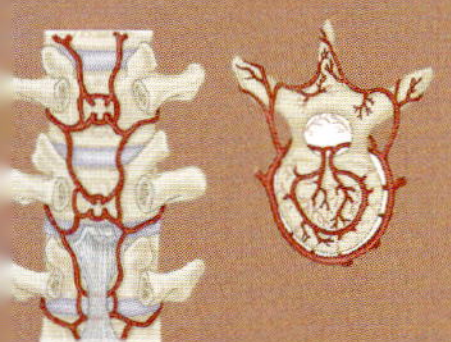

# 第 42 章 脊柱感染与肿瘤

著者：Francis X. Camillo
译者：王　冰　邝　磊　朱守荣
审校：侯树勋　吕国华　唐家广　宋科冉

## 第一节　脊柱感染

脊柱感染相对少见，仅占所有骨髓炎的 2% ～ 4%。由于脊柱感染的临床特点不同，使得其诊断和治疗常被延误。脊柱感染的症状可能不典型，缺乏特异性临床表现或明确的实验室检查来确诊。脊柱感染可以根据感染位置、传播方式及感染病原体进行分类。感染可位于椎体、椎间盘、椎旁或硬膜外间隙。感染的传播方式有血源性播散、接触传播或直接接种。病原菌主要有革兰氏阳性菌（其中以金黄色葡萄球菌最常见）、革兰氏阴性菌、真菌或抗酸杆菌。

### 一、脊柱解剖

掌握有关脊柱解剖知识，对于了解脊柱感染至关重要。椎间盘是脊柱感染最常见的部位，但最近的研究指出，干骺端和软骨终板才是血源性感染的原发部位，椎间隙仅是直接接种感染的主要部位。

髓核没有血管成分，主要靠终板的扩散获得营养。Coventry 等在一项研究中发现，年龄超过 30 岁后，椎间盘主要通过组织液，而不是直接的血供获取营养。该研究指出，不同椎体的终板有许多微孔，这些微孔可以将营养从终板运输到椎间盘的中心部分。

脊柱终板的微脉管系统包括从软骨内斜行进入椎间盘的血管，源于软骨膜外面的动脉丛所滋养的环状血管或附近干骺端的骨髓血管。软骨终板为动脉供血的终末区域，血供丰富。

### 二、脊柱化脓性感染

脊柱化脓性感染占全部骨髓炎的 2% ～ 7%，其发病率存在双峰年龄分布，在儿童时期有一个小高峰，50 岁左右是另外一个高峰。男性较女性更易发病。脊柱化脓性感染常发生于腰椎（占 50% ～ 60%），其次为胸椎（占 30% ～ 40%），颈椎约占 10%。7% 的感染可出现神经损伤。感染累及脊柱节段越高越容易发生瘫痪。据文献报道，最常见的致病菌为金黄色葡萄球菌（约占 65%）。吸毒者更容易患铜绿假单胞菌感染。金黄色葡萄球菌感染最常见的并发症是截瘫。

化脓性脊柱感染常常由于血液播散化脓性细菌所致。此细菌可能来源于泌尿系统、呼吸系统，软组织或其他部位。既往观点认为，感染通过 Batson 静脉丛扩散，现已被证实脊柱感染是经终板的动脉播散。该部位血供丰富，流速缓慢，为微生物播散和生长提供了有利条件。血源性致病菌沉积于血流缓慢的血管内，可以导致局部化脓性感染、组织坏死和骨塌陷，感染可以播散至邻近节段的椎间隙、硬膜外间隙，或者椎旁结构。

感染的病程因致病菌及患者的免疫状况不同而有所差异。感染本身可能导致营养不良，进一步损害免疫系统。

感染的早期或晚期均可发生瘫痪。早期瘫痪常被认为是脓肿扩展至硬膜外所致。晚期瘫痪则可能是由于脊柱后凸的进展，椎体坍塌后，骨和其他组织向后突入椎管，或者晚期脓肿所致。有四个因素提示化脓性和真菌性椎体骨髓炎更容易发生截瘫，包括年龄，较高节段椎体的感染（颈椎），伴有慢性消耗性疾病如糖尿病、类风湿关节炎或长期应用类固醇激素，金黄色葡萄球菌感染。结核病引起的瘫痪和上述因素无关。

### （一）临床表现

脊柱感染最常见的症状是背痛或颈痛（约 85%），脊柱炎或脊髓受压引起的疼痛缺乏特异性，因而可能被延误诊断。疼痛在夜间明显，可以伴随体位改变、移动和其他运动形式而出现，疼痛的程度轻重不一。常见的伴随症状包括食欲减退、乏力、夜间盗汗、间歇热和体重减轻。脊柱畸形可能是疾病晚期的表现。瘫痪是最严重的并发症，但很少成为就诊的主诉。常见有免疫抑制病史，最近有感染，或者兼而有之。

体温升高较少见，病变区域压痛是最常见的体征，持续的椎旁肌痉挛是急性期表现。由于疼痛，病变节段的脊柱运动常受限。斜颈、不协调身体姿势也可能由颈椎感染引起，但常被认为是源于心理因素。其他可能的表现包括克氏征（腘绳肌强直痉挛）和全身乏力。老人和免疫机制弱的个体可能体征更少。

由于脊柱位置较深，除非脓肿的顶端比较表浅，否则很难被发现。通常这些脓肿的顶端常常远离原发灶的部位。脓液可沿腰大肌向下流注到腹股沟部，造成腹股沟韧带下方肿胀。感染常诱发腰痛，下肢痛较少见。

神经体征的出现提示脓肿形成、骨塌陷压迫神经或神经直接感染。神经体征很少为根性，常累及多组神经。神经症状更多见于较高节段的脊柱感染，最常为颈椎和胸椎，少见于胸腰段。根据笔者经验，一旦出现神经症状，如不进行积极的减压或引流，症状将会迅速进展。

### （二）实验室检查

红细胞沉降率（ESR）在临床上常用来识别或监测椎体或椎间隙感染。但是红细胞沉降率与多数 X 线片类似，只能提示炎症的进程。在儿童脊柱骨髓炎患者中，有 71% ～ 97% 的红细胞沉降率升高。对于成人骨髓炎患者，有 37% 的红细胞沉降率超过 100 mm/h，67% 超过 50 mm/h。术后 ESR 通常是升高的（约 25 mm/h），一般 5 d 达到高峰，4 周后开始降至正常。因此，如果术后 ESR 持续升高，并且伴有临床表现，则提示有持续感染。

与 ESR 相比，C 反应蛋白（CRP）被证明是早期发现术后脊柱感染更为敏感的指标。CRP 一般于术后 2 d 到达高峰，然后开始迅速下降。术后早期持续升高（4 ～ 7 d）或形成二次升高，则强烈提示感染。Thelander 和 Larsson 对比了 CRP 和 ESR 两种脊柱术后感染指标，所行手术包括显微和常规的髓核摘除术，以及前路和后路脊柱融合术。结果显示，两者在术后均升高，但所有病例的 CRP 在术后 14 d 内恢复正常。然而，ESR 需要更长时间才恢复到正常。CRP 也可以作为抗生素治疗感染的疗效监测指标，如果感染得到控制，CRP 则会迅速恢复正常。而 ESR 在治疗过程中的几周内有可能持续升高。

白细胞升高对诊断脊柱感染无帮助。在婴儿或体弱者，白细胞计数可能会下降。白细胞数升高可能提示脊柱以外的感染而非脊柱本身的感染。血培养阳性有临床意义，可以确诊骨髓炎并进行治疗，常见于伴有发热的败血症活动期，但阳性结果较少见。

### （三）影像学检查

应用影像学技术的目的是辅助诊断。就脊柱感染而言，没有任何一项诊断技术是 100% 有效的确诊方法。感染组织的细菌培养是确诊性试验，但即使在最佳条件下进行培养也可能得到阴性结果。影像学和实验室检查一样，有时也难以给出明确结论，主要取决于在感染发生后多久才进行这些检查。

1．X 线检查　X 线检查是脊椎感染最常用的初期筛选方法。在感染后的 2 周至 3 个月内，X 线可以表现为受累的椎间隙变窄，椎体终板发生不规则的破坏或丧失正常的轮廓，终板软骨下骨部分缺损或椎体外形改变，椎体骨质（硬化）增生（图 42-1）。在脊柱受累的部位偶见椎旁软组织影。晚期 X 线表现为椎体塌陷、节段性后凸畸形及骨性强直。上述系列变化可在感染后 2 ～ 8 周出现，也

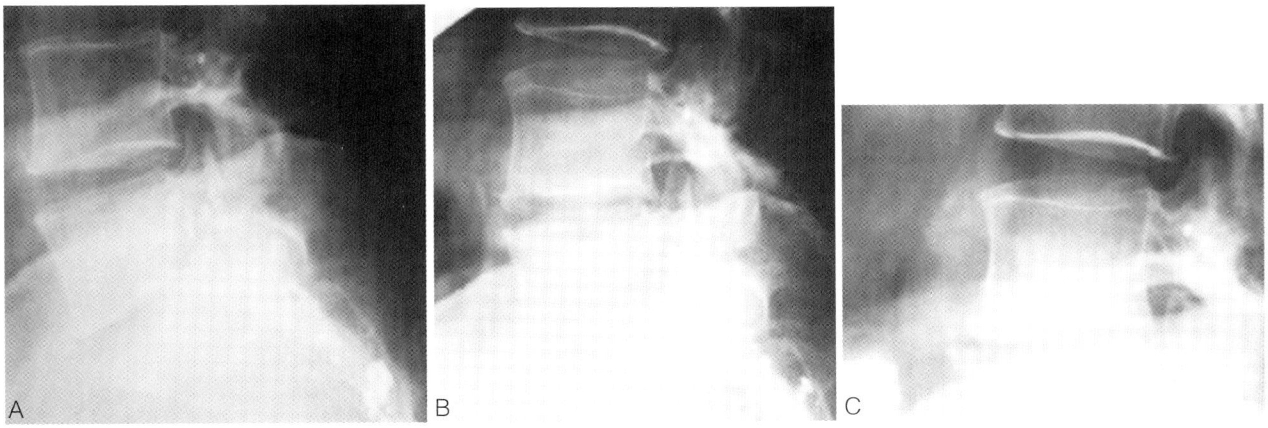


图 42-1 脊柱骨髓炎 X 线影像

A. 椎间隙稍变窄，终板和软骨下骨正常；B. 椎间盘的高度降低并有终板破坏，软骨下骨有溶骨缺损；C. 成功治疗后可见椎体硬化和大块骨赘形成（引自：Acker JD, Wood GW II, Moinuddin M, et al: Radiologic manifestations of spinal infection, State Art Rev Spine 3:403, 1989.）

可在 2 年以后才出现。脊柱结核椎旁软组织内钙化点是 X 线片和 CT 扫描唯一明确的异常表现。

2. CT 检查 计算机断层扫描（CT）扩大了 X 线检查范围。可以更容易地观察到椎旁软组织肿胀、脓肿，并能发现椎管大小的变化，因而有些医师更喜欢采用 CT 来判断病变的进展情况。CT 上所见与 X 线片相似，可以发现椎体软骨下溶解性骨缺损，横断面上显示终板出现多个不规则的孔洞，不规则的融骨区附近出现硬化，椎间盘密度降低呈扁平状，椎间盘周缘骨质破坏，以及硬膜外和椎旁出现与软组织密度相当的包块影。CT 椎管造影能更清楚地显示脓肿和骨质碎片对神经组织的压迫情况，有助于确认感染是否累及神经结构本身，但是存在硬膜内感染播散的风险。

3. MRI 检查 高质量 MRI 能准确、快速诊断脊柱感染。MRI 可辨认正常组织与感染组织，可能是全面确诊感染的最好方法。但 MRI 不能鉴别化脓性和非化脓性感染，也不能替代诊断性活检。为检出感染，必须行矢状面上 T1 和 T2 两个加权扫描。在 T1 加权相上，椎体骨髓炎患者的椎体和椎间隙的信号强度降低，但不能区分椎间盘与邻近受累椎体的边界。在 T2 加权相中，椎间盘呈高信号，椎体信号则明显减低。围绕硬膜囊周围的椎旁软组织内脓肿呈高信号，能够清楚辨认。由于可以辨别椎旁组织感染灶的轮廓及硬膜影像，因而不需要再做脊髓造影。MRI 也可以鉴别未累及硬膜或骨质的原发性脊髓感染（脊髓炎）。另外，钆增强扫描能清晰显示硬膜外脓肿，从而可以进一步显示脊柱感染的范围。

MRI 用于随访治疗效果的临床意义较少。在临床上有好转的患者，MRI 上其椎体骨质的增加、骨髓水肿和压缩骨折往往没有改变甚至更差。而椎旁脓肿、硬膜外脓肿及 T2 加权上有异常的椎间隙在 MRI 随访时可能会有改善。因此，系列 MRI 检查可用于观察软组织而不是骨性结构的转归。与 MRI 上显示的影像学改善相比，疼痛减轻和神经功能的改善等临床表现则是更好的指标。

4. 放射性核素扫描检查 放射性核素检查对脊柱感染的诊断也比较有效。这些技术包括：$^{99m}$Tc 骨扫描、$^{67}$Ga 扫描和 $^{111}$In 标记的白细胞扫描。$^{99m}$Tc 骨扫描有三个基本像，即血管像、血池像和延迟静止像。感染时，血池像可见扩散活性。延迟像可见扩散活性变成局灶性。这种显著的反应可能持续数月。感染患者的骨扫描总是阳性的，对感染无特异性诊断价值。$^{67}$Ga 扫描是骨扫描检出骨髓炎的一种良好辅助手段。有报道对于感染者联合应用 $^{99m}$Tc 骨扫描和 $^{67}$Ga 扫描时，其敏感性为 90%，特异性为 100%，准确性为 94%。单独用 $^{67}$Ga 扫描的准确性不如同时使用骨扫描和 $^{67}$Ga 扫描。放射核素扫描也不能确认感染的类型。由于 $^{67}$Ga 在急性感染中衰退很快，可用于记录临床病变的改善情况。

$^{111}$In 白细胞扫描在诊断脓肿方面很有用，但不能鉴别急性与慢性感染。有报道，$^{111}$In 白细胞扫描检查在慢性感染时呈假阴性，因为放射性核素可积聚于任何炎性及非感染性的部位。同样，该检查在肿瘤性病变中常出现假阳性。$^{111}$In 白细胞扫描的一

个主要优点是能在各种非感染病变中进行鉴别，如血肿和血清囊肿，二者在MRI和CT扫描影像上均表现为包块或脓肿样空腔。此法对术后判断有无潜在感染具有重要意义。

5. **诊断性活检** 对于诊断不清的病变，活检是确认感染和鉴别病原的最佳方法，也便于给予恰当的抗生素治疗。活检可以在CT引导下经皮穿刺活检或切开进行。但活检技术也不一定能找到病原体。如果在活检前应用了抗生素，或在疾病发作和活检之间间隔了较长时间，活检则可能为阴性结果。在这些情况下，即便行手术切开活检也难以获得阳性结果。

如果有确凿的临床证据提示存在感染，即便经皮穿刺活检结果阴性，也不应排除使用切开活检。Razak、Kamari和Roohi报道经皮穿刺活检仅有22%的阳性率，而切开活检的阳性率则达93%。Marschall等也证实切开活检比穿刺活检能获得更多的微生物数量。

### （四）鉴别诊断

脊柱骨髓炎应与下列疾病进行鉴别：原发性或转移性恶性肿瘤、代谢性骨病伴有病理性骨折，以及邻近和相关组织如腰大肌、髓关节、腹腔和泌尿生殖系统等的感染。夏科（Charcot）脊柱关节病与脊柱骨髓炎的表现类似。类风湿关节炎、强直性脊柱炎也有类似脊椎骨髓炎的表现。获得性免疫缺陷（AIDS病）可能是导致这些感染的另一个潜在因素。细菌性脊髓炎患者有相似的临床表现，但同时也有特征性的MRI改变。

### （五）非手术治疗

抗生素治疗是成人脊柱骨髓炎和椎间盘炎的首要治疗手段。除非出现了脊柱不稳伴脊髓压迫，或即将出现脊髓压迫和硬膜外脓肿，通常不会首先选择手术治疗。应根据细菌培养和药物敏感试验选择抗生素。通过观察临床表现及连续监测C反应蛋白和红细胞沉降率来评价治疗效果。

何时停止抗生素治疗暂无定论。Collert建议用抗生素，直到红细胞沉降率正常才停药。但红细胞沉降率会长时间维持在较高水平，即便对感染已治愈的患者，其红细胞沉降率也会升高一段时间。C反应蛋白下降则很快，可作为停药的参考，但仍有待研究。静脉注射抗生素常持续6周，然后改口服，根据红细胞沉降率、C反应蛋白和临床表现决定是否停药。如果治疗后红细胞沉降率仍无改善或症状持续存在，则应重新研究治疗方案。可能需要重做活检甚至进行切开活检，行细菌培养，或者清除坏死和感染的组织。

通过有效的活检，对抗生素治疗敏感的患者，住院治疗和卧床休息仅作为对症治疗手段。可允许患者在院外进行静脉输注抗生素治疗。这一治疗方法的最大危险是感染骨发生迟发性病理性骨折。如果患者存在骨折风险或疼痛，应戴支具保护。如果选择非卧床治疗，必须详细告知患者相关疾病知识，并严密监护。

### （六）预后

多数脊柱感染即使没有得到确诊，症状和影像学表现也会于发病后9～24个月好转。感染复发和一段时期内免疫功能减弱均可出现，并可发生迟发性并发症，如后凸畸形、脊髓病和瘫痪等。感染虽已控制但骨质仍脆弱，或者在痊愈进程中感染组织周围形成的骨质尚不牢固时，发生上述并发症的危险性最大。强烈推荐这些患者使用支具保护。

### （七）手术治疗

外科手术指征包括非手术治疗无效、脓肿或肿块压迫引起的不稳、畸形造成神经功能下降或丧失，或者经其他手段无法确诊者。感染部位决定手术入路。脊柱骨髓炎和椎间盘炎主要侵犯脊柱前方，有必要经椎体前方进行清创。颈椎可使用前路清创，而胸椎和腰椎可通过前路或后路。无论是经前路还是后路手术，目的都是清创减压神经结构、稳定脊柱、矫正畸形，从而改善神经功能。通常需要进行椎体次全切及椎间植骨融合固定前柱。已有大量研究表明，骨块、钛网联合自体或异体骨，或者可扩张融合器均可用于椎间融合。为增加脊椎的稳定性和矫正畸形，往往需要补充后路内固定手术。

## 三、特殊感染

### （一）儿童脊柱感染

儿童椎间盘炎的特征是发热、C反应蛋白和红细胞沉降率增高，多在发病后4～6周出现，X线可见椎间隙变窄。常伴行走困难、全身不适、易哭闹、突然不能舒适地站立或行走。尽管症状有时与创伤相关，但多数报道显示其发病原因是细菌感染。培养结果多为金黄色葡萄球菌。发病平均年龄为 6 ~ 7 岁，症状常出现于入院前 4 周，体格检查阳性体征不多。患儿常拒绝行走或行走时哭闹。由于疼痛，患儿身体保持竖直位、脊柱屈曲受限。直接与脊柱有关的体征极少见。神经检查也难有阳性发现，一旦出现则提示预后不佳。在较大的儿童中，可表现为腹痛症状。其他较少见的症状为腘绳肌紧张和脊柱压痛。

儿童椎间隙感染（脊柱骨髓炎）的初期诊断较为困难，X 线片通常无特殊表现。患儿可有轻度发热，但无全身症状。多数实验室检查仅有 CRP 和红细胞沉降率增高。MRI 或联合骨和 $^{67}$Ga 扫描是确定感染的最佳方法，可提示早期感染，但并不能做出准确的诊断。其他疾病如炎症和肿瘤都也可以出现阳性。发热初期进行血培养有助于诊断。

儿童椎间盘炎的治疗争议较大。有学者推荐卧床休息和制动，不使用抗生素。有研究建议通过血培养结果确定诊断，然后经静脉给予抗生素治疗。患儿卧床直到能够走路和活动自如后，还需要口服抗生素一段时间。大多数患儿症状在数月内可以消失。约有 25% 出现椎体自发融合。对儿童很少需要手术治疗，在儿童中也少有持续性背痛。如果年龄较大并出现持续性疼痛或行走困难，建议戴石膏或支具。除结核和其他对单纯抗生素治疗无效的肉芽肿性疾病外，很少需要进外科治疗。

特殊患者如免疫抑制、可疑吸毒、肿瘤或非手术治疗效果不佳者，需要穿刺活检进行细菌培养和药敏试验。在较浅的全身麻醉和 CT 引导下进行穿刺活检，既安全又可获得较高的阳性结果。正确的诊断及对致病菌有效的抗生素治疗是处理这些复杂情况的有效方法。

6 岁以下的儿童椎间盘炎可能由病毒感染所致，很少采用穿刺活检。此类患儿只需要严密监护而不使用抗生素治疗。

### （二）硬膜外间隙感染

脊柱硬膜外感染的发生率较低，为每年住院患者的 0.2 ~ 1.2/10 000。对于免疫功能低下患者，硬膜外感染的发病率和死亡率均较高，感染原因与脊柱骨髓炎和椎间盘炎相同，即邻近结构直接蔓延、血源播散和医源性感染。硬膜外间隙感染常波及 3 ~ 5 个椎体节段，但其扩散通常仅限于椎管内。Hogan 采用低温切片技术进行研究的结果表明，硬膜外隙感染在横断面和矢状面上均不连续。直接由脊椎骨髓炎蔓延而来的硬膜外脓肿常发生在硬膜囊前方的椎管腹侧。

硬膜外感染的临床表现与椎体骨髓炎虽有类似，但存在明显区别：①神经症状发展迅速（以天而非按周计算）；②发热变化明显；③脊膜刺激症状，包括根性疼痛、直腿抬高试验阳性和颈项强直。本病典型进程为广泛的脊柱疼痛、神经根性痛、无力，最终发生瘫痪。所有症状多在 7 ~ 10 d 内发生。确诊性试验与骨髓炎相似。MRI 对判断是否合并椎体骨髓炎较为重要。神经系统损害的病因存在争议。一些学者认为是血管损伤的结果，而其他则认为是机械性压迫所致。

应用抗生素之前进行减压手术（在发生瘫痪之前或发病后 36 h 内），完全恢复的机会高于 50%。病程进展缓慢者，有足够时间对患者进行评估和准备，并不延误治疗。但是，对于进展快而未及时引流者，可导致严重瘫痪甚至死亡。与手术相比，非手术治疗的患者运动功能障碍发生率更高。也有学者报道不用手术引流而治疗成功者，但这种情况极少。对于仅有背痛或神经症状已趋稳定 72 h 的患者，可以选择非手术治疗，但需要密切随访，一旦发现神经症状加重或出现全身性脓毒症，则应急诊手术减压。非手术治疗失败的独立预测因素包括年龄 > 65 岁、肥胖、耐甲氧西林金黄色葡萄球菌感染及存在神经功能损害。非手术治疗需要严密的观察，必要时应采用更积极的干预措施。颈椎硬膜外脓肿患者应避免非手术治疗。Alton 等在最近一项研究中表明，颈椎硬膜外脓肿的非手术治疗失败率达 75%，运动功能评分极低。建议所有颈椎硬膜外脓肿患者都应早期进行减压，从而最大限度地改善运动功能。

本病早期的治疗方法包括手术引流和适当的抗生素治疗。手术治疗需要准确判断脓肿和椎体骨髓炎的部位。对于急性或慢性单纯发生在椎管后方、侧方和某些前方的感染，亦行全椎板切除术和引流。放置引流管后闭合伤口或二期再闭合伤口。硬膜外感染合并椎体骨髓炎时最好采用前方或后侧方显露，以便对骨髓炎和硬膜外脓肿同时进行处理。对有椎体腹侧（前方）骨髓炎者行椎板切除，可引起迟发性脊椎畸形和骨塌陷，因而需要使用后路内固定。

其他椎管内感染包括硬膜下脓肿和脊髓脓肿，这些感染十分罕见。硬膜下脓肿比硬膜外脓肿进展慢，可能被误诊为肿瘤。治疗时需要切开硬膜但不切开蛛网膜，彻底清创，尽可能缝合硬膜。脊髓脓肿可引起明显的大小便失禁和脊髓长束征。常误诊为髓内肿瘤和横贯性脊髓炎。此时骨扫描可能正常，但 $^{67}$Ga 扫描应为阳性。MRI 最好与 $^{67}$Ga 扫描对比，在确定脓肿的范围方面较为有效。对于某些脊髓脓肿可以单用抗生素治疗。

MRI 有助于评估脊柱硬膜外脓肿的治疗效果。Tung 等指出在随访过程中出现肌力减弱者，常伴有中央椎管 50% 或更严重的狭窄、周围造影剂增强和脊髓信号的异常。恢复不完全者常与脓肿的大小及椎管狭窄的严重程度相关。

### （三）手术后感染

术后感染多为化脓性感染，发生速度较快。应采取措施减少术后感染的风险（表 42-1）。内固定患者的红细胞沉降率和 C 反应蛋白明显要高于非内固定患者，但只要没有出现感染，这些参数会降至正常范围。对于术后感染的患者需要重新评估指标。伤口引流物较为常见，平均出现在术后 15 d，但发热少见，常有背痛和触压痛。

腰椎退行性变患者的术后研究结果表明，腰椎间盘突出症术后感染率为 2%，腰椎管狭窄术后感染率为 2.5%，退变性腰椎滑脱术后感染率为 4%。其他研究认为脊柱术后感染率为 1.9% ~ 4.4%。尽管术后感染率较低，但是花费巨大，更为重要的是可能会对患者的术后结果产生严重影响。

术后感染的传播方式通常是术中手术部位皮肤菌群的直接种植。患者或手术相关的多种危险因素可增加术后感染的风险。患者相关的危险因素包括年龄超过 65 岁、肥胖、慢性阻塞性肺疾病、既往有脊柱手术史、糖尿病、营养不良、使用皮质类固醇、类风湿关节炎、冠心病和骨质疏松症。与手术相关的术后感染风险因素包括手术时间、手术室人数、硬膜撕裂、失血、输红细胞、伤口留置引流和内固定。

早期研究显示，伤口内使用万古霉素粉剂可以降低手术部位感染的风险。最近的 meta 分析显示，万古霉素粉剂可有效预防手术部位感染。Edin 等报道了使用万古霉素 1 g 时没有出现组织毒性现象，对伤口部位的成骨细胞影响轻微。

**表 42-1 预防脊柱伤口感染的建议**

**术前建议**

- 择期手术前，尽可能识别并治疗远离手术伤口的感染病灶
- 手术伤口远处感染病灶未治愈应推迟择期手术时间，除非影响手术，不需要手术前剃发
- 除非影响到手术，无需术前剃发。
- 如需剃发，宜在手术前立即进行，且最好使用电动剃刀
- 所有糖尿病患者应有效控制血糖水平，避免在围术期发生高血糖
- 鼓励戒烟，最低要求是引导有吸香烟、雪茄、烟斗或其他烟草消费形式（如咀嚼 / 浸渍）的患者在择期手术前戒烟至少 30 d

**手术室**

- 切皮 30 min 前预防性使用抗生素；如术中失血量等于或超过 150 ml 或手术进行 3 ~ 4h 后应追加使用一次
- 减少手术室人员的进出
- 术中定期放松对软组织的牵拉
- 常规伤口灌洗
- 严格无菌操作
- 关闭和缝合切口
- 伤口缝合后立即使用无菌敷料覆盖伤口

**术后处理**

- 合并的感染病变（如尿路感染、肺炎等）应积极评估和治疗
- 无菌敷料需要保留 48h
- 注意维持患者的营养状态，尤其是术后恢复期

（引自：Singh K, Heller JG: Postoperative spinal infections, Contemp Spine Surg 6:61, 2005.）

术后感染的手术治疗包括早期引流和清创，逐层缝合覆盖引流。术后经静脉使用广谱抗生素，培养出病原菌后改用敏感抗生素。静脉使用抗生素持续 6 周，如果病情有所改善，改口服抗生素 4 周。感染科专科医师的会诊意见非常重要。在 48h 内反复灌注和清创伤口，直至没有坏死组织和革兰氏阴性菌为止。清创时，需要评估内固定情况。固定稳定的，仍可保留在原位。多数学者认为无须取出内固定就可以控制感染。只有当融合稳定或内固定丧失作用时，才去除内固定物。松动的骨移植块在

进行清创时须取出，这也是笔者治疗急性术后感染的有效方法。对于一些难治的伤口，当骨质或内固定物显露时，需要采用负压吸引、V-Y 皮瓣、游离皮瓣等方法治疗。最近报道，负压吸引治疗术后感染效果较好。该技术采用纱布或泡沫敷料覆盖清创的伤口，在敷料上留置引流，然后用薄膜密封覆盖伤口。引流管的末端与真空装置连接形成负压。每 2 ~ 3 日更换 1 次敷料直至伤口闭合。

### （四）布鲁菌感染

布鲁氏菌病是由一种革兰氏阴性嗜二氧化碳的球杆菌引发的一种非干酪性，抗酸阴性的肉芽肿。这种感染最常发生动物饲养及肉类加工的人群，牛奶巴氏消毒及动物抗菌处理可以明显降低该病的发生率，其症状包括：多关节疾病、腰大肌脓肿、夜间出汗、头痛。12% 的病人可以发现腰大肌脓肿。骨受累最常见于脊柱，2% ~ 30% 的病人可以出现，腰椎是最常累及的区域。

X 线片上的变化常在发病后 2 个月或更长的时间出现，椎体边缘呈台阶样破坏。椎间隙变窄和椎体节段性骨桥融合强直的改变与其他类型椎体骨髓炎的改变类似（图 42-2）。CT、MRI 可显示软组织受累。Moehring 观察到 $^{67}$Ga 扫描对骶髂部感染的诊断无帮助。MRI 虽有助于判断早期感染，但尚未有诊断此类特殊感染的报道。培养时布鲁杆菌滴度为 1 ∶ 80 或更高常可确诊。尽可能用特殊方法做细菌培养以确诊。在治疗方面通常行抗生素治疗 4 个月以上，并严密监测布鲁杆菌的滴度变化。治疗 4 个月后滴度持续为 1 ∶ 160 或更高说明感染复发或耐药。手术治疗的适应证与结核性脊柱感染相同。彻底减压和融合术后，神经症状常可以改善。由于本病常无疼痛，可被误诊为退行性变。Nas 等建议脊髓压迫、椎体不稳或神经根病变者可行手术，并进行为期 6 个月的抗生素治疗（利福平和土霉素）。

### （五）真菌感染

通常真菌性脊柱感染是一种非干酪性、抗酸染色阴性的感染。属机会性感染，通常发生在免疫功能受损的患者。由于诊断困难常造成治疗延误。症状发展缓慢，与其他类型的脊柱骨髓炎相比，疼痛较轻。实验室和 X 线检查所见与化脓性感染相似。结核和肿瘤是首要进行鉴别诊断的疾病。活检和直接培养是明确诊断感染菌的唯一方法。

要特别注意曲霉菌和隐球菌引起的脊柱感染。在多数报道中，曲霉菌为条件致病菌。有研究显示，

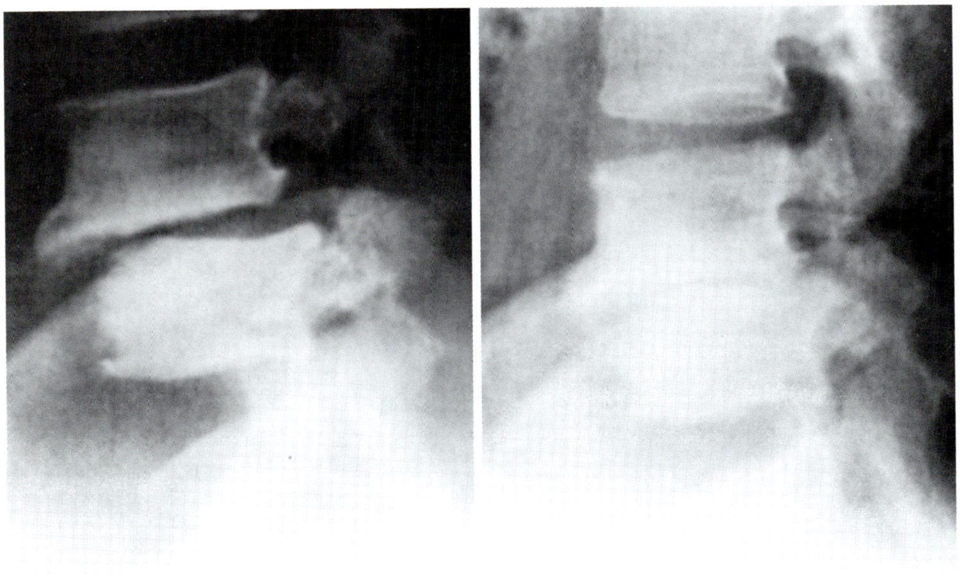

图 42-2　腰椎布鲁菌感染，X 线片显示腰椎硬化，腰椎向前滑脱，在椎体的前缘呈不规则的台阶状破坏，椎体前缘骨赘形成

（引自：Lifeso RM，Harder E，McCorkell SJ：Spinal brucellosis. J Bone Joint Surg 67B：345，1985.）

63% 的脊柱真菌感染为曲霉菌感染。而另一项研究发现腰椎是曲霉菌感染的主要受累部位，有 30% 的病例累及神经系统。脊柱疼痛、压痛和红细胞沉降率增快及 C 反应蛋白增高是最常见的临床表现，但白细胞数增高较少见。诊断需要通过活检，多数患者不需要手术治疗。

隐球菌感染是可能较小的机会性感染，但在真菌感染中较为普遍。这些病原菌见于鸟的排泄物中，可引起人呼吸道感染。脊柱感染较少见，常伴全身的隐球菌散播。主要表现为疼痛、乏力、红细胞沉降率和 CRP 轻度升高。X 线片显示为溶骨性破坏，活检为非抗酸性、干酪样无脓的肉芽肿。手术适应证与脊柱结核相同。

## （六）结核

既往结核病是引起脊柱感染的主要原因。在有效的抗结核药物出现前，休息和手术是治疗结核性瘫痪的唯一选择。最初使用椎板切除术治疗瘫痪，但其疗效不佳，直到 M é nard 医师偶然切开脓肿，患者症状才得以改善。然而，许多患者均死于继发性感染，因而该方法被放弃。1934 年，Hibbs 和 Albee 采用脓肿病灶彻底清除和植骨融合手术治疗结核，此术式通过内固定防止了脊柱畸形发生并促进病变愈合，因而得到人们青睐。随着有效抗结核化疗药物的出现，学者们采用了更为积极的手术方式，包括肋骨横突切除并植骨术及 Hodgson 推广的病灶清除和植骨术。目前，结核性骨与关节感染占所有结核性分枝杆菌感染病例的 2% ～ 3%。脊柱结核占所有骨关节结核的 1/3 ～ 1/2。脊柱胸腰段是结核的最常见感染部位。感染的发病率随年龄的增长而升高，但男性与女性发病率几乎相等。

结核的病理特点是抗酸染色阳性、有脓或无脓的干酪性肉芽。结核结节由单核细胞和上皮样细胞组成，中心干酪化并有朗格汉斯巨细胞形成小的结节，此结节是显微镜下结核的典型表现。脓肿沿着阻力较小的路径扩散，内有坏死物。皮肤窦道形成后引流通畅，病灶可以自行愈合。骨对结核感染的反应强弱不同。结核感染脓肿可沿前纵韧带和后纵韧带之下扩散。硬膜外结核感染更易引起永久性神经损伤。

全身症状是该病早期的主要表现，包括乏力、周身不适、盗汗、发热和体重下降。晚期则有疼痛伴骨质塌陷和瘫痪。颈椎受累时，由于颈前脓肿压迫导致喉返神经麻痹，可以引起声音嘶哑、吞咽困难和喘鸣（被称为 Millar 哮喘）。颈椎结核如果侵蚀血管可导致猝死。神经系统体征通常出现较晚，可以时轻时重。运动功能保留和括约肌张力存在是预后良好的预测因素。

实验室检查为慢性病表现，如贫血、低蛋白血症、红细胞沉降率和 C 反应蛋白水平轻度增高。皮肤试验可能有助于诊断。对曾有过结核感染的患者进行皮肤试验，反应剧烈者有发生皮肤剥脱的危险，因而对疑有过结核病的患者不做皮肤试验。早期 X 线可见 1 个或多个椎间隙轻度变窄和局限性骨量减少。晚期可见椎体塌陷，Seddon 称之为“手风琴样塌陷”。

对病变组织活检培养出结核杆菌可以帮助确诊。在 CT 和 X 线透视下行经皮穿刺活检较为常用。有报道采用经皮胸腔镜或腹腔镜活检。如果穿刺活检有危险、经皮穿刺活检没有取到组织，或因其他原因需要手术时，应切开活检。

脊柱结核发生误诊和延迟诊断较为常见。应与下列疾病鉴别诊断：化脓性感染、真菌感染、转移性肿瘤；原发性骨肿瘤（如骨肉瘤、软骨肉瘤、骨髓瘤、嗜酸性细胞肉芽肿、动脉瘤样骨囊肿）、类肉瘤病、骨巨细胞瘤、畸形如休门（Scheuermann）病等。

**1. 脊柱结核的治疗** 由于抗结核药物的毒性和治疗周期长，通过活检进行细菌培养以明确诊断至关重要。如需要切开活检，Hodgson 等建议在同期行彻底的病灶清除、植骨和脊柱融合术。与 Roaf 等研究相比，尽管需要切除更多骨组织，但手术死亡率仅为 2.9%，对于病灶局限、病程短、无肺部受累的病例无死亡和截瘫并发症。Hodgson 等主张对于所有的早期脊柱结核均用此方法，并认为对大多数患者也应以此手术代替非手术治疗。对早期手术的 100 例患者随访了 2 ～ 4 年，其中 93 例达到坚强融合，椎体间有连续性的骨桥形成，结核病灶亦获得痊愈。Yilmaz 等也认为，前路病灶清除、植骨、内固定术比后路内固定术能更有效地恢复脊柱稳定性和矫正畸形。

美国医疗资源工作委员会（the Medical Resource Council Working Party）对有关脊柱结核手术和非手术治疗的问题做了深入研究，结果显示，根治性手术联合药物治疗对控制畸形进展、预防疾病复发和瘫痪发生，以及缓解症状等方面具有较好疗效。

截瘫的恢复虽并非仅取决于手术的干预，但长期单纯卧床休息，无论石膏固定与否，对瘫痪恢复均无帮助。若无根治性手术条件，应首选药物治疗，但不需要卧床。最近的研究显示，使用异烟肼和乙胺丁醇或异烟肼和对氨基水杨酸治疗结核 6 个月，疗效不如异烟肼和利福平联用。另外还强调，对患者进行适当的监督和管理有助于治疗的成功。随后亦有类似报道支持此观点。

无神经症状脊柱结核的手术指征存在较大争议。椎体受累数目超过一个会明显增加脊柱后凸畸形和椎体塌陷的风险。开放手术活检、病灶清除、植骨伴或不伴前路内固定是最直接的治疗方法。严重后凸畸形伴活动性结核、有脊髓压迫的症状和体征、进行性肺功能损害及后凸畸形者应考虑手术治疗。对化疗药物耐药和疾病复发是根治手术的另一适应证。手术的主要禁忌证是心脏和呼吸功能衰竭。

前路减压植骨术后，为了防止晚期椎体骨质塌陷和植骨块应力骨折，对椎体破坏超过 2 个以上及未采用前路内固定者，应行脊柱后路融合术，可根据需要考虑是否应用内固定，以上情形下很少适合单纯后路融合。单纯使用后路融合术，手术失败和晚期后凸畸形进展的发生率很高，可出现融合处疲劳骨折。三面皮质的髂嵴骨是优先选用的植骨材料。只要长度合适，可用于脊柱的各个节段。尽管采用肋骨作为植骨材料常有融合失败的报道，但如果肋骨较坚固，可在胸椎使用。如果清创后缺损区过大，髂骨移植物太短，肋骨不够坚固时，可能需要采用腓骨作为移植材料。应用肋骨和腓骨作为移植材料，增加了晚期应力性骨折的发生率（表 42-2）。病灶清除和植骨后应予外固定。颈椎和颈胸段术后使用 Halo 架（头环 - 胸架、头环 - 胸部石膏或头环 - 骨盆架）固定 3 个月。胸或胸腰段手术之后，用可拆卸或不可拆卸的装置进行胸腰外固定，直到植骨完全融合（9 ～ 12 个月或更长时间）。下腰部手术后应予腰骶骨盆外固定，范围至少包括一侧下肢的髋膝关节，时间 6 ～ 8 周，接着进行胸腰骶部外固定，直到植骨融合和病灶痊愈。

颈椎结核是一种少见的疾病，并发症发生率高。Hsu 和 Leong 报道了 40 例颈椎结核，脊髓受压占 42.5%。10 岁以下的儿童更易发生脓肿，较大儿童常发生截瘫。抗结核治疗和引流术适用于较小的儿童。对较大的患儿建议在进行前路病灶彻底清除的同时行支撑植骨融合术，并联合抗结核药物治疗。颈椎椎板切除术可增加脊柱后凸、半脱位和神经损伤的发生率。后路颈椎融合术后可导致持续疼痛、脊柱后凸畸形和神经功能障碍，因此需要做前路清创和支撑植骨。颈椎半脱位时，应先行颅骨牵引复位，然后做前路减压和支撑植骨。

**表 42-2 不同植骨材料临床效果的分析**

| 植骨材料类型 | 样本量 | 随访时间 | 不融合或不完全融合 | 骨融合 | 平均融合时间（月） | 终末后凸角 | | |
|---|---|---|---|---|---|---|---|---|
| | | | | | | 减少 | 无变化 | 增加（平均角度） |
| 自体肋骨 | 63 | 8 | 21 | 34（62%） | 24 | 1 | 30 | 24°（13°） |
| * Ⅰ型自体髂骨 | 23 | — | 6 | 17（74%） | 14 | 1 | 21 | 1（无） |
| * Ⅱ型自体髂骨 | 18 | — | 1 | 17（94.5%） | 10 | 2 | 11 | 5°（7°） |
| 同种异体肋骨 | 1 | — | — | 1 | 24 | — | 1 | — |
| 同种异体胫骨 | 7 | — | 2 | 5（71%） | 28 | — | 5 | 2° |
| 异种植骨材料 | 5 | — | 1 | 4（80%） | 18.5 | — | 3 | 2° |
| Kiel 骨 † | 4 | | | | | | | |
| Ilium 异种 Kiel 髂骨 † | 1 | | | | | | | |

（引自：Kemp HBS, Jackson JW, Jeremiah JD, et al: Anterior fusion of the spine for infective lesions in adults, J Bone Joint Surg 55B:715, 1973.）

* 自体髂骨：Ⅰ型指用作嵌入的全层髂骨。Ⅱ型指穿过受累椎体冠状面的全层髂骨。自体肋骨和自体髂骨的植骨融合率存在显著统计学差异（$P< 0.001$）

† Kiel 骨代表异体牛骨

Lifeso 建议对 C1 ～ C2 结核感染 3 个阶段采用不同治疗方法。Ⅰ期感染有很少的骨质和韧带破坏，手术治疗包括经口活检、减压和支具固定。Ⅱ期感染有韧带破坏，骨损失很少，C1 在 C2 上向前脱位，此期的治疗方法包括经口活检和减压，然后用 Halo 架牵引复位，再行 C1 ～ C2 后路融合。Ⅲ期感染有骨和韧带明显破坏，C1 ～ C2 脱位，建议经口活检、减压，Halo 架牵引复位，然后行后路枕骨至 C3 融合。

胸椎和腰椎结核感染更为常见。Rajasekaran 和 Shanmugasundaram 将结核发病时和应用抗生素治疗后脊柱后凸畸形的发展与骨塌陷程度做了比较。并采用公式预测最后发生驼背畸形的程度，准确率达 90%。骨塌陷的公式为：y=a+bx，y 为测得最后驼背成角的畸形度数，x 为最初椎体高度丢失程度，a 和 b 是常数，a=5.5，b=30.5。将每个受累的椎体分为 10 等份以确定最初的椎体高度丢失程度（图 42-3）。通过图表可见，D8 的高度丢失为 0.5，D9 丢失 0.7，椎体高度丢失共 1.2，因此预测最终后凸畸形角度为：5.5+30.5(1.2)=42.1。本公式可用于预测哪些患者最易发展为明显的后凸畸形。

2. Pott 截瘫　出现神经功能损害是手术治疗的绝对适应证。多数 Pott 截瘫患者可以恢复，而由血管栓塞、硬脊膜感染、骨嵴致脊髓横断伤所导致的截瘫预后不良。如果截瘫持续 6 个月以上，难以好转。

Hodgson 等（1964 年）报道了两个截瘫的基本类型。A 型为截瘫伴活动性结核，包括亚型 1（脊髓外部受压）和亚型 2（感染穿透硬脊膜）。B 型为截瘫但脊柱结核病灶痊愈，包括亚型 1（骨嵴横断脊髓）和亚型 2（肉芽组织和纤维组织压迫脊髓）。Hodgson 等主张早期手术以防止硬膜发生感染导致不可逆的截瘫。术前行 MRI 和 CT 扫描，对感染节段全面检查有助于深入了解受累椎体的范围，并制订合理的手术方案以彻底清除病灶和植骨。非活动性结核合并晚期截瘫，同时伴有明显的脊柱后凸畸形者治疗效果较差。

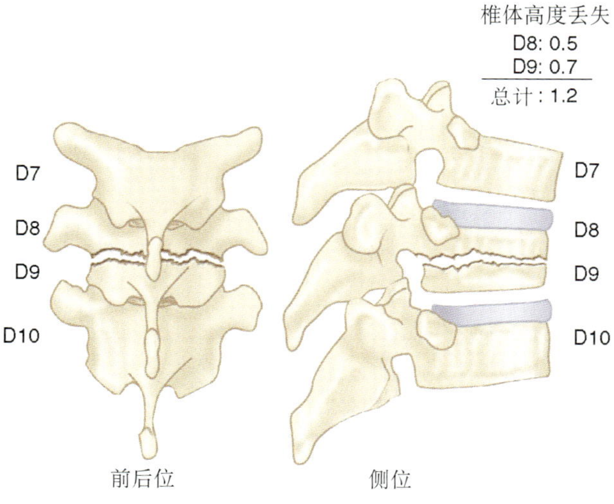


图 42-3　线性示意图显示对椎体高度丢失的评价方法

3. 不典型的脊柱结核　有关不典型脊柱结核的报道仅限于个案，通常见于高龄患者或因疾病、药物引起免疫功能障碍者。由于抗生素治疗不敏感及采用标准的抗结核治疗有病情恶化的危险，不典型感染需要更为积极的手术治疗。非典型结核感染的临床表现和手术治疗与分枝杆菌相类似。

## 四、不同解剖节段的脓肿引流

脊柱和骨盆周围的任何脓腔，均可以采用以下方法进行引流。

### （一）颈椎

结核侵犯颈椎时可形成咽后脓肿，累及颈后三角或锁骨上窝。结核脓液可因重力作用在椎前筋膜深面向下流注，形成纵隔脓肿。

**咽后脓肿引流**

患者出现发绀或呼吸困难时需要紧急使用经咽后壁切开引流，一般常采用口外入路（图 42-4）。

**手术技术 42-1**

- 沿胸锁乳突肌后缘，于胸锁乳头肌中上 1/3 交界处做 7.5cm 切口。
- 切口颈浅筋膜，注意保护副神经，该神经穿过胸锁乳突肌，斜跨过颈后三角。
- 向内牵开胸锁乳突肌，或者横行切断。
- 钝性解剖，显露肩胛提肌和头夹肌，把颈内静脉移向前，在椎体和横突前方即能触及脓肿。
- 用止血钳穿破脓肿并撑开扩大，轻柔彻底地清除脓肿。
- 如果脓肿较大，且症状严重者，不要闭合切口。若脓肿不大，症状不严重则分层缝合。
- 应行气管切开，否则会因喉头水肿或脓肿破裂流入咽部导致呼吸困难。

## 颈后三角脓肿引流

### 手术技术 42-2

- 沿着胸锁乳突肌后缘，做斜行皮肤切口，长约 6.3cm。
- 切开颈浅筋膜，向内牵拉胸锁乳突肌，小心保护浅表神经和颈外静脉。
- 辨认斜角肌，注意避免损伤膈神经。
- 斜向钝性分离颈长肌和前斜角肌之间的间隙，进入椎旁筋膜下的脓肿。
- 清除脓腔，缝合伤口。

## 咽后脓肿引流的其他方法

采用标准的前路椎间盘切除入路显露颈椎前侧，此手术方法可显露 C2 ~ C7。如仅有 2 ~ 3 个椎体受累，则可用一横行切口。如需要更长的显露，则可沿胸锁乳突肌内侧缘做纵行切口。

### 手术技术 42-3

- 患者仰卧于手术台上，用硬质气管插管行气管内麻醉。头部右转 10° ~ 20° 。插入一小鼻胃管，以便在 X 线中明确辨别食管位置。
- 两肩胛间置一纱布卷，用胶带将双肩向下拉，便于术中透视。
- 将一纱布卷置于颈下，使颈部轻度过伸。下颌和枕部放置头部牵引带，施加数磅的牵引。
- 于下颌至上胸部区域进行消毒铺巾，可能需要将最先铺垫的无菌巾进行缝合固定。
- 上下潜行分离皮下组织，并按肌纤维方向纵行切开颈阔肌。
- 沿胸锁乳突肌前内缘切开颈部筋膜。
- 向外拉开胸锁乳突肌，向内牵拉肩胛舌骨肌与胸骨舌骨肌。
- 在此间隙内触摸颈动脉，并用手指轻轻将其牵拉至外侧。
- 以钝、锐结合的方法分离颈动脉鞘和甲状腺、气管、食管之间的间隙，术野中无血管。

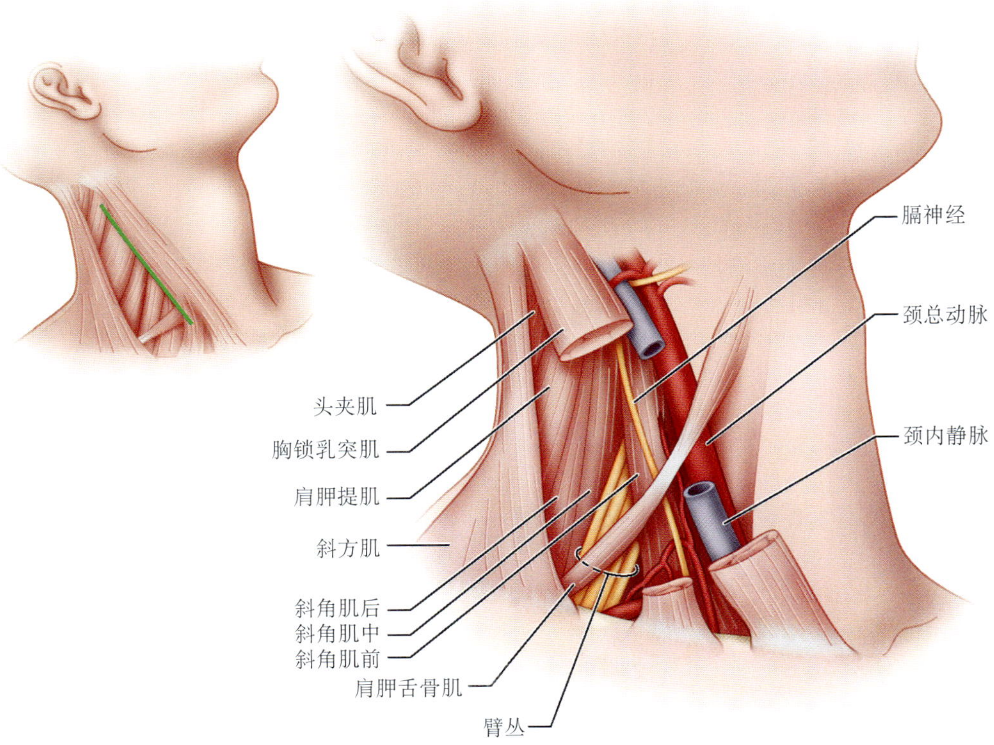


图 42-4 颈椎结核的脓肿引流

绿线为口外入路的切口（见手术技术 42-1）

- 置入牵开器。
- 通过触摸胃管确认食管位置。
- 沿着整个显露的切口，游离食管后外侧的紧密膜状结缔组织，防止食管在牵开器上下两侧鼓出。
- 显露椎前筋膜，切开脓肿腔。
- 插入一皮下针头，拍摄侧位 X 线，以确定脓肿平面。
- 按标准方式引流脓肿。
- 不需要缝合颈部筋膜，但需要使其靠拢。将皮肤宽松地关闭，或保持开放待二期缝合。

## （二）胸椎

### 肋骨横突切除术

胸椎疾病所致的大多数脓肿都可以通过肋骨横突切除术引流脓肿（图 42-5）。该术式最初由 Haidenhaim 所创，1894 年首先由 Ménard 报道。

#### 手术技术 42-4

- 后正中切口，长约 3 个棘突。于脓肿所在侧，将骨膜及和软组织自棘突和椎板向外侧剥离。
- 充分显露横突并自基底部切除。
- 剥离肋骨骨膜后，距横突末端 5cm 处切除肋骨内侧端。
- 锉平断端，避免刺破胸膜。
- 贴近椎体钝性切开脓肿、切口大小应足以彻底探查脓腔并清除全部病变组织。如需要扩大切口，可切除多根肋骨。
- 切除肋骨后，两次结扎后离断肋间的神经血管束。
- 分层缝合伤口。

### 其他肋横突切除术

#### 手术技术 42-5

(Seddon)

- 从脊柱后凸顶点的近侧 10cm 处开始做一半环形切口，切口弧向内侧，弧顶离中线 10cm，继续向远端延伸，止于中线处，止点距脊柱后凸顶点远侧 10cm（图 42-6）。
- 如果存在化脓性感染，不伴有后凸，则可以用后正中切口。
- 提起皮肤并牵向内侧。
- 切开表层肌肉，按不同节段需要将其适当翻开。
- 在畸形顶点处横向分离切开竖脊肌。
- 电刀显露肋骨的内侧 8.3cm，不少过 3 根肋骨，显露相应的横突及椎板的外 1/3（图 42-7）。
- 根据 X 线影像，切除脓肿膨起最高处的肋骨。
- 切断肋横突韧带，用大咬骨钳去除横突。
- 骨膜下剥离显露肋骨，注意不要刺破胸膜。如果刺破胸膜，应立即用一小纱布垫压住破口，在切除肋骨后尽快将其缝合。用 Carlen 管行气管插管可使肺萎陷。
- 对于成人，在距肋骨横突关节外侧不小于 6.8cm 处切断肋骨。
- 用弧形骨凿游离肋骨内侧端，向前、向内轻轻推动凿子，直到凿子抵着肋骨头或椎体为止。

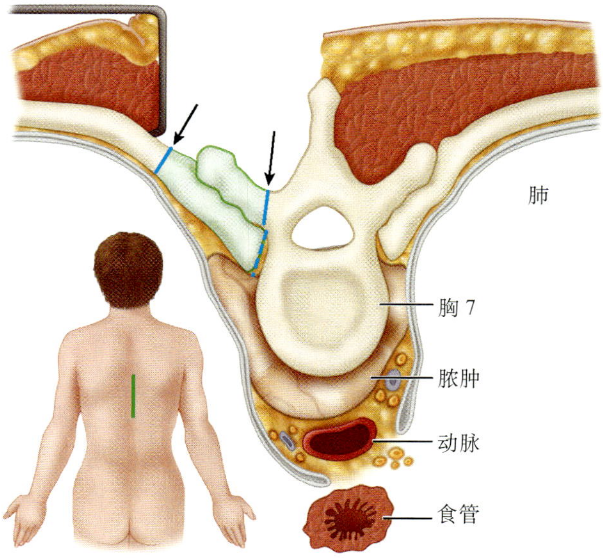


图 42-5 通过肋骨横突切除术引流胸椎结核脓肿（见手术技术 42-4）

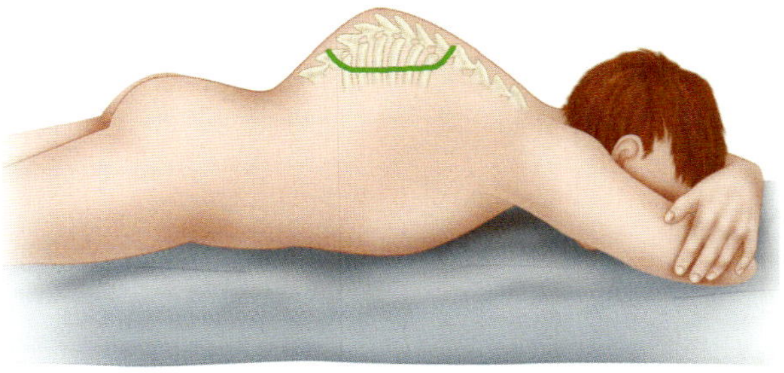

图 42-6 肋骨横突切除术和前外侧减压的切口（见手术技术 42-5）

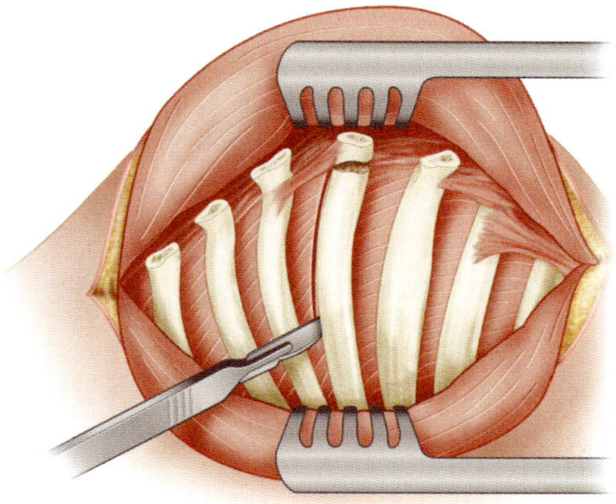

图 42-7 显露肋骨并切除横突（见手术技术 42-5）

- 轻轻转动肋骨内侧端，用骨凿将任何残留的附着切除。
- 如脓液自破口溢出，要立即吸除。
- 手指探查脓腔直至椎体，打开小的无效腔，清除坏死组织。
- 如果脓肿较大，可再切除相邻节段肋骨及横突，以扩大显露。
- 清除脓腔内及浅表组织的结核物质。
- 伤口及脓腔内放置链霉素粉，缝合皮肤及肌肉，不放引流管。

（三）腰椎

**椎旁脓肿引流**

**手术技术 42-6**

- 在中线外 5 ~ 7.5 cm 处，平行棘突做一长 7.5 ~ 10 cm 的纵行切口。
- 沿切口切开腰背筋膜，用血管钳沿竖脊肌外侧缘和前缘钝性分离至横突（图 42-8）。
- 通常此时可发现脓肿，否则再用血管钳穿过腰背筋膜层（此筋膜分隔腰方肌和竖脊肌群），沿着横突前缘探查。
- 彻底清除脓肿后，逐层缝合切口。

（四）骨盆

腰大肌脓肿　腰大肌脓肿位于腹膜外，沿髂腰肌流注。根据脓肿的大小和所在区域，可以在后侧

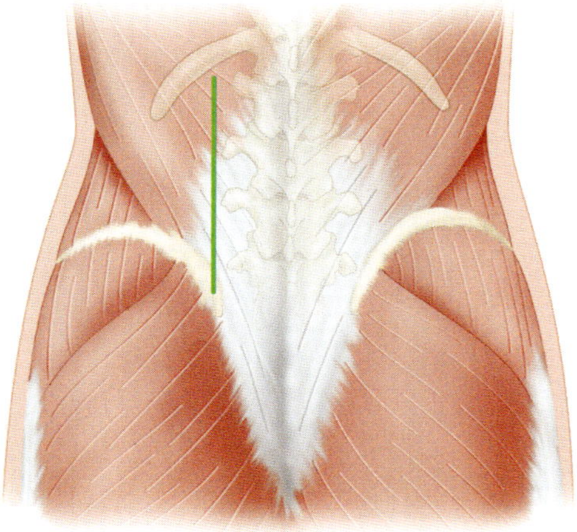

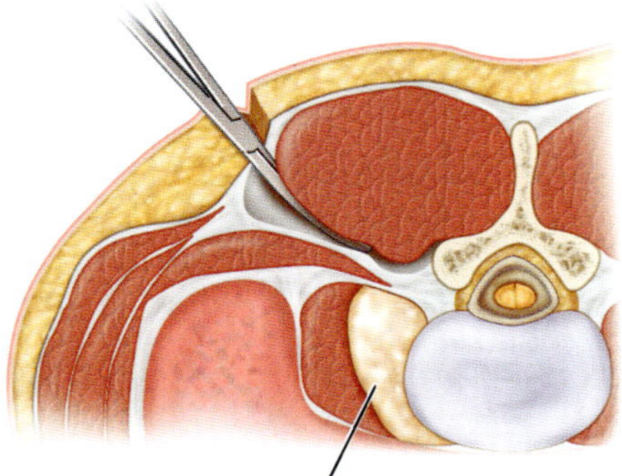


图 42-8 椎旁脓肿引流（见手术技术 42-6）

沿髂棘做外侧切口经腰下三角引流，或在前侧于腹股沟韧带下方引流。偶尔脓肿流经腹股沟韧带下方，在大腿近侧 1/3 的内收肌皮下出现（图 42-9）。

**经腰下三角引流**

腰下三角的外缘为背阔肌，内缘为腹外斜肌，基部为髂棘，此三角之底面为腹内斜肌。

**手术技术 42-7**

- 在髂嵴近侧 2.5 cm 处，做一与后髂嵴平行的长约 7.5 cm 的切口。切口从外侧划向竖脊肌群的外缘（图 42-10）。
- 显露腰三角后，经腹内斜肌，钝性解剖直达脓肿。
- 彻底排除脓肿后分层缝合切口。

**术后处理**　髂腰肌脓肿常伴有髋关节屈曲挛缩，术后应行 Buck 牵引纠正畸形，放松痉挛肌肉，直至髋部能够完全伸展。

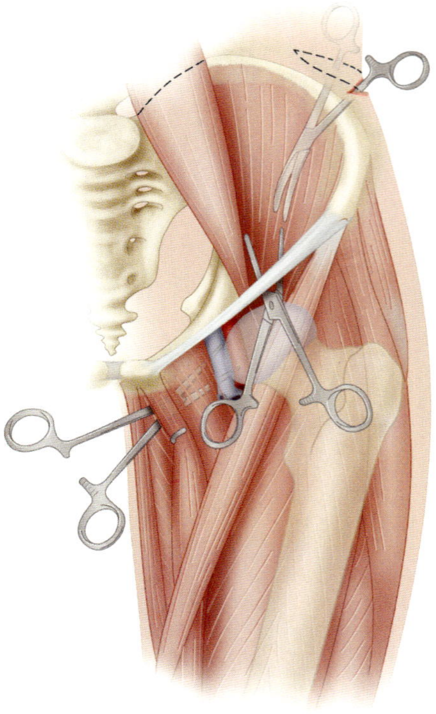

图 42-9　腰大肌脓肿的引流。在内收肌部位的血管钳指向髋臼下缘，脓肿常位于股骨头、颈交界区的附近

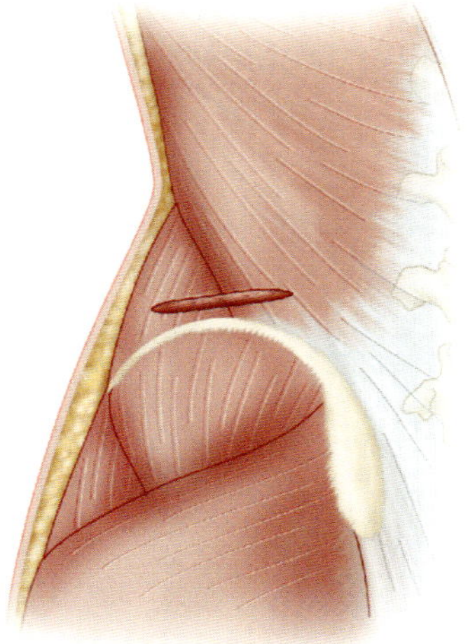

图 42-10　经腰三角行盆腔脓肿引流（见手术技术 42-7）

## 经外侧切口引流

### 手术技术 42-8

- 沿髂嵴中 1/3 做长约 10 cm 的切口，分离腹内、外斜肌的附着点。
- 在髂骨翼内面可触及波动的腹膜外脓肿，用血管钳刺破脓肿。
- 避免刺破腹膜。

## 经前方切口引流

### 手术技术 42-9

- 自髂前上棘做纵行切口并沿大腿前方延长 5 ~ 7.5 cm。
- 辨认缝匠肌，向深部分离至该肌内侧缘到达脊柱的前下方。保护位于此区内侧的股神经。
- 沿髂骨翼内面插入一长的血管钳，在腹股沟韧带下方穿破脓肿。
- 将血管钳张开以扩大脓肿开口，彻底排除脓液。
- 逐层关闭切口。

经 Ludloff 切口引流。当腰大肌脓肿流注到大腿内收肌区域的皮下时，则可经 Ludloff 切口彻底引流（见第 1 章）。

脓肿大、病程长或细菌混合感染导致一般治疗方法失败时，可用 Weinberg 描述的腰大肌脓肿切除方法。可清除流注通路内及病变椎体内的脓肿、游离死骨或软骨彻底清除。

## 尾骨切除引流盆腔脓肿

Lougheed 和 White 指出，当结核侵犯下腰部和腰骶段时，软组织脓肿可因重力的作用进入盆腔，形成骶前的大脓肿。这些脓肿可在大腿前面或髂嵴以上部位的皮肤触及。此区域仅行引流是不够的，即使结合抗菌治疗，最终结局往往是形成慢性瘘管。Lougheed 和 White 设计了一种切除尾骨的后方引流方法。他们采用这种方法治疗 10 例患者均获良好结果。伤口常在术后第 6 ~ 8 周愈合，脊柱病变不再活动。

### 手术技术 42-10

(Lougheed 和 White)

- 在尾骨部位做一 15 cm 椭圆形切口，去除一块皮肤组织。
- 游离尾骨软组织后，离断骶尾关节。
- 仔细止血，贴紧骶骨向上分离。形成一锥形管道与脓腔相交通。
- 排出脓液，放置灌洗管至脓腔顶部，以碘仿纱布填塞脓腔。

**术后处理** 术后每天经导管用链霉素溶液灌洗伤口数次，连续 2 ~ 3 周。定时更换填塞的碘仿纱布，直至由腔内生长的肉芽组织使伤口愈合。

## 五、手术技术

### 彻底清创和融合

#### 手术技术 42-11

(Hodgson 等)

- 上颈部区域（C1 和 C2）可使用经口或经甲状舌骨入路。无论何种入路，术前应进行气管切开术，通过气管切开处进行麻醉，因不用气管内插管，咽部暴露良好。
- 经口入路时，头部应过度伸展，并填塞咽部。
- 将软腭向后方推开，使软腭自身相叠，并以缝线固定，显露鼻咽部。
- 以寰椎前结节上方约一指宽为中心，在咽后壁做一个 5 cm 长的正中切口(图 42-11A),显露至骨质。
- 向外骨膜下剥离咽后壁，至寰椎及枢椎侧块的外侧缘。
- 使用缝线提起软组织瓣(图 42-11B),并填塞止血。显露寰椎的前弓、枢椎的椎体及寰枢关节两侧。
- 经甲状舌骨的入路时，沿位于舌骨与甲状软骨间的颈部最上部皮纹做环形切口，尽量向外侧延伸至颈动脉鞘(图 42-12A)。
- 切断胸骨舌骨肌与甲状舌骨肌，显露甲状舌骨膜。分离时应尽可能靠近舌骨以避免损伤喉内神经和喉上血管，这些神经血管在靠近甲状舌骨膜下端附着处穿过此膜(图 42-12B)。
- 从侧面切开黏膜进入下咽部，避免损害会厌。
- 牵开舌骨和会厌，显露咽后壁，做中线切口深至骨质(图 42-12C)。
- 从任意一侧的骨膜下掀起并牵开软组织瓣，显露 C2、C3 和 C4 的椎体(图 42-12D)。
- 也可通过颌下入路（见第 37 章）显露上颈椎（颅骨的前基底部和 C1 ~ C4）。
- 暴露下段颈椎（C3 ~ C7）时可做颈部环形切口，或沿着胸锁乳突肌的前缘或后边缘做切口（见第 37 章），纵向切开脓肿以显露脊柱。
- 对下颈椎和上胸椎(C7 ~ T3)旁的较大脓肿，可通过类似于胸廓成形术的肩胛周围切口来显露。
- 提起并用自动拉钩牵开肩胛骨，切断第 3 肋骨。
- 通常可切开胸膜，但是如果有粘连，或由于其他原因不能切开的，可行胸膜外入路。在肋间动脉起点处连同伴行的静脉一起切断。
- 通常从左侧进入显露中胸段(T4 ~ T11)。
- 选择在腋中线与脊柱后凸最凸点相对应的肋骨，此肋骨通常要比脊柱病灶中心高出 2 个节段。
- 沿着该肋骨显露并切除这段肋骨，做标准的胸廓切开术。通常可立即见到脓肿，它和邻近的肺组织之间也可能会有粘连。
- 将肺游离并推向前方。
- 在主动脉和脓肿之间，靠近主动脉侧的胸膜做一纵行切口。

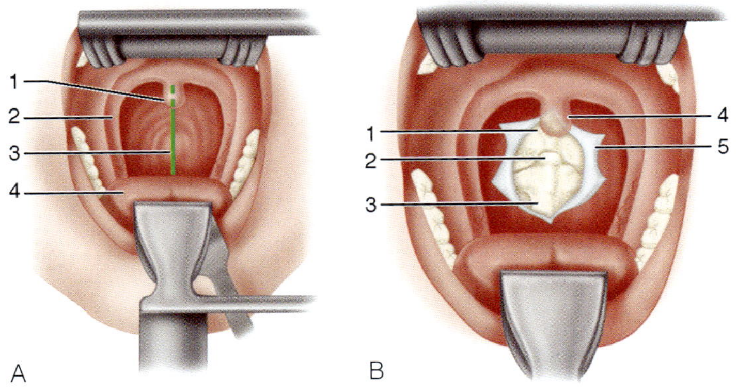


图 42-11 上颈椎经口入路

A. 咽后壁切口：1. 悬雍垂，2. 软腭，3. 咽后壁切口，4. 舌；B. 显露寰椎和枢椎：1. 寰椎，2. 齿状突，3. 枢椎，4. 悬雍垂，5. 牵开的咽后壁边缘（见手术技术 42-11）

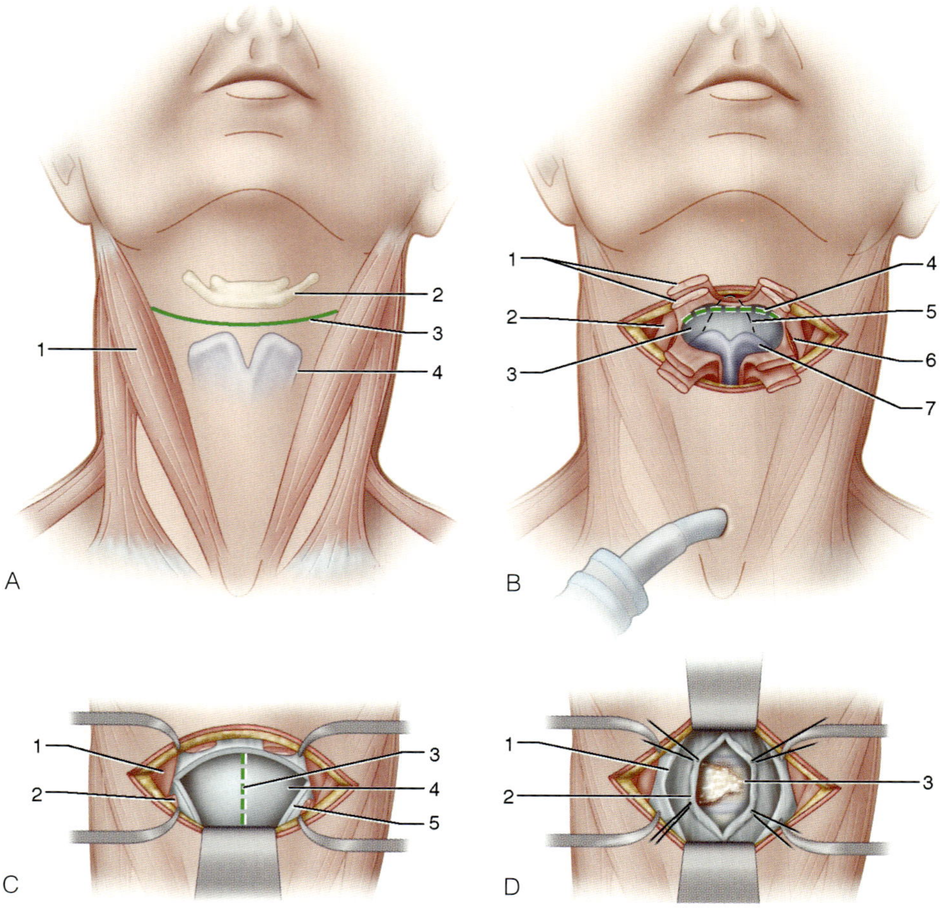


图 42-12 上颈椎经甲状舌骨入路

A. 皮肤切口:1. 胸锁乳突肌,2. 舌状骨,3. 皮肤切口,4. 甲状软骨;B. 甲状舌骨膜切口:1. 胸骨舌骨肌和甲状舌骨肌断端,2. 肩甲舌骨肌,3. 甲状舌骨膜,4. 甲状舌骨膜切口,5. 会厌,6. 喉内神经和喉上动脉,7. 甲状软骨;C. 咽后壁切口:1. 肩甲舌骨肌,2. 胸骨舌骨肌和甲状舌骨肌断端,3. 切口,4. 咽后壁,5. 甲状舌骨膜和下咽黏膜切缘;D. 显露椎体:1. 甲状舌骨膜切开缘和下咽黏膜,2. 牵开的咽后壁边缘,3. 显露 C2、C3、C4 椎体(见手术技术 42-11)

- 将主动脉置于前内侧，露出肋间血管；切断这些血管，显露脓腔的全长。
- 切断内脏神经。
- 将主动脉推离脊柱，从椎骨前侧触及脓肿。
- 在脓肿壁上做一个“T”形切口：首先做一横行切口，切口位于病灶对立面，而后做一纵行切口，自横切口中间向远端延伸，结扎肋间血管。
- 翻起两个三角形软组织瓣，显露包含脓腔的所有病灶区域（图 42-13）。
- 沿左侧第 11 肋切口显露胸腰段（T12-L2）。在胸膜外和腹膜外进行分离，将膈与脊柱分开。
- 横向切开腰大肌并翻向远端。
- 用结扎肋间血管的方法结扎腰动脉和腰静脉，之

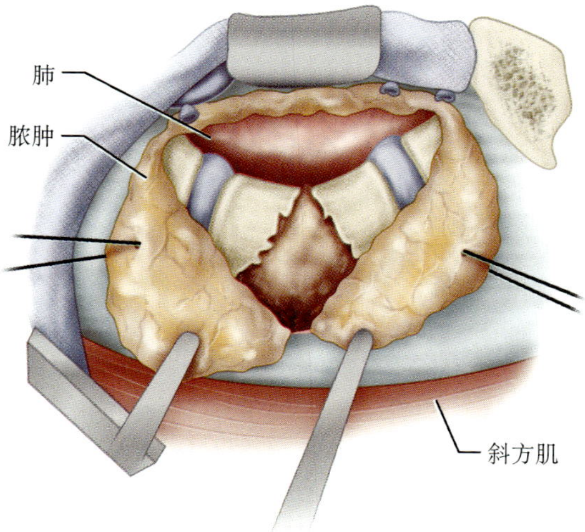


图 42-13 采用“T”形切口切开脓肿壁，打开脓腔（见手术技术 42-11）

后的手术步骤与中胸段手术相同。

- 采用肾手术入路切除左侧第 12 肋显露下腰椎（L3 和 L4）。
- 常在更远侧水平横行切断腰大肌，在肌纤维间切开边界不清的脓肿。避免损伤腰大肌后面的腰丛神经。
- 经腹膜外入路显露 L5 和 S1。切口位于中线，始于脐与耻骨联合连线中点，然后向左呈“S”形，最后到达髂嵴与肋骨在侧面的最低处连线的中点（图 42–14A）。
- 沿切口切开皮肤、浅筋膜和深筋膜。沿肌纤维方向分离腹内斜肌。沿此方向分离腹横肌及筋膜。
- 显露腹膜，并从腹外侧壁、左侧腰大肌及下腰椎上面推开腹膜。如果主动脉分叉较高，进入腰骶区最简单的入路位于髂总血管之间。唯一遇到的血管是骶正中动脉和静脉，可电凝切断这些血管（图 42–14B）。
- 必要时牵开或切断骶前丛的纤维。
- 如果主动脉的分叉较低，则由主动脉、腔静脉和髂总血管的旁边进路。结扎和切断髂腰静脉和腰升静脉，充分游离左髂总静脉（图 42–14C 和 D）。如果需要可结扎和切断第 5 腰椎的节段动静脉，做更高节段的入路时，同样可以结扎和切断第 4 腰椎的节段动静脉。将大血管牵向右侧，用拉钩进行保护。

**病变组织的切除和前路融合**

- 病灶清除和前路融合术在脊柱的各个节段基本相同。

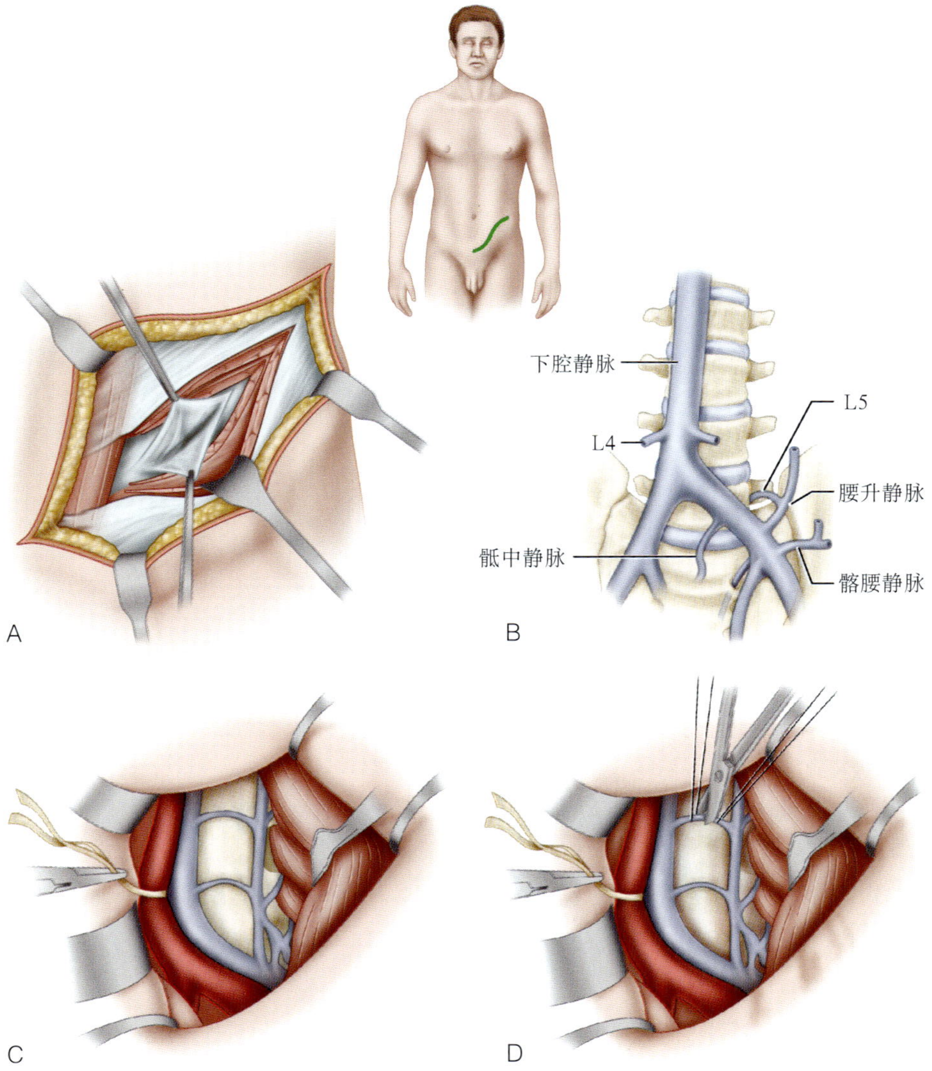


图 42-14 A. 腹膜外入路进入 L5 和 S1 椎体（见文字部分），插图示皮肤切口。B. 主动脉分叉位置较高，需要电凝和分离骶正中动静脉；主动脉分叉位置较低，需要电凝和分离髂腰静脉和腰升静脉。C. 腰升静脉横跨椎体。D. 结扎和分离腰升静脉（见手术技术 42–11）

- 通过吸引或以垂体钳去除坏死物、脓液、死骨或椎间盘。可将吸引器经病椎前侧或病椎间进入对侧的脓腔，清除所有坏死组织。
- 用骨刀、咬骨钳或骨凿去除所有软化或硬化的病变骨组织，以显露整段病变的椎管。
- 用手术刀或咬骨钳去除后韧带、结核肉芽组织和纤维组织，显露硬膜。
- 由于类似正常的病椎后方椎管内经常隐藏一些脓液、死骨及椎间盘组织，因而需要切除整个椎体，如有明确指征，应切开硬膜探查脊髓。
- 切除脓腔两端的椎间盘直至有正常渗血的骨质（图 42–15A）。
- 通过直接压迫脊柱后部矫正脊柱后凸。
- 将两端椎体切成接榫状，插入一个或多个合适长度的支撑骨块，以保持椎间高度的撑开（图 42–15B）。
- 在胸椎则可利用开胸时切下的肋骨或加用骨库骨作植骨（图 42–16）。颈椎植骨时可使用骨库骨或髂骨植骨。腰椎可用大块髂嵴骨植骨（图 42–17 和图 42–18）。
- 关闭伤口前，将链霉素和异烟肼放入脓腔内。对于胸廓切开的患者，以常规方式关闭胸腔，维持胸腔负压引流 2 ~ 3 d。

**术后处理** 将患者置于有前、后盖的石膏上，直到脊柱达到临床愈合为止。术后平均制动 3 个月。然后逐渐开始活动并持续 6 ~ 8 周。严密观察后凸进展情况和结核活动的其他征象。

## 背外侧入路

### 手术技术 42–12

（Roaf 等）

- 通过背外侧入路显露胸椎，仔细止血。
- 选择脓肿较大的一侧手术。在没有脓肿的情况下选择左侧入路做弧形切口。切口起自中线旁 3.8 cm 处，距病变中心 7.5 cm，拐向远侧直到离中线 12.5 cm 处，继续向内侧和远侧切开，距离中线旁 3.8 cm，离病变中心 7.5 cm 处（图 42–19）。
- 沿切口方向切开浅、深筋膜及其下方的肌肉，直至肋骨。向内牵开皮肤和肌肉。确定正对着病灶中心的肋骨，用以下方法切除肋骨近端 7.5 ~ 10 cm。
- 用骨膜剥离器游离肋骨，直至距离横突尖 7.5 ~ 10 cm 处。
- 自横突尖切除肋骨。
- 在直视下切断附着于肋骨头和横突的韧带和肌肉，然后切除横突和残余肋骨。
- 找到 2 根（最好 3 根）肋间神经并向内追踪至椎间孔。这些进入椎间孔的神经有助于判断椎管内的脊髓节段。
- 显露靠近脊柱的肋间血管，用血管钳夹住后切断。
- 在邻近椎体处切断肋间肌。
- 钝性解剖分离脊柱旁胸膜，显露椎体的外侧和前外侧。由于胸膜常有粘连和增厚，应注意避免损伤胸膜，一旦损伤应立即缝合。
- 以手指在椎体前方探查，确定病变中心。清除所有脓液、肉芽组织和坏死组织。

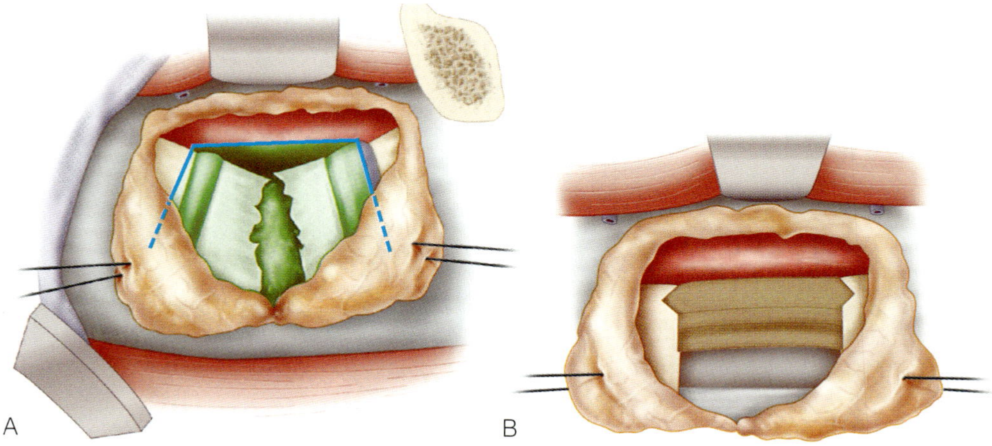


图 42-15 A. 切除病灶骨质；B. 放入植骨材料，维持相邻椎体牵开状态（见手术技术 42–11）

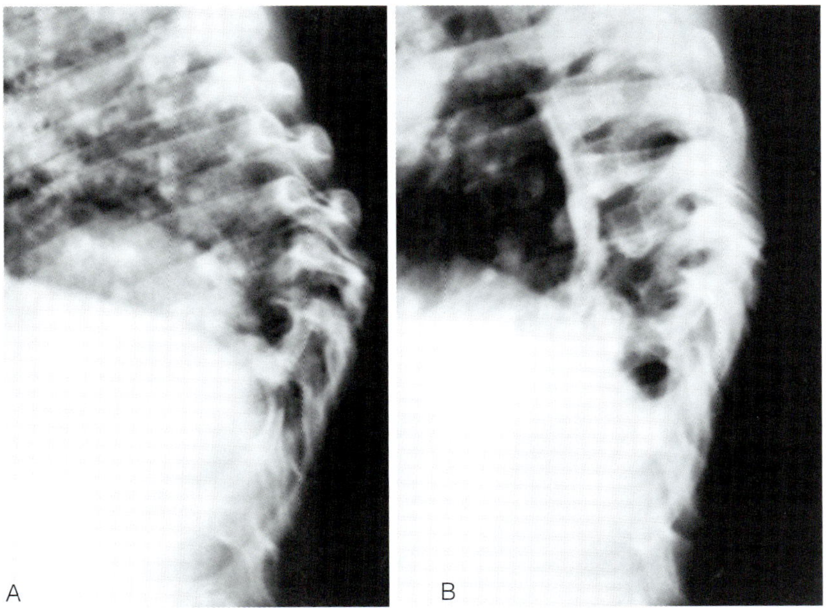

图 42-16　4 岁，女性，脊柱结核，无瘫痪症状

A. 术前椎体骨质破坏。B. 经胸廓入路行病灶清除，前路 T6 ~ T11 椎间切除自体肋骨植骨融合术后 6 月；术后 4.5 年，患者未诉疼痛，未见异常活动征象（见手术技术 42-11）

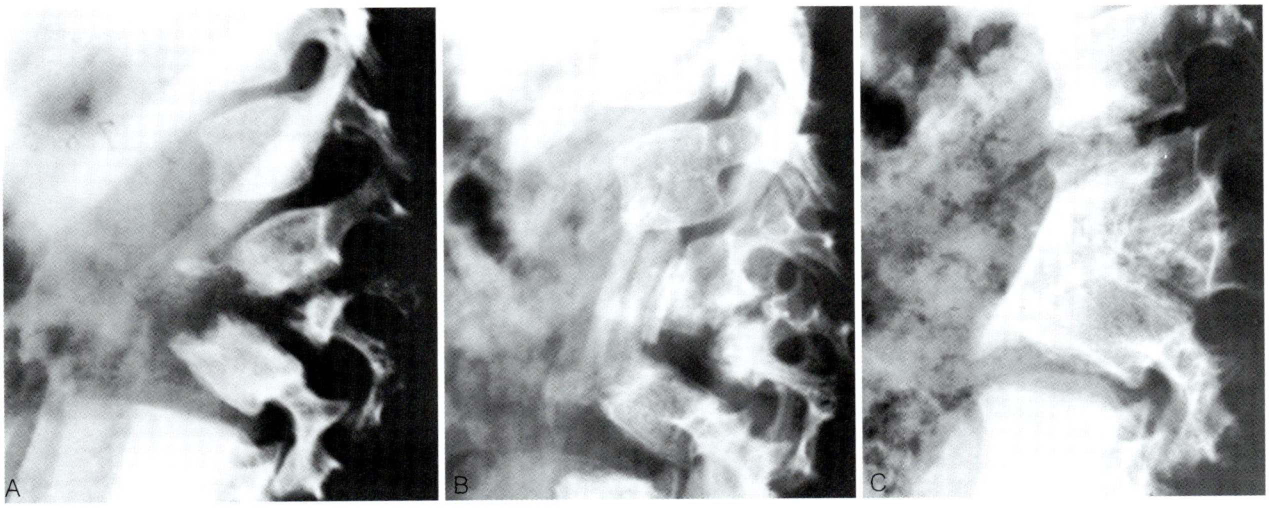

图 42-17　13 岁，女性，脊柱结核

A. L2、L3 和 L4 椎体骨质破坏，继发后凸畸形；B. 行病灶清除和 L1 ~ L4 椎体间植骨融合术后 1 个月，植骨材料为切除的 T12 肋骨和自体髂骨；C. 术后 3 年，几乎完全融合（感谢 A.R. Hodgson. 教授供图）（见手术技术 42-11）

- 有时会有 1 个或多个椎体的死骨游离在脓肿内，但以 2 ~ 3 块小的死骨和坏死的椎间盘碎片多见。术前判断椎旁的阴影为脓肿，但术中发现主要为纤维组织，从而影响责任节段的确定。此时可在透视下以小刮匙、磨钻和咬骨钳探查。
- 彻底清除病灶后决定是否进行植骨，最简单的植骨方法是用骨块填塞。
- 也可采取更加广泛切除的方法，用骨凿将病椎外侧和前外侧凿粗糙，如有可能，在上下各一个健康椎体都开槽，使骨槽跨过上下各一个健康椎体。
- 将全厚肋骨移植物嵌入椎体的骨槽内。
- 将切除肋骨时得到的骨松质碎片放入骨槽和粗糙的椎体侧面。
- 如果不慎损伤胸膜，可在第 8 肋间的腋中线上做小切口，插入引流管做胸腔闭式引流，持续至术后 48 h。

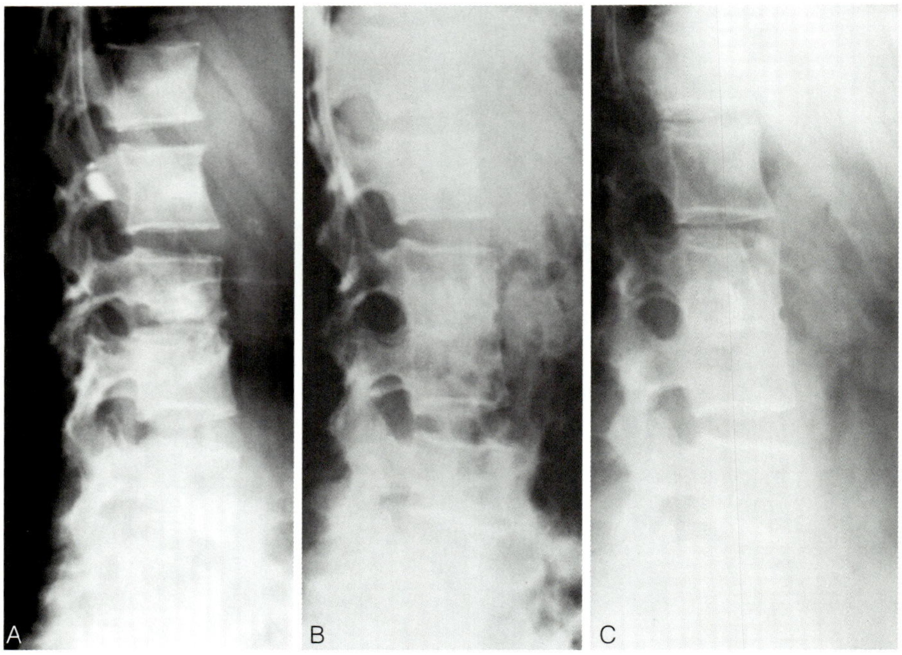


图 42-18 23 岁，女性，L2 和 L3 椎体结核，无瘫痪症状

A. 术前；B. 左侧腹膜外入路行病灶清除和融合术后 6 个月，植骨材料为自体髂骨；C. 术后 4 年完全融合（见手术技术 42-11）

*肋骨横突切除术* 肋骨横突切除术请见前述(手术技术 42-4 和 42-5)。

## 脊柱前外侧减压术（脊柱外侧切开术）

1933 年，Capener 开始采用脊柱外侧切开术，此手术从脊柱的外侧进入，现在通常称为脊柱前外侧减压术。该技术可以显露脊髓的前外侧面，通过清除骨刺、肉芽组织、死骨或排除脓液达到减压目的。因为手术需要切除一个或多个椎弓根，所以脊柱不稳定为手术禁忌。脊椎畸形不明显时，此手术相对困难，但对明显的后凸畸形则较为容易。

### 手术技术 42-13

(Capener)

- 如果病灶在中胸段，切口起于中线距病灶近端 10cm 处，缓慢向侧方弯曲至距中线 7.5cm，然后逐步回到中线，直至病灶远端 10cm 处（图 42-20）。将皮肤和浅、深筋膜整瓣翻开。
- 切开斜方肌起点并将其向侧方拉开；沿指向病变椎体间隙的肋骨上方横行分离骶棘肌，将其向近侧及远侧分别拉开。
- 骨膜下显露肋骨后，切除肋骨角至横突的一段肋骨；如有需要，以同法去除相邻上、下节段的肋骨。
- 在伴行血管中分离并切断肋间神经。以神经近侧断端为引导进一步分离，后续可用于牵开脊髓。
- 连同肋间血管一起小心牵开胸膜，用咬骨钳、蝶窦咬骨钳或动力磨钻帮助去除肋骨内侧断段、横突和椎弓根。
- 将胸膜、肋间血管推向前方并牵开肋间神经，可见椎体的后外侧面及硬膜。
- 此时即可从较正常的椎管进入受压部位。
- 用刮匙轻轻地刮除病骨，并小心地切除所有压迫及受侵蚀的组织，以避免硬脊膜受压（图 42-20）。
- 如合并有椎旁脓肿，应予彻底清除。
- 分层缝合伤口。

**术后处理** 术后应用术前准备好石膏床。当病灶在颈椎或上胸椎时应行骨牵引。多数学者建议切除 3 根及以上的肋骨以便更好地显露。

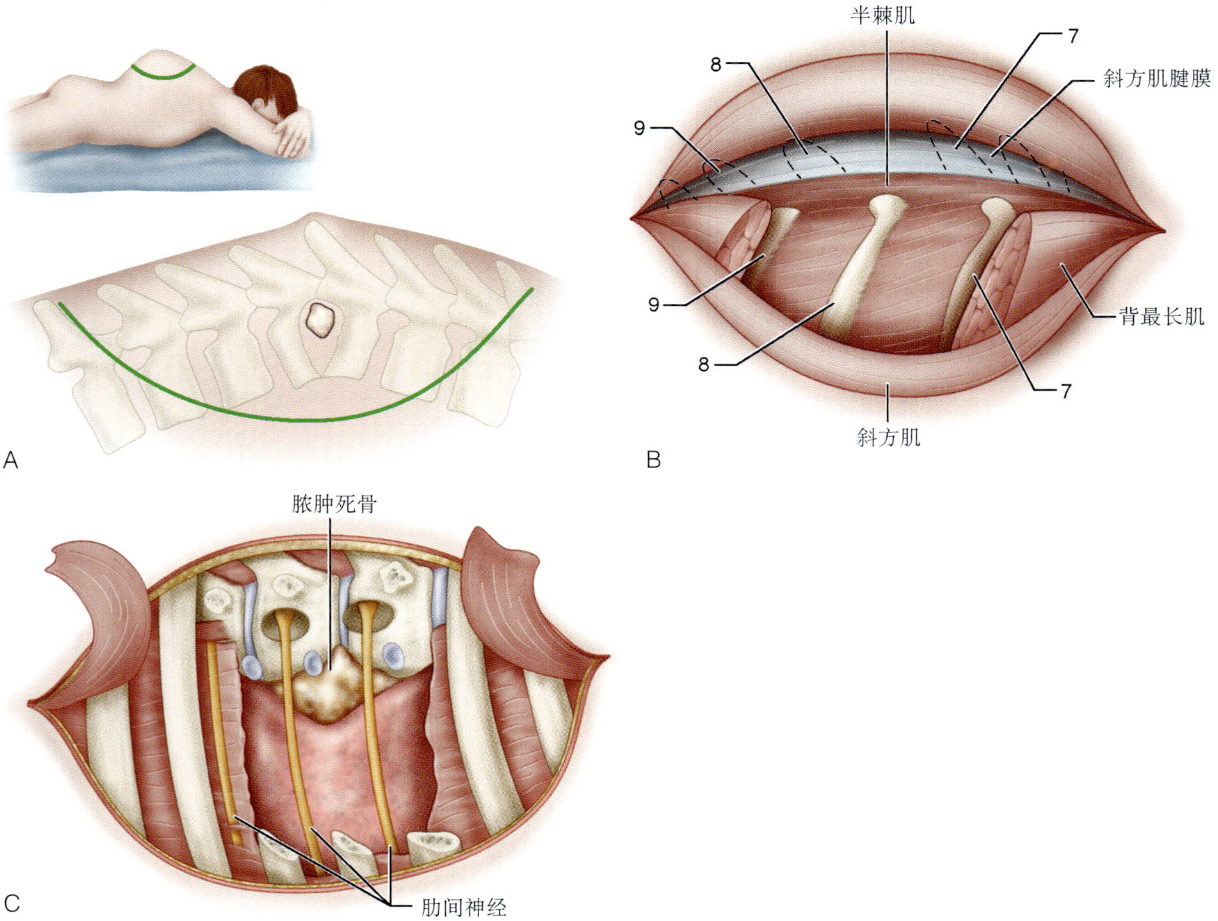


图 42-19 胸椎后外侧入路

A. 切口；B. 显露肋骨和横突；C. 切除肋骨和横突，同时显露脓肿和椎体（见手术技术 42-12）

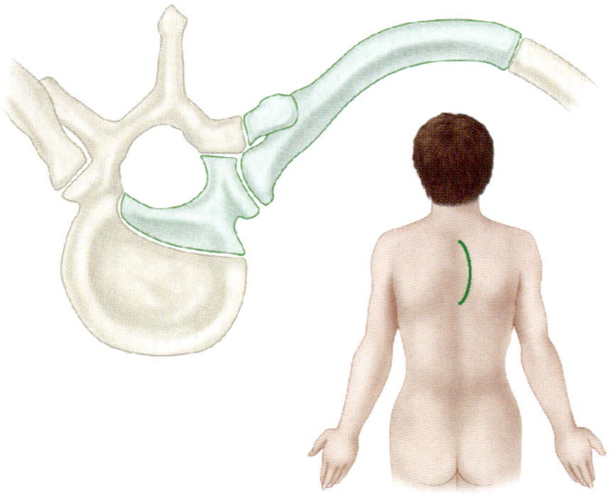

图 42-20 脊柱后方结核性脓肿的 Capener 前外侧减压术。绿色区域示骨切除范围，插图示皮肤切口（见手术技术 42-13）

## 选择性前外侧减压（外侧切除术）

### 手术技术 42-14

(Seddon)

- 入路及肋骨切除的方法见肋骨横突切除术（手术技术 42-5）。切除的肋骨不少于 3 根但不超过 4 根。
- 游离肋间神经，向内侧追踪至椎间孔，然后切断其间的肋间肌（图 42-21A）。
- 用手指轻轻向前推开胸膜，经触摸后确定需要切除的 2 ~ 3 个椎弓根的位置。
- 切除小部分神经弓结构以扩大显露。为避免脊柱侧方半脱位，应尽量少切除椎弓根后方骨结构。
- 用咬骨钳逐渐去除椎弓根外侧部分（图 42-21B）。应注意不要损伤硬膜。该处硬膜可能与椎弓根内侧面粘连。如硬膜撕裂应尽快缝合。

- 清除病变组织如干酪样组织、肉芽组织、坏死的椎间盘或死骨相对容易，但骨嵴切除则比较困难。
- 不要牵拉或者触碰脊髓，在骨嵴旁或底侧进入。
- 在骨嵴下用低速手钻钻几个孔，然后用咬骨钳从骨嵴旁或底侧逐渐咬除骨质，再用骨刀进一步凿除大块骨质。
- 此时有一薄层骨壳附着于脊髓腹侧，可用推倒器轻轻将其推向前方，并检查确认是否残留锐利的骨嵴。
- 沿脊髓上下探查椎管内是否残留继发性压迫因素，如包裹性干酪样组织等。
- 生理盐水冲洗伤口，放链霉素粉末。
- 缝合肌肉及皮肤，不放引流管。

**术后处理** 术后处理方法同手术技术 42-13。

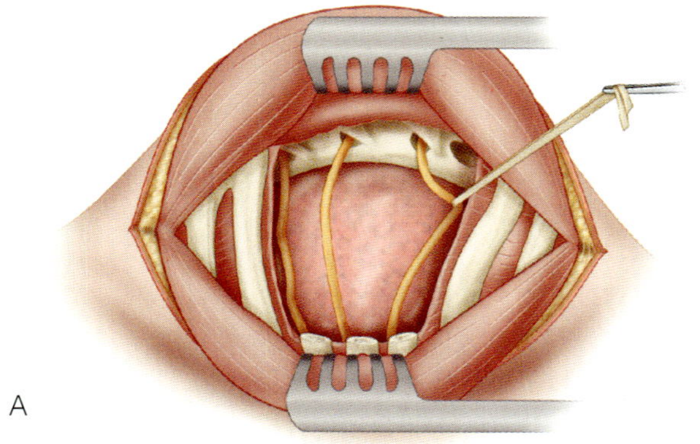
A

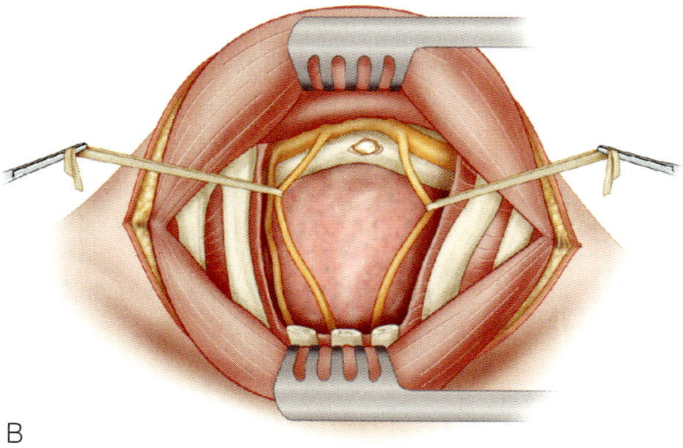
B

图 42-21 A. 分离肋间神经，显露椎弓根；B. 切除 3 个椎弓根后显露脊髓，去除脊髓腹侧的致压物；C. 脓肿内可见死骨（见手术技术 42-14）

## 第二节 脊柱肿瘤

### 一、良性肿瘤

原发性良性骨肿瘤中，8% 发生在脊柱或骶骨。良性肿瘤好发于 30 岁以下的年轻患者，约 60% 的良性肿瘤患者在 20 ～ 30 岁时确诊（框 42-1）。典型的良性肿瘤位于后侧的附件，前侧病变多倾向于恶性（76%）。

在肿瘤的手术治疗中，必须遵循一些基本的原则，以维持脊柱的功能和解剖，并减少肿瘤的复发及脊柱不稳的风险。这些原则在处理累及脊髓的肿瘤时尤为重要。对于颈椎或胸椎肿瘤手术，必须保护脊髓。神经根的重要程度与其解剖部位相关，如有益处应予保留。一些成对的血管，包括椎动脉，可行一侧结扎切断。

在胸椎，单纯椎板切除不能为脊柱前柱操作提供安全通道，且有明显的截瘫风险，因而需要采用其他入路。对于不能承受开胸手术的患者，肋骨横突切除术是合理安全的方法。对于侵袭性病灶，可能会累及椎管。胸椎神经根仅支配肋间肌，切断数根胸神经根不会引起严重的功能障碍，但当多个胸椎神经根被切断时，胸廓和呼吸功能会受到一定影响。

骶骨肿瘤需要进行广泛切除的情况较少见。多采用联合入路，并需要进行复杂的重建，以保持下腰椎与髂骨的稳定。骶骨及相关神经根切除可影响大小便功能。若保留双侧 S1 神经根和单侧 S2 神经根，50% 的患者可保留排便功能。如只有单侧 S3 神经根被切断，而 S1 及 S2 神经根保留完整，患者的大小便功能均可保留。肿瘤的性质决定了手术切除范围。

#### （一）稳定性

对肿瘤切除后脊柱稳定性的考虑在成人和儿童中有所差别。在颈椎与胸椎，椎板切除术后可导致未成熟的脊柱出现不稳，因此必须内固定。而椎板切除对成人脊柱影响较小，生物力学的考虑对选择内固定及融合术式很有帮助。前柱的切除能造成不稳，椎体切除越多，不稳则越明显。椎体切除后需要进行融合已成为共识，但病灶刮除术除外。前路融合后，无论是否使用内固定，通常建议胸腰骶椎支具（TLSO）制动。术后 3 ～ 6 个月确认骨性融合后即可停止使用支具。

与前路手术不同，判断脊柱后柱切除后是否存在不稳相对困难。在完整的脊柱中，后侧的骨性及韧带结构均有利于维持脊柱整体的稳定性，其中软性组织包括棘上韧带、棘间韧带、后纵韧带、黄韧带及关节囊，骨性稳定结构包括棘突、椎板、峡部、双侧小关节及椎体的后壁。目前已建立评分系统辅助判断稳定性。Bridwell 指出，后侧稳定结构占总体稳定性的 25%，这些结构包括后侧中央的骨韧带复合体（椎板、棘突及其间的韧带），两个小关节突复合体（左侧和右侧），以及椎体的后壁、椎间盘和纤维环。其中两个复合体的破坏或稳定性结构的破坏 50% 以上是进行内固定和融合的指征。肿瘤可造成病理性骨折和增加脊柱不稳的风险。如何判断即将出现的脊柱不稳及确定骨折后脊柱不稳，应考虑下列因素：椎体塌陷超过 50%、椎体滑移、节段性后凸畸形超过正常值 20° 及病灶累及前后柱。

**框 42-1　依据患者年龄和肿瘤位置对脊柱肿瘤进行影像学诊断**

**根据年龄诊断**

10 ～ 30 岁
- 动脉瘤样骨囊肿
- 尤因肉瘤
- 骨巨细胞瘤
- 组织细胞增生症
- 骨母细胞瘤
- 骨样骨瘤
- 骨软骨瘤
- 骨肉瘤

30 ～ 50 岁
- 软骨肉瘤
- 脊索瘤
- 霍奇金淋巴瘤
- 血管瘤

> 50 岁
- 转移瘤
- 骨髓瘤

**根据肿瘤位置进行诊断**

位于椎体
- 脊索瘤
- 骨巨细胞瘤
- 血管瘤
- 组织细胞增生症
- 转移瘤
- 多发性骨髓瘤

椎体后方附件
- 动脉瘤样骨囊肿
- 骨母细胞瘤
- 骨样骨瘤
- 骨软骨瘤

累及相邻椎体
- 动脉瘤样骨囊肿
- 软骨肉瘤
- 脊索瘤

累及多个椎体
- 组织细胞增生症
- 转移瘤
- 骨髓瘤

（引自：Charbot JNC，Herkowitz HN：Spine tumors：patient evaluation，Semin Spine Surg 7:260，1995.）

### （二）分型

与其他部位的肿瘤相同，Enneking 分型有助于确定脊柱肿瘤的治疗方案（图 42-22）。一型肿瘤（如骨样骨瘤、嗜酸性肉芽肿、骨软骨瘤及血管瘤）为潜伏性，通常无须治疗。如需要手术也只要进行瘤内切除，可使用或不用液氮、石炭酸或 PMMA 等辅助制剂。二型肿瘤包括骨样骨瘤、骨母细胞瘤、嗜酸性肉芽肿或更具侵袭性的血管瘤，以及骨样软骨瘤和动脉瘤样骨囊肿。二型肿瘤较活跃，并开始出现症状，通常需要整块切除（将肿瘤作为一个整体切除，与之相反的是分块切除）。侵袭性的肿瘤属于三型，尽管被分为良性肿瘤，如巨细胞瘤和骨母细胞瘤，但仍具有局部的侵袭性及复发的可能。这些肿瘤宜行广泛切除，如有可能，连同肿瘤周围的一层正常组织均予切除。边缘切除时取标本送病检，标本应包括肿瘤周围反应性的组织。根据脊柱解剖及肿瘤位置来决定肿瘤切除后的活检方式。

### （三）附件肿瘤

1. *骨样骨瘤*　骨样骨瘤是骨源性肿瘤，由 Jaffe 于 1935 年首次报道。骨样骨瘤常见于脊柱(42%)，男性多于女性，最常于 10 ～ 20 岁发病。腰椎是多发部位，颈椎其次，最后是胸椎，病变几乎均发生在后部结构。骨样骨瘤无局部侵袭性，大小不超过 2 cm，超过 2 cm 则归类为骨母细胞瘤。

疼痛是主要症状，约占 83%，约 30% 的患者疼痛在夜间加重，27% 的患者服用阿司匹林后疼

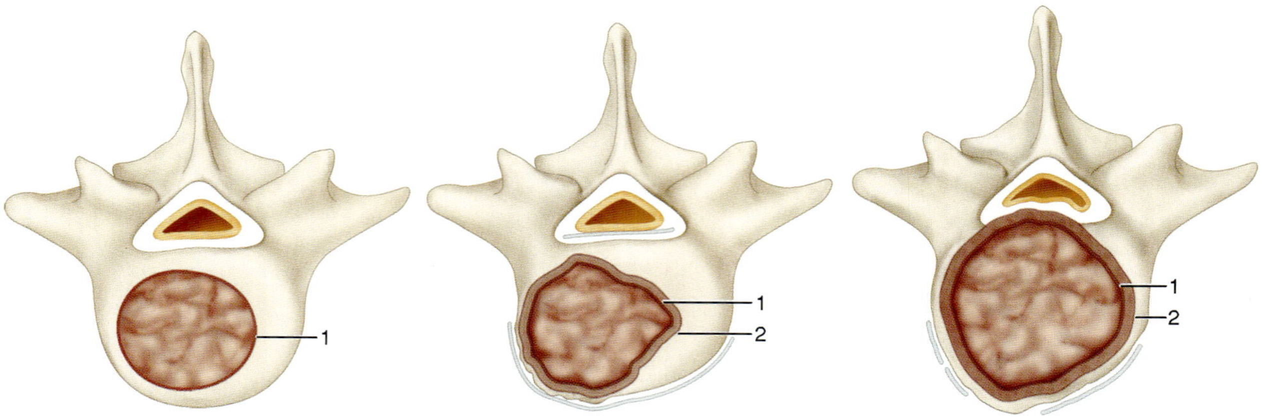


图 42-22 脊柱良性肿瘤的 Enneking 分期。1 代表肿瘤的包膜，2 代表反应性假包膜，3 期的侵袭性良性肿瘤可侵犯并突破椎体后壁从而压迫脊髓。假膜是血管化的反应性组织，可与硬膜囊粘连

痛缓解。由于肿瘤位于椎体附件，根性症状的发生率达 28%，并可导致疼痛性侧凸，病灶通常位于侧凸凹侧的顶点。尽管可以呈现各种侧弯类型，但是通常不会出现特发性脊柱侧凸椎体旋转的结构性特点。骨样骨瘤所致侧凸比较僵硬并且进展迅速。Saifuddin 等在一项脊柱骨样骨瘤与骨母细胞瘤的荟萃研究中发现：① 63% 的患者具有侧凸；②骨样骨瘤患者脊柱侧凸比骨母细胞瘤患者更常见；③胸腰椎病灶比颈椎更常见，而下颈椎多于上颈椎；④病灶常位于脊柱中线的一侧。因而，骨样骨瘤和骨母细胞瘤患者的脊柱侧凸都继发于非对称性的椎旁肌挛缩。

早期 X 线可能无异常，因此诊断较为困难。通常显示出来的病变只有椎弓根的硬化，而这种表现往往也是细微、不对称的。晚期病灶可发现向心性瘤巢，周围可见硬化，但只有 50% 左右的患者具有这种典型表现。斜位片对研究椎弓根、小关节突和峡部很有帮助。放射性核素扫描有利于病灶精准定位，CT 扫描通常可以显示瘤巢。

如果症状无法改善或侧弯持续进展，治疗应当包含手术切除病灶。瘤巢的切除范围可根据 CT 扫描确定。由于小关节或椎弓根切除可能导致脊柱不稳，应同时进行单节段的融合。在 9 ~ 13.5 岁的患者中，尽管彻底的肿瘤切除不能完全纠正脊柱侧凸，但能改善侧凸角度。肿瘤成功切除后仍有 20% ~ 30% 的患者呈现脊柱侧凸。如果术后脊柱侧凸持续存在超过 18 个月，则需要手术纠正。脊柱发育未成熟的患者则需要使用支具并定期随访。脊柱侧凸的手术通常需要延期至骨样骨瘤的治疗及切除后，治疗原则与特发性脊柱侧凸相同。

其他治疗方法包括高频射线消融，以及 CT 引导下经皮穿刺热凝固术。尽管这种技术已经成功用于其他部位的肿瘤，但在脊柱，由于周围神经的潜在性损伤，因而其应用更具挑战性。

2. *骨母细胞瘤* 骨母细胞瘤的发病率占所有脊柱肿瘤的 10%，其中 32% 发生在脊柱。与骨样骨瘤类似，骨母细胞瘤通常在 10 ~ 30 岁发病，男女患者比例为 2 ∶ 1。病变通常累及椎弓根或附件，亦可二者均累及。脊柱主要受累的区域发生在颈椎，占 40%。其次是腰椎（23%）、胸椎（21%）、骶椎（17%）。骨母细胞瘤容易被误诊为骨肉瘤、尤因肉瘤、淋巴瘤或动脉瘤样骨囊肿，该病诊断需要与上述疾病仔细鉴别。与骨样骨瘤的鉴别主要在于肿瘤的大小，骨母细胞瘤超过 2 cm。

X 线表现为单个薄层骨皮质边缘的破坏性、膨胀性改变。其中，表现为溶骨性破坏的占 50%，表现为单纯骨改变的占 20%。核素骨扫描阳性发现有助于确诊。尽管 MRI 对软组织肿块的诊断有优势，但本病的影像学表现容易产生混淆。该肿瘤可能会出现“周围侵袭”反应，提示存在间室外扩张，容易误诊为良性病变。与其他骨骼病变的诊断相同，CT 适用于判断肿瘤部位及瘤巢的大小。

实施广泛切除手术是骨母细胞瘤最佳治疗方式。10% ~ 20% 病灶切除的患者在术后 9 年仍可复发。肿瘤切除成功后术前疼痛能得到缓解。由于存在肿瘤复发和恶变的风险，需要用 CT 进行长期

随访。复发的肿瘤对放疗并不敏感，必须手术治疗。

**3. 骨软骨瘤** 骨软骨瘤是最常见的原发性良性骨肿瘤，但很少出现临床症状。一半有症状患者发病年龄< 20 岁，可能与软骨帽的生长发育有关。男性发病率是女性的 3 倍，并且大多数病变呈偏中心生长。由于胸椎和颈椎的椎管主要被脊髓占据，该节段发生骨软骨瘤更容易产生临床症状。91% 的骨软骨瘤发生在颈椎和上胸椎，也可累及腰椎和骶椎。后者由于缺乏临床症状，容易出现漏诊情况。

肿瘤通常位于附件上，通过 X 线即可诊断。由于软骨帽不显影，判断神经是否受压，需要进行 MRI 或脊髓造影检查。骨软骨瘤生长缓慢，只有出现临床症状时才需要手术切除。肿瘤恶变发生率< 1%。当原先稳定的骨软骨瘤迅速开始增大并出现临床症状时，应怀疑恶变可能。软骨帽 >1cm，也应怀疑恶变可能。手术需要将包括软骨帽在内的整块肿瘤骨切除，神经功能多可恢复，肿瘤复发的可能性极小。

**4. 动脉瘤样骨囊肿** 动脉瘤样骨囊肿非常罕见，仅占良性骨肿瘤的 1% ~ 2%。主要累及附件结构，也可扩展到椎弓根及椎体。11% ~ 30% 的动脉瘤样骨囊肿位于脊柱，且患者发病年龄通常< 20 岁。男女发病率无差别，95% 的患者可出现腰痛症状。肌肉痉挛导致脊柱僵硬和侧凸畸形。鉴别诊断包括骨巨细胞瘤、脊柱结核、纤维结构不良、嗜酸性肉芽肿、尤因肉瘤和骨母细胞瘤。

动脉瘤样骨囊肿的 X 线特征性表现为膨胀性骨破坏伴随周围皮质骨硬化，30% 的患者存有这种表现。另一个特点是累及邻近节段。血管造影显示为多间隔改变且间隔内充满血液。增强 MRI 检查可显示各间隔内的液 - 液平面。

治疗上采用栓塞治疗，但一些病例可能需要多次栓塞。低剂量的放疗效果有限，照射剂量低于 30Gy 时，并发症较少。单独放疗的成功率不到 50%。手术仍然是治疗动脉瘤样骨囊肿的常规治疗手段。通过栓塞可减少术中失血，然后进行刮除和植骨治疗。虽然采用了瘤内切除的方法，但复发率仅有 13%。术中出现任何脊柱不稳的情况均需要处理，对于骨骼发育未成熟的患者可采用单节段固定融合。

### （四）椎体肿瘤

典型的椎体良性肿瘤包括血管瘤、嗜酸性肉芽肿和骨巨细胞瘤。既往由于肿瘤位于椎体，手术无法成功切除。过去的文献推荐采用放疗或化疗。尽管在某些情况下，如对于放疗高度敏感的恶性肿瘤，这些治疗方法仍然可行。但会造成继发性脊柱不稳，导致脊柱成角畸形甚至瘫痪。良性肿瘤不建议放疗，以免出现继发的肉瘤样恶变。对于有侵袭性的良性肿瘤或孤立性恶性肿瘤，最好的治疗方法是经前路手术切除肿瘤，以达到治愈或使肿瘤减小的目的。

**1. 血管瘤** 血管瘤是一种常见的病变，尸检中占 10% ~ 12%。多数病例并没有临床症状，通常在检查其他疾病时候偶然发现。病变常位于椎体，特别是腰椎和下胸椎，可累及单个节段或多个相邻节段。累及附件结构占 10% ~ 15%，非典型的临床表现提示存在侵袭性。患者典型的临床表现是疼痛（60%）、神经功能损害（30%）或骨折（10%）。硬膜外海绵状血管瘤十分罕见。近年来文献报道也仅有几例。

X 线可发现典型的病变，表现为椎体纵向条纹（栅栏状）改变及粗大的骨小梁改变，被称作“灯芯绒”椎体。侵袭性的血管瘤可见肿瘤膨胀，椎体破坏。轴位 CT 可显示典型的“斑点状”改变。由于血管瘤无“热”和“冷”改变，骨扫描对血管瘤的诊断无明显帮助。MRI 检查是血管瘤的主要诊断方法。典型的血管瘤影像在 T1 和 T2 加权序列上均呈现信号增强，这可与 Paget 病鉴别，Paget 病表现为骨皮质的增厚以及整个椎体受累。侵袭性血管瘤可累及整个椎体，但呈现膨胀性改变及存在软组织成分，这可与典型的血管瘤鉴别，后者 T1 加权相表现为低信号而 T2 加权相为高信号。

多数血管瘤并不需要治疗，但需要排除其他原因导致的疼痛。对于少数有临床症状的患者，放疗的有效率可达到 50% ~ 80%。血管栓塞特别适用于神经功能进行性加重的患者，可暂时缓解疼痛。椎体成形术已成功用于治疗侵袭性血管瘤，椎体内注入骨水泥可使病变椎体强化。采用可膨胀的骨填充技术也能获得了良好的短期疗效。有报道称，直接向瘤内注射乙醇可消除血管瘤导致的症状。术前需要 CT 血管造影，以确定功能性的血管间隔。乙醇的注射量应< 15ml，曾经有 2 例患者分别被注射了 42 ml 和 50 ml 乙醇，结果发生了椎体病理性骨折。对于神经功能进行性加重的患者，可采用单纯放疗控制病情进展。对于神经功能损伤伴有骨折

的病例，则需要手术切除侵袭性血管瘤，术前可进行血管栓塞以减少术中出血。

2. **嗜酸性肉芽肿** 嗜酸性肉芽肿的发病年龄多< 10 岁。典型的表现为骨骼的孤立性病灶，7% ~ 15% 位于脊柱，且好发于胸椎。症状包括疼痛、肌损害和神经功能障碍，也可出现全身症状。典型的 X 线表现为侧位片上椎体的完全塌陷。骨扫描显示“冷”性改变。MRI 显示 T2 加权相上呈现浸润反应，可能误诊为恶性肿瘤。鉴别诊断包括尤因肉瘤、动脉瘤样骨囊肿、感染、结核、白血病、神经母细胞瘤。由于 X 线表现并非特异性，因此还需要活检确诊。

确诊后的治疗通常仅仅需要制动及观察。嗜酸性肉芽肿随时间推移可自愈，造成的椎体畸形也可不同程度的恢复。随访对发现脊柱失稳非常重要。手术治疗包括病灶刮除和植骨，可加速疾病的康复。目前尚无证据表明放疗对嗜酸性肉芽肿具有治疗作用。嗜酸性肉芽肿复发并不常见，随着肿瘤的消失，神经功能也可逐步恢复。

3. **骨巨细胞瘤** 骨巨细胞瘤是最常见的骶骨良性肿瘤，很少累及脊柱其他部位，在脊柱良性肿瘤中，发病率仅次于血管瘤。骨巨细胞瘤占所有原发骨肿瘤的 4% ~ 5%，发病年龄多见于 20 ~ 50 岁。女性发病率是男性的 2 倍。1% ~ 18% 的骨巨细胞瘤位于脊柱。由于骨巨细胞瘤表现为溶骨性破坏，因此鉴别诊断包括动脉瘤样骨囊肿、骨母细胞瘤和转移瘤。

疼痛是最常见的症状，通常在确诊之前就已经存在很长时间。20% ~ 80% 累及脊柱的骨巨细胞瘤患者会出现神经功能损害。X 线表现为溶骨性、分隔性和膨胀性改变，常伴有骨皮质破坏及软组织肿块。超过 50% 的病例只有椎体受累。当骨巨细胞瘤发生在骶骨时，病变常位于近段并偏心性生长。

由于骨巨细胞瘤具有侵袭性，手术时需要广泛整块切除。尽管采用了积极的手术治疗，有报道显示仍有 10% ~ 50% 的复发率。建议术前进行血管栓塞。对于无法手术切除及手术切除可能带来严重功能损害的患者，可采用血管栓塞和放疗治疗。照射剂量为 3500 ~ 4500 cGy 对控制骨巨细胞瘤较为安全且有效。如果病灶内切除，则需要进行辅助性治疗。1% ~ 11% 的患者可发生肿瘤转移，其中有 10% 会发生肉瘤恶变。

## 二、原发性恶性肿瘤

几乎所有的脊柱恶性肿瘤患者均存在疼痛。超过 95% 的患者因为疼痛而就诊，其中有神经根损害的患者占 20%。

### （一）分类

Enneking 分类系统有助于对脊柱恶性肿瘤进行分期：一期，低度受累；二期，高度受累；三期，区域性受累或远处转移（图 42–23）。按肿瘤侵犯的范围分为 A 间室内或 B 间室外。这种分期系统有助于决定是实施边缘切除还是广泛切除，但在脊柱部位实施根治性切除较为困难。

### （二）骨肉瘤

脊柱原发性骨肉瘤十分罕见，在所有骨肉瘤中仅占 3%，预后不佳。疼痛是最常见的症状，70% 的患者存在神经功能损害。该肿瘤发生在脊柱前柱，有 95% 累及椎体。男女发病率相同。继发性骨肉瘤常见于放疗后或 Paget 病恶变，多见于 60 多岁的人群。诊断可依据 MRI 检查，术中发现的软组织肿胀及肿瘤侵犯间室外的改变。

X 线表现为椎体的破骨性、成骨性或混合性。骨扫描有助于诊断多发性及转移性病变。轴向 CT 可显示骨性破坏范围。大剂量的放疗和化疗是首选的治疗方式。现已建议实施根治性手术，包括广泛切除辅以放疗。肿瘤切除后边缘仍存有肿瘤细胞者，肿瘤复发的概率是边缘无瘤的 5 倍。广泛或边缘切除有助于提高患者的生存率。因此，应当采取化疗及至少边缘切除的手术方式。有肿瘤转移、巨大肿瘤及骶骨肿瘤的患者预后较差。然而，并未发现肿瘤累及脊柱范围与治疗效果之间存在相关性。已有报道，采用骶骨完整切除并通过骨水泥、固定钉 - 板系统、定制假体重建骶骨的方法成功治疗了骶骨骨肉瘤。

### （三）尤因肉瘤

尤因肉瘤是另一种发生在脊柱前柱的原发恶性骨肿瘤，呈侵袭性改变，仅有 3.5% ~ 8% 累及脊柱，超过一半累及骶骨。由于软组织膨胀压迫，多数患者出现神经功能损害，同时伴有全身症状。X 线表现易产生混淆，一些患者表现为扁平椎，可能与嗜

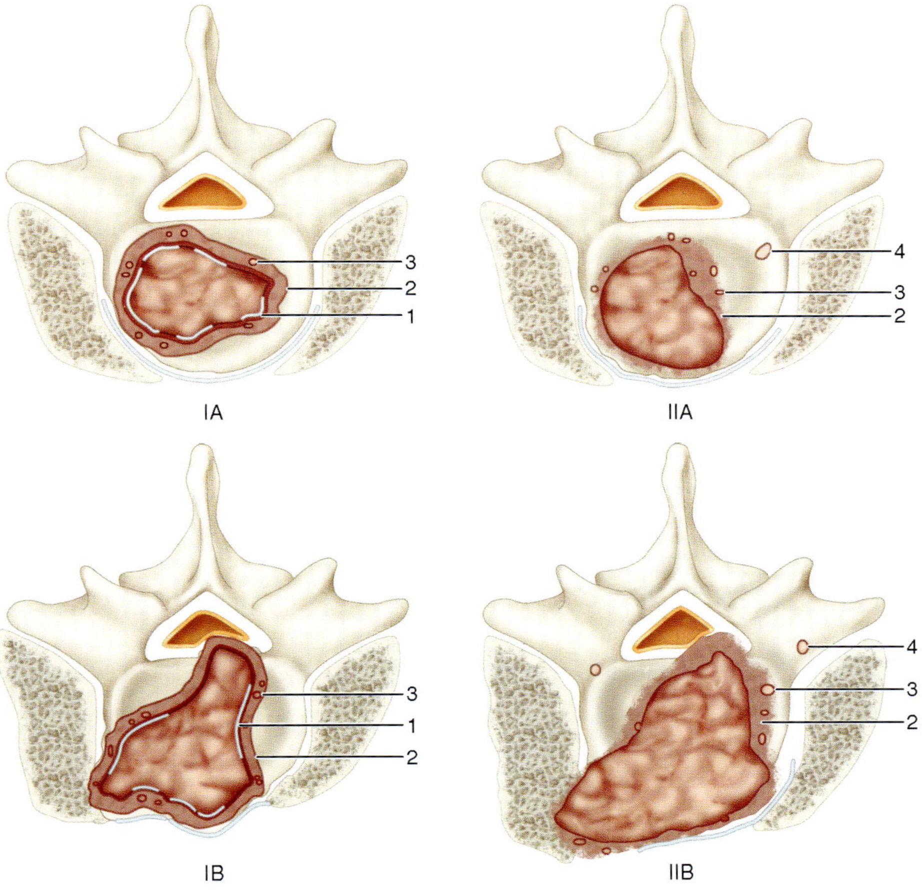


图 42-23 脊柱恶性肿瘤的 Enneking 分期。1 代表肿瘤的包膜，2 代表假包膜，3 代表假包膜内的瘤巢（即卫星灶），4 代表远处的肿瘤组织（即跳跃转移灶）。IB 期和 IIB 期肿瘤如向后方扩展，可压迫脊髓。假包膜或多或少被肿瘤组织侵犯，且可直接与硬膜囊接触

酸性肉芽肿混淆。尤因肉瘤在 MRI 上通常表现为溶骨性破坏且伴有软组织团块影。治疗与四肢尤因肉瘤相似，包括化疗和放疗。手术减压仅适用于神经功能受损及潜在的脊柱不稳危及神经功能者。本病可获得长期的生存率，化疗和放疗的 5 年生存率为 20% ~ 44%。脊柱尤因肉瘤脑转移和骨转移发生率高于四肢尤因肉瘤，然而最常见的转移部位是肺部。

### （四）脊索瘤

脊索瘤是累及骶骨和尾骨的罕见肿瘤，主要见于成人。由于肿瘤起源于胚胎时残留的脊索组织，故常发生于躯体的中轴线。肿瘤虽生长相对缓慢，但会不断进展，如果不能广泛切除，肿瘤复发率很高。临床上常表现为在直肠检查时可触及骶前一个无痛性包块。男性发病率为女性 2 倍，好发于 50 ~ 70 岁人群。

X 线影像表现为骶骨中线上溶骨性病灶伴不同程度的钙化。由于脊索瘤生物学行为不活跃，骨扫描结果常为阴性。MRI 能够很好显示其特征性的向前生长的软组织影改变。治疗上需要进行广泛的整块切除，但如果肿瘤位于骶骨近端，则难以避免牺牲 S2 神经根。骶骨切除术后复发率达 28%，只有保存至少 2 侧 S2 神经根和 1 侧 S3 神经根才能保留大、小便功能。术中无论何种原因切开了肿瘤，术后复发率则会高达 64%。因此，切除肿瘤时应谨慎，如果采用的是囊内切除术，术后应进行放疗。若采取肿瘤外切除术或更好的技术，患者长期生存率可达 50% ~ 70%。

### （五）多发性骨髓瘤

浆细胞瘤是多发性骨髓瘤的单一病变表现，比较罕见，只占全部浆细胞病的 3%。浆细胞瘤患者的 5 年生存率通常为 60%，此后可逐渐发展成为多

发性骨髓瘤，但也有更高生存率的报道。与浆细胞瘤不同的是，在首次诊断为恶性肿瘤的病变中，多发性骨髓瘤占 1%。患者一旦被确诊为脊柱多发骨髓瘤，多数会在 4 年内死亡。多发性骨髓瘤好发于 60 ～ 80 岁，男女发病率相当。多发性骨髓瘤由浆细胞失控性增殖引起，可导致全身性表现。诊断标准如下：异常浆细胞至少占细胞总数的 10%、呈溶骨性破坏、血清蛋白电泳（SPEP）或尿蛋白电泳（UPEP）发现单克隆的免疫球蛋白病变。贫血和红细胞沉降率升高也是本病实验室检查的特征性表现。有 3% 的骨髓瘤患者蛋白电泳呈阴性，因而需要参照高危患者的骨髓检查结果来确定一个较低的临界值。浆细胞瘤和多发性骨髓瘤应采用放疗，对有神经功能受损或经最大限度的放、化疗后病情仍有进展的患者方考虑手术治疗。

## 三、转移性肿瘤

转移性肿瘤是骨骼系统常见的恶性肿瘤，其发生率是所有原发恶性骨肿瘤总和的 40 倍。脊柱是骨转移多发的部位，50% ～ 85% 的肿瘤患者会出现脊柱转移。最常见的脊柱转移部位是胸椎(70%)，其次是腰椎（20%）、颈椎和骶椎。转移位置以椎体为多见，其次是椎弓根，再者是后方附件。90% 的转移瘤位于硬膜外，硬膜内占 5%，累及髓内者仅 1%。乳腺癌、肺癌和前列腺癌是最容易转移至脊柱的肿瘤，其次是甲状腺癌、肾癌及胃肠道肿瘤。淋巴瘤是另一种常累及脊柱的肿瘤。由于放、化疗及其他肿瘤治疗手段的进展，多种癌症的生存率得到显著提高，从而使原本被忽略的脊柱转移问题在临床上变得日益突出，并对患者的生活质量造成严重影响。

疼痛是大多数患者的主要症状，但有 36% 的脊柱转移瘤不引起任何症状。疼痛往往逐渐加重并呈持续性，甚至在休息后或者夜间也无法缓解。有肿瘤病史的患者，一旦出现进行性疼痛，无论原发肿瘤的部位离脊柱有多远，都应立即检查以确认是否有脊柱转移。仅在 5% ～ 20% 的脊柱转移瘤患者中出现神经系统损害的症状和体征，但胸椎转移瘤患者神经症状的发生率可达 37%，可能与胸椎管的空间较小，其内的脊髓与腰椎神经根相比，对压迫的敏感性更高有关。在出现神经功能障碍和下肢不全瘫的患者中，只有 25% ～ 35%能重获运动功能。对于截瘫或直肠和膀胱完全丧失功能的患者，无论采取何种治疗难以恢复。如果神经症状 24h 内就迅速出现，则提示神经功能的预后较差，相反，神经症状出现较慢者预后较好。积极的治疗后，对之前保留行走能力的脊柱转移瘤患者，60% 在治疗后仍可行走。一项研究比较了放疗和手术治疗合并脊柱转移瘤脊髓压迫和神经症状的疗效，结果显示后者对于行走能力恢复优于前者。影像学检查具有不确定性，多数脊柱转移瘤脊柱 X 线片不明确。骨扫描是最敏感的检查，能够确认多数＞ 2mm 的病灶，但有 5% 的假阴性率。骨扫描结果中以多发性骨髓瘤、乳腺癌、鼻咽癌、肺癌及肾肿瘤为常见。CT 扫描有助于鉴别软组织包块来源于骨还是周围结构。同时，脊柱压缩性骨折的原因是骨质疏松还是转移瘤，也可通过 CT 扫描进行鉴别。骨质疏松导致的压缩性骨折不伴骨皮质破坏，椎体均匀受累，表现为局灶性病变，且没有软组织包块。对软组织包块、神经结构和椎体病变的情况进行 MRI 检查更有帮助。转移灶的特点是 T1 加权相上表现为低信号，T2 加权相和钆增强的 T1 加权相上为高信号。对于其他检查不能确诊的肿瘤，偶尔需要进行脊髓造影，虽然其创伤较小，但由于该项检查可造成 16% ～ 24% 的患者出现神经损伤，因此临床应用时应谨慎。

良性肿瘤的标准治疗手段包括肿瘤切除和植骨，通常不适用于有症状但有行走能力的早期脊柱转移瘤患者。有 5% ～ 20% 的转移癌患者可出现脊髓压迫。前列腺癌和肾上腺样瘤是最常见的导致神经损伤的恶性肿瘤，神经损伤通常是恶性肿瘤首要征象。

### （一）分类

DeWald 等提出了脊柱转移瘤的分期系统。Ⅰ期：有椎体破坏但无塌陷，伴有疼痛症状。此期可进一步分为：Ⅰ a 期，椎体破坏少于 50%；Ⅰ b 期，椎体破坏超过 50%；Ⅰ c 期，有椎弓根的破坏。只对Ⅰ b 期和Ⅰ c 期的患者进行手术治疗。Ⅱ期，有中度脊柱畸形和椎体塌陷，但免疫系统功能正常。此期手术风险适中。Ⅲ期，患者免疫功能低下，并有中度脊柱畸形和椎体塌陷。此期手术风险较大。Ⅳ期，患者出现截瘫、椎体塌陷和脊柱畸形，但免疫功能尚可。对此期病例应尽早手术治疗。Ⅴ期，患者免疫功能不全，并有截瘫、椎体塌陷和脊柱畸形，此期病例不是良好手术的适应证。当椎体破坏超过 50%，或者病变累及单侧或双侧椎弓根时，由于后期可能出现骨折和畸形，建议手术治疗。此分期系统考虑到肿瘤本身、潜在的脊柱不稳及患者的生理状态，能为脊柱转移瘤提供合理的治疗方案。

### （二）放射治疗

对于大多数脊柱转移瘤，放疗可以缓解疼痛和减轻神经功能障碍。放疗的适应证包括：伴有疼痛及轻度、缓慢进展的神经症状；肿瘤对放疗敏感；软组织压迫而非骨性突出造成的椎管狭窄；多发性病灶压迫椎管。脊柱不稳是放疗的相对禁忌证，因为放疗后的组织坏死可能会导致椎体塌陷和畸形进展。放疗可造成肿瘤骨坏死，坏死骨可转化为板层骨和骨髓组织。放疗后 2 个月出现病灶的重新钙化，4 个月后形成编织骨，6 ～ 12 个月重新形成成熟骨质。较大、潜在不稳的病灶如在放疗早期出现坏死，可能会引起急性脊柱不稳及神经损伤。

放疗用于治疗疼痛的有效率为 62%，治疗神经损伤的有效率为 52%，并有 25% 患者的神经症状得到改善。与放疗相比，手术患者的存活率并未显示出优势。因此，如果症状能够得到控制，放疗是合理的选择。但要注意，如有急性神经损伤，则需要急诊手术减压。

### （三）手术治疗

减压手术指征包括：需要获取组织进行确诊；治疗孤立性病灶；脊柱骨折导致脊柱不稳、疼痛或椎管受压；对射线不敏感（通常包括来自消化系统和肾的转移瘤）；之前接受放疗的部位出现肿瘤复发；辅助治疗后神经症状仍持续进展；有潜在的脊柱不稳。手术通常创伤大、出血量多，术前应评估患者的身体状况是否能耐受手术。对于有持续性或进展性症状、预期生存时间超过 6 周者为手术相对适应证，患者的全身状况对于决定是否手术也至关重要。若生存期长，建议进行植骨，而不用骨水泥，因为后者容易出现碎裂。要仔细制订辅助性放疗计划，以确保植骨能有效融合。最好在术前或延期至术后至少 3 周进行放疗，以提高融合率。对于恶性肿瘤，尤其是伴有截瘫者，其血液处于高凝状态，在术前应考虑给患者使用下腔静脉过滤器。

有研究显示，椎板切除术在治疗脊柱前柱恶性肿瘤导致的进展性截瘫方面价值较小，仅 30% ～ 40% 获得成功疗效，低于单纯放疗的有效率。但是，如果神经压迫来源于后方附件上的病灶，根治性椎板切除较有价值。为明确手术入路和手术操作，术前需要仔细研究病灶的影像学特点。

由于恶性肿瘤主要累及椎体，因此前路减压是解除神经压迫和缓解疼痛的常用术式。病理性后凸畸形且后方骨－韧带复合体结构完整，也是前路手术指征。前路手术能使 80% ～ 95% 的患者疼痛得到缓解，75% 的神经功能恢复。减压时常造成脊柱不稳，因而需要内固定和异体骨移植进行重建，偶尔置入骨水泥。虽然 360° 固定在恢复脊柱稳定性方面具有优势，但如果后方骨－韧带复合体结构完整，并且椎体不完全切除，可仅行单纯前路内固定。椎管的压迫如同时来自前、后方，或者后柱结构已薄弱，则需要采用前后路联合手术，前路减压后附加后路减压和内固定。如果需要显露脊柱前、后柱，可以在一次麻醉下分两个阶段进行手术，或者前、后路同时手术的方法。脊柱高度不稳，相邻椎体受累，脊柱前、后柱均被破坏，以及病变需要整块切除，这都是前、后路联合手术适应证。进行前路结构性植骨后，需要辅以坚强内固定；也可在前、后路同时使用坚强节段性内固定以提高固定强度。

对于累及前柱、无法承受开胸手术，脊髓或神经有压迫的患者，可采用切除肋骨横突入路进入胸椎，在腰椎和颈椎部位则可采用后外侧入路。虽然采用瘤内切除技术，但减压效果通常可以接受，前路结构性植骨和后路节段性内固定后，脊柱的稳定性能得以恢复，同时避免了开胸手术的并发症。这对于某些患者是有必要的，尤其是有症状的转移性癌。在肿瘤侧切除肋骨头、切断肋间神经血管束及横突后，使用特殊的刮匙可抵达脊柱前柱和中柱，直至靠近中线区域。如果椎弓根未受累，则可保留其内侧壁，以避免侵扰椎管或损伤脊髓。对于广泛的椎体后部病变，偶尔需要采用双侧入路，以便在中柱的两侧进行操作。处理巨大瘤体软组织包块时要非常小心，以免损伤椎体前方大血管。在肿瘤切除后应进行内固定和融合，如果前方切除了大量骨质，则应进行结构性椎间植骨，以减少后方结构承受的应力。

目前已有大量文献研究表明，在内固定和骨移植时辅助使用骨水泥是有效的方式。骨水泥有良好的抗压性，但其抗张性欠佳。平均在术后 200 d 骨水泥出现碎裂，因此，建议用于生存期短或翻修病例中。一般而言，如果患者的生存期超过 3 ～ 6 个月，移植骨可能会出现融合。骨水泥渗漏造成神经损伤是业内关注的问题。Wang 等发现，骨水泥固化时的温度达 80 ～ 90℃（176 ～ 194°F），但在完整椎板和使用明胶海绵覆盖硬膜囊的椎板缺损处下方，温度较低（8℃或 45°F）。随后进行的动物实验中，脊髓检查也没有发现神经损伤的证据。笔者在临床上发现，在填入骨水泥的固化阶段，体感诱发电位的波幅有所下降，20 ～ 30 min 后恢复正常。目前尚未有关使用骨水泥导致脊髓损伤的报道。骨水泥可用于增强内固定，但同样可能会出现松动。如果预计患者生存期长，则应进行植骨融合。

已有关于经皮椎体成形术治疗溶骨性脊柱转移瘤和多发性骨髓瘤成功的报道。Cortet 等指出，在接受该手术的患者中，有 97% 在术后 48h 疼痛减轻，89% 到术后 3 个月还能保持疗效，术后 6 个月时 75% 有效。有 29 例出现骨水泥渗漏到椎体外，2 例渗漏到神经根孔导致严重疼痛。考虑有出现严重并发症的可能，椎体成形术只能在一些脊柱外科中心由经验丰富的神经外科或骨科医师进行。

## 脊柱肿瘤前路减压术

### 手术技术 42-15

- 在肿瘤包块主要突出的一侧，采用标准前入路显露病变节段，必要时应选择能够进行更彻底和广泛显露病变的入路。
- 辨认头侧和尾侧正常椎体和椎间盘。
- 首先结扎节段血管，以便进行椎间盘切除，然后切除椎间盘直至后纵韧带。由于突出的肿瘤软组织包块已将血管包埋，结扎病变椎体水平的节段血管可能有困难。
- 如果肿瘤位于前侧，可以进行椎管减压和肿瘤切除。椎管减压时，在肿瘤前方的椎体上开槽，随后使用刮匙将肿瘤组织刮除，将其从椎管推到前方的槽中，这样既可以减压又避免了将肿瘤组织挤向已经受压的硬膜囊。
- 转移性肿瘤通常采用分块切除技术，如用整块切除技术则应保持肿瘤完整，椎间盘切除后，在椎弓根处离断脊柱附件以便整块切除。由于肿瘤可能与硬膜囊粘连，要做好处理脑脊液漏的准备。
- 如果肿瘤累及后侧的附件结构，应进行分期手术以切除整个脊椎。
- 肿瘤切除后应准备固定。对预计生存期超过 1 ～ 2 年或更长的患者，采用异体或自体骨进行结构性支撑植骨。植骨材料包括异体股骨、肱骨、腓骨或髂骨。除使用结构性椎间融合器如钛笼外，自体腓骨或髂骨是理想的自体植骨材料。
- 对预计生存期较短的患者，可考虑使用骨水泥。使用骨水泥的病例允许进行放疗，骨水泥联合前路内固定还可进行压缩操作。以明胶海绵覆盖显露的硬膜囊前纵韧带或二者后，注入半液态或面团状的骨水泥。建议使用内固定，包括使用哈氏棒或其他钩 - 棒系统。使用斯氏针或钛笼支撑椎间隙，使椎体表面完全覆盖光滑的骨水泥。在颈椎，大块骨水泥可引起吞咽困难，因此去除多余骨水泥非常重要。避免向硬膜囊或脊髓方向推挤骨水泥。修整好后应立即用生理盐水持续冲洗伤口。理论上可将神经周围的温度保持在最低。但由于有脑脊液的对流，这一操作可能并非必要。
- 前路内固定的目的在于提供最大的稳定性。目前已有多种内固定器械供选择，切迹较低且能提供至少 4 个固定点。固定时椎体螺钉应穿透双侧骨皮质。如果计划二期进行后路内固定，为便于椎弓根螺钉顺利置入，前路置钉时要确认椎弓根的位置，前路螺钉置入应低于椎弓根。
- 内固定后应行椎间压缩并保持对椎间结构的压力，关闭切口前检查植入物的稳定性。如果发现骨水泥和金属内固定物有松动，应去除并进行替换。
- 按常规方法关闭切口。
- 如果切除范围超过一个椎体，或有后柱结构受累，宜进行前后联合入路内固定。

**术后处理** 存在骨质疏松症或其他代谢性疾病等问题时，术后应使用硬质支具进行制动。患者在起床和站立时常规佩戴胸腰骶支具（TLSO），睡眠时去除。术后 3 ～ 6 个月，融合一旦发生即可停止使用 TLSO。如有可能，放疗应延期 3 周进行。围术期应密切注意患者的营养状态，可能需要采用胃肠外或肠内营养支持。

## 肋骨横突切除术

### 手术技术 42-16

- 采用标准的后正中切口或旁正中切口，显露棘突和双侧的横突，显露的范围要超过预计要行固定的节段（第 37 章）。透视下确认并暴露病变侧相应肋骨。
- 椎体切除前通常需要骨膜下剥离显露 3 根肋骨，

在肋横突关节处离断，切除内侧 8 ~ 10 cm 的肋骨。切除横突有助于进一步显露椎体。

- 肋骨切除后可用“花生米”将胸膜从椎体上钝性剥离。
- 将牵开器放在肋间血管神经束间以便操作。操作时必须使用头灯照明装置，以便清楚显示胸膜外间隙。
- 如需要后方减压，可行椎板切除或小关节突切除术。如有必要，在直视下结扎节段血管。
- 尽可能保留肋间神经，但如果肋间神经干扰了手术操作，可将其切断。其结果会造成胸壁的感觉缺失、肋间肌的麻痹或可能有 T7 平面以下上腹部肌肉的瘫痪。
- 按照标准的操作方法切除病变椎体的上、下椎间盘。
- 用刮匙和咬骨钳去除肿瘤，根据需要可切除至后纵韧带或硬脊膜处。刮除肿瘤时出血会较多，在术前可行栓塞以减少出血。间断进行肿瘤的填塞也有助于控制出血，出血停止应继续手术。通常肿瘤切除干净后出血较易控制。
- 采用此入路较难完成肿瘤的整块切除或边缘广泛切除。可将骨凿平行于椎体后壁安全地凿除骨质，但由于有伤及对侧节段血管的可能，因此截骨不能超过对侧的外侧骨皮质。该手术入路适合不能耐受开胸手术，但病变主要累及前侧椎体并需要恢复脊柱稳定者。为减少硬脊膜损伤，虽然更倾向于在暴露椎管前使用内固定，但总体来讲，可在任何阶段进行内固定操作。早期置入内固定物有助于减压过程中撑开韧带结构和椎间盘。椎弓根固定可避免钩或钢丝侵入椎管的情况，同时可行椎板切除节段的固定。也可以使用钩 - 棒或 Luque 棒之类的内固定系统，采用何种内固定物取决于手术医师的经验。
- 关闭切口前要保持短期正压通气，倒入灌洗液直至覆盖胸膜，有助于发现胸膜上的破口。一旦胸膜腔破裂，通常需要放置胸腔引流管。
- 植骨、留置引流后以标准方法闭合伤口。

## 后外侧减压

此入路适用于肿瘤同时累及前、中、后三柱的患者。在同时显露椎体的三柱时，采用后外侧减压不会增加危险或创伤。

### 手术技术 42–17

- 可通过正中切口显露病变节段并进行后外侧减压。
- 确认节段正确后进行减压或后路内固定。由于在椎板和椎弓根切除后脊柱可能出现潜在不稳定，因此先要进行内固定。
- 当与肿瘤相连的椎弓根保持完整时，可使用系列刮匙经椎弓根去除骨质减压。
- 半椎板切除有助于显露椎弓根内侧缘，避免减压时穿破内侧壁。当需要通过椎板切除来获得适当减压时，椎板切除应在经椎弓根减压前完成。
- 用 Leksell 咬骨钳切除椎弓根的外侧壁，可方便刮匙靠近中线区域。
- 如果椎体后壁向后突出，可同时切除椎弓根的内侧边缘。
- 如果压迫为双侧，则需要采用双侧经椎弓根入路进行操作。
- 椎弓根切除后，可将反向刮匙或 PLIF 击打器放至硬膜囊的腹侧，抵着肿瘤或向后突出的椎体后壁，将其推向椎体方向。在进行此操作时，通常需要在中柱部位挖出一个骨槽，以容纳被击打退回的组织。
- 向后突出的组织被向前推出后，可用刮匙或垂体钳将其去除。
- 是否要进行前柱植骨应根据手术的情况而定。
- 应避免植入的颗粒状骨块向后突入椎管。
- 进行适当植骨和内固定。如果切除的椎体较多，除在进行后路节段性固定外，还要在前柱置入结构性的支撑装置。

**术后处理** 患者佩戴 TLSO 并保持脊柱持续制动至术后 3 ~ 6 个月。除非术前就存在神经功能损伤，术后第 1 天即可下床行走。此类患者可从床上移到轮椅上进行活动。由于有硬膜外血肿风险，脊柱术后患者不使用抗凝药，可使用下肢抗血栓袜套及足部压力性装置，直至患者开始行走。对于高危患者，可考虑使用下腔静脉滤网。如有可能，放射治疗应延期进行，尤其对使用自体或异体骨植骨患者，应至少推迟到术后 3 周后进行放疗。

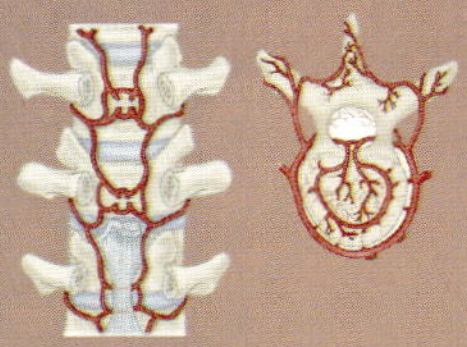

# 第 43 章 小儿颈椎

著者：William C. Warner, Jr
译者：王　冰　李亚伟　赵永飞
审校：侯树勋　吕国华　唐家广　宋科冉

许多疾病和先天性畸形均可能影响小儿颈椎的发育，造成颈椎不稳或脊髓受压，从而增加了患者神经功能受累的风险。而颈椎发育畸形往往同时合并多种以上颈椎畸形，因此针对此类患者，一旦发现一种畸形，则应特别注意是否伴有其他上颈椎发育异常。

## 第一节　正常的胚胎生长和发育

绝大多数畸形是由于胚胎异常的生长发育造成的，所以有必要了解小儿颈椎正常的胚胎生长发育过程来增加对该疾病的认识。脊柱的胚胎发育是由胚胎第 42 ~ 44 体节的中胚层围绕脊索两侧，向头尾两端发育而成（包括 4 块枕骨、8 个颈椎、12 个胸椎、5 个腰椎、5 个骶椎和 8 ~ 10 块尾骨）。每个体节分化为生骨节或生皮肌节。生骨节内椎弓和椎体的前体细胞围绕神经根管和脊索向胚胎中线聚集，并逐渐分离为头端和尾端两部分，每个生骨节内头端与上一节段生骨节内的尾端重新融合，并最终发育成一个椎体。在颈椎胚胎 8 个体节发育成 7 个颈椎，其中第 1 体节的头端发育为颅骨的枕骨部，第 8 体节的尾端参与构成 T1 椎体。

枕颈部骨骼发育形成的过程与其他椎体有所不同，并且更加复杂。首先，头端 4 对体节相互融合成为枕骨基底部和后方的枕骨大孔，C1 生骨节头端最终发育成枕骨髁和齿状突尖。寰椎是由 C1 生骨节部分细胞和第 4 枕节共同发育而成。然而，不同于其他生骨节，C1 生骨节的椎弓与椎体分离，椎弓发育成寰椎前弓，椎体发育为齿突尖与枢椎体融合，成为枢椎齿状突的一部分。因此，枢椎的齿状突尖部是由部分 C1 生骨节细胞发育而成，齿状突体部是由 C2 生骨节椎体发育而形成。

已知 *HOX* 和 *PAX* 调节基因参与了胚胎的分化调节，*HOX* 基因调节椎体沿胚胎轴线发育，而 *PAX* 基因与椎体发育的完整性和生骨节间距调节相关。人类 Klippel-Feil 综合征就与 *PAX1* 基因的异常有关。

在出生时寰椎有 3 个骨化中心，一个骨化成前弓，其余两个骨化中心各骨化成一个后弓。通常在 3 岁左右寰椎两侧后弓完全骨化融合，偶尔两侧后弓融合失败，只有纤维软骨连接，造成寰椎后弓裂，在 7 岁左右后弓与椎体前弓间的软骨连接最终完成骨化融合。

枢椎有 4 个独立的骨化中心：一个齿状突骨化中心，一个椎体骨化中心和两个椎弓骨化中心。椎体与侧块及齿突间的纤维软骨连接一般在 6 ~ 7 岁时完全骨化，有时延迟到 11 岁时才能完成，在 3 ~ 6 岁两侧椎弓软骨连接完成骨化融合。极少情况下，齿状突尖呈“V”字形（双角齿突），或者在齿状突尖部出现未融合的游离骨化中心（终末小骨）。

C3 ~ C7 有相似的骨化中心：有一个独立的椎体骨化中心，两侧椎弓各有一个骨化中心。在 2 ~

3 岁两侧椎弓骨化中心骨化融合，在 3 ~ 6 岁椎弓与椎体间的纤维软骨完成骨化连接，7 ~ 8 岁时椎体最终成形。

小儿颈椎发育异常有多种临床表现，其中最常见的为畸形、疼痛、运动受限和神经功能受累。

## 第二节　齿突畸形

尽管齿突畸形少见，但可造成明显的寰枢关节不稳，通常这些畸形在创伤或出现症状后偶尔被发现。寰枢关节不稳可造成脊髓压迫、椎动脉压迫或两者同时受压。

齿突先天性畸形可分为三类：未发育、发育不良和游离齿状突（图 43-1）。未发育是指齿突完全缺如；发育不良是指齿突发育不全，其骨性部分可以从较小到锚钉样隆起正常大小的齿突，齿突发育不良或缺如与黏多糖病有关（Hunter 症、Hurler 症、Morquio 病和 Maroteaux-Lamy 综合征）。而游离齿突是呈边缘硬化的卵圆形或圆形小骨，与枢椎体完全分离，其间有一条横行裂隙，而其尖部没有任何支撑（图 43-1D）。游离齿突大小不等，通常位于正常齿突的位置（常位），也可以出现在靠近枕骨大孔区域的枕骨附近（异位）。该畸形通常没有症状，往往在创伤后或出现症状引起医师注意时才被发现，因此其确切的发病率尚不清楚，但是应该高于临床所报道的发生率。另外，齿突发育畸形也常见于 Down 综合征、Klippel-Feil 综合征、Morquio 综合征和椎体骨骺发育不良的患者。

了解齿突的胚胎发生学及其血供方面的知识对于认识齿状突畸形病因学至关重要。齿突起源于 C1 的间质细胞，在发育过程中逐步与寰椎分离，而与枢椎融合。C1 与 C2 之间遗留的椎间盘间隙形成枢椎体内的软骨联合。齿突的尖端或顶端部分来源于最尾端的枕骨生骨节，即前寰椎。该游离的骨化中心被称为终末小骨，3 岁时出现，12 岁时融合。这种终末部分发育异常几乎没有临床意义（图 43-1C 和图 43-2）。

齿突的动脉血供主要来自于椎动脉和颈动脉（图 43-3）。椎动脉在 C3 水平发出一支前升动脉和一支后升动脉，在齿突前方和后方上升，于最上方汇合形成顶端血管弓。颅外颈内动脉的最头侧部分发出“裂隙穿通支”，滋养齿突的上部。这种特殊的血供结构是必要的，支持齿突胚胎发育和解剖功能的构建。软骨联合阻断了齿突从 C2 通过血管化直接获得血供。由于滑膜关节腔包绕齿突，造成齿突也无法从 C1 直接获得血供。

齿突畸形可能是先天性或获得性（如创伤）因素所致，有研究报道，近 50% 患者有创伤病史。先天性原因包括齿突尖端或终末小骨不融合，以及齿突与枢椎不融合。但是两者均不能解释游离齿突的所有表现。终末小骨因为太小而不足以显著影响其稳定性。

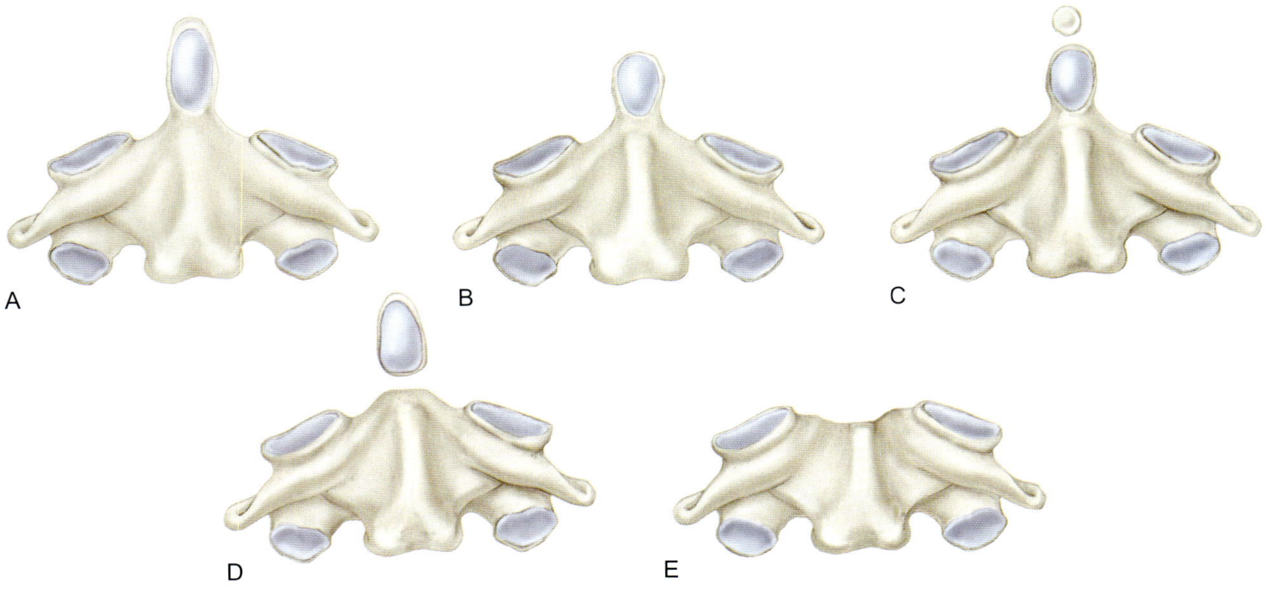


图 43-1　齿突畸形的分类

A. 正常齿突；B. 齿突发育不良；C. 齿突终末小骨；D. 齿突样小骨；E. 齿突未发育

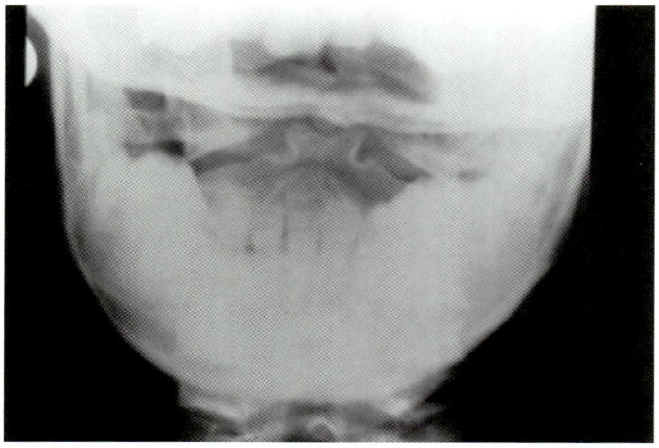

图 43-2 齿突开口位 X 线片显示“V”形切迹和齿突终末小骨

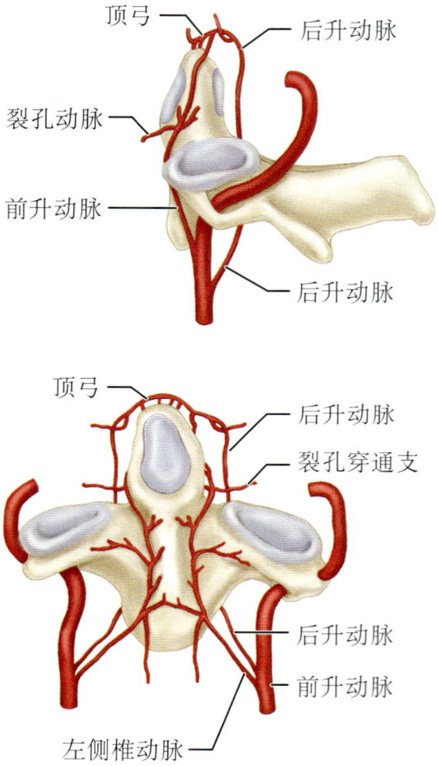


图 43-3 齿突血供后升动脉、前升动脉及顶端动脉弓

齿突与枢椎不融合的理论不能够解释终末小骨与枢椎之间的间隙位于 C2 关节突水平，而不是关节突平面以下，而此处正是在发育过程中软骨联合形成的部位。在患有先天疾病如 Down 综合征、Klippel-Feil 综合征、椎体骨骺发育不良和其他骨骼发育不良患者中，游离齿突的发生率明显高于正常人群。感染、创伤或骨坏死也可以导致游离齿突的发生。一些学者认为，早期未被发现的齿突基底部骨折可能是最常见的原因，翼状韧带的牵拉使骨折的齿突尖端远离其基底部而形成骨折不愈合。也有文献曾报道行 Halo 骨盆牵引而发生齿突骨坏死的病例。

## 一、诊断

游离齿突临床表现差异较大。症状和体征可以非常轻微，也可以表现为明显的脊髓压迫或椎动脉受压。典型症状包括颈痛、斜颈或由于寰枢关节的局部刺激造成的头痛症状。神经症状也不尽相同，从创伤后短暂性麻痹到因脊髓受压引起的完全性脊髓损害。临床表现可能包括四肢无力，以及步态失衡等上运动神经元损害体征，也可能缺乏上运动神经元体征。本体感觉和括约肌功能障碍十分常见。椎动脉受压会引起颈部及脑干缺血，从而导致癫痫、晕厥、眩晕及视觉障碍。由于脊髓损伤发生在枕骨大孔以下，有无脑神经受累有助于区分游离齿突和其他寰枕关节的异常。

## 二、X 线表现

齿突畸形可以采用普通颈椎张口位 X 线观察齿状突形态进行诊断（图 43-4）。CT 扫描重建和 MRI 有利于齿突游离小骨的早期诊断。前屈 / 后伸侧位片可发现是否存在任何不稳，未发育的齿突在张口位 X 线片上表现为两个上关节面之间的一个轻微凹陷；齿突发育不良时可见一短小的骨性残迹；而游离齿突则在枢椎椎体与小骨之间存在一间隙。游离的齿突样小骨通常只有正常齿突的一半大小，呈椭圆形或光滑的圆形，边缘硬化。与急性骨折形成窄且不规则间隙不同，游离齿突与枢椎椎体之间呈现平滑而宽的间隙。该间隙不应与 6 ~ 7 岁以下儿童椎体与齿突之间的骺软骨结合相混淆。

寰枢椎不稳的程度可以在前屈和后伸侧位 X 线片上，通过测量寰椎在枢椎上向前或向后移位的距离进行评估。在对小儿诊断游离齿突导致寰枢椎关节不稳之前，必须证实在齿突和枢椎椎体之间存在异常活动，表现为游离的齿样小骨固定在 C1 前弓，在前屈和后伸过程中随其一起移动。测量 C1 和游离小骨之间的关系没有太大参考价值，因为两者总是作为一个整体一起移动。另一个具有较大临床参考价值的测量方法是，在枢椎椎体前方向上画一条垂线，在寰椎前弓后缘向下画一垂线，如两条线之间的距离在儿童为 4 ~ 5 mm，则表明存在显

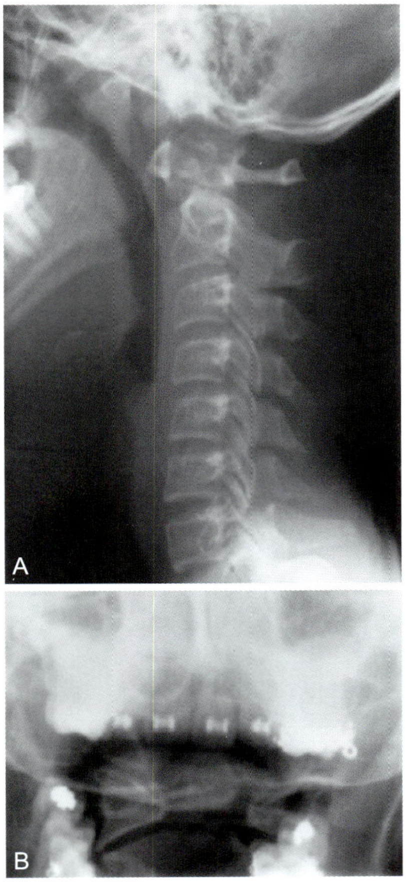


图 43-4 X 线侧位片（A）齿突张口位，X 线片 (B) 显示齿突样骨

著不稳。

测量上颈管内脊髓潜在移动空间的大小也非常有价值，即测量齿突或枢椎椎体后缘与后方结构之间的最近距离。Fielding 报道，在他的研究中大多数有症状的患者有约 1cm 的运动范围。X 线成像术也可以帮助确定 C1 ～ C2 关节之间的运动范围。

Watanabe，Toyama 和 Fujimura 描述了两个与神经系统的症状和体征相关的 X 线测量方法。他们发现，如果上颈椎矢状面旋转角度超过 20° 或颈椎不稳指数超过 40%，该患者很可能存在神经系统症状和体征。不稳指数可在前屈和后伸位侧位片上测量获得。测量 C2 椎体后缘到寰椎后弓之间的最大和最小的距离。不稳指数的计算方法如下：

不稳指数 = 最大距离 − 最小距离 / 最大距离 ×100（%）

矢状面旋转角度通过测量前屈和后伸位寰枢椎之间夹角的变化而获得（图 43-5）。MRI 检查可以发现慢性不稳造成的齿突后反应性改变。这种反应性组织改变在常规 X 线检查中无法观察，是导致

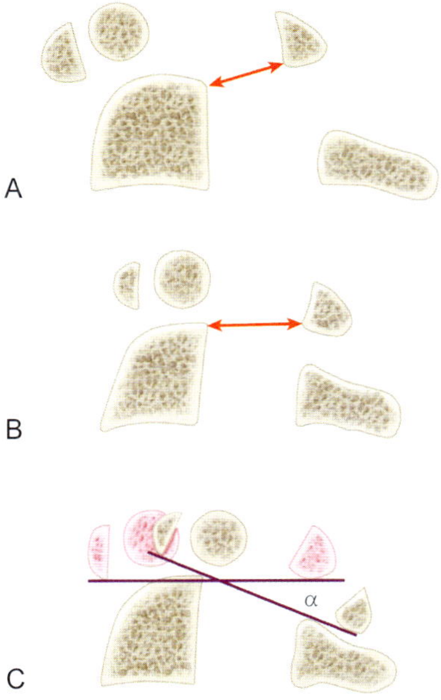


图 43-5 放射影像数据。从 C2 椎体后像到寰椎后弓的最小（A）和最大（B）距离。C 为屈伸位寰枢角度的变化。α 指矢状面旋转

脊髓潜在的储备空间减小和压迫脊髓的原因。游离齿突的预后取决于其临床表现。如果只存在机械性症状（斜颈或颈痛）或暂时性神经症状，则预后良好。一旦出现神经损害症状缓慢进行性加重则预后较差。

## 三、治疗

先天性齿突畸形的治疗首先应考虑的是：已存在异常的寰枢关节在轻微外伤下即可发生半脱位或脱位，并可造成永久性的神经系统损害甚至死亡。仅有局限性症状的患者通常可通过非手术治疗如颈椎牵引或制动使症状得到改善。手术固定的指征有：①神经系统受损（包括一过性神经损害）；②向前或向后移位超过 5 mm；③存在进行性不稳定；④持续性颈部不适且伴寰枢椎不稳，非手术治疗无效（框 43-1）。

**框 43-1 齿突样小骨行稳定性手术指征**

- 神经系统受累（包括一过性神经损害）
- 向前或向后位移超过 5 mm 的不稳
- 寰枢关节进行性不稳
- 持续性颈部不适

对位移< 5 mm 的无症状不稳患者实施预防性融合手术尚存在争议。由于几乎不可能限制患儿日常头颈活动，需要权衡不受活动限制的融合手术的安全性与并发症的利弊。是否进行预防性融合手术，必须与患者及其家属就手术的潜在风险和非手术治疗进行讨论后做出决定。有报道称 3 例此类型患者接受非手术治疗而最终发生迟发性神经损害，因此笔者建议针对此类患者应该进行预防性的融合稳定。

神经功能受损的患者，手术前需要采用颅骨牵引进行复位，从而有利于神经功能恢复和减轻脊髓受压。实现和维持寰枢关节复位是处理此类畸形的首要目标。

进行 C1 ～ C2 融合之前，必须确认 C1 后弓的完整性。尽管 C1 后弓发育不全不常见(3/1000)，但据报道，在游离齿突患者中其发生率明显增加。

### （一）颈后入路

1．**寰枢椎融合术** 在下述两种基本手术方法的基础上，后路寰枢椎融合术进行了多种演变、改进（框 43-2）。Gallie，Brooks 和 Jenkins 技术是最常使用的寰枢椎后路融合术（图 43-6 至图 43-8）。Gallie 技术的优势在于只用一根钢丝穿过 C1 椎弓下方，但钢丝收紧时可能会导致 C1 椎体向后移位，最终融合在脱位状态（图 43-6）。Brooks 技术的缺点在于 C1 和 C2 都需要椎板下穿钢丝，但可以抵抗旋转、侧曲和后伸。所选用的钢丝粗细大小在 22 ～ 18 号，主要取决于患者的年龄和椎管大小。对于非常年幼的儿童，钢丝固定可能并不必要，仅需要将植骨碎块铺放在去皮质的融合区，术后用 halo 头环和 Minerva 石膏背心制动。对体型大小适宜的儿童，在术中透视和图像引导系统的帮助下，可以使用经关节突螺钉行 C1 ～ C2 固定。

## 后路融合技术

### 手术技术 43-1

(Gallie)

- 患者仰卧位进行气管插管。然后将患者安置在手术台上，并通过牵引固定、支撑头部，在翻身过程中保持头胸相对位置稳定的关系。术前拍摄颈椎侧位 X 线片以确认上颈椎力线和序列位置良好。

---

**框 43-2 后路融合技术**

**寰枢椎融合**

*Gallie*

优点：一根钢丝穿过 C1 椎板下方

缺点：钢丝可能引起不稳的 C1 后移，融合在脱位状态

*Brooks 和 Jenkins*

优点：对旋转、侧屈和后伸有较强的抵抗作用

缺点：钢丝需要穿过 C1 和 C2 椎板下

*Harms 和 Melcher*

优点：个性化植入万向螺钉简化了手术技术，较少涉及 C1 ～ C2 关节面和椎动脉损伤风险

缺点：内固定可能刺激 C2 神经节，此技术不适用于椎动脉走行异常（20%）

*Magerl 和 Seeman*

优点：较传统后路钢丝固定植骨融合技术显著提高融合率

缺点：技术要求高，需要结合 Gallie 或 Brooks 融合技术获得最大的融合率

**枕颈融合**

*Cone 和 Turner；Willard 和 Nicholson；Rogers*

当枕颈接合部合有其他骨异常时需要

*Wertheim 和 Bohlman*

钢丝穿过枕外隆凸的外板，而不是穿过靠近枕骨大孔附近的内板或外板

减小了损伤上矢状窦和横窦的危险（向头侧通向枕骨大孔）

*Koop，Winter，Lonstein*

不用内固定

自体皮质松质髂骨块作植骨块

*Dormans 等*

牢固的固定融合离不开恰当大小自体髂骨移植、经棘突钢丝的牢固固定和穿颅骨钢丝的牢固固定

可应用于高风险患者（Down 综合征），增加术后即刻稳定性和缩短制动时间

塑形的棒、螺钉或塑形的钢板固定：

拥有最大的好处就是能达到即刻稳定枕颈关节。

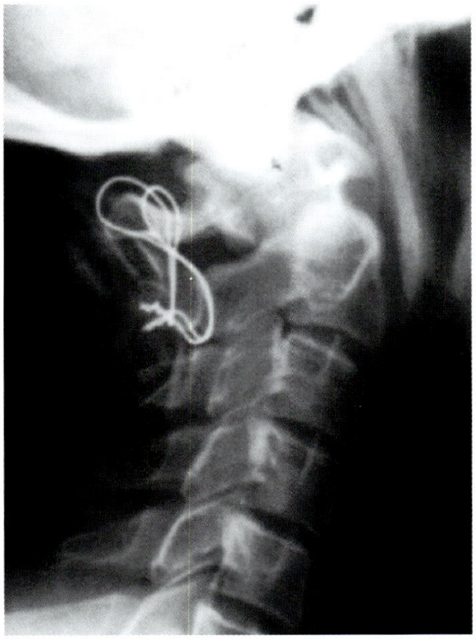

图 43-6 在 C1 ~ C2 Gallie 融合术后出现寰椎向后移位

- 准备皮肤消毒和铺无菌巾，皮内注射 1 ∶ 500 000）肾上腺素减少术中肌肉渗血。
- 从枕下至需要融合的下端做一后正中切口，沿无血供的中线、肌间隔或项韧带向深部延伸，不过多显露以减少术后邻近节段发生自发性融合。
- 骨膜下剥离，显露寰椎后弓和 C2 椎板。
- 用刮匙去除附着在 C2 上的韧带和肌肉，沿寰椎向外侧方分离，要注意防止损伤椎动脉和位于 C1 环上表面、距中线 2 cm 的椎静脉丛。
- 显露 C1 上表面时，向侧方分离，成人不要超过中线 1.5 cm，儿童不要超过 1 cm。一般不需要去除 C1 和 C2 骨皮质。
- 将大小适宜的钢丝襻自下而上直接或借助非吸收缝线穿过寰椎椎弓下方，该缝线可用动脉瘤针穿引。
- 将钢丝的游离端穿过另一端的钢丝环，以使 C1 弓紧扣在钢丝环内。
- 从髂嵴取骨皮质 - 松质块，将其置于 C2 椎板与 C1 弓的表面和钢丝下方。
- 将钢丝的一端穿过 C2 棘突，并与其自身拧紧以保证植骨块在适宜的位置。
- 冲洗伤口，分层缝合并留置引流管。

Fielding 描述了几种 Gallie 融合术的改良，如图 43-7 所示。

**术后处理** 患者术后用 Minerva 石膏、halo 石膏或背心或颈胸外固定支具制动，通常要持续 12 周。

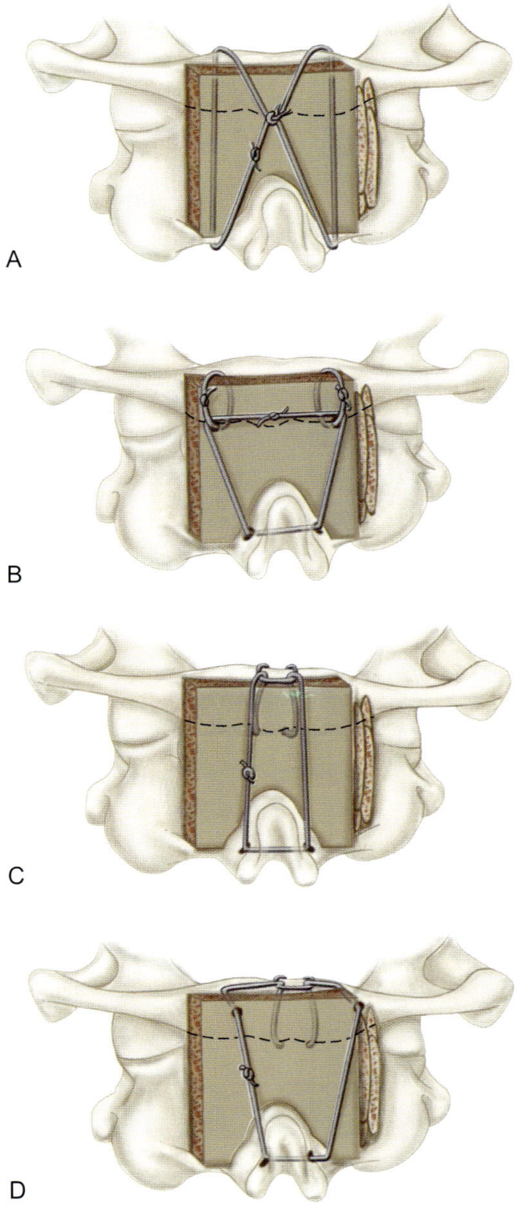


图 43-7 Fielding 改良的钢丝固定植骨块的方法

A. 钢丝穿过寰椎和枢椎椎板下方，于植骨块表面拧紧；B. 将钢丝穿过寰椎椎板预先打好的骨孔，并穿过枢椎棘突及植骨块上预先打好的骨孔；C. 将钢丝穿过寰椎椎板下方及枢椎棘突，再与植骨块表面拧紧，此法最为常用；D. 将钢丝穿过寰椎椎板下方、枢椎棘突和植骨块上预先打好的骨孔（见手术技术 43–1）

## 后路寰枢椎椎板融合

### 手术技术 43-2

（Brooks 和 Jenkins）

- 同 Gallie 术式（手术技术 43–1），患者气管插管后转移至手术台，如前所述准备皮肤和术区消毒铺巾。

- 通过后正中切口显露 C1 和 C2。
- 用动脉瘤穿引针，将 Mersilene 缝线分别从寰椎椎弓两侧的头端穿入，再从 C2 椎板下方穿出（图 43-8A），作为两根双股 20 号钢丝的引导线。钢丝的粗细根据患者的身材和年龄来选择。
- 从髂嵴去两块全厚骨块，约 1.25 cm × 3.5 cm，将其修剪成楔形，使骨块的尖端恰好与寰椎椎弓 - 枢椎椎板之间的间隙吻合（图 43-8B）。
- 在寰椎后弓上缘和枢椎椎板下缘皮质各做一个切迹，以容纳钢丝，防止其滑脱。
- 拉紧植骨块表面的双股钢丝，在两侧分别拧紧（图 43-8C、D）。
- 冲洗伤口、放置引流，逐层缝合关闭切口。

**术后处理** 同 Gallie 术式。

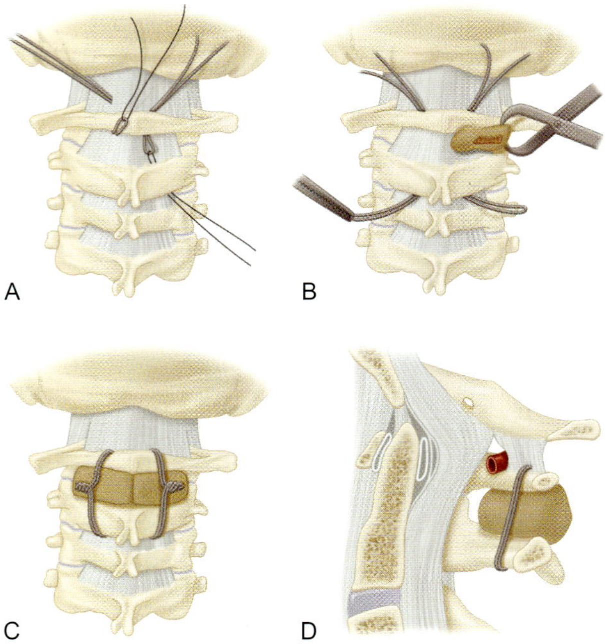

图 43-8 Brooks-Jenkins 寰枢椎融合技术

A. 寰枢椎板下穿钢丝；B. 钢丝放置到位后，放置植骨块；C 和 D. 用钢丝将植骨块固定（前后位和侧位观）（见手术技术 43-2）

2. C1 ～ C2 经关节螺钉固定术 可将成人颈椎固定融合技术应用于小儿颈椎，但前提是：经术前解剖评估，有合适规格的螺钉且能够安全置入。成人颈椎融合术已经常应用于青春期前后的青少年。对于年幼的小儿，应用成人内固定技术将会非常困难，但是也有临床报道其安全性。Wang 等报道，使用 3.5 mm 螺钉在 4 岁儿童中进行 C1 ～ C2 经关节螺钉固定和融合治疗小儿寰枢椎不稳，收到了良好的效果。在最初应用于成年人的报道中，经关节螺钉技术要求很高，需要透视及立体定位辅助以准确置入经关节螺钉（图 43-9）。据 Harms 和 Melcher 报道，成年人和小儿经后路 C1 ～ C2 万向螺钉和金属棒固定融合取得良好效果。此技术有如下优势：在 C1 和 C2 分别置入万向螺钉，并对 C1 和 C2 椎体分别进行操作，易于复位和固定；在 C2 椎体上内侧置入螺钉不易伤及椎动脉；C1 后弓整体不需要牢固固定（图 43-10）。请参照第 41 章成人经关节螺钉内固定技术。

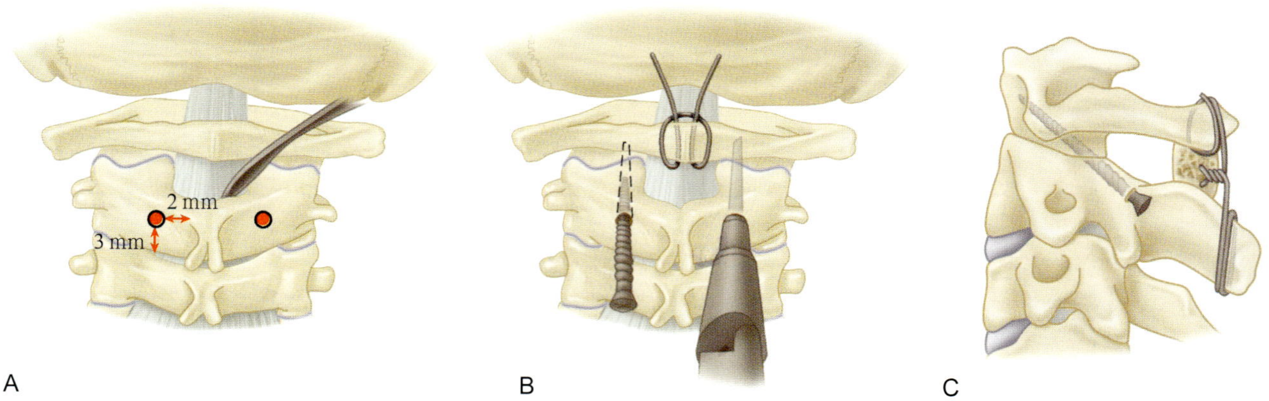


图 43-9 Magerl 技术

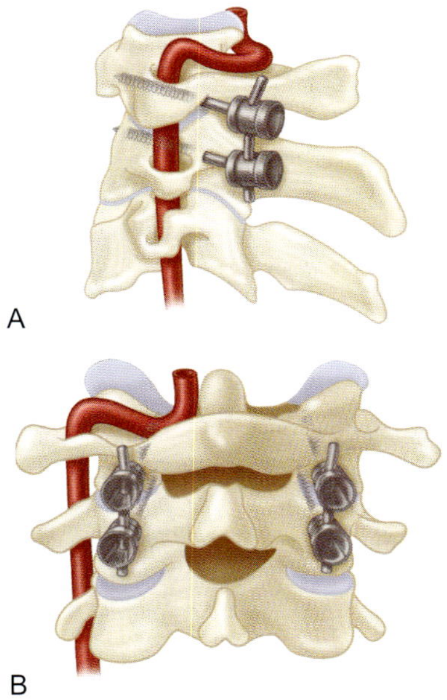

图 43-10 Harms 和 Melcher 技术
A．颈椎后路固定；B．万向螺钉和金属棒固定

### 椎板螺钉 C2 椎体内固定

当无法经 C2 峡部或椎弓根内固定时，可应用椎板螺钉替代椎弓根钉棒系统内固定技术，约有 20% 患者因椎动脉走行异常而无法应用 Harms-Melcher's 技术，可以根据需要，将椎板螺钉内固定应用于下颈椎。

#### 手术技术 43-3

- 患者俯卧位，应用 Mayfield 头架将头部固定于中立位。
- 显露 C1 椎体后弓和 C2 椎体的棘突、椎板和侧块。
- 在 C2 椎体左侧接近椎板边缘，棘突与椎板衔接处破除椎板骨皮质（图 43-11A）。
- 应用手摇钻沿对侧（右侧）椎板长轴方向小心钻孔，手钻方向与对侧椎板表面方向一致。
- 利用小球探探查钻孔的长度和四壁，以确认钻孔没有突破椎管骨皮质。
- 沿钻孔置入直径为 4 mm 的万向螺钉，最终螺钉尖达左侧椎板与棘突结合部，螺钉尾端在右侧椎板。
- 接近椎板的尾端，在 C2 椎体右侧，椎板与棘突结合部破除小块骨皮质窗口。
- 应用与以上同样的技术，在右侧棘突置入直径为 4 mm 的万向螺钉。
- 选择合适的连接棒，置入螺钉凹槽内并连接 C1 螺钉或 C2 侧块螺钉（图 43-11B）。

**术后处理** 患者术后颈椎或颈胸支具固定 8 ~ 12 周。

3．*枕颈融合术* 当枕颈交界处存在其他骨性畸形时，如 C1 后弓缺如，融合可延伸至枕骨部。下述枕颈融合的方法包含了 Cone 和 Turner，Rogers 及 Willard 和 Nicholson 所描述的技术特点。

### 枕颈融合

#### 手术技术 43-4

- 手术入路采用后正中纵切口，显露枕骨基底部及上位颈椎的棘突，在相对无血供的肌间隙内向深部延伸。
- 骨膜下显露整个手术野。
- 于枕后向两侧剥离达枕外隆突水平。
- 在枕骨后方距离枕骨大孔约 7 mm、距离中线约 10 mm 的两侧分别钻孔（图 43-12）。
- 用直角剥离器从颅骨内板钝性剥离硬脑膜。
- 将短段钢丝穿入枕骨上的圆孔，再从枕骨大孔穿出。
- 如果 C1 后弓完整，在后弓两侧各穿入一条钢丝。
- 在 C2 和 C3 的棘突外板钻孔，然后用巾钳或 Lewin 夹穿透，再将短段钢丝穿过棘突上的孔。
- 从髂嵴取骨皮质 - 松质块，适宜地间隔打孔以备穿钢丝。
- 将上述钢丝的一端穿过植骨块的预制孔，再将骨块紧紧贴在枕骨、C2、C3 的双侧椎板上。
- 拉紧钢丝将植骨块牢固固定在双侧椎板（图 43-12）。
- 在大块皮质植骨块周围放置一些骨松质碎片以促进融合。
- 检查植骨块和钢丝的位置，以明确其没有侵占硬脊膜或椎动脉。冲洗伤口、分层缝合、关闭切口，留置引流管。

Robinson 和 Southwick 把每根钢丝从 C2 和 C3 椎板下穿过而非穿过棘突（图 43-12）。

**术后处理** 推荐使用以下几种类型的外固定。根据术前不稳定程度和内固定的稳定性不同，选择 Minerva 石膏、Halo 背心或石膏或颈胸支具。

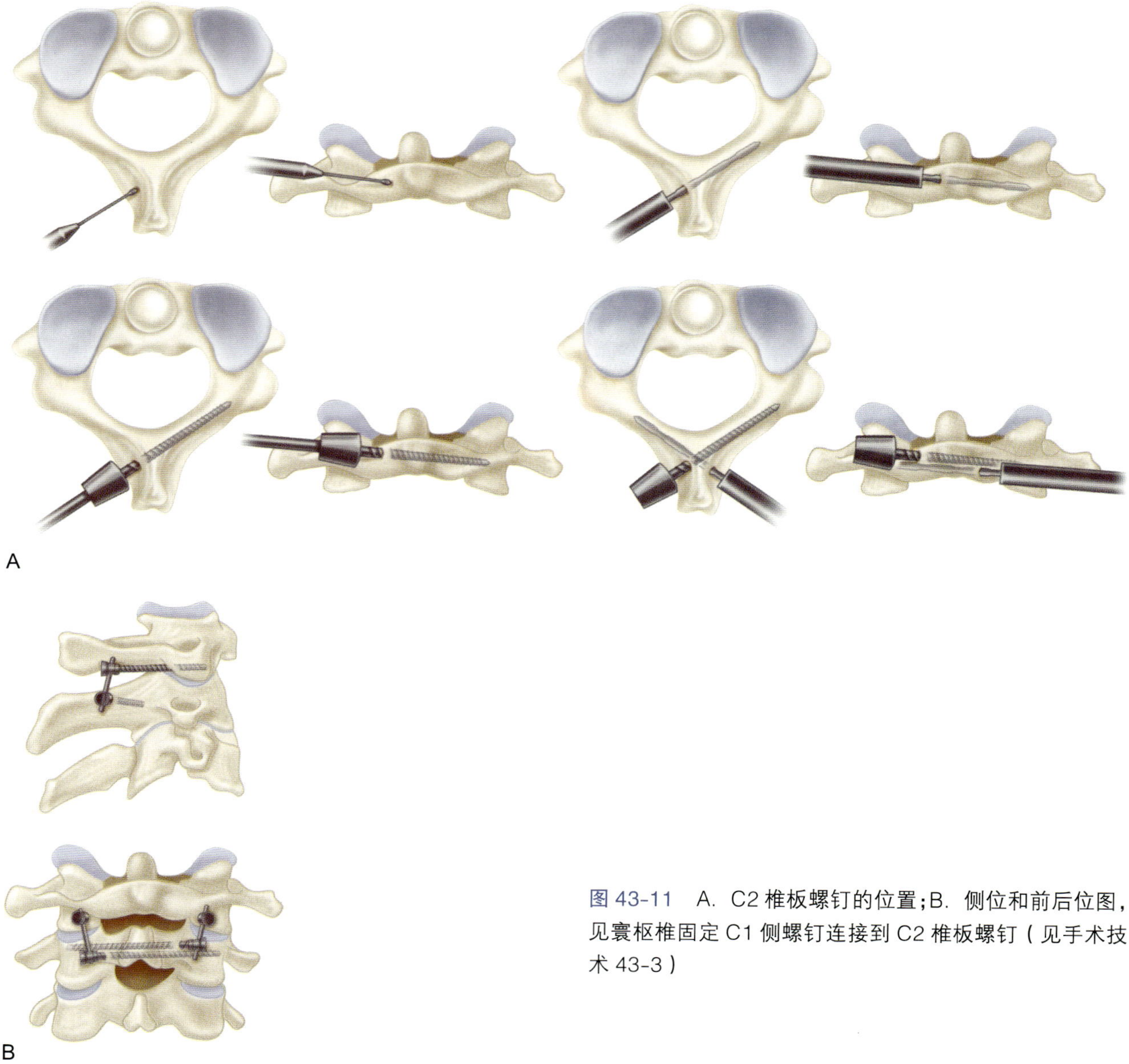

A

B

图 43-11 A. C2 椎板螺钉的位置；B. 侧位和前后位图，见寰枢椎固定 C1 侧螺钉连接到 C2 椎板螺钉（见手术技术 43-3）

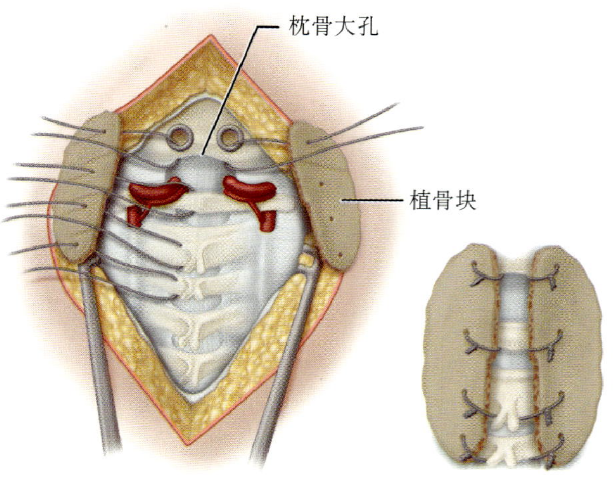


图 43-12 Robinson 和 Southwick 的枕颈融和方法（见手术技术 43-4）

## 钢丝穿颅骨外板枕颈融合术

Wertheim 和 Bohlman 描述了与 Grantham 等相似的枕颈融合术，在枕骨隆突处，将钢丝穿过颅骨外板，但不是在枕骨大孔附近穿过颅骨内外板。枕骨大孔上方的枕骨非常薄，而枕外隆突处的枕骨很厚，可以允许钢丝在不穿透内外板的情况下通过。因横窦和上矢状窦在枕外隆凸的头侧，因此提高了手术的安全性。

### 手术技术 43-5

(Wertheim 和 Bohlman)

- 术前患者通过转向支架或置于小脑手术的头托上进行颅骨牵引，以稳定头颈。

- 患者呈俯卧位，拍摄颈椎侧位 X 线片。
- 备皮后，皮内注射 1 ∶ 500 000 的肾上腺素液。
- 自枕外隆凸至 C3 棘突做后正中切口。
- 用手术刀和骨膜剥离子骨膜下锐性分离椎旁肌，显露枕骨与颈椎椎板，注意应在中线操作，勿损伤中线旁静脉丛。
- 在枕骨大孔边缘上方 2 cm 枕外隆凸两侧用高速磨钻头打磨一骨槽，于中央形成一骨嵴（图 43-13A），用一把巾钳在此骨嵴上做一个通过外板的骨孔。
- 将 20 号钢丝的两端通过此孔形成钢丝环，将另一 20 号钢丝也呈环状穿过寰椎椎弓。
- 将第三根钢丝穿过枢椎棘突基底部预制的骨孔并环绕之；三根相对独立的钢丝被用于在脊柱两旁固定植骨块（图 43-13B）。
- 显露髂后上棘，根据先前的长度和宽度，获取此处轻度弯曲的骨皮质 - 松质块。
- 将骨块水平分为两片，每片上分别钻 3 个孔（图 43-13C）。
- 枕骨后方去皮质，用钢丝将植骨块固定在脊柱两旁（图 43-13D）。在这两块植骨块周围再铺放一些骨松质。
- 放置引流，逐层关闭切口。

**术后处理** 佩戴坚硬的颈椎支具或 halo 石膏背心 6 ～ 16 周，然后再戴 6 周软颈围。

## 不需要内固定的枕颈融合术

Koop、Winter 和 Lonstein 报道了一种用于小儿不需要内固定的枕颈融合术。脊椎骨去皮质后，将自体皮质 - 松质髂骨铺放于去掉骨皮质需要融合的区域，对椎弓有缺损的儿童，将一枕骨骨膜瓣反折于骨缺损部位，为移植骨提供有成骨作用的组织。术后用 halo 石膏固定。

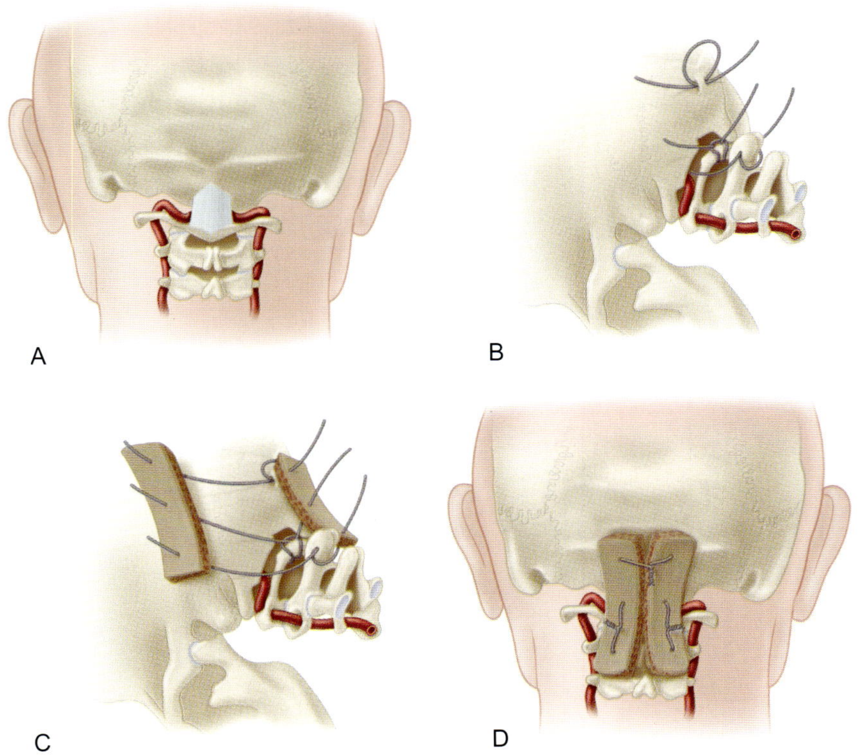


图 43-13 Wertheim 和 Bohlman 的枕颈融合方法

A．用磨钻在枕外隆凸修出一骨嵴，再于骨嵴上钻孔；B．将钢丝穿过枕骨外板，寰椎椎板下和枢椎的棘突；C．将植骨块置于融合部位并用钢丝将植骨块牢固固定；D．拉紧缝线，使植骨块在位（见手术技术 43-5）

## 手术技术 43-6

(Koop 等)

- 气管插管麻醉完成后，患者仰卧位进行 halo 架固定。
- 再将患者转至俯卧位，调整 halo 骨盆环牵引支架，使头颈部轻度后伸。
- 做后中线切口，对后部完整的患者，通过锐性分离显露椎板。
- 将已经显露好的椎板去后方皮质，再将含皮质 - 松质的自体髂骨碎块置于已去除一层皮质的椎板表面，只显露需要融合的椎板节段。对于后部结构缺损的患者，尽可能不要显露硬膜。
- 在枕骨水平，从骨膜上分离颈部项韧带组织并牵向两侧（图 43-14A）。
- 剥离枕骨骨膜，做一底边附着于枕骨大孔边缘的三角形骨膜瓣。
- 将该骨膜瓣向尾端翻转，以覆盖椎板的缺损区，并缝合固定（图 43-14B）。
- 用气动骨钻去除枕骨和其余已显露椎板的后方皮质（图 43-14C）。
- 将自体皮质 - 松质髂骨碎块置于整个融合区（图 43-14D）。
- 放置引流后分层缝合关闭切口。
- 翻转患者至仰卧位，进行 halo 石膏外固定。

**术后处理** 头环石膏外固定须戴到有影像学证据显示融合为止，通常需要 5 个月。当前屈和后伸位的 X 线片显示融合已形成，移除头环石膏，再佩戴 1 个月软颈围。

### 钢丝捆绑枕颈融合术

Dormans 等所描述的枕颈融合术用于 16 名平均年龄为 9.6 岁儿童（2.5 ~ 19.3 岁），采用了不同的钢丝技术。15 例融合成功。并发症包括针道感染（4 例）、肺炎（1 例）、额外节段融合（1 例）以及移植物不愈合（1 例）。钢丝固定加上骨移植物的固有稳定性，可以相对较早移除头环石膏（6 ~ 12 周）。

## 手术技术 43-7

(Dormans 等)

- 应用头环后，患者俯卧位，将头环固定在手术台上，通过 X 线侧位片确认枕颈部序列关系。
- 从枕骨到 C2 或 C3 做后正中显露，侧方应有限分离以避免损伤椎动脉。
- 因颈椎管狭窄需要减压或切除肿瘤者，须切除 C1 和（或）C2 的椎弓，根据需要切除部分枕骨以扩大枕骨大孔。
- 在枕骨上用高速磨钻做 4 个穿透双侧皮质的孔，排列方式为横向在中线两侧各 2 个，每一对孔之间保留 1 cm 骨桥，这些孔位于横窦的尾侧（图 43-15A）。
- 做一骨槽达枕骨基底部，以容纳近头侧的植骨块。
- 从髂嵴取自体皮质 - 松质块，修剪成长方形，使其下方切迹适于 C2 或 C3 椎棘突的后部形态（图 43-15B）。根据是否曾行椎板切除术、先天性异常、或不稳定的水平来确定融合区域的远端延伸（C2 或 C3）范围。

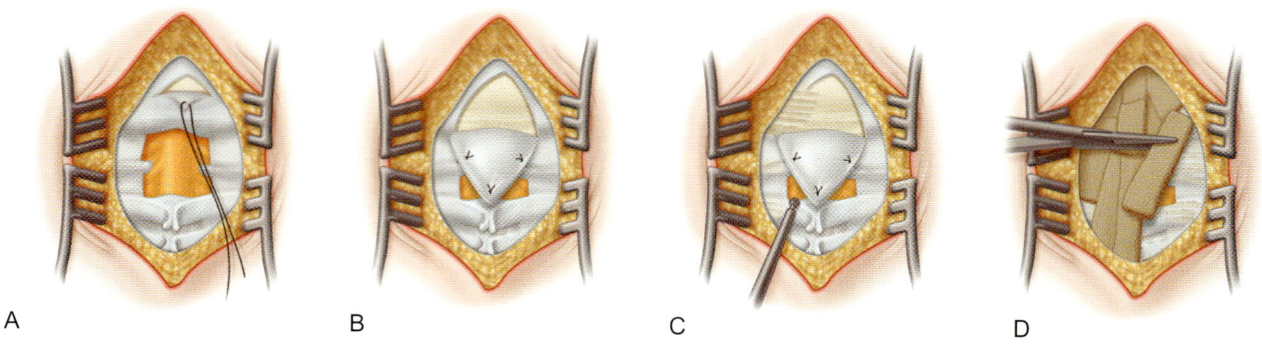


图 43-14 Koop, Winter 和 Lonstein 颈枕融合方法，适用于寰椎后弓缺如患者

A. 显露枕骨、寰椎和枢椎；B. 将骨膜瓣翻转覆盖于寰椎后弓缺如处；C. 去除所显露椎板的骨皮质；D. 植入自体髂骨骨松质（见手术技术 43-6）

- 通过每一侧钻孔穿过一个环状的 16 号或 18 号 Luque 钢丝，自身成环。
- 通过 C2 或 C3 棘突的基底部穿过 Wisconsin 纽扣钢丝（Zimmer，Warsaw，In）（图 43-15C）。从右向左通过棘突穿过植骨块的左侧臂，将植骨块置于枕骨表面，尾侧到达需要融合的 C2 或 C3 棘突周围。
- 收紧钢丝之前，修整植骨块外形使其与枕骨骨槽及下方棘突的形状相吻合。
- 交叉钢丝、拧紧、剪断（图 43-15D）。
- 此时摄 X 线片，评估植骨块和钢丝的位置、枕骨及其尾侧颈椎的排列关系。用 halo 架控制头的位置和颈椎的后伸。通过调整植骨块的大小和形状、掌握钢丝的松紧程度来减少后伸。
- 对于未减压的患者，向头侧穿过 C1 椎板下钢丝给予进一步固定，对于年幼患儿，由于 C1 椎弓较小或后弓形成不全，此操作难度较大。

**术后处理** 戴一个头环支具或背心，直到形成坚固的骨性融合，然后用颈围 1 个月。

## U 形棒和节段棒固定术

已有研究报道使用“U”形棒和节段性钢丝或缆线的枕颈融合术，其优点在于能获得枕颈结合部的即刻稳定性。这种稳定性能够允许患者在术后戴颈围活动，而不需要使用头环来制动。Smith 等报道应用预制形状金属板替代金属棒固定进行枕骨颈融合术。

### 手术技术 43-8（图 43-16）

- 自枕骨基底部到上颈椎棘突范围后正中纵切口，在相对无血供的肌间隙内向深层显露。
- 骨膜下显露整个手术野。
- 近端分离到枕外隆突上方，侧方分离到枕外隆凸平的两侧。
- 用适当长度的 Luque 钢丝制作一个目标形状的不锈钢棒的模板。
- 在枕骨大孔上方 2.5 cm、中线侧方 2.0 cm 的两侧各钻 2 个孔。钻孔时注意避免损伤横窦和乙状窦。每一侧两孔之间至少要保留 10 mm 完整的骨皮质，以保证可靠的固定。

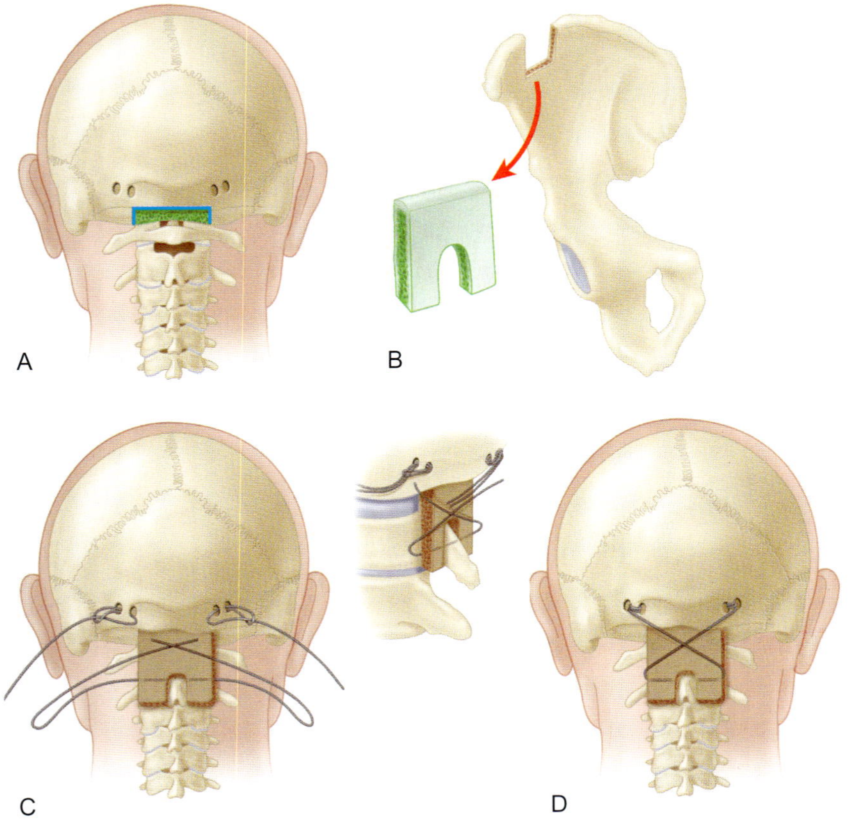


图 43-15 Dormans 等报道颈枕融合方法

A．在枕骨上钻孔；B．从髂嵴取皮质 - 松质块；C．将 16 号或 18 号钢丝穿过骨孔，穿钢丝的方法是将钢丝对折端穿过骨孔，然后将尾端再穿过对折后形成的套圈，植骨块置于枕骨粗隆与远侧融合颈椎的棘突之间，修整骨块使之贴附良好；D．交叉穿过钢丝，拧紧，切断（见手术技术 43-7）

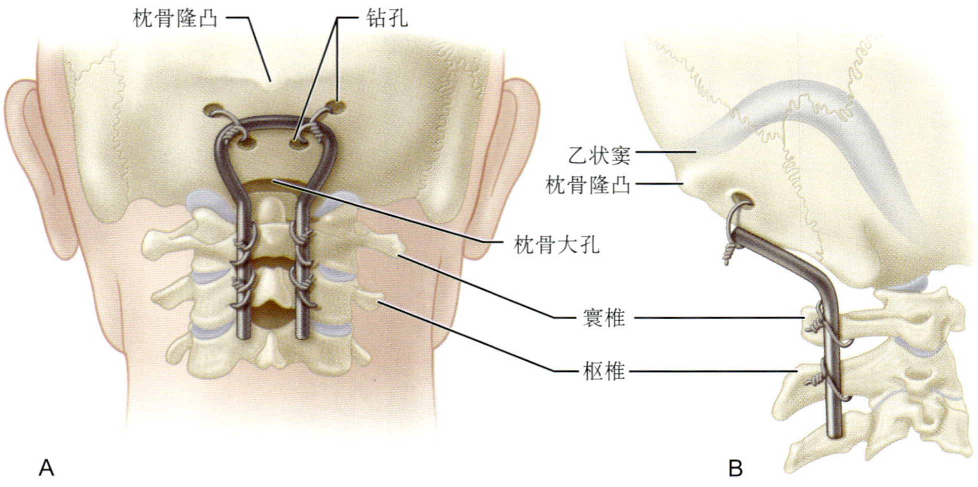


图 43-16 A，B. 采用“U”形棒加上节段钢丝或线缆固定进行颈枕融合（见手术技术 43-8）

- 在中线两侧的两孔之间、硬膜外区域穿过 Luque 钢丝或 Songer 缆线。上颈椎则穿椎板下钢丝或缆线。
- 依照模板将金属棒预弯，通常需要头颈角 135° 和轻度颈椎前凸。使用 Bend Meister（Sofamor/Danek，Memphis）有助于弯棒。
- 将钢丝或缆线牢固地固定在金属棒上。
- 颈椎椎板和枕骨去皮质后行自体骨松质植骨融合。

**术后处理** 戴费城颈围（Philadelphia collar）或枕颈支具直至融合。

## 预制枕骨金属片和螺钉固定枕颈融合术

此技术应用预制枕骨金属片和角度可调金属棒进行融合固定（VertexSelect，Medtronic，Memphis）。

### 手术技术 43-9（图 43-17）

- 同手术技术 43-8 中描述的方法，显露手术视野。
- 调整每个金属棒至最佳角度，锁紧内部的固定螺丝使角度固定。进一步弯棒使其与患者解剖形态相适应，截金属棒两端取合适长度。
- 在预设植入位置安放金属棒，并植入预制枕骨片，并根据金属棒需要做适当调整。
- 安放枕骨片于枕骨粗隆外缘与枕骨大孔后缘之间的枕骨髁。修整骨片与枕骨相匹配，避免反复弯曲骨片，防止骨片断裂，必要时修整枕骨。
- 选择规格与螺钉直径相匹配的钻头，在枕骨部钻出合适深度的钻孔，必须穿透枕骨板以确保适合的钻孔深度。
- 用游标尺探查钻孔深度，枕骨骨质坚硬，需要确认每个钻孔的完整性。
- 拧入适当大小的枕骨螺钉并临时预紧，用同样的方法拧入剩余螺钉并锁紧。
- 安放金属棒到螺钉凹槽内并用螺丝固定，拧紧固定螺丝，检查所有连接并缝合切口。

**术后处理** 颈椎支具固定矫正 8 ~ 12 周。

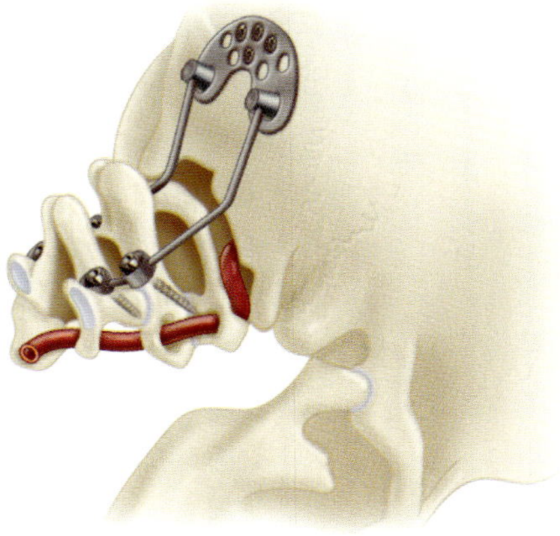

图 43-17 枕颈融合使用的枕板、螺丝、固定棒（VertexSelect、Medtronic、Memphis）（见手术技术 43-9）

### （二）颈前入路

有时 C1 ~ C2 半脱位或脱位无法通过牵引复位。如果患者没有神经功能障碍，单纯的原位后路融合后路椎板切除减压会增加术后并发症的发生率和死亡率。除非行枕骨至 C2 或 C3 固定融合，否则单纯后路减压有可能加重 C1 ~ C2 不稳。如果由于某些临床情况或颈椎半脱位伴脊髓受压无法实施后路稳定性手术，则应考虑前路手术。可以选择上颌骨切开术，经侧咽入路或经口入路。由于经上颌骨切开入路和经口入路手术感染率和伤口并发症较高，宜优先考虑经侧方咽后入路（框 43-3）。

**框 43-3 颈前入路**

**经口入路（Fang 等）**
伤口感染率和并发症发生率高
**经口下颌骨和舌劈开入路（Hall，Denis，和 Murray）**
更大范围显露上颈段
**上颌骨次全切除入路（Cocke 等）**
在需要显露颅底部且无法用其他方法取代时，可采用下颌骨扩大切除术或下颌骨次全切除术
**经侧方咽后入路（Whitesides 和 Kelly）**
经典 Henry 入路法显露椎动脉的延伸
将胸锁乳突肌外翻并向后牵拉
在颈动脉鞘后方的平面解剖
可能有术后水肿及呼吸道阻塞的潜在风险
**改良 Robinson 和 Southwick 入路（deAndrade 和 Macnab）**
在胸锁乳突肌前方
在颈动脉鞘前方分离
存在喉上神经损害的风险
**McAfee 等入路**
显露范围颈动脉鞘后方需要分离
不需要分离入口腔
足够的空间植入髂骨或腓骨植骨块

#### 经口咽入路

Fang 和 Ong 通过把矩形植骨块置入在寰椎与枢椎侧块之间打磨的植骨床上来进行融合。前路减压后，需要再进行后路固定融合。

**手术技术 43-10**

(Fang 和 Ong)

- 根据术前鼻咽部细菌培养，预防性经静脉应用抗生素。使用不易塌陷的导管和支架环进行支气管插管。若准备行广泛分离则应气管切开。
- 将患者置于头低仰卧位（Trendelenburg 位），插入一开口器以撑开上下颌，通过触摸辨别椎体。
- C1 前弓中线处有一个前结节，C2、C3 之间的椎间盘突出，可以作为另一个定位标记。在咽后壁正中做一纵行切口（图 43-18A）。于中线处切开软腭，减少牵引后麻痹的可能性，或者将软腭向后折叠。
- 继续沿中线向下分离到椎体骨，向两侧牵开软组织到枢椎侧块的外缘（图 43-18B）。椎动脉位于侧块外缘的外侧，注意不要损伤椎动脉。软组织瓣可用长线牵开。

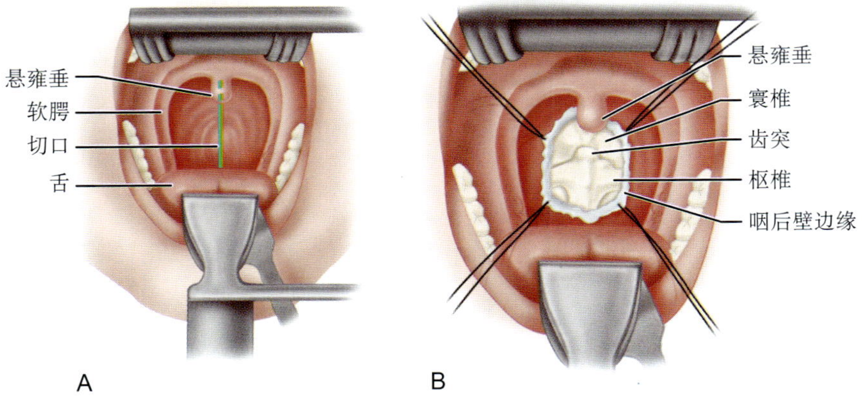


图 43-18 A，B. 经口咽入路至上颈椎，显露寰枢椎前面（见手术技术 43-10）

- 手术完成后，冲洗伤口，用可吸收线间断缝合伤口，术后持续抗生素应用至少 3 d。

## 经口下颌骨和舌劈开入路

Hall、Denis 和 Murray 描述了劈开下颌骨和舌的经口入路到达颈椎，与 Fang 和 Ong 的方法相比可更好地显露上颈椎。

### 手术技术 43-11

(Hall，Denis 和 Murray)

- 术前应用头环 - 石膏固定，在第 4 气管软骨做气管切开。
- 全身麻醉下，用聚烯吡酮碘（Betadine）消毒除头环 - 石膏和气管切开管以外的术野皮肤、铺无菌巾单。
- 从前牙龈缘开始、经下唇内外面、下颌骨正中和舌软骨做一切口（图 43-19A）。
- 用电刀从中线切开舌。
- 缝合牵引线牵开，以便更好地显露中线位置。
- 用摆锯将下颌骨做阶梯状截断。
- 经过中线纵向劈开舌肌直至会厌（图 43-19B）。
- 将悬雍垂自然形成的褶皱缝至软腭顶部，将下颌骨及舌肌向两侧的下方牵开以便更好地显露。
- 切开咽后壁黏膜显露 C1 ~ C5 上部的前方（图 43-19C）。
- 沿中线分离开前纵韧带，并牵向两侧以充分显露，便于去除颈椎前侧方组织，并安置植骨块进行融合。
- 用 3-0 号铬制缝线缝合咽后壁组织瓣。
- 经鼻腔放置引流，并将其向深部插入咽部组织瓣处。
- 用 2-0 号和 3-0 号铬制缝线修补缝合舌肌，用钢丝经截骨两侧的钻孔固定下颌骨。
- 用 3-0 号铬制缝线缝合舌下方的黏膜；然后常规缝合皮下组织和皮肤。
- 术前和术后应使用抗生素。

**术后处理** 戴头环石膏直到 X 线显示融合形成，然后去除头环 - 石膏，继续戴软颈围 1 个月。

**上颌骨切开术** Cocke 等介绍了一种下颌骨次全切除的扩大上颌骨切开术、经口入路的替代方法，以便显露颅底部和上颈椎的前方。这种方法的适应证十分有限，只有在需要显露颅底而且不能通过其他办法做到时才会使用。该技术要求很高，需要对

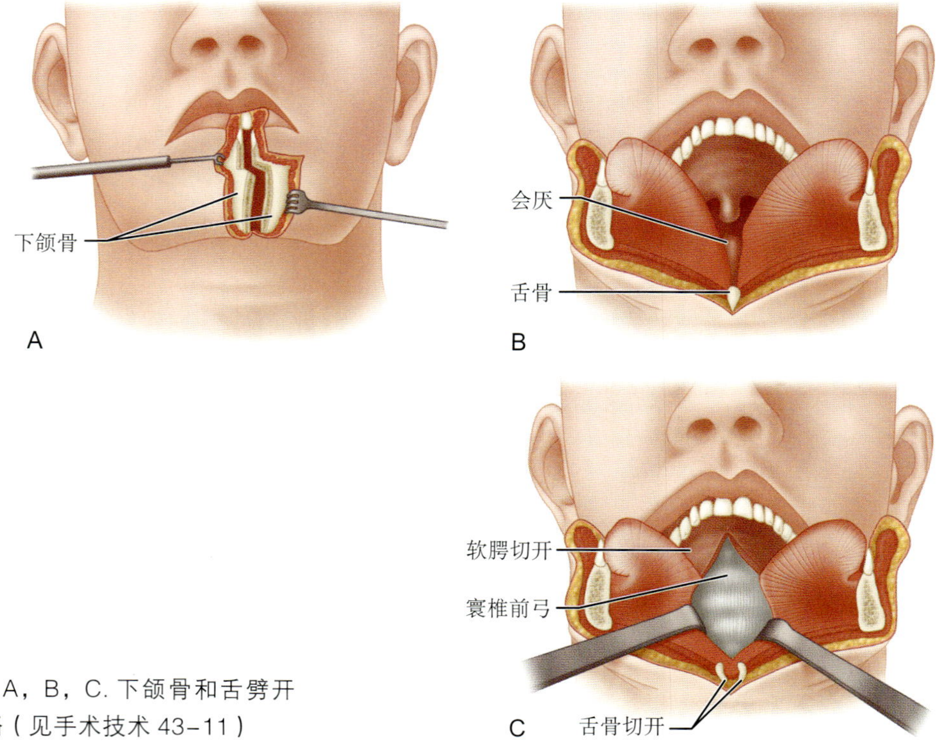


图 43-19 A，B，C. 下颌骨和舌劈开的经口入路（见手术技术 43-11）

头颈部解剖有透彻的了解，并且需要多部门外科医师团队联合才能实施，包括耳鼻咽喉科医师、神经外科医师和矫形外科医师。相关技术请参照旧版坎贝尔骨科学关于手术技术的描述。

也有报道经前方内镜手术切除齿突。内镜入路可以经鼻、经口或经颈抵齿突和 C1 前弓前方（图 43–20）。

## 侧方咽后入路

经侧方咽后入路由 Whitesides 和 Kelly 描述，它是 Henry 法经典显露椎动脉方式的扩展。在这种方法中，将胸锁乳突肌外翻并拉向后方，然后沿着颈动脉鞘之后方分离。

### 手术技术 43-12

(Whitesides 和 Kelly)

- 沿胸锁乳突肌前缘做一纵行切口，在此肌上端，将此切口向后延长，抵达颞骨基底。
- 在乳突起点处切断此肌。
- 在同一区域切断部分头夹肌的止点。
- 颈外静脉于切口近端在胸锁乳突肌前方行经，结扎并切断此静脉。也可能遇到听神经的分支，可能需要切断。
- 外翻胸锁乳突肌，辨认走向和进入此肌的副神经。
- 切断并结扎此神经的伴随血管。
- 于颈动脉鞘后方和胸锁乳突肌前方进行分离（图 43-21A）。在此间隙内可触及所有已经显露的颈椎横突。

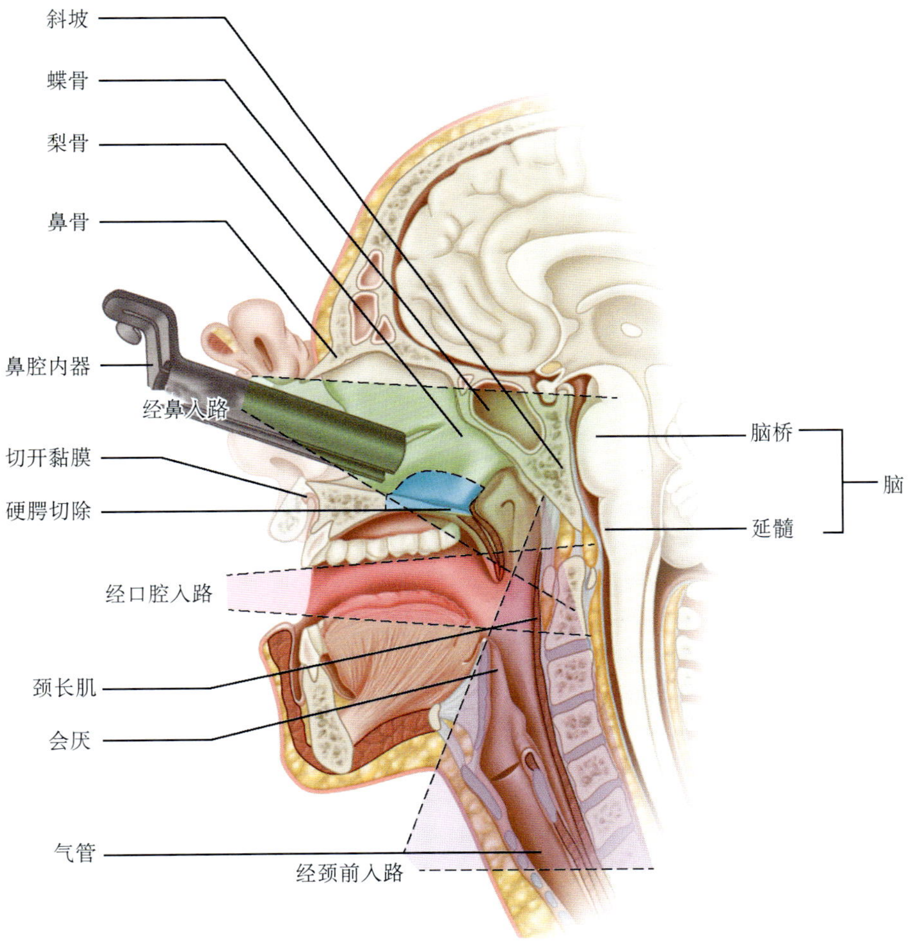


图 43-20 颈椎内镜入路：经鼻、经口腔和经颈前入路相应的解剖位置关系和操作角度

（引自：Bettegowda C，Shajari M，Suk I，et al：Sublabial approach for the treatment of symptomatic basilar impression in a patient with Klippel–Feil syndrome, Neurosurgery 69[ONS Suppl 1]:ons77，2011.）

- 沿颈椎横突前方的翼状筋膜与椎前筋膜之间做锐性和钝性分离。其分离的解剖平面位于头长肌和颈长肌及其浅层的交感干与颈上神经节的前方（另一个可以替代的入路是将头长肌和颈长肌在横突上的骨性止点剥离，向前牵开这些肌肉，但此入路可能损伤交感神经交通支从而引起 Horner 综合征）。
- 椎体平面确认后，纵向切开前纵韧带。
- 骨膜下剥离韧带及软组织，显露椎体。
- 为实现骨性融合，将皮质 - 松质骨条植入椎体上预制的纵向骨槽内。
- 冲洗创口，于咽后间隙放置引流，分层闭合切口。

**术后处理** 由于术后局部有发生水肿及呼吸道阻塞的潜在风险，应密切监测患者。术后需要牵引 1 ~ 2 d。牵引移除后，患者须使用颈胸支具、头环背心或头环石膏制动。

DeAndrade 和 Macnab 报道改良 Robinson、Southwick，Bailey 和 Badgley 所述的显露上颈椎的手术入路。这种方法是在胸锁乳突肌前方（图 43-21B），但在颈动脉鞘前方而不是在其后方分离显露。这种方法增加了喉上神经损伤的危险。

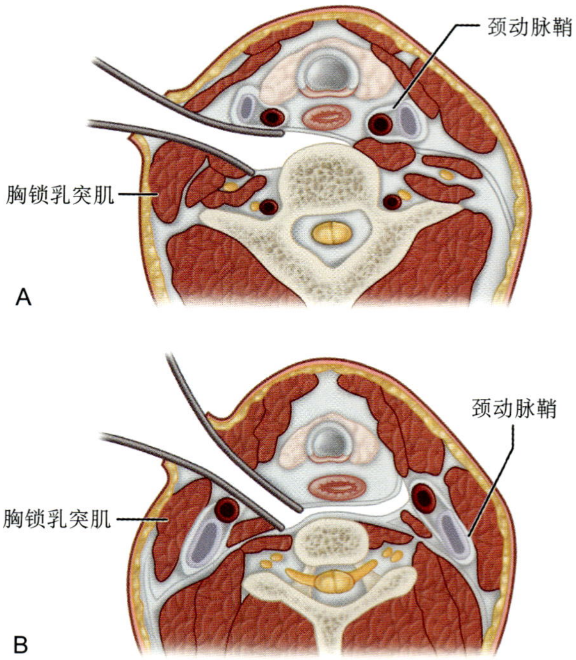


图 43-21 颈椎前方入路

A. Whitesides 和 Kelly 描述的经胸锁乳突肌前方和颈动脉鞘后方入路；B. 经胸锁乳突肌前方和颈动脉鞘前内侧入路（见手术技术 43-12）

## 前方的咽后入路

McAfee 等对 Robinson 和 Smith 的方法进行了改良。这种方法显露从寰椎到 C3，而不需要后方的颈动脉鞘切开或进入口腔，并为置入的髂骨或腓骨植骨块提供足够的空间。

### 手术技术 43-13

(McAfee 等 )

- 患者仰卧位固定在手术专用楔形转向支架上，进行神经系统检查。通过皮层记录体感诱发电位。
- 如果还没有复位，用 Gardner-Wells 牵引钳 4.5 kg 牵引。在患者清醒状态下小心伸展颈椎，标记最大安全伸展度，术中任何时候都不要超过此范围。
- 局部麻醉下经鼻腔插入光纤气管导管，气道通畅后再进行全身麻醉操作。注意口腔中不能保留任何导管，以防止向下压迫而影响手术野显露。
- 做一改良的颌下横切口（根据术者偏好，切口可选择左侧或右侧）（图 43-22A）。只要术中显露远端没有超过第 5 颈椎，此切口的显露完全在右侧喉返神经的上方或近端，可防止术中喉返神经损伤。
- 沿切口线切开颈阔肌，在颈阔肌深面游离皮肤和浅筋膜。
- 借助神经刺激器，寻找面神经的下颌缘支，并在上方结扎和切断下颌后静脉。下颌神经的分支通常在下颌后静脉的浅面和上方穿过，在进入颈内静脉前结扎下颌后静脉，向上显露时沿此静脉的深部及下方解剖分离，面神经浅支会得到保护。
- 通过纵向切开颈深筋膜浅层后，游离胸锁乳突肌前缘。
- 通过触摸确定颈动脉鞘的位置。
- 切除颌下腺并缝合其导管残端防止发生唾液腺瘘。确认二腹肌后腹以及茎突舌骨肌。
- 切断并在二腹肌腱缝一条标记线以备修复。切断二腹肌和茎突舌骨肌后，允许游离内侧的舌骨和下咽部（图 43-22B）。
- 从颅底游离舌下神经至舌下肌前缘，在以后的操作过程中向上牵开此神经（图 43-22C）。
- 继续在外侧的颈动脉鞘与前内侧的咽喉之间分离。
- 从下向上继续分离。为了显露下列动脉静脉，如甲状腺上动静脉、舌动静脉，以及面动脉和静脉，都可能需要结扎并切断（图 43-22C）。
- 从其邻近神经节的起点到进入咽喉之间游离喉上

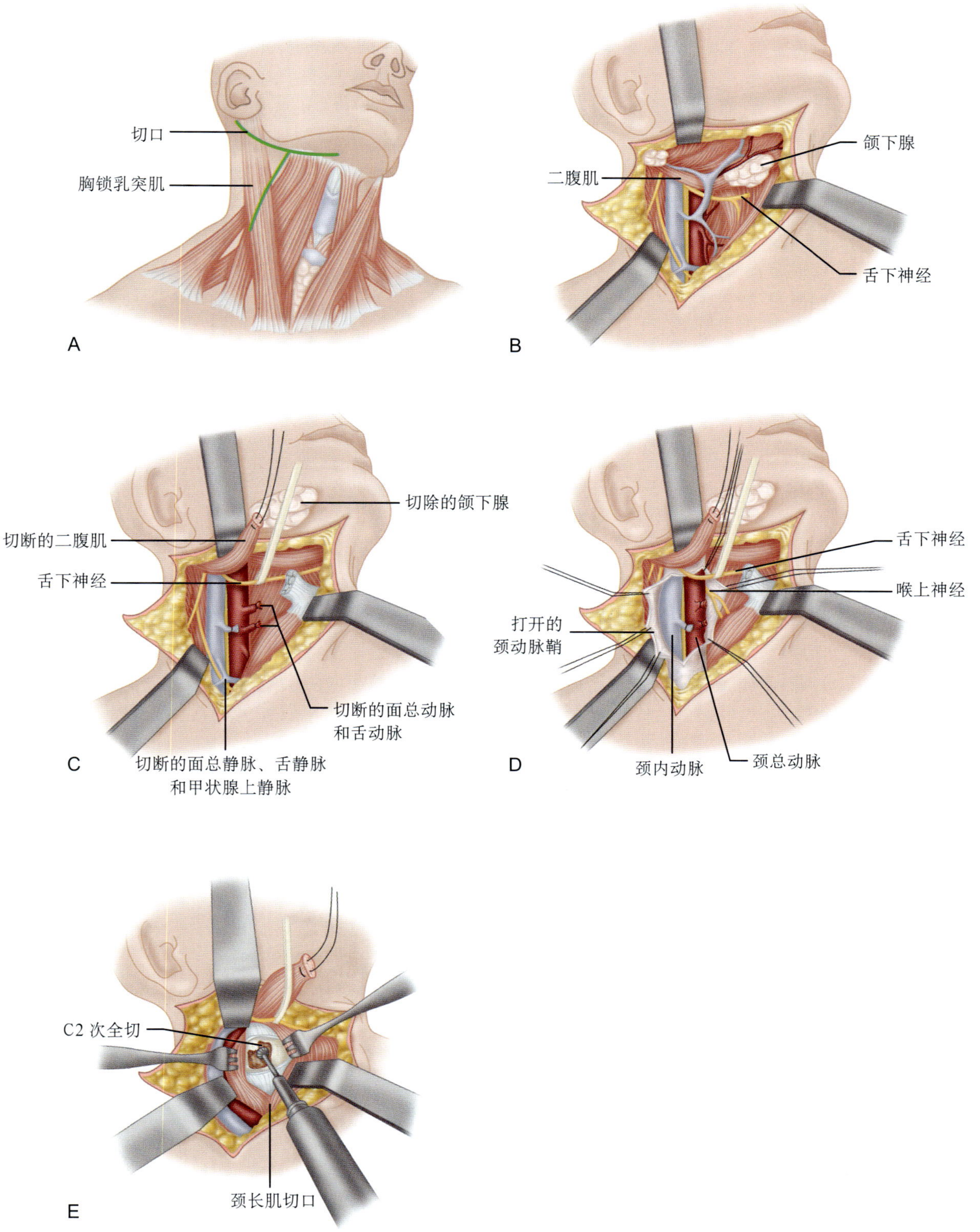


图 43-22 McAfee 等描述的显露上颈椎的前侧咽后入路

A．颌下切口，切口下支部分只在需要显露中段颈椎时才用；B 和 C．切除颌下腺、切断二腹肌，甲状腺上动、静脉也被切断；D．游离舌下神经和喉上神经，将颈动脉鞘内容物牵向外侧，咽下组织牵向内侧；E．向外分离颈长肌以显露寰枢椎的前部（见手术技术 43-13）

神经（图 43-22D）。

- 纵向切开翼状和椎前筋膜以显露颈长肌（图 43-22E）。
- 依据左右颈长肌的附着点，确定中线的方位，因为它们向寰椎前结节方向聚集。自寰椎和枢椎前方剥离颈长肌。
- 切开前纵韧带，显露寰枢椎的前表面。注意不要向侧方解剖分离太远，以免损伤椎动脉。
- McAfee 等用腓骨或双皮质髂骨修整成类似晾衣服架的形状，C2 椎体及 C2 与 C3 椎间盘可以切除。将衣架样骨块的两个尖端向上放置，跨在寰椎前弓上。经移植片的下缘嵌入 C3 椎体上面预制放置移植骨的切迹内。如果寰椎的前弓需要切除，移植骨的近端可以固定在斜坡上。
- 从缝合二腹肌肌腱开始闭合伤口。
- 在咽后间隙和皮下间隙放置引流。
- 以常规缝合颈阔肌和皮肤。
- 如果脊柱因减压不稳定，可进行颈椎后路融合或枕颈融合。
- 如果术中误入下咽部，术中应请麻醉师经鼻插胃管。
- 用可吸收缝线分两层闭合该孔。

**术后处理** 术后常规预防性应用抗生素，同时必须静脉给予对抗厌氧菌有效的抗生素。经鼻胃管应保留 7 ~ 10 d。将头部升高 30° 进行颅骨牵引以减少下咽部水肿。鼻气管插管保留 48 h。如果不能在 48 ~ 72 h 拔管，可以实施气管切开术。术后 2 ~ 4 d 拆除 Gardner-Wells 牵引而使用 halo-vest 头颈胸支具，并穿戴 3 个月左右，去除 halo-vest 支具后，需要再戴颈围 1 个月。

**胸骨劈开入路**

Mulpuri 等描述了经劈开胸骨入路手术治疗儿童颈胸交界区复杂脊柱畸形，这一手术入路需要胸外科医师和心外科医师协助完成。

**手术技术 43-14**

(Mulpuri 等 )

- 标准颈椎前方入路延伸切口，向下延伸达胸骨前方（图 43-23A）。
- 标准方式完成颈椎前方解剖分离。
- 沿胸锁乳突肌内缘做切口，向下延伸达胸骨切迹。
- 将胸锁乳突肌连同包括颈动脉、颈静脉、迷走神经的血管神经鞘牵向外侧。切断甲状舌骨肌和胸骨甲状肌以扩大显露。
- 沿胸骨切开入路延长切口。
- 用手钝性分离胸骨后软组织。
- 以标准方式用胸骨锯劈开胸骨。
- 胸骨切开后，为良好显露切除胸腺，用血管套移动并控制头臂干。
- 此时可清楚地显露颈椎和上胸椎前方（图 43-23B）。
- 如果必要，可打开心包以改善头臂干的活动度；然而也可以沿头臂干向下分离达心包反折处而不必打开心包。
- 用直角牵开器轻轻地将气管和食管从中线牵开。
- 在无名动脉下方置一深的直角拉钩，向前下牵拉以显露下颈椎和上胸椎（图 43-23C）。
- 依据患者的解剖和畸形特点决定显露远端的位置。大多数患者此时可接近 T4 水平，可安全地实施椎间盘切除和安置内固定。更广泛的远端显露可能使喉返神经受到牵拉，必须特别注意。由于左侧喉返神经在左侧所处的位置比较恒定，所以多倾向于使用左侧颈前入路。Mulpuri 等用右侧入路，因为该入路通过头臂干内移可以显露更多的胸椎节段（图 43-23D）。
- 骨科操作完成后，予以彻底止血。根据患儿的年龄用钢丝或丝线拉近劈开的两半胸骨，固定。
- 缝合胸骨甲状肌和肩胛舌骨肌。
- 常规关闭颈部切口，如果止血不满意可在颈部胸骨甲状肌后方放置小硅胶管引流。
- 像心脏手术一样放置纵隔胸腔引流管。

### （三）halo 背心固定

halo 装置由 Perry 和 Nickel 于 1959 年报道，为颈椎不稳定提供固定，在某些情况下也可用于术前牵引。儿童使用头环装置的并发症比成年人多见，但此装置可成功用于治疗婴儿和儿童因创伤或颈椎畸形导致的不稳。

多数学者认为，头环装置在所有颈椎外固定装置中为颈椎提供了最佳固定，但研究显示，使用头环固定时脊柱活动可增加（可达正常人的 70%）和

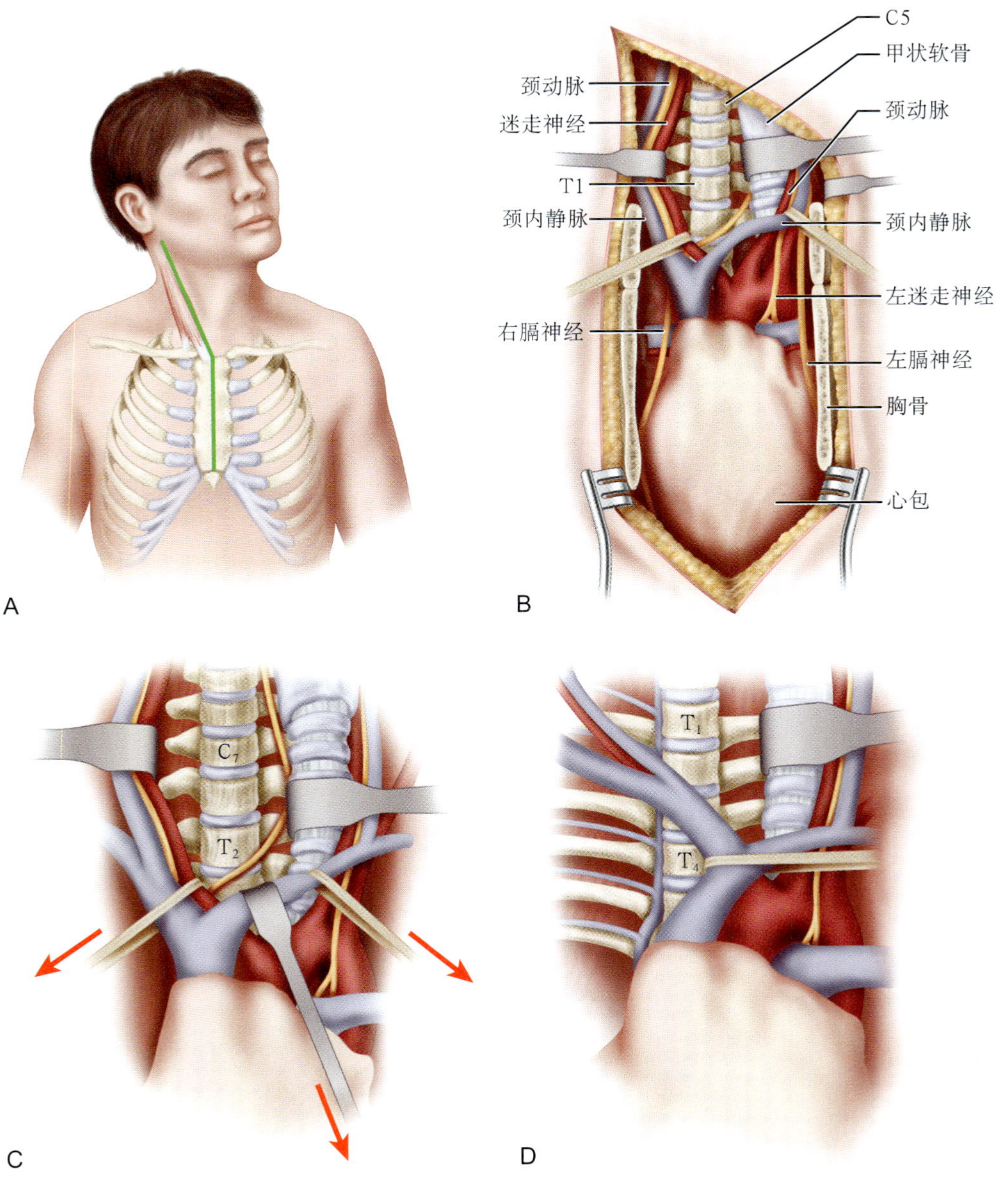


图 43-23 Mulpuri 等对颈胸段脊柱、胸骨劈开入路

A．右路切开；B．打开胸骨，切除胸腺和头臂干，显露上颈椎和胸椎；C．分开气管、食管和无名动脉，显露下颈椎和胸椎；D．移开头臂干，显露远端胸椎（见手术技术 43-14）

复位丢失。Halo 背心广泛用于成年患者，背心容易制作。然而对于儿童患者，预制的头环背心很少能够适合。Halo 石膏或依据模型制作的 halo 背心可能是更好的选择。

Mubarak 等推荐采取下列步骤为儿童定制 halo 装置：①将一条软铅线环绕头部一周以获得头部的尺寸及轮廓模型；②头环的环直径比模型大 2 cm 以上；③获取躯干的石膏模型后，再制作一个前后双瓣的聚丙烯背心；④线性测量上部结构以确保合适的长度。CT 扫描有助于了解计划穿钉部位的骨结构，以避开颅缝线或先天性畸形的骨缺损。

6 岁以内儿童的颅骨厚度存在很大差异，在 10 ~ 16 岁时颅骨厚度逐步增加，在此之后厚度与成年人相似。研究发现，2 mm 厚的颅骨可以承受 160 lb（1 lb=0.45 kg）的载荷，这低于成年人颅骨的推荐扭矩力。

Mubarak 等介绍了 2 岁以下婴幼儿使用 halo 技术。这种多针技术在针的数量、针的安置及力矩等方面，与年长儿童先前接受的推荐标准有所不同。通过多针的应用，大大减少了扭矩，允许在颅骨被认为太薄的区域有较大范围选择穿针的部位。建议将针垂直插入未成熟儿童颅骨，可以增加针－骨界面的承重，增强稳定性。2 岁以下婴幼儿患者使用 halo 时，考虑头骨的发育是非常重要的。出生 18 个月以内幼儿的前囟门和 6 个月以内幼儿的后囟门均未闭合，因此头环一般不用于 < 18 月龄的幼儿。

### Halo 外固定架的应用

此年龄段的儿童需要用 10 ～ 12 根标准 halo 颅骨钉和定制的 halo 环和塑料背心，全身麻醉状态下安装头环，年长儿童或青少年可用局部麻醉。

### 手术技术 43-15

(Mubarak 等 )

- 患者置于仰卧位，一名助手支持患者头部，或者用一个杯状金属伸展器支撑头部。如果应用金属伸展器，不要使患者的颈椎处于屈曲位，儿童的头部相对于躯干较大。
- 将穿针部位备皮，并用抗生素溶液消毒皮肤。
- 用局部麻醉药在选择的区域浸润皮肤和骨膜。
- 用器械或一名助手支撑套在患儿头上的 halo 环，将 halo 环固定在头颅最大直径区域的下方，即在眉弓上方和耳尖上约 1 cm 处。
- 仔细选择穿钉点，尽可能使颅骨钉垂直穿入颅骨。前方穿钉的最佳位置是颅骨的前外侧，即眼眶外侧的 2/3 的上方，并低于颅骨最大周径，这是相对安全区。应该避开颞肌，因为此处穿钉可引起疼痛，而且可能在咀嚼和谈话时妨碍下颌运动。该区域骨骼较薄，颅骨钉很容易松动。
- 如果可能，将后方的颅骨钉直接与前方的颅骨钉成对角的方向置入颅骨，并低于颅骨的赤道位置。将穿入颅骨的固定针引入 halo 环，同时拧紧两个对角的固定钉。
- 在拧紧固定针时应确保患者的眼睛紧闭，以免在完成 halo 环安装后额部皮肤被钉在眼睑不能闭合的位置。
- 在婴儿和年幼儿童，用手指拧紧 10 个穿刺钉或者在前外侧和施加 2 in-lb 扭矩力度拧紧（图 43-24A）。如果主要考虑颅骨厚度的问题，用手拧紧可防止穿透颅骨。
- 在儿童，用 2 in-lb 的扭矩拧紧（Halo 应用于成人，见第 41 章手术技术）。
- 对于青春期骨骼接近成熟的青少年，其颅骨厚度接近成年人（由 CT 扫描判断），扭矩力可以增加到 6 ～ 8 in-lb。
- 用适宜的锁定螺母和成套螺钉将穿钉固定在 halo 环上。
- 当 halo 和颅骨钉固定到合适的位置后，应用聚丙烯背心和上部结构与 halo 环连接（图 43-24B）。

**术后处理** 每日在针与皮肤交界面用过氧化氢或少量聚烯吡酮碘液消毒。以后每隔 48 h 将钉收紧 1 次。

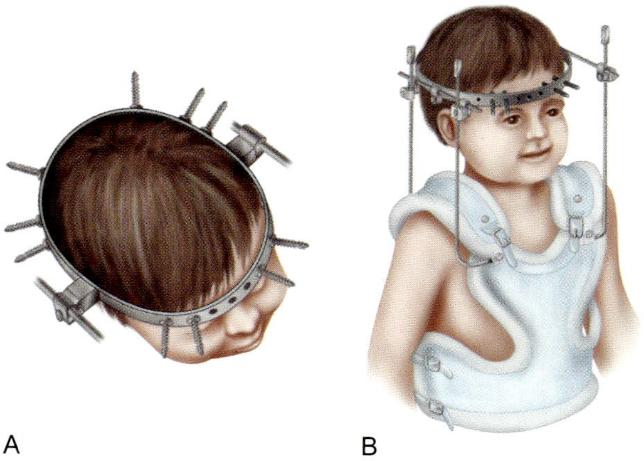


图 43-24 A. 用多钉，低扭矩方法为幼儿选择 10 根钉的位置固定 halo 环，通常将 4 根钉置于前方，但应避开颞部，另外 6 根钉置入枕部；B. 定制的 halo 背心及轻便的连接结构（见手术技术 43-15）

## （四）并发症及处理

并发症包括针松动、感染、穿刺点出血及硬脑膜撕裂。若针松动，可再予拧紧，否则就将此针取出，更换穿刺点。如果针附近有渗出，则应开始口服抗生素和进行皮肤护理。如果这些措施不能减轻渗出，或发展成蜂窝织炎、脓肿者，则应将针取出，更换部位穿刺固定，患者应接受预防性抗生素治疗。硬脑膜撕裂通常在 4 ～ 5 d 愈合，随后可以停用抗生素。

## 第三节　颅底凹陷症

颅底凹陷症（颅底陷入症）是一种罕见的畸形，与正常相比，其齿突尖更多地向颅底陷入。齿突可能深入枕骨大孔并侵犯脑干，因脑干和脊髓的可利用空间有限而引起神经症状。神经损害可能源于齿突或枕骨大孔周围组织的压迫，如椎动脉循环障碍，或者脑脊液回流受阻。需要强调的是，外科医师应熟悉颅底凹陷症及其临床表现，因为这种脊柱畸形常被忽略或误诊为颅后窝肿瘤、脊髓灰质炎球麻痹、脊髓空洞症、肌萎缩侧索硬化症、脊髓肿瘤、多发性硬化症。

颅底凹陷症可以是原发的（先天性）也可以是继发的（获得性）。原发性颅底凹陷症是一种先天性颅颈交界区结构异常，常伴有其他脊椎缺陷（寰枕融合、Klippel-Feil 综合征、Arnold-Chiari 畸形、脊髓空洞症、齿突畸形、寰椎发育不全、寰椎椎弓分裂等）；这些合并症可能引起明显的临床症状。获得性颅底凹陷症是一种继发性颅骨畸形，由某些可引起颅底骨性结构软化的全身性疾病，如 Paget 病、骨软化病、佝偻病、成骨不全症、类风湿关节炎、神经纤维瘤病和强直性脊柱炎等所致。与 I 型相比，颅底凹陷症更容易发生在Ⅲ型、Ⅳ型成骨不全症中。

颅底凹陷症因通过枕骨大孔的神经组织受到挤压可能出现神经症状，但患者的临床表现有较大差异，如严重基底颅底凹陷患者可能完全没有临床症状。症状通常出现在 20 ~ 30 岁以后，原因可能是随着年龄的增长，韧带变得松弛和不稳更加明显，与此同时，患者对于脊髓和椎动脉受压的耐受性下降。

大多数颅底凹陷症患者存在短颈、颅骨或面部不对称及斜颈。但这种表现并非颅底凹陷症的特有体征，也可见于其他先天性脊柱畸形患者。患者常主诉枕大神经分布区痛。DeBarros 等将症状和体征分为两类：单纯由颅底凹陷引起的和由 Arnold-Chiari 畸形导致的症状。研究发现，单纯由颅底凹陷引起的症状主要表现为运动和感觉障碍，如肢体无力和感觉异常，而由 Arnold-Chiari 畸形导致的症状则主要表现为小脑和前庭功能障碍，如小脑共济失调、头晕、眼球震颤。颅底凹陷症也会导致低位脑神经受损，三叉神经、迷走神经、舌咽神经、舌下神经均可在出延髓时受压。Debarros 等还注意到患者中有性功能紊乱，27%的患者有阳痿和性欲减退。

椎动脉在通过枕骨大孔时受压，是症状出现的另一个原因。Bernini 等发现颅底凹陷症和寰枕融合的患者椎动脉畸形的发病率显著增加。椎动脉供血不足引起的症状，如头晕、癫痫发作、智力减退、晕厥，可单独或与颅底凹陷症的其他症状一起出现。儿童枕颈异常如果应用颅骨牵引，可能更容易造成椎动脉损伤和脑干缺血（图 43-25）。

### 一、X 线表现

多种测量方法被推荐用于颅底凹陷症的诊断（框 43-4），这也反映出从 X 线片上评估脊柱这一区域的难度。确定诊断可能需要几种评估方法（X 线片、断层摄影、CT 扫描、MRI）的共同使用。最常用的测量方法是 Chamberlain、McGregor、McRae、Fischgold、Metzger 线。其中，Chamberlain、McGregor 和 McRae 线是在颅底侧位片上测量（图 43-26），Fischgold 和 Metzger

**框 43-4　诊断颅底凹陷的测量方法：X 线侧位片**

Chamberlain 线
- 硬腭后缘到枕骨大孔后缘
- 齿状突顶端超过此线时，可能出现颅底凹陷症状

McGregor 线
- 自硬腭后缘的上面到枕骨最低点的连线
- 在标准侧位 X 线片上更容易界定
- 超过这条线 4.5 mm 以上为异常
- 可作为常规筛选试验，标志容易确定

McRae 线
- 枕骨大孔前后方向的长度，自枕骨大孔前端到后端的连线
- 若齿状突尖端在这条线以下，患者通常没有症状
- 有助于确定诊断

Fischgold 和 Metzger（Digastric）线
- 两个二腹肌沟之间的连线（颅底两侧，乳突内侧面的连线）
- 此线通常高于齿突尖 10.7 mm，并且高于寰枕关节 11.6 mm
- 可用于确定诊断

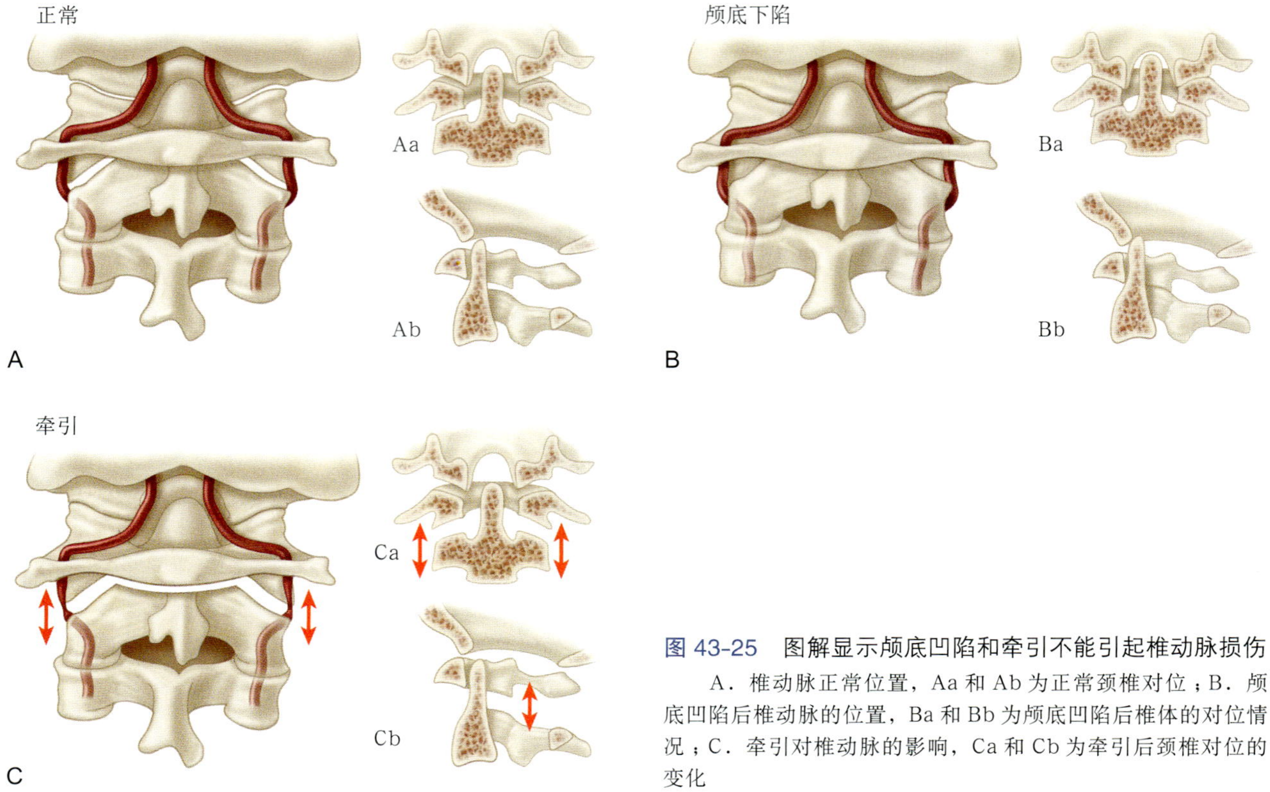


图 43-25 图解显示颅底凹陷和牵引不能引起椎动脉损伤

A．椎动脉正常位置，Aa 和 Ab 为正常颈椎对位；B．颅底凹陷后椎动脉的位置，Ba 和 Bb 为颅底凹陷后椎体的对位情况；C．牵引对椎动脉的影响，Ca 和 Cb 为牵引后颈椎对位的变化

线是在前后位片上测量（图 43-27）。

Chamberlain 线是从硬腭后缘到枕骨大孔后缘所画的一条直线，当齿突尖端超过上述这条线时，就可发生症状性颅底凹陷。Chamberlain 线有两个缺陷：在标准 X 侧位片上枕骨大孔后缘难以界定，而且枕骨大孔后缘往往发生内凹。McGregor 修改了 Chamberlain 线，他从硬腭后缘的上面到枕骨凸的最低点画一直线，该线在标准侧位片上很容易确定。通过 McGregor 线来测定齿突尖端与该线的位置关系，此线上方 4.5mm 被认为是正常值的上限。McRae 线决定枕骨大孔的前后距离，即枕骨大孔前缘与后缘之间的连线。McRae 指出，如果患者的齿突尖端在这条线以下，则通常没有临床症状。

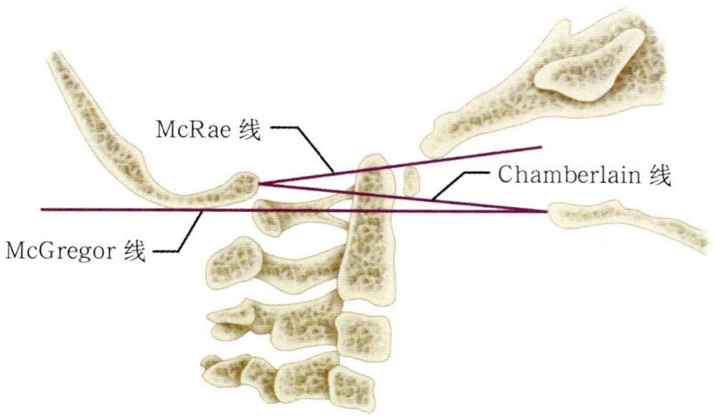


图 43-26 颅底和上颈椎，并显示 McRae，McGregor 和 Chamberlain 线的位置

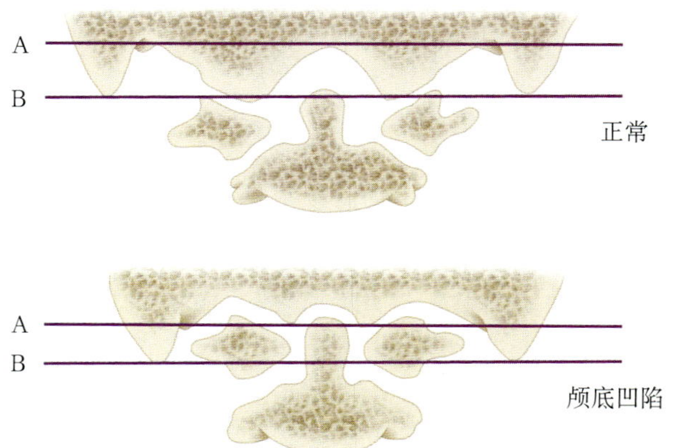


图 43-27 Fischgold 和 Metzger 线，最初采用的是乳突下极的连线 (B)，但由于乳突大小差异较大，推荐在二腹肌沟间画一横线 (A)

由于 Chamberlain 和 McGregor 线的前参考点（硬腭）不是颅骨的一部分，而且测量值可能被异常面部轮廓或高弓腭所扭曲，这种测量线曾受到质疑。为了解决这个问题，Fischgold 和 Metzger 介绍了另一种评估颅底凹陷症的方法，在前后位断层片上测量颅底凹陷更加精确（图 43-27）。这种方法是基于两个二腹肌沟（颅骨上乳突内侧面与颅底的连接处）之间的连线。通常二腹肌沟线在齿突上 10.7 mm，高于寰枕关节 11.6 mm。

Clark 分级、Redlund-Johnell 标准和 Ranawat 标准是测量患有类风湿关节炎患者颅底凹陷症的有用方法。Clark 分级是通过在矢状面上将齿突分为三等份来确定（图 43-28）。如果寰椎前弓跟齿突的中 1/3（Ⅱ级）或尾端 1/3（Ⅲ级）齐平，则说明存在颅底凹陷症。Redlund-Johnell 标准是 McGregor 线和 C2 椎体尾缘中点之间的距离。如果测量的距离在男性 < 34 mm，女性 < 29 mm，则说明存在颅底凹陷症。Ranawat 标准是中心 C2 椎弓根中心和寰椎横轴之间的距离，如果这个距离在男性 < 15 mm，女性 < 13 mm，说明存在颅底凹陷症。Redlund-Johnell 和 Ranawat 标准可能不适用于儿童。

McGregor 线用来作为常规的筛选方法，是因为这条线的标志在标准侧位片上很容易确定。如需要更详细信息，颅椎连接处磁共振检查可用来确诊颅底凹陷。有学者推荐使用 CT 扫描和 MRI 来评价上颈段脊髓受压情况。作为互补的检查，CT 可提供详细的骨骼情况，而 MRI 能提供极好的软组织分辨率。“功能性” MRI 是指患者颈椎在前屈 / 后伸功能位时因脊椎不稳或畸形所致脊髓受压的动态变化。

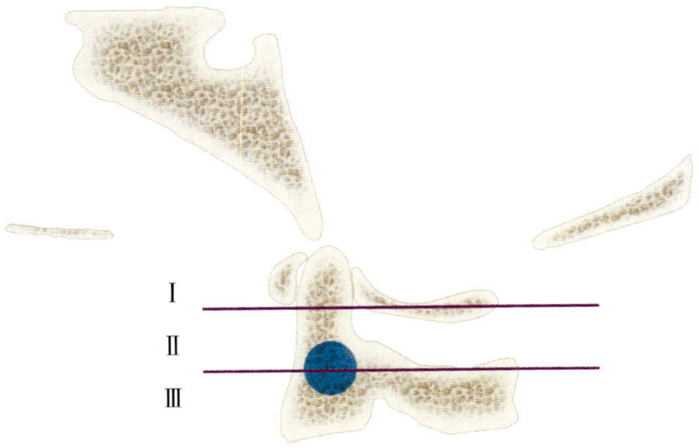


图 43-28 第 1 颈椎的 Clark 分组是通过在矢状位上将齿突平均分为三等份来确定的。如果寰椎前弓与齿突的中 1/3（Ⅱ级）或尾侧 1/3（Ⅲ级）平齐，提示存在颅底凹陷

## 二、治疗

相关研究已证实，具有临床症状的患者佩戴颈围或外固定支具均无明显疗效。很多颅底凹陷症患者没有神经症状，有些症状轻微，但多数没有进行性神经功能损害。这些患者应予严密观察、定期检查，只有当临床症状和体征加重时才有手术指征。手术指征是基于临床症状而非颅底凹陷的程度。一旦患者出现症状，其病变则有可能进行性加重。

如果症状是由齿突压迫前方所致，意味着需要行枕 -C1 ~ C2 伸展位稳定性手术；如果齿突不能复位，则在行后路固定后行前路齿突切除术。如果后方受压，则需要枕下颅骨部分切除，以及 C1 甚至 C2 椎板切除，以解除对脑干和脊髓的压迫。术中须打开硬脑膜以检查后方是否有紧张的硬膜束带卡压，症状可能是硬膜纤维束带过紧而非骨性异常所致。如果存在减压后不稳，建议减压后实施后路融合。

# 第四节 寰枕融合

寰枕融合（寰椎枕骨化）是寰椎和枕骨基底部之间的部分或完全的先天性融合，包括完整的骨性融合，或是一小部分寰椎和枕骨底之间的骨桥，甚至纤维索带连接。寰椎枕骨化是第 4 枕生骨节和第 1 脊椎生骨节之间未分节所致。这种情况可导致慢性寰枢椎不稳或基底内陷，并且由于脊髓压迫和椎动脉侵犯而可能产生多种症状。有报道，寰枕融合的发病率为每 1000 名儿童中有 1.4 ~ 2.5 例，男性、女性受累的比例相似。症状通常出现在 30 ~ 40 岁。寰枕融合经常伴随 C2 和 C3 之间的先天性融合（70%的患者）。约有 50% 寰枕融合患者会发展为寰枢椎不稳。脊柱后凸和脊柱侧凸畸形也是常见的合并畸形。其他相关的先天性异常，如下颌骨畸形、鼻软骨不完全裂缝、腭裂、外耳畸形、颈肋综合征和泌尿道畸形，约 20%的寰枕融合患者中出现以上畸形。

寰枕融合患者多有发际低、斜颈、短颈及颈部活动受限。多数患者主诉后枕及颈部钝痛伴间歇性颈部僵硬，但症状因脊髓受压迫的部位不同而不尽相同。如果脊髓前份受压，则以锥体束的症状和体征为主；如脊髓后份受压，则以后柱的症状和体征为主。

齿突的形状和位置被认为是产生神经症状的关键。当齿突位于枕骨大孔以上时，会出现颅底凹陷症症状。如果齿突位于枕骨大孔以下，患者通常没有临床症状。齿突特别长而且向后成角，减少了椎管前后径。尸检结果显示，脑干被异常的齿突压迫成锯齿状。脊髓前份受压可引起锥体束受压和刺激征，导致肌肉无力和肌萎缩、小脑性共济失调、肌强直、病理反射（Babinski 征和 Hoffman 征）阳性及反射亢进。脊髓后份受压会造成深部痛觉、轻触觉、本体感觉和振动觉消失。眼球震颤是一种常见现象。脑神经损害可能导致复视、吞咽困难和听觉障碍。椎动脉受累则会导致晕厥、抽搐、眩晕、步态不稳。

神经系统症状一般开始于 30 ~ 40 岁，这可能是因为随着年龄增长，患者脊髓和椎动脉对压迫的耐受性较差。症状可能由外伤或咽部的感染引起。

## 一、X 线表现

由于这种畸形可以从寰椎与枕骨完全融合到部分寰椎和枕骨之间的骨桥甚至纤维带连接，常规 X 线片通常很难做出诊断，可能需要断层 X 线片、CT 扫描或 MRI 显示枕颈融合（图 43-29）。最常见的是寰椎前弓融入枕骨，并且相对于枕骨向后移位。约 50% 的患者由于寰椎高度丧失而产生相对的颅底凹陷。后方融合通常是一个小骨桥或在 X 线片下不明显的纤维束带。这种骨桥或纤维束带的边缘向下进入椎管，可能会导致神经症状。由于寰枢椎不稳频繁出现，颈椎前屈和后伸侧位片 Gholve 等将 C1 与枕骨融合的部位分为 4 个区。1 区表示前弓融合，2 区侧块融合，3 区后弓融合，4 区表示同时存在上述 2 个或以上部位融合（图 43-30）。在其报道的 30 例患者中，4 区融合最为常见，2 区融合神经功能损害发生率最高。应作为初步评估的一部分。McRae 和 Barnum 测量齿突后缘到寰椎后弓或到枕骨大孔后缘的距离，发现其间距均变小。当距离为 19 mm 或以下时，通常出现神经症状。最近发现，矢状直径为 13 mm 时开始出现神经症状，这种测量应在屈曲位片上进行，因为颈椎屈曲时椎管变得最狭窄。脊髓造影或 MRI 可以检测脊髓或延髓受累及的范围，当后方受到纤维束带压迫时尤其有用。前屈 / 后伸位 MRI 也常用于鉴定其病理变化过程。

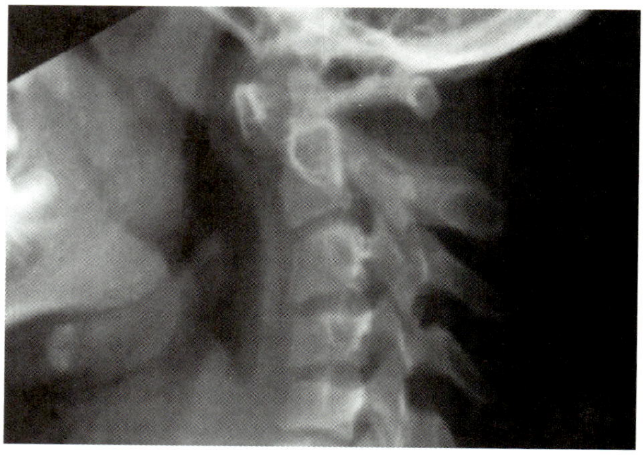

图 43-29 寰枕融合患者的侧位 X 线片

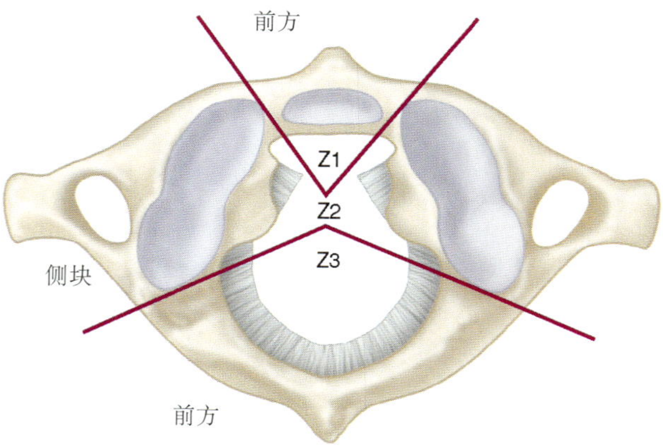


图 43-30 根据 C1 枕骨化解剖位点将 C1 与枕骨融合进行形态学分类：1 区，前弓融合；2 区，侧块融合；3 区，后弓融合；4 区，同时合并上述 2 种或以上部位融合

（重绘自：Gholve PA，Hosalkar HS，Ricchetti ET，et al：Occipitalization of the atlas in children. Morphologic classifi cation，associations，and clinical relevance，J Bone Joint Surg Am 89:571，2007.）

## 二、治疗

有轻微症状、轻微外伤或感染后出现症状的患者可进行非手术治疗，如石膏固定、牵引或戴颈椎矫形支具。当出现神经症状时，则表示要进行颈椎融合或减压术。脊髓前方结构受损的症状通常是由齿突高度活动所致，使用牵引可使齿突复位，行枕骨到 C2 融合可解除症状。如果齿突不可复位，是在没有复位的情况下原位融合，还是切除齿突融合，要充分考虑其手术风险性和并发症。脊髓后方结构受损的症状和体征通常是骨性压迫或硬脑膜束带压迫所致，当 MRI 或脊髓造影证实上述病变时，则需要行枕下颅骨切除、寰椎后弓切除和硬脑膜束带切除术，这些方法可能还需要与后路融合术结合以预防不稳。

# 第五节 特发性寰枕关节不稳

在一个研究中曾报道有 5 例特发性寰枕关节不稳患者，其神经系统症状包括眩晕、晕厥和喷射性呕吐，其原因可能是由寰枕关节不稳造成椎动脉供血不足。这些患者经后路寰枕融合治疗可取得良好疗效。

# 第六节 Klippel-Feil 综合征

Klippel-Feil 综合征是一种先天性的颈椎融合，可能累及两个节段，即由两个椎体形成一个先天性脊椎块，或整个颈椎融合。先天性颈椎融合是在胚胎第 3 ～ 8 周时，颈椎体节未能正常分节的结果。在这种情况下，骨骼可能不是唯一受累的系统，心肺、泌尿生殖系统和听觉系统也常被累及。对多数患者来说，确切的发病原因不明。其中一个原因是胚胎发育过程中主要的血管遭到破坏，从而导致颈椎融合及其他畸形。有研究认为少数患者有遗传因素。C2 ～ C3 融合是一个常染色体显性遗传，还识别出家族性 Klippel-Feil 综合征的遗传基因位于第 8 染色体的长臂上。孕妇酗酒也被认为是一个致病因素。在胎儿酒精综合征患者中有 50%的颈椎融合发病率。

寰椎枕骨化、半椎体和颅底凹陷症也常出现在 Klippel-Feil 综合征患者中，单独出现时并不被认为是该综合征的一部分。Klippel-Feil 综合征的典型特点是颈部短粗、后发际低、颈部活动受限。患者可能因为神经症状、颈椎不稳或外观问题咨询矫形外科医师。但是由于很多患者没有临床症状，所以这种疾病的实际发病率并不清楚，据文献估计，其发病率为新生儿的 1/42 400 ～ 3/700。稍多见于男性（男女比例 1.5 ∶ 1）。Feil 将 Klippel-Feil 综合征分为 3 型：Ⅰ型是全部颈椎和上胸椎呈块状融合；Ⅱ型是一对或两对颈椎融合；Ⅲ型是颈椎融合，合并下胸椎或腰椎融合。Klippel-Feil 综合征较轻的患者日常生活无明显受限或症状。严重受累的患者，如果泌尿生殖系统、心肺和听觉障碍问题能及早治疗，则预后良好。Samartzis 根据 X 线表现将其分为三型：Ⅰ型，颈椎单节段先天融合；Ⅱ型，非连续多节段先天融合；Ⅲ型，颈椎连续多节段融合。Ⅰ型患者有长期的颈部轴性疼痛，Ⅱ型、Ⅲ型患者则有颈椎根性痛和脊髓症状。

Klippel-Feil 综合征患者从神经根病到四肢麻痹、死亡等均可出现。神经症状是由枕颈畸形、不稳、关节退行性变或椎间盘疾病所致。当两个融合区域被一个单个开放的间隙分隔开来时，通常会出现不稳和退行性关节病。多发性短节段融合（3 个或 3 个以上椎体）被一个以上开放间隙分开，很少出现不稳和退行性关节病变，可能是因为颈椎承受的应力得到了较均衡的分布。三种预后不佳的颈椎融合可发生晚期颈椎不稳和退行性关节病变。一种是 C1 ～ C2 融合并有寰椎枕骨化，此种畸形颈椎前屈 / 后伸活动集中在寰枢关节上，齿突活动增加并可能向后脱位，使得椎管变窄而导致神经损害。另一种是伴有枕颈连接部异常的长节段融合，颈椎屈伸和旋转活动的应力集中在异常的齿状突或发育不良的寰椎，随着时间的推移，这种异常的关节将变得不稳定。该型应与长节段融合 C1 ～ C2 及枕颈连接正常区分开来。Ⅱ型患者不是不稳和神经损害的高危患者，可有正常寿命。Ⅲ型是两个融合的节段之间被一个单个开放的椎间隙分隔开来，颈椎活动集中在开放间隙，使其过度活动，从而造成不稳和关节退行性病变。在 X 线侧位片上，显示颈椎在一个开放的节段上形成铰链。

## 一、合并症

先天性颈椎融合常合并多种先天性疾病，最常见的有脊柱侧凸、肾畸形、先天性肩胛高位症、耳聋、联带运动和先天性心脏缺损（框 43-5）。

**框 43-5 Klippel-Feil 综合征常见合并症**

**脊柱侧凸**
- 最常见的骨科并发症（60% 的病例）
- 需要拍摄全脊柱 X 线片

**肾功能异常**
- 约 30% 的病例有肾畸形
- 通常无临床症状
- 需要进行超声或静脉肾盂造影

**心血管畸形**
- 4% ~ 14% 的病例
- 室间隔缺损最常见

**耳聋**
- 约 30% 的病例
- 应进行听力测定试验

**联带运动（镜影运动）**
- 约 20% 的病例
- 可能有需要双手同时运动的限制
- 通常随着年龄增长而减少

**呼吸系统畸形**
- 肺叶未形成
- 异位肺
- 由于躯干缩短、脊柱侧凸、肋骨融合或肋椎关节畸形所致的限制性肺疾病

**高位肩胛畸形（Sprengel 畸形）**
- 约 20% 的病例
- 单侧或双侧
- 畸形外观加重
- 可能影响肩关节活动

### （一）脊柱侧凸

最常见的骨关节畸形是脊柱侧凸。研究表明，60%～70%的 Klippel-Feil 综合征患者有脊柱侧凸（> 15°）、脊柱后凸或两者兼有。其中多数患者需要治疗，应密切观察直至生长停止。已经确认两种类型的脊柱侧凸：第一种是脊椎畸形引起的先天性脊柱侧凸；第二种则发生在先天性脊柱侧凸或颈椎融合下方的正常节段，该型侧凸会不断进展，进展可用支具来控制。Klippel-Feil 综合征患者并发这两种脊柱侧凸，可能都需要手术来阻止其进展。如果临床上只观察先天性脊柱侧凸或颈椎融合，可能只有当侧凸进展到产生严重畸形时才会被注意，因此应拍摄全脊柱 X 线片才能早期发现。

### （二）肾畸形

Klippel-Feil 综合征患者中约 1/3 有泌尿生殖系统畸形。由于颈椎和泌尿生殖系统在胚胎期是由同一部位和同一时间分化而来，所以在妊娠 4 ～ 8 周时，如发育不良可能会产生泌尿生殖系统畸形和 Klippel-Feil 综合征。这些肾畸形通常没有症状，由于肾畸形可危及生命，因此对 Klippel-Feil 综合征儿童必须做超声或静脉肾盂造影检查以早期诊断。最常见的肾畸形是单侧肾缺如，其他异常包括肾旋转不良、异位肾、马蹄肾、肾盂输尿管交界处梗阻致肾盂积水。

### （三）心血管畸形

据文献报道，Klippel-Feil 综合征儿童并发心血管畸形的发病率为 4.2%～ 29%。单发或伴发的室间隔缺损最常见。患者可有明显的呼吸困难和发绀。其他心血管畸形包括二尖瓣关闭不全、主动脉狭窄、右位主动脉、动脉导管未闭、肺动脉狭窄、右位心、房间隔缺损、心包发育不全、卵圆孔未闭、单心房、单心室、肺动脉瓣双瓣膜。

### （四）耳聋

约 30%的 Klippel-Feil 综合征儿童有某种程度的听力丧失。McGaughran、Kuna 和 Das 报道，他们研究的 44 例患者中有 80%存在某些类型的听力异常。有数位作者报道证实为听小骨关节强直、镫骨底板固定或外耳道缺如的传导性缺陷。其他报道显示存在感音神经性缺陷。没有常见的解剖学异常，听力丧失可能是传导性的、感音性的或混合性的。所有 Klippel-Feil 综合征患者都应进行听力测试。早期发现孩子的听力缺陷，就可能通过早期的训练来改善其发音和语言表达能力。

### （五）联带运动

联带运动（镜影运动）是双手不自主地成对运动，偶尔可见于双臂。如果没有对侧手的同样相互运动，一只手就不能运动。这种联带运动可见于<5 岁的正常儿童，约 20%的 Klippel-Feil 综合征患者存在这种情况。联带运动可能严重到影响需要双手进行的活动。随着年龄增长，这种镜像运动可能逐渐减弱，在 20 岁以后消失。

在尸检研究中，有学者观察到上颈段脊髓锥体束交叉不完全，这表明需要另一种锥体外系路径来控制上肢的运动。一些没有临床症状的 Klippel-Feil 综合征患者存在着另一只手的联合运动。这些患者在需要双手合作的活动中显得比较笨拙，可通过职业治疗帮助孩子们分离这种镜像运动，改善双手的灵活性。

### （六）呼吸系统畸形

已报道的肺部并发症包括肺叶形成失败、异位肺，或由于躯干缩短脊柱侧弯、肋骨融合和肋椎关节变形导致的限制性肺疾病。

### （七）肩胛骨高位症（Sprengel 畸形）

肩胛骨高位症见于约 20%的 Klippel-Feil 综合征患者中，可以是单侧或双侧受累。肩胛骨下降与 Klippel-Feil 综合征畸形产生的时期一致，妊娠 3 ~ 8 周的发育不良可导致这两种畸形。肩胛骨高位症畸形使短颈畸形的外观畸形更加明显，并可能影响肩部活动范围。

### （八）颈肋综合征

颈肋综合征发生在 12% ~ 15% 的 Klippel-Feil 综合征患者中。评估患者的神经症状时，应明确患者是否存在颈肋综合征及胸廓出口综合征。

## 二、临床表现

Klippel-Feil 综合征的典型临床特征是颈部短粗、后发际低和颈部活动受限三联征（图 43-31）。这三种症状表明 Klippel-Feil 综合征几乎涉及全部颈椎，而且在出生时就有明显异常。然而，只有不到一半的 Klippel-Feil 综合征患者同时表现出这三联征。许多 Klippel-Feil 综合征患者外观正常，诊断也是通过 X 线检查偶然获得。颈部短粗和后发际低这两种表现并非总是出现，因此可能会被忽略。在严重情况下可见颈蹼（颈部皮肤如翼状）。最常见的临床表现是颈部活动受限，旋转和侧屈比屈伸更易受到影响。如果融合的椎体少于 3 个或以下颈椎融合，则只有轻微颈部活动受限。据 Hensinger 报道，某些患者只有一个开放（未融合）的椎间隙，但几乎可以完成正常范围的屈曲活动。

症状通常不是由融合的颈椎引起，而是由于毗邻骨性融合的开放节段应力增加、过度活动所致。症状由力学或神经性因素引起。前者是由于过度活动节段附近的关节囊或韧带受到机械性牵拉，导致早期退行性关节炎，产生局限于颈部的疼痛。后者是直接刺激或侵犯神经根或脊髓受压所致。损害神经根会造成根性症状、脊髓受压可引起肌肉痉挛、反射亢进、肌力减弱，甚至完全麻痹。

## 三、影像学表现

常规 X 线片、断层片、X 线电影摄影术、CT 扫描、MRI 均有助于评估 Klippel-Feil 综合征。对病情严重的儿童很难获得合适的 X 线片，但初始检查应包括前后位、齿突位、颈椎屈伸侧位摄片。屈 - 伸侧位片是识别寰枢关节不稳或两个先天融合区域之间开放节段不稳的最重要依据（图 43-32）。如果常规侧位片难以解释其临床表现，应进行屈 - 伸侧位断层摄片。椎管狭窄可由退行性骨赘或先天性椎管狭窄导致。若在 X 线片见有椎管扩大，应怀疑有脊髓空洞症、脊髓积水或 Arnold-Chiari 畸形。对年轻的 Klippel-Feil 综合征患者，应进行系列的屈 - 伸侧位摄片，以评估寰枢关节或两个先天融合区域之间的开放间隙是否存在不稳。应用全脊柱 X 线检查，确定先天性或特发性脊柱侧凸是否进展。X 线电影摄影术对确定椎体不稳的程度也有帮助。除了颈椎椎体融合外，受累椎体扁平增宽及椎间盘间隙消失也是常见表现。年幼儿童可因脊椎没有骨化而表现正常。颈椎后份结构通常最早骨化、融合，这有助于 Klippel-Feil 综合征的早期诊断。CT 扫描有助于诊断骨赘对神经根和脊髓的压迫情况。为了评估不稳和神经损害的危险性，应用颈椎屈曲及伸展位 MRI 可以明确是否存在不稳或脊髓受损。

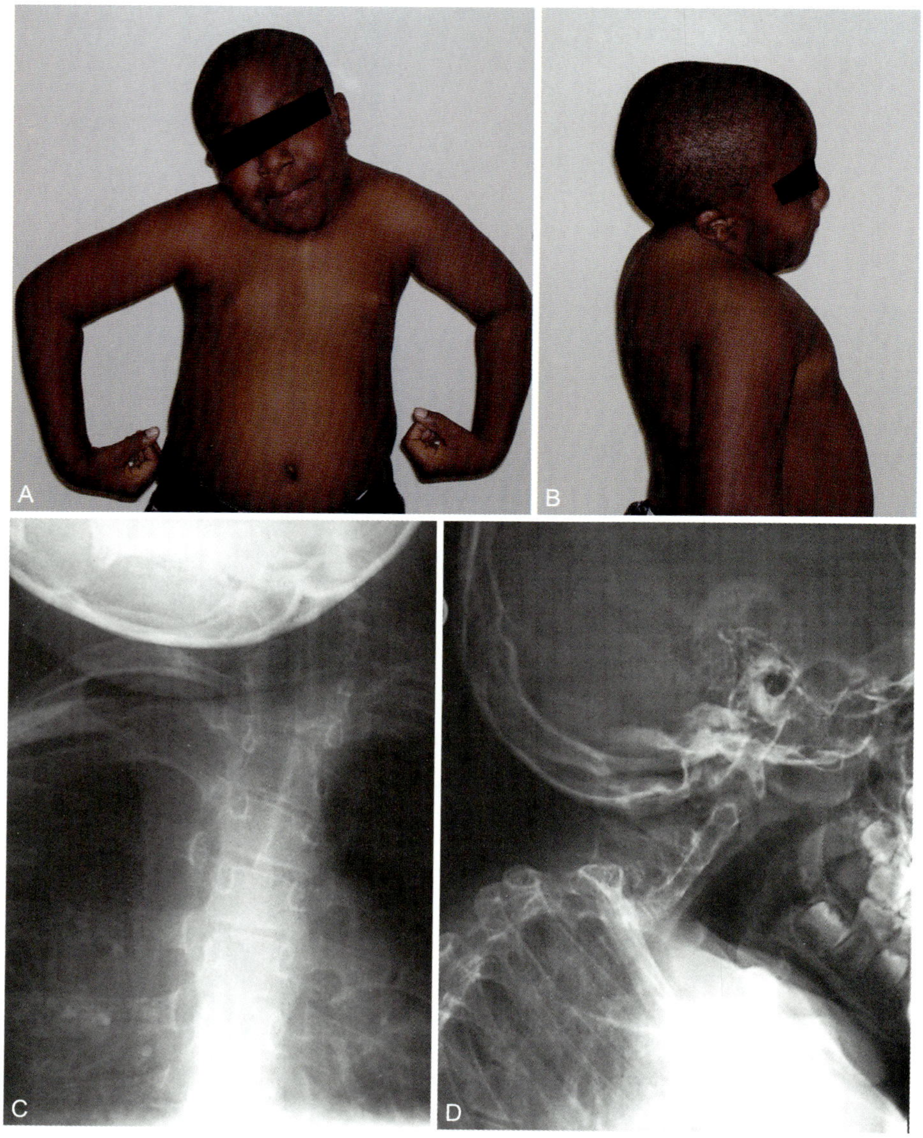


图 43-31 年幼儿童 Klippel-Feil 综合征的临床（A 和 B）及 X 线片（C 和 D）特征

## 四、治疗

由退行性关节病导致的机械性症状通常对牵引、颈围和镇痛药等措施有效。应仔细评估神经症状，以明确病变位置，可能需要过度手术减压和稳定颈椎。对过度活动节段实施预防性融合手术尚存争议，神经受压损害的风险必须与减少颈椎活动之间加以权衡做出选择，这种选择必须因人而异。根据畸形的解剖类型和失稳位置的不同，可采用后路融合、前路融合或前后路联合手术。如果需要前路减压融合，在解剖结构允许的情况下可采用成人手术方法(参照第 41 章)，行前路减压椎间融合钢(钛)板螺钉内固定。外科手术改善外观的效果有限，但外科矫治可显著改善 Sprengel 畸形的外观。有时软组织手术，如“Z”字成形术及肌肉切除术也可改善外观。Bonola 介绍的肋骨切除术可明显增加颈部长度和活动度，但该手术范围大，存在较大风险。部分胸廓成形术可分两期完成：先移除一侧的上位 4 根肋骨，待患者从第一次手术中恢复后，再移除另一侧的上位 4 根肋骨。

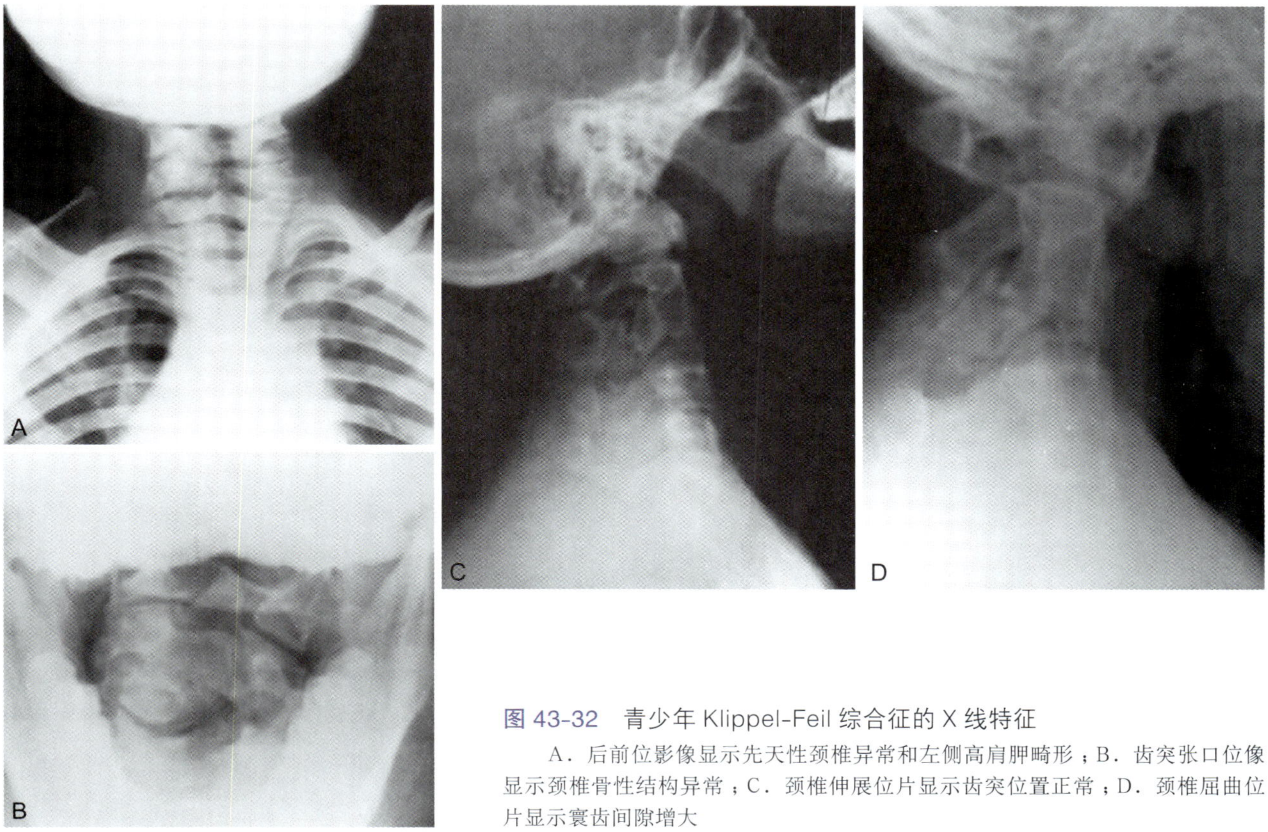


图 43-32 青少年 Klippel-Feil 综合征的 X 线特征

A．后前位影像显示先天性颈椎异常和左侧高肩胛畸形；B．齿突张口位像显示颈椎骨性结构异常；C．颈椎伸展位片显示齿突位置正常；D．颈椎屈曲位片显示寰齿间隙增大

### C3 ～ C7 后路融合

#### 手术技术 43-16（图 43-33）

- 患者仰卧位下进行全身麻醉。
- 在手术台上将患者转为俯卧位，维持牵引和头颈的适宜力线。头部可以定位在一个头枕上或使用骨牵引维持。
- 通过 X 线片确认脊椎的合适力线及将要充分显露的椎体。如有额外的椎体或棘突被显露，则增加了融合区域扩大的发生率。
- 在所选棘突上做中线纵切口，骨膜下剥离显露棘突和椎板，直至小关节。
- 如果棘突足够大，使用巾钳或 Lewin 夹在该棘突基底部打一个孔。
- 通过此孔穿一根 18 号钢丝，其一端在棘突上方缠绕半圈，再次穿过此孔。
- 在将要融合的下方脊椎棘突基底部打同样的孔。
- 将钢丝的另一端穿过此孔，并在该棘突下方缠绕半圈后再次穿过此孔。
- 收紧钢丝并打结，沿已显露的椎板和棘突放置游离皮质－松质植骨碎块。
- 分层关闭伤口。
- 如因棘突太小无法穿过钢丝，可进行原位融合，并使用外固定。

**术后处理** 患者佩戴一个高硬度的颈胸支具，直到 X 线显示已经达到稳定的骨性融合。

### 使用 16 号钢丝和螺纹克氏针的后路融合技术

#### 手术技术 43-17

(Hall)

- 用螺纹克氏针穿过要融合的脊椎棘突基底部，随后用 16 号钢丝绕成“8”字形。
- 将缠绕螺纹克氏针周围的 16 号钢丝拉紧打结，将骨皮质和骨松质骨条铺放在要融合的椎弓上（图 43-34）。
- 显露和术后处理与 Rogers 后路融合和钢丝固定的方法相同。

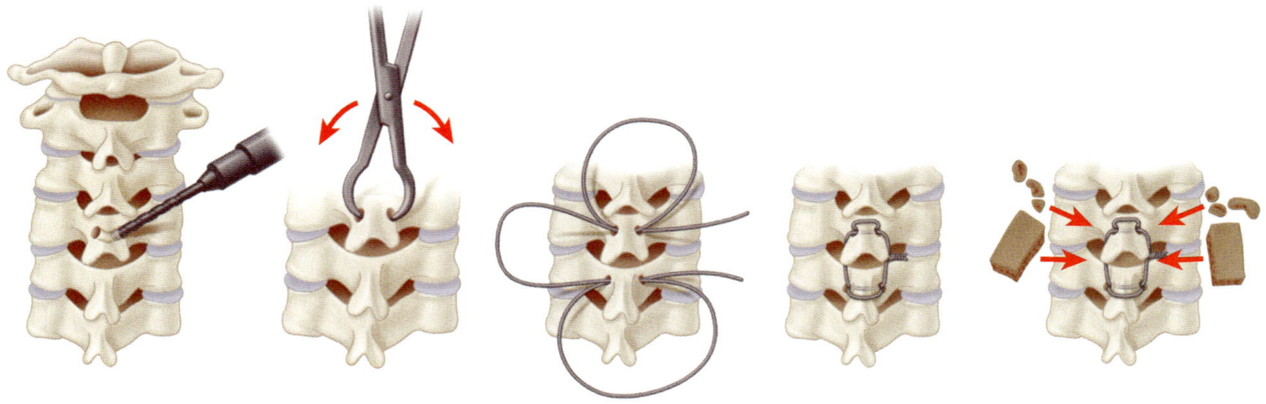

图 43-33 改良 Rogers 颈椎钢丝固定法（见正文）（见手术技术 43-16）

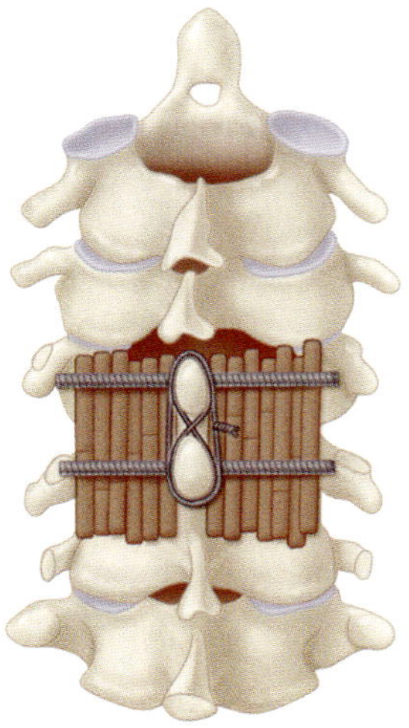

图 43-34 Hall 颈椎后路融合固定技术（见手术技术 43-17）

应用于成人脊柱（钢板或棒和侧块螺钉）的后路内固定技术（见第 41 章）可用以固定小儿颈椎。在这项技术使用前，必须评估侧块螺钉的大小，以确定有无足够的空间来置入此类螺钉。

## 后路侧块螺钉固定融合

侧块螺钉内固定可以应用于大龄儿童或青少年，内固定器械大小需要与儿童相匹配。但进钉点和轨迹与原先侧块技术描述的不同。

### 手术技术 43-18

（Roy–Camilie）

- 进钉点开口在内侧缘距外侧缘 5 mm 处两椎小关节之间或侧块矩形表面的中心作为入钉点（图 43-35A）。
- 直接垂直于椎板后壁，与椎体成外倾 10° 角钻孔（图 43-35B）。这一钻孔出口在椎动脉稍偏外侧，出口神经根的下边，并行侧位 X 线透视防止穿透下关节面。
- 限深 10 ~ 12 mm，防止穿透前方骨皮质。男性 C3 ~ C6 侧块深度 6 ~ 14 mm（平均 8.7 mm），女性深度 6 ~ 11 mm（平均 7.9 mm），根据局部解剖情况可增加钻孔深度。为增加 20% 螺钉抗拔除力，可使螺钉在侧块与横突交界处穿出实现双皮质固定（图 43-35C）。

## 后路侧块钉棒内固定融合术

### 手术技术 43-19

- 选择侧块中心偏内 1 mm 作为进钉点。
- 在 C3 ~ C6 侧块钻孔时（图 43-36），需要向外倾 25° ~ 35°，向头侧倾斜 15°（平行于小关节面）；C2 钻孔时，向内倾斜 10° ~ 25°，向上倾斜 25°，以免损伤椎动脉。用限深手摇钻钻孔防止钻透前方皮质，必要时探测钻孔。
- 在每一个侧块上拧入适当长度的万向螺钉固定，用“C”形臂行后前位和侧位 X 线透视检查，必要时做适当调整。

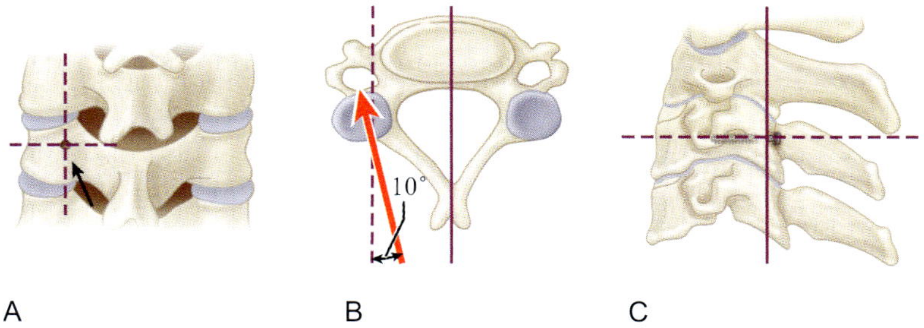


图 43-35　Roy-Camille 法侧块螺钉固定

A. 进针点；B. 与锥体成外倾 10° 角钻孔；C. 螺钉位置（见手术技术 43-18）

- 将预弯好的金属棒安装到螺钉连接头中并锁紧。

**术后处理**　佩戴颈胸支具（或颈托）6 ~ 8 周。如果内固定不牢固，可考虑加用 halo 外固定装置。

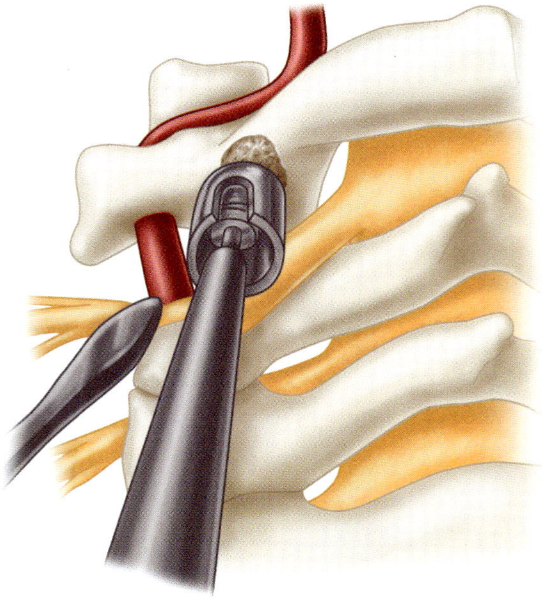

图 43-36　后路侧块钉棒内固定融合术，插入侧块螺钉（见手术技术 43-19）

### 肋骨切除

#### 手术技术 43-20

(Bonola)

- Bonola 描述了局部麻醉下部分胸廓成形术，也可以使用全身麻醉。
- 通过右侧棘突和肩胛骨内侧缘之间的椎旁切口，分离斜方肌和菱形肌，显露上方 4 根肋骨的后面（图 43-37A）。
- 用肋骨剪在距离肋椎关节数厘米处切断这几根肋骨。
- 沿这些肋骨继续向前分离，只要分离和显露允许，尽可能靠前切断和去除肋骨（图 43-37B）。
- 分层关闭切口。

**术后处理**　佩戴颈托有助于切除区域的塑形，患者第一次手术康复后可在对侧肋骨实施二期切除手术。

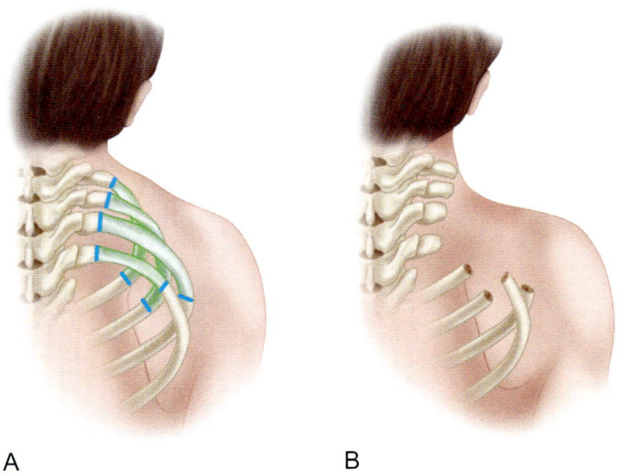


图 43-37　Bonola 部分胸廓成形术治疗 Klippel- Feil 综合征的短颈畸形（见手术技术 43-20）

## 第七节　寰枢关节旋转性半脱位

寰枢关节旋转性半脱位是儿童斜颈的常见原因，但多为暂时性半脱位和斜颈，而持续存在并成为寰枢椎旋转“固定”并不多见。当寰椎和枢椎之间的正常活动受限或固定时，就会发生寰枢关节旋转性半脱位，它可以自发产生，也可以伴发轻微创伤，甚至继发于上呼吸道感染。半脱位的原因尚不完全清楚。有学者认为是寰椎椎弓充血性脱钙致使寰椎横韧带附着处松弛，因此出现旋转性半脱位，有学者认为发炎的滑膜边缘会阻碍半脱位复位。还有学者认为半脱位是由于一侧或双侧翼状韧带断裂所致，而横韧带可完好。有研究报道一例 C1 ~ C2 椎间小关节内半月板样滑膜皱襞导致的半脱位，他们认为儿童和成年人在齿突关节面角度的解剖学差异是儿童多发此病的主要原因。目前，大多数学者一致认为，半脱位与炎症或外伤造成的翼状韧带和横韧带松弛有关。

Fielding 和 Hawkins 把寰枢关节旋转性半脱位分为四种类型（图 43-38）。Ⅰ型：单纯性旋转脱位，C1 没有前移；Ⅱ型：旋转性脱位，伴 C1 在 C2 上前移 5 mm 或不足 5 mm；Ⅲ型：旋转性脱位，C1 在 C2 上前移＞5 mm；Ⅳ型，旋转性脱位，伴 C1 后移。Ⅰ型脱位最常见，主要发生在儿童。Ⅱ型虽不太常见，但产生神经系统损害的可能性较大。Ⅲ型和Ⅳ型罕见，产生神经系统损害的危险性更大。

寰枢关节旋转性半脱位通常发生在儿童上呼吸道感染、轻微或严重外伤后。头向一侧倾斜并向对侧旋转，同时颈部轻度屈曲（“cock robin”——公鸡打鸣姿势）。较长的一侧胸锁乳突肌因试图纠正该畸形，往往处于痉挛状态。急性半脱位时，活动头部会引起疼痛。患者可增加畸形，但不能纠正畸形越过中线。随着时间的推移，肌肉痉挛逐渐消退，斜颈伴发的疼痛减轻，但畸形仍然存在。应进行仔细的神经学检查以确定有无神经压迫或椎动脉受累。

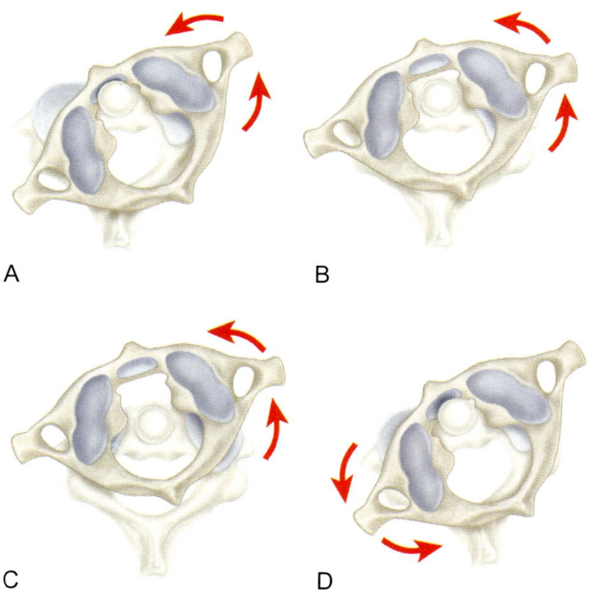


图 43-38 寰枢关节旋转性半脱位 Fielding 和 Hawkins 分型

A. Ⅰ型，以齿状突为支点的单纯性旋转移位，而无向前移位；B. Ⅱ型以外侧关节突为支点的旋转移位伴向前移位 3 ~ 5 mm；C. Ⅲ型，旋转移位伴向前移位＞5 mm；D. Ⅳ型，旋转移位伴向后移位

## 一、X 线表现

对斜颈的儿童，获得适当的颈椎 X 线片较为困难。初步检查应包括颈椎前后位及张口位 X 线片。从张口位 X 线片来看，向前旋转的侧块看上去显得较宽并接近中线，而对侧的侧块则显得更窄，更加远离中线（图 43-39）。明显重叠可能会使寰枢关节模糊。在侧位片上，向前旋转的侧块在齿突前方呈楔形，又因为头部倾斜，寰椎后弓看似陷入枕骨内。头颅的侧位片比颈椎的侧位片更能清楚地显示 C1 和 C2 的相对位置关系。应获取侧位的屈伸片以明确是否有寰枢关节不稳。如果寰枢关节在常规 X 线片上显示不清，应拍摄 X 线断层片。X 线电影摄像通过显示寰枢椎作为一个单位运动可以确诊，但在急性期因颈部运动产生疼痛，则难以进行。由于辐射显露的增加，X 线电影摄像术很少使用。头部 CT 扫描时其头部尽可能向左或向右旋转，确定寰枢关节丧失正常的旋转活动度，从而可以确诊旋转性半脱位。McGuire 等将动态计算机断层扫描（DCTS）结果分为三级：0 级，斜颈但 DCTS 正常；1 级，活动受限（C1 和 C2 有 15° 的差异，C1 超过 C2 的中线）；2 级，固定（C1 未超 C2 的中线）。发现治疗手段增加和 DCTS 分级结果之间呈明显相关。然而，DCTS 对于诊断寰枢关节旋转性半脱位的有效性已经被质疑，MRI 或许更有利于评价韧带的病理变化或脊髓受压。

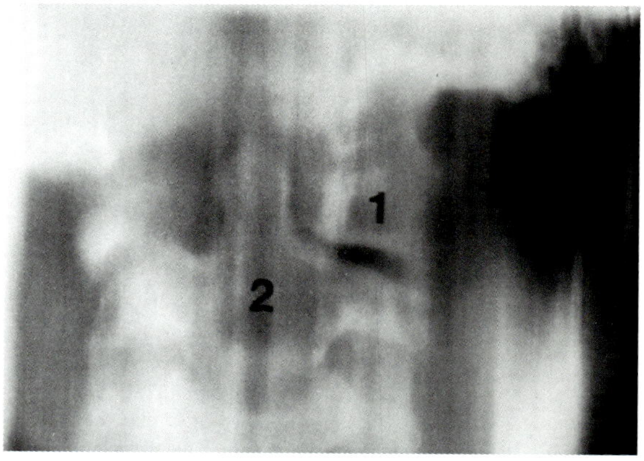


图 43-39 寰枢旋转半脱位，注意两个侧块的形状

## 二、治疗

治疗计划应基于半脱位的持续时间（框 43-6）。如果旋转性半脱位持续不足 1 周，建议使用软颈围固定，服用镇痛药并卧床休息 1 周，如果不能自行复位则需要住院牵引。如果旋转性半脱位持续时间超过 1 周且少于 1 个月，应住院行颈椎牵引。一般使用枕颌带牵引，但当斜颈持续时间超过 1 个月，可能需要骨牵引。牵引必须维持直到畸形得以矫正，然后戴颈围 4 ~ 6 周。据报道有 1 例寰枢椎旋转固定患者使用枕颌带固定牵引治疗取得成功。只有 X 线显示无显著前脱位或不稳定时，才采用非手术治疗。

Fielding 列出了以下情况为手术指征：①神经损害；②向前移位；③畸形持续时间超过 3 个月，未能获得和维持复位；④制动至少 6 周的非手术治疗后畸形复发。如确定手术治疗，则要进行 C1 ~ C2 后路融合术（图 43-40）。Fielding 和 Hawkins 建议术前牵引 2 ~ 3 周，使畸形尽可能获得矫正。在头部处于中立位下进行融合手术。术后牵引 6 周，以维持矫正效果，直到获得坚固的融合。也可用头环石膏或背心来固定，制动必须持续到影像学上出现融合的征象为止。

**框 43-6 旋转半脱位治疗计划**

**非手术治疗**

病史 < 1 周：软颈托固定，口服镇痛药，卧床休息 1 周；如果未能自行复位，住院治疗，牵引

病史 > 1 周，但 < 1 个月：住院治疗，颈部牵引（头带牵引），颈托固定 4 ~ 6 周

病史 > 1 个月：住院治疗，颈部牵引（颅骨牵引），颈托固定 4 ~ 6 周

**手术治疗的适应证**

神经系统受累

前方脱位

畸形复位及维持失败超过 3 个月，包括至少 6 周制动在内的修复治疗后畸形再现

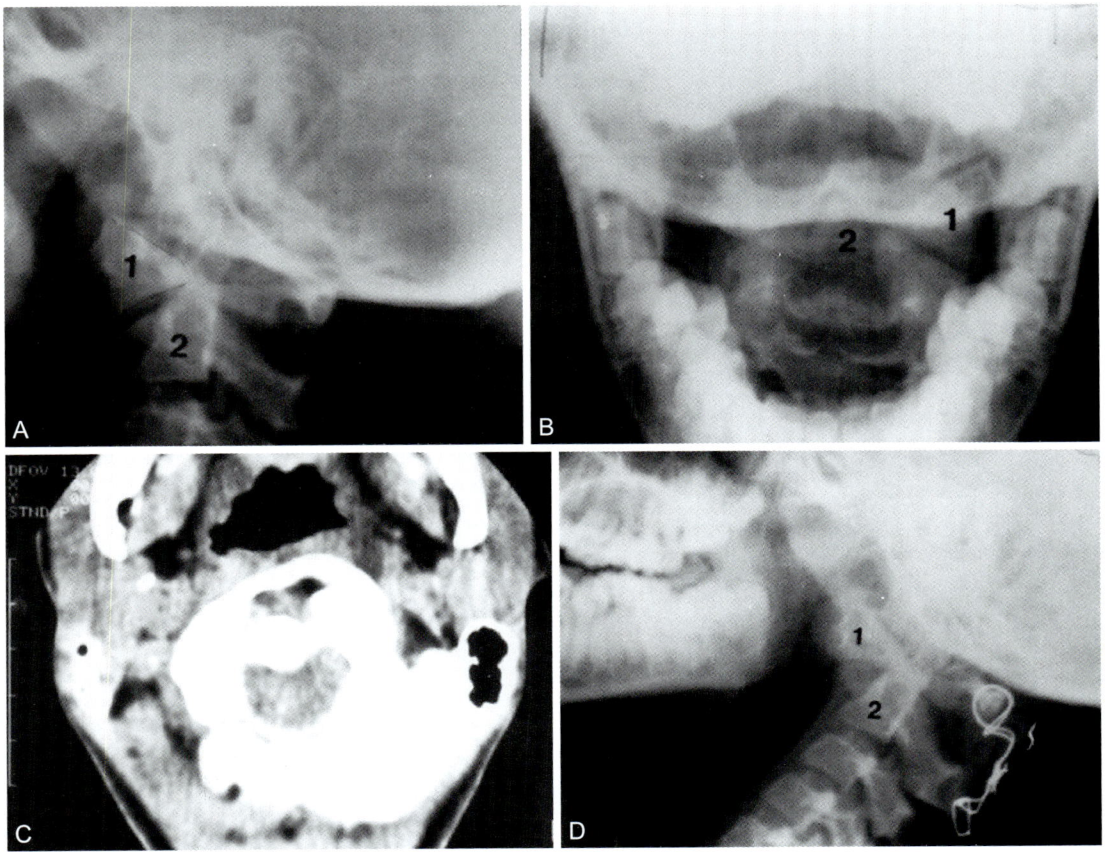


图 43-40 寰枢旋转固定

A. 侧位 X 线片显示侧块呈楔形并位于齿突的前方；B. 开口位齿突；C. CT 扫描；D. C1 ~ C2 原位融合术后

## 第八节 Down 综合征的颈椎不稳

Down 综合征（唐氏综合征）的儿童，由于主要胶原缺陷引起全身性韧带松弛，从而导致寰枢关节及寰枕关节不稳。Pizzutillo 等对 Down 综合征患者的颈椎不稳和过度活动做了明确区分，不稳是指病理性韧带之间的活动可损害神经组织的完整性。过度活动是指唐氏综合征患者与正常对照相比颈椎活动增加，但仍能维持颈椎正常解剖结构保护神经组织的完整性。Down 综合征引起的寰枢椎不稳，最初由 Spitzer、Rabinowitch 和 Wybar 等于 1961 年描述，占该综合征的 10% ~ 20%。不稳可以发生在一个或多个水平。Down 综合征也可发生寰枕不稳，据报道其发生率约 60%，尽管 Down 综合征发生寰枢椎不稳和寰枕不稳的报道很多，但与此类不稳相关的确切自然史尚不清楚。Down 综合征患者与关节活动量过大或临床明显不稳相区分非常困难。

Down 综合征患儿发生颈椎不稳可能与上颈椎先天性畸形有关，但是，颈椎畸形是韧带松弛的原因还是结果仍有争议。

### 一、神经系统表现

颈椎不稳患者中仅有 1% ~ 2.6% 出现神经症状，不稳通常在常规筛查或其他原因进行常规 X 线检查时发现。进行性不稳导致神经症状多见于 10.5 岁以上的男性儿童，累及锥体束者可出现步态异常、腱反射亢进和肌力减弱。其他神经症状包括颈痛、枕颈部头痛、斜颈。对 Down 综合征患者进行详细的神经系统检查非常困难，应用体感诱发电位（SSEP）或许可以明确患者神经损害的程度。

### 二、X 线表现

影像学检查应该包括前后位、屈伸侧位和齿突位 X 线检查。CT 或 X 线屈伸位检查可用来评估寰枕关节与寰枢关节的稳定性，MRI 检查被用来发现疑有不稳或神经受压，神经系统查体困难患者的脊髓是否有信号变化。与寰枢椎不稳不同，寰枕不稳的影像学证据较为困难，Wackenheim（图 43-41）、Wiesel and Rothman（图 43-42），Powers（图 43-43）和 Tredwell 等的测量方法很有帮助。Powers 比值 > 1.0 提示枕骨异常前移，而依据 Parfenchuck 等提出的方法，比值 < 0.55 提示枕骨后移。然而，研究发现这一测量方法对 Down 综合征儿童患者测量的可重复性和可靠性较差，不能为医师的治疗提供参考。CT 或 X 线屈伸位检查或许能够为寰枕关节不稳的诊断提供更好的细节信息。

普通儿科患者寰齿间隙（ADI）> 4.5 ~ 5 mm 提示寰枢椎不稳，而 Down 综合征患者 ADI 的增加

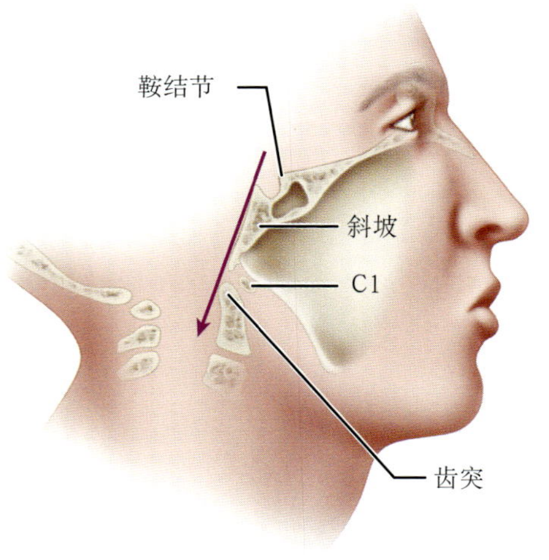


图 43-41 图示 Wackenheim 斜坡 – 椎管线，此线沿着斜坡向椎管延长，恰好经过齿突尖的后侧

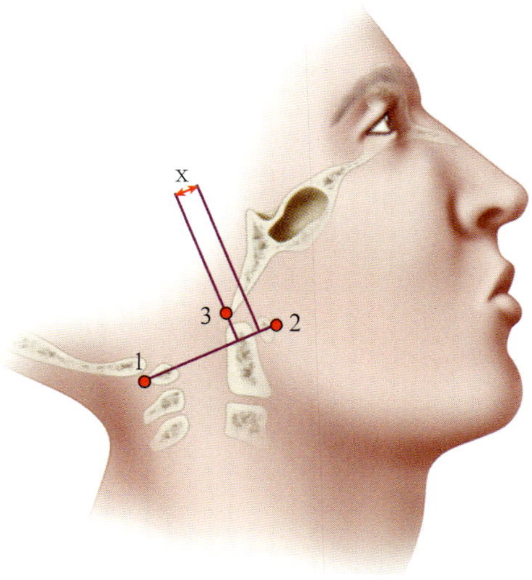


图 43-42 Wiesel 和 Rothman 测量寰枕不稳的方法。于颈椎伸屈侧位 X 线片上测量两点距离，横向移位应 < 1 mm。连接点 1 和点 2，即为寰椎线，经寰椎前弓后缘向寰椎线做垂线，点 3 为枕骨大孔前缘中点，测量前屈和后伸位时点 3 到垂线之间的距离，结果不同，说明存在前后移位

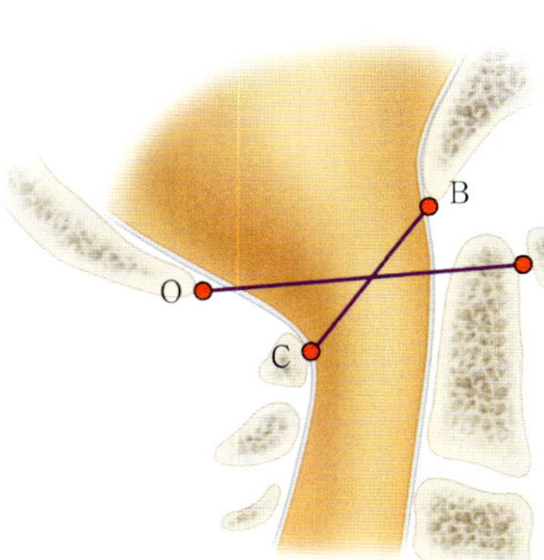


图 43-43 Powers 比值基于枕骨大孔前缘中点 (B) 椎后弓 (C) 的连线和枕骨大孔后缘中点 (O) 至寰椎弓 (A) 的连线，BC 线的长度 ÷DA 线的长度。当比值 > 1 时，可诊断寰枕向前移位；当比值 < 0.55 时，可诊断寰枕向后移位

与神经受压没有直接的相关性。这说明对于 Down 综合征患者颈椎的影像学评估应该有其特殊诊断标准，不能以普通儿童患者标准为参照，否则会导致病理上的过度诊断，Down 综合征患者 ADI 异常或 ADI 在 4 ～ 10mm 有相似的神经受压发生率。在 Down 综合征患者中，ADI < 4.5mm 视为正常；4.5 ～ 10mm 视为活动过度而非不稳，除非有神经受压表现；ADI > 10mm 认为寰枢椎不稳，由于此类患者脊髓可用空间的减少，神经受压的风险较高。

## 三、治疗

超过 60% 的 Down 综合征患者存在寰枕关节活动过度，但是通常不会造成神经损害。如果确是寰枕关节过度活动与神经异常有关，建议要严格限制高风险运动。如果存在关节活动过度和神经损害或 MRI 发现脊髓信号改变，建议行枕骨到 C2 或 C3 的融合术。

当 Down 综合征患儿 ADI 不超过 4.5mm 时，只须严格限制高危活动即可。如果 ADI 为 4.5 ～ 10mm，且没有神经症状，应当限制高风险运动，若有神经损害或 MRI 显示存在脊髓信号改变，应行 C1 ～ C2 融合。如果 ADI 在 10mm 或以上，应进行 C1 ～ C2 后方融合和钢丝固定。在融合及钢丝固定之前，应通过牵引使不稳的 C1、C2 关节复位。

Down 综合征患儿实施颈椎融合术后并发症相对常见，Segal 等报道了 1 例患者因存在炎症免疫反应和胶原缺陷，植骨块经常被吸收而行 10 次反复后路融合手术。Msall 等报道，Down 综合征患者 C1 ～ C2 融合后其上下关节常发生不稳定，有报道发现融合术后 6 个月出现植骨块吸收，因此术后应尽可能延长 halo 石膏或背心持续制动的时间。更为坚强的固定可以减少并发症的发生。

经 C1、C2 关节螺钉固定（图 43-9 和图 43-10）或枕骨到 C2 的钢板或金属棒内固定（图 43-8 和图 43-9）已成功应用。

# 第九节　家族性颈椎发育不良

Saltzman 等报道累及 C1 的家族性颈椎发育不良的家系，三代 12 个家族成员中有 9 人罹患遗传性颈椎发育不全。这种疾病的遗传模式是常染色体显性遗传，有明显的完全外显率和不同的表达。大多数患者没有症状，临床表现从 X 线检查中偶尔发现到可被动矫正的头部倾斜。可出现诸如枕下头痛、颈部活动受限等症状。CT 及其三维重建可显示其病理解剖特点。MRI 有助于明确潜在的神经损害并确定是否需要手术固定。如果需要手术固定通常要行枕骨 -C2 融合。

# 第十节　先天性寰椎畸形

Dubousset 和 Winter 等描述了先天性寰椎半椎体或寰椎发育不良，如果不处理会导致明显斜颈。Dubousset 报道 17 例 C1 关节突缺如造成的严重、进展性固定斜颈。早期畸形或斜颈多为柔韧性，随着时间的推移变成固定性斜颈。

大多数患者畸形在出生时很明显，即头向躯干的一侧偏移，伴随着一定程度的侧方倾斜和旋转。胸锁乳突肌干紧张，且倾斜侧的项背部肌肉常发育栓。25% 患者伴有神经症状如：头痛，眩晕或脊髓疾病。通过 CT 扫描可以发现，其他脊髓异常可以通过 MRI 评估，如 Amold-Chiari 畸形和枕骨大孔狭窄。因为椎动脉异常可以发生在发育不良的一侧，术前应该进行血管造影。疾病可以分为 3 型：Ⅰ型是孤立性单侧寰椎，Ⅱ型是部分或完全半侧寰椎发育不全合并其他的颈椎异常，Ⅲ型是部分或完全寰枕融合、对称或不对称半侧寰椎发育不良，合并或没有合并齿突和下颈椎异常。Dubousset 推荐应用 halo 石膏矫正斜颈，可获得一个可以接受的头颈位置，然后行枕骨到 C2 的后路融合。17 例中有 7 例需要手术矫正，尽管在哪个年龄斜颈可获得矫正尚不清楚，但是 Dubousset 报道 13 ~ 15 岁的患者可以获得满意结果。

## 第十一节 Larsen 综合征

Larsen 综合征（Larsen syndrome）是一种罕见病，常存在椎体异常，如脊柱裂、半椎体畸形、颈椎后凸和椎体前后分离。颈椎后凸畸形的患者将最终导致椎体的前后分离而且难以治疗，有瘫痪的风险，这可能是 Larsen 综合征最严重的表现。颈椎后凸的自然病史是可变的，所以治疗策略也随患者年龄、后凸椎体的数量与柔韧性和神经异常表现不同而变化。对于患有 Larsen 综合征和颈椎后凸畸形的患者，Johnston 等提倡行早期后路融合术，因后方的坚强融合和椎体前方的不断生长，颈椎的后凸畸形会逐渐得到改善。有 1 例患者因过早地行单纯后路融合导致过度的颈椎前凸。Sakaura 等建议，对于柔韧性好的轻中度颈椎后凸畸形患者行单纯后路脊柱融合，而对于存在严重后凸畸形或存在神经损害的患者需要行前路减压和 360° 关节融合。针对 Larsen 综合征患者，还应考虑潜在的术后硬脑膜扩张的发生。Jain 等通过 CT 或 MRI 扫描发现，硬脊膜膨胀、椎体扇贝样改变、椎弓根狭细及椎管增宽均是发生术后硬脑膜扩张的危险因素。

**经侧方入路行颈椎后凸畸形后路融合术**

**手术技术 43-21**

(Sakaura 等 )

- 患者行右侧卧位。
- 延胸锁乳突肌后内侧缘做手术切口（图 43-44A），钝性分离颈后三角的筋膜组织和肩胛提肌。
- 向前牵拉颈动脉鞘和胸锁乳突肌，向背侧牵拉肩

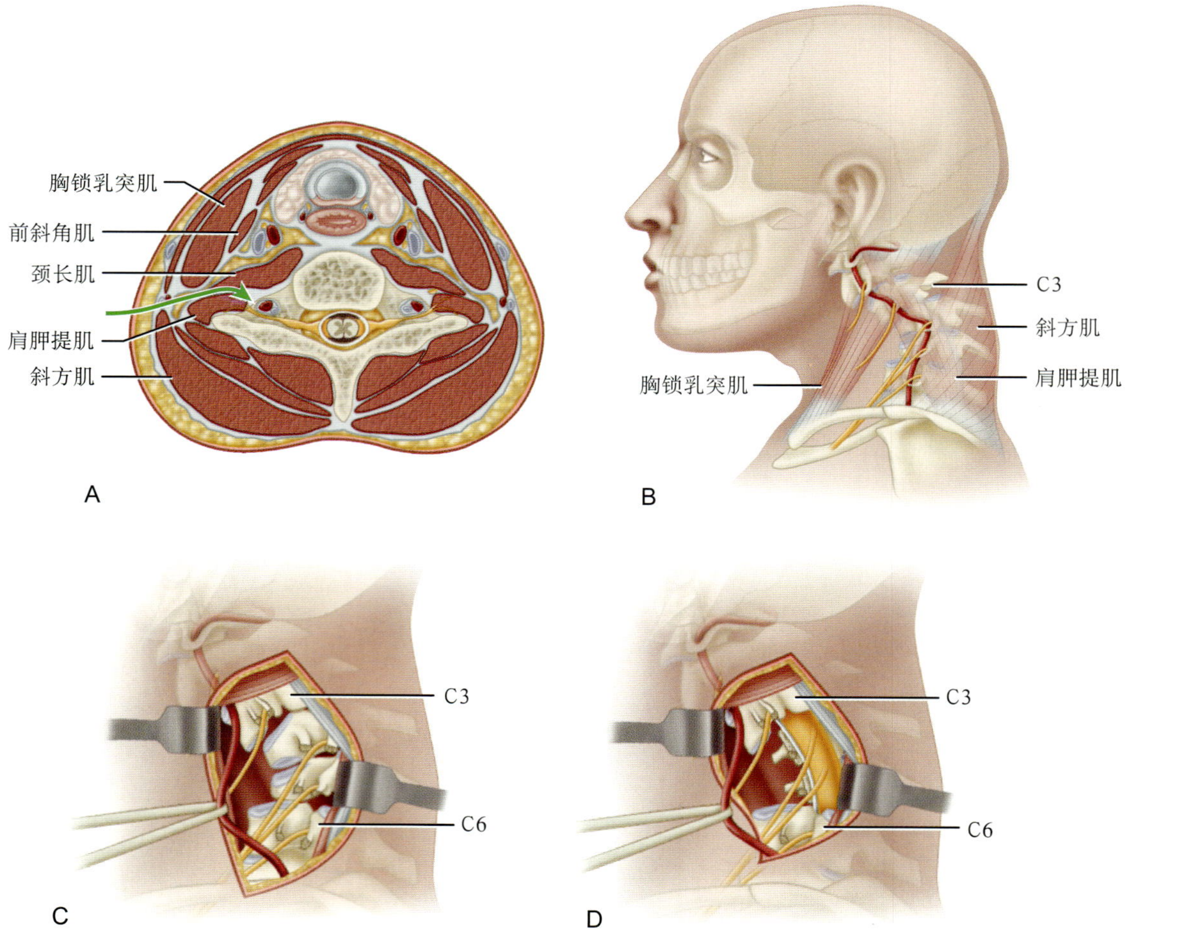


图 43-44 Sakaura 等通过外侧入路前路减压融合术

A. 颈椎横断位图像；B. 椎动脉及 C4 ~ C6 神经根；C. 牵拉椎动脉并切除 C3 ~ C6 椎体横突；D. 从 C4 ~ C5 间切断后纵韧带（A 取自 Sakara 等：拉森综合征颈椎后凸的外科治疗 .Spine.32:E39,2007）（见手术技术 43-21）

胛提肌，显露斜角肌。

- 识别膈神经，从 C3 ~ C6 椎体横突前结节上仔细分离前斜角肌。同样从前结节上仔细分离颈长肌和头长肌并到达颈椎前方。
- 识别椎动脉和椎动脉后方的 C4 ~ C6 神经根（图 43-44A、B），向前牵拉椎动脉并切除 C3 ~ C6 椎体的横突（图 43-44C）。
- 松解并切除椎体前方的软骨组织和前纵韧带。
- 用咬骨钳和磨钻切除 C4 和 C5 椎体左侧侧块和椎弓根，并在显微镜下显露 C4 ~ C5 硬膜囊的侧面。此时可以切除 C4 和 C5 椎体及 C3 ~ C4 和 C5 ~ C6 之间的椎间盘，并清楚显露神经根和硬膜囊。
- 沿椎体和椎间盘的中线切除椎体和椎间盘，用磨钻打磨椎体后壁骨皮质扩大椎管。
- 如果不能手法复位后凸，可在后纵韧带与硬膜囊之间插入一个薄片，防止损伤硬膜囊，从中间切断后纵韧带（图 43-44D），松解椎体和硬膜囊，插入适当大小融合器手法复位。
- 患者用 halo 外固定架固定。

**术后处理** 患者用 halo 外架或背心或颈胸支具固定 12 周。

## 第十二节 颈椎间盘钙化

颈椎间盘钙化相对少见。这种综合征以急性起病的颈部疼痛，伴有斜颈和颈部活动受限为特点。病因尚不明确，可能的原因包括代谢性疾病、局部感染和创伤。大多数罹患椎间盘钙化的儿童多在 5 个月龄至 11 岁，男孩更多累及。有症状的椎间盘钙化最常见于下颈椎，通常在 C6 ~ C7 水平，约有 1/3 为多节段受累。儿童椎间盘钙化常累及髓核，而成年人主要累及纤维环（图 43–45）。

椎间盘钙化最常见的症状是颈痛、颈部活动受限和斜颈。放射性疼痛或神经根压迫体征少见。约 25% 的患者有发热，30% 的患者有创伤史，15% 的患者有上呼吸道感染史。疼痛通常突然发生，并持续 2 ~ 3 周，75% 的患儿在约 3 周后症状消失，95% 在 6 个月以内症状消失，Dai 等发现症状持续到消失的平均时间是 34 d，15 个月龄时在 X 线上可见钙化吸收。90% 有神经功能障碍的患者会自然改善。椎间盘突出者罕见，但是椎间盘向后突出可导致脊髓受压，向前突出则可以导致吞咽困难。

恰当的非手术治疗包括休息、颈椎制动和应用镇痛药。几乎没有患者由于神经根与脊髓受累而需要前路椎间盘切除融合手术。椎间盘钙化的远期影响还不清楚，但有研究显示，青少年钙化椎间盘邻近椎体出现永久性改变可能与早期椎间盘退变有关。

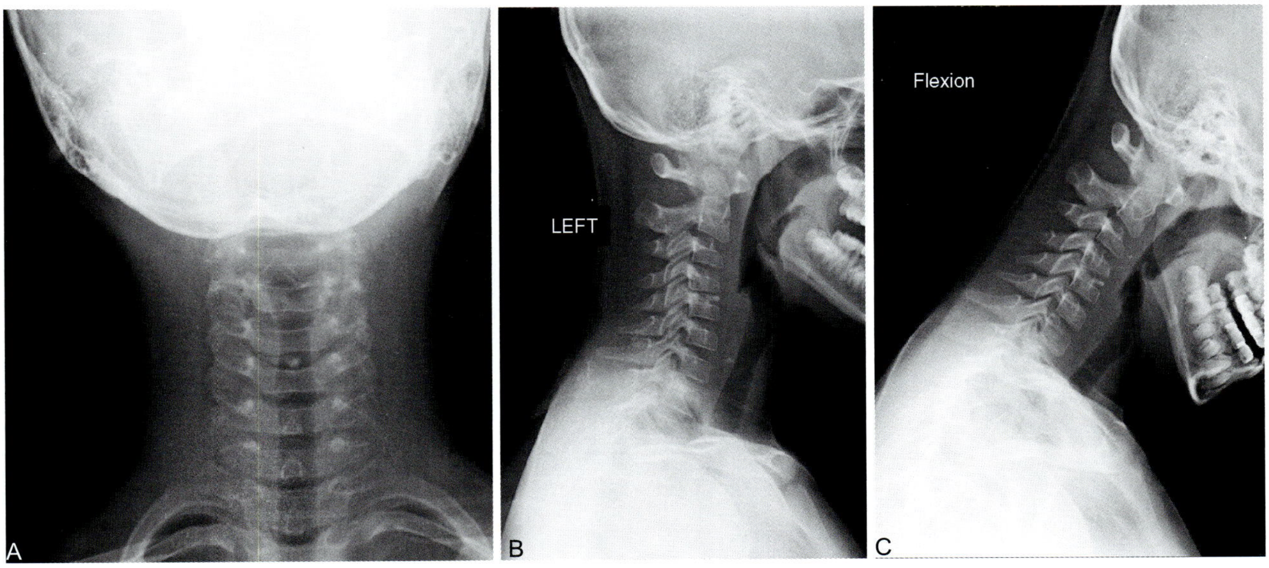


图 43-45 8 岁男孩椎门盘钙化

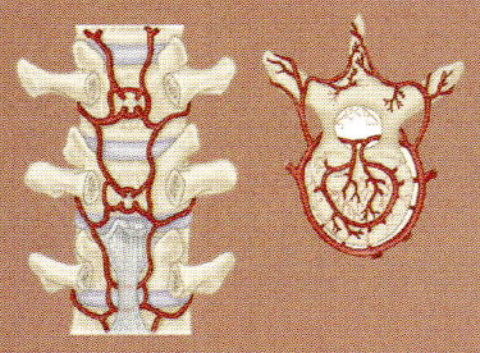

# 第 44 章 脊柱侧凸和脊柱后凸

著者：William C. Warner Jr, Jeffery R. Sawyer
译者：王　征　宋　凯　崔　赓　吴子祥　雷　伟　吴　兵　张雪松
审校：海　涌　张扬璞　韩超凡　张耀申　张　硕　陈　龙　潘爱星

## 脊柱侧凸

“脊柱侧凸”来源于希腊词汇“crooked（弯曲的）”。脊柱侧凸是指椎体正常垂线向侧方偏移，同时伴有椎体的旋转，形成脊柱在矢状面、轴状面、冠状面的三维畸形。

脊柱侧凸研究学会（SRS）建议把诊断明确的特发性脊柱侧凸按照年龄进行分型，从出生到 3 岁为幼儿型脊柱侧凸，4 ～ 10 岁为儿童型特发性脊柱侧凸，10 岁到骨骼成熟为青少年型特发性脊柱侧凸。这个传统的依据年龄对侧凸进行分型的方法是重要的，因为各个亚型在其特点上有很大不同（表 44-1）。

脊柱侧凸也可以根据病因学及伴发疾病进行分类。特发性脊柱侧凸是最常见的类型，然而其病因尚不明确；先天性脊柱侧凸是由椎体形成障碍或分节障碍造成的。同时也可以根据合并症分类，如神经肌肉型疾病（如脑瘫、肌营养不良或其他神经肌肉疾病）、合并综合征，全身性疾病（多发性神经纤维瘤、马方综合征、骨骼发育不良、肿瘤、辐射）进行分类。

由于脊柱畸形可能导致心肺发育障碍，因而区分早发性脊柱侧凸和晚发性脊柱侧凸具有重要意义。在幼年时期，肺部发育的同时，肺泡、动脉亦会成倍增加，血管形状亦有所变化。肺泡在婴儿期至 4 岁约增加 10 倍，至 8 岁才发育完全。脊柱侧凸畸形限制了肺发育的空间，5 岁前脊柱侧凸畸形严重的患儿普遍具有呼吸困难及心肺功能障碍。目前，根据其治疗策略进行分类，部分婴幼儿及早期儿童型脊柱侧凸被定义为早发型脊柱侧凸。

### 第一节　幼儿特发性脊柱侧凸

幼儿特发性脊柱侧凸是指 3 岁以下患者出现脊柱结构性侧方弯曲。James 首先使用幼儿特发性脊柱侧凸的名词，他发现侧弯出现在 3 岁以前的患者中，男性多于女性，主要发生在胸椎，并且凸向左侧。

Wynne-Davies 发现 97 例斜头幼儿的脊柱侧凸发生于出生后 6 个月内，头颅的扁平面位于侧凸的凸侧。她还发现在进展性脊柱侧凸男孩中，13% 的患者智力发育迟缓，7.4% 的患者有腹股沟疝。在全部病例中，先天性髋关节脱位的发病率为 3.5%，先天性心脏病者为 2.5%。这使她相信幼儿特发性脊柱侧凸的病因是多方面的，是一种遗传倾向并被外界因素“激发”或抑制的结果。

幼儿特发性脊柱侧凸在欧洲多于北美。20 世纪 70 年代初期，英国幼儿特发性脊柱侧凸占特发性脊柱侧凸的 41%，而美国只占 1%。有学者认为其原因是两地区幼儿姿势的不同（图 44-1），欧洲婴儿多采用仰卧位，而美国多采用俯卧位。自英国婴儿姿势改变为俯卧位后，幼儿特发性脊柱侧凸占特发性脊柱侧凸的比例由 41% 降低至 4%。

表 44-1 特发性脊柱侧凸根据年龄分类

| 参 数 | 幼儿型 | 儿童型 | 青少年型 |
|---|---|---|---|
| 发生年龄 | 出生到 3 岁 | 4 ~ 9 岁 | 10 ~ 20 岁 |
| 男：女 | (1 ~ 2) ：1 | > 6 岁：1 ：3<br>< 6 岁：1 ：6 | 1 ：6 |
| 占比（占全部特发性侧凸的比率） | 美国：2% ~ 3%<br>英国：30% | 美国：12% ~ 15%<br>英国：12% ~ 15% | 美国：85%<br>英国：55% |
| 侧弯类型 | 左胸弯<br>左：右 (2 ：1)<br>左胸弯 / 右腰弯 | 右胸弯<br>右：左 (6 ：1) | 右胸弯<br>右：左 (8 ：1) |
| 合并症 | 智力缺陷，先天性髋关节发育不良，斜头畸形，先天性心脏病 | 无 | 无 |
| 合并心肺疾病风险 | 高 | 中等 | 低 |
| 侧凸进展风险 | < 6 月龄：低<br>> 1 岁：高 | 67% | 23% |
| 侧凸进展程度 | 缓慢进展：每年 2° ~ 3°<br>恶性进展：每年 10° | 青春期：每年 6°<br>恶性进展：每年 10° | 青春期：每月 1° ~ 2° |
| 侧凸自行消除 | < 1 岁：90%<br>> 1 岁：20% | 20% | 极少 |
| 侧凸大小和成熟程度 | 缓慢进展：70° ~ 90°<br>恶性进展：> 90° | 青春期：50° ~ 90°<br>恶性进展：> 90° | 很少超过 90° |
| 支具控制 | 有效延缓和减慢进展<br>最终进展 100% | 青春期前减慢进展（失败率 30% ~ 80%） | 有效控制 40° 以内侧凸（成功率 75% ~ 80%） |
| 手术治疗 | < 8 岁：固定不融合<br>> 8 岁：ASF/PSF<br>> 11 岁：PSF | < 8 岁：固定不融合<br>> 8 岁：ASF/PSF<br>> 11 岁：PSF | 后路融合固定<br>< 11 岁伴有三角环形软骨生长未闭：ASF |
| 曲轴现象发生 | 高 | 高 | 低 |

ASF，前路脊柱融合；PSF，后路脊柱融合

（引自：Mardjetko SM: 幼儿型和儿童型脊柱侧凸。In Bridwell KH, DeWald RL, editors: *The textbook of spinal surgery*, ed2, Philadephia, 1997, Lippincott-Raven.）

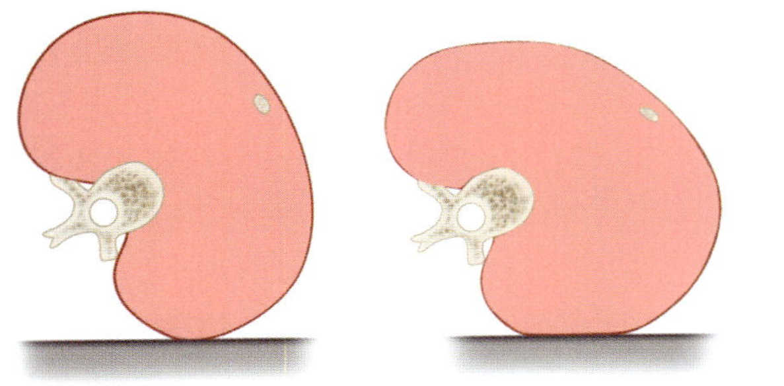

图 44-1 图示当婴儿仰卧且部分转向右侧时胸廓的姿势性塑形

多数幼儿脊柱侧凸具有自限性和自愈性（70% ~ 90%），也有部分患者可能继续加重，通常进展很快并难以控制，最终形成严重畸形，同时伴有肺功能损害。遗憾的是，当侧凸较轻时，还没有可以鉴别两种类型和预测畸形发展的严格标准。James 等发现有自愈性脊柱侧凸的患儿多在 1 岁前就确定有畸形存在，同时侧凸开始很小而且没有代偿弯。Lloyd-Roberts 和 Pilcher 发现，如果侧凸合并有斜头畸形或其他形体方面畸形更可能自愈，因为该类患儿的脊柱侧凸多与宫内位置有关。James 同时认为，当代偿性或继发性侧弯出现并进

展，或当初诊时 Cobb 角 > 37° ，侧凸就可能继续进展。

Mehta 提出，通过测量肋 - 椎角（RVA）能够鉴别幼儿特发性脊柱侧凸中的进展型与自愈型。她通过两条线评价凸侧顶椎椎体与其肋骨头的关系。一条线是顶椎终板的垂线，另一条线通过相应肋骨头中点和肋骨颈中点，两条直线交叉形成的角即 RVA（图 44-2）。肋 - 椎角差（RVAD）就是凹侧 RVA 与凸侧 RVA 值的差。如果 RVAD < 20°，83% 的患儿可以自愈；而如果 RVAD > 20°，84% 的患儿侧凸将继续进展。根据顶椎肋骨头与顶椎椎体在影像学上的关系可分为两个阶段：第 1 阶段双侧肋骨头未与顶椎重叠，第 2 阶段肋骨头与顶椎凸侧重叠。后者具有进展性，且无须通过测量 RVAD 进行再评估。这种方法对预测侧凸进展很有帮助，但是必须密切观察，以预防侧凸严重进展及其带来的限制性肺疾病发生这种方法对预测侧凸进展很有帮助，但 Corona 指出这种方法应当谨慎使用，因为 18% 的配对观测值中有 10 度以上的变化，这突出了在临床和影像学上密切监测侧凸的必要性，以防止其严重进展，从而导致限制性肺疾病发生的风险。(图 44-3)。

幼儿特发性脊柱侧凸患儿中，MRI 显示有更高的神经轴畸形（Chiari 畸形、瘘管、低位圆锥、脑干肿瘤）发生率（21.7%）。对于侧凸弯曲 > 20° 的患儿建议行 MRI 检查，检查时通常需要进行镇静处理。Pahys 发现一小部份患者（13%）存在幼儿脊柱侧凸与脊柱内异常。由于对婴幼儿行 MRI 检查需要镇静，因此，仔细的脊髓神经系统查体作为筛查更为合理。

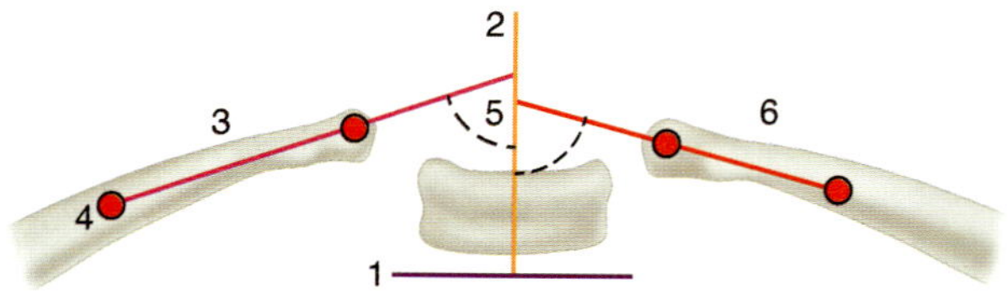


图 44-2 肋 - 椎角（RVA）的构成：1 沿顶椎下终板做平行线；2 做步骤 1 线的垂线；3 标记肋骨头及肋骨柄的中点；4 连接两点成线并与步骤 2 所成线相交；5 成角即为肋 - 椎角 RVA；6 从另一侧测量 RVA，二者差值即为肋 - 椎角差（RVAD）

（引自：Corna J, Sanders JO, Luhmann SJ, et al: Reliability of radiographic measures for infantile idiopathic scoliosis, J Bone Joint Surg 94A:e86, 2012.）

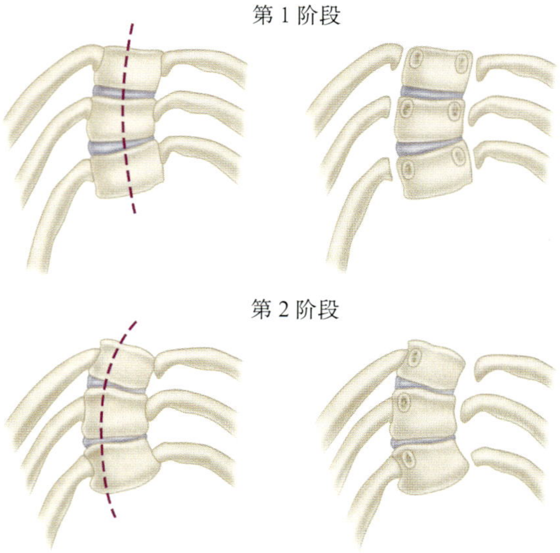


图 44-3 在后前位 X 线片上，根据幼儿型脊柱侧凸的进展程度分为 2 个阶段。第 1 阶段：双侧肋骨头未与顶椎重叠。第 2 阶段：肋骨头与顶椎凸侧重叠

（引自：Herring JA, editor: *Tachdjian's pediatric orthopaedics*, ed 4, Philadelphia, Elsevier Saunders, 2008,p.337.）

## 治疗

由于 70% ~ 90% 的患儿具有较好的自然病史，通常不建议进行积极治疗。如果初诊侧凸 < 25°，RVAD < 20°，建议每半年进行影像学随访。大多自愈型患儿 3 岁前得到自行矫正（图 44-4），但自愈后仍需随访观察，因为在青少年时侧弯有可能复发。

### （一）石膏

进展性幼儿特发性脊柱侧凸治疗包括系列石膏、支具固定和后期脊柱融合；术前牵引后行脊柱融合；生长棒或可撑开型人工假体钛肋（VEPTR）非融合固定（Synthes, West Chester, PA）。如果 Cobb 角继续进展或 RVAD > 20°，肋骨头与顶椎影像学上的关系为第 2 阶段或脊柱侧凸为双弯，即为进展性侧凸，则需要进行治疗。通常情况下，一个熟练的矫形师能够为侧凸度数尚小的幼儿制作合适的胸 - 腰 - 骶支具（TLSO）或颈 - 胸 - 腰 - 骶支具（CTLSO）。在骨骼成长早期，如果使用合适的支具进行治疗，多数能够控制幼儿侧凸的发展，甚至使畸形得到明显改善。对于年龄很小的幼儿，随着骨骼的生长，可以在全身麻醉下进行一系列的

石膏固定；到年龄足够大时，最终使用合适的支具治疗。更换石膏的间隔时间应根据孩子的生长速度决定，通常需要 2 ～ 3 个月更换 1 次。佩戴支具要持续全时间佩戴，直到侧凸不再发展并保持稳定至少 2 年。此后，每天佩戴支具的时间可以逐渐缩短。McMaster 报道 22 例幼儿特发性脊柱侧凸平均佩戴支具时间超过 6 年。

Sanders 等报道，对进展性幼儿特发性脊柱侧凸，早期进行 Cotrel 和 Morel 技术（伸展、去旋转、弯曲）石膏固定，取得了良好的治疗效果。在 20 个月之前和侧凸＜ 60° 时石膏治疗效果最佳。而对于年龄＞ 20 个月及侧凸＞ 60° 的患儿，石膏治疗常可以减少侧凸度数（图 44-5）。根据患儿年龄及生长速度，每 2 ~ 4 个月需更换一次石膏。当侧凸矫正至＜ 10° 时，可以使用定制型支具。

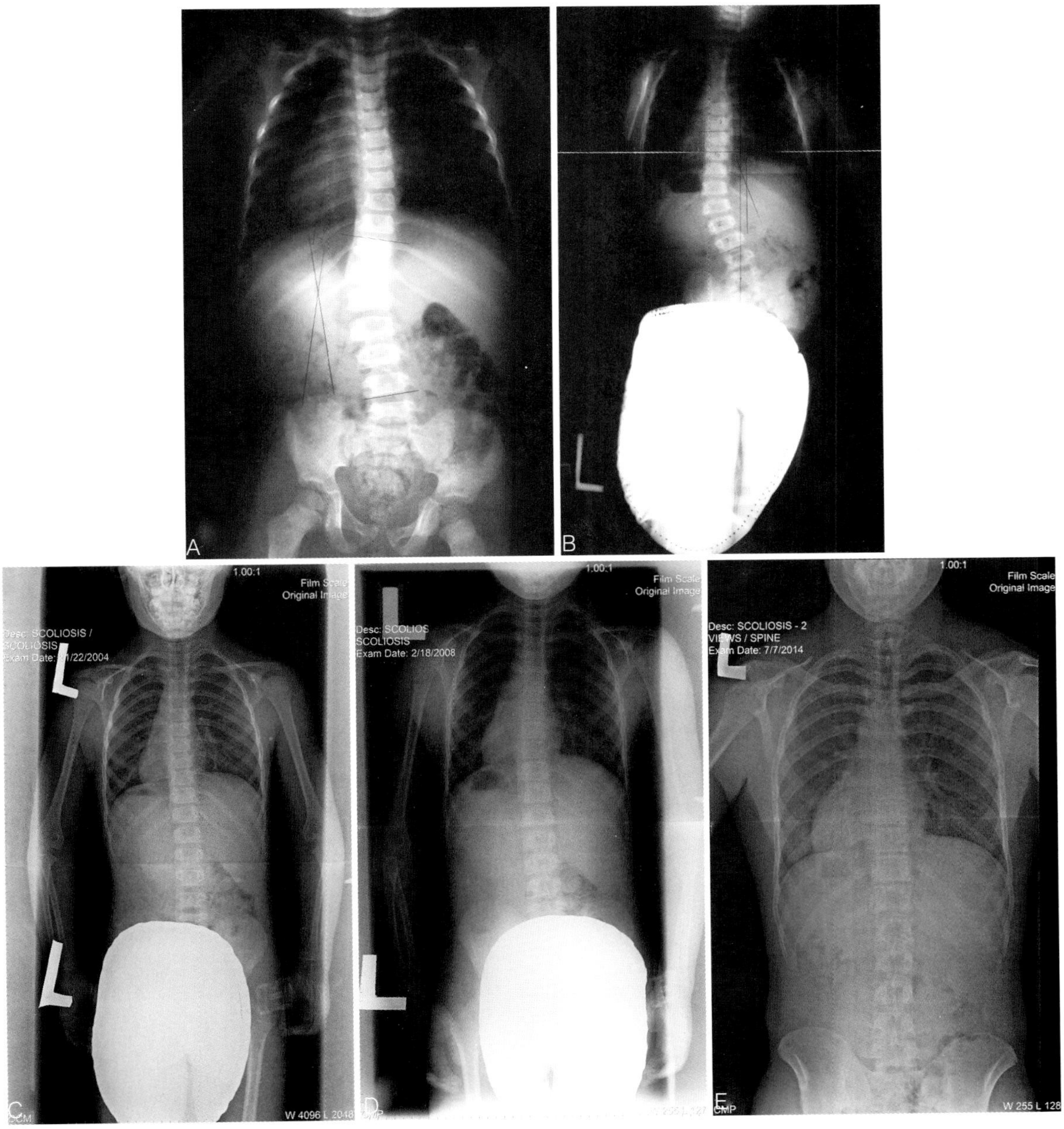


图 44-4 A. 婴幼儿型侧凸，3 岁；B.4 岁；C.6 岁，患者侧凸角度得到很大改善；D. 10 岁，侧凸已自愈；E. 16 岁，侧凸没有再次进展

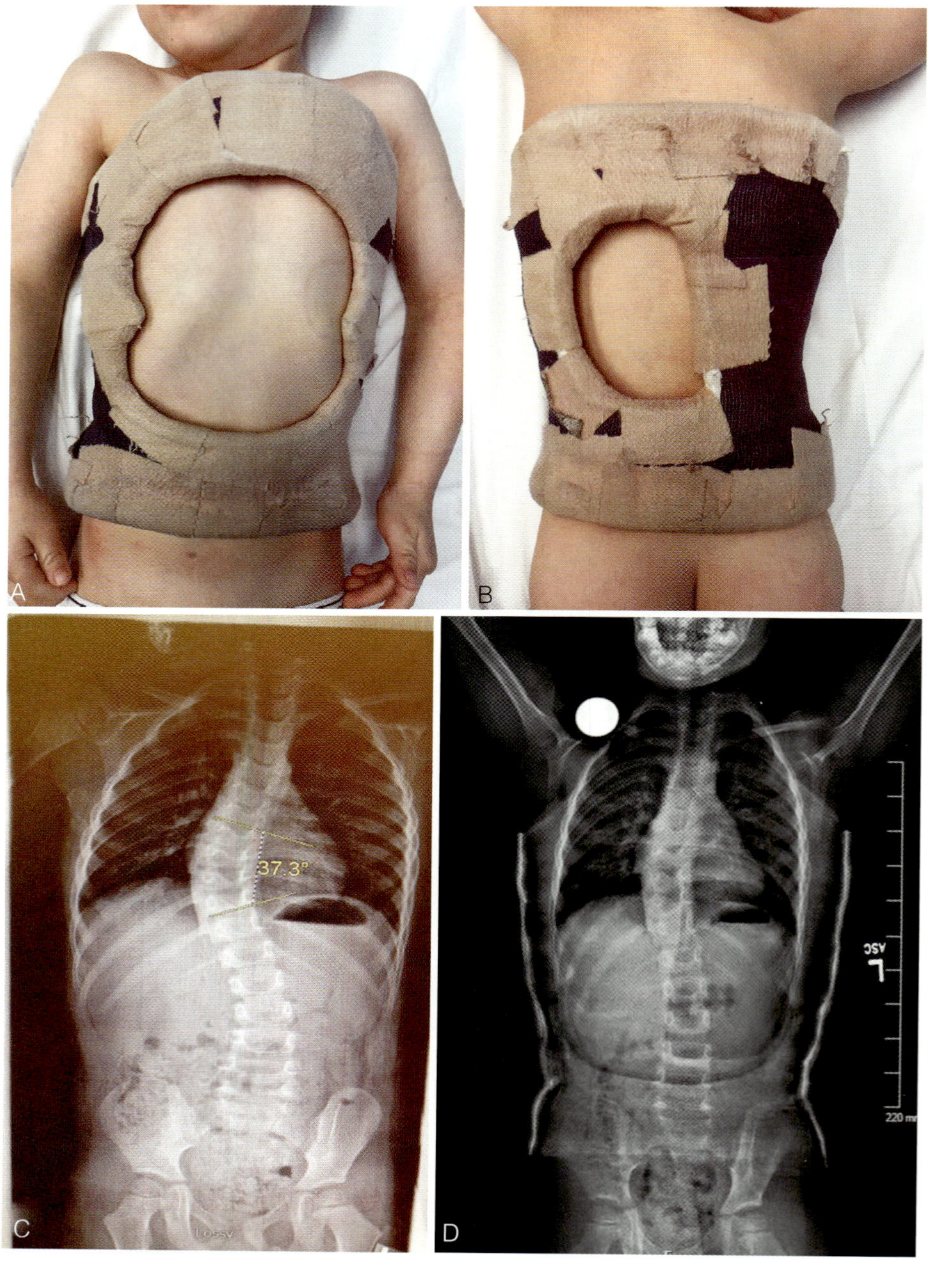


图 44-5 A,B. Mehta 石膏；C. 石膏穿戴前；D. 石膏穿戴 9 个月后

## 石膏治疗特发性脊柱侧凸

选用合适的石膏操作台至关重要。尽管以往标准 Risser 台即可满足需求，但对幼儿则相对过大。Sanders 等设计了一个利用头部及四肢固定支持而躯干保持游离的操作台来进行石膏固定。

### 手术技术 44-1

- 患儿采用气管插管。石膏塑形过程中，胸廓的压力会导致暂时通气困难。
- 患儿最里层穿着浸银衬衫。使用枕颌带及骨盆牵引，维持患儿稳定，并向躯干加压（图 44-6A）。

- 台下倾斜安置一面镜子，有助于观察肋部突起、石膏后部及模具。
- 在骨性隆起处使用薄层纤维网。
- 存在腰弯的患儿，轻微弯曲髋关节，以减小腰前凸，便于矫正畸形。
- 石膏比琉璃纤维更受推崇，因为它具有更好的塑形性。骨盆部位是石膏的底座，应仔细塑形。
- 在向后旋转的肋骨上施以使肋骨向前旋转的压力，使胸廓结构趋于正常，同时在骨盆部位石膏及躯体上部施以反向旋转力。以上为去旋转操作，不应通过挤压肋骨向脊柱施以矫正弯曲的力（图 44-6B）。
- 如顶椎为 T9 或以下，可使用臂下石膏，而最初的技术是超过肩部的。
- 在避免下部肋骨旋转的前提下，石膏在躯干前部开窗，放松胸部及腹部，在凹侧后部开窗，使去除压力的凹侧肋骨及脊柱向后活动（图 44-6C）。

## （二）手术治疗

如果侧凸很严重，或即使使用支具或石膏治疗也仍在发展，就需要进行手术治疗以保持其稳定。从理论上来讲，手术不仅能够阻止侧凸进展，而且允许胸廓和气管发育。生长棒可以在控制侧凸进展的同时允许脊柱生长，其通常需要每 6 个月进行生长棒延长（见手术技术 44-2）。磁控生长棒技术，如 MAEC 脊柱支具和牵引系统（NuVasive，Aliso Viejo，CA），可避免每 6 个月的手术治疗。另外，根据报道，VEPTR 技术（见手术技术 44-46）同样能控制侧凸而又保持脊柱生长。Schulz 等认为，该技术控制进展性幼儿特发性脊柱侧凸安全有效。当必须进行脊柱融合时，就应该考虑进行仅包括结构性或原发性侧凸的小范围前后路融合。前后路联合融合对预防“曲轴现象”的发生是很有必要的。而该技术的缺陷在

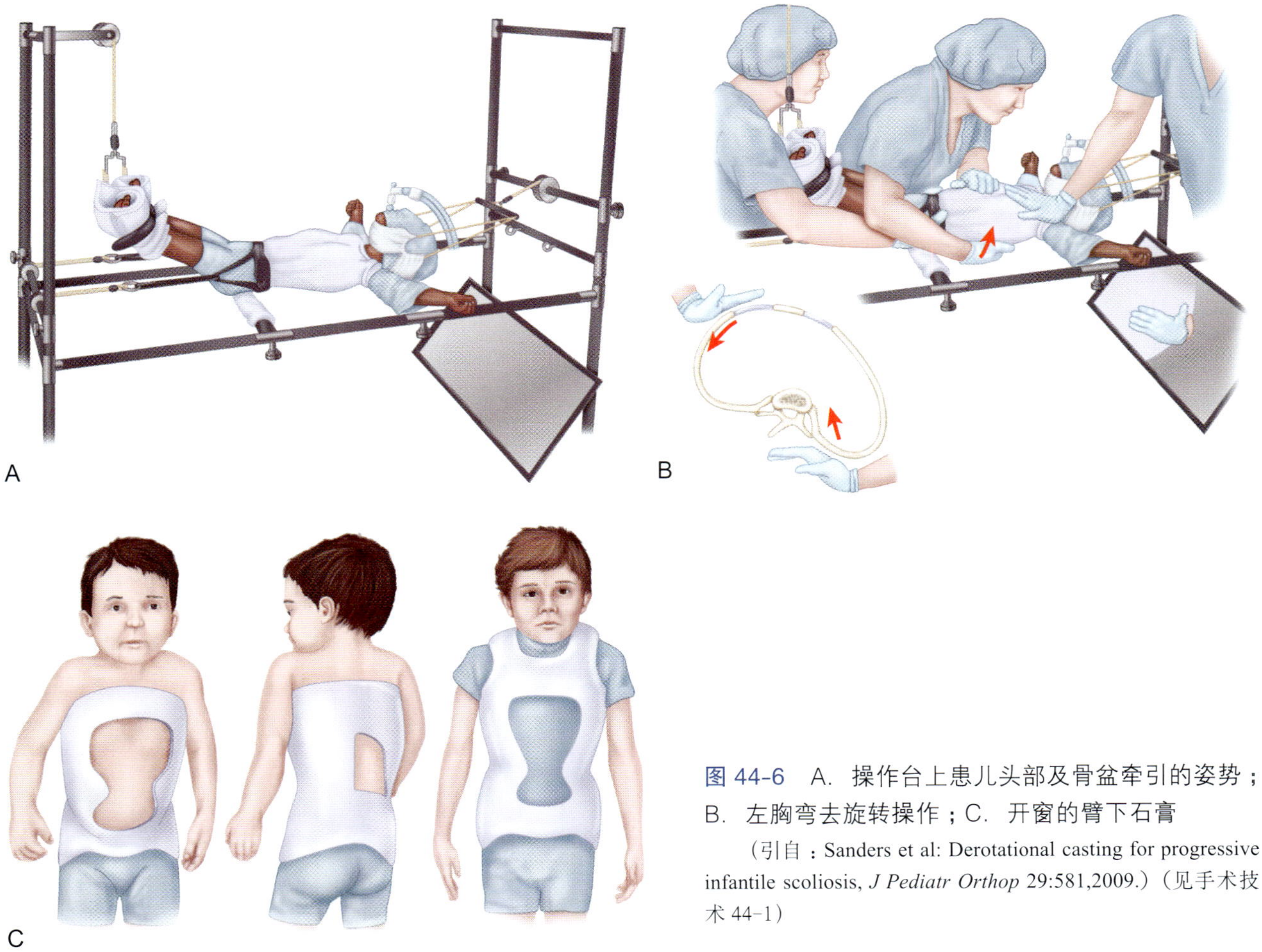


图 44-6 A. 操作台上患儿头部及骨盆牵引的姿势；B. 左胸弯去旋转操作；C. 开窗的臂下石膏

（引自：Sanders et al: Derotational casting for progressive infantile scoliosis, *J Pediatr Orthop* 29:581,2009.）（见手术技术 44-1）

于相对于弯曲但接近正常长度的脊柱，术后患儿脊柱是直而短的。Karol 报道，即便行早期融合术，仍有 24% ～ 39% 的患儿需要再次手术，另外，43% ～ 64% 的患儿患有限制性肺疾病，即最大肺活量小于正常的 50%。早期手术的患儿胸廓发育是未手术患儿的 50%。由于手术对胸廓、肺功能的不良影响，非融合技术显得更具优势。

## 第二节　儿童特发性脊柱侧凸

儿童特发性脊柱侧凸发生于 4 ～ 10 岁，类型多样，胸弯常常凸向右侧，占特发性脊柱侧凸的 12%～21%。女性与男性比例：3 ～ 6 岁儿童为 1 ∶ 1，6 ～ 10 岁儿童为 4 ∶ 1，10 岁儿童为 8 ∶ 1。在自然发展转归方面，儿童特发性脊柱侧凸在青少年发育高峰期前仅具有低度或中度进展。Lonstein 发现，67% 的年龄＜ 10 岁的患者表现为进展性侧凸，而且年龄＜ 10 岁、侧凸超过 20° 的患者进展风险达到 100%。Robinson 和 McMaster 报道，95% 的儿童特发性脊柱侧凸继续进展，该部分患者中 86% 的患者至成熟后需要进行脊柱融合。多数患者为右胸弯或双胸弯，与青少年特发性脊柱侧凸类似。少数患儿具有胸腰弯或腰弯。Dobbs 等在青少年特发性脊柱侧凸 Lenke 分型的基础上进行儿童特发性脊柱侧凸的分型（图 44-35）（同样分为 6 型，与 Lenke 分型根据 bending 像区分结构与非结构弯不同，作者根据顶椎偏离 C7 铅垂线的程度区分胸弯，根据顶椎偏离骶骨中垂线的程度区分胸腰弯和腰弯。如顶椎完全偏离中线提示结构性弯曲，如顶椎未偏离中线提示非结构性弯曲）。

＜ 11 岁的幼儿特发性脊柱侧凸，MRI 检查存在较高的神经轴畸形发生率（26.7%）。对于儿童特发性脊柱侧凸，是否常规进行 MRI 检查尚存在争议，但如存在一些特殊因素，如疼痛、进展较快、左胸弯、神经系统异常（存在腹壁浅反射改变），或其他神经系统异常（如大、小便失禁），大多数学者则认为有必要进一步行 MRI 检查。如准备手术，则应行术前 MRI 检查。

### 治疗

儿童特发性脊柱侧凸可能加重并需要手术治疗，其治疗应遵循与青少年特发性脊柱侧凸相似的原则。侧凸＜ 20° 时，适合继续观察，每 4 ～ 6 个月进行体检和拍摄站立前后位 X 线片。在 X 线片上，进展的标准是增加至少 5° ～ 7°，在这种情况下，意味着需要支具治疗。如果侧凸不发展，则继续观察直到骨骼成熟。

在采用支具治疗儿童特发性脊柱侧凸方面，尽管许多文献强调要使用 Milwaukee 支具，但是，在以 T8 或其以下椎体为顶椎的胸弯畸形中，则经常使用 TLSO 支具。最初，要求全天佩戴支具（22 h 或 24 h）。如果经过至少 1 年时间，经全天支具固定，侧凸度数有所改善，则佩戴支具的方案可由全天逐渐改为夜间佩戴方案，这样更容易耐受，特别是患儿到了青春期。然而，这样的支具佩戴方案，要严密随访任何侧凸进展的征象。如果证实侧凸进展，则需要继续全天佩戴支具。

从文献报道来看，非手术治疗的成功率差异很大，27% ～ 56% 的患者因侧凸进展需要行脊柱融合手术。目前尚未能根据侧凸的类型、侧凸的程度或诊断时患者的年龄预测哪些侧凸将会进展。连续测量 RVAD 值对评价支具治疗的效果有积极意义。评价支具治疗的几个原则见框 44-1。

除非幼年特发性脊柱侧凸初诊时超过 30°，否则其余患者在佩戴支具治疗前应证明侧凸是否为进展性的。一项研究显示，侧凸即使达到 20° ～ 30°，数月内仍可以没有加重。Mannherz 等发现，在一段时间内 RVAD 发展超过 10° 者与侧凸加重有关。在胸椎后凸低于 20° 的患者中，脊柱侧凸更可能进展。双主弯者往往有加重的趋势。Charles 等报道，＞ 30° 的儿童型侧凸 100% 会进展至手术治疗的范围，以此强调对＞ 30° 弯的治疗开始时间的重要性。

Kahanovitz、Levine 和 Lardone 发现，侧

**框 44-1　采用 RVAD 值评价支具治疗幼年特发性脊柱侧凸的效果**

- 如果在戴支具期间 RVAD 值发展超过 10°，侧凸可能进展
- 如果治疗后 RVAD 值减小，就可以部分时间佩戴支具
- 诊断时 RVAD 值接近或低于 0° 时，一般只需要短期内全天佩戴支具，然后开始部分时间戴支具

凸< 35° 且 RVAD < 20° 的患者经部分时间（放学后及晚上）佩戴 Milwaukee 支具，治疗效果较好。对于开始佩戴支具治疗时侧凸> 45° 和 RVAD > 20° 的患者，最终全部需要行脊柱融合。对于开始佩戴支具时侧凸为 35° ~ 45° 的患者，预后不易预测。部分时间佩戴支具的方案包括放学后和晚上佩戴支具大约 1 年，然后再在晚上戴支具 2.5 年，此后再隔日晚上佩戴支具约 1.2 年。平均约到 14 岁时则完全终止支具治疗。不过，具体患者佩戴支具的时间要由改善程度和侧凸的稳定情况决定。部分时间佩戴支具的治疗方法可以为患儿提供全天佩戴 Milwaukee 支具所无法提供的社会和心理优势。Jarvis 等报道了部分时间支具佩戴法可有效避免手术治疗。Milwaukee 支具由于不会引起患者的胸壁压迫而更受欢迎。全接触式的 TLSO 也经常使用，但由于患者需要长时间佩戴而可能引起胸廓扭曲。Robinson 和 McMaster 发现主弯顶端旋转最严重的椎体节段是决定儿童特发性脊柱侧凸预后的重要因素。顶椎在 T8、T9 或 T10 的患儿，有 80% 的概率在 15 岁时需要行脊柱融合固定术。Khoshbin 等报道，尽管行支具治疗，但仍有 50% 患者最终需要接受手术治疗。支具治疗开始时侧弯已> 30° 的患者手术比率更高。

即使佩戴支具后侧凸仍可加重，支具的作用可以延缓侧凸进展，并可以将手术推迟至患者年龄足够大，避免短躯干和“曲轴现象”的发生。如果矫形支具治疗失败，可以进行手术控制。但手术治疗儿童特发性脊柱侧凸，需要考虑脊柱融合后脊柱预计损失的高度、对胸廓生长的限制及肺功能的发育等重要因素。同时也应考虑“曲轴”现象的发生，牢固的脊柱融合使脊柱后柱停止生长，而脊柱前柱继续保持生长。前柱的生长使椎体和椎间盘向凸侧膨出，并以后柱融合部为轴旋转，导致矫正角度丧失，椎体旋转增加，肋骨突出复发。Dimeglio 发现，出生后前 5 年脊柱自 T1 ~ S1 每年增长 2 cm 以上，在 5 ~ 10 岁期间每年增长 0.9 cm，在青春期每年增长 1.8 cm（图 44-7）。牢固的脊柱融合使脊柱后柱停止生长，而脊柱前柱继续生长。

患儿是否需要进行前后路联合手术和在哪些情况下需要做前后联合手术以避免“曲轴”现象，目前尚无统一的认识（图 44-8，图 44-9）。Shufflebarger 和 Clark 建议，如果患者的 Risser 征 0 ~ 1 级，Tanner 2 级以下，有明显的三维畸形，应在进行后路器械内固定手术融合前，先行前路顶椎周围的融合，以防止“曲轴现象”发生。Sanders 等发现，在三角软骨未闭时行前路融合的 43 例患儿中，10 例发生了“曲轴现象”。三角软骨未闭，提示应补充进行前路融合，不过随着椎弓根螺钉系统的应用，矫形和旋转控制能力得到很大加强，前路的融合可能会逐渐减少。

如果患者在 8 岁以下且身材矮小，理想的治疗方法是生长棒技术或其他生长调节技术。如果患者 9 ~

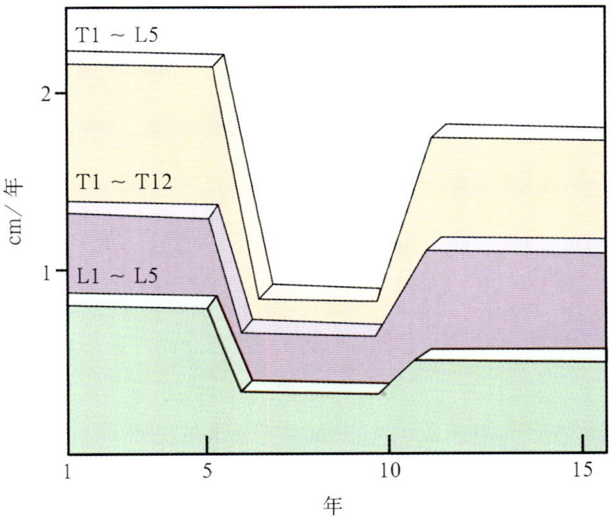


图 44-7 T1 ~ L5 节段、胸段 T1 ~ T12 和腰段 L1 ~ L5 的生长速度

（引自：Dimeglio A：Growth of the spine before age 5 years, J Pediatr Orthop 1:102, 1993）

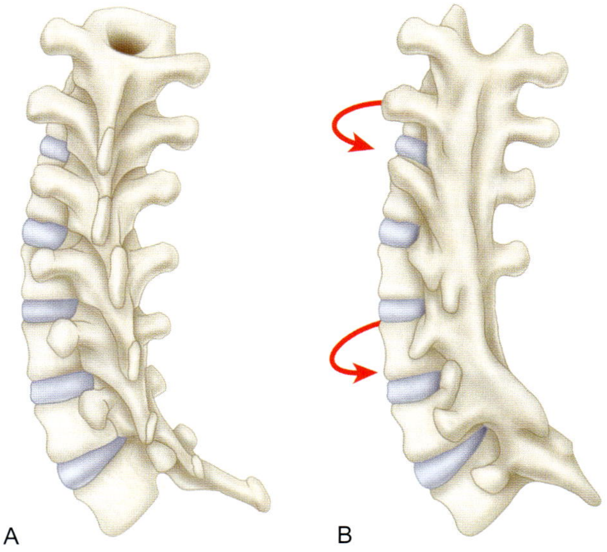


图 44-8 曲轴现象

A. 侧凸的脊柱；B. 尽管已行后路融合，但前柱的持续生长引起畸形加重

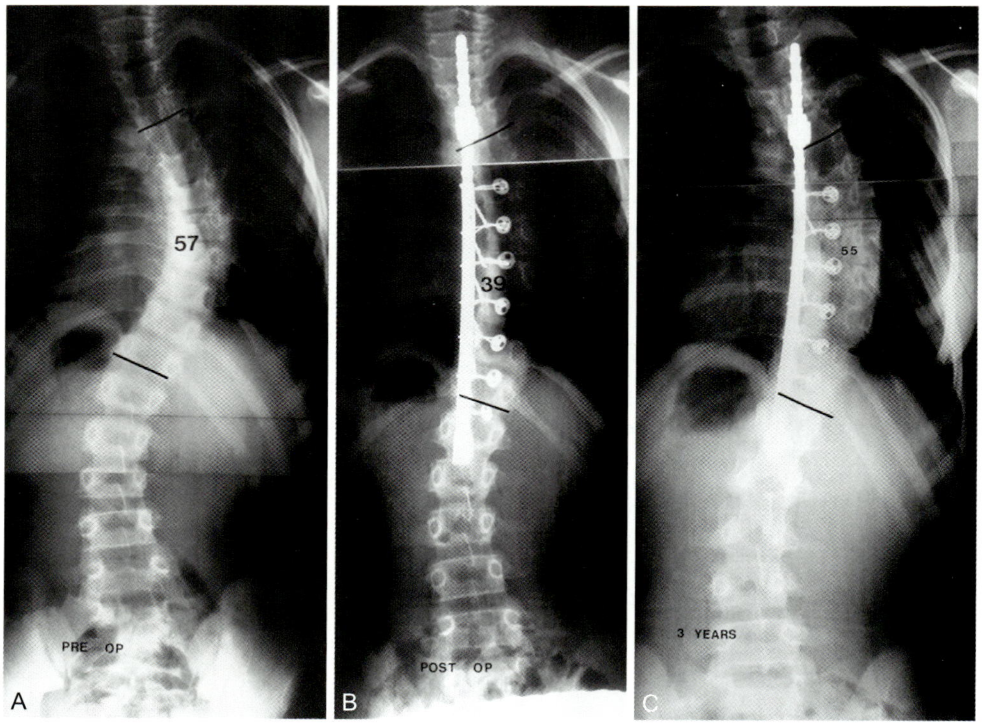


图 44-9 A、B. 后路融合内固定后：主弯 57° 矫正为 39° （B）；C. 术后 3 年因曲轴现象导致畸形复发

10 岁且身材较高，生长棒或生长调节技术仍可使用，也可考虑谨慎直接固定融合，但应考虑行前后路联合融合以避免“曲轴”现象。但目前已广泛应用的全椎弓椎系统使前路融合已不再必要。

## （一）生长棒器械固定

生长棒器械是一种多次延长以保持脊柱纵向生长，同时试图控制脊柱畸形进展的后路固定技术。

Moe 等对一些生长发育期侧凸柔软的儿童使用皮下 Harrington 系统内固定，但不进行脊柱融合，然后全天佩戴支具保护。作者指出可以使最终需要进行融合的范围平均取得 3.8cm 的延长。最常见的并发症是脱钩和断棒，发生率为 50%。目前，常用的生长棒技术包括：①单生长棒技术；②双棒技术；③ VEPTR 棒技术；④ Luque 钢丝滑棒技术；⑤ Shilla 技术。磁控生长棒：如 MAGEC 棒（NuVasive，Aliso Viejo，CA），可避免有创手术对生长棒进行延长。

生长棒技术使用对象应该为家庭稳定并且比较配合的患者。需要每 6 个月将棒延长一次，至少使用 6 个月 TLSO 以保护器械的上下端稳定。作者发现，双生长棒能有效控制严重的脊柱畸形并允许脊柱生长。随着这种双棒的使用，在治疗过程中顶椎部位的融合显得并不必要。同时，使用双棒技术比之前的单棒技术遇到的内固定并发症要少。

### 非融合双生长棒器械

目前有儿童型号的多钩节段性器械内固定系统可供儿童使用。如儿童体重＜ 30 lb（1 lb=0.4 kg），则需要使用幼儿型固定装置。这套装置由于棒较柔软，因此有必要使用额外的制动保护，直到改用较大直径的儿童型棒固定系统。

### 手术技术 44-2

- 患者俯卧于手术台或支架上，背部常规消毒、铺手术单。
- 仔细辨别侧凸两端的稳定椎，从上中立椎向下做一个长的直切口至下中立椎，切至皮下组织。Dede 等描述了“未来稳定椎”，并将其作为下端固定椎，以此更多地保留运动节段。而所谓“未来稳定椎”是指在牵引或 beding 像上被骶骨中垂线平分的椎体（图 44-10）。
- 在 X 线透视下，确认脊柱节段。
- 向下剥离至端椎的椎板和棘突。
- 在侧凸两端准备放钩的两个脊椎上，凸凹侧椎板分别进行骨膜下剥离，向外侧显露椎板到小关节。

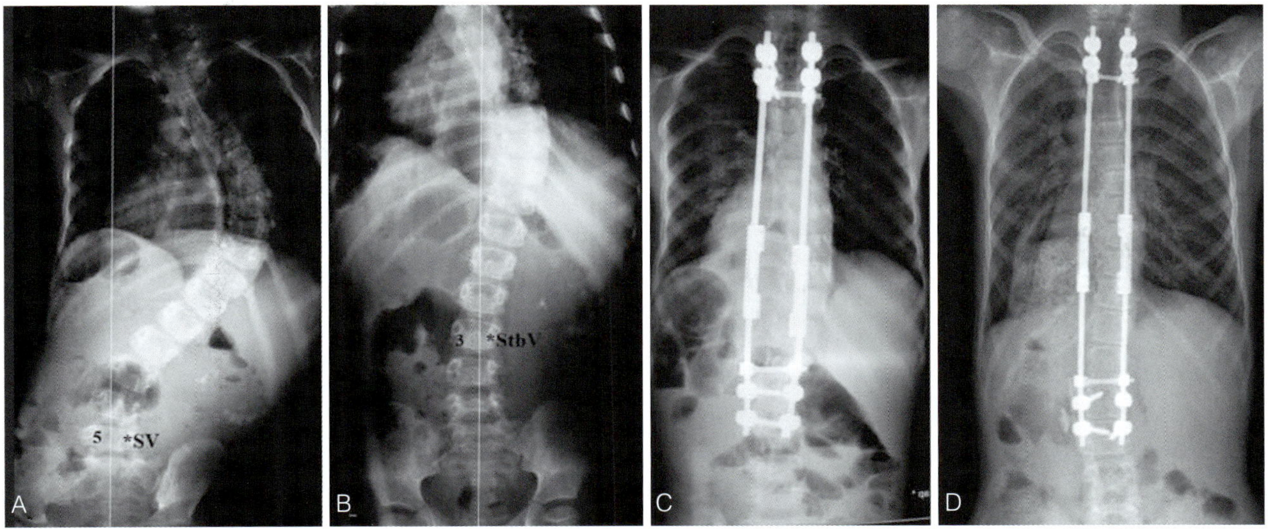


图 44-10 “未来稳定椎”(StbV)是指最接近被骶骨中垂线(SV)平分的椎体。A. 该患者 L5 是稳定椎;B. 在牵引状态下,稳定椎为 L3,而 L3 则认为“未来稳定椎”;C. 此患者生长棒技术延伸到 L3;D. 术后 6 年,矫正没有丢失,远端也没有明显的追加现象

(引自 Dede O, Demirkiran G, Bekmez S etal; Utilizing the “stable-to-be vertebra” saves motion segments in growing rods ereatment of early-onset scoliosis, J Pediatr Orthop 36:336,2016.)

- 生长棒的上下锚定点可以用钉也可用钩。在上方形成“合抱钩”结构时,要在上方两个椎体中,位置低的插入椎弓根钩,位置高的放置横突上钩。
- 在下方形成“合抱钩”结构时,要在下方两个椎体中,位置高的放置椎板上钩,位置低的放置椎板下钩。如果条件允许,可使用椎弓根钉进行固定。
- 在侧凸凹侧和凸侧各放置两根棒。
- 按胸椎的自然后凸和腰椎的自然前凸预弯棒,直视下插入固定棒,正确固定棒。
- 在棒中部两棒重叠的部分,安放低切迹生长型棒连接器(图 44-11)。
- 把骨条铺放在上下端基座周围。
- 不要切除置钩位点之间的骨膜。

**术后处理** 患儿在最初的 6 个月内使用支具,此后,如置钩位置坚固融合,可以去除支具。然后常规每隔 6 个月延长固定棒。延长方法是显露连接器,拧松螺帽,撑开后再拧紧螺帽。Sankar 等发现,在不断撑开的过程中,有一个撑开递减的规律,即承受着每一次成功的撑开,撑开的长度将越来越小。直到不能再撑开,延长手术终止,然后行融合术。最后的融合手术通常需要取出原有的固定棒,据笔者的经验,如果两端的锚定点仍然牢固融合,可以继续使用(图 44-12,图 44-13)。

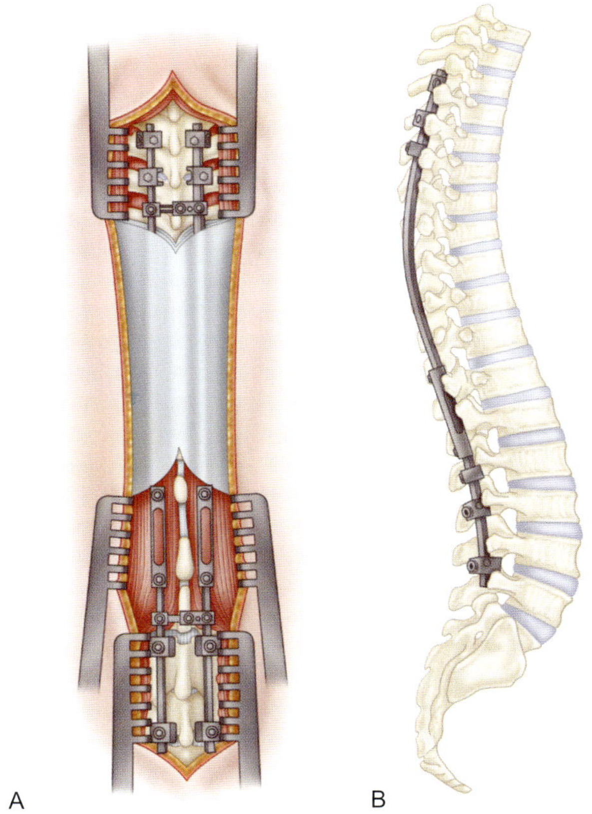


图 44-11 双生长棒技术

A. 前后位图;B. 侧位;存在弯曲的器械恢复脊柱矢状位曲度,胸腰段脊柱放置串联连接器可减小其切迹(见手术技术 44-2)

其他生长棒技术包括 Luque trolley 技术和 Shilla 技术。Liuque 轨道包括林黛玉板下钢丝与钛棒，不行融合术。Shilla 技术是利用不锁紧的椎弓根镙钉实现，顶椎区利用椎弓根钉固定并融合，而上下端椎弓根钉不与钛棒锁死保持与骨边。这理论上实现了顶椎区进一步发展，且脊椎仍保留了可生长性。

## SHILLA 导向生长棒技术

### 手术技术 44-3

（Mccarthy 等）

- 认真评估患者站立位正侧位全长片，通过牵引或 bending 像分析侧凸的柔韧性，这对于确定其顶椎区域非常重要（图 44-14）。通过柔韧性测试确定顶椎区域需要固定融合的 3 ~ 4 个节段，最大程度矫形并融合。
- 通过插入棘突的小针做标记，使回线确定脊柱的节段。
- 中央正中切口并对顶椎区域行骨膜下剥离。
- 在其头尾两端，于棘突旁开 1cm 切开筋膜层，与顶椎区相通。
- 于顶椎区椎体两侧分别置入固定头螺钉。
- 为改善顶椎区矫形率，可行 Ponte 截骨术（手术技术 44-24）。顶椎区需要去皮质融合。
- 透视下经肌层置入头尾侧的生长导向钉，使用中空的大直径万向钉，Jamshidi 套管系统对于准确置钉很有帮助。
- 导向钉的置入节段取决于弯度，螺钉尽可能置于远端腰椎阶段，这样有利于维持腰前凸和冠状面平衡。避免将尾端螺钉置于胸腰段，否则在弯腰时内固定容易突出。
- 导向钉置于双侧并尽可能避免交错，以确保导向钉有足够间距而利于棒的滑动。
- 由于头端导向钉易受后凸所致的拔出力，在其上方一个节段可绑定钢丝（3 mm）到椎板和横突上，以保护螺钉。
- 选择直径大小合适的导向棒（一般 4.5 mm 粗），并在矢状位上合理弯棒，导向棒在上下两端均应长出一个椎体用于脊柱生长。
- 在置入永久棒前，先在凸侧置入一根临时棒，此棒穿过顶椎区螺钉及上下端至少各一个导向钉，钉尾均不拧紧。
- 旋棒至合理的冠状位和矢状位位置，逐渐矫正侧凸后，在顶椎区拧紧螺帽予以固定。
- 在凹侧置入永久棒并移除临时棒。
- 用大力钳固定导向棒，使用去旋转装置对顶椎区椎体进行椎体去旋转。
- 拧紧顶椎区固定头钉螺帽，固定导向棒的位置。两端导向钉拧入导向钉专用螺帽，以保证导向棒可在钉尾槽中滑动。
- 如需要防止旋转，可于顶椎区下方安置横联，如

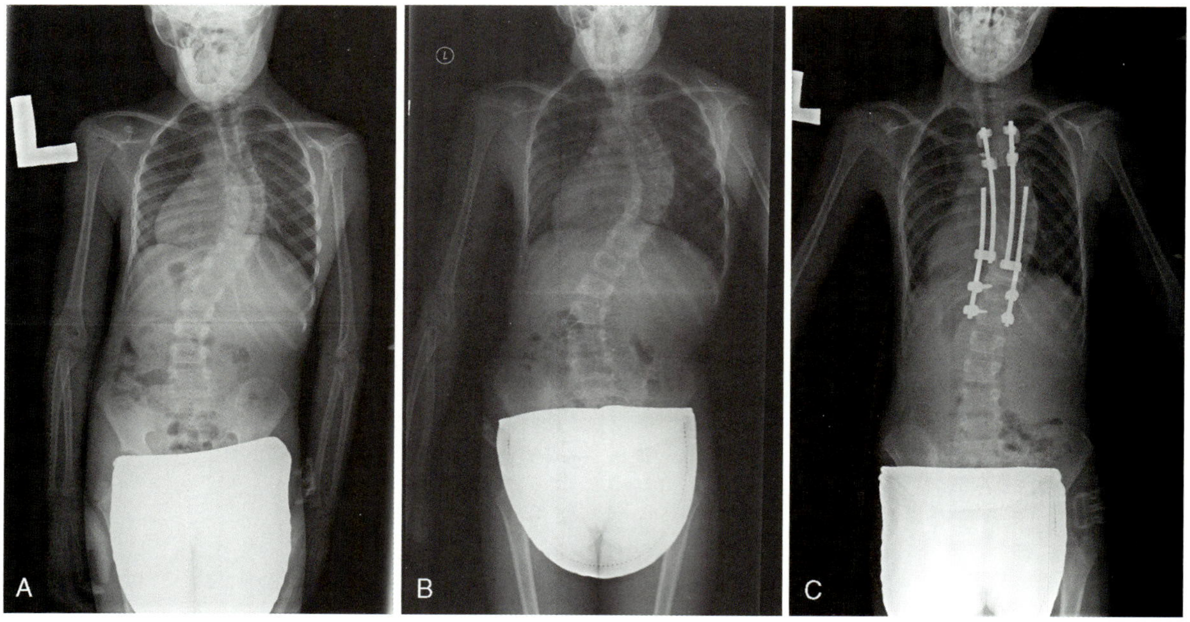


图 44-12 A、B. 幼儿型脊柱侧凸畸形的站立脊柱 X 线正位片；C. 双生棒治疗侧凸畸形的 X 线正位片

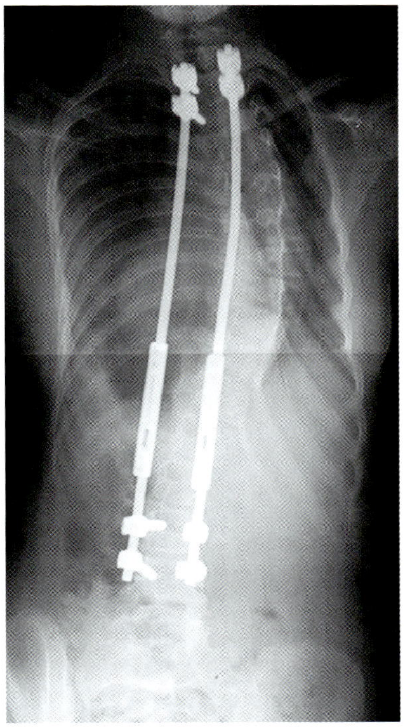

图 44-13 生长棒技术（见手术技术 44-2）

果患儿不到 5 岁，应用可延长横联以保证椎管生长。

- 利用限力扳手拧紧螺帽。
- 在顶椎区植骨（仅在顶椎区）。
- 常规缝合切口，如有必要可放置引流。

**术后处理** 患儿术后 3 个月内判动，白天配带支具，直至顶椎区融合坚固。此后，无需再配带保护性支具，除非进行高强度运动。

生长棒技术的确存在潜在的并发症，并且并发症也很常见。Bess 等报道，接受生长棒治疗的早发型脊柱侧凸患者中有 58% 至少出现过一次并发症；生长棒置于肌肉下时并发症发生率低于其置于筋膜层下。最常见的并发症包括：①断棒；②脱钩，或在近端和远端固定失败；③感染；④矫形棒受出刺破皮肤；⑤脊柱自发融合。Cahill 等报道接受生长棒治疗的患儿有 89% 会出现自发性融合。最终融合时 Cobb 角矫正率约为 44%，而且平均每个患者需要 7 处截骨以矫正畸形，这些均由于自发性融合的缘故。Flynn 等同样发现通过生长棒治疗的侧凸在去除生长棒而最终固定融合时，其矫正率不会高于 50%。

VEPTR 技术也可作为生长棒技术进行应用（见手术技术 44-46）。该技术器械固定包括肋骨对肋骨、肋骨对脊柱、肋骨对骨盆。其优点在于减少脊柱的显露，理论上降低了脊柱自发融合的风险。另一种技术是在肋骨周围使用爪形装置，功能类似于双生长棒的近端连接。选择肋骨而非脊柱作为锚点可以保存椎体间的活动，同时避免或延迟脊柱自发融合。该技术不要应用于脊柱后凸（上胸段后凸的患儿，难以通过肋骨固定对弯曲进行控制）和难以忍受多次外科手术的患儿。该技术使用传统器械，将钩固定于肋骨周围。将钩紧密固定于横突附近至关重要，可以防止钩向侧方滑动（图 44-15）。

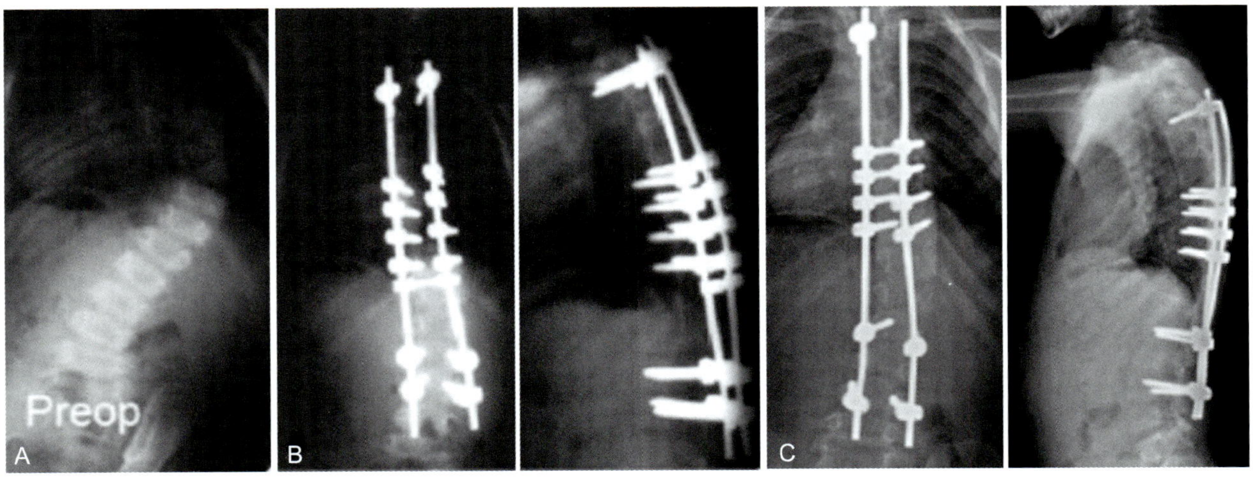


图 44-14 A. 一例 3 岁幼儿特发性脊椎侧凸患者的术前站立位 X 线片；B. 接受 Shilla 术后 3 个月的正侧位 X 线片；C.5 年后的正侧位 X 线片

（引自：Medtronic：Shilla Growth Guidance System，Memphis，TN；2012）（见手术技术 44-3）

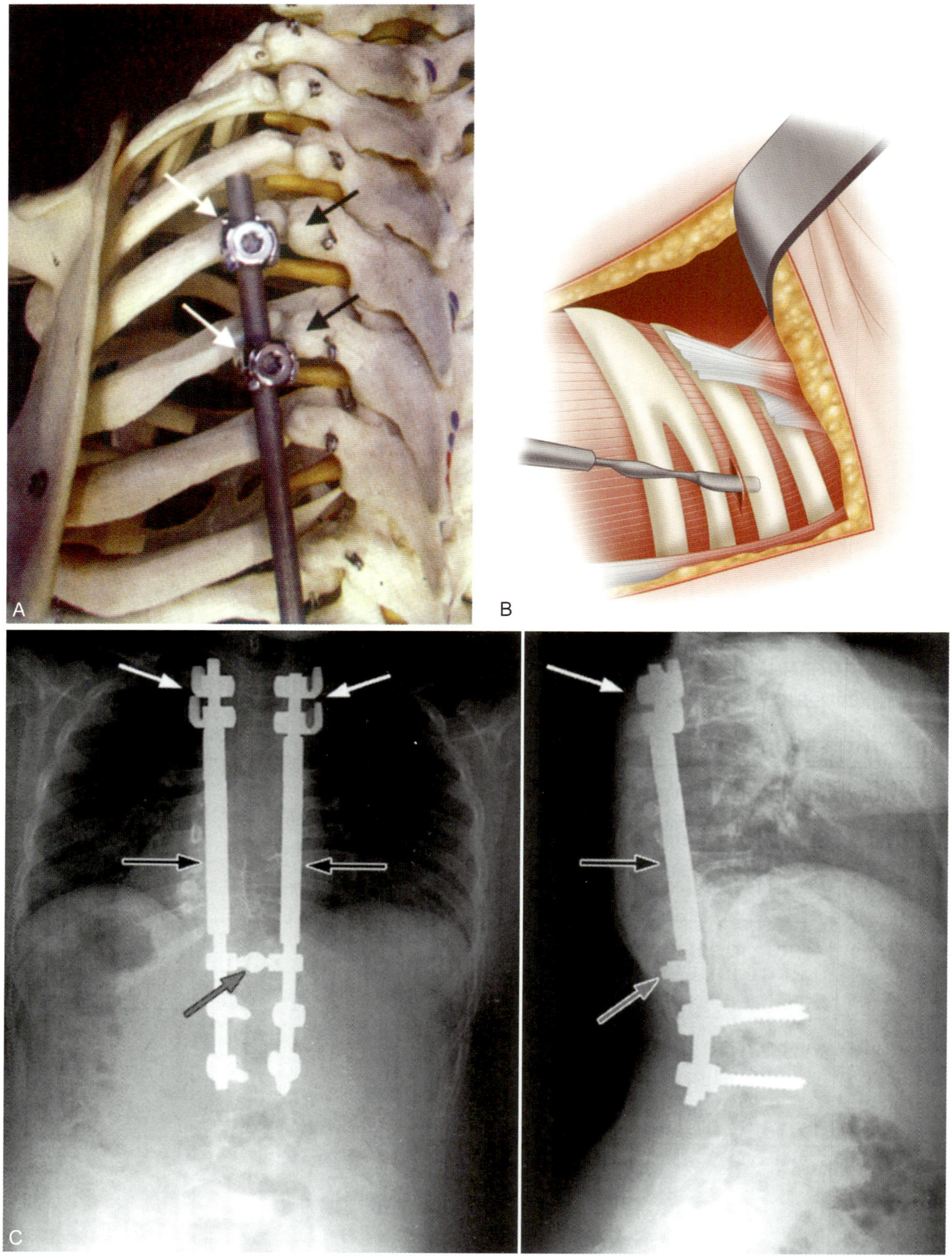


图 44-15 A. 胸腔模型，在横突尖部（黑色箭头）将肋骨锚点置入器械（白色箭头）固定；B. 剥离肋骨前方软组织；C. 双生长棒技术术后后前位及侧位 X 线片，白色箭头为近端锚点，黑色箭头为连接器和横联

（引自：Sankar WN，Skaggs DL：Rib anchors in distraction-based growing spine implants. In Wang JC，editor：Advanced reconstruction spine，Rosemont，IL，2011，American Academy of Orthopaedic Surgeons.）（见手术技术 44-4）

## 肋骨锚定点生长棒技术

### 手术技术 44-4

(Sankar 和 Skaggs)

- 采用俯卧位，所有骨性隆起地方用衬垫保护。采用该技术时，必须采用包括上下肢的神经监测。
- 根据手术显露需求，可采用正中切口，也可在固定装置的顶端和底部做两个孤立的切口。
- 游离皮下组织，并向上牵拉游离皮瓣，直到横突外侧椎旁肌内表面。透视下定位。
- 另外，如果患儿存在并肋畸形，需要进行开胸手术，则应采用侧卧位。自肩胛骨内缘和 T1 ~ T2 棘突的中点行“J”形曲线切口，并向远端外侧延长跨过第 10 肋。沿皮切口横断所有肌肉层，直到肋骨水平，向上游离并牵拉前方皮瓣，直至肋软骨交界处。将椎旁肌从外侧向中间牵拉至横突尖。有多肋骨融合且胸廓僵硬的患儿，则应进行楔形开胸廓。
- 而对于多数患儿，不需要进行开胸手术，研究显示其对肺功能有不良影响。使用肋骨撑开置入物可以有效恢复肋骨间距。可使用标准的脊柱钩。神经血管束远端用电刀切开 5 mm 横切口（横突外侧）。确保肋骨上方切口紧邻横突（图 44-15A），如软组织切开位置过于偏向外侧，将导致钩易于向下外滑脱。然后，用 Freer 剥离子分离肋骨前方软组织（图 44-15B）。该操作过程中，注意保留肋骨骨膜，使肋骨产生应激反应而增生肥大。
- 如需要特殊肋骨环抱钩，采用同上置入技术，但需要将肋骨游离后置于骨膜下。用剥离子在肋骨旁的上方及下方进行游离形成通道。将肋骨钩帽从通道上方置入，将肋骨钩从通道下方置入，两装置对准后，用肋骨环抱钩锁帽将其连接。
- 采用标准的插入器或脊柱棒，在肋骨骨膜与胸膜之间插入向上的脊柱钩。通常仍需要在邻近肋骨插入另一向上钩以分担负荷。同时，因撑开力可保持肋骨位于钩内，无须置入向下脊柱钩。
- 完成近端固定后，进行远端锚点的安置。在同一切口，骨膜下剥离目标椎板，可应用单节段椎板上钩或双节段椎弓根螺钉进行固定。如使用单节段椎板上钩，应注意保护棘间韧带，以免在撑开时出现远端进展性脊柱后凸。如使用双节段椎弓根螺钉，应将其置于邻近两个节段，避免螺钉切割损伤神经根。
- 如远端选择双节段锚点，使用尖嘴咬骨钳破坏关节突关节，并进行同种异体骨松质植骨。将显露的骨组织去皮质化，在置棒前植骨以增大骨接触。
- 如选择单一切口，如上端棒和下端棒是分离的，可使用纵向生长棒连接器或在棒间重合区使用侧侧连接器。为安全起见，最好安置 1 枚以上连接器。如选择两个切口显露，两锚点间需要建立置棒的软组织通道。为便于脊柱棒通过，Sankar 和 Skaggs 应用通道完成该操作。
- 尽管采用单棒创伤小，但分担负荷的锚点较少，控制脊柱弯曲的效果不确切。而双棒更稳定，术后不易出现固定丢失，且更易矫正脊柱。在使用双棒时应加用横联。
- 如需要行楔形开胸手术，可在外侧置入另一肋骨间装置，以加强矫形力、降低内侧肋骨 - 脊柱间装置的负荷。可将上方肋骨钩安放于内侧有复合装置的同一肋骨上，并将下方肋骨钩安放不低于第 10 肋的稳定肋骨上。
- 在闭合切口之前，在锚点处注入温生理盐水，进行 Valsalva 操作检查有无胸膜漏。如有气泡产生，在胸膜腔内放置 Hemovac 管（Zimmer，Inc.，Warsaw，IN）或胸腔引流管数天。
- 逐层缝合切口，1-0 号可吸收线缝合肌肉筋膜层，2-0 号线缝合真皮层，3-0 单丝可吸收线皮内缝合。

**术后处理** 术后第 1 天开始物理治疗。如远端锚点行脊柱融合，则需要使用 TLSO 3 个月。3 个月后，患者恢复运动。术后每 6 个月行内固定延长术（图 44-15C）。

引导生长和生长板加压技术 脊柱生长调节原理源于应用生长板加压技术引导下肢生长的理论。椎间加压技术是对侧凸凸侧施以栓系作用，该作用理论上在保持凹侧生长的同时逐渐控制脊柱畸形的发展。已经用于生长调节装置的有柔韧钛夹，镍钛诺钉以及使用椎体前路螺钉和聚丙烯强的椎体前路推拿。

## 椎间加压技术

目前椎体加压技术适用于：女性 < 13 岁，男性 < 15 岁，骨骼成熟度 Risser 征 0 级或 1 级，腕骨龄发育 1 年，胸弯或腰弯 < 45°、柔韧性 < 20° 胸椎后凸 ≤ 40°。如冠状胸弯为 35° ~ 45°，且在 bending 像上 < 20°，可加用后位肋骨脊柱混合装

置。Betz 等认为，如在首次行椎体加压技术后站立位 X 线片侧凸≤ 20°，可佩戴支具矫正畸形到侧凸< 20°。8 岁以内的儿童应用此法有可能导致矫正过度，因此并不是特别合适。

**手术技术 44-5**

- 全身麻醉后，将患者置于侧卧位，使脊柱凸侧向上。
- 该操作需要进行透视，并对侧凸内所有节段进行加压。
- 对于胸弯手术，最好选择胸腔镜辅助入路。
- 选择腋后线入路以置入加压钉。也可分别行以 T4 ~ T5 和 T9 ~ 10 为中心的 2 个胸腔小切口(< 5 cm)。通常，应保护壁胸膜及节段性血管。
- 应用不透射线的器械确定加压钉的具体型号（3 ~ 12 mm），并建立定位孔。选择使用最小的可跨椎间盘及生长板的加压钉。
- 将一枚加压钉在冰水中冷却后，置入定位孔。在其周围弯曲内的每节段椎间盘，置入 2 枚单钉（两齿钉）或 1 枚双钉（四齿钉）。偶尔，由于 T4 和 T5 椎体较小，仅置入 1 枚单两齿钉。
- 如在胸弯顶点发生明显平背畸形（后凸 Cobb 角< 10°），可将加压钉放置于椎体更向前的位置，或将第 3 枚加压钉沿椎体的前外侧放置。
- 在胸腰段交界处，需要将膈向前从脊柱剥离，以准确放置加压钉。然后，再将膈进行修补，恢复原位。
- 对于腰弯，可选择微创腹膜后入路。
- 结扎一节段或两节段节段性血管，可以将腰大肌向后牵开。将加压钉置于椎体后 1/3 处，以恢复正常腰前凸。
- 所有手术中，为达到最大矫形效果，应先在手术床上选择合适体位，再进行加压钉置入（图 44-16）。

**前路椎体拴系技术**

前路椎体拴系技术的潜在优势可能包括保留脊柱的生长潜能、保留脊柱的活动度、一次性手术、后续可补充后路融合术。此手术的适应证目前并没有十分明确，其主要针对脊柱有生长潜能的单胸弯合并平背的患儿（图 44-17）。其相对禁忌证包括：没有生长潜能，或小于 8 岁的患儿；< 40° 或> 65° 的侧凸；左胸弯患者；存在肺疾病不能进行单肺通气；既往同侧行胸腔手术；骨质条件差等。

**手术技术 44-6**

- 单肺通气，侧卧位，采用胸腔镜入路。
- 透视定位，在冠状位上标记螺钉置入轨迹，在腋后线上准备 3 个 15 mm 长的螺钉置入通道，在腋前线上准备 1 个 11 mm 长的内镜置入通道。
- 在肋骨头前 1 cm 处纵向打开胸膜。
- 在大血管及脊柱脊椎间钝性游离并用纱布隔开节扎、电凝节段血管。
- 透视下将双骨皮质螺钉穿过垫片横行置入椎体中。
- 通过孔道放入拴系绑绳，将其固定在近端椎体的螺钉尾部，调整通道位置放入邻近螺钉，将绑绳串联到该螺钉尾部，并通过特定装置调节绑绳张力。
- 重复上述步骤置入每个螺钉，绑绳张力大小取决于畸形态（一般情况下顶椎区张力高，端椎区张力低）。
- 剪断远端多余的绑绳，将胸膜覆盖在内固定上并缝合，放置胸腔管并再次鼓肺术后康复。

**术后处理** 患者 4 ~ 5 d 可康复出院。术后 3 个月内配戴支具，3 个月后可恢复非对抗性体育活动。

### （二）器械融合固定

如果患儿超过 9 岁或 10 岁，或不适于应用生长棒技术，可考虑直接行固定融合术。如果患者发生曲轴现象的可能性大，则行前后路联合手术（图 44-7，图 44-8）。随着椎弓根螺钉技术的发展，其矫形及把持力都大大增加，因此；对于一个年龄较大的儿童来说，没有必要再行前路手术。

进行前路松解和融合，最好不要损伤节段血管。如果已经计划进行二期后路融合固定，前路松解后不需要进行内固定。后路固定使用多节段钩系统或椎弓根螺钉系统。在这些系统中，根据患儿体型设计了较多不同尺寸的钩、椎弓根螺钉和固定棒。笔者已经成功使用冻干的同种异体骨取得了良好的融合，从而避免了取自体后髂嵴骨的并发症。Karol 等发现，如患儿存在需要 4 个节段以上融合的上胸段畸形时，则其有很大可能性会发展为限制性肺功能障碍。上胸段融合节段与肺功能受限程度明确相关。

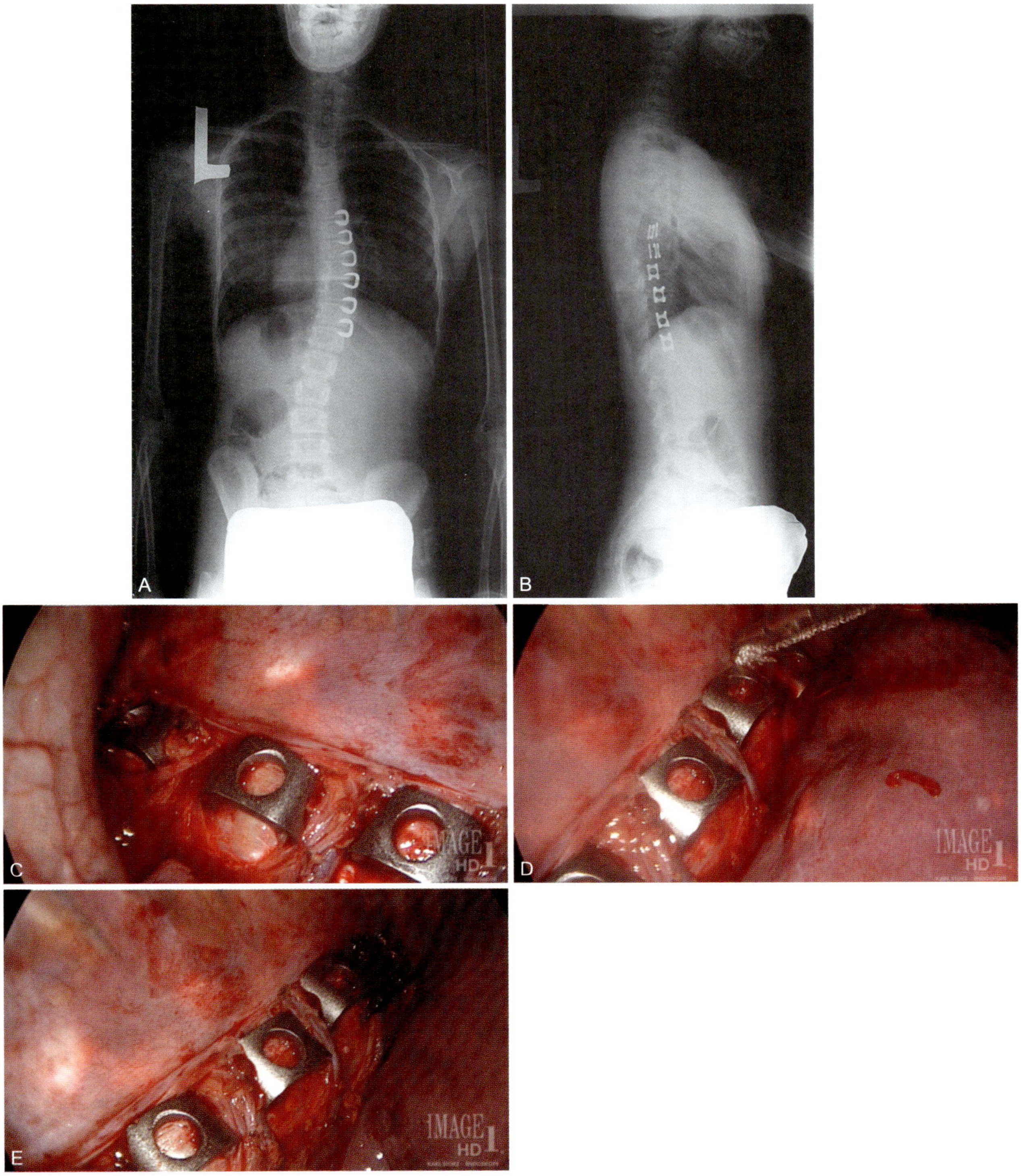


图 44-16 A ~ E. 引导生长和生长板加压技术 ( 见手术技术 44-5)

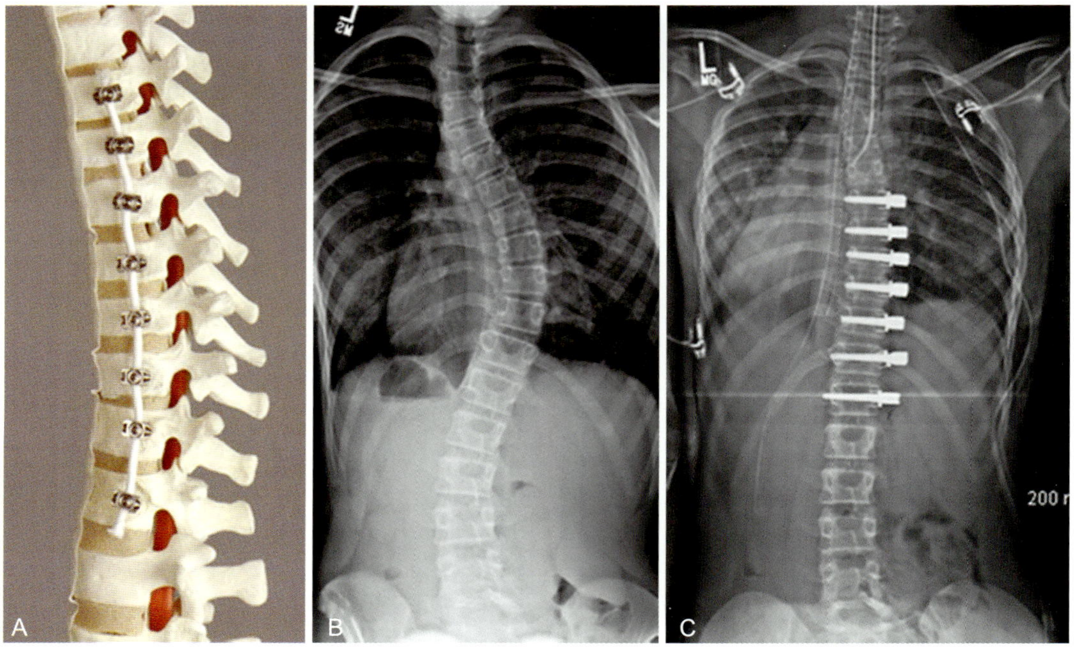


图 44-17 A. 前路椎体拴系；B. 拴系前；C. 拴系后
（引自：Shriners Hospital for Chlidren Philadelphia Newsletter，June 18，2014.）（见手术技术 44-6）

## 第三节 青少年特发性脊柱侧凸

青少年特发性脊柱侧凸是在儿童 10 岁以后骨骼成熟以前发现的脊柱畸形，是特发性脊柱侧凸中最常见的类型。青少年特发性脊柱侧凸的特征是脊柱三维畸形，包括侧方的弯曲和椎体的旋转。大多数特发性脊柱侧凸是胸椎前凸或后凸不足，这一点在特发性脊柱侧凸的病因学中可能很重要。

### 一、病因学

特发性脊柱侧凸的确切病因目前还不清楚。认为具有遗传倾向，并且多因素病因的观点得到认同。学者们提出了许多原因，可以分为 6 大类：①遗传因素；②神经系统疾病；③内分泌和代谢功能障碍；④骨骼生长；⑤生物力学因素；⑥环境因素和生活方式。遗传因素在其发病中的作用已被多个研究证实，家族中的发病率明显高于其他人群。Riseborough 和 Wynne-Davis 发现 207 例患者的直系亲属中有 11% 同样出现侧凸。遗传学发现家族中多个患病成员中有与其相同的一些基因位点。当下，基因测序可用以评估侧凸进展的风险。中枢神经系统的异常同样被认为是侧凸发生的因素之一，这些神经异常通常分为两类：神经解剖异常和神经电生理异常。研究已证实侧凸患者的中脑、小脑、延髓及前庭系统存在解剖学异常。在一些青少年特发性脊柱侧凸患者中同样发现其后脑的异常，其常合并颈胸髓空洞小脑下疝，伴或不伴脑脊液流动的异常。平衡及前庭功能的异常同样被证实为侧凸发病的可能原因。脊柱椎体前后左右生长不对称，进而导致胸椎前凸侧凸也被认为是侧凸发病的假说。诸如雌激素、褪黑素、瘦素等激素的异常也被认为是侧凸发病的原因。生物力学因素被认为在侧凸的进展中起到促进作用，当一个不对称的力量作用于未成熟的骨骼时，很可能进一步促进骨骼不对称的发育，周而复始，恶性循环。可能的环境及生活方式因素包括营养、饮食、钙及维生素 D 的摄入、运动方式等。总之，侧凸发生的原因仍不明确，但是很可能是多因素的。目前，以上因素仍在继续研究中。

### 二、自然病史

了解特发性脊柱侧凸的自然病史和流行病学情况，对于确定是否需要治疗是很必要的。有 3 个重要的问题必须回答。

1. 总人群中特发性脊柱侧凸的流行情况如

何？

2．脊柱侧凸儿童侧凸发展需要治疗的可能性如何？

3．如果脊柱侧凸不治疗且侧凸继续发展，成年后会有什么问题？

据估计，在 16 岁以下儿童中，特发性脊柱侧凸超过 10° 以上者为 2% ~ 3%。30° 以上的侧凸发生率在儿童中为 0.15% ~ 0.3%。Weinstein 制作的计算表显示侧凸角度越大，发生率越低（表 44-2）。这一流行性研究的重要意义在于表明轻度的脊柱侧凸较普遍，而较大侧凸角度的脊柱侧凸较少见。侧凸 10° 或 10° 以上，需要治疗者不到 10%。

一旦发现儿童有脊柱侧凸，就应该测量侧凸的角度以估计侧凸发展的可能性。大多数学者将进展性侧凸定义为经过 2 次或 2 次以上就诊，确定 Cobb 角加大超过 5° 的侧凸。不可预知的是侧凸加重是否还会继续发展，以及侧凸最终将达到什么程度。3% 的青少年特发性脊柱侧凸可以自发地改善，其中大多数的侧凸 < 11° 。一些因素被认为与侧凸的发展有关（框 44-2）。侧凸的发展更多见于女性。青少年特发性脊柱侧凸发展的时间通常是在月经初潮前的生长快速期。这段快速生长的时期被称为身高峰值生长速率（peak height velocity，PHV），它是通过连续测量患者的身高而计算得出的，女孩约每年 8 cm，男孩则是 9.5 cm。随着患儿年龄的增长，侧凸发展的发生率降低。学者们也发现侧凸的发展与侧凸的类型有关。总的来说，双弯比单弯更容易加重，并且单胸弯较单腰弯更容易加重。侧凸的角度越大，侧凸加重的发生率越高。Bunnell 估计，20° 侧凸的加重风险为 20%，而 50° 侧凸加重的风险为 90%。Lonstein 和 Carlson 研制了一个计算图表，可以预测初诊患者侧凸的进展情况（图 44-18）。在一项 89 例女性侧凸患者的研究中发现，Risser 征 < 2，主弯 > 35° ，顶椎旋转 > Ⅲ 度，脊柱每年的生长速度 > 20mm 时，侧凸将会明确进展。Sponseller 发现，对于三角软骨未闭合的侧凸，即使行后路固定融合术，仍有 35% 的可能会进展。对三角软骨未闭，Risser 征为 0 级的幼儿患者，Sponseller 反对短节段固定融合。Sanders 等创建了一个骨骼成熟度的简单分型，显示骨骼成熟度与侧凸发展高度相关。

一些研究人员研究了未经治疗的脊柱侧凸的发展对成年人的影响。对于经历了青少年特发性脊柱侧凸的自然发展而未经治疗的成年患者，应主要考

**表 44-2 青少年特发性脊柱侧凸的发病情况**

| Cobb 角（° ） | 女性 : 男性 | 发病率（%） |
|---|---|---|
| > 10 | （1.4 ~ 2） : 1 | 2 ~ 3 |
| > 20 | 5.4 : 1 | 0.3 ~ 0.5 |
| > 30 | 10 : 1 | 0.1 ~ 0.3 |
| > 40 | | < 0.1 |

（引自：Weistein SL: Adolescent idiopathic scoliosis: prevalence and natural history. In Weistein SL, editor: *The padiatric spine: principles and pratice*, New York, 2001, Raven.）

**框 44-2 青少年特发性脊柱侧凸进展相关因素**

- 女孩多于男孩
- 月经初潮前
- Risser 征 0 级
- 双弯高于单弯
- 胸弯高于腰弯
- 角度大的侧凸

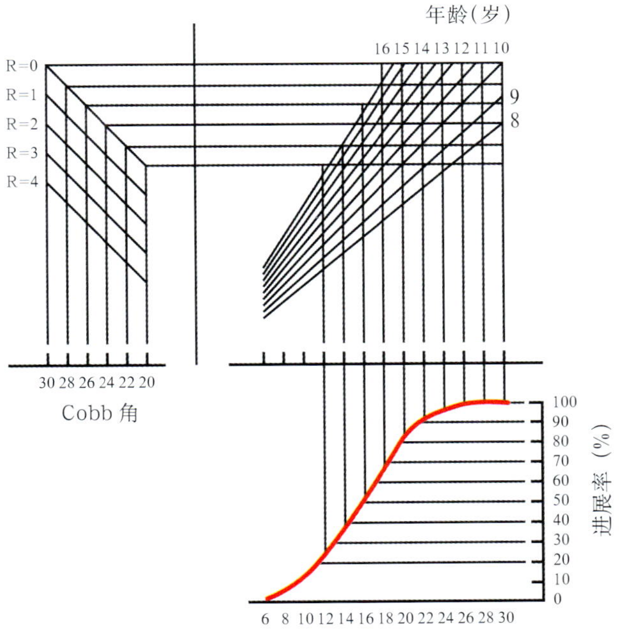


图 44-18 脊柱侧凸进展预测计算图

（引自：Lonstein JE, Carlson JM: The prediction of curve progression in untreated idiopathic scoliosis during growth, *J Bone Joint Surg* 66A:1061,1984.）

虑 5 个方面的问题：①腰背痛；②肺功能；③心理影响；④死亡率；⑤侧凸的发展。

在总人群中，腰背痛的发生率为 60% ~ 80%，与特发性脊柱侧凸发生率相当。在频发日间腰背痛的发病率方面，脊柱侧凸组（80% ~ 86%）稍高于对照组。腰段或胸腰段侧凸的患者，尤其是那些侧凸下段有剪切性移位的患者，腰背痛的发生率略高于其他类型侧凸患者。这些患者的腰背痛很少会致残，而且与 X 线片上的骨关节炎改变无关。但是，与无脊柱侧凸成年人相比，脊柱侧凸患者的腰背痛要更严重。

在对患者近 50 年的随访研究中，发现侧凸患者腰背痛的发生率是 77%，而对照组则是 37%。侧凸组有 61% 而对照组有 35% 的患者有慢性腰背痛。然而侧凸患者从事日常生活和工作的能力和对照组相似。研究发现，在劳累一天或非正常活动后侧凸患者最普通的症状是腰背痛，经过休息疼痛通常会缓解。这一研究中疼痛的部位不确定，并且通常与侧凸的位置和角度大小无关。

比较而言，腰弯和胸腰弯会在成年后增加并导致严重的疼痛和不适感。退行性脊柱侧凸不能与自然进展、未经治疗的青少年特发性脊柱侧凸相混淆。最终在采取治疗决策前，确定疼痛是否与侧凸相关是很重要的。

肺活量的降低与侧凸度数的增加直接相关。呼吸功能的损害主要表现为限制性肺功能障碍，且仅发生在胸弯的患者身上。研究表明，只有当弯度达到 100° ~ 120° 时，患者最大肺活量才会明显受损。Johnson 等发现他们的患者中 19% 有明显的呼吸功能受限（肺功能< 65% 预计值）。肺功能的下降相关因素包括严重的主胸弯和平背畸形，其常发生在 70° ~ 80° 弯的患者身上。

成年特发性脊柱侧凸患者的死亡率似乎与 100° 以上的胸弯有关，与并发的肺心病有关。在长达 40 年的随访研究中，死亡率是 15%，但是仅有 1 例患者是侧凸继发肺心病导致死亡。在接下来 50 年的随访研究中，死亡患者的数量如预期那样增加，但是与精确预计的同一年出生的患者的死亡率没有分别。在另一研究中，青少年特发性脊柱侧凸患者没有死于呼吸衰竭。特发性脊柱侧凸对呼吸系统的严重影响发生在 5 岁前。

许多学者研究了侧凸对患者心理的影响。最令患者郁闷的是肋骨隆起畸形造成难看的外观。侧凸对患者心理方面有影响，中年患者比青少年更具有忍耐力。但是，许多未治疗的青少年特发性脊柱侧凸的成年患者寻求治疗的最主要原因仍然是希望获得更好的外观。

侧凸可能在整个成年期继续发展。Weistein 等确认多种因素用来预测在骨骼成熟后侧凸是否继续进展（表 44-3）。总的来说，骨骼成熟时< 30° 的侧凸，无论是何种类型，到成年时均不趋向发展；较大的侧凸在整个成年期更易发展，尤其是 50° ~ 75° 的胸弯。小于 50° 的腰弯如果同时伴有侧弯下段剪切性移位，同样会容易进展。

## 三、患者的检查

对患者的初步检查应包括完整的病史、全面的体格检查和神经学检查、脊柱影像学检查。全身检查后，应仔细检查脊柱，记录畸形的特征。

由于脊柱畸形的存在，大多数脊柱侧凸患者因为畸形就诊。约 32% 的青少年特发性脊柱侧凸患者存在腰背痛（其中 23% 初诊时即有，9% 在治疗期间出现）。如果患者的腰背痛持续存在，干扰日常活动，或在夜间出现，或者与一些不正常的神经系统发现相关，那应该对患者进行更全面的检查。要确定患者的月经初潮情况、父母身高和脊柱侧凸家族史。侧凸畸形患者的子女是正常人发病率的 3 倍，侧凸患者兄弟姐妹们的侧凸发生率是正常人的 7 倍。同样，如果侧凸患者的父母或兄弟姐妹接受了侧凸畸形的治疗，那意味着患者侧凸的进展性要大大提高。既往心脏或开胸手术史对于判定侧凸的类型也是很重要的。

在体格检查中，应该测量患者的身高。通过连续观测身高，可以监测到与侧凸进展相关的快速生长期。测量和记录患者的站高和坐高；测量结果应

表 44-3 骨骼成熟时 > 30° 侧凸的进展因素

| 胸 椎 | 腰 椎 | 胸腰段 |
|---|---|---|
| Cobb 角 > 50° | Cobb 角 > 30° | Cobb 角 > 30° |
| 顶椎旋转 > 30° | 顶椎旋转 > 30° | 顶椎旋转 > 30° |
| Mehta 角 > 30° | 弯曲方向 | 躯干水平位移 |
| | L5 与髂嵴线的关系 | |
| | 躯干水平位移 | |

（引自：Weinsten SL: Natural history, *Spine* 24:2592,1999.）

与以后的结果相比较，以确定患者的整个身高及这些变化是否由下肢的生长或躯干的增长或缩短所引起。在检查脊柱时，检查者应该查找任何一个皮肤凹陷、毛发或皮肤异常，如血管瘤或咖啡斑。应该记录肩部、肩胛骨、肋骨、腰部的不对称。脊柱平衡能够通过从头部到骨盆的基准线来确定。头部应该在臀沟的正上方。可以通过在颅骨底部或 C7 的棘突放一铅垂线来进行评估。铅垂线不应偏离臀沟超过 1 ~ 2 cm。在矢状面，脊柱经常存在平背。如果临床和影像学检查未发现平背，应该通过 MRI 排除有无脊髓空洞。临床上用来评估脊柱弯曲度的最好的试验是 Adams 前屈试验。当患者向前弯腰直到脊柱达到水平时，在患者的后方进行观察可评估中胸段和腰段的旋转，在患者头部观察可评估上胸段的旋转。“膝关节要站直，足部并拢，双臂垂于身体两侧，掌心相对。”由于有椎体旋转，胸部会有肋骨突出，或者腰部脊柱旁会隆起。观察者同时应在侧方进行观察，以发现患者有无后凸畸形。在 Adams 向前屈试验中可以联合应用脊柱侧凸测量尺来评价躯干的旋转。7° 以内的角度被认为是正常值。大于 7° 通常会合并 15° ~ 20° 的侧凸。应该测量肢体长度，因为双下肢不等长可能导致骨盆倾斜和代偿性脊柱侧凸。应该进行全面的神经学检查，来确定脊柱侧凸是否由脊柱内肿瘤或神经异常引起。应特别注意腹壁反射，因为这可能是某些椎管内病变的唯一神经学变化。

## 四、影像学检查

应该拍摄患者站立时的脊柱后前位和侧位 X 线片，包括远侧的髂嵴和近侧的大部分颈椎。包括髂嵴和颈椎的 X 线片通常需要用 14 in × 36 in（1 in=0.0254 m）的片盒或可以精确拼接图像的数字设备。患者站立时应该双膝固定，双脚分开与肩同宽，并且向前平视。患者肩部向前弯曲，肘部充分弯曲，拳头靠在锁骨上。最易受射线照射损害的是发育中的乳腺，而拍摄后前位 X 线片可使辐照系数减少 5 ~ 11。快速 X 线片和稀土屏幕也能减少患者受到的辐射。最新的数字化狭槽成像技术（slot-scanning technique）的放射量仅为传统的 1/8。

当患者准备手术或佩戴支具时，对脊柱侧凸柔韧性的评估是很重要的。可以通过拍摄向右和向左侧弯曲位、牵引位、支点位或加压卧位 X 线片来进行评估。哪种方法最合理仍在争论中。如果站立位 X 线片不能很好地观察到腰骶关节，则应该拍摄腰骶关节侧位片，以排除脊柱滑脱症的存在。

脊柱标准的前后位 X 线片会明显地低估侧凸的程度。同样，当更标准的侧位 X 线片给出错误的脊柱后凸的假象时，真实的侧位 X 线片则显示脊柱前凸（图 44-19）。Stagnara 介绍一项放射线技术来减小侧凸所致的误差。拍摄这种斜位 X 线片时，片盒应平行于旋转肋骨凸起的内侧面，射线与片盒成直角（图 44-20）。与此成 90° 角拍摄的 X 线片可显示真正的侧屈侧位像，使人们能够更好地测量侧凸的大小和评价椎体的解剖（图 44-21）。

当青少年经历青春期时，尽管还没有绝对准确的方法用于确定骨骼成熟的程度，但是多种 X 线片指标都可用来评估骨骼成熟的程度。最常采用的是拍摄手或腕部的 X 线片，或髂嵴骨化的进展程度（Risser 征）、三角软骨、鹰嘴突的骨化程度、手指骨化程度来确定骨龄。

Risser 征是基于对髂嵴的骨化程度的一种测量方法，它将髂嵴分为 4 等份。Risser 征从 0 级的没有骨化到 4 级的四部分髂嵴都发生骨化。Risser 征 5 级是骨骺与髂骨完全融合，也代表患者骨骼已经成熟。Risser 征可能对预测侧凸进展没有太大作用，因为在青少年进入快速生长期后或身高高峰生长速率后，有些青少年才出现 Risser 征 1 级。

许多学者报道，身高峰值生长速率（peak height velocity，PHV）是比 Risser 征、实际年龄、月经初潮年龄更好的评价骨骼成熟的指标。PHV 通过连续测量身高高度，并以每年增加的厘米数来表示。PHV 的均值女孩每年 8 cm，男孩每年 9.5 cm。Little 等研究了 120 例侧凸的女孩，发现 PHV 可以准确预测生长停止时间（PHV 后 3.6 年占 90%）和侧凸最可能的进展时间。60 例处在 PHV 期超过 30° 的侧凸患者中，50 例（83%）患者侧凸度数进展到 45° 或更大度数。28 例处在 PHV 期 30° 或 <30° 的侧凸患者中，仅 1 例（4%）患者侧凸度数进展到 45° 或更大度数。Little 等发现，男孩侧凸患者有相同的结果，并且报道预测侧凸度数进展到 45° 或更大度数的准确率是 91%。无论男孩还是女孩，他们发现评价骨骼成熟的指标 PHV 优于 Risser 征、实际年龄、月经初潮年龄。

三角软骨在青春期开始阶段即开始骨化。女孩在 PHV 期后，Risser 征 1 级和月经初潮前三角

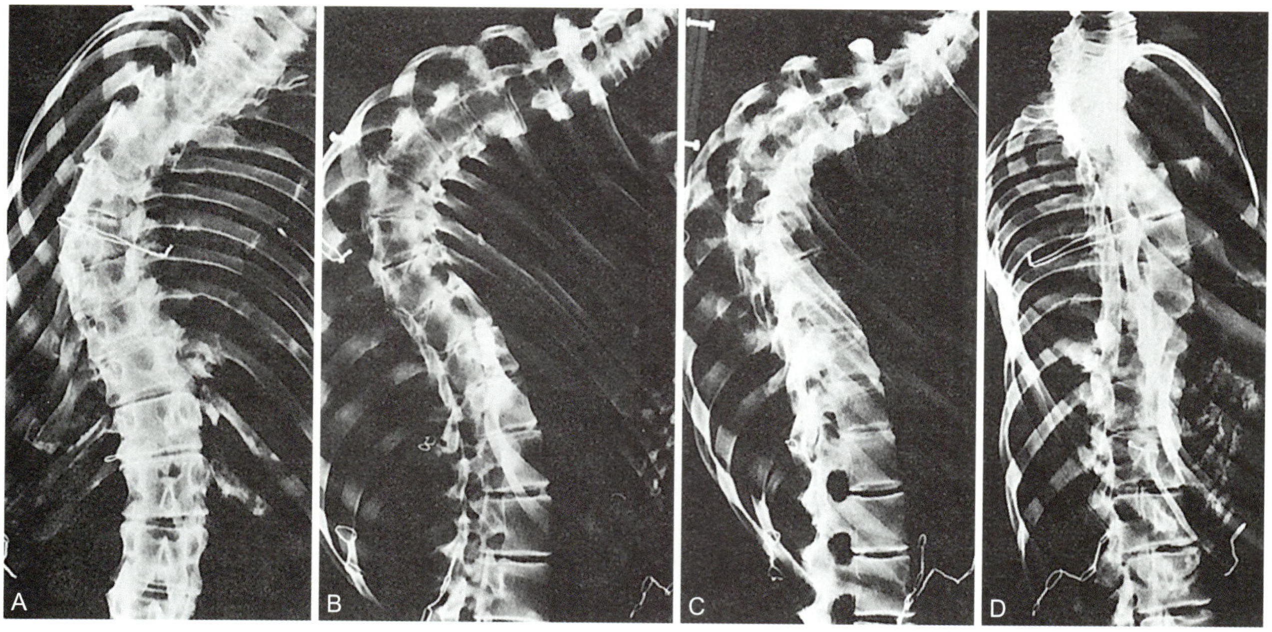

图 44-19 特发性脊柱侧凸旋转周期中四个角度的 X 线片，表明 Cobb 角随旋转而变化。在前后位 X 线片上，可见 Cobb 角为 87°（A），真实的 Cobb 角为 128°（B）。在侧位 X 线片上，可见 61° 的明显后凸（C），而实际上是 14° 的前凸（D）

（引自：Deacon P，Flood BM，Dickson RA：Idiopathic scoliosis in three dimensions：a radiographic and morphometric analysis，J Bone Joint Surg 66B：509，1984）

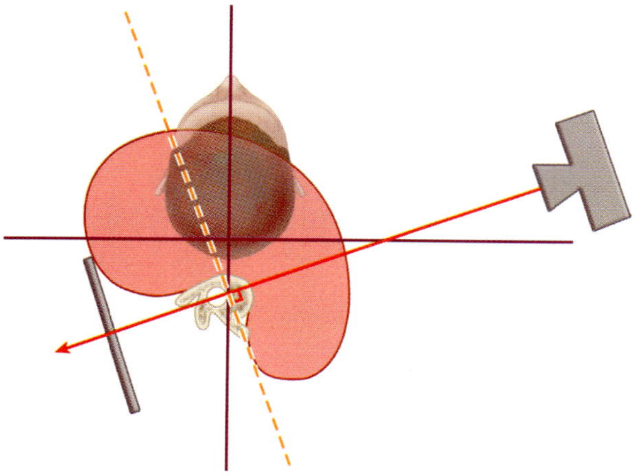

图 44-20 Stagnara 去旋转图解

软骨即已完全骨化。男孩儿则在青春期开始时发生骨化。Sanders 等评价后路器械固定融合后 PHV 与曲轴现象发生的关系，发现三角软骨未闭及在 PHV 期内或之前手术的患者最可能发生曲轴现象（图 44-22）。

另外一些评价骨骼成熟度和侧凸进展风险的方法是基于手、腕或肘部的 X 线片。Sauvegrain 法是通过拍摄左肘部的前后位和侧位 X 线片来确定骨龄。它是基于肘部的 4 个解剖结构——外髁、滑车、鹰嘴突和桡骨近端骨骺的 27 分系统。骨龄通过分数来确定。Charles 等报道了一种基于鹰嘴突的评价成熟度的方法。5 张 X 线片显示青春生长期鹰嘴的典型特征：两个骨化中心、半月征、矩形征、矩形形状开始融合、完全融合。它代表一种在 PHV 期内简单可靠的估计骨龄的方法，可以以 6 个月为间隔进行骨龄评估，女孩 11 ~ 13 岁、男孩 13 ~ 15 岁的骨龄。他们发现这一方法可以弥补 Risser 征 0 级和三角软骨闭合所遗漏的信息（图 44-23，图 44-24）。

基于远端桡骨、尺骨和手的小骨头的 X 线表现的 Tanner-Whitehouse- Ⅲ RUS 评分和基于掌骨和指骨的数字化骨龄成熟度评分系统都与 PHV 期和侧凸进展高度相关。但是，这些系统十分烦琐而不利于应用到繁重的临床工作中。因此，Sanders 等报道了一种基于指骨、掌骨和远端桡骨骨骺的简单分类方法。他们通过这一方法可靠预测骨骼成熟度和侧凸进展可能性，进而实施手术（图 44-25，表 44-4）。

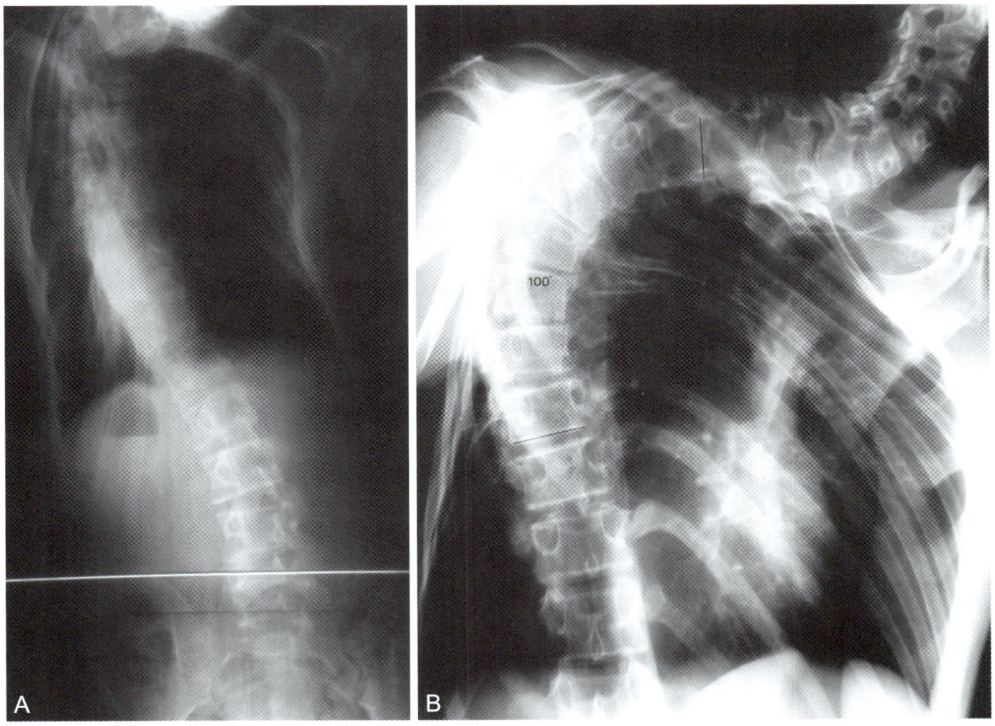


图 44-21　A. 重度脊柱侧凸的标准后前位 X 线片；B. Stagnara 位片更详细地显示侧凸、大小和椎体解剖

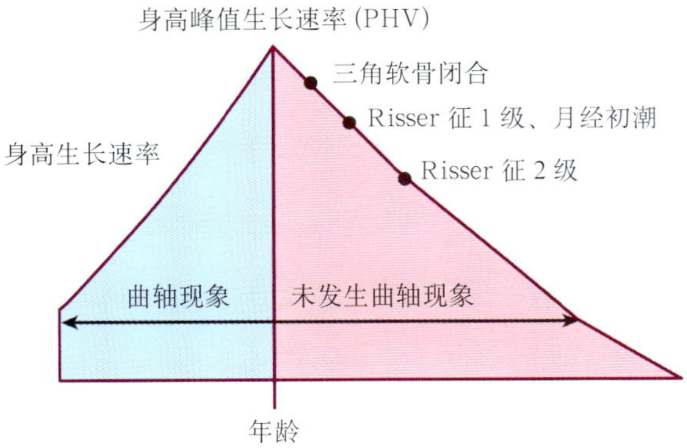


图 44-22　身高生长速率。三角软骨闭合发生在身高峰生长速率（PHV）期后和 Risser 征 1 级、月经初潮前

（引自：Sanders JO, Little DG, Richards BS: Prediction of the crankshaft phenomenon by peak height velocity, Spine 22:1352,1997.）

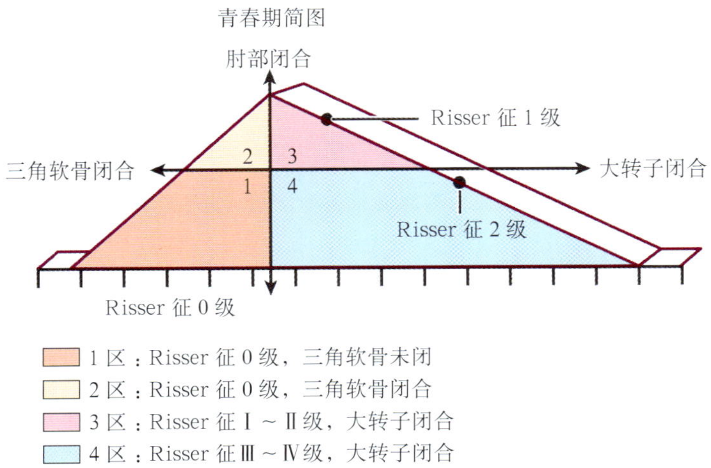


图 44-23　青春期简图分为 4 个区域。区域 1，上升侧，三角软骨未闭，男女骨龄在 11 ~ 13 岁(Risser 征 0 级)。区域 2，上升侧，三角软骨闭合，女孩骨龄在 11 ~ 13 岁，男孩骨龄在 13 ~ 15 岁(Risser 征 0 级)。区域 3，下降侧，肘部闭合但是大转子未融合，女孩骨龄在 13 ~ 16 岁，男孩骨龄在 15 ~ 18 岁（Risser 征 1 ~ 2 级）。区域 4，下降侧，肘部闭合且大转子融合，女孩骨龄在 13 ~ 16 岁，男孩骨龄在 15–18 岁（Risser 征 3 ~ 4 级）

（引自：Dimeglio A, Canavese F, Charles P: Growth and adolescent idiopathic scoliosis: when and how much? J Pediatr Orthop 31:S28,2011.）

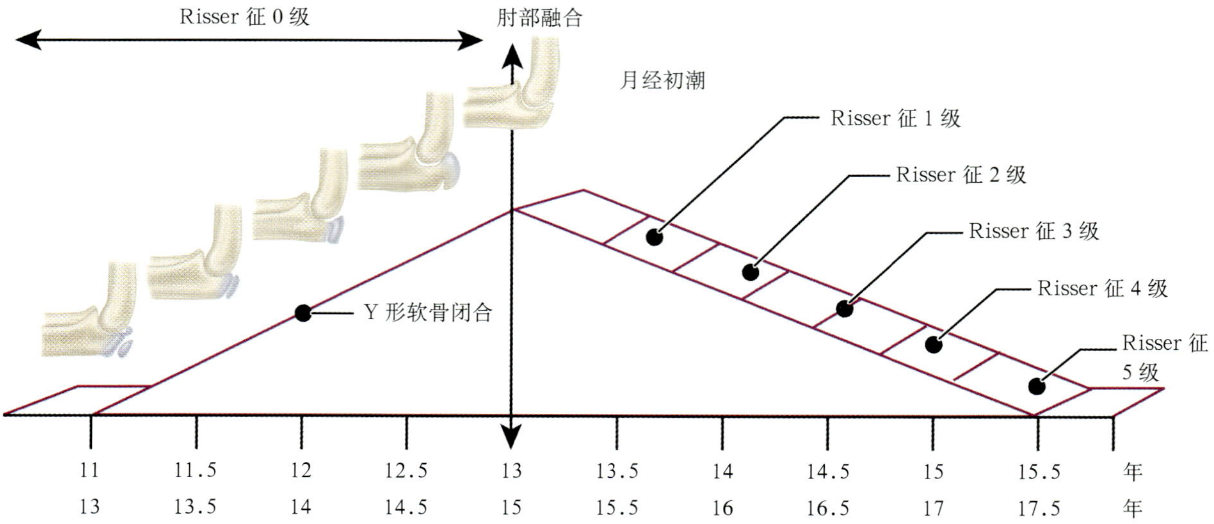


图 44-24 用鹰嘴突方法简化评价身高高峰生长速率（PHV）的青春期加速生长期且 Risser 征 0 级的 11 ~ 13 岁的女孩和 13 ~ 15 岁男孩的骨龄，肘部融合后出现减速生长期。Y 形软骨闭合即是三角软骨闭合

（引自：Charles YP, Dimeglio A, Canavese F, Dauers JP:Skeletal age assessment from the olecranon for idiopathic scoliosis at Risser grade 0, J Bone Joint Surg 89A:737,2007.）

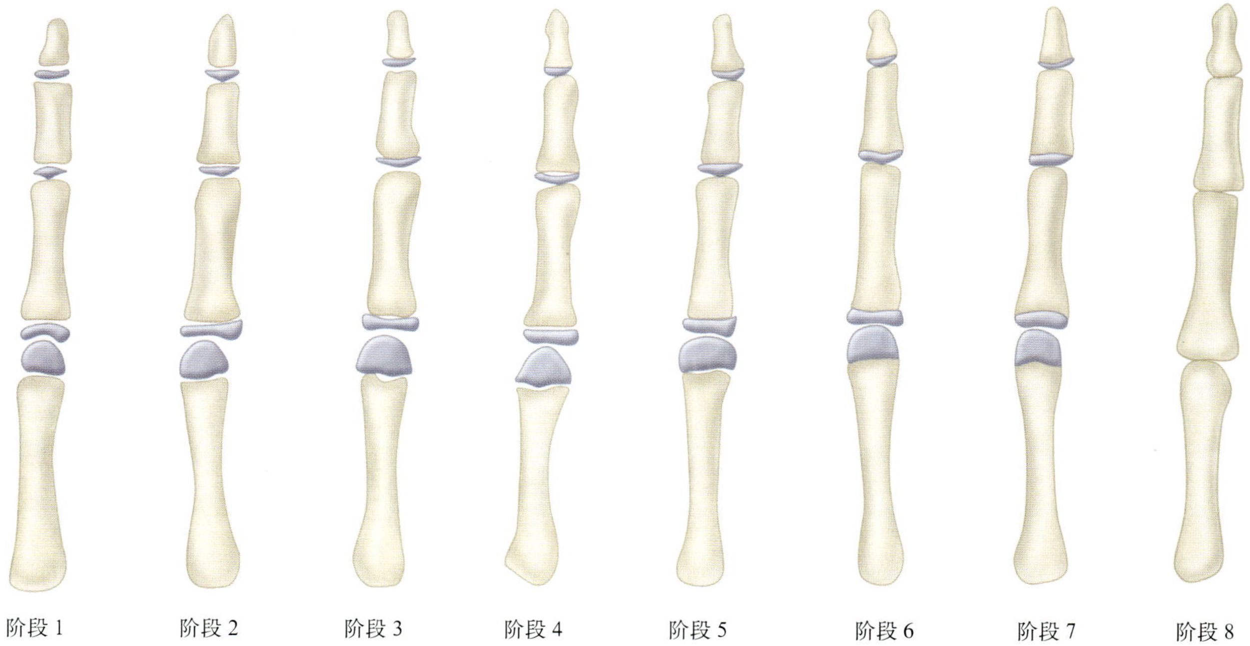


图 44-25 骨骼成熟度的 Sanders 分型。第一阶段，儿童缓慢生长期；第二阶段，青春期前期（Tanner 2）；第三阶段，青春期快速生长期前期（Tanner 2-3，Risser 征 0 级）；第四阶段，青春期晚期快速生长期后期（Tanner 3，Risser 征 0 级）；第五阶段，青春期生长稳定期前期（Risser 征 0 级）；第六阶段，青春期生长稳定期后期（Risser 征大于 0 级）；第七阶段，成熟期早期；第八阶段，成熟期（Risser 征 5 级）

（引自：Crawford AH, et al: Clinical and radiographic evaluation of the scoliotic patient. In Newton PO, et al, editors: Idiopathic scoliosis: the Harms study group treatment guide, New York, 2010,Thieme, P.60.）

表 44-4　Lenke 1 型、3 型侧凸进展至需要手术阶段的可能性图解（设定弯曲 > 50° 为手术适应证）* #

| 侧凸度数 | 阶段 1 | 阶段 2 | 阶段 3 | 阶段 4 | 阶段 5 | 阶段 6 | 阶段 7，8 |
|---|---|---|---|---|---|---|---|
| 10° | 2%<br>（0 ~ 40%） | 0<br>（0 ~ 15%） | 0<br>（0 ~ 0） | 0<br>（0 ~ 0） | 0<br>（0 ~ 0） | 0<br>（0 ~ 0） | 0<br>（0 ~ 1%） |
| 15° | 23%<br>（4% ~ 69%） | 11%<br>（1% ~ 58%） | 0<br>（0 ~ 2%） | 0<br>（0 ~ 0） | 0<br>（0 ~ 0） | 0<br>（0 ~ 0） | 0<br>（0 ~ 7%） |
| 20° | 84%<br>（40% ~ 98%） | 92%<br>（56% ~ 99%） | 0<br>（0 ~ 14%） | 0<br>（0 ~ 1%） | 0<br>（0 ~ 1%） | 0<br>（0 ~ 1%） | 0<br>（0 ~ 26%） |
| 25° | 99%<br>（68% ~ 100%） | 100%<br>（92% ~ 100%） | 29%<br>（3% ~ 84%） | 0<br>（0 ~ 5%） | 0<br>（0 ~ 5%） | 0<br>（0 ~ 2%） | 0<br>（0 ~ 64%） |
| 30° | 100%<br>（83% ~ 100%） | 100%<br>（98% ~ 100%） | 100%<br>（47% ~ 100%） | 0<br>（0 ~ 27%） | 0<br>（0 ~ 22%） | 0<br>（0 ~ 11%） | 0<br>（0 ~ 91%） |
| 35° | 100%<br>（91% ~ 100%） | 100%<br>（100% ~ 100%） | 100%<br>（89% ~ 100%） | 0<br>（0 ~ 79%） | 0<br>（0 ~ 65%） | 0<br>（0 ~ 41%） | 0<br>（0 ~ 98%） |
| 40° | 100%<br>（95% ~ 100%） | 100%<br>（100% ~ 100%） | 100%<br>（98% ~ 100%） | 15%<br>（0 ~ 99%） | 0<br>（0 ~ 94%） | 0<br>（0 ~ 83%） | 0<br>（0 ~ 100%） |
| 45° | 100%<br>（98% ~ 100%） | 100%<br>（100% ~ 100%） | 100%<br>（100% ~ 100%） | 88%<br>（2% ~ 100%） | 1%<br>（0 ~ 99%） | 0<br>（0 ~ 98%） | 0<br>（0 ~ 100%） |

* 如果将骨骼成熟时侧凸 >50° 作为手术治疗的临界值，无阴影的表格部分对应的是适合手术治疗的侧凸度数和成熟阶段。有阴影的表格部分不适合手术治疗

# 95% 可信区间（圆括号内表示）未能准确评估患者为偏少组或无患者组，应该予以考虑

（引自：Sanders JO, et al: Predicting scoliosis progression from skeletal maturity: a simplified classification during adolescence, *J Bone Joint Surg* 90A:540,2008.）

Davids 等研究了病史、体格检查或影像学检查有异常、推测为青少年特发性脊柱侧凸的患者，发现其中枢神经系统异常的发病率为 10%（图 44-26）。最有价值的征象是胸弯未出现平背畸形。Diab 等和 Richaids 分别报道被认为是特发性脊柱侧凸患者中分别有 9.9% 和 6.8% 在术前 MRI 上发现异常。他们都发现胸椎后凸的出现是高危因素。对于看起来不寻常，或有可疑病史及体征，或侧凸进展快速，或大角度侧弯的青少年特发性脊柱侧凸患者，首次接诊即应行全脊柱 MRI 检查。

### （一）侧弯的测量

脊柱侧凸研究学会（图 44-27）建议采用的 Cobb 角测量法包括三个步骤：①确定上端椎；②确定下端椎；③画出上端椎椎体上终板和下端椎椎体下终板所引出的垂线，两条垂线的夹角即是侧凸的角度。如果终板不清楚，可用椎弓根替代。端椎是指向所测量的侧凸凹侧倾斜角度最大的椎体。总的来说，自侧凸的顶椎开始，下端椎下方或上端椎上方的椎间隙在侧凸的凹侧开始增宽。在弯内，凸侧的椎间隙常常宽于凹侧。当椎体楔形变明显时，椎体本身而非椎间隙出现凸侧宽而凹侧窄。有报道称，在 Cobb 角的测量中，观测者之间和观测者本身可能出现 5° ~ 7° 的测量误差。当确定一个侧凸是否在加重时，应考虑到这些测量误差因素。

### （二）椎体旋转

确定椎体旋转的两个最常用的方法是 Nash-Moe 法及 Perdriolle-Vidal 法。在 Nash-Moe 方法中，如果椎弓根距椎体两侧距离相等，则没有旋转（0 旋转）。最高为Ⅳ级，即椎弓根越过椎体中心（图 44-28）。Perdriolle 旋转计量表是在脊柱 X 线片上测量旋转角度的模板。标记出椎弓根阴影的偏移距离和椎体的边缘，然后用椎弓根旋转计量测量（图 44-29）。由于多钩节段性胸椎内固定系统和胸椎椎弓根螺钉系统的出现改变了对脊柱侧凸旋转成分的认识，人们对术后测量旋转的兴趣越来越大。因为两种测量方法均存在测量误差，因此，必须小心地根据 Nash-Moe 法或 Perdriolle 旋转计量法来评价术后旋转情况。从理论上讲，CT 扫描是测量椎体旋转更准确的方法，但由于增加了射线照射量，CT 扫描没有常规应用在测量脊柱侧凸方面。Nash-Moe 法和 Perdriolle-Vidal 法的准确性会因椎体的三维扭转和发育异常受到限制，并且术后测量是困难的或几乎是不可能的，因为内固定器械会遮挡住影像学解剖标志。Kuklo 等寻找另外可替代

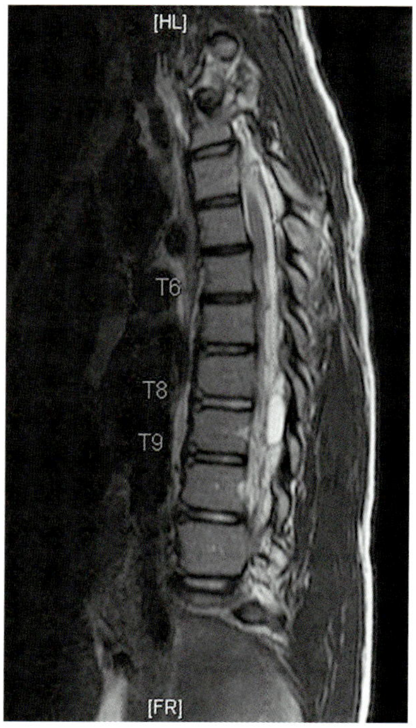


图 44-26 患者初诊为青少年特发性脊柱侧凸，拟行脊柱固定融合术，术前行全脊柱 MRI 提示 T8 ~ T9 硬膜外囊肿

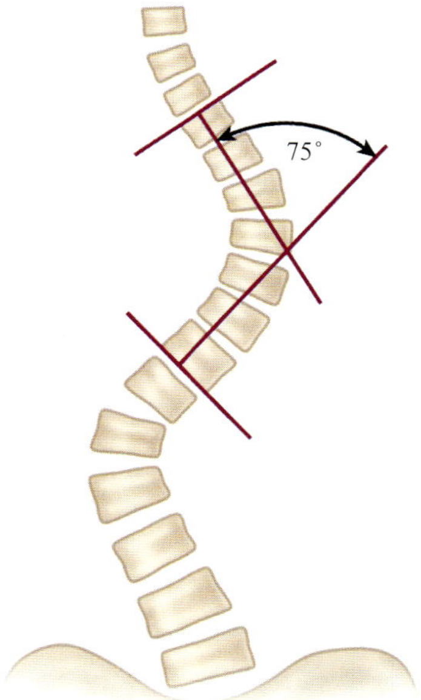


图 44-27 Cobb 测量法图解（见文本内容）

的测量方法，发现侧位片上测量肋骨突起畸形（图 44-30A）和顶椎－肋骨比（图 44-30B）与椎体旋转度密切相关，并且可以在 CT 扫描不合适或器械遮挡了影像学解剖标志时使用。新发明的低放射剂量数字扫描成像技术（EOS，法国巴黎）可以快速精确地提供脊柱的三维结构成像，因此可以用来更好地测量椎体旋转度。

### （三）矢状面平衡

在矫正患者脊柱畸形时，脊柱矢状面序列开始越来越受到重视。矢状面序列有节段性的、局部性的或整体的。节段性分析是指两个椎体和椎间盘之间的关系。局部矢状面平衡包括颈椎、胸椎、腰椎的平衡，胸腰段则通常另外进行单独分析。全部的脊柱序列即代表了脊柱整体矢状面平衡的状况。

脊柱整体矢状面平衡状况是由通过齿突的铅垂线来判断的。这条铅垂线一般经过胸椎前方、腰椎后方，并通过 S1 椎体后角（图 44-31）。在评价脊柱畸形时，通常使用站立位脊柱全长侧位片，而齿突通常不易看到。因此，常用 CT 椎体中间铅垂线替代。此铅垂线被称为脊柱矢状轴。如果这条铅垂线在 S1 后上缘前方经过称为正向脊柱矢状轴，如

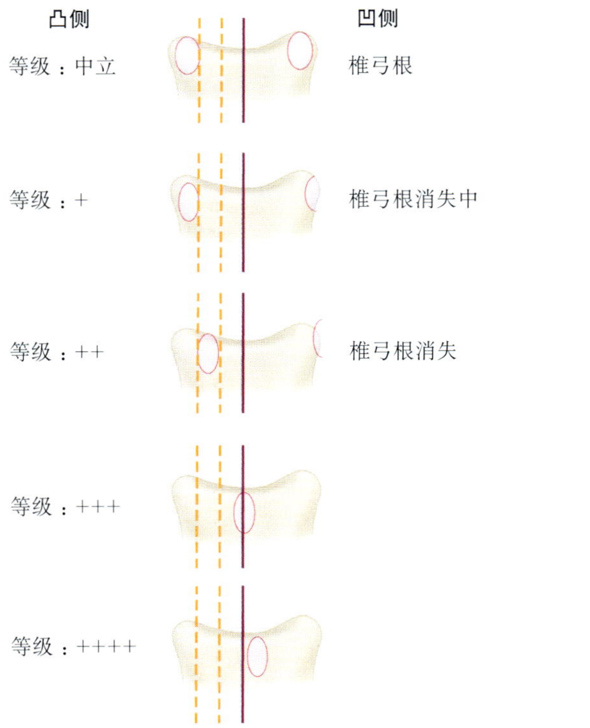


| 椎弓根 | 凸侧 | 凹侧 |
|---|---|---|
| 等级：中立 | 对称 | 对称 |
| 等级：+ | 在第 1 部分<br>早期偏移 | 开始消失<br>早期偏移 |
| 等级：++ | 移至第 2 部分 | 逐渐消失 |
| 等级：+++ | 移至中间部分 | 消失 |
| 等级：++++ | 越过中线至椎体凹侧半 | 消失 |

图 44-28　确定椎体旋转的椎弓根法。椎体被分为 6 个部分，根据椎弓根在哪个部分而将旋转分级为 0 ~ ++++ 级。因为在旋转早期凹侧的椎弓根即已消失，凸侧的椎弓根可见于较大的旋转范围内，而被用作判定标准

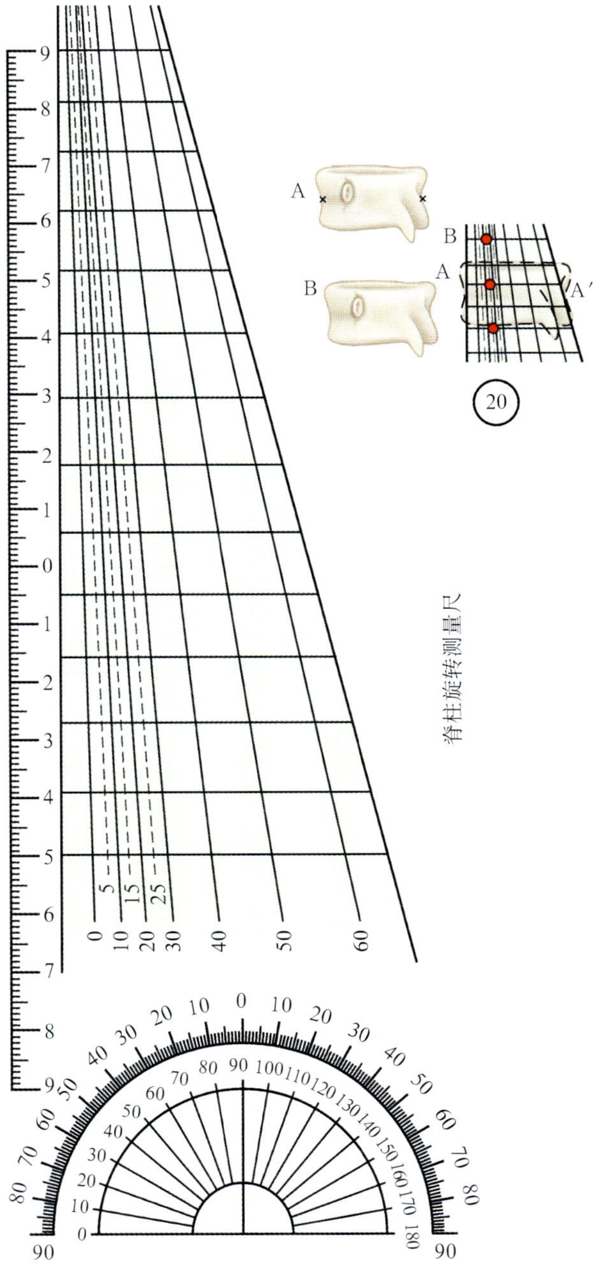


图 44-29　测量椎体旋转的 Perdriolle 旋转计量尺

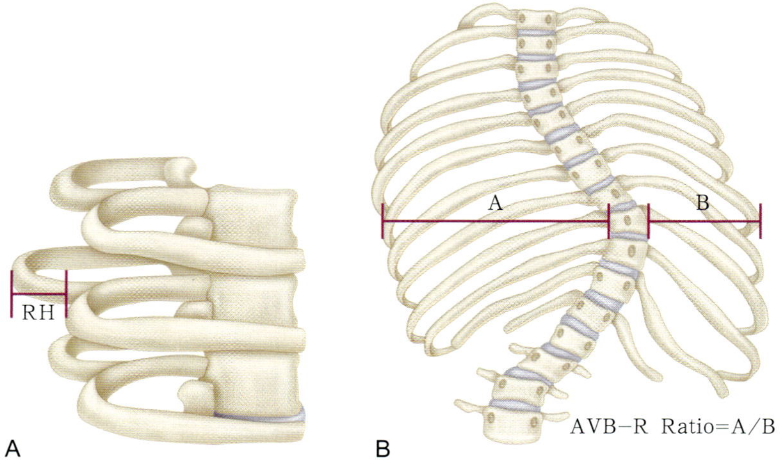


图 44-30 A．肋骨突起畸形（RH）测量图解，RH 是侧位片上后方左右两侧肋骨畸形突起顶点之间的线性距离；B. 顶椎椎体 – 肋骨率（AVB-R）测量图解，AVB-R 是前后位 X 线片上测量胸部顶椎侧缘到两侧胸壁的线性距离之比

（引自：Kuklo TR，Potter BK，Lenke WG：Vertebral rotation and thoracic torsion in adolescent idiopathic scoliosis. What is the best radiographic correlate? J Spinal Disord Tech 18:139,2005.）

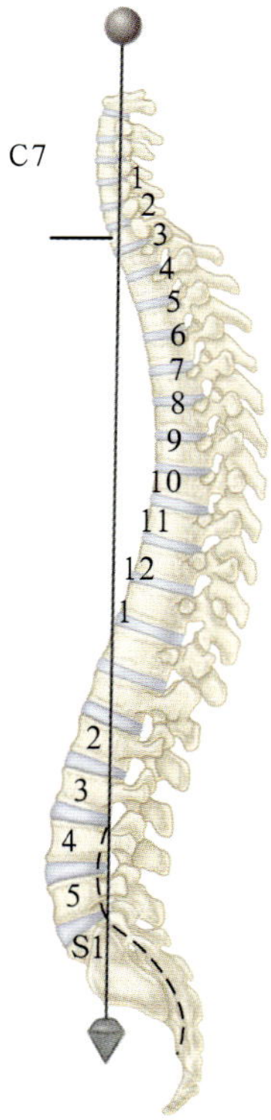


图 44-31 通过 C7 椎体中间的铅垂线是评价脊柱矢状平衡的有效测量方法，正常情况下，该线垂至骶骨后上角附近

果在 S1 后上缘后方经过则称为负向脊柱矢状轴(图 44-32)。脊柱整体矢状面平衡测量比局部的、节段的测量更重要。总的来说，腰椎前凸要比胸椎后凸大 20° ～ 30° 来维持脊柱矢状面平衡。如果不考虑整体矢状面平衡，只把腰椎前凸矫正到正常范围而没有相应矫正胸椎后凸，会导致严重矢状面失平衡（图 44-33）。

正常胸椎矢状面弯曲是后凸。胸椎后凸始于 T1 椎体，在 T6 或 T7 节段达到最大后凸角度。成年人和儿童正常的胸椎后凸范围均有报道。尽管胸椎后凸始于 T1 椎体，但其在脊柱全长站立侧位片上很难看到，而 T4 或 T5 椎体则易于识别和测量。Gelb 等研究 100 名成年人发现，上胸椎从 T1 ～ T5 平均后凸角是 (14° ±8° )。结合以上数字及 T5 ～ T12 后凸测量角可以对整体脊柱后凸做出合理的评价。

正常腰椎矢面是前凸。正常前凸顶点是 L3 椎体或 L4 椎体或 L3 ～ L4 椎间盘。L4 ～ L5 节段及 L5 ～ S1 节段占整个腰椎前凸的 60%。Wamboldt 和 Spencer 报道，腰椎间盘在前凸中占 47°，而椎体本身只占 12°。这就强调了前路手术矫正畸形时维持椎间盘高度的重要性。由于整体腰椎前凸中的 40% 位于 L5、S1 节段，因此，在测量时必须要测量到骶骨上终板，尽管在站立侧位片上有时很难

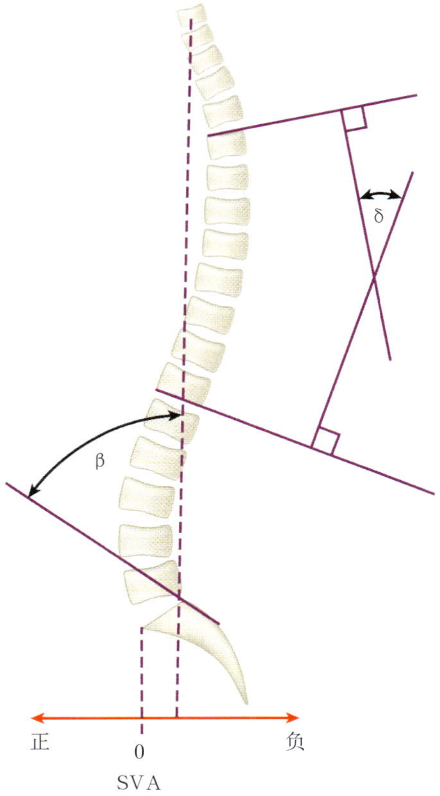


图 44-32 脊柱矢状面序列各种指标的测量方法

矢状面平衡距离（SVA）是从 C7 椎体的铅垂线到骶骨后角之间的水平距离。位于骶骨后上角前方为正值，在骶骨后上角后方为负值。反映骶骨倾斜的 β 角是指 S1 椎体后缘切线与垂直轴的夹角。δ 角是两个椎体间的 Cobb 角

测量。腰椎前凸是以胸椎后凸角度为基础的独立变量。为了维持矢状面平衡，腰椎前凸要比胸椎后凸大 20° ～ 30°。

骶骨的方向、骶骨倾斜角和骨盆入射角与腰椎前凸的特征、腰椎前凸顶点的定位密切相关（图 44-34）。骶骨倾斜角＜ 35°、较小的骨盆入射角与相对较平较短的腰椎前凸有关。骶骨倾角＞ 45°、较大的骨盆入射角则与较大的腰椎前凸相关。

胸腰段是从相对较僵硬的胸椎后凸向相对柔软的腰椎前凸过渡的区域。Berhardt 和 Bridwell 指出，胸腰段几乎是平直的。在重建脊柱排列过程中要维持这种关系，防止出现胸腰段后凸。

### （四）弯曲类型

1. **Ponseti 和 Friedman 分型系统** Ponseti 和 Friedman 首次将特发性脊柱侧凸分成 5 种主要类型。Moe 补充介绍了第 6 种类型的侧凸。

（1）单一腰椎主弯型：腰弯的顶点在 L1 ～ L2 椎间盘和 L4 之间。这些侧凸导致腰部不对称，使对侧臀部突出，患儿的父母往往认为是由于弯曲侧的腿短引起的。

（2）单一胸腰段主弯型：胸腰段侧凸的顶点在 T12 或 L1。这种侧凸往往较其他侧凸产生更大的躯干倾斜。这种偏离中线的失代偿往往会产生严重的外观畸形。

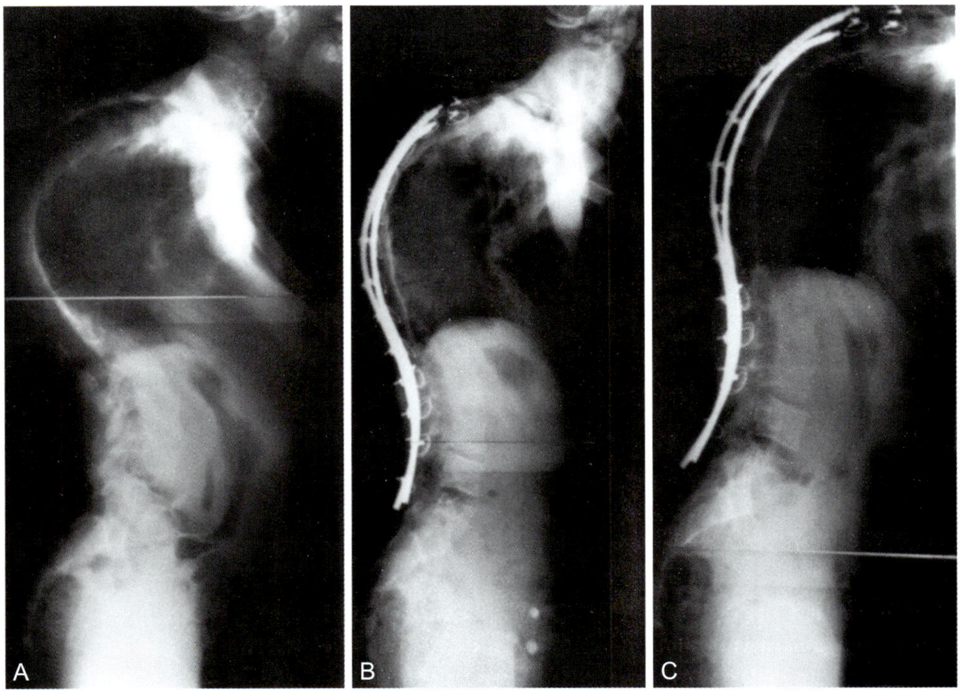


图 44-33 A. 神经肌肉型侧凸患者术前站立位侧位 X 线片；B. 1 个月后站立侧位片显示胸后凸与腰前凸矫正匹配不合理；C. 继续随访显示器械固定上方胸椎后凸逐渐增加

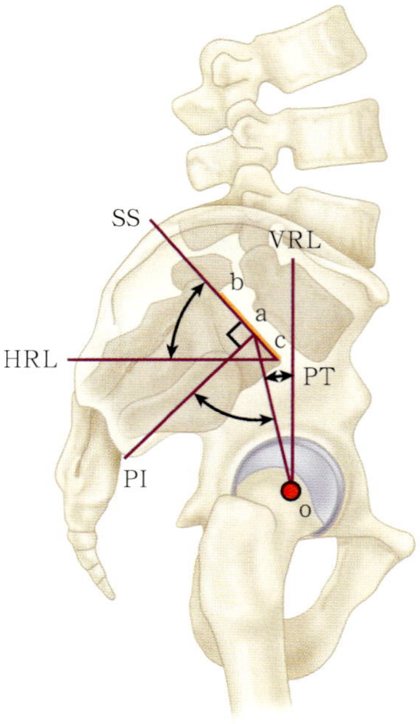


图 44-34 骶骨倾斜角（SS）是水平参考线（HRL）与骶骨终板线（bc）的夹角与骨盆入射角（PI）与骨盆倾斜角（PT）共用参考线。PI 测量自静态的解剖结构。PT 和 SS 取决于骶骨 / 骨盆相对于股骨头的角度位置，站立、坐位和平躺都会改变。PT 和 SS 受腰骶骨盆屈伸情况的影响。VRL. 垂直参考线

（引自：Jackson R，Kanemura T，Kawakami N，Hales C：Lumbopelvic lordosis and pelvic balance on repeated standing lateral radiographs of adult volunteers and untreated patients with constant low back pain，Spine 25:575–586,2000.）

(3) 胸、腰椎双弯型（双主弯）：对称性的双主弯产生的外观畸形通常都比较轻，因为上下侧凸的角度几乎相等，躯干一般平衡较好。

(4) 单一胸椎主弯型：这类侧凸一般是凸向右侧。由于侧凸位于胸椎，受累椎体的旋转可能很明显。这种侧凸使凸侧肋骨凸起，凹侧肋骨下陷，一侧肩膀抬高，导致不美观的畸形。

(5) 单一上胸椎主弯型：在 Ponseti 和 Friedman 的报道中只有 5 例这种类型的侧凸；尽管这种侧凸没有变得很大，但由于肩部抬高和胸廓变形而很不美观。侧凸的顶点通常位于 T3，侧凸的范围自 C7 或 T1 至 T4 或 T5。

(6) 双主胸弯型：这种类型由 Moe 所描述，包括一个短的上胸椎侧凸，通常自 T1 至 T5 或 T6，椎体的旋转较大，并有其他的结构变化，伴有自 T6 至 T12 或 L1 的下胸椎侧凸。上部的侧凸通常凸向左侧，下部的侧凸凸向右侧。这种侧凸患者的畸形通常不像单弧胸椎侧凸那样严重，但是，由于上位侧凸产生的颈部不对称，这种侧凸的畸形比双主弯严重。对于这种类型的侧凸，如果不使用 14 in × 36 in（1 in=0.0254 m）的片子，没有拍摄下颈椎，上胸弯可能被忽略。如果只通过下胸椎融合和内固定矫正，那么，由于上胸弯不够柔软，将无法自动矫正，结果使外观难以接受。

2. King 分型系统　King 等的分型系统更适用于胸弯，其主要贡献在于确定固定和融合策略时，是单纯的选择胸弯，还是胸弯腰弯均需要固定融合。在使用这种分型系统时，观察者本身和观察者之间存在很大差异。使用 King 分型鉴别侧凸类型时，要从详细查体开始，而且应该注意到胸椎肋骨突出的位置和角度，以及腰椎旋转隆起情况，还有肩膀高低情况。X 线评价应该包括站立后前位、侧位和 bending 像。Bending 像用来确定每位患者侧凸的柔韧性。

(1) Ⅰ型侧凸：腰弯比胸弯更明显。偶尔胸弯和腰弯几乎相等，但在 bending 像上，腰弯柔韧性更小。临床检查腰椎旋转隆起大于肋骨畸形。

(2) Ⅱ型侧凸：Ⅱ型侧凸比其他型侧凸更难鉴别。根据 King 的定义，Ⅱ型胸椎特发性侧凸是一种胸腰椎联合侧凸。在 X 线片上，胸弯大于或等于腰弯。腰弯必须越过骶骨中线。在脊柱侧屈位片上腰弯比胸弯更柔韧一些。临床检查胸椎肋骨突出大于腰椎旋转隆起。

(3) Ⅲ型侧凸：为单胸弯，腰弯不越过骶骨中线。在脊柱 bending 像上，腰弯非常柔软。临床检查胸椎肋骨突出非常明显，而腰椎旋转隆起很小或没有。

(4) Ⅳ型侧凸：为长胸弯型，L4 倾斜与胸椎长型侧凸相延续，L5 平衡且位于骶骨正上方。

(5) Ⅴ型侧凸：为结构性双胸弯，在 X 线片上，T1 椎体倾斜向上胸弯的凹侧，在 bending 像上显示为结构性的。临床检查经常显示左肩高于右肩。向前弯曲检查时，可见左侧上胸椎肋骨突出和右侧下胸椎肋骨隆起。

3. Lenke 分型系统　Lenke 等针对青少年特发性脊柱侧凸提出了三步分型系统。通过标准后前位、侧位、侧屈曲位 X 线片（bending 像）进行测量。三步分别是①辨别主弯；②腰弯修订；③胸弯矢状位修订。第一步是辨别主弯，区分上胸椎、胸椎、胸腰段或腰椎的侧凸。如果在后前位 X 线片超过 25° 并且在 bending 像上不小于 25° 即被认

为是结构性侧凸。基于该方法，侧凸可分为 6 类（图 44-35）。第二步是对腰椎进行修订。这需要通过从骶骨中心向上画一条垂线（骶骨中线，CSVL）来确定。然后根据腰弯顶椎的凹侧椎弓根与骶骨中线的关系，对腰弯进行修订，并分为 A 型、B 型、C 型。A 型，CSVL 在顶椎椎弓根之间；B 型，CSVL 在凹侧椎弓根内壁及椎体外缘之间；C 型，CSVL 在椎体外面。第三步是对胸弯矢状面畸形的修订。矢状面修订分为后凸不足（< 10°）、正常（10° ~ 40°）、过度后凸（> 40°）。通过这三步过程，可以将侧凸分为 42 个独立的类型。该侧凸分型可以指导进行融合节段的选择。建议融合范围包括主要弯曲和结构性次要弯曲，不包括非结构性侧凸。总之，分型是用来指导治疗的。分型的目的是为了更好地归纳相似弯曲类型和比较不同治疗手段，最终为治疗每一位青少年特发性脊柱侧凸患者提供最佳的指导原则。现在这一分型系统已经成为特发性脊柱侧凸最常用的分型系统。

**侧凸类型**

| 类型 | 上胸弯 | 主胸弯 | 胸腰弯 / 腰弯 | 侧弯类型 |
|---|---|---|---|---|
| 1 | 非结构性 | 结构性（主弯） | 非结构性 | 主胸弯（MT） |
| 2 | 结构性 | 结构性（主弯） | 非结构性 | 双胸弯（DT） |
| 3 | 非结构性 | 结构性（主弯） | 结构性 | 双主弯（DM） |
| 4 | 结构性 | 结构性（主弯） | 结构性 | 三主弯（TM） |
| 5 | 非结构性 | 非结构性 | 结构性（主弯） | 胸腰弯 / 腰弯（TL/L） |
| 6 | 非结构性 | 结构性 | 结构性（主弯） | 胸腰弯 / 腰弯 - 结构性主胸弯<br>（腰弯 > 胸弯 ≥ 10°） |

**结构弯标准**

上胸弯：侧方弯曲像 Cobb ≥ 25°
T2 ~ T5 后凸角 ≥ 20°
主胸弯：侧方弯曲像 Cobb ≥ 25°
胸腰弯 / 腰弯：侧方弯曲像 Cobb ≥ 25°
T10 ~ T12 后凸角 ≥ +20°

**顶椎位置**
（SRS 标准）

| 弯曲部位 | 顶椎 |
|---|---|
| 胸椎 | $T_2$ ~ T11/T12 椎间盘 |
| 胸腰段 | T12 ~ L1 |
| 腰椎 | L1 ~ L2 椎间盘至 L4 |

**修　订**

| 腰椎修订 | 骶骨垂直平分线<br>（CSVL 与顶椎的关系） |
|---|---|
| A | CSVL 在椎弓根之间 |
| B | CSVL 触及顶椎边缘 |
| C | CSVL 远离顶椎 |

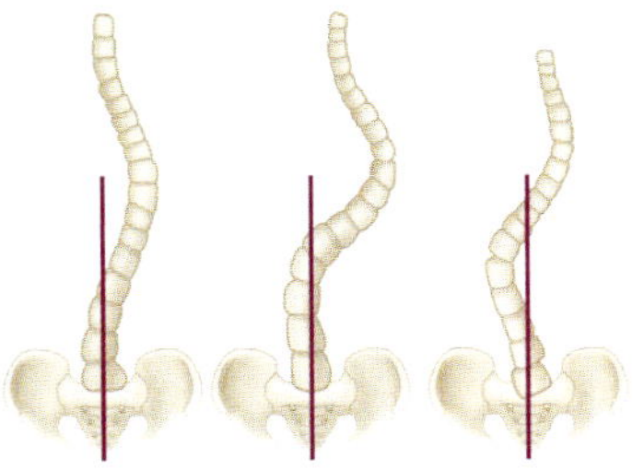

A　B　C

| 胸椎矢状位轮廓<br>T5 ~ T12 | |
|---|---|
| – （后凸不足） | < 10° |
| N （后凸正常） | 10° ~ 40° |
| + （过度后凸） | > 40° |

弯曲类型（1 ~ 6）+ 腰椎修订（A，B 或 C）+ 胸椎矢状位修订（–，N 或 +）
分型（例如 1B+）：______________

图 44-35　弯曲类型、结构弯标准和顶椎位置
（引自：Lenke LG, Betz RR, Harms J, et al: Adolescent idiopathic scoliosis: a new classification to determine extent of spinal arthrodesis, *J Bone Joint Surg* 83A: 1169,2001.）

## 五、非手术治疗

到目前为止，对于青少年特发性脊柱侧凸采取了许多治疗方法，包括物理治疗、手法治疗和电刺激治疗，但没有任何科学证据证明这些治疗的有效性。对于特发性脊柱侧凸，最广泛接受的非手术治疗方法仍然是观察和矫形支具治疗。

### （一）观察

在总体人群中，尽管某种程度的脊柱侧凸是普遍存在的，但需要治疗的却非常少。很可惜，目前还没有一种可靠的准确预测方法，来判断初诊患者的侧凸是否会进一步发展；因此，观察就成了所有侧凸最开始的治疗方法。目前，脊柱的 X 线片是唯一可以明确记录侧凸大小和发展的方法。人们一直试图通过观测肋骨突起畸形，用“侧凸测量仪”测量脊柱旋转角，使用云纹图或 ISIS 扫描等方法来监测外形的变化。这些方法在一些角度较小的侧凸和低风险的患者中可以应用，但定期拍摄 X 线片仍然很有必要。

总的来说，侧凸＜20° 的青少年患者可以每 6 ~ 9 个月检查 1 次。侧凸较大的青少年患者，应该每 4 ~ 6 个月检查 1 次。对于侧凸＜20° 的骨骼成熟的患者，通常不再需要进一步检查。骨骼尚未成熟的侧凸＞20° 的患者，检查次数应该多一些，一般每 4 ~ 6 个月检查 1 次站立后前位 X 线片。如果发现角度＞25° 的侧凸有发展（每 6 个月增加 5° 以上），应考虑矫形支具治疗。对于骨骼未成熟的 30° ~ 40° 脊柱侧凸患者，在初诊时就应该考虑矫形支具治疗。侧凸为 30° ~ 40° 的骨骼成熟患者一般不需要治疗，但是，最近的研究结果表明，这种程度的侧凸在成年后也仍然有发展的可能，这些患者应该每年拍摄站立后前位 X 线片，直至骨骼成熟后 2 ~ 3 年，而后在一生中每 5 年检查 1 次。

### （二）矫形支具治疗

支具治疗的目标是限制脊柱侧凸的进展并且避免手术治疗。佩戴支具后矫正可能开始出现，但是一旦不连续佩戴支具，侧凸一般会恢复到治疗前的角度。通过对生长期脊柱、躯干和胸廓的塑形从而达到对脊柱侧凸支具矫正的效果，特别是应用矫正垫对脊柱横向的压迫作用。支具对青少年特发性脊柱侧凸患者的治疗效果仍然存在争议。众多文献研究支持矫形器在防止侧凸进展和外科手术中发挥作用。但是，仍有其他研究表明支具没有效果。在最新的一项支具治疗的研究中，Weinstein 等报道，支具治疗的有效率为 72%，而观察仅为 48%，并得出结论，支具治疗可以有效控制侧凸进展并因此降低了手术介入的概率，且佩戴时间越长获益越大。因为这一争议，脊柱侧凸研究会（SRS）支具及非手术处理委员会推荐了针对青少年特发性脊柱侧凸的支具研究规范，以便做到确实可靠的比较。最佳的选择标准包括佩戴支具时＞10 岁、Risser 征 0 ~ 2 级、主弯角度在 25° ~ 40°，前期未经治疗，如果是女性，还要在月经初潮前或月经初潮后 1 年内。笔者针对青少年特发性脊柱侧凸患者的支具治疗指标与 SRS 选择标准是类似的。笔者推荐的矫形支具治疗的适应证为：生长期的患儿，侧凸角度 20° ~ 30°，柔韧性好，有资料证明侧凸增加 5° 或更多；侧凸角度在 30° ~ 40° 的生长期患儿，在初诊时就应开始支具治疗；当生长期的患儿侧凸角度达到 40° ~ 50° 时，通常适合手术治疗，但在某些情况下，一些侧凸也应考虑支具治疗，例如外形可以接受的 40° ~ 50° 的双弯。支具治疗不能用于 50° 以上的脊柱侧凸患者。

腋下支具（Boston，Wilmington，Miami）在很多中心都替代了 Milwaukee 支具。但是，这一较低轮廓的支具应该严格应用于那些侧凸顶点在 T7 或 T7 以下的患者。Charleston 和 Proridence 夜间侧凸支具在患者最大的反侧凸状态下塑形，并且只在夜间佩戴 8 ~ 10h。很适合于胸腰段或腰椎的单弯患者。

人们起初希望矫形支具能每天佩戴 23 h。考虑到患者配合的问题，采用部分时间佩戴支具的治疗方案。大多数部分时间佩戴支具的方案要求每天佩戴约 16 h 或更少。一项 meta 分析结果发现，每天持续佩戴支具的时间与防止侧凸进展的关系是：佩戴支具时间越长，侧凸的发展越小。Katz 等同样发现佩戴支具的时间与侧凸不进展相关。那些治疗开始时 Risser 征 0 级或 1 级且三角软骨未闭的患者治疗效果十分显著。82% 每天佩戴支具 12 h 以上的患者侧凸没有进展，而每天佩戴少于 7 h 的患者中只有 31% 没有进展。佩戴支具的总时间与需要手术治疗负相关。

SpineCor 支具（Biortlex Inc.，Bouclerville，Quebel，Canada）是种可调适的、柔软的、动态的支具，它的优势在于使用方便，穿着舒适，易于携带、患者依从性高且实用有效。研究结果同样证实了此支具对侧凸的控制十分有效。但一些对比研究发现其仍不及传统的硬支具有效，此类支具似乎更适合于儿童及青春发育期青少年，一般在 6 ~ 11 岁，且侧凸 < 30°。

### （三）石膏

**臂下石膏**

在后路内固定技术出现前，石膏常用来在手术前对患者畸形进行矫正。随着新内固定技术的出现，术后已经很少采用石膏固定。如果术后需要制动，矫形师常常制作一个可与术后石膏相媲美的 TLSO 支具。与石膏不同，TLSO 允许根据需要加紧或放松，并且可以修整以减轻局部压力。不过，如果没有矫形师，而术后又需要制动，那么就需要术后臂下石膏。

**手术技术 44-7**

- 将患者置于 Risser 石膏台上，自头顶至膝戴上袜套。
- 在肩的上部放置可去除的交叉杆，用毛毡垫在患者躺的帆布带上。
- 将细棉布带缠于腰部的袜套外，在对侧大转子处系紧。然后将带子穿过台子末端的滑轮并轻度牵引。
- 在髂嵴处垫上毛毡。
- 使用超高强度的树脂强化的石膏，前面达到胸骨，后面达到背上部。
- 在骨盆和髂嵴处石膏塑形要好。
- 在石膏固化过程中，修整前面耻骨联合部的边缘，向上达髂前上棘水平，以便髋关节可以屈曲 100°。在后面，臀部的边缘修整至大转子水平。然后向上修整以去除骶骨突的压力。
- 腹部开窗，露出上腹部、肋弓下缘和剑突。

## 六、手术治疗

手术矫正脊柱畸形的目的是以畸形自然发展史和患者成年后畸形带来的潜在后果为基础。关于畸形自然史的研究陈述了严重畸形和疼痛带来的潜在后果。患者肺部并发症主要源自于特殊类型的畸形和早发性脊柱侧凸。对于儿童和青少年患者，如果预计成年后侧凸很可能带来很大的问题，需要考虑手术治疗。尽管大多数学者建议达到 50° 的侧凸需要手术治疗，但也应该考虑其他因素。较小的腰弯和胸腰弯可能导致严重的躯干移位、冠状面失代偿和外观畸形。在外观上，50° 的双弯不如单弯那样难以接受。如果骨骼成熟期患者侧凸进展，那很可能是渐进性的。相反，对于骨骼未发育成熟的患者，根据临床表现，40° ~ 50° 的侧凸也可考虑手术治疗。对于使用支具治疗仍然进展的患者可考虑手术。对于儿童和青少年侧凸患者，如果发生严重的腰背痛，要进一步进行术前更广泛的评估。在决定手术治疗时，Dickson 等非常强调矫正胸椎前凸的重要性。胸椎前凸对肺功能是一种损害，而支具治疗往往会加重胸弯前凸。因此，当青少年进展性脊柱侧凸伴有胸椎前凸时，更可能是手术治疗的指征。青少年特发性脊柱侧凸手术治疗的一般适应证见框 44-3。

### （一）术前准备

一旦决定行脊柱融合手术，就应该全面仔细地进行术前检查和术前准备。术前应该停止使用含阿司匹林的药物或非甾体消炎药，因为这些药物可能增加术中失血。术前 1 个月应该停止服用避孕药，这些药可能增加术后血栓性静脉炎的发生。术前必须拍摄需要融合节段的后前位、侧位和 bending 像。有时可根据需要行特殊的影像学检查，如 CT、MRI 和脊髓造影以排除脊髓空洞症、脊髓纵裂和脊髓拴系症。

青少年特发性脊柱侧凸患者如果有运动耐受性差的病史，侧凸角度 > 60° 同时有反应性气道病的病史，或者侧凸角度 > 80°，均应该行术前肺功能检查。Newton 等检查患者胸弯的程度、胸弯包含椎体的数目、胸椎后凸不足及冠状面的不平衡，发

**框 44-3 特发性脊柱侧凸手术治疗的适应证**

- 生长期儿童的侧凸不断加重
- 青春期的严重畸形（> 50°）伴有躯干不对称
- 非手术方法不能缓解的疼痛
- 胸椎前凸
- 明显的外观畸形

现与中等或严重的肺功能损害有关，但是一些有很小侧凸的患者临床上也会有相关的肺功能损害。事实上，在某些患者中肺功能损害与脊柱侧凸的严重程度是不成比例的。Johnston 等报道，他们的患者中，有 19% 的个体肺功能达不到正常预计值的 65%，对于麻痹性脊柱侧凸、特发性或先天性脊柱侧凸而有严重的弯曲或脊柱后凸或脊柱前凸的患者，通常需要检查肺功能。Nickel 等建议，对麻痹性脊柱侧凸患者和肺活量不足预计正常值 30% 的患者，术前应直接行气管切开。笔者发现，如果患者于术后的几天中可以住进人员设备齐全的 ICU 内，保留气管插管，可以连续监测肺功能，并且有良好的机械辅助呼吸条件，那么就可以安全地减少气管切开的适应证。不过，在具备以上条件的情况下，如果患者肺功能仍有疑问，那么，最好在术中行气管切开。

建议对所有适合的患者进行术前采集自体血，以降低同种异体输血的危险。同种异体输血的危险包括传染疾病，如肝炎、疟疾、巨细胞病毒感染、HIV 感染，以及同种异体免疫排斥反应和移植组织与受体之间的反应。进行择期脊柱侧凸手术的患者可以通过自体输血来避免输入同种异体血。体重低于 45.5 kg（100 lb）的患儿同样适用。可给患者口服铁制剂，每天 3 次。大一些的患儿可以 1 周抽血 1 个单位。每次抽血前要检查血细胞比容，必须 > 34%。如果血细胞比容太低，须下周再行检查。对于较小的患儿，每次可取少量血（表 44-5）。随着采集和储存技术水平的提高，血液可以以液态保存 45 d。自体血冷冻保存也是为脊柱侧凸手术准备充足血液的有效办法；但是，储存设备较昂贵，不易普及。而且，血液解冻后，必须去除甘油。血液一旦融化和清洗后，必须在 24 h 内使用。Bess 等发现 51% 的患者术前自体献血最少 1 个单位是不必要的，如果输血了，输血后患者血细胞比容会比较高（> 30%）。他们建议设定一个更精确的自体献血标准，以限制不必要的输血和浪费资源。

表 44-5 根据患者体重行首次静脉取血量

| 患者体重（kg） | 取血量（ml）* |
| --- | --- |
| 23.0 ~ 29.5 | 125 ~ 175 |
| 30.0 ~ 42.5 | 175 ~ 275 |
| 43.0 ~ 50.0 | 400 ~ 450 |
| ≥ 50.0 | 450 ~ 500 |

*如果血细胞比容水平满意，再次行静脉抽血时可以在上述范围内增加取血量

（引自：MacEwen GD, Bennett E, Guille JT: Autologous blood transfusions in children and young adults with low body weight undergoing spinal surgery, *J Pediatr Orthop* 10:750,1990.）

Roye 等表明，促红细胞生成素是增加红细胞数量、减少同种输血的有效方法。使用促红细胞生成素的困难在于价格昂贵，并且笔者不会常规使用。

### （二）术中注意事项

无论是采用前路、后路或前后路联合手术，有针对性的术中准备都是很重要的。由于脊柱手术需要广泛解剖，可能导致大量出血，有必要建立大的静脉输液通道。动脉插管有助于连续监测血压。留置尿管有助于监测尿量。心电、测血压套袖和食管听诊器是常备监测系统。动脉插管可附加脉搏氧分压表。

在脊柱侧凸手术中，脊髓体感诱发电位和运动诱发电位均成为脊髓监测的监测标准。体感诱发电位（SEP）可以提醒手术医师可能存在的脊髓传导变化。术前测得“基线”有助于术中进行比较。当使用 SEP 时，必须使用多个记录点，包括大脑皮质、皮质下和周围位点，并且应避免使用一些吸入麻醉药、如氟烷或异氟醚及地西泮和氟哌利多。SEP 是监测脊髓功能的辅助手段，但并不绝对可靠，有报道在使用中可出现假阳性或假阴性结果。SEP 的一个重要局限性就是它只能监测感觉通路的完整性。

运动诱发电位（MEP）用来监测脊髓运动束。结合使用 SEP 和 MEP 可以明显减少未被察觉的脊髓损伤的概率。经颅电刺激运动皮质，会产生一个能够被记录的沿着皮质脊髓束下行并进入肌肉的电脉冲。这可以用来监测易受缺血影响的脊髓腹侧部分。

触发式肌电图监护仪用来监测椎弓根螺钉是否突破椎弓根是有效的。< 6.0 mA 的阈值可以提醒手术医师可能存在椎弓根螺钉突破椎弓根。

如果想知道单个神经根功能方面的信息，有必要选择目标神经根的电刺激。

首次使用的脊髓监测技术是由 Vauzelle、Stagnara 和 Jouvinroux 于 1973 年介绍的 Stagnara 唤醒试验。在这个试验中，当脊柱畸形矫正后，麻醉就减量或逆转。患者进入清醒状态，让其活动双下肢。一旦观察到了主动活动，麻醉返回适当深度，完成手术。Engler 等指出，俯卧位、气管插管的麻醉中唤醒是有风险的。Brown 和 Nash 也指出，这种试验只能证明试验时脊髓功能没有受到明显损

害，且不能连续监测脊髓。踝阵挛试验是可供选择的唤醒试验。麻醉开始后的时间内会出现阵挛，在这一时间内没有发现阵挛是不正常的。随着结合使用 SSEPS 和 MEPS，唤醒试验使用率越来越少。

平均动脉压保持在 65 mmHg 的低血压麻醉是减少术中出血的有效方法。在这种麻醉状态下，保持动脉通道很重要。在降低血压时一定要小心，以保证不出现脊髓缺血。心脏病和脊髓受压患者不应该使用低血压麻醉，因为减少动脉血供会限制已经缺血的脊髓血流。快速等容稀释是一项可以减少对同种异体输血需求的技术。手术开始时即用胶体或晶体液替代并抽取患者全血，该方法目前已经开始应用。术中血细胞比容降到了 28%，手术完成时那些采集出的全血再被输回患者体中。这一血液稀释技术需要一名麻醉医师熟练应用。

血细胞收集器可以节约约 50% 的红细胞数量，减少了术中输血量。细胞收集器确实增加了手术费用，但如果估计术中失血量较大，这仍然是一个合理的选择。Mann 等报道，在脊柱手术中红细胞回收量为 40%，低于其他手术，因为脊柱手术没有“湖泊样”失血。手术方法包括随时用海绵填塞止血，术中用小直径的吸引器头会损伤更多的细胞，因此回收率更低。禁忌对恶性肿瘤和感染患者进行血液回收。手术医师应该在术前估计到，如果需要回收足够量的细胞，值得采用血液回收。

抗纤维蛋白溶解酶可以减少术中出血。Verma 等报道，氨甲环酸及氨基己酸均可减少术中出血，但并未降低输血率，氨甲环酸在降低总出血量包括术后引流上有更大优势。

### （三）手术目标

手术治疗脊柱畸形的目的是在矫正或改善畸形的同时维持脊柱矢状面平衡，保护或改善肺功能，最大限度降低病死率或减少疼痛，最大限度地增加术后功能及改善或至少不损害腰椎功能。为使特发性脊柱侧凸患者实现这些目标，手术方法包括前路、后路和前后路联合手术方法。手术指征、手术方法及手术操作过程分为前路和后路两部分。

## 第四节　特发性脊柱侧凸的后路手术

### 后方入路

脊柱后入路方法使用最普遍。所有骨外科医师都很熟悉，这是一种安全和可以延长的手术入路，可以显露整个脊柱。

**手术技术 44-8**

- 患者腹卧于 Jackson 台上（Mizuho OSI，Union City，CA），仔细支撑好胳膊、并在肘下垫上衬垫。Jackson 台可以降低腹内压，减少出血（图 44-36）。
- 不要使肩关节外展超过 90°，以防止臂丛受压或牵拉。
- Jackson 台保持大腿后伸，这样可以维持腰椎前凸，这一点对获得合适的脊柱内固定矢状位排列极为重要。膝部要垫好，膝关节轻度屈曲可以缓解腿后部肌群的紧张。

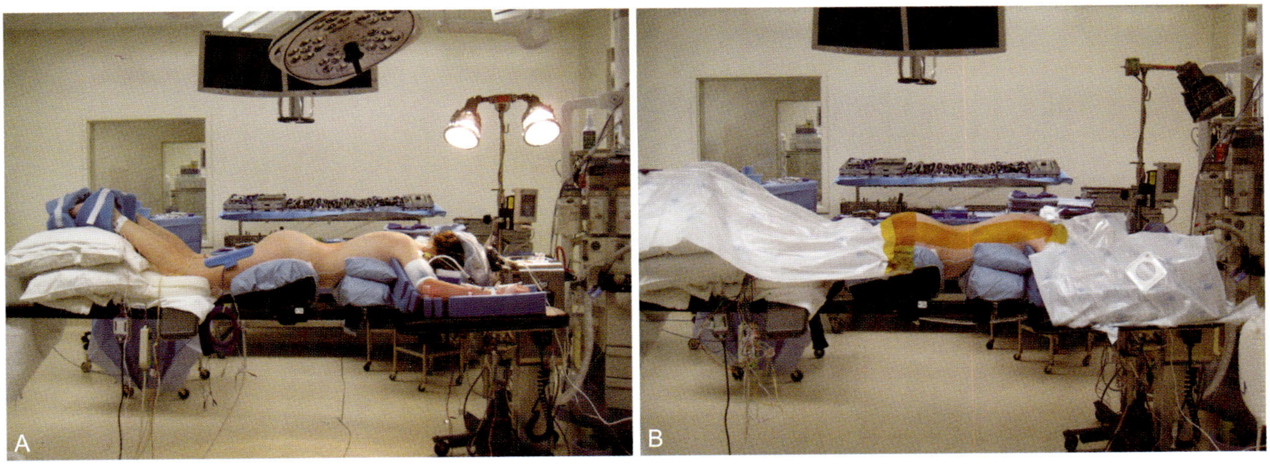


图 44-36　A、B. 患者位于 Jackson 台上，大腿后伸以保持腰椎前凸（见手术技术 44-8）

- 仔细在受压点垫上衬垫。手术架上方的衬垫应该放在胸部而不应该放在腋窝，防止任何臂丛发出的神经受压。
- 患者被置于手术架时，髋关节弯曲，腰椎前凸部分消失。如果要融合到下腰椎，抬高患者双膝和大腿使髋关节受力，以维持正常腰椎前凸。
- 用手术肥皂液刷洗患者的背部 5 ~ 10 min，然后用消毒液准备患者皮肤。铺手术巾，用手术贴膜封闭术区。
- 自预定融合节段上一个椎体至预定融合节段下一个椎体做直切口。直线瘢痕有助于改善术后背部外观（图 44-37A）。开始只切开真皮。用肾上腺素（3M，St.Paul，MN）（1 ∶ 500 000）浸润皮内和皮下区域。
- 向深方切至棘突水平，使用 Weitlaner 自动牵开器牵开皮肤，电凝止血。确认棘间韧带，其常为一白线。随着切口的加深，保持 Weitlaner 自动牵开器张力，以利于显露术野和止血。然后尽可能靠近中线切开棘突表面的软骨帽（图 44-37B）。中线可能因棘突的旋转而变位。
- 当软骨帽被推向一侧后使用 Cobb 剥离器和电刀进行骨膜下剥离显露棘突。
- 显露几个棘突后，将 Weitlaner 自动牵开器插入更深层次，始终保持撑开的张力和止血。
- 所有的棘突均显露完毕后，拍摄定位 X 线片。另外也可用 T12 肋骨和 L1 横突来定位。继续在骨膜下显露要融合的整个区域，始终保证牵开器在撑开状态（图 44-37C）。由于脊柱短旋转肌和韧带的斜行附着，从尾侧向头侧分离更容易一些。
- 首先经骨膜下分离至一侧小关节，然后分离另一侧，根据需要加深牵开器。向两侧继续分离直至横突的末端。
- 在每个小关节外侧电凝结扎各节段血管的分支。
- 将自动牵开器深置，使整个切口打开并显露。
- 可用浸润 1 : 500 000 肾上腺素溶液的海绵维持止血。
- 从中线向两侧（图 44-38），用刮匙或咬骨钳彻底清除棘间韧带及小关节表面的韧带附着点和关节

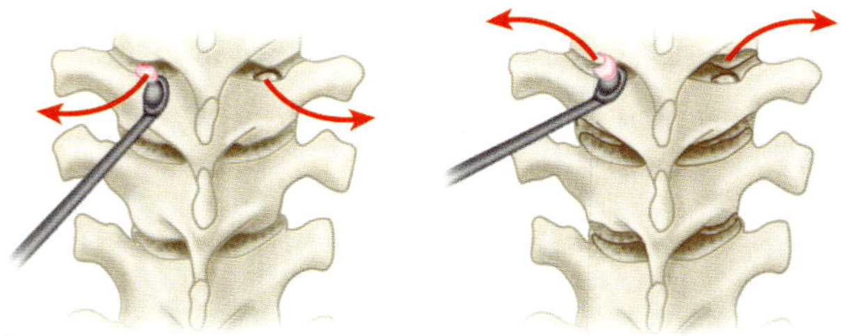
A B

图 44-38 用于清除小关节表面韧带附着的 Cobb 刮匙（见手术技术 44-8）

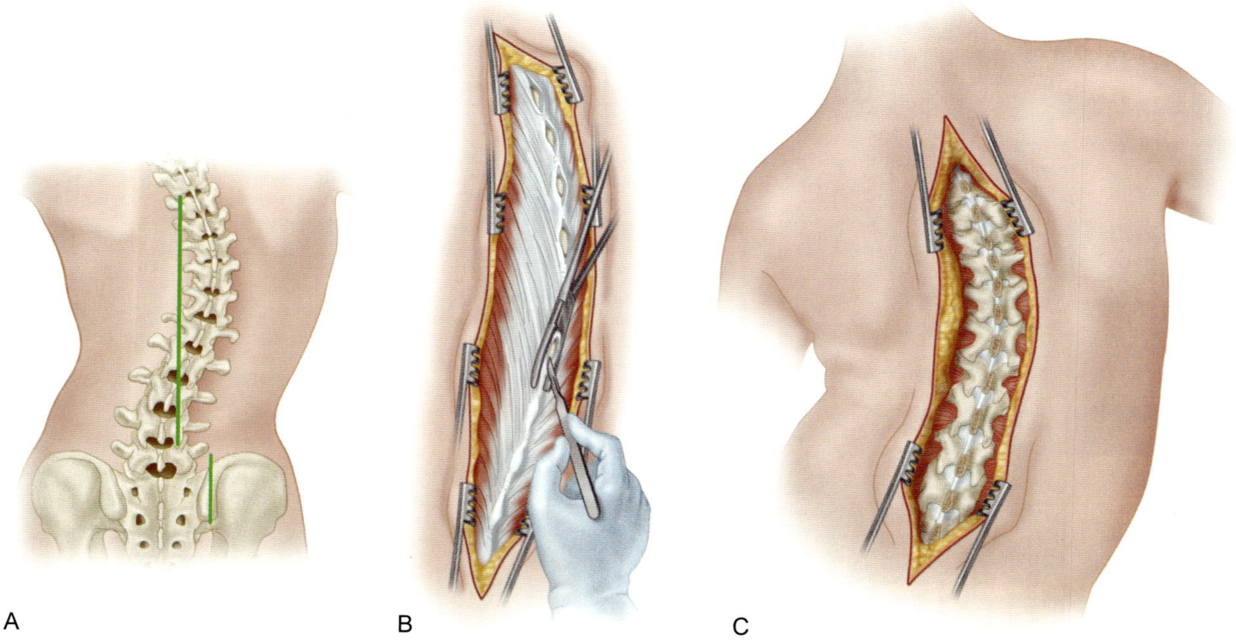
A B C

图 44-37 A. 用于后路融合和自体骨移植的皮肤切口；B. 棘突和棘间韧带表面的切口；C. 在分离过程中用于维持张力和显露的 Weitlaner 自动牵开器（见手术技术 44-8）

囊，以减少刮匙滑脱刺入椎管的可能性。
- 至此已从一个横突向另一个横突完全显露脊柱，已去除所有的软组织，准备根据所选择的手术方式进行脊柱内固定和脊柱融合。

## 一、后路融合

任何治疗脊柱侧凸的手术治疗的远期成功均依赖于牢固的融合。经典的Hibbs手术是关节外融合，已经被包括小关节的关节内融合所替代。脊柱融合的成功取决于融合部位的手术准备、全身和局部因素、骨移植材料刺激愈合过程的能力和放置移植骨块的生物力学特点。为获得最好的融合环境，应该尽量减小软组织损伤。应该从植骨区去掉无血供的组织。应该去掉骨表面和小关节表面的骨皮质，为血管长入提供最大的外露面并可传递更多的骨祖细胞。通过加强营养和控制任何医疗问题尽可能地改善患者的条件。已经发现吸烟能明显阻碍骨融合，应该在术前停止吸烟。取自髂嵴的自体骨仍然是最好的移植材料，具有骨生成、骨诱导和骨传导特性。另一个自体骨的极佳来源是取自胸廓成形术的肋骨。同种骨具有骨传导作用，同种异体骨在年轻患者中也可以产生与自体骨几乎相似的效果。在某些情况下，如麻痹性脊柱侧凸患者，需要大量的移植骨，而髂嵴又非常小或用于内固定时使用，所以常规使用同种异体骨。有几种替代材料，包括磷酸三钙、羟基磷灰石和脱钙骨基质。骨形态发生蛋白有骨诱导性，但还没有常规应用到治疗脊柱侧凸的多节段融合术中。在放置骨移植材料时，应该记住压力比张力更有利于愈合。融合区距瞬间旋转轴越远，融合防止或减小旋转的效果越好。

随着手术方法的进步和关节内融合的加入，以及横突周围的仔细解剖，青少年特发性脊柱侧凸的假关节率已降至 2% 或更低。

### 小关节融合术

**手术技术 44-9**

(Moe)

- 如前述方法显露横突的尖端（手术技术 44-8）。
- 在椎板基底部起始处切开头侧关节突，沿横突一直切至几乎达横突尖部。将骨块弯向外侧使之搭在横突之间，尽可能不要将其折断。
- 彻底去除上关节突的软骨。
- 用 Cobb 圆凿再凿开上关节突，由内向外制成另一个不折断的骨瓣。
- 将骨松质放入形成的缺损内（图 44-39）。
- 在腰椎，小关节更接近矢状面方向，最好用小骨凿或尖咬骨钳去除邻近关节表面来完成小关节融合。这样关节间就形成了一个缺损，用骨松质填满（图 44-40）。
- 用 Cobb 圆凿去除整个已显露脊椎的骨皮质，从中线开始向两侧，以防圆凿滑脱进入椎管。
- 然后填加骨松质。如果是为脊柱侧凸进行融合，且现有骨量有限，应将骨质集中放在侧凸的凹侧，因为凹侧受到压力，而凸侧受到张力。胸腰段和腰段假关节发生率最高。

### 小关节融合术

**手术技术 44-10**

(Hall)

- 首先用圆凿锐性断除下关节突，去除骨块而显露上关节突软骨。锐刮匙去除软骨。
- 去除上关节突的表层骨皮质形成骨槽，填入骨松质（图 44-41）。

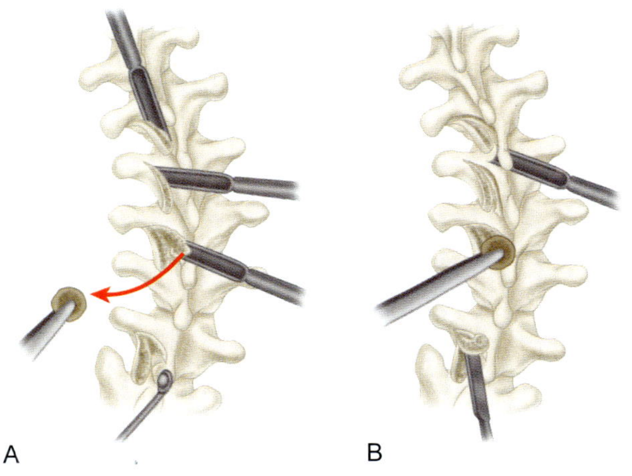


图 44-39 A，B. Moe 胸椎小关节融合术（见手术技术 44-9）

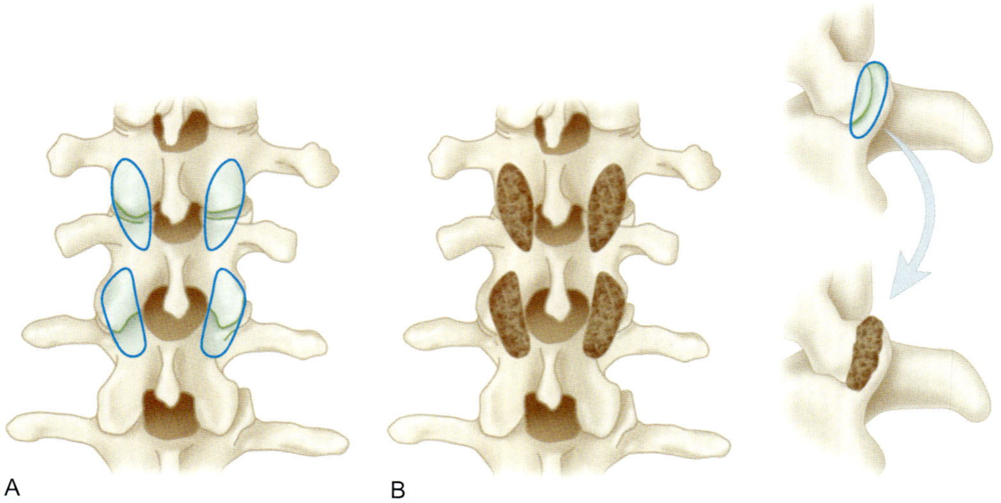


图 44-40　A、B. Moe 腰椎小关节融合术（见手术技术 44-9）

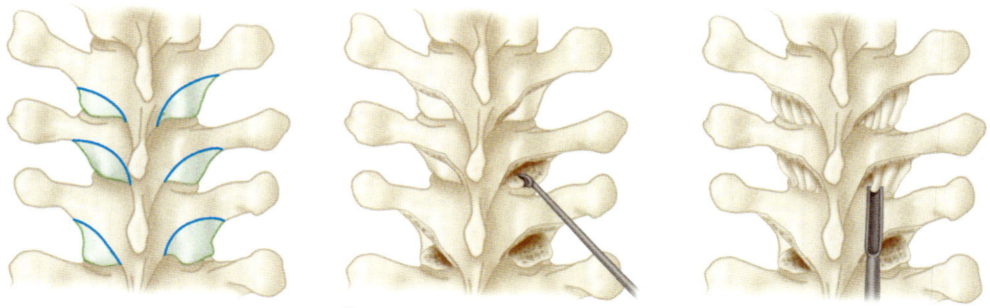


图 44-41　A ~ C. Hall 小关节融合术（见手术技术 44-10）

- 如 Moe 方法去除骨皮质。
- 融合完成后，用可吸收线关闭深部软组织。
- 在皮下或深层组织留置引流，组织引流管不要放在植骨处，以便观察切口处的引流量。
- 用 2-0 可吸收线缝合皮下组织，用可吸收线连续表皮下缝合皮肤。
- 用无菌敷料包扎。

**术后处理**　患者从手术台回到病房，继续静脉输液，直至患者能够进食水且不再需要静脉营养。术前、术中和术后预防性应用抗生素。大多数患者术中留置的 Foley 尿管，可于术后 48 ~ 72 h 撤掉。其他术后处理，如石膏、支具或离床活动，可根据具体手术使用的内固定类型而定。

## 二、骨移植

许多年来，自体髂嵴骨移植被看作“金标准”。它的缺点是可能会导致术中术后相关并发症。Betz 等研究了 91 例青少年特发性脊柱侧凸患者，结果表明，即使没有足够的自体骨移植，通过使用多节段钉钩棒系统进行结实的固定，并彻底去除骨皮质，切除小关节面，并依靠未成熟骨成骨潜能下也可以获得满意的融合率。Violas 等发现，局部自体骨移植可以获得与髂嵴骨移植相同的融合率。同种异体骨的使用理论上存在传染疾病的风险，而且手术费用有所增加，但与能减少并发症和缩短手术时间的优点相比就显得不重要了。笔者同样发现，同种异体骨移植可明显缩短手术时间、减少术后疼痛和减少出血。同之前的自体髂嵴骨移植相比，笔者目前没有发现同种异体骨移植会增加假关节发生率。

## 自体髂嵴骨移植

### 手术技术 44-11

- 在髂嵴上做切口（图 44-42A）。如果原始切口向远端延长至腰椎，可以通过皮下游离的方法利用同一个切口显露髂嵴。
- 用 1 ∶ 500 000 肾上腺素溶液浸润皮内和皮下区域。
- 显露覆盖髂嵴后部的软骨骺，在中间劈开。
- 用 Cobb 起子骨膜下显露髂骨。
- 臀上动脉从坐骨切迹穿出来（见图 44-42A），在取骨时应避免损伤。
- 如果要取双皮质髂骨，就要显露后侧髂嵴的内侧，用大圆凿凿取 2 ~ 3 条双皮质髂骨。否则，在髂骨外侧骨板上凿取骨皮质和骨松质条（图 44-42B）。
- 将骨块放在弯盘中，用浸润生理盐水或血液的纱布覆盖。
- 用骨蜡或明胶海绵控制髂嵴出血。
- 以可吸收线将髂后嵴软骨帽对位缝合。
- 取骨区留置负压吸引管，与单独的吸引瓶连接，以与脊柱融合区的术后出血相区别。

### 骨移植的并发症

后侧髂嵴取骨最常见的并发症是由于臀上神经损伤引起的臀部一过性或永久性的麻木（图 44-43A）。臀上神经支配臀部的大部分感觉。这些神经穿过腰背筋膜，在距髂后上棘起始外侧 8 cm 处跨过后侧髂嵴。采用限定的切口，距髂后上棘 8 cm 以内，这样可以避开臀上神经。

臀上动脉通过坐骨切迹最高点出骨盆进入臀部，发出大量分支进入臀部肌肉。以牵开器牵柱臀肌时应小心损伤臀部血管。臀上动脉损伤可引起大出血，而且动脉缩回至骨盆内。控制出血常常需要去除坐骨切迹骨质以充分显露。必要的塞紧伤口，

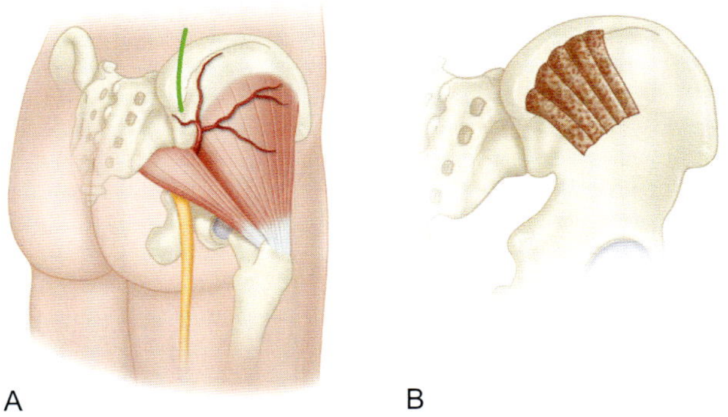


图 44-42 A. 从坐骨切迹穿出的臀上动脉；B. 用于自体骨移植的骨皮质和骨松质条取自髂骨外侧板（见手术技术 44-11）

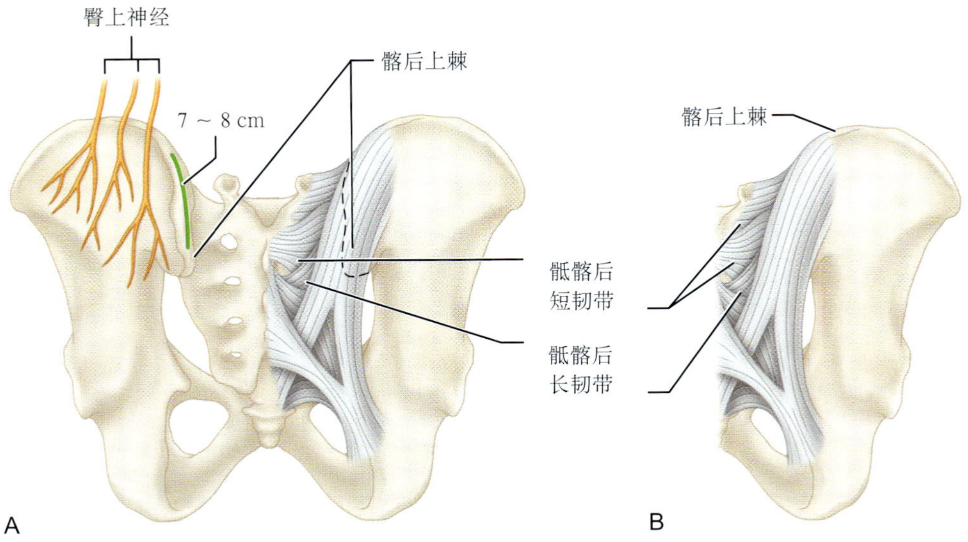


图 44-43 A. 在髂嵴上取骨块时可能损伤臀上神经，在距髂后上棘 8 cm 以内的限定性切口（绿线）可避开神经；B. 后侧韧带复合体提供了骶髂关节的主要稳定结构

将患者翻过来，让普外科医师确定和结扎髂内动脉。坐骨切迹处牵开器的尖端还可能会造成输尿管损伤。

骶髂关节的稳定大部分是由后侧韧带复合体提供（图 44-43B）。去除这些韧带所造成的骶髂关节损伤的临床表现为不稳定或脱位。有学者报道骶髂关节脱位是后侧髂骨取全厚骨板的一个并发症。如果要取全厚骨板，不应该离骶髂关节太近（图 44-44）。

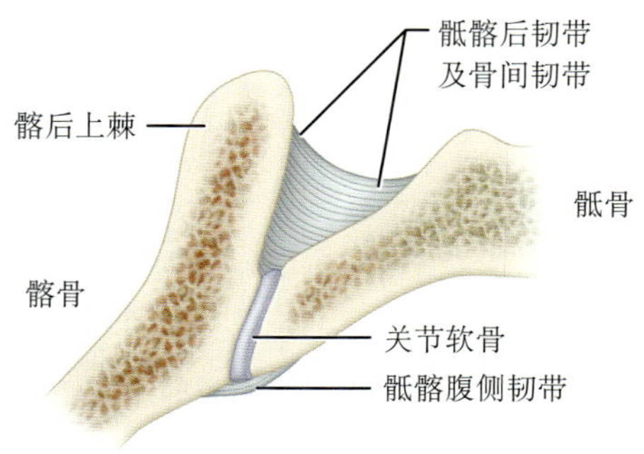


图 44-44 取全厚骨板不应距骶髂关节太近，以避免损伤后侧韧带复合体

## 三、脊柱后路固定

在脊柱侧凸矫形手术中，使用内固定器械的作用是尽可能地矫正畸形，并使脊柱稳定在矫正后的位置上，直到脊柱发生坚固融合。与未进行矫正的脊柱相比，矫正良好的脊柱融合骨块受到的弯曲力矩和张力要低得多（图 44-45）。

理想的脊柱器械内固定系统要具有安全性和可靠性，不易发生内固定失败和断裂。并且应该有足够强度，可在无外部支持的情况下承载各个方向的负荷，容易使用而几乎不增加手术时间，能够恢复脊柱在冠状面、矢状面和水平面的正常外型，并且在固定后无新的畸形出现。它也应该是性价比好的内固定系统。目前可供使用的内固定物非常多，但是还没有一种能满足理想内固定系统的全部标准。还没有一款完美的内周定器械可以迎合所有医生及患者。

1962 年，Harrington 报道了第一种治疗脊柱侧凸的有效内固定系统。在此后的 30 多年间，应用 Harrington 撑开棒，结合完全的后路脊柱融合，合并术后使用石膏或支具制动 6 ~ 9 个月的方法已经成为治疗青少年特发性脊柱侧凸的标准外科治疗方法。采用这种手术方法时，神经损伤发生率低于 1%，假关节形成率不到 10%。Harrington 内固定系统的主要矫正力为撑开力。

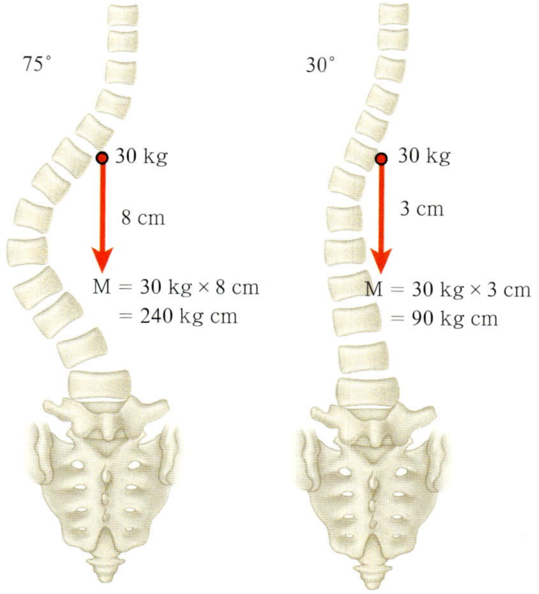


图 44-45 分别作用于 75° 和 30° 的侧凸顶点的弯曲力比较

尽管采用 Harrington 系统已经获得了很大的成功，但是，其仍然有几个缺点。这个系统是通过撑开力进行矫正。但随着侧凸被撑开矫正，矫正的度数越大，矫正能力也随之降低。撑开力只作用于放置撑开钩的部位。如果负荷超过了椎板的强度，就会导致骨折和矫正角度的丢失。在撑开力的作用下，脊柱被延长，矢状面正常的生理弯曲则减小（图 44-46）。而且，撑开不能矫正青少年特发性脊柱侧凸所伴发的旋转畸形。多钩、椎板下钢丝或椎弓根螺钉等后路节段性固定系统现已基本取代了 Harrington 系统。

后路节段性脊柱内固定系统可以进行多点脊柱固定，并且可以在同一个棒上产生加压力、撑开力和旋转力。采用这些节段性内固定系统治疗时，术后通常不需要体外固定。这种系统可以提供更好的冠状面矫正和矢状面平衡。能够减少胸椎后凸不足。内固定当器械延伸至腰椎时可以保持腰椎前凸。通过应用椎弓根螺钉可以达到很好的水平面矫正（椎体旋转）。这一系统比 Harrington 撑开棒系统发生植入失败和假关节形成率更低。

有 3 种设计可以用于后路节段性器械的固定：钢丝或缆索、钩和螺钉。

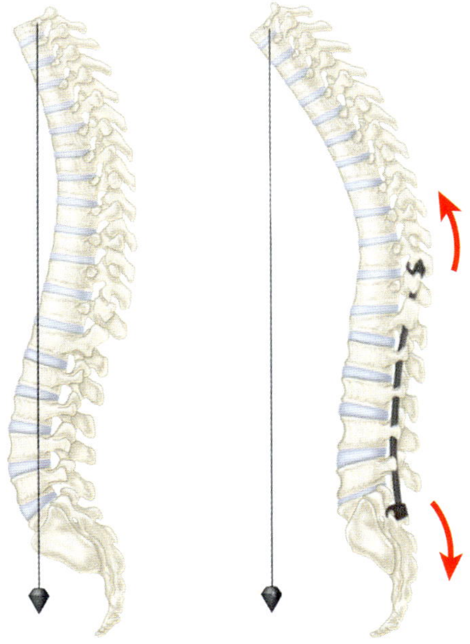

图 44-46 撑开棒对腰椎的影响

如果撑开棒腰椎前凸的塑形不合适，撑开力可能使腰椎变平。同时显示，撑开棒上方发生后凸畸形

### 矫形操作

矫正脊柱畸形的方法繁多。胸椎凹侧撑开技术用以减小弯曲程度和胸椎后凸。腰椎凸侧加压技术用以矫正侧凸及恢复维持腰椎前凸。将侧凸顶点平移至正常位置也可矫正侧凸畸形。椎体平移可通过旋棒操作来实现。经典的 CD 去旋转操作，是将已预弯并在每个椎弓根螺钉尾固定的凹形固定棒旋转至矢状面。这一整体去旋转操作，可以平移侧凸顶椎或原位重置弯曲顶椎区。

单一平移技术是另一种侧凸矫正技术。可以通过凹侧椎板下钢丝及复位螺钉完成。将棒预弯至需要的冠状面及矢状面矫形量，置于侧凸近端及远端。然后，将脊柱通过椎板下钢丝或复位螺钉缓慢有序地拉至所预弯的固定棒上。

原位弯棒是另外一种矫形技术。利用适当弯棒器，通过原位冠状面及矢状面弯棒可以恢复正常脊柱曲度。悬梁臂技术也可用于脊柱畸形的矫形。该技术中，将预弯棒插入并固定于弯曲的近端及远端，然后通过悬梁臂操作将其拉至每一椎弓根螺钉尾，再进行适当的加压及撑开操作。随着单轴单平面椎弓根螺钉的应用，顶椎区域 3 ～ 4 个节段椎体的整体专旋转技术得以应用，抑或单个椎体的直接去旋转。

## 四、多钩或椎弓根螺钉节段性内固定器械

### （一）手术计划

术前 X 线片，包括站立位后前位、侧位和 bending 像都应仔细阅读，以制订手术方案。

### （二）融合节段和内固定节段的选择

使用节段性内固定器械，在确定融合节段时应遵循以下基本原则。

前后位、侧位和 bending 像 X 线片是必要的。因为站立位 bending 像不能完全反映问题，所以建议摄仰卧位 bending 像。牵引像、支点像、加压俯卧位像同样很有必要。

矢状面所有的异常弯都应考虑进去。尽可能重建脊柱正常的矢状面曲度，内固定不应终止于矢状面异常弯曲（如胸腰段后凸）的中间。上端固定不应放置在近端后凸的顶点。这些节段的确定依据站立侧位像。

横断面要求内固定器械尽可能延伸至旋转中立椎。这一点依据站立位后前位像或 bending 像。

在与矢状面和横断面要求在不矛盾的前提下，融合节段应该至平行的椎间隙上方，这一点取决于 bending 像。或者说，这个椎间隙左右两侧高度相等，且在仰卧位 bending 像上向左向右都能张开。胸弯的僵硬节段也由冠状面 bending 像来确定，并指导中间各钩或椎弓根螺钉的放置。

远端融合固定节段应该位于 Harrington 稳定区之内（图 44-47）。理想的下端融合椎应被骶中线平分，但是，所要融合的椎体应该在 bending 像上确定，而不是在直立前后位 X 线片上确定。

近端和远端融合平面确定后，下一步就要确定放置钩的方式。为了明确放置钩的类型，必须确定作用于脊柱矫形力的类型和该力对矢状面的影响。其基本原则如下。

撑开力（背离侧弯顶椎的力）减小前凸或有助于增加后凸。

压缩力（朝向侧弯顶椎的力）减小后凸或增加前凸。

为矫正成为后凸，应先从凹侧进入。

为矫正成为前凸，应先从凸侧进入，并且力必须朝向侧弯的顶椎。

在胸腰段交界处，不应该使用撑开力，并且在

为腰前凸弯棒时，应该从 T12 ~ L1 间隙开始。

下面是一些典型的钩结构和置棒顺序，见图 44-48 至图 44-53。

使用椎弓根钉内固定系统可以提供更大的矫形力及去旋转力，但这会带来一个问题，当选择性融合胸弯时，腰弯有可能会出现失代偿。同时，在主弯良好的矫形下，上胸弯有可能出现失代偿而导致双肩不等高。Lenke 分型可以帮助选择合理的融合节段。Trobisch 等回顾既往研究，给出以下建议进行融合节段的选择。

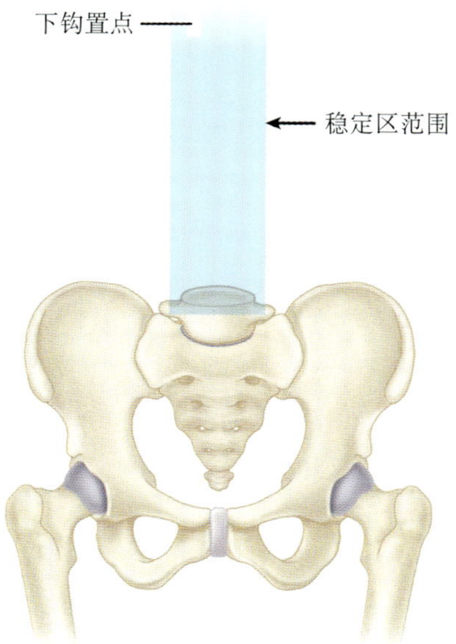


图 44-47 Harrington 描述的下椎体稳定区

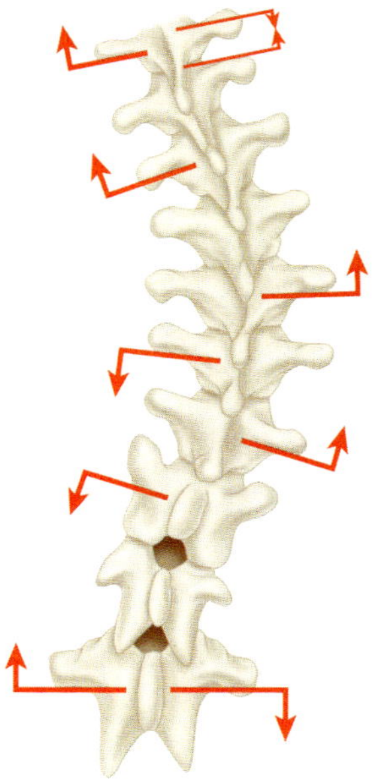

图 44-48 典型的 Lenke 1A（King Ⅲ）弯曲的钩位选择

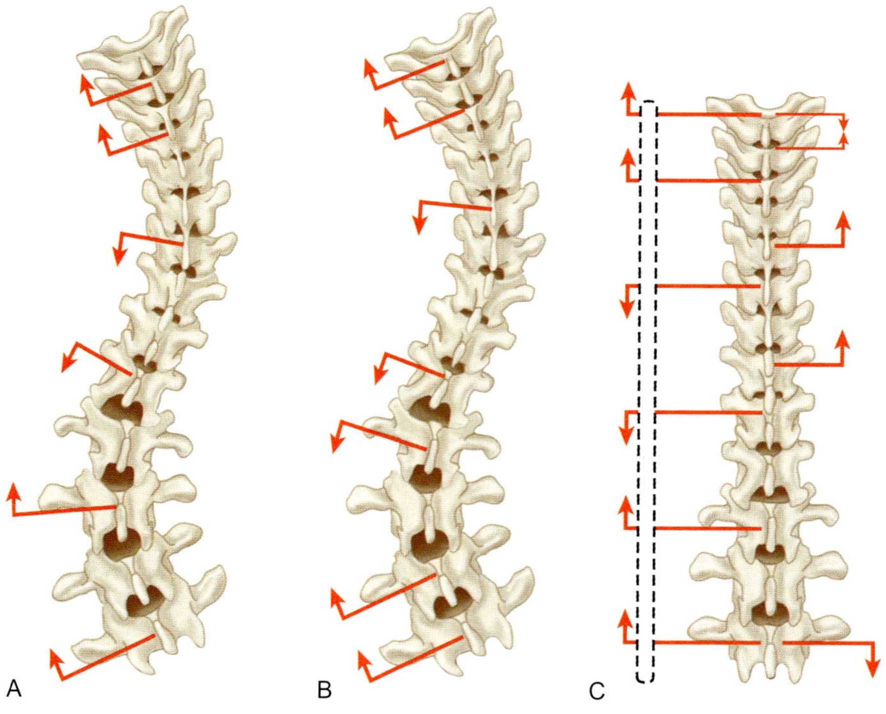


图 44-49 Lenke 3 型（双主弯）钩与棒的安放和矫正方法（见正文）

A．左侧棒的钩的位置；B．放置两个腰椎顶椎钩，以增加胸弯顶椎压力；C．左侧棒旋转后，放置右侧棒的钩

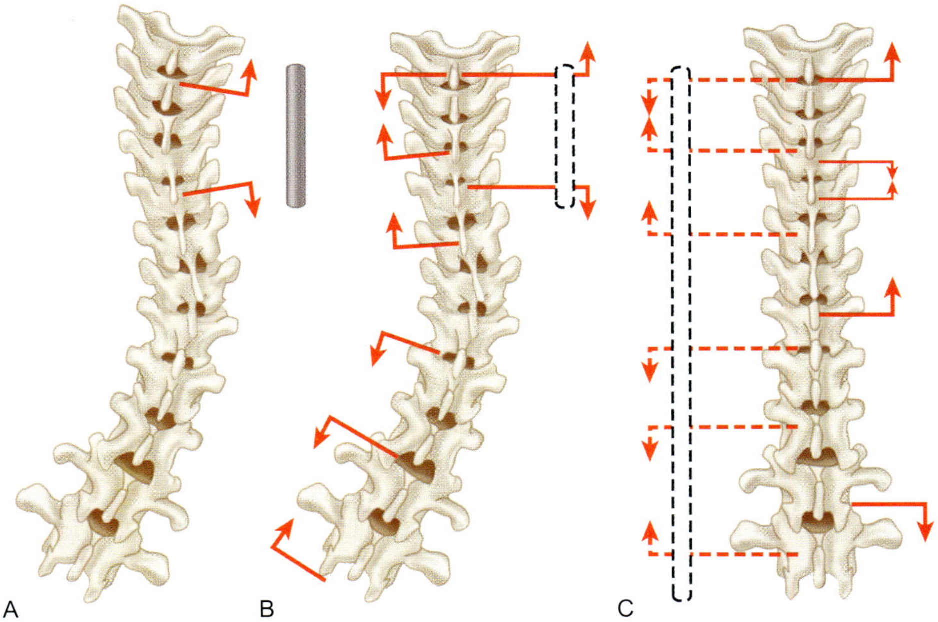


图 44-50 用临时上胸弯短棒矫正 Lenke 2 型（King V 型）双胸弯

A．放置钩使短节段棒插入上胸弯的凹侧；B．轻轻撑开，将棒原位锁住；C．插入的左侧棒跨过 2 个弯曲，在上位侧弯的凸侧加压，在下位侧弯的凹侧撑开，去除短棒，用原位弯棒器将长棒塑形

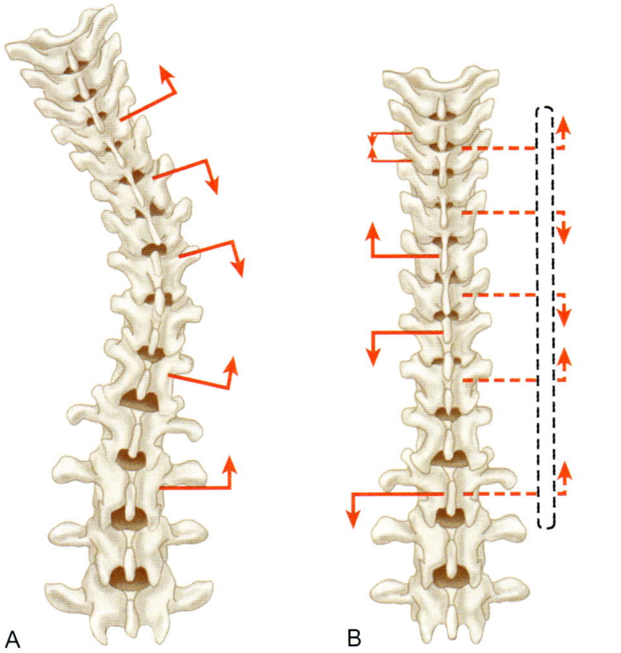


图 44-51 Lenke 5（胸腰段弯）的器械矫正固定：凸侧上棒技术

A．插入凸侧棒，将钩施以压力，将棒旋转以获得正常的矢状面轮廓；B．插入凹侧棒，在撑开状态下锁定，应用连接杆连接

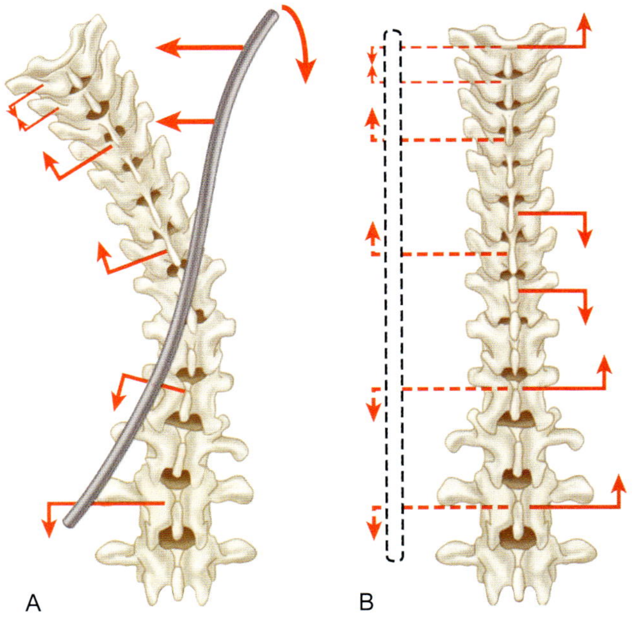


图 44-52 Lenke 5（胸腰段弯），根据悬臂技术行凹侧棒矫正

A．插入凹侧棒并进行旋转，随着撑开棒逐个进入更靠近头侧的钩内，腰椎侧弯转为前凸；B．插入凸侧棒

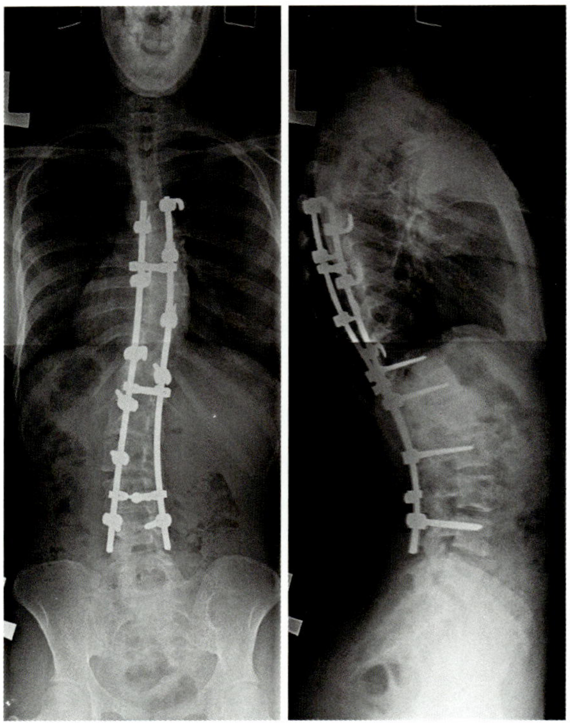

图 44-53 Lenke 1A(King Ⅲ)型弯曲的混合固定器械，下方结构使用椎弓根螺钉

1. Lenke 分型中所有的结构弯均需要融合。除此之外，以下腰弯即便不是结构弯，也建议融合：自然站立位正位 X 线 >45° 的；临床上有严重旋转畸形表现的；顶椎楔形变明显，且有严重的位移及旋转的。

2. 上端融合椎不能选择在间盘后凸的节段。

3. 以下情况上端固定椎选择在 T2：左肩高者；T1 倾斜 > 5° 者；上胸弯伴明确的突起或斜方肌饱满者。

4. 在腰弯修订 A 型中，下端椎一般选择在骶骨中垂线触及椎体，但是，如果 L4 倾斜指向胸弯方向，则需要将下端椎向远端延伸 1 ~ 2 个节段。

5. 在腰弯修订型的 B 型或 C 型中，胸腰段稳定椎可选作下端固定椎。

6. 结构性腰弯的下端固定椎选择应参考 bending 像上腰弯的柔韧性（可由下端固定椎的位移确定）、旋转度及矫正度。

即便有以上指导及 Lenke 分型，对每个侧弯患者仍应根据其特点选择个性化融合节段。

### （三）钩位的准备和放置方法

基本上有两种类型的钩：椎弓根钩和椎板钩。椎弓根钩用于胸椎的牢固固定，通过小关节间隙插入，嵌压在胸椎椎弓根上。使用椎弓根钩时，通常向上方插入，且用于 T10 或以上部位。椎板钩用于胸椎和腰椎的固定。根据所需应力的方向和应力的作用部位，椎板钩可以放置在椎板的上缘或下缘或放置在横突上。

**椎弓根钩置入方法**

**手术技术 44-12**

- 椎弓根钩通常以向上方向插入，置于 T1 ~ T10 节段。
- 去除小关节囊及下关节突的一部分，以便插入椎弓根钩（图 44-54A）。
- 去除下关节突骨片后，使用刮匙去掉关节突显露出的透明软骨。
- 将椎弓根探子插入关节间隙，轻轻推动，抵住椎弓根（图 44-54B），在使用椎弓根探子时，应注意保证其进入小关节间隙内，而不是进入下关节突的骨质中。一定要找到间隙，然后沿着上关节突关节面滑入。

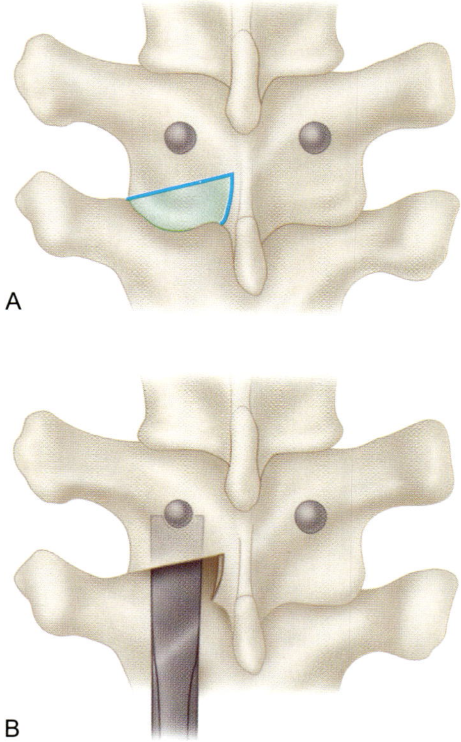


图 44-54 CD Horizon Legacy 椎弓根钩的置入
A、B 为钩位的准备和放置方法（见手术技术 44-12）

- 椎弓根探子就位后，将椎弓根探子尖端向侧方移动来确定椎弓根的位置。如果探子移动时椎体也移向旁侧，则说明椎弓根探子的位置是正确的。
- 使用插钩器或把持器插入椎弓根钩，在操作过程中，确保双叉形椎弓钩的叉形部分位于小关节间隙内，而不是插入了下关节突的残端骨质中（图 44-55）。

## 横突钩的置入方法

### 手术技术 44-13

- 横突钩是椎弓根 - 横突“合抱钩”结构系统的一部分。在大多数脊柱侧凸的手术中，在凸侧的上端使用这种“合抱钩”结构。横突钩通常是一个宽刃的椎板钩，放置在横突上部向下钩住横突。
- 使用横突剥离子处理横突上缘，用剥离子的锐边分开肋横突韧带至肋横突关节（图 44-56）。
- 用持钩器将横突钩放置在横突的上缘。

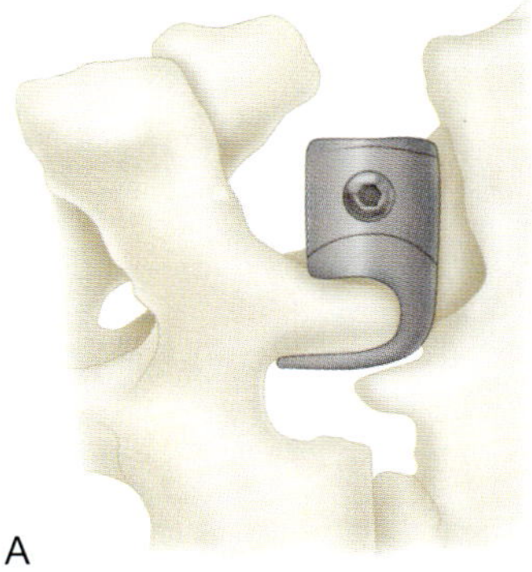
A

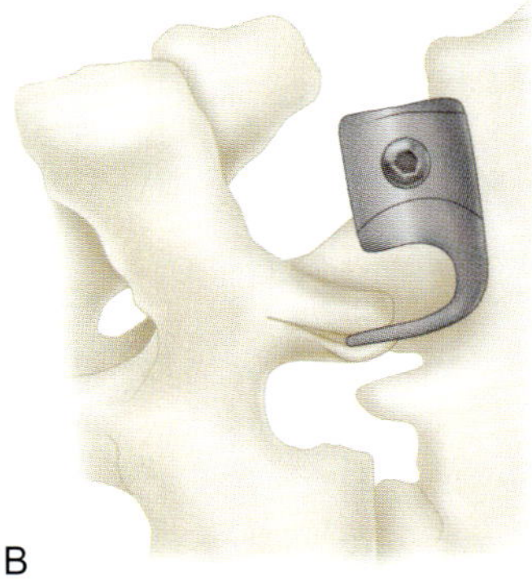
B

图 44-55　CD Horizon 椎弓根钩的置入

A. 正确的置钩方法；B. 错误的置钩方法（见手术技术 44-12）

## 椎板钩的置入方法

### 手术技术 44-14

- 根据预计的受力方向，将椎板钩置于椎板的上缘或下缘。慎重选择椎板钩的型号，使之尽可能与椎板的形状相匹配，并尽可能达到最紧密的嵌合，以免钩突入椎管（图 44-57）。
- 为插入椎板上钩，可用椎板咬骨钳和刮匙去除黄韧带（图 44-58A）。在腰椎区域，椎体间一般有足够的间隙允许置入钩而不用去除骨质。而在胸椎区域，必须先去掉上位脊椎的棘突。

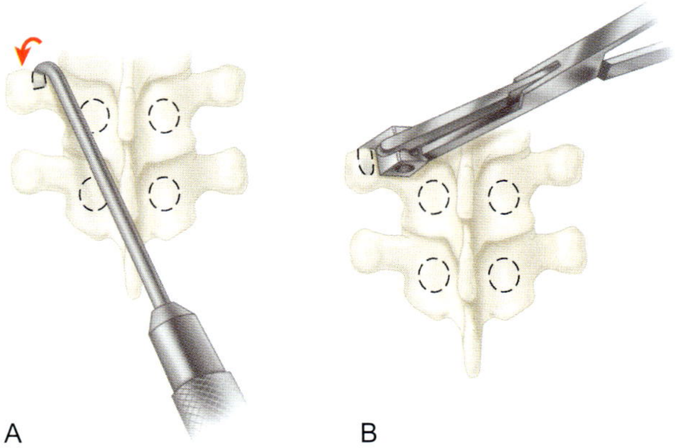
A　　B

图 44-56　A、B. 使用横突剥离子处理横突上缘

（引自：Winter RB, Lonstein JW, Denis F, Smith MD, editors: *Atlas of spine surgery*, Philadelphia, 1995,WB Saunders,P.263.）（见手术技术 44-13）

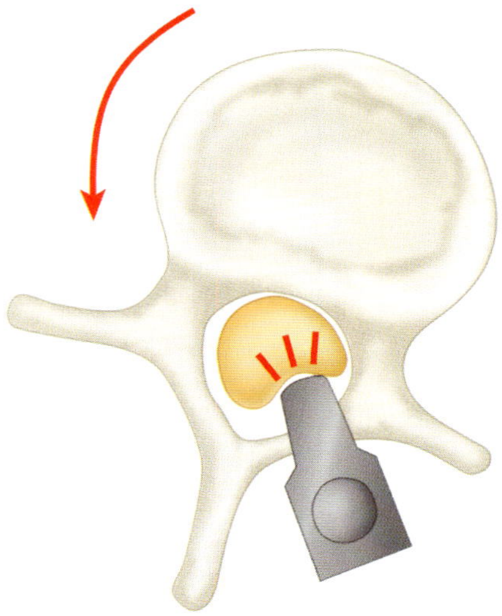

图 44-57　应仔细选择与椎板形状匹配的椎板钩，获得最佳匹配以防止钩压迫椎管（见手术技术 44-14）

- 椎管打开后，去除上位脊椎下关节突的内侧部分，向侧方扩展显露区，以确保足够的空间插入胸椎椎板钩。
- 椎板下钩置入时，去除或剥离部分黄韧带至椎板下缘。如果有必要，可去掉一部分椎板下缘骨质以便钩在椎板上能正确就位（图 44-58B）。注意保存下关节突的外侧壁以避免钩侧方脱位。
- 在插入最下方椎板钩时，保留棘间韧带和小关节囊，以预防棒的远端脊柱产生后凸畸形。

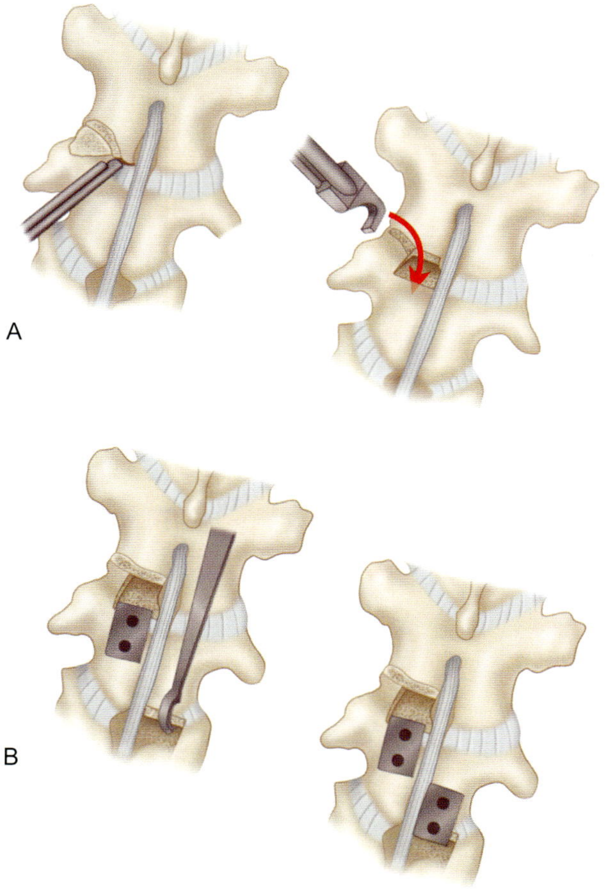

图 44-58 A. 插入椎板上钩。适用于单胸弯矫形时，凹侧两个下位钩的安放，椎板切除范围应尽可能小，插入撑开棒时，以减小钩向深处突入椎管的可能性。安装要紧密，并且在椎板太薄不能保证腰椎椎板钩在前后平面的稳定时，要使用胸椎椎板钩。B. 椎板下钩的插入。右胸弯凸侧下方钩以该方式插入，切除椎板下的黄韧带，少量切除椎板下部，可为钩的水平固定提供位置，应保留邻近的小关节囊，因为其并不包括在融合的范围内（见手术技术 44-14）

## 五、椎弓根螺钉内固定

由后路进入椎体，以椎弓根作为螺钉进入椎体的路径的这种固定方式，已经成为越来越流行的脊柱内固定方法。Hamill 等发现，采用腰弯凸侧椎弓根螺钉矫形，不仅改善了冠状面和矢状面的畸形，还能够使下端融合椎移位到中线，并恢复水平位，进而能够更好地恢复腰椎前凸。在另外一个相似的研究中发现椎弓根螺钉相对于椎板钩融合固定双主弯效果来讲其不仅能够提高腰椎侧弯的矫正度，还能够更好地维持矫正效果。椎弓根螺钉能够提高腰椎侧弯的矫正度，还能够更好地维持矫正效果，比椎板钩在融合固定双主弯下方的未融合节段有更好的矫正效果。在这两项研究报道中，都没有提到任何与椎弓根螺钉置入有关的并发症。其他报道关于椎弓根螺钉置入的有关并发症也很少。

在治疗青少年特发性脊柱侧凸中使用胸椎椎弓根螺钉越来越常见（图 44-59）。对比钩固定和胸椎椎弓根螺钉固定的矫正率时，胸椎后位椎弓根螺钉固定有更好的矫正效果。多钩系统的矫正率为 55%，而节段性胸椎椎弓根螺钉固定的矫正率为 72%。他们报道，通过 X 线片进行分析，胸椎椎弓根螺钉的位置不佳发生率为 3%。没有椎弓根螺钉误入椎管内和神经系统损伤的并发症。应用胸椎椎弓根螺钉内固定减少了前路手术的需求，且只需要比较短的融合长度。

但是，用 CT 评估 120 例胸椎椎弓根螺钉固定的研究中，有 25% 的螺钉穿透了椎弓根皮质或椎体前方的皮质。但没有神经系统并发症。在胸椎椎弓根螺钉穿透椎体前方的骨皮质时，更有可能发生的临床问题是螺钉太靠近胸主动脉而引起相应的并发症。（图 44-60）。

在使用椎弓根内固定时，必须对椎弓根的解剖有详细的了解。椎弓根将后部附件与椎体连接起来。椎弓根的内侧是硬膜外间隙、神经根和硬膜囊。椎弓根平面的穿出神经根紧靠椎弓根皮质的内侧和尾侧（图 44-61）。紧邻椎弓根皮质的外侧和上面是上一节段的神经根。在第 3 和第 4 腰椎节段，髂总动脉和静脉就在椎弓根的前面（图 44-62）。在骶部，大血管及其分支就沿骶骨翼侧面走行。在骶骨中线，变异较大的骶中动脉正位于 S1 椎体的前面。当螺钉向前穿透椎体时，有可能在 X 线片上显示不清楚，除非拍摄“近观”位 X 线片（图 44-63），才能发现螺钉的穿透。

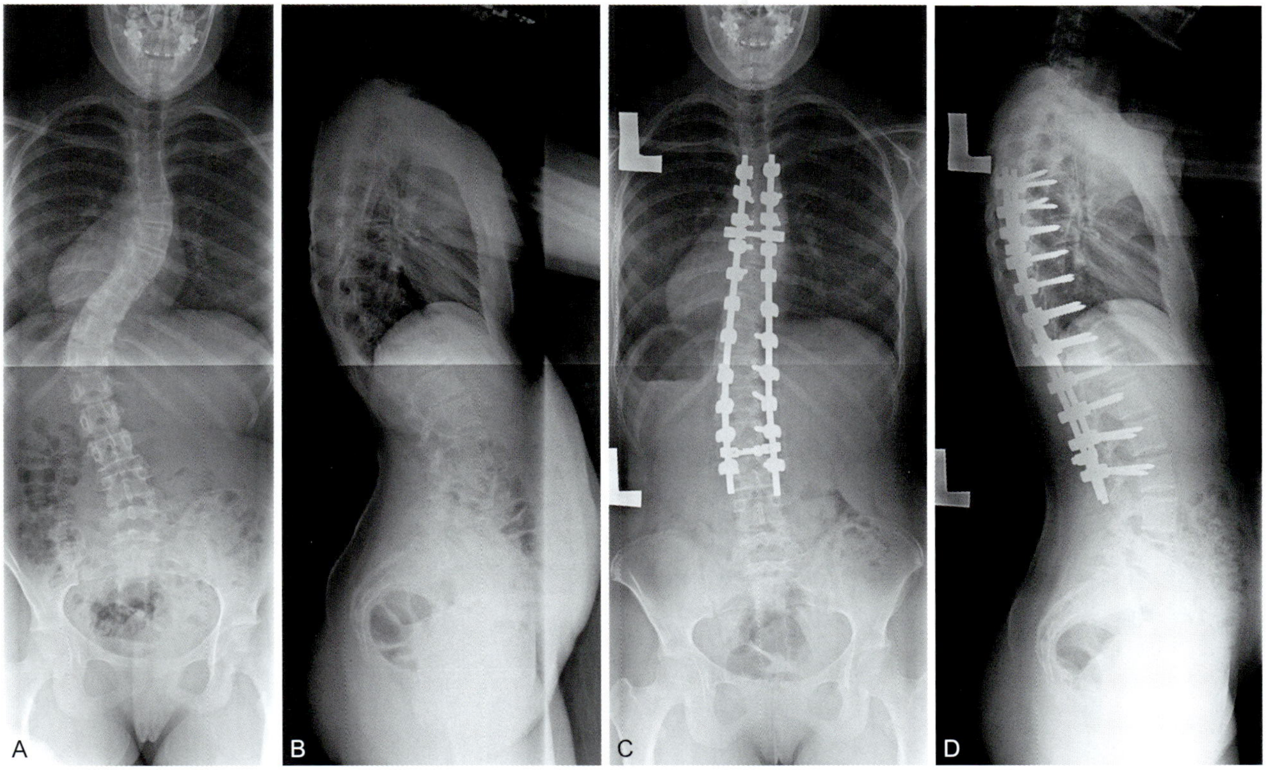


图 44-59 A，B. 特发性脊柱侧凸患者术前正侧位 X 线片，采用腰椎和胸椎椎弓根螺钉治疗；C，D. 术后后前位和侧位 X 线片显示矫正程度和矢状面平衡的恢复

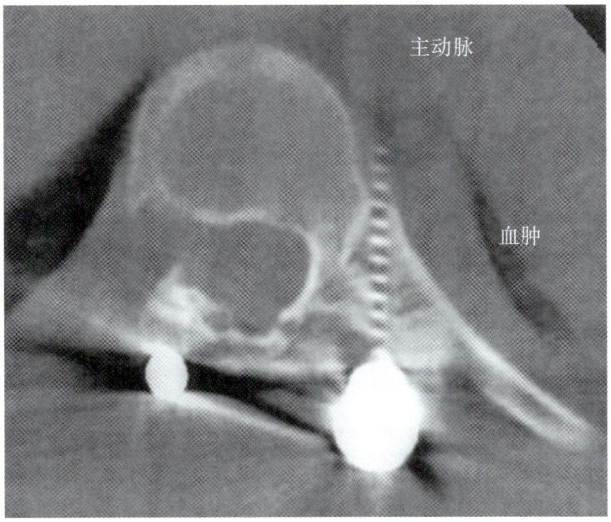


图 44-60 King Ⅱ型脊柱侧凸凹侧 T10 平面椎弓根螺钉从侧方完全穿透。可能由于损伤节段血管而引起小血肿

（引自：Liljenqvist UR, Halm HFN. Link TM: Pedicle screw instrumentation of the thoracic spine in idiopathic scoliosis,*Spine* 22: 2239,1997.）

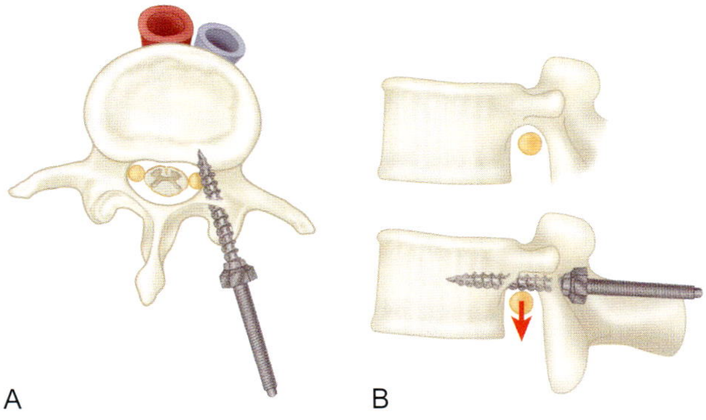


图 44-61 椎弓根螺钉置入错误

A．由于螺钉侵及椎弓根内壁影响神经根；B．椎弓根螺钉从椎弓根下壁穿出

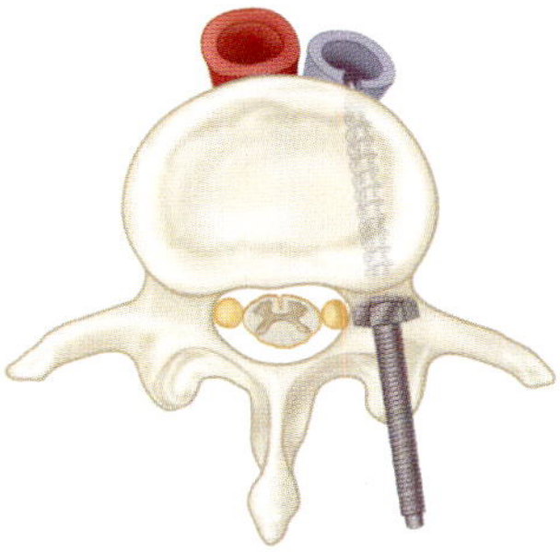

图 44-62 螺钉插入超过前侧皮质造成血管损伤

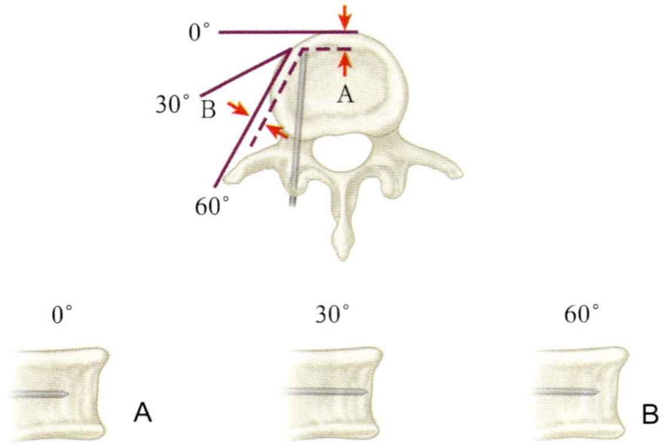


图 44-63 为了减少螺钉向前穿出的可能性，拍摄“近观”位 X 线片。当钻（或螺钉或探子）尖实际位于前侧皮质部时，侧位像（0° ）错误地显示尖部仍与骨皮质有一定的距离（A）。投身倾斜角度过大时（60° ），尖部看起来与骨皮质仍有一定距离（B）。只有当管球与穿透点正切时（图中是 30° ），尖部几乎要穿透皮质

在对发育成熟和不成熟的脊柱的研究中发现，6 ~ 8 岁儿童的 L5 和 L4 节段椎弓根的横向宽度达 8 mm 或更多，但 L3 椎弓根横向宽度直到 9 ~ 11 岁时才达到 8 mm（图 44-64）。从最年少组至成年组，所有节段椎弓根至前方骨皮质的距离显著增加（图 44-65）。脊柱畸形患者的椎弓根，尤其是凹侧椎弓根经常是变形的，在采用椎弓根螺钉内固定时尤其要注意。Watanabe 等研究青少年（14 ~ 16 岁）脊柱侧凸患者的胸椎椎弓根，找到了一种可以安全精确地置入椎弓根螺钉的分类方法。有 4 种椎弓根类型（图 44-66）：A 型椎弓根骨松质很大，可以轻松地插入椎弓根探子；B 型骨松质稍小，但也可以顺利紧贴着插入探子；C 型狭部全是骨密质，需

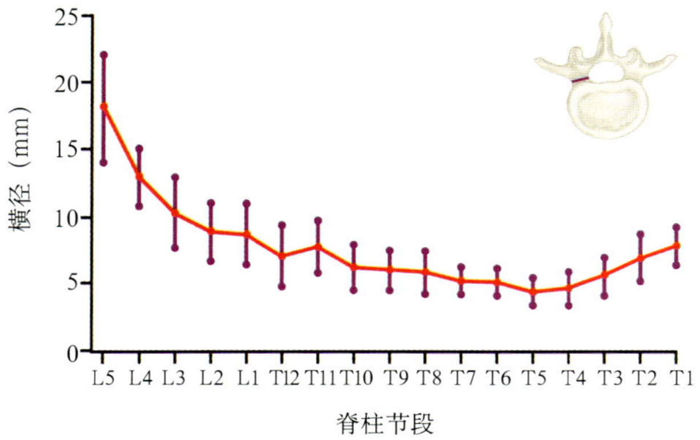


图 44-64 椎弓根峡部的横径

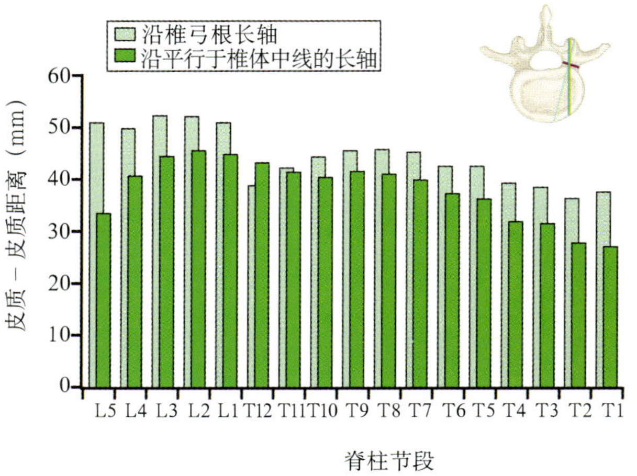


图 44-65 通过椎弓根角轴线与经平行椎体中轴线至前部皮质距离的比较

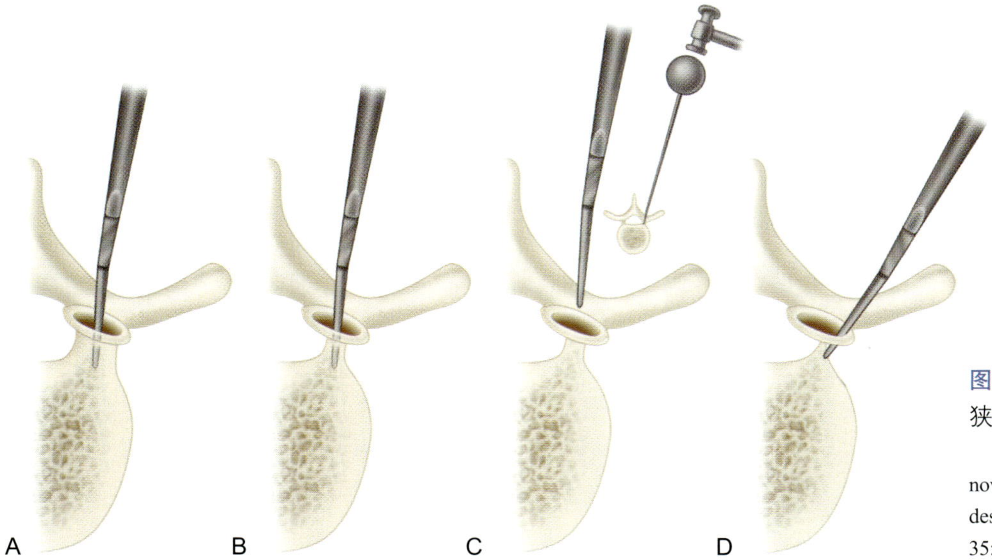


图 44-66 A ~ D. 椎弓根狭部分型（见正文）

（引自：Watanabe K, et al: A novel pedicle channel classification describing osseous anatomy, *Spine* 35:1836,2010）

要使用锤子敲击探针才能进入椎体；D 型缺少椎弓根狭部，需要通过一个贴近椎弓根的位置置钉。A 型和 B 型椎弓根在插入探子时不需要特殊方法，然而 C 型和 D 型需要。侧弯凹侧的椎弓根不管是松质还是皮质都明显比凸侧的小。置入椎弓根螺钉的 1021 个椎弓根中，A 型占 61%，B 型 29.2%，C 型 6.8%，D 型 3%。通过 CT 确认了 4 种类型椎弓根的形态。

确定椎弓根和置入椎弓根螺钉的方法有多种，但基本步骤包括：①清除软组织；②通过去除小关节基底部和横突中线交界处的骨皮质来显露椎弓根管的骨松质；③椎弓根开路；④通过球探探查或放射线检查确定椎弓根的四壁；⑤在椎弓根攻丝；⑥拧入螺钉。

在腰椎，通常利用解剖标志判断椎弓根的进钉点，经过 X 线证实后拧入椎弓根螺钉。在脊柱侧凸时，同时存在椎弓根畸形，许多情况下要使用透视引导。经验丰富的外科医师徒手进行胸椎椎弓根螺钉的置入可能是安全的。这一技术可以明显减少医师和患者的放射暴露时间。由于胸椎椎弓根的位置局限并且解剖上经常变化，笔者仍然使用透视确定胸椎椎弓根的进针点并确认螺钉的位置。无框架立体定向技术可以提供三维导航，用以帮助准确置钉。

### （一）腰椎椎弓根钉的置入

Zindrick 描述了一个“椎弓根进入区”（图 44-67），即在用钻或探子锥入椎弓根之前要去除的骨皮质的区域，必须保证器械进入时要缓慢而小心。如果遇到阻力，重新放置探子。术中可以用 X 线片或“C”形臂透视确定正确的位置。器械进入椎弓根应该相对容易，如遇阻力不可暴力进入。除了利用 X 线片或 X 线透视确定椎弓根的位置外，切除椎板和显露出椎弓根内侧壁，也能够有助于确定器械是否在椎弓根内。一旦感觉满意地进入了椎弓根，探触椎弓根表明椎弓根四壁 360° 均为坚实的骨质，就可以拧入螺钉。如果螺钉是自攻的，直接拧入螺钉。如果需要，攻丝后再拧入螺钉。腰椎的进针点见图 44-68。骶骨的椎弓根位置见图 44-69。在腰椎部，内倾角大的螺钉可以较长，损伤髂血管的可能性较小。同样，内倾角大的骶螺钉也减少了当螺钉穿透骶骨前面的骨皮质时损伤前部结构的可能性。

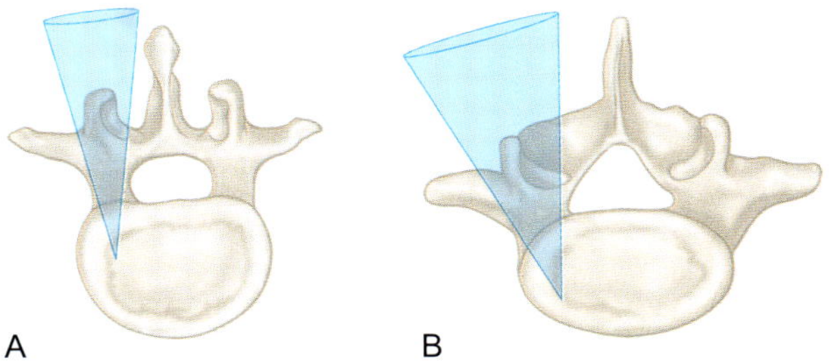


图 44-67 A. 上腰椎（L1）的漏斗形椎弓根入路区域；B. 下腰椎（L5）的漏斗形椎弓根入路。随着椎弓根的增大，椎弓根入路区域的漏斗增大，尤其是在下腰椎，拧入椎弓根螺钉时，与比较小的上腰椎和胸椎椎弓根相比，可以更大的角度插入

（引自：Zindrick MR: Clinical pedicle anatomy, *Spine: State-of-the-Art Reviews* 6:11,1992.）

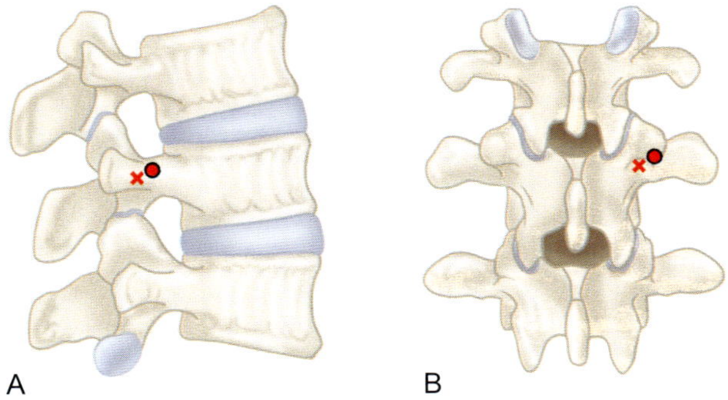


图 44-68 Roy-Camille（X）和 Weistein（●）所提出的腰椎部椎弓根螺钉的进钉点

A. 侧面观；B. 后面观；Weistein 入路减少了对上方活动未融合节段的影响

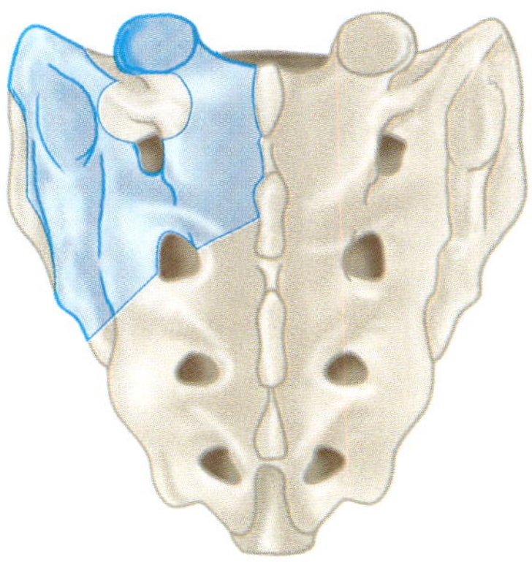

图 44-69 冠状面观骶骨后部的有关区域及椎弓根入路区的后部结构

当椎弓根螺钉被用于腰椎时，笔者尽量在每个节段的凸侧和凹侧都置入螺钉。双侧置入螺钉可使每个椎体都获得更好的去旋转（见手术技术 44-15 中的椎体直接去旋转矫形技术）。在选择下端融合椎时，必须有站立位后前位和 bengding 像 X 线片。选择下融合椎时使用 bengding 像 X 线片。下融合椎应选择在反向 bengding 像 X 线片上腰弯凹侧第一个打开的椎间隙的上方椎体。除非腰弯非常柔软，否则下融合椎在站立位后前位 X 线片上都应至少接触到骶骨中线。

### （二）胸椎椎弓根螺钉的置入

对青少年特发性脊柱侧凸患者常规使用胸椎椎弓根螺钉越来越常见。胸椎椎弓根螺钉的优缺点见框 44-4。

**框 44-4 胸椎椎弓根螺钉的优缺点**

**优 点**

- 当螺钉被正确置入时，螺钉完全在椎管外（相比之下，上、下椎板钩是在椎管内）
- 比钩子固定更坚强
- 螺钉能够接触到三柱，单纯后路就可提供坚强的三角交联结构
- 小关节的椎板和横突上没有内置物，因此理论上可以提供更多去皮质的骨面
- 有更好的冠状面矫正能力和轴面去旋转能力
- 许多研究表明其可以比钩子结构稍减少融合节段，提高矫正率，减少前路手术和胸廓成形术

**缺 点**

- 明显增加费用
- 有潜在增加脊髓、神经根、胸腔和主动脉并发症的风险
- 常规使用透视置钉增加了外科医师和患者的放射线暴露

#### 胸椎椎弓根螺钉置入技术

**手术技术 44-15**

- 清除小关节所有的关节囊组织，切除部分下关节突以便融合并增加螺钉的入口显露（图 44-70A）。观察横突、椎板狭部的侧面及上关节突的根部有助于辨认进钉点。通常，从最远端的旋转中立椎开始置入螺钉，解剖标志用于确定进钉点和钉道轨迹（图 44-70B）。固定头螺钉可以提供更好的胸椎和腰椎去旋转能力。如果有需要也可以使用万向头螺钉。
- 用高速钻打破后侧皮质，从椎弓根处涌血可以判断进入了其根部的骨松质，但在较小的椎弓根可能看不到，因为内部的骨松质很少。
- 用弯头胸椎椎弓根开路锥探查骨松质最软点即进钉点。
- 开路锥尖端先偏向外侧，以避免穿破内侧皮质（图 44-70C）。
- 开路锥 20 ～ 25 mm（图 44-70D）。
- 拔出开路锥调整尖端方向偏向内侧，小心将开路锥放回原孔道再探入需要的深度（图 44-70E）。青少年的下胸椎平均深度为 30 ～ 40 mm，中胸椎 20 ～ 30 mm，上胸椎 20 ～ 25 mm。
- 转动开路锥 180° 以获得足够的进钉空间，探针探入时应该有一种顺畅连贯的感觉，任何突破感都提示穿透了椎弓根壁或椎体壁进入了软组织。
- 拔出开路锥时注意流出的应该只有血液而没有脑脊液。
- 使用软球探探查孔道的 5 个壁：孔道底部和四壁（内侧壁、外侧壁、上壁和下壁）（图 44-70F），尤其要注意探查孔道的前 10 ～ 15 mm 范围。
- 如果探到软组织，则应改道。用球探探至孔道底部，用止血钳标出孔道长度并测量（图 44-70G）。
- 用小于螺钉直径 0.5 ～ 1 mm 的攻丝攻入孔道（图 44-70H）。攻完再用软球探探查，此次探查应能感觉到特殊的孔道内骨脊，确认孔道在骨内。
- 通过术前 X 线片及术中观察，选择合适直径和长度的螺钉。
- 将固定头或万向头螺钉慢慢拧入孔道，如果轨迹正确应有弹性膨胀的感觉（图 44-70I）。T6 和 T7 及上胸椎凹侧（如 T3 和 T4）的椎弓根直径较小。
- 确认螺钉置入骨内。
- 在前后位像上确认螺钉的位置相对于其他螺钉合适，且螺钉不应超过中线，用侧位像大致估计螺钉的长度，螺钉不应该超过椎体前壁。
- 通过电刺激产生的实时肌电图记录监测对应的胸椎神经根，记录电极放在腹直肌上。T12 以下监测对应的腰神经根。刺激电阈如 < 6 mA 或相比其他的节段都小可能提示螺钉穿透了椎弓根壁，这时应取出螺钉并仔细探查以决定是否替换或放弃该螺钉的置入。

## 椎板下钢丝

一般来说，因为椎板下钢丝不能提供轴向稳定，因此，一般不单独用于上下端固定椎。椎板下钢丝或者缆索有助于侧弯顶椎或顶椎周围椎体的平移。在移位时，脊柱被拉向预弯好的棒，因此，可以减少去旋转操作的使用。侧弯越僵硬，椎板下钢丝或缆索就越有用（图 44-71）。

### 手术技术 44-16

- 按照手术技术 44-8 所描述的方法显露脊柱。
- 用针鼻状的咬骨钳逐步咬薄黄韧带，直到中间出现裂隙。在胸椎，由于棘突向下倾斜，因此，在能够充分显露出黄韧带之前，必须去除棘突（图 44-72）。一旦看到中线裂隙，使用 Penfield 4 号剥离子从左、右两侧小心地剥离黄韧带的深面（图 44-73）。用 Kerrison 钳咬除残余的黄韧带（图 44-74）。进行这一步操作时，要注意避免损伤硬膜和硬膜外血管。

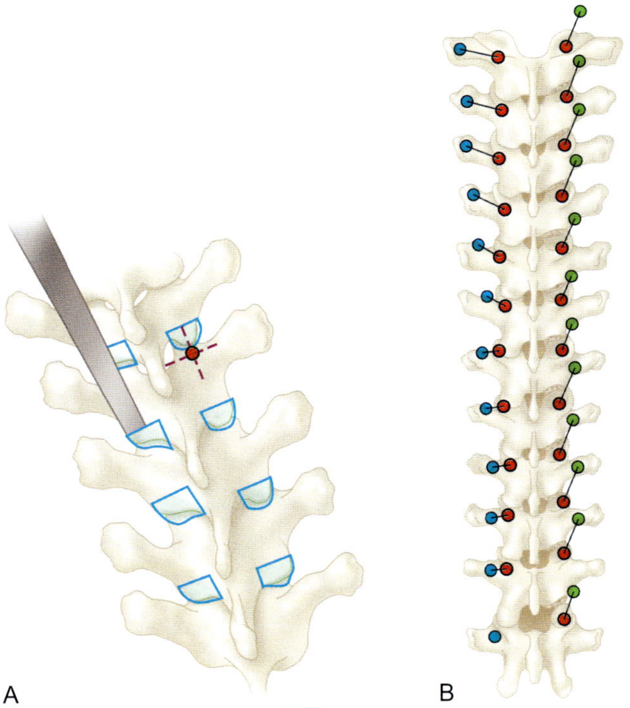


| 节段 | 头 - 尾进钉点 | 内 - 外进钉点 |
|---|---|---|
| T1 | 横突中点 | 横突椎板连接处 |
| T2 | 横突中点 | 横突椎板连接处 |
| T3 | 横突中点 | 横突椎板连接处 |
| T4 | 横突中上 1/3 连接处 | 横突椎板连接处 |
| T5 | 横突上 1/3 | 横突椎板连接处 |
| T6 | 横突上缘 - 上 1/3 连接处 | 横突 - 椎板 - 关节面连接处 |
| T7 | 横突上方 | 关节面中点 |
| T8 | 横突上方 | 关节面中点 |
| T9 | 横突上方 | 关节面中点 |
| T10 | 横突上缘 - 上 1/3 连接处 | 横突 - 椎板 - 关节面连接处 |
| T11 | 横突上 1/3 | 外缘内侧 |
| T12 | 横突中点 | 外缘处 |

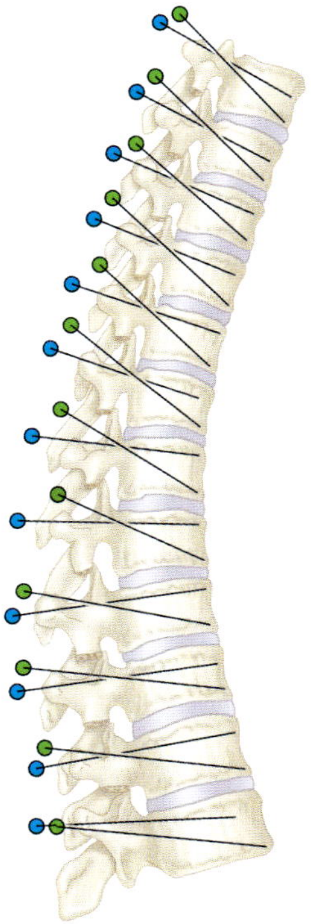

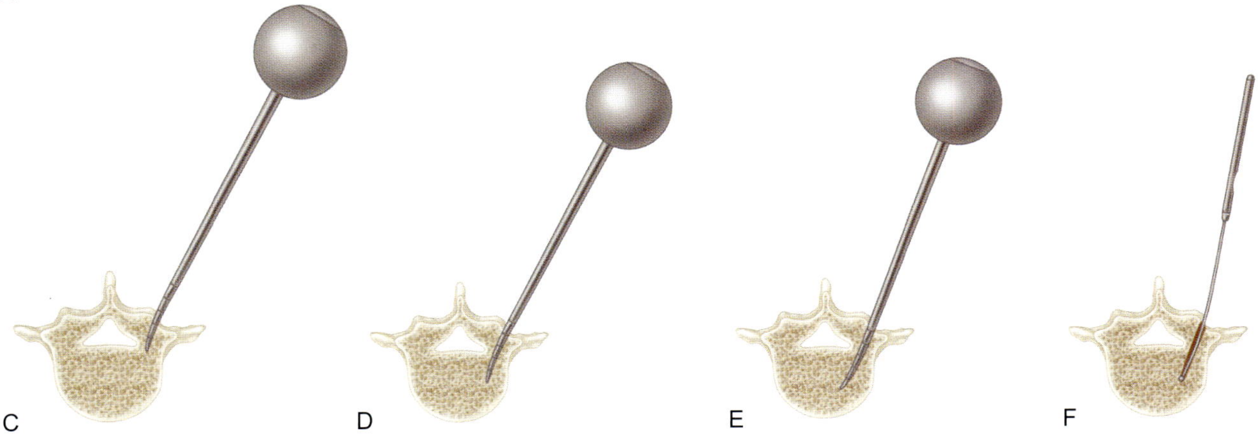


图 44-70 A ~ T.CD Horizon Legacy 系统的胸椎椎弓根螺钉置入技术（详见正文）

（引自：Lascombes P: *CD Horizon Legacy Spinal System-deformity, surgical technique manual*, Memphis, TN, 2005, Medtronic Sofamor Danek.）（见手术技术 44-15）

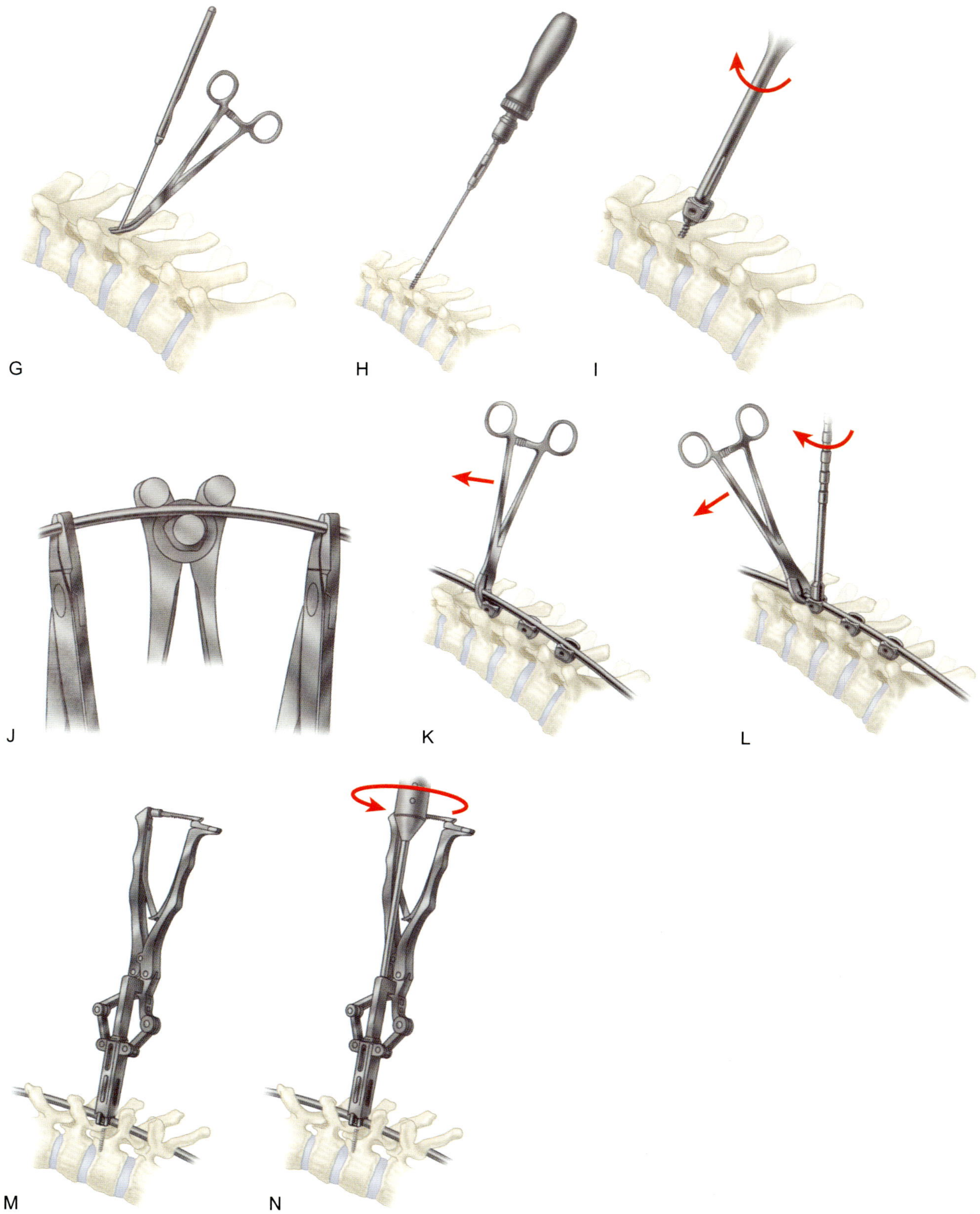


图 44-70（续）

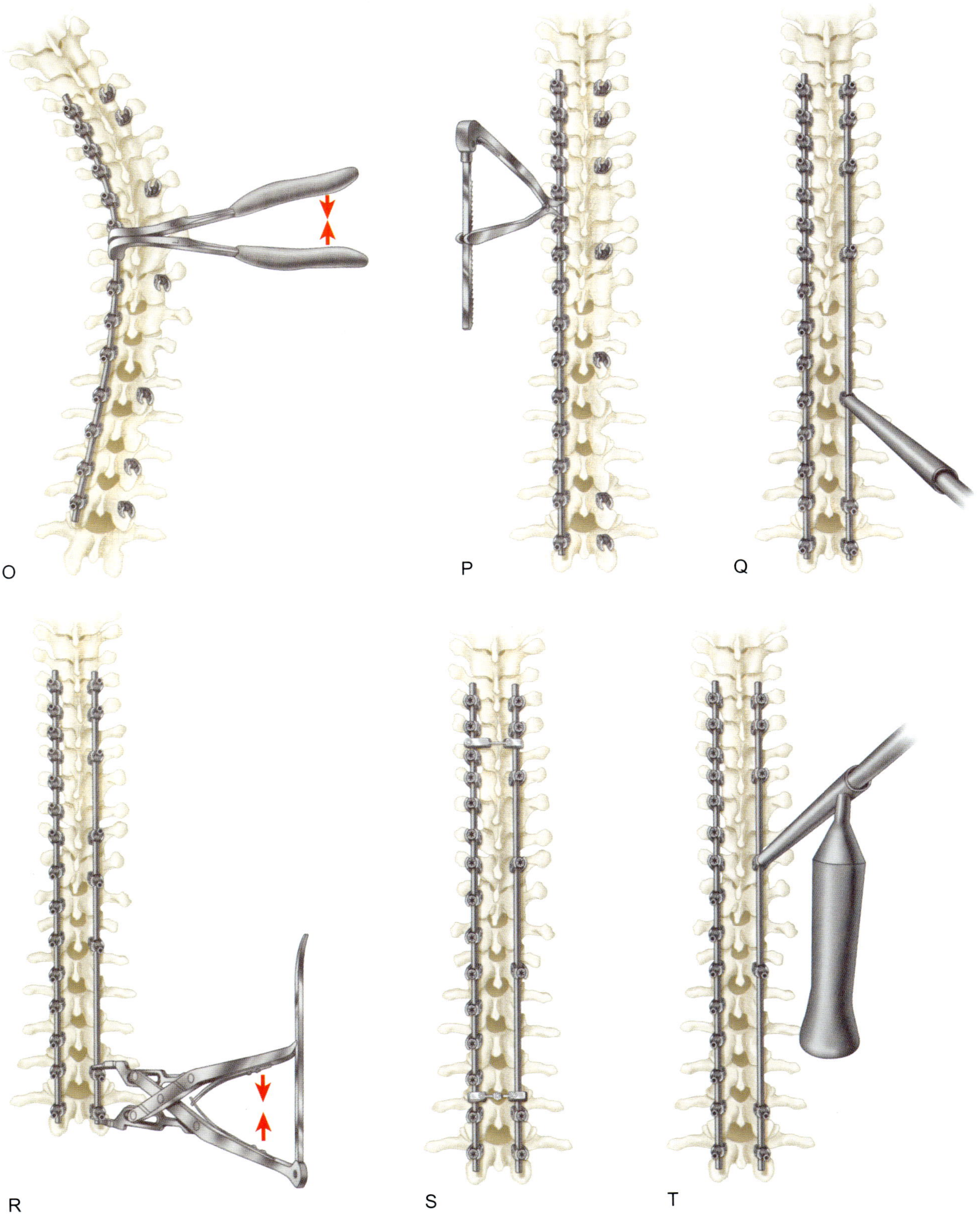


图 44-70（续）

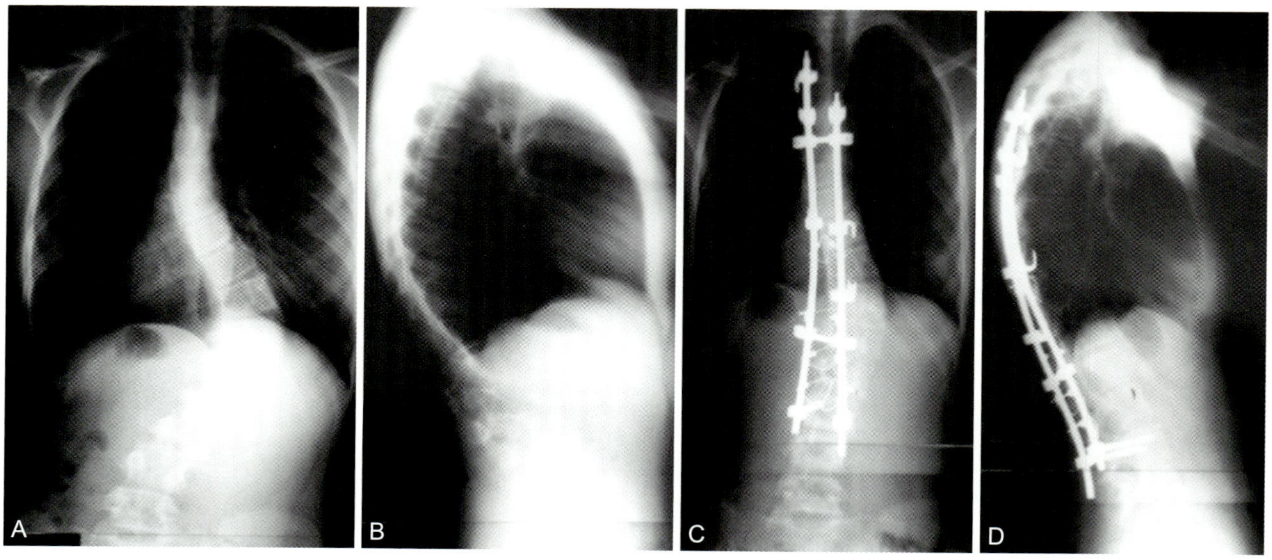


图 44-71 A，B. 术前站立位脊柱侧凸前后位和侧位 X 线片，胸腰段侧弯角度为 77°；C，D. 用钩和椎板下缆索矫正术后，胸腰段侧弯矫正到 22°（见手术技术 44-14）

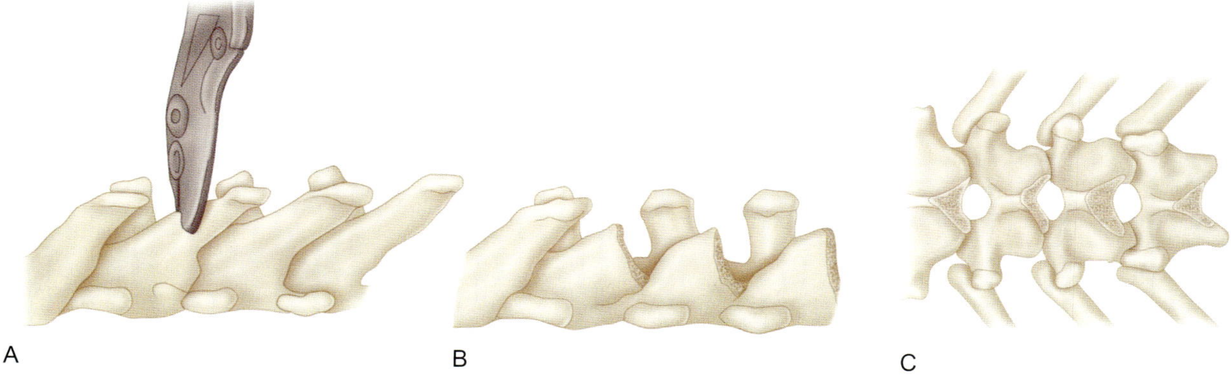


图 44-72 A ~ C. 去除向下倾斜的棘突，显露黄韧带（见手术技术 44-16 和手术技术 44-17）

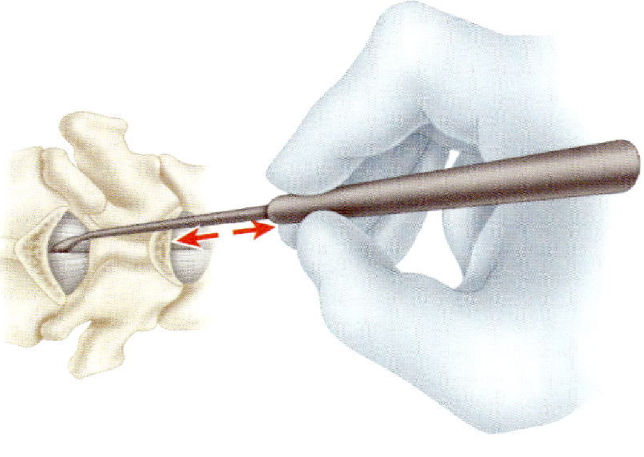

图 44-73 使用 4 号 Penfield 剥离子游离黄韧带的深面（见手术技术 44-16 和手术技术 44-17）

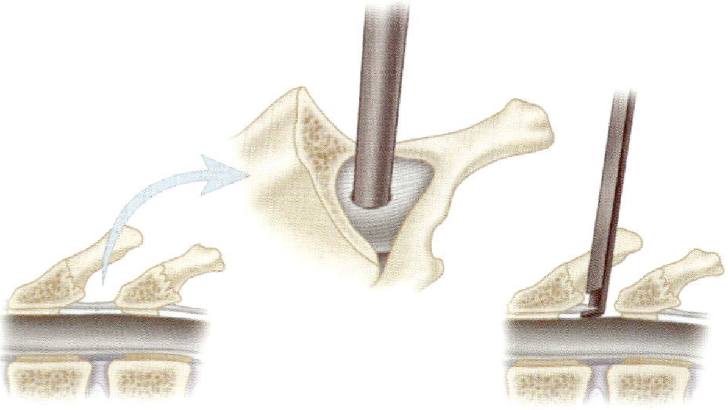

图 44-74 用 Kerrison 钳咬除残余的黄韧带（见手术技术 44-16 和手术技术 44-17）

- Johnson 等证实在穿过钢丝时，钢丝可能会进入椎管（达 1 cm）。当使用半环形的钢丝时，进入的深度比较小，钢丝的形状如图 44-75。弯曲的最大半径应该比椎板略大。穿钢丝时，必须在中线操作，而不能在外侧进行穿钢丝操作。穿钢丝前要去除棘突。在穿钢丝前，术者和助手要对每一个步骤做好充分的准备，完成钢丝穿过后，要防止钢丝突然移动和不小心触到或撞击到钢丝。
- 穿过钢丝分为 4 个步骤：①导入；②前进；③转动通过；④拉出。先穿入头侧的钢丝再向尾侧穿。
- 在椎板下缘中线处轻轻把钢丝尖放入椎管。一只手握住双股钢丝的长端，另一只手送入钢丝尖。送入钢丝的那只手要稳稳地靠在患者的背部。轻轻提起钢丝的尾端，拽着钢丝，保持它们紧贴椎板的下缘（图 44-76A）。
- 一旦钢丝被导入，即可前进 5 ~ 6 mm。开始转动太早会引起钢丝的尖撞到椎弓的下部，钢丝可能被推得进入椎管更深（图 44-76B）。
- 穿入后，转动钢丝尖让它从椎板的上端露出来（图 44-76C）。针尖露出来后，用神经钩把它的末端再从椎板拽出一点，这样助手就有足够的空间把针持、钢丝钳或 Kocher 钳放入钢丝环内。从助手那里接过钳子，用钳子拽出钢丝，直到它位于椎板的下方，椎板上下的钢丝长度要一样。用钳子拽的时候，从上方长的那一侧轻轻送入钢丝。这一操作必须协调并且必须由术者一个人完成。
- 拽出钢丝后，咬断钢丝尖，把一股钢丝放到椎板的右侧，另一股钢丝放到椎板的左侧。
- 另一种做法是把双股钢丝留到一侧，而穿入另一根钢丝，这样每一侧都有双股钢丝。
- 把每一根钢丝都卷到椎板表面以防由于意外而把钢丝推入椎管（图 44-77）。
- 随着更多的钢丝穿入，意外碰撞其他钢丝的可能性也逐渐增加。尽管钢丝已经被卷到了椎板上，但撞击钢丝仍然是危险的，必须小心避开已经导入的钢丝。向中线卷曲上方的钢丝，向外侧卷曲下方的钢丝。

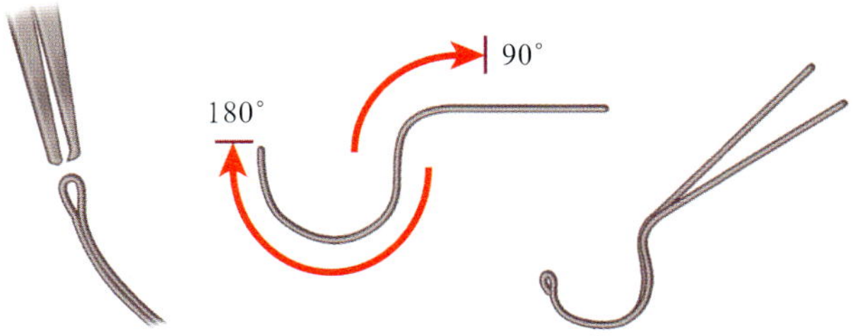


图 44-75 从椎板下穿过钢丝前双股钢丝的形状（见手术技术 44-16 和手术技术 44-17）

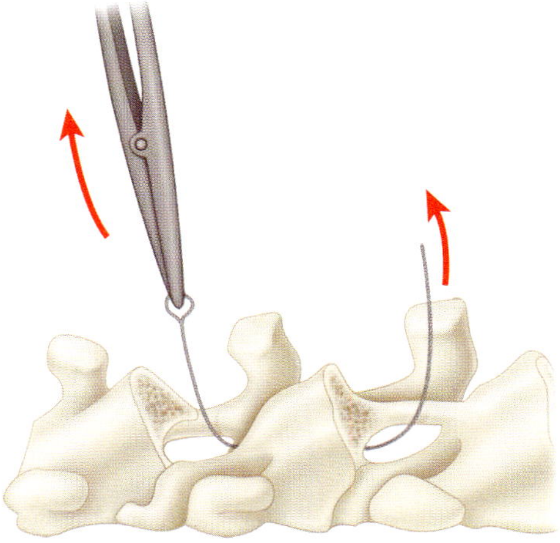

A

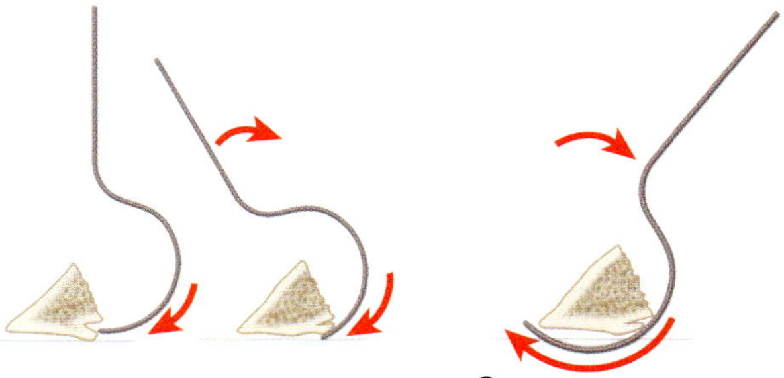

B C

图 44-76 A ~ C. 从椎板下穿过节段钢丝（见手术技术 44-16 和手术技术 44-17）

## 椎板下缆索

Songer 等推荐用椎板下缆索代替单股不锈钢丝，因为钢丝断裂和移位可导致严重并发症。他们还认为，缆索的柔韧性能够防止在插入棒和反复收紧钢丝过程中发生的脊髓挫伤。

## 手术技术 44-17

- 去除黄韧带和棘突（图 44-72 至图 44-74）。
- 把单股缆索导进器预弯成“C”形并从椎板下方通过。抓住导进器穿过缆索，在椎板上方和下方保留相同长度的缆索（图 44-78A）。切断导进器尖，把缆索分为两股。把缆索的一个臂穿过下方的环“套住”椎板（图 44-78B）。

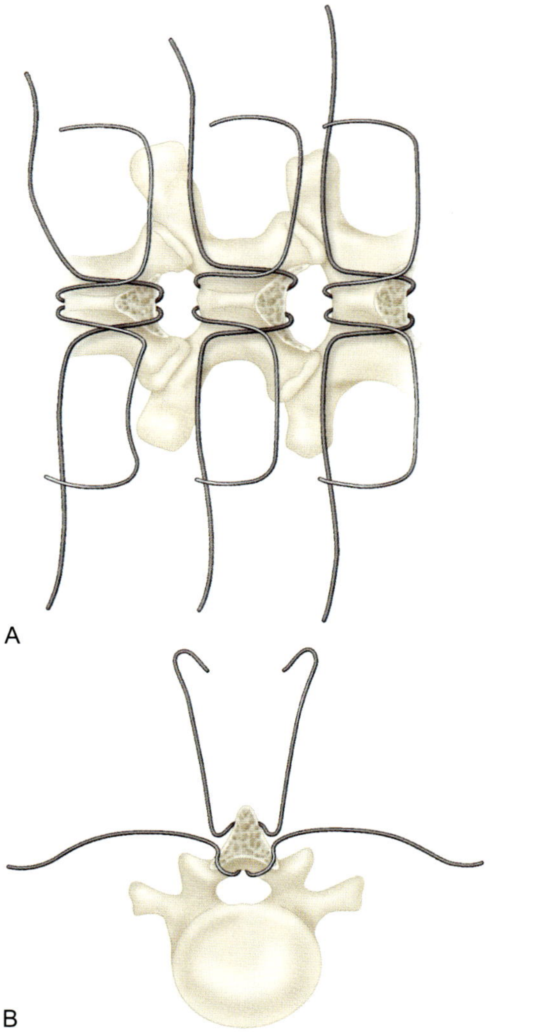


图 44-77 A、B. 分开钢丝后，将钢丝卷到棘突两侧的椎板表面（见手术技术 44-16）

- 穿过缆索后按需要预弯棒。把棒插入缆索的套索内，用缆索套住棒，使棒就位（图 44-78C）。这样缆索就有了一个完整的夹子。然后从缆索上插过一个临时夹子。
- 准备缆索拉紧器，压下释放杆，滑动释放钮，完全消除张力（图 44-79A）。
- 把缆索插入拉紧器。缆索导进器必须直而短。一旦缆索被旋入拉紧器，就拉起枢轴杆锁住缆索。反复压下紧张臂直到获得需要的张力，在此位置锁住临时夹子（图 44-79B）。用临时夹子和拉紧器可以调节任何一根缆索的张力并重新拉紧。
- 当所有的缆索都拉紧后压缩夹子（图 44-79C）。

## 典型的 Lenke 1A 型弯曲的固定步骤

下面是使用 CD Horizon Legacy 器械对典型的 Lenke 1A（King Ⅲ）型弯曲进行的矫形固定。许多其他器械系统可以同样完成这个任务。读者可以参照器械使用手册获得更多细节以指导其使用。

### 手术技术 44-18

- 置钩点准备好之后，取下椎板钩。在上棒之前，椎板钩并不牢固，且容易在去骨皮质时振松。
- 接下来需要行小关节切除术（图 44-80A）。
- 刮除小关节之间的软骨，显露软骨下骨，将椎板、棘突和横突去骨皮质，待内固定装置完成后进行植骨。
- 切除小关节后，把椎板钩放到应放的位置。

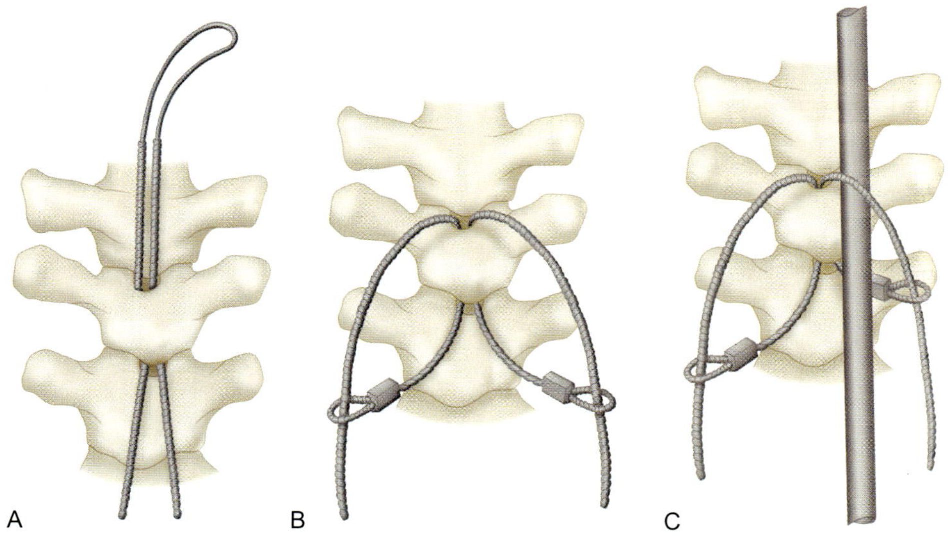


图 44-78 椎板下缆索技术
A. “C” 形缆索导进器穿过椎板下方；B. 缆索末端穿过下方的环 “套住” 椎板；C. 棒位于缆索下方（见手术技术 44-17）

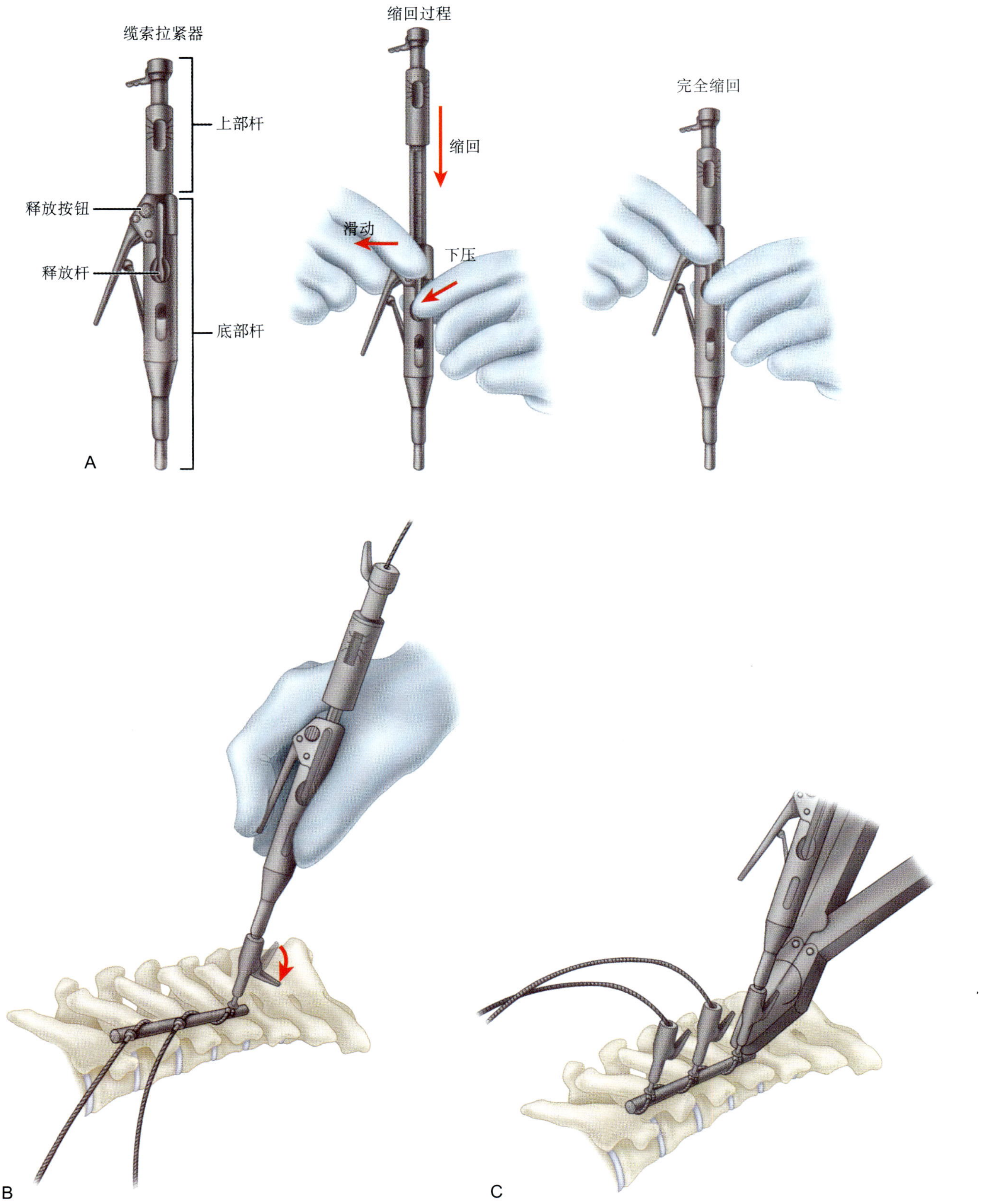


图 44-79　A．拉紧器；B．施加适当的紧张力后锁定临时夹子，插入完整的夹子；C．拉紧缆索后夹紧顶帽

（引自：Cable tensioner instruction sheet, Danek Cable Instruments, Memphis, TN, Sofamor Danek.）（见手术技术 44-17）

- 这时要裁剪合适长度的矫形棒用来放置在凹侧，棒的长度通常要比上下钩的距离长 2 ~ 3 cm。
- 弯棒以获得适当的矢状面弧度，这通过使用 French 弯棒器一点点完成（图 44-80B）。CD Horizon Legacy 的矫形棒有一条标志线，以保持弯棒处于同一平面，防止将棒弯成螺旋形。如果弯比较柔软，可将棒预弯成设计好的术后矢状面弧度。如果弯曲比较僵硬，则应将棒弯成易于置入钩子内的形状，这种僵硬型侧弯的矫正主要通过去旋转和原位弯棒达成。
- 将弯好的棒置入钩子的上口内，可以从上、下任何一边开始安装，放置好第一个钩子后拧上螺母。当棒置入进一个或两个钩子内后，使用器械将棒置入钩的“U”形上口内。
- 如果棒与“U”形口的匹配只差一点点高度时，“摇摆钳”是将棒置入的有效手段。将摇摆钳从棒的上方抓紧钩的两侧，摇摆的方向应与棒槽方向一致（图 44-80C）。利用杠杆原理将棒压入钩的“U”形口内，拧入配套螺母（图 44-80D）。
- 如果棒与“U”形口的距离太大而不能使用摇摆钳时，可以使用钉棒复位器置于钩的上面，其叩齿与棒平行。
- 通过夹紧手柄慢慢关闭复位器，使外套管慢慢滑下，并将棒压入钩子的“U”形口内（图 44-80E）。
- 从复位器的套筒内放入一枚螺母并拧入，可临时

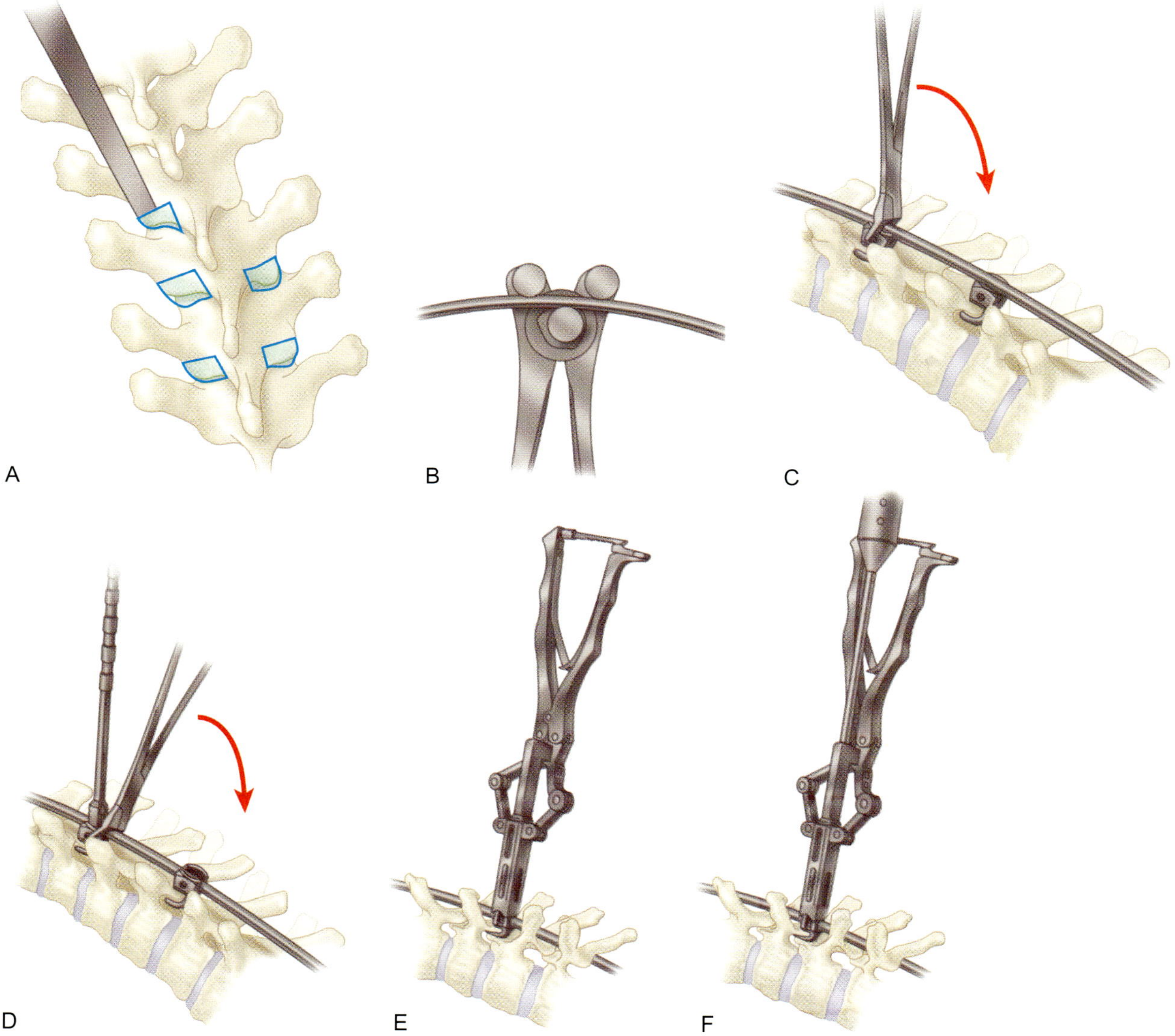


图 44-80 A ~ F. Lenke 1A（King Ⅲ）型侧弯用 CD Horizon Legacy 矫形系统的固定程序（见原文）。去皮质，弯棒，复位

（引自：Lascombes P: CD Horizon Legacy Spinal System-deformity, surgical technique manual, Memphis, TN, 2005,Medtronic Sofamor Danek.）（见手术技术 44-18）

锁紧改锥（图 44-80F）。

- 棒和所有配套螺母都装好后，进行转棒操作。这个过程要慢，并必须注意每个钩子，因其在转棒时有可能脱落。转棒时最容易向后脱落的是中间的钩子。使用持棒器（图 44-81A），将棒的弧顶向中线旋转。如果钩子开始脱位，则将持棒器移至下一钩子，使用撑开器将原钩复位。转棒完成后，将螺母拧紧。
- 使用原位弯棒器来最后调整棒的矢状面，将弯棒器尾端缓慢靠近，一点点进行（图 44-81B）。
- 原位弯棒结束后，进行撑开或加压以确定钩子的最后位置。建议使用持棒器作为撑开时的一个支点，而不用内置物的其他部位（图 44-82A）。加压操作通常作用于两个钩子上（图 44-82B）。注意操作时器械要作用在内置物本身而不是其配套螺母上。
- 以上操作完成后，进一步拧紧螺母。再截取合适长度的棒，参照前面的棒及凸侧的脊柱曲线，用法式弯棒器预弯，置入钩子的“U”形口内，临时锁紧螺母（图 44-82C）。
- 然后进行撑开和加压。
- 测量长度选取合适的横联，横联对于加强旋转稳定性是必要的。理想的横联位置应该靠近结构的两端。
- 将对抗扳手放置在内置物和棒的上面（图 44-82D），将扭断改锥穿入对抗扳手的套筒内。这个带限力的螺锥能提供扭力扭断螺母的末端。顺时针扭动手柄扭断螺母末端（图 44-82E）。
- 在这种系统中，扭断的螺母末端会留在扳手的套筒内。
- 全部拧紧后，所有扭断的螺母末端积累在套筒内，用通条取出（图 44-82F），对应内置物的数量点数。
- 用电钻或圆凿进行去除骨皮质。
- 植骨。
- 常规关闭切口。

**术后处理** 术后大多数患者会有短暂性肠梗阻，因此，要缓慢开始进食水。发生肺不张和低热时，应静脉应用抗生素至 24 h。24 ~ 48 h 后拔除引流管，具体情况依据引流量决定。如果疼痛不剧烈，应尽早让患者下床至椅子上。内固定系统通常足够牢固而不需要外固定。患者恢复饮食、体温下降并能生活自理后应尽早出院。

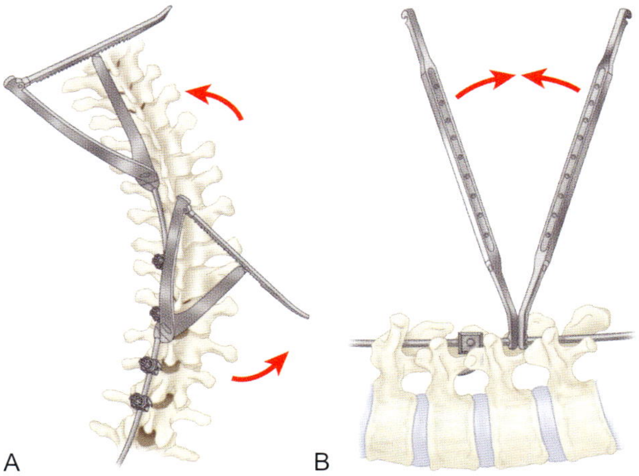


图 44-81 A，B.CD Horizon Legacy 系统进行矫形，详见正文

（引自：Lascombes P: CD Horizon Legacy Spinal System-deformity, surgical technique manual, Memphis, TN, 2005, Medtronic Sofamor Danek.）（见手术技术 44-18）

## 使用多根胸椎椎弓根螺钉时利用平移技术进行矫形

### 手术技术 44-19

- X 线和神经电生理监测确定螺钉已正确置入后，在矢状面和冠状面预弯棒。
- 弯棒时用持棒器把持以防旋转（图 43-83A）。在常见的后凸畸形矫正中，先在凹侧置棒。
- 将预弯好的棒置入螺钉。有几种器械用来将棒完全置入螺钉的“U”形口。如果棒和钉口相差距离小，可以使用摇摆钳。使用时将摇摆钳从棒的上方抓住钉尾的两侧（图 44-83B），然后利用杠杆将棒完全压进钉口。
- 拧入配套螺母（图 44-83C）。
- 如果棒和钉口距离太远，应使用棒复位器。
- 将复位器置于钉上并使其上方的锁扣杆与棒平行（图 44-83D）。
- 慢慢加紧，使外套筒慢慢滑下，将棒完全置入钉口。
- 从复位器的中心孔道置入配套螺母并拧紧（图 44-83E），棒上下两端的配套螺母应拧紧，中间的螺母保持松的状态。
- 左右两侧使用弯棒器慢慢将凹侧棒扳直，每次扳直动作都在椎弓根螺钉上进行，每次只扳直一小点，允许侧弯有几次黏弹性变化（图 44-83F）。
- 矫形完成后，进行必要的加压和撑开（图 44-83G）。

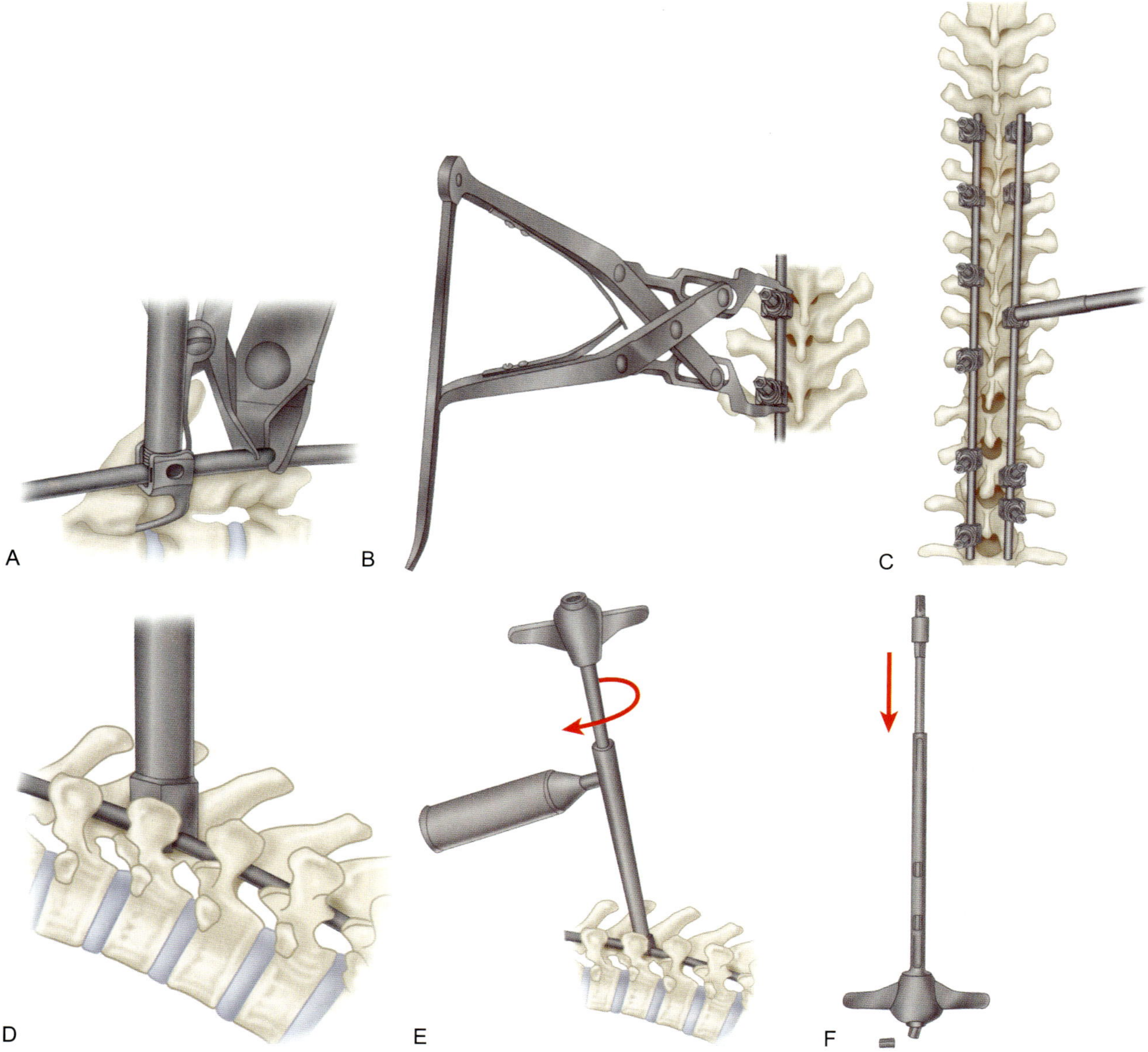


图 44-82 A ~ F. 使用 CD Horizon 系统棒加压和撑开、固定和最后拧紧（见正文）。去皮质，弯棒和复位

（引自：Lascombes P: CD Horizon Legacy Spinal System-deformity, surgical technique manual, Memphis, TN,2005, Medtronic Sofamor Danek.）（见手术技术 44-18）

在矫正上、下融合椎终板残余倾斜畸形时，撑开有时是有用的。

- 预弯另一根棒并置入凸侧钉口（图 44-83H）。
- 将加压钳置于凸侧并轻轻加压，以使下融合椎水平（图 44-83I）。
- 有可能需要原位弯棒来恢复侧凸的矢状面。
- 放置合适的横联（图 44-83J）。
- 在这个器械系统里，通常使用有反向对抗和限力的扭断扳手，扭断配套螺母的末端以使棒锁定在原位（图 44-83K）。
- 用钻进行去除骨皮质并植骨。

## 椎体直接去旋转矫形技术

### 手术技术 44-20

- 在这个技术中，笔者常规在需要融合的胸椎每个节段两侧使用椎弓根螺钉，将椎体向与畸形相反的方向旋转，将顶椎和邻近顶椎的椎体在水平面顺时针旋转。
- 将去旋转器插入顶椎附近椎体凹凸两侧的螺钉，尽可能进行去旋转。
- 取掉凹侧螺钉的去旋转器，将棒弯成适合凹侧螺钉的曲线，同时要把持住已经去旋转的椎体。

- 当凸侧螺钉处于去旋转位置时转棒（图 44-84）。转棒时，将凸侧螺钉向与棒的去旋转动作相反方向（顺时针）旋转。
- 完成去旋转后，充分拧紧螺母锁定棒。
- 如果侧弯很僵硬，棒的去旋转能力可能很小。这时，将凸侧螺钉把持在去旋转位置，使用弯棒器矫正冠状面畸形。同样，这个步骤也要一点点做，每个动作围绕一根螺钉进行。
- 冠状面矫形完成后，临时拧紧螺母。
- 在合适的螺钉上放置凹侧棒去旋转器，在相同椎体的对侧螺钉上放置凸侧棒去旋转器。
- 拧松凹侧螺母，顺时针旋转以进一步将椎体去旋转，拧紧螺母。这样，将每个椎体去旋转。
- 接着在凸侧拧紧螺母使棒牢固。
- 放置合适的横联，扭断螺母末端，去皮质并植骨。

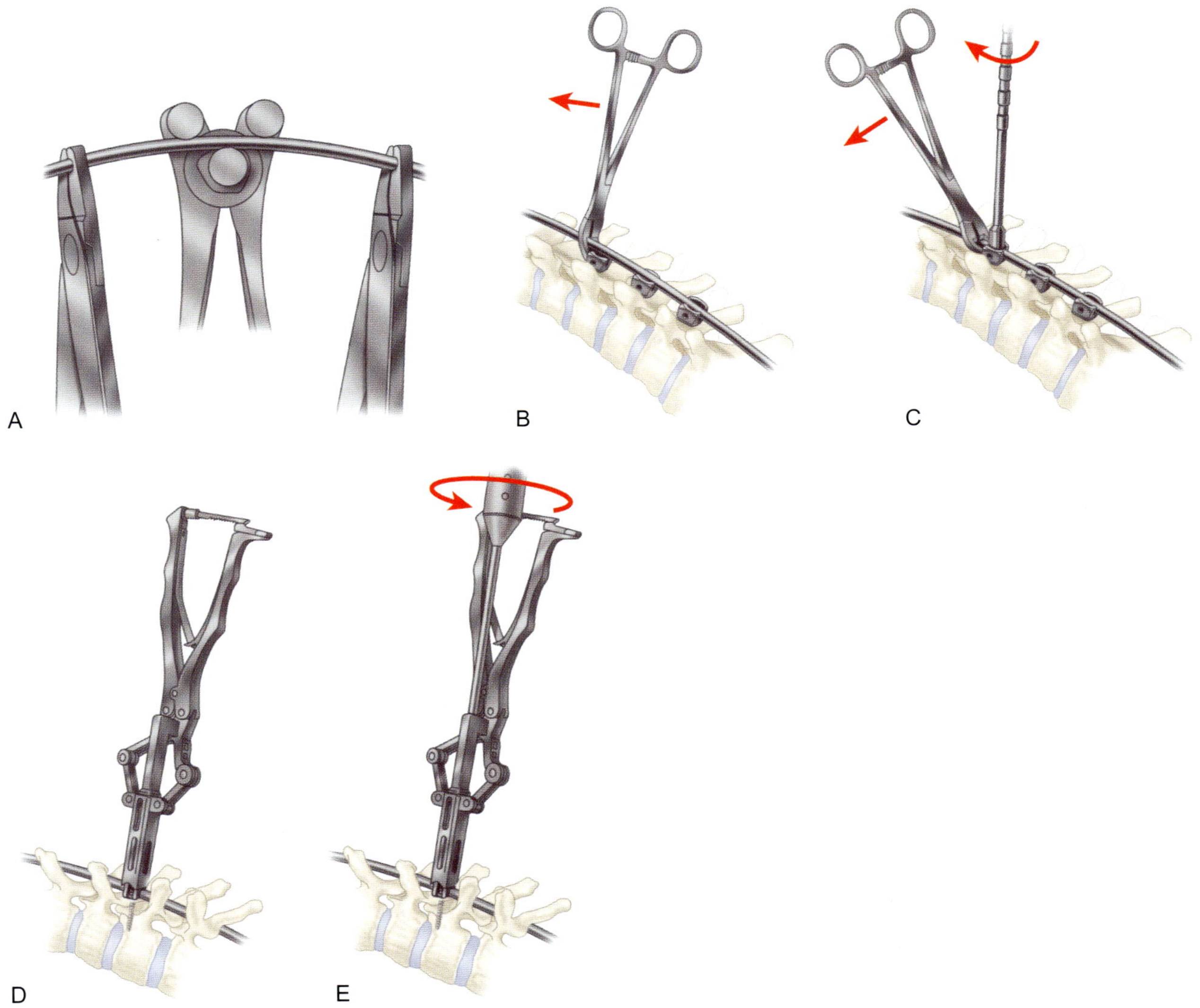


图 44-83 A ~ K. 通过 CD Horizon Legacy 系统将螺帽拧入钉尾

（引自：Lascombes P：CD Horizon Legacy Spinal System–deformity，surgical technique manual，Memphis，TN，2005，Medtronic Sofamor Danek.）（见手术技术 44–19）

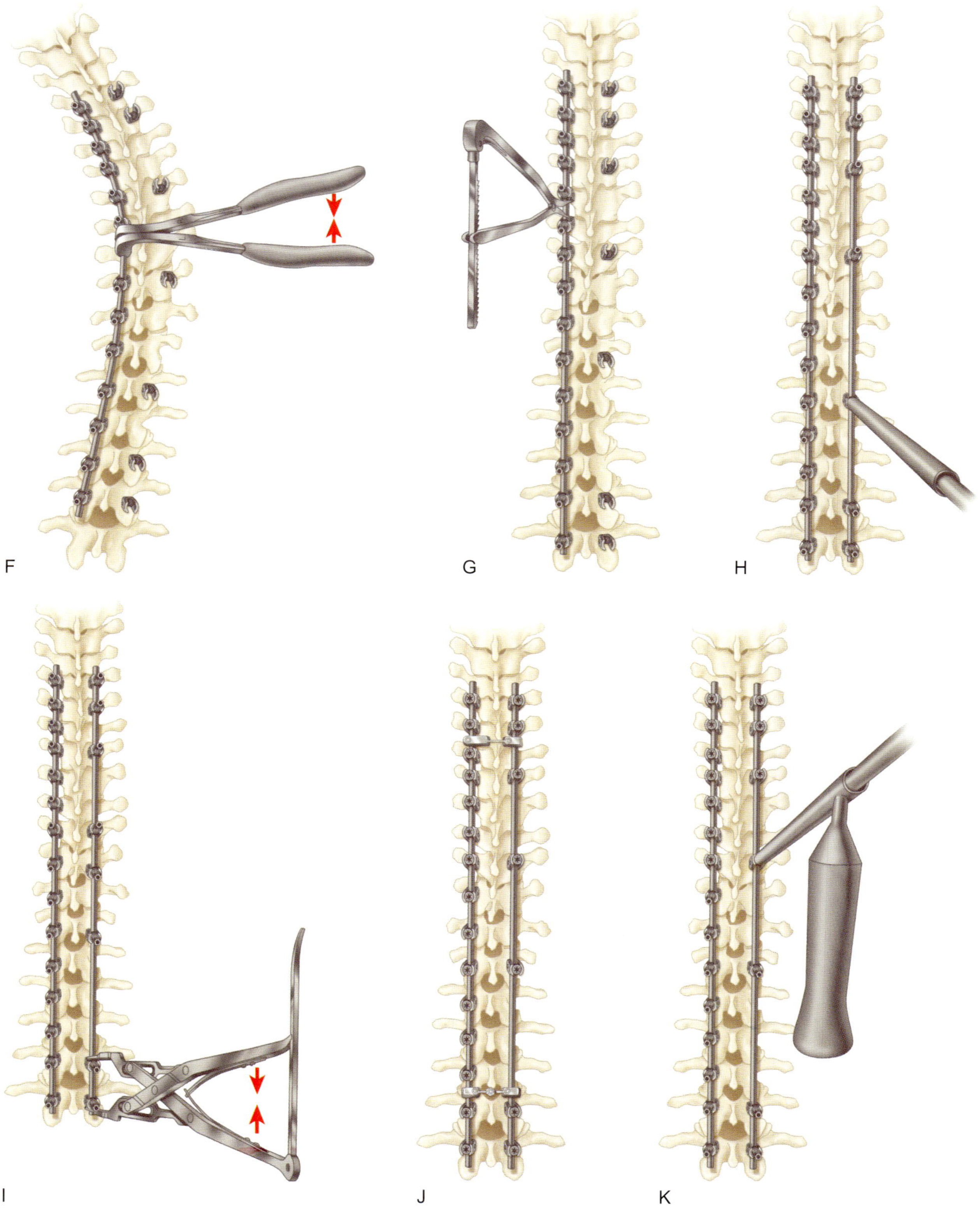


图 41-83（续）

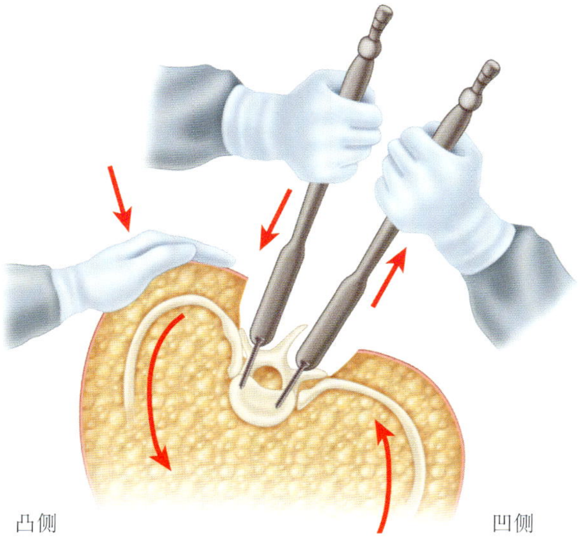


图 44-84 椎体直接去旋转

（引自：Newton PO, et al. editors: Idiopathic scoliosis: the Harms Study Group treatment guide, New York, 2010,Thieme.）

## 节段性内固定系统的并发症和陷阱

除了任何脊柱固定术所固有的并发症外，多节段性器械内固定系统也有几个本身固有的潜在缺点。通常可以分为策略失误和技术失误。

一个很常见的策略失误是器械内固定终止于矢状面或冠状面弯内。如果器械内固定终止于胸腰段后凸节段，术后远端交界处可能发生后凸（图 44-85）。从站立侧位片上看，避免将固定终止在胸腰段后凸的节段上，并严格遵守钩安放部位的选择原则，就可以避免这个错误。

Kim 等将近端交界性后凸定义为 Cobb 角＞10° 并超过术前测量值 10° 以上，测量方法是最上端固定椎的下缘至上方第二个端椎的上终板之间的夹角。他们发现术后 7.3 年近端交界性后凸的发生率为 26%，2 年后后凸并无进展。

另一个常见的策略失误是术前未认识到上胸弯的重要性。如果在仰卧位 bending 像上上胸弯不能矫正到与下胸弯预期矫正度相平衡的程度，可能出现左肩抬高和难看的畸形（图 44-86）。预防这个失误的办法是仔细检查肩部的临床外观和 bending 像以及站立位 X 线片，尤应注意上胸弯。目前预测肩部平衡较为实用的参数是 T1 倾斜角、锁骨角和影像学肩部高度差。通过测量 T1 上椎板和水平参考线的夹角可以得到 T1 倾斜角（图 44-87）。通过测量连接锁骨的两个最高点的直线和水平参考线的夹角可以得到锁骨角（图 44-88）。通过比较站立后前位 X 线片双侧肩锁关节上软组织影的高低可以确定影像学肩部高度差（图 44-89）。如果有以下情况近端侧弯应当被认为是结构性的：① 角度超过 30° 并且 bending 像上仍然＞20°；② Nash-Moe 法测得的顶椎旋转超过 1 级；③ 与 C7 铅垂线的平移超过 1 cm；④ T1 正倾斜；⑤临床上任何一侧肩部抬高（通常是左侧）取决于侧弯类型。在冠状面矫形方面，另一常见问题是胸弯选择性融合后出现失代偿（图 44-90）。随着越来越多地使用椎弓根螺钉进行远端固定，发现通过按照 Lenke 标准及腰弯的临床外观认真进行术前评估，可以减少失代偿的出现。如果腰弯旋转很严重，那么就需要进行融合。如果进行选择性胸弯融合，那么在术前的站立位后前位 X 线片上，下端固定椎应该至少触及骶骨中线。如果术前胸弯与腰弯度数的比率＞1 : 2，胸弯与腰弯顶椎旋转角度的比率＞1 : 0 并且胸弯与腰弯顶椎平移距离的比率＞1 : 2，选择性胸椎融合可得到很好的脊柱平衡矫正。

在手术过程中，应该避免几个潜在的技术性问题。置入椎弓根钩时，钩不能过于水平，否则可能导致上位脊椎的下关节突骨折；如果钩插入过于垂直，下位脊椎的上关节突可能骨折。应该小心地将椎弓根钩插入关节间隙内，注意椎弓根确实位于钩

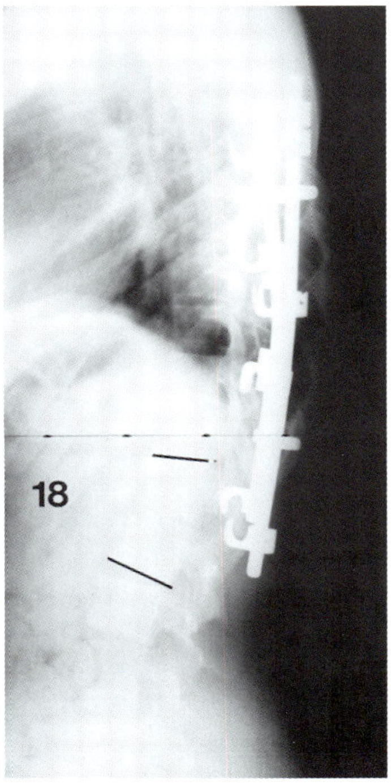


图 44-85 King Ⅱ型胸弯术后的交界处后凸。器械终止于胸腰段后凸节段

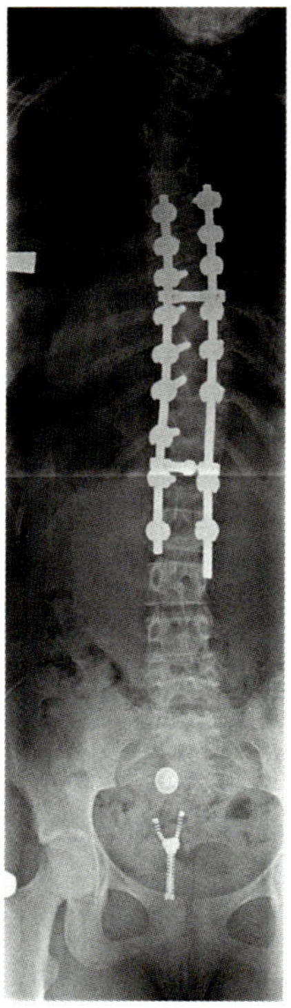

图 44-86 上胸弯矫正不足导致的肩部抬高

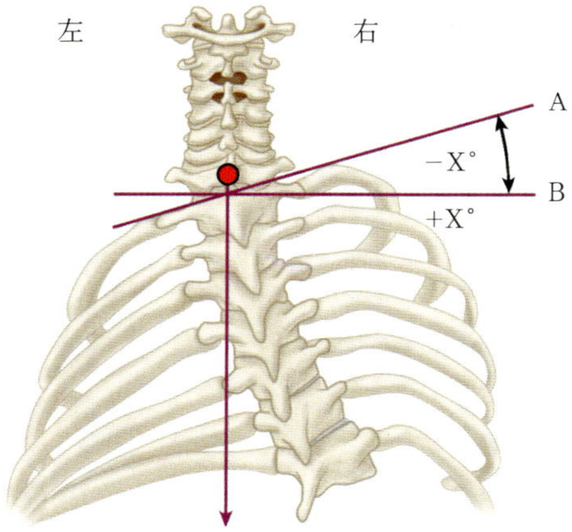


图 44-87 椎体右侧边缘向上，倾斜角是负数。椎体左侧边缘向上，倾斜角是正数

（引自：O'Brien MF, Kuklo TR, Blanke KM, Lenke LG, editors: Spinal deformity study group radiographic measurement manual, Memphis, TN, 2004, Medtronic Sofamor Danek, P.55）

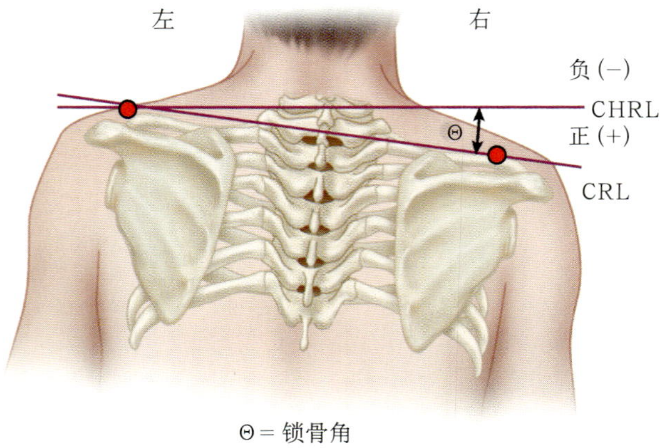


图 44-88 锁骨角

CHRL. 锁骨水平参考线；CRL. 锁骨参考线

（引自：O'Brien MF, Kuklo TR, Blanke KM, Lenke LG, editors: Spinal deformity study group radiographic measurement manual, Memphis, TN, 2004,Medtronic Sofamor Danek, P.56 ）

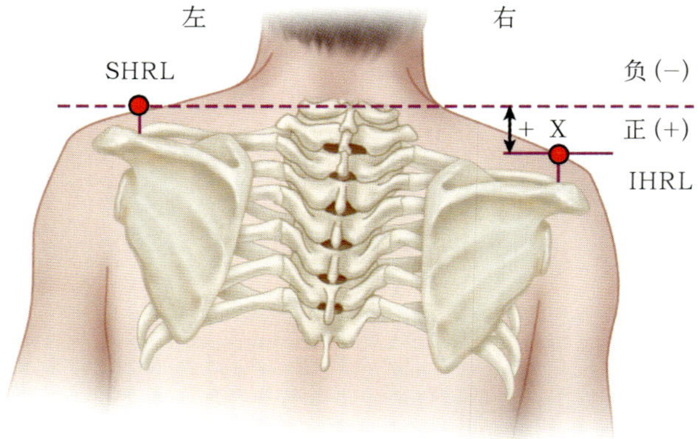


图 44-89 放射学肩部高度差

IHRL. 下水平参考线；SHRL. 上水平参考线

（引自：O'Brien MF, Kuklo TR, Blanke KM, Lenke LG, editors: Spinal deformity study group radiographic measurement manual, Memphis, TN, 2004, Medtronic Sofamor Danek,P.57）

的分叉部。插入椎板钩时，最常见的问题是钩在椎板下插入的深度不够。如果这个钩位置不佳，当撑开棒插入和旋转时，就产生一个向后的外力，可能发生钩脱出和椎板骨折。在腰椎区域插入椎板下钩时，切记椎板下缘是向后向下走行。因此，钩一定要以相同的方向插入。通常，需要削薄椎板以使钩良好就位。

手术的目标是恢复正常的矢状面曲度。预弯棒时应尽可能避免过度弯棒，如果存在大角度腰弯，并且棒在冠状面被预弯成与腰弯完全对应的弧度，那么在转棒时，巨大的向后的力作用于下端钩，就会导致钩的切出（图 44-91）。但是，如果棒与钩的距离过大，在将棒置入钩时，又可能使椎板破裂，这时就需要进一步弯棒。

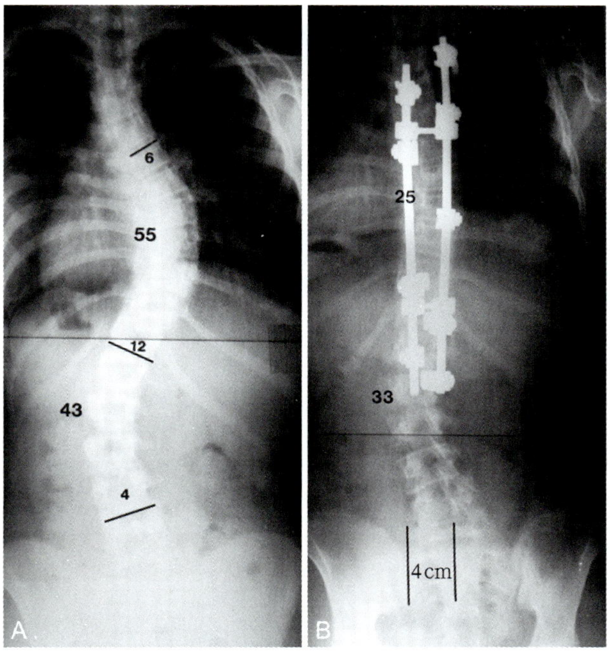


图 44-90 A. King Ⅱ型侧弯；B. 选择性胸弯融合后腰椎侧弯失代偿

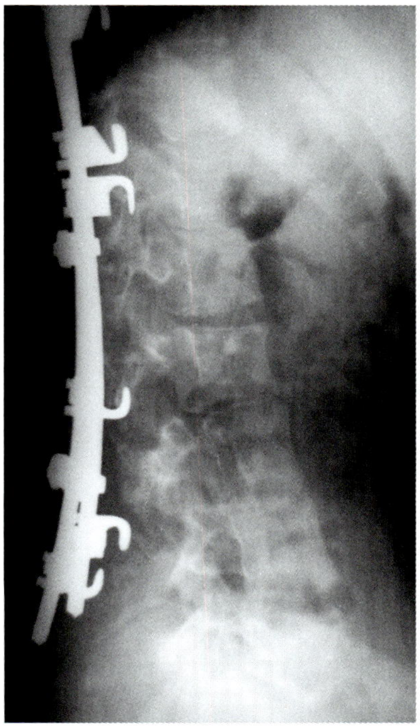

图 44-91 错误的预弯棒使下方钩切出

随着撑开棒旋转，胸椎中间的钩可能出现松动并随着旋转脱出。在旋转撑开棒过程中这些钩通常至少需要重新安放一次。另外，当一个带反向钩的前凸撑开棒用于胸腰段交界处时，远端的椎板下钩常常需要随撑开棒的旋转而重新安放。随着撑开棒的旋转，上端椎的钩可能向内侧旋转进入椎管，并可能引起神经损伤，如 Brown-Séquard 综合征。在旋转撑开棒操作时，应密切观察该钩的位置。

在插入撑开棒时，凹侧的下中间钩可能会意外地突入椎管。脊髓通常向脊柱侧凸的凹侧移位，因此，当插入撑开棒时必须极其小心。不过，在旋转撑开棒时，下中间钩可以被向后拉出，远离脊髓。所以，在插入撑开棒时应注意下中间钩，而在旋转撑开棒时应注意上中间钩。

当放入凸侧棒时，顶椎承受向下的力。因此这个钩应该是椎弓根钩而不是椎板钩。通常，脊柱侧凸的上端椎应该在两侧至少用一个椎弓根横突"合抱钩"结构进行固定。由于是对凸侧棒施加压缩力，所以椎弓根－横突"合抱钩"结构一般用在凸侧。最常容易脱位的是下位凸侧头向的钩。在上一个节段另外加一个尾向的钩可以形成一个双节段的合抱钩结构，可以减少钩脱出的机会。

## 六、僵硬性脊柱侧凸

### Halo 架重力牵引

Halo 架重力牵引通常作为僵硬性脊柱侧凸的术前辅助治疗。以下情况禁止该项操作：含颈椎畸形，脊柱远端畸形伴髋关节屈曲挛缩，脊柱后凸，椎管狭窄（图 44-92）。牵引可能发生相应并发症，同时牵引需要延长住院时间。

### 手术技术 44-21

(Sponseller 和 Takenaga)

- 该操作需要进行镇静和局部麻醉处理。
- 将 halo 架置于颅骨顶下方、眉弓及耳郭上方。
- 年龄 < 6 岁的儿童，使用 6 ~ 8 枚固定针以 4 英寸一磅的扭力固定于头圈上；大龄儿童或成年人（正常骨密度）扭力设定为 8 英寸一磅。将颅前针置于眉弓上方中点外侧，以避免损伤眶上神经。将颅后针固定于颅前针的对侧。24 ~ 48 h 后再次锁紧固定针，如发生再松动，应将该针重置。
- 儿童初始牵引重量为 5 lb（1 lb=0.45 kg），接近成熟的儿童加至 10 lb（1 lb=0.45 kg）。

- 按每日 2 ~ 3 lb（1 lb=0.45 kg）重量逐渐增加，加至患者身体重量的 33% ~ 50%。并将床向尾侧倾斜。
- 由于骨骼突出部位易发生压疮，应定期检查患者皮肤，尤其是翻身困难的患者。
- 全天持续牵引，每日在 halo 轮椅内或借助代步器站立一段时间。目的是将患者躯干尽量牵直。在借助特殊代步器站立时，应同时进行牵引。患者睡眠时，适当减少牵引重量，尤其是牵引重量接近最大量时。
- 每日检查 3 次患者上下肢神经及脑神经功能。
- 根据患者弯曲僵硬程度、对牵引的反应及患者全身状况决定牵引时间，一般术前持续牵引时间为 2 ~ 12 周。
- 约每周进行影像学检查，评估弯曲改善情况。
- 对于临界肺功能或存在营养障碍的患者，更长时间的牵引有助于改善营养状况，减少肺部问题。

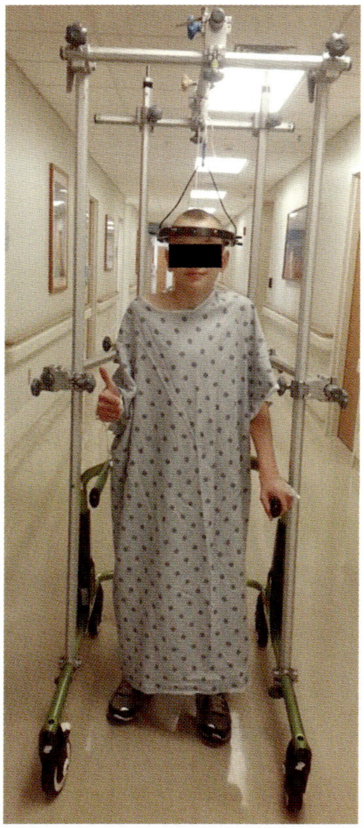

图 44-92 重力牵引下的儿童（见手术技术 44-21）

## 临时撑开棒技术

除 halo 架牵引外，对于严重僵硬性侧凸，也可在矫形术前使用临时体内撑开棒。该技术可以改善弯曲，重塑矢状面和冠状面曲度。即在放置永久内置物和脊柱融合 1 周前，对手术部位临时放置 1 ~ 2 根固定棒，并进行软组织松解及截骨操作。如果必要，置入临时固定棒与手术时间间隔可以在 1 周以上。

术前根据患者神经系统状况，行站立位或坐立位标准前后位及侧位脊柱 X 线检查。牵引像可以预测临时棒置入所取得的矫形效果。另外，为评估准确脊柱解剖，需要行颈、胸、腰 MRI 和 CT。同时，应预防性使用抗生素。

### 手术技术 44-22

（Buchowski 等）

- 患者俯卧于 Jackson 手术床或可透射线的手术床上。将患者置于适当体位，可以获得尽量多的躯干弯曲矫形，以减少术中所需的矫形力。Gardner-Wells 钳有利于术中临时撑开，直到内固定置入及脊柱有效撑开后松开。
- 在牵引脊柱过程中，应进行神经监测。
- 行标准中线皮肤切口，经切口沿椎板行骨膜下游离至头侧骨性锚定点。
- 将 2 枚椎板下钩或椎弓根钩按标准置于椎板上，该椎板不是最终头侧锚定点。或者，可将肋骨作为临时头侧锚定点。此时，需要沿椎板向外侧经横突行骨膜下剥离，直至触及肋骨中点。为避免进入胸腔，需要先沿肋骨前方表面游离肋骨（在关闭切口前，应确保未进入胸腔）。然后，标准椎板钩向上固定于肋骨。
- 尾骨锚定点置入标准腰椎椎弓根螺钉，邻近椎体亦置入 2 枚螺钉（根据骨质情况，可置入更多螺钉）；或者也可使用椎板下钩，并选择终末融合时端椎的头侧邻近椎，避免撑开时临时锚定点发生松弛。
- 将骨盆作为锚定点时，应显露骼部脊柱。在髂嵴后上方接近坐骨切迹（未进入）处置入 1 枚髂嵴螺钉，并应平行于髂嵴螺钉永久置入处，两者距离至少 2 cm。或可使用“S”形钩，使应用侧侧连接器时更易连接于撑开棒。
- 尽管放置体内撑开棒装置有多种方式，但将一撑开棒置入头侧锚点、另一棒置入尾侧锚点是最简单的方式。将两棒重叠处用侧侧连接器连接。一些肢体畸形的患者，有必要使用多轴连接器将两个短棒（一个连接头端，一个连接尾端）连接至第三个撑开棒。

- 通过放松和拧紧侧侧连接器，对两棒连续施以撑开力。在撑开过程中需要仔细观察脊髓功能。如发现电生理信号减弱，应减小矫正程度，行唤醒试验。
- 放置好临时棒后，骨膜下显露脊柱。必要时行脊柱松解和截骨术，以增大脊柱矫形率。尽管技术复杂，在脊柱松解和截骨术后可另添加锚定点。
- 在操作过程中，少量撑开可使最小压力产生最大矫形量。随着时间的推移，软组织松解、关节突切除和截骨术可以获得更多的矫形量，在术毕可得到较俯卧牵引像 50% 以上更好的矫形效果，或更好的 Cobb 角矫正效果。 此时不行骨移植融合，但种多余骨质可保存行终期手术融合时使用。
- 彻底冲洗切口。Buchkowski 等建议使用喷式冲洗和含抗生素溶液，以降低感染发生率。
- 因撑开时软组织被拉长以及棒被置于横突侧面，关闭切口较为困难。如果必要，可抬起包括椎旁肌在内的厚组织瓣，以利于关闭切口。同时，在闭合时置入负压引流管。

**二期终末手术**

- 再次显露脊柱。如可行，暂时保留临时棒，并建立终末固定锚定点。此时，脊柱有较大幅度的矫正能力，并可能获得更多的撑开效果。
- 去除临时器械，置入终末内置物。
- 再次脉冲冲洗，放置引流，关闭切口。

**术后处理** 第一和第二阶段之间，患者在能很好地进食水前需要行肠外营养。鼓励坐立、站立、行走，以避免发生肺部并发症。石膏和支具治疗不是必需的。

## 前路松解

胸椎和（或）腰椎前路松解，可增大侧凸柔韧度及畸形矫正率。对于更为严重的僵硬性脊柱畸形，有必要在固定的同时行后路松解。

### 手术技术 44-23

(Letko 等 )

- 在胸椎，切除凸侧肋骨头，破坏肋椎关节。
- 在胸椎或腰椎，去除椎间盘及后方纤维环，松解后纵韧带。
- 切除凸侧下终板，伴或不伴凸侧上终板切除，以使脊柱在冠状面上增加柔韧性和矫形能力。缩短前柱，使胸椎矢状面平背畸形矫形至正常。
- 对于严重后凸，建议前路腰椎或胸腰段交界处行结构性支撑。
- 前路松解后，如侧凸不太僵硬且不太大，可行前路固定。

## 复杂脊柱畸形截骨术

对于侧凸较大且僵硬的患者，单一融合固定不能矫正畸形、恢复平衡，而需要行脊柱截骨术。典型适应证为长圆形后凸畸形，如 Scheuermann 后凸畸形，但同时也可安全应用于协助僵硬性脊柱侧凸逐步矫形。如软组织松解不足以获得较好矫形效果，应进行截骨手术。Ponte，Smith-Petersen 截骨适用于：脊柱侧凸弯曲为 70° ～ 75° ，在 bending 像上大于 40° ，或在过伸状态后凸为 40° ～ 50° 。1 mm 截骨相当于 1° 矫形量，每节段可矫正 5° ～ 10° 。多节段截骨可获得更多矫形量。椎间盘塌陷或僵硬是该技术的禁忌证。截骨的选择决定于脊柱畸形的顶点。

### 手术技术 44-24（图 44-93）

(Ponte, Smith–Petersen 截骨术 )

- 将患者置于可透过射线的开放手术台上，腹部悬空，将腰椎置于前凸位。
- 如手术技术 44-6 完成脊柱显露，行椎小关节切除术以完成显露。
- 建立椎弓根螺钉通道（先不置入椎弓根螺钉）以引导截骨。
- 去除椎板、黄韧带及上下关节突，切除截骨椎体侧邻近椎体的棘突。
- 行 7 ～ 10 mm 宽的楔形截骨，小 Kerrison 咬骨钳将其向外侧扩至椎间切迹。截骨方向为从中间向远侧两边小关节操作。除考虑冠状面矫形需要外，楔形截骨的两侧应该保持对称。注意避开截骨上下的椎弓根及神经根。如有明显旋转畸形，则向凹侧开较大截骨口。
- 闭合截骨面前，去除更多上关节突以增宽截骨面，从而避免损伤上位神经根。
- 置入内固定，完成脊柱畸形矫形。

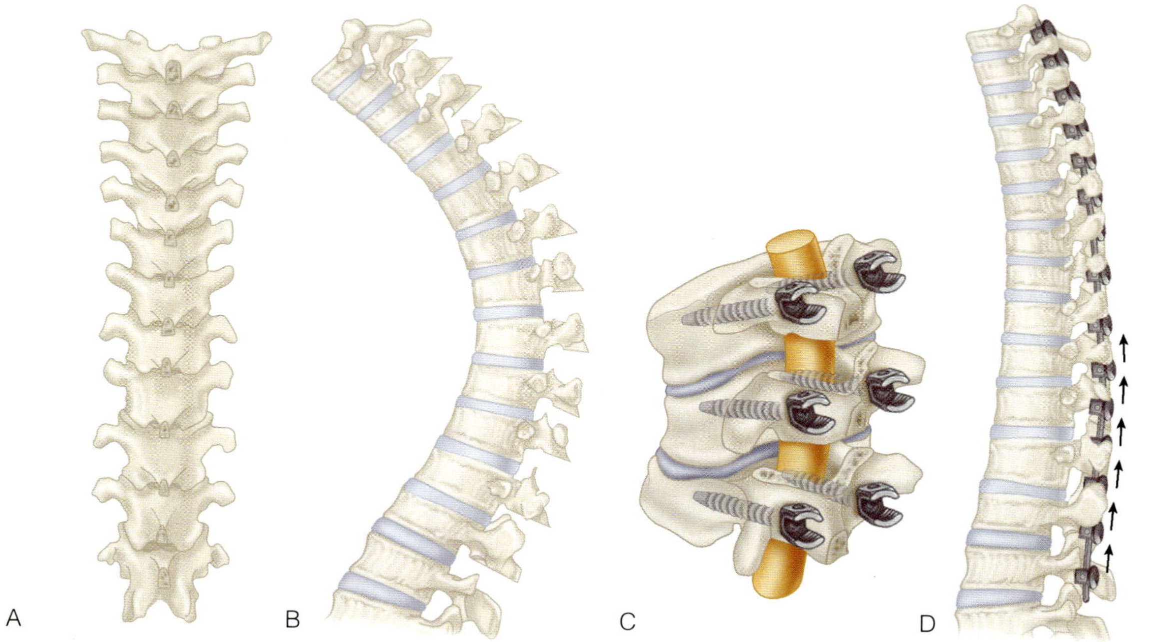


图 44-93 Ponte 截骨矫正后凸畸形。A、B. 楔形截骨；C、D. 置入椎弓根钉并矫形（见手术技术 44-24）

## 后路胸椎全脊椎切除术

脊椎切除术应用于对脊柱改变相对较小的截骨术所不能矫形的复杂、僵硬性脊柱畸形患者。该技术对脊椎及相应脊髓、神经根进行环形减压和稳定。操作难度大，需要切除一个或多个节段的后方结构、椎体及邻近椎间盘。合并心肺疾病患者不适合该手术。

### 手术技术 44-25

(Powers 等)

- 患者置于可调节的 Jackson 台上，以备术中 halo 重力牵引及神经监测。
- 骨膜下显露脊柱至横突（图 44-94A)。
- 徒手法在预融合节段置入椎弓根螺钉，融合节段范围至少为从所切除脊椎的上 3 个椎体至下 3 个椎体(图 44-94C)。整个操作过程直到固定融合完成，应认为脊柱处于不稳定状态。融合过程中，在严重侧凸的凹侧顶点或严重侧后凸或后凸的近端及远端，可置入万向复位螺钉。在腰椎，其亦应放置于凹侧。
- 显露所切除椎体节段相应的肋骨中间部 4 ~ 5 cm，从外侧切断肋骨、分离肋椎关节，切除相应节段的双侧横突，以减弱肋骨头连接。切除肋骨及横突，显露椎弓根及椎体外侧壁，同时提供椎板切除后的移植骨。
- 双侧肋骨及横突切除后，向前游离椎体至椎体前缘。牵开器保护交感神经、前后部血管及胸膜。
- 在脊椎切除节段，双侧切除椎板及关节突，椎板切除范围为头侧至所切除椎体的上一对椎弓根、尾侧至所切除椎体的下一对椎弓根，而后进行后路减压（图 44-95A)。后柱应显露 5 ~ 6 cm，以防止硬脊膜褶皱或损伤。在神经节处结扎神经根。
- 截骨完成后，安置临时固定棒，并在所切除脊椎上下各置入 2 ~ 3 枚椎弓根螺钉（图 44-95B、C)。根据畸形情况，应用 1 ~ 2 根固定棒防止脊柱脱位。
- 确认所切除椎体，从外侧对椎体进行截骨。刮匀刮除椎体内骨松质，完成椎体次全切。将骨松质保留以备植骨。椎体切除大部分在椎体凸侧。但在凸侧切除之前应先切除凹侧，以减少出血，并可在操作前解除凹侧张力。
- 切除除前缘骨质外的整个椎体，完整保留前纵韧带上薄层骨质以备融合。如前方骨质较厚并为骨皮质，需要进一步切薄。
- 去除所切椎体的上下椎间盘，显露邻近椎体骨性终板，避免破坏该终板以防止椎间融合器下沉（图 44-96)。
- 去除椎体后壁时，注意检查硬脊膜，并将其从附着组织如硬脊膜前静脉丛、后纵韧带及骨赘上游离。双极电凝控制硬脊膜明显出血。硬脊膜游离后，将椎体残余后壁从脊髓侧向前压向椎体切除后的

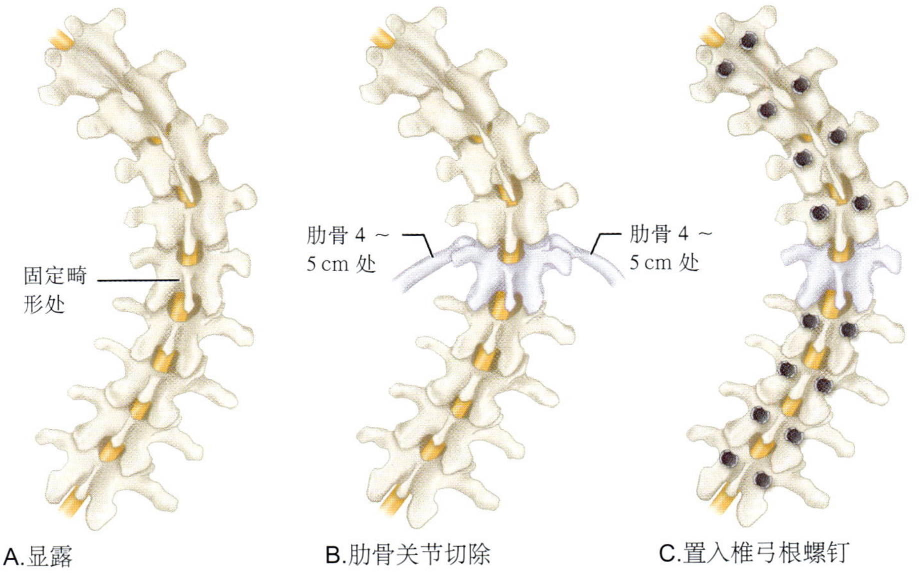


图 44-94 A. 后路胸椎脊椎切除术，脊柱外侧显露至横突端；B. 切除连接椎体的肋骨中部 4 ～ 5 cm；C. 在预切椎体邻近节段置入椎弓根螺钉

（引自：Powers AK et al: Posterior thoracic vertebral column resection. In Wang JC: *Advanced reconstruction*, Rosemont, IL, 2011, American Academy of Orthopaedic Surgeons, p.265.）（见手术技术 44-25）

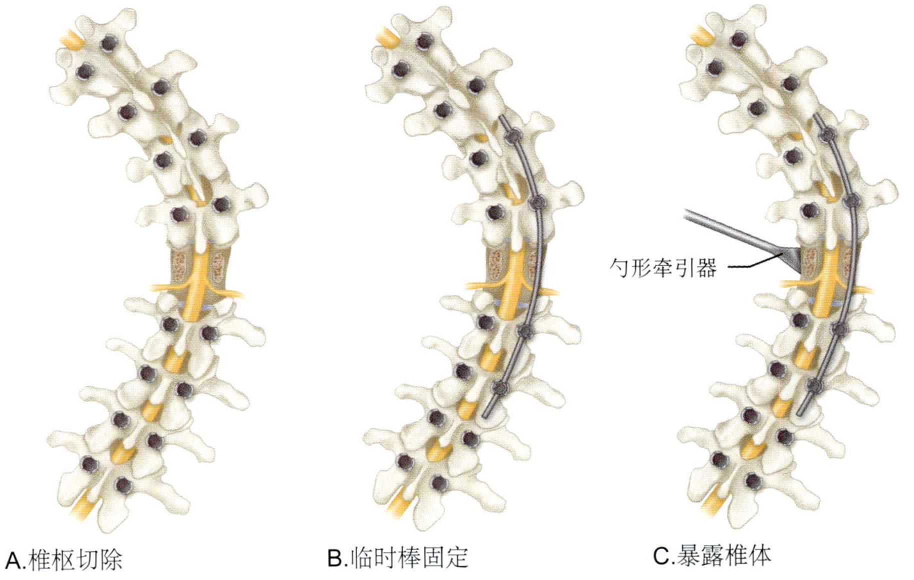


图 44-95 A. 椎板切除范围，头侧至所切除椎体的上一对椎弓根、尾侧至所切除椎体的下一对椎弓根；B. 根据稳定情况，放置 1 ～ 2 根固定棒；C. 向外侧再向前侧行椎体骨膜上或骨膜下剥离。牵引器置于椎体前方

（引自：Powers AK et al: Posterior thoracic vertebral column resection. In Wang JC: *Advanced reconstruction*, Rosemont, IL,2011, American Academy of Orthopaedic Surgeons, p.265.）（见手术技术 44-25）

缺损空间（图 44-97A）。然后，检查硬脊膜，去除所有附着处或压迫物。

- 切除椎体后，闭合缺损端，进行畸形矫形。该过程中，施加压力使脊椎不断缩短而非伸长。应用椎弓根螺钉或通过器械对器械闭合法获得脊柱矫形。而器械对器械闭合法，是在切除椎体上下方各放置结构棒，以分散多椎弓根螺钉水平矫形力的脊柱矫形操作。缓慢压缩以避免脊柱脱位或硬脊膜损伤（图 44-97B）。
- 对脊柱后凸畸形，Powers 等建议使用前方结构性 cage，以避免过度短缩，且有利于后凸矫形。
- 脊椎切除后，对侧放置永久棒代替临时棒。再放置另一根棒，并进行撑开、加压操作以进一步获得适度矫形。
- 术中透视，确保内置物位置良好，最后检查硬脊膜周围（图 44-98）。
- 将已切除的肋骨咬碎，用于椎板切除缺损处自体骨移植，并进行缝合或应用横联将其加固至结构棒。
- 生理盐水冲洗切口，快骨刀去除脊柱后方及关节突骨皮质，并进行大量骨移植。
- 建立引流切口，于筋膜层上下均放置 Hemovac 引流管，间断可吸收线逐层缝合切口。

**术后处理** 引流液每 8 h 小于 50 ml 或术后 48 h 可拔除引流管。多数患者发生术后肠梗阻，在能耐受的情况下，尽早缓慢进食水。多数患者同时会发生术后肺不张及体温升高，可常规使用雾化吸入及排痰仪。术后抗生素静脉滴注 24 h。如患者年龄较大，可使用镇痛泵。在合适情况下，术后进行局部麻醉药或阿片类药物或两者并用持续硬膜外镇痛。在疼痛可以忍受的前提下，患者应逐步起床活动。根据内固定的稳定程度，决定是否佩戴支具。当体温恢复正常，患者可以独立行走，并能耐受进食水时，可准予出院。半年后复查，如融合坚固，可去除多数限制。对于接受该类手术患者，建议术后避免身体接触类运动。

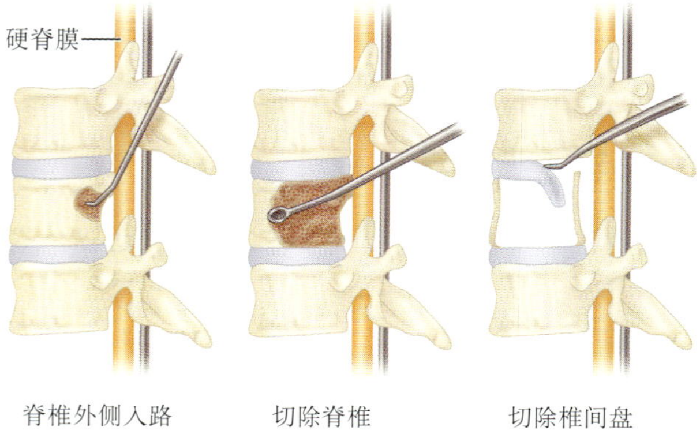


图 44-96 椎体次全切及椎间盘切除术

（引自：Powers AK et al: Posterior thoracic vertebral column resection. In Wang JC: Advanced reconstruction, Rosemont, IL,2011, American Academy of Orthopaedic Surgeons, p.265.）（见手术技术 44-25）

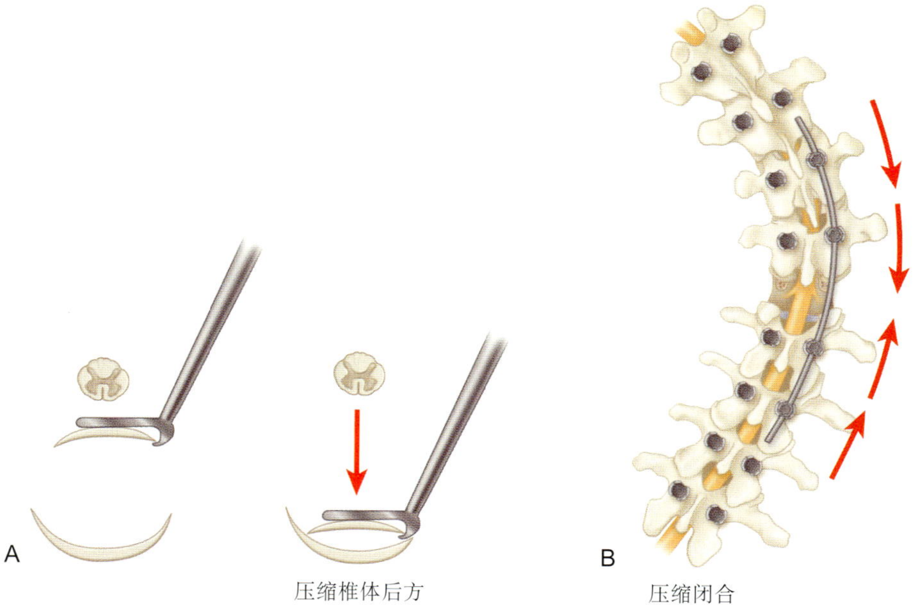


图 44-97 A. 将椎体残余后壁向前压向椎体切除后的缺损空间；B. 加压矫正脊柱畸形

（引自：Powers AK et al: Posterior thoracic vertebral column resection. In Wang JC: *Advanced reconstruction*, Rosemont, IL,2011, American Academy of Orthopaedic Surgeons, p.265.）（见手术技术 44-25）

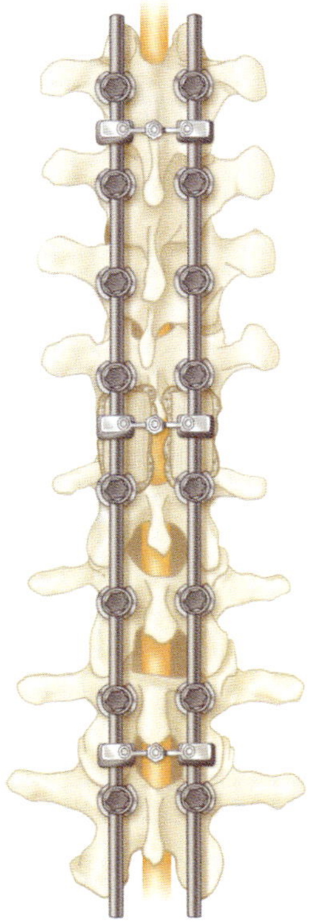


图 44-98 后路固定，自体肋骨移植

（引自：Powers AK et al: Posterior thoracic vertebral column resection.In Wang JC: Advanced reconstruction, Rosemont, IL,2011, American Academy of Orthopaedic Surgeons, p.265.）（见手术技术 44-25）

## 七、脊柱侧凸后路手术的并发症

### （一）早期并发症

1. **神经损伤** 脊柱侧凸手术最可怕和最难以预料的并发症仍然是神经损伤。对于已经行脊柱融合手术的青少年特发性脊柱侧凸患者，神经损伤的发生率比较低，为 0.32% ～ 0.69%。它可以由内固定器械意外地进入椎管引起。器械越新越复杂，便越要求医生知道各种器械的潜在问题（框 44-4）。术前其他可能存在的因素，如脊髓拴系症或其他脊髓异常和缺血损伤，矫正时随着脊柱的延长，可能导致神经损伤。一系列矫正动作都会造成术中神经损伤。第一步是保持患者平均动脉压在 90mmHg 以上，同时提高氧浓度。要用温盐水冲洗患者伤口以提高灌注效果。如果是由于矫正侧弯导致的神经损伤，应该恢复脊柱到矫正前的位置并考虑移除内置物。应用皮质类固醇还存在争议，需要依情况而定（脊髓监测和唤醒试验已经在青少年特发性脊柱侧凸手术治疗的术中注意事项中讨论）。

2. **感染** Moe 等报道了脊柱侧凸手术后的两种切口感染。第一种很明显，通常在术后 2 ～ 5d 出现高热，伤口通常有感染征象。第二种为术后体温轻度或中度升高，而伤口看起来相对正常，其伤口感染的诊断可能很困难。患者的术后体温常常升高到华氏 102°F（38.9℃），应在术后 4d 内开始逐渐降低。当体温高峰超过华氏 102°F（38.9℃）时尤其是当患者的全身状态不能持续改善时，应高度怀疑深部感染。切口的外观可能有欺骗性，无明显的充血和压痛。要迅速进行多个部位穿刺。进行细菌培养，但不应该等待结果，应该即刻准备再次手术。

与术后感染有关的最常见的病原菌为金黄色葡萄球菌。当诊断感染后，伤口应广泛切开、彻底冲洗和清创。保留内置物和大部分植骨，并放置引流后闭合伤口。尽管 Ho 等发现如果保留内固定物，并进行多个切口清创，仍然有约 50% 的比率持续感染。根据感染的严重程度，使用适当的抗生素 3 ～ 6 周。如果感染发现较晚，有必要行伤口清创、彻底冲洗、敞开伤口或用负压海绵关闭切口（VAC）。3 ～ 5d 后再进手术室，放置引流管后关闭伤口。对于严重感染或革兰氏阴性菌感染，如假单胞菌属或大肠埃希菌感染，有必要使用开放伤口或 VAC 法，允许肉芽组织自伤口底部生长。若伤口经放置引流关闭后数天内感染复发，有时也需要采用上述方法。

由于术前、术中和术后预防性使用抗生素，特发性脊柱侧凸患者术后伤口感染率应＜1%。

3. **肠梗阻** 肠梗阻是前路和后路脊柱融合术后的一个常见并发症。术后要缓慢恢复饮食。在恢复普通膳食前应继续静脉输液。特发性脊柱侧凸的青少年营养不良并不常见，但需要二次矫正手术的患者可能出现营养不良，因为手术间隔太近可能限制经口的能量摄入。前后路联合手术更可能用于治疗神经肌肉紊乱患者，应该考虑给这些患者经胃肠外高营养。

4. **肺不张** 肺不张是脊柱侧凸手术后发热的一个常见原因。患者经常翻身、深呼吸和咳嗽，常常能控制或预防严重的肺不张。间歇性正压通气对能合作的患者有利，但在这种治疗过程中必须避免胃充气。现在排痰仪已替代该方法。一旦患者开始活动，肺不张和继发的体温升高一般会迅速消除。

5. *气胸* 在骨膜下后路显露脊柱时，可能意外地进入脊柱侧凸凹侧横突间的胸膜。如果同时行胸廓成形术，那么就很可能发生气胸。如果气胸范围＜ 20%，观察是比较适当的处理方法，但更严重的气胸就要留置胸腔闭式引流。

6. *硬膜撕裂* 如果在去除黄韧带或插入钩或钢丝时发生硬膜撕裂，应该设法修补。通常需要扩大椎板的切除以显露撕裂的两端。如果不修补，术后通过伤口的脑脊液外流可能会引起更多的问题。

7. *节段错误* 在手术室应该慎重确定正确的节段。如果要融合至骶骨，可将骶骨作为确定椎体节段的标志。对于其他侧弯，笔者常规在术中将一个标记物放在待确定的节段上拍摄 X 线片。另一个确定方法是触摸 T12 肋和 L1 横突。

8. *泌尿系统并发症* 对于脊柱融合手术患者，术后短期内出现抗利尿激素分泌异常症的概率较高。这会引起尿量减少，尤以术后当夜最明显。如果血清渗透压降低而尿液渗透压升高，就应该考虑到这个并发症，并避免过度补液。随后的 2 ～ 3d 尿量就会逐渐增多。

9. *视觉损伤* 术后视觉损伤的发生率为 0.02% ～ 0.2%。在一项超过 40 000 例患者的数据库研究中，Dela Garza-Ramos 等报道其发生率为 0.16%。俯卧位，尤其是头低足高位会增加眼内压，并导致视神经供血不足，这是导致术后视觉损伤的危险因素。其他危险因素包括低龄、有贫血病史、长节段融合。术后 2d 内会出现症状。大多数是永久损伤。

## （二）晚期并发症

1. *假关节形成* 在青少年特发性脊柱侧凸患者中，假关节发生率约为 1%；而神经肌肉型脊柱侧凸患者的假关节发生率更高一些。假关节的最常见区域为胸腰段交界处或融合的远端节段。由于使用了更坚固的置入物，假关节可能在几个月或几年中看不出来。有回顾性研究发现，节段性融合出现骨不连的平均时间是 3.5 年。23% 的骨不连患者中术后 5 ～ 10 年会出现内置物失败。假关节的诊断一般根据斜位 X 线片、植入物断裂、X 线断层扫描、CT 或骨扫描来确定。后路融合成功后，椎间盘前部高度随椎体的继续生长而逐渐减小，椎间隙渐渐变窄。前部椎间高度增大可能提示后路的假关节形成。不过，常有的情况是甚至最精细的影像学也不能确定假关节的存在，只能由手术探查来确定。

如果假关节形成没有引起疼痛或矫正角度的丧失，可能没有必要手术。在融合节段的远端节段存在无症状的假关节更普遍。胸腰段交界处的假关节更可能引起矫正角度的丧失和疼痛。

手术探查时，在融合骨块的成熟和完整无损部位的骨皮质光滑且坚固，软组织容易剥离。相反，当存在假关节时，软组织常常粘连且延续进入缺损内。但是，狭窄的假关节可能不宜定位，尤其是动度较小时。在这种情况下，需要去除可疑融合骨块的骨皮质，并寻找可能存在的几处假关节。一种极难确定的假关节类型是牢固的后路融合骨块没有紧密贴附于脊柱和椎板上。一旦确定了假关节，去除纤维组织，即可在假关节处加压行重新内固定。否则由于前次手术导致的竖脊肌力量不足可能使后凸畸形加重。要像普通的关节融合那样处理假关节：清除边缘、去除骨皮质，除器械内固定外加自体骨置入。

2. *腰椎前凸丢失* 如果在腰弯进行撑开操作，正常的腰椎前凸可能减小或消失，引起患者站立时躯干前倾，进而导致上腰部、下腰部，甚至臀部疼痛（图 44-99）。应该小心地把患者摆放到脊柱架上以确保患者髋关节不屈曲（见手术技术 44-8）。把患者摆放到有两个胸垫、两个骨盆前垫、两个大腿近端垫的 Jackson 脊柱架上，可以保持患者术前的 T12 ～ S1 或 L1 ～ L5 的腰前凸。固定时，如果

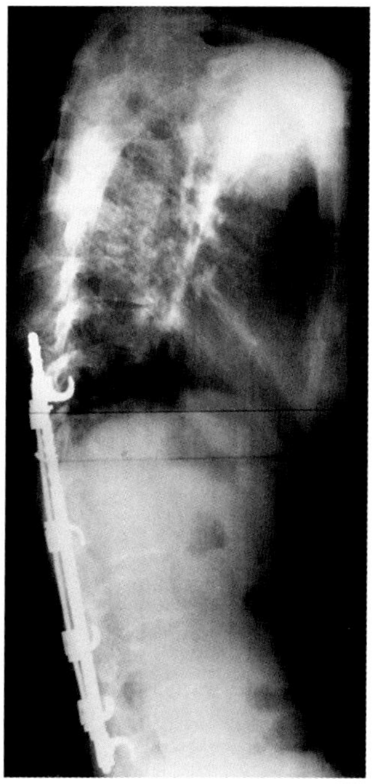

图 44-99 腰椎前凸的丧失（腰椎的“平背畸形”）

对于仅仅固定 T12–L2 节段，在 L3 或 L4 节段以椎弓根螺钉固定可明显增加腰椎前凸安置到 L3 或 L4，术后固定段的腰椎前凸在统计学上比单纯使用钩固定 T12 ~ L2 的大。腰椎前凸丢失最好治疗是预防，包括小心摆放患者的体位、避免腰椎的撑开、使用较新的节段性内固定系统。

3. **曲轴现象** 如果对一个脊柱前部生长潜力很大的患者单纯行后路融合，就可能发生“曲轴”现象（见儿童特发性脊柱侧凸的治疗章节）。可以通过对年龄较小的患者行前后路联合融合，来避免曲轴现象的发生。越来越多的研究表明，后路全节段椎弓根钉系统的使用大大降低了前路融合的需求。Tao 等报道在 46 例行间断或连续椎弓根螺钉固定的患者中，3 年随访无一例出现曲轴。

4. **肠系膜上动脉综合征** 脊柱手术后肠系膜上动脉综合征可能引起小肠梗阻较少见。十二指肠水平部分在脊柱和主动脉前方肠系膜上动脉后方跨过。随着这些结构之间的空隙减小，可能发生十二指肠梗阻。患者出现恶心和胆汁性呕吐。需要通过胃肠钡剂检查来明确诊断。平均术后 5 ~ 7 d 会出现肠系膜上动脉综合征。初步治疗包括鼻胃管引流和静脉液体替换、鼻饲或静脉内高营养。这些方法常可以使十二指肠肿胀减退。如果非手术治疗失败，则可能需要进行普外科手术，如 Trietz 韧带松解或十二指肠空肠造口吻合术。

### （三）躯干失代偿

在使用较新的节段性内固定系统治疗 King Ⅱ型脊柱侧凸时，已经注意到躯干失代偿的问题。如果术前胸椎与腰椎侧弯角度的比值 > 1∶2，胸椎顶椎与腰椎顶椎旋转角度的比值 > 1∶0，并且胸椎与腰椎顶椎平移距离比值 > 1∶2 一般不会出现失代偿。如果失代偿比较轻，伴有很小的躯干失平衡，可能不需要治疗。定期随访患者腰弯的进展情况。对更严重的失代偿患者，可以用支具治疗腰椎弯曲。如果支具治疗不成功，可能必须把融合范围延伸到腰弯的稳定椎。

在之前多钩节段性内固定系统的并发症和缺陷章节中已经提到，如果有以下情况，近端侧弯应当被认为是结构性的：① 角度 > 30° 并且弯曲位 X 线片仍然 > 20°；② Nash-Moe 法测得的顶椎旋转超过 1 级；③ C7 铅垂线的平移超过 1 cm；④ T1 正倾斜；⑤临床上发现左侧肩部抬高。

**晚期感染** 有报道发现患者因为疼痛、肿胀和流脓而后期取出内固定器械，可能原因是对内置物组件微动和腐蚀还有皮肤低毒力病原菌的炎性反应。治疗方法包括取出内固定物、原位闭合伤口，先给予胃肠外抗生素，尔后改为口服抗生素。

## 八、后路胸廓成形术

在特发性脊柱侧凸引起的所有畸形中，后部肋骨突起一般是患者所关注的主要问题。采用新的胸椎椎弓根内固定去旋转技术后，笔者认为几乎没有实施胸廓成形术的必要。Chen 等发现采用后路内固定的同时行胸廓成形术 3 个月会明显降低肺功能。术后 1 年以后肺功能最终恢复正常。按照笔者经验，附加的胸廓成形术同样明显增加术后疼痛并且需要插入胸腔闭式引流管。如果外观或心理方面需要，切除凸起的肋骨能够改善术后的外观。

### 胸廓成形术

#### 手术技术 44-26

(Betz)

- 患者的体位按特发性脊柱侧凸行后路脊柱融合的标准体位（见手术技术 44-8）。常规方法皮肤准备和铺手术巾。为充分显露肋骨凸起，铺手术巾至后外侧腋后线或更宽一些。
- 做常规的正中线切口（手术技术 44-8）。
- 通过这个后正中线切口行胸廓成形术，牵开筋膜，在筋膜和背阔肌下操作，或用另外的方法，如 Steel 所述，以肋骨凸起为中心再做一个平行的垂直切口。如果采用单一的后正中线切口，对于胸椎右侧弯曲，可将切口向远端延长至 L2 或 L3 以将胸背筋膜自中线充分牵开。
- 切口止于 T12 不能进行充分地侧方显露。同样的，近端也要延长 0.5 ~ 1 in（1 in=25 mm）。尽管切口轻度延长，但在外观上仍比两个切口的方法更受欢迎。两个切口的优点是容易进入侧方的肋骨。与 Harrington 撑开棒方法相比，采用更新的器械内固定技术可能更好地将侧弯顶点移向中线，需要侧方切除的肋骨更少。
- 切开皮肤后，摸清棘突轮廓，自棘突上切开胸腰筋膜。

- 在 L2 ~ L3 部位，小心确定薄层的胸腰筋膜，将此筋膜自椎旁肌肉上锐性或钝性剥离，同时向侧方和近端延伸，形成一个平面。向近端依次自棘突上切开胸腰筋膜并推开。
- 将筋膜牵至侧方后，自侧凸的顶点触摸肋骨。自隆起顶点开始向近端和远端剥离，每次 1 根肋骨，进行对称分离。
- 用电凝标记顶端的肋骨。
- 沿中线切开至棘旁肌肉内侧，划出计划骨膜下切开的肋骨。
- 用骨膜剥离子自肋骨表面拉开骨膜至外侧缘，注意是拉开而不是推开骨膜，以防刺破胸膜。通常准备 4 ~ 6 根肋骨。
- 骨膜被剥至肋骨侧面后，使用骨膜剥离子在肋骨下缘剥开骨膜和肌肉。
- 用 Cobb 剥离子由内至外将骨膜自肋骨前面剥开，这时最容易刺破胸膜。
- 当肋骨前面用 Cobb 剥离子剥好后，沿显露好的肋骨周边由内向外插入 Doyen 牵开器。确定肋骨在横突上最内侧的附着点。插入肋骨剪，并将其沿肋骨尽可能向内侧推。
- 用巾钳或 Kocher 钳固定肋骨，以防切断时刺入胸膜。在内侧切断肋骨，使切口尽量平行底面，然后切断外侧。对于一个 55° 右侧胸弯的患者，标准的肋骨切除应该是先切除 2 cm。
- 注意不要切除过多的肋骨，必要时可以扩大切除。
- 如果胸廓成形术是在脊柱器械内固定之前进行，矫正侧弯时侧弯的顶点将移向中线，留下一个更大的间隙，远远大于起初肋骨切除时所见。
- 在肋骨断端涂抹骨蜡，骨膜床塞入 Gelfoam 止血海绵。
- 以同样方式切除其他的肋骨，但要从侧弯顶点开始，切除的肋骨段逐渐变短。
- 完成肋骨切除后，提起切口边缘，使用水壶，而不是压力冲洗器向切口内灌注生理盐水。让麻醉医师膨胀肺，以检查是否有胸膜破损。
- 在肋骨切除处放置负压引流。
- 从切口远端开始，用可吸收线连续缝合腰背筋膜。
- 将切除的肋骨段剪成碎块，用作脊柱融合的自体骨移植材料。
- 也可以在脊柱器械内固定术后行胸廓成形术。这样可以在使用器械后更好地评价肋骨突起。但是，如果胸廓成形术是在正中切口内广泛解剖脊柱后进行，会导致出血增多。

**术后处理** 关闭皮肤切口、包扎敷料后，在切除区施加保护性石膏壳。石膏壳实际上有助于预防术后胸部连枷、减小肋骨断端在胸膜顶的活动和胸膜渗出的可能性。石膏壳以泡沫塑料为衬里保护皮肤。当患者俯卧于手术台时做出模具，以防石膏灼伤，但要等患者进入恢复室才戴上。在恢复室拍摄 X 线片以排除气胸的可能，然后戴上石膏，用 6 in（1 in=25 mm）弹性绷带包扎。也可以使用术前制作的 TLSO 作为背侧护壳。术后 2 d 检查患者的背部。如果没有连枷胸或肋骨切除间隙小于手掌的宽度，就不需要更长时间的术后制动。如果间隙较大或有连枷胸，术后就要安装肋骨保护器，如 TLSO 后外侧部。这个肋骨保护器要佩戴 3 个月。或者术后前 3 个月，在肋骨再生的同时使用完整的 TLSO 支具保护胸廓。

### 并发症和缺点

在肋骨切除时，可能刺破壁胸膜。不要试图修补胸膜。肋骨切除术造成的洞应该用明胶海绵轻轻填塞，从最内侧向外侧连续缝合肋间肌肉。在拉紧最后几针缝线的同时，麻醉医师将患者肺充气，在最后的缝线打结前尽可能将胸膜腔内的空气挤出去。关闭破损的目的是预防血液渗入胸膜腔。因为只损伤了壁胸膜而没有侵犯脏胸膜不会发生张力性气胸。常规使用负压引流。胸膜破损后需要胸腔引流的患者不足 50%。术后 3 d 每天拍摄半卧位和侧卧位 X 线片。如果胸腔积液持续存在且有症状，则需要行胸腔穿刺术。如果有必要再次行胸腔穿刺术，应考虑放置胸腔引流管。

有时，即使没有胸膜穿孔，也可能发生胸膜渗出。术后使用保护性壳能减少这种并发症。对于不断扩大的、有症状的渗出，要行胸腔穿刺术；如果再次发生渗出，则放置胸腔引流管。

切除肋骨过多可能引起肋骨凹陷。这个并发症是可以预防的，切除肋骨宁少勿多。最多只能切除 6 根肋骨，且长度不要超过 8 cm。

残存肋骨突起的最常见原因是切除肋骨不够多和不够靠近内侧。此并发症必须与引起肋骨凹陷相权衡。如果肋骨畸形大，需要切除 6 根以上的肋骨，引起肋骨凹陷的危险性就大。在这种情况下，建议行分期手术治疗。

## 九、凹侧肋骨切开术

凹侧肋骨切开术的概念于 1963 年由 Flinchum 提出。Kostuik、Tolo、Goldstein 和 Mann 等报道了应用凹侧肋骨切开术的经验及其作为松解手术的意义。Halsall 等在尸体研究中测试切断紧张侧肋骨前后的脊柱柔韧性，他们发现平均增加 53%。切除 5 ~ 6 根肋骨后柔韧度增加最大。器械内固定及脊柱融合术外加凹侧肋骨切开术增加了肺部并发症的危险。Goldstein 报道在 17 例凹侧肋骨切除 5 ~ 6 cm 的患者中，5 例有胸膜渗出，3 例发生气胸。Mann 等通过行肋骨切开术而不是肋骨切除术降低了并发症的发病率。他们报道在 10 例患者中有 2 例胸膜渗出，1 例气胸。尽管凹侧肋骨切开术能增加僵硬侧弯的柔韧度，但应用新的椎弓根螺钉矫正固定系统后就很少用了。如果做凹侧肋骨切开术，则应该进行预防性胸腔插管。

### 肋骨切开术

**手术技术 44-27**

(Mann 等)

- 通过使用脊柱器械和脊柱融合术的中线切口进入凹侧肋骨部。
- 牵开椎旁肌肉至凹侧横突尖部。如果有必要，沿肋骨轴线用电刀切开覆盖组织。
- 在横突侧方沿肋骨切开骨膜 1.5 cm 并且用小的剥离子显露骨膜下的肋骨。
- 用骨膜剥离子保护胸膜，在横突侧方约 1 cm 处用肋骨切断器切断肋骨（图 44-100A）。
- 用 Kocher 钳提起肋骨外侧段，使外侧向后重叠于内侧段上（图 44-100B）。
- 咬骨钳修整断端的锯齿状面，且将浸有凝血酶的明胶海绵置于肋骨与胸膜之间，用以保护和止血。
- 在顶椎凹侧行 4 ~ 6 根肋骨的截骨术。
- 用可吸收线将肌肉对合。
- 完成器械内固定和脊柱融合，插入胸腔引流管。

## 十、特发性脊柱侧凸的前路矫形固定

特发性脊柱侧凸前路固定和融合作为部分胸腰段和腰椎侧弯的治疗方法已经被广泛接受。Lenke 4 型侧凸（胸腰段或腰段弯曲为结构性弯曲，主胸弯和上胸弯为非结构性弯曲）是理想的手术适应证，前路器械内固定系统可对侧弯进行更好地去旋转和冠状面上矫正。与后路相比，前路可以通过融合更少的活动节段矫正畸形，虽然使用新的腰椎椎弓根螺钉器械也可以达到相同效果。胸腰 / 腰弯应该是柔软的。胸弯应该是非结构性弯曲，bending 像上角度应 < 25°。腰弯和胸腰弯以及骶骨之间的不完全弯曲应该认真测量分析，因为这些弯曲也必须是柔软的并在 bending 像上能够矫正（图 44-101）。患儿年龄必须足够大，椎体的大小到能够把持住螺钉。对 < 9 岁的患儿建议谨慎使用。通常下融合椎就选择在 Cobb 角测量确定的下端椎，上融

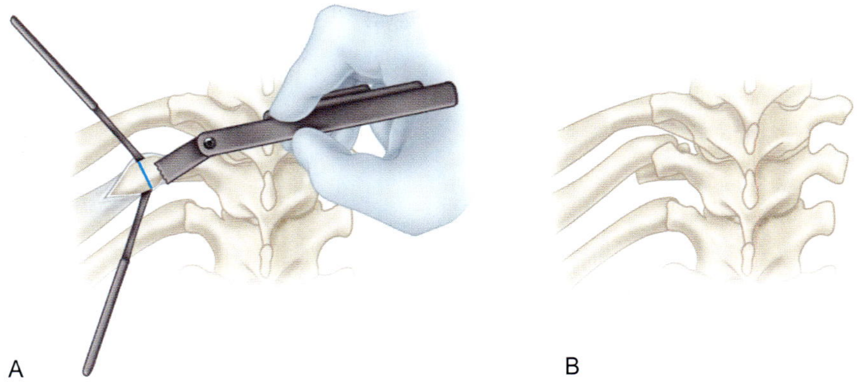


图 44-100 肋骨切开术

A．在横突外侧约 1 cm 显露骨膜下的肋骨，用微型前后活动的锯完成骨切开术；B．肋骨外侧段重叠（见手术技术 44-27）

合椎选择在中立椎，融合范围不应向上扩大到代偿性的胸弯。在凸侧 bending 像上，下融合椎下方的椎间盘应当两侧都能张开，这意味着通过前路手术可以使下融合椎达到水平。如果 bending 像上确定的节段与站立位正位上 Cobb 角测量确定的节段有偏差，应当选择较长的融合节段。

胸腰段和腰椎的前路入路手术有几个潜在的缺点：①乳糜胸；②输尿管、脾或大血管损伤；③腹膜后纤维化；④器械突起必须避开大血管等。如果不注意细节，即使采用坚固的前路双棒器械系统也可能会造成后凸。在相对骨质疏松的椎体进行螺钉固定，有螺钉拔除的危险。进行前路手术时，很多骨科医师需要胸外科或普外科医师的协助。

Shufflebarger 等建议采用后路椎弓根螺钉固定治疗胸腰段和腰段的侧凸而不建议前路手术。广泛后路松解后（图 44-102），使用椎弓根螺钉和 5 mm 棒固定。通过这种方法，前路融合同样的节段，避免前路手术的并发症，而且所有的脊柱外科医师对后路手术的管理都很熟悉。他们报道冠状面和矢状面的矫正率都很高（图 44-103）。

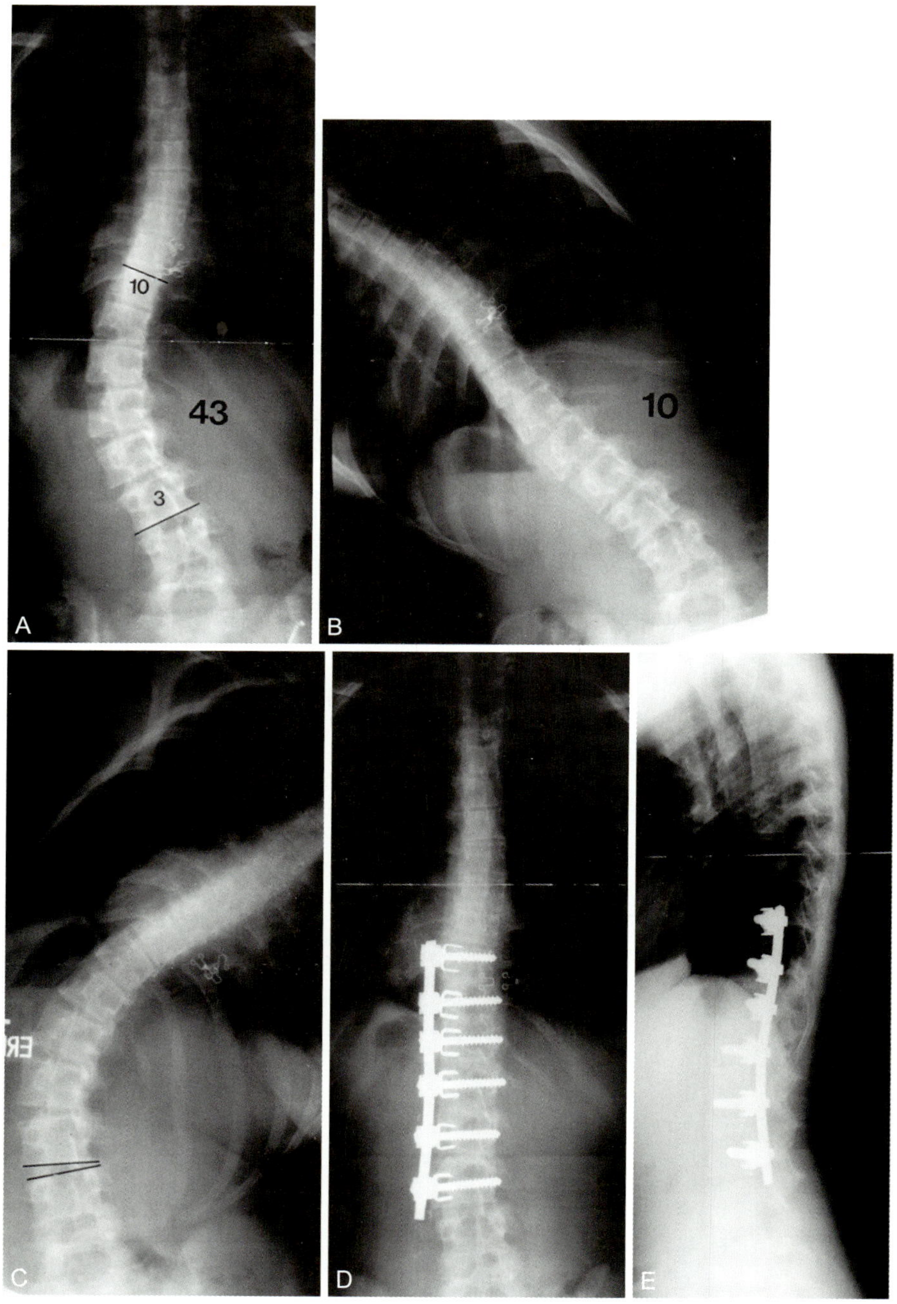


图 44-101 A. 柔软的 43° 胸弯；B. 右 bending 像；C. 左 bending 像；D、E. TSRH 前路内固定术后正、侧位 X 线片

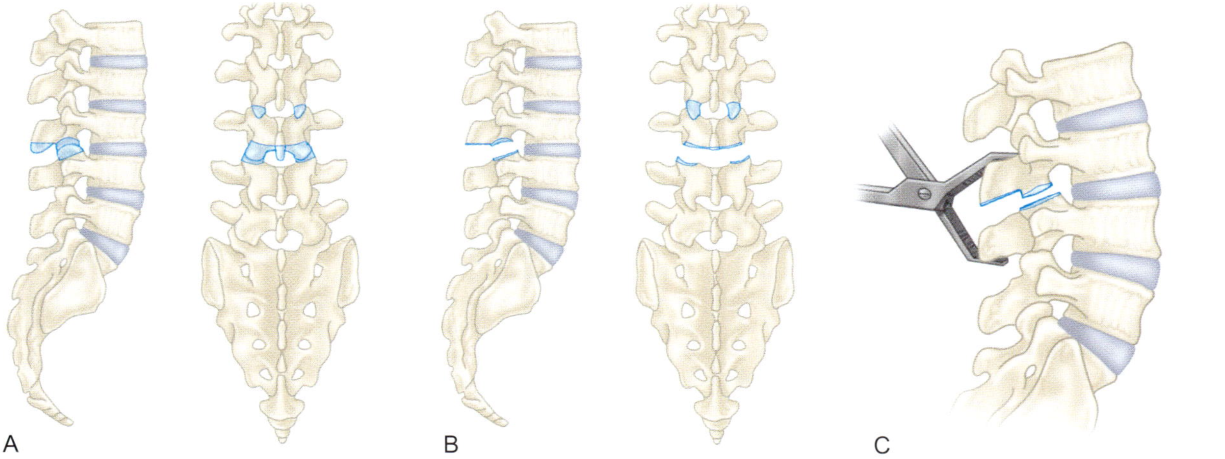


图 44-102　后路椎弓根螺钉固定

A．蓝色区域表示后部缩短操作中需要被切除的骨质，去除棘间韧带和黄韧带，包括关节囊韧带的椎管内部分；B．切除关节面和所有后部韧带结构；C．后路加压短缩以形成前凸

（引自：Shufflebarger HL, Geck MJ, Clark CE: The posterior approach for lumbar and thoracolumbar adolescent idiopathic scoliosis: posterior shortening and pedicle screws, *Spine* 29:269,2004.）

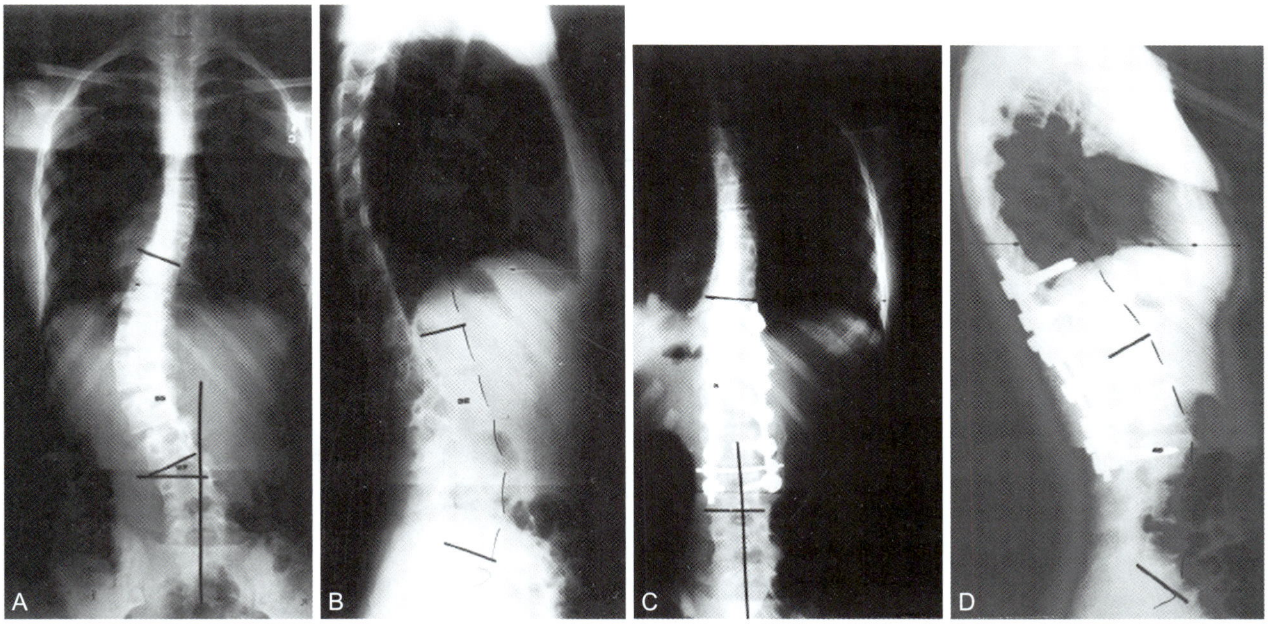


图 44-103　A，B．术前正侧位 X 线片提示 T10 ~ L3 明显的胸腰段弯曲（55°），C7 垂线偏离骶骨中线，下端椎明显偏移并成角 27°，存在躯干偏移，矢状面腰椎前凸仅 32°；C，D．术后站立位片提示下融合椎水平并居中，Cobb 角测量确定的下端椎，腰椎前凸恢复到 45°

（引自：Shufflebarger HL, Geck MJ, Clark CE: The posterior approach for lumbar and thoracolumbar adolescent idiopathic scoliosis: posterior shortening and pedicle screws, *Spine* 29:269,2004.）

前路固定融合术同样可以用来治疗胸弯。Betz等进行了一组前瞻性的研究，分别采用前路螺纹棒系统和多种后路多节段钩棒系统治疗特发性脊柱侧凸，比较了两组之间的效果。开始时，采用前路手术的断棒率高得难以接受，但是使用更加坚强的棒后，断棒率明显下降。前方经胸腔入路的优点包括：因为切除了椎间盘和纤维环，因此，可以获得更加完全的三维矫正；通过凸侧加压短缩脊柱矫正侧弯，避免了对神经的牵张；从端椎到端椎融合，比后路的融合范围短（图 44-104）；可能减少上腰椎和中腰椎的融合节段；对于骨骼发育不成熟的患者，避免了发生“曲轴现象”；对于原发性胸弯伴有代偿性腰弯的患者，能够减少失代偿的发生率；椎间盘切除后，改变椎间隙开口方向；对于体格消瘦的患者，避免了内置物隆起的缺点，而采用后路手术时，即使使用新型的、低轮廓的器械也难免遇到内置物隆起的问题。潜在的缺点包括可能破坏胸廓，会影响肺功能；手术时需要胸外科医师协助；骨骼发育不成熟的患者，由于脊柱后方结构会继续生长（Risser 0），增加了发生进行性后凸的危险；椎体越小固定越不稳固，尤其是近端的螺钉（图 44-104）。如果采用双侧骨皮质固定，主动脉距离螺钉尖端会非常近（图 44-105）。Potter 等对比了Lenke 1 型患者采用后路胸椎椎弓根螺钉矫形固定和前路单棒矫形固定，发现前者的主胸弯器械矫正率和胸腰 / 腰弯的自发矫正率都更高。他们还发现后路手术可以提高胸弯扭转和旋转畸形的矫正率。笔者的经验也类似，很少遇到需要前路矫形固定的胸椎侧弯。

如果固定的弯曲是胸腰段弯曲，就需要采用胸腹联合入路；如果单纯是腰弯，就可以采用腰椎的腹膜外入路。

### 胸腹联合入路

**手术技术 44-28**

- 将患者置于侧卧位，凸侧在上。
- 沿欲行内固定的最近端节段的上一个水平的肋骨做斜切口。对于大多数胸腰段侧弯，切口入路通常是经第 9 肋骨。沿肋骨切开，沿腹前外侧壁向远端延伸至腹直肌外侧缘。
- 显露并切断肋骨。
- 进入胸腔，牵开肺。
- 将膈看作一个独立的结构，其常常贴近胸廓壁。可以用两种方式移开膈。笔者倾向于将其自胸腔

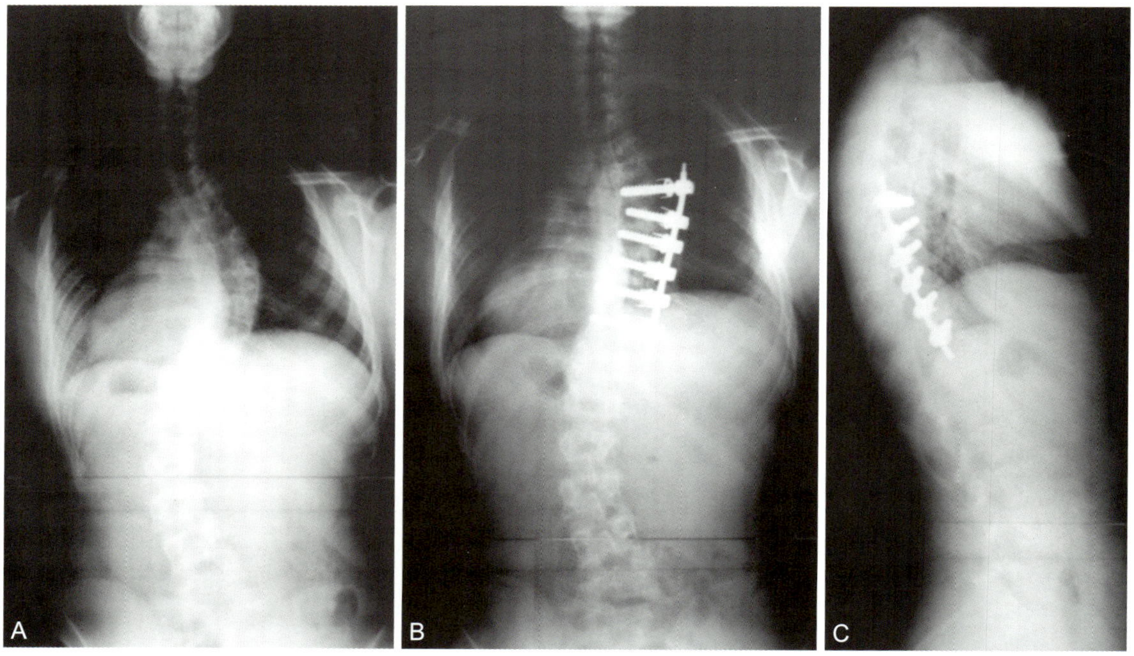


图 44-104 A. 特发性脊柱侧凸患者站立后前位 X 线片，患者需要通过后路手术稳定融合腰椎；B、C. 前路内固定术后后前位和侧位 X 线片，虽然近端螺钉固定失败，但是仅通过胸椎畸形内固定，患者得到了满意的矫正并且在冠状面和矢状面都获得了较好的脊柱平衡

上分离，然后继续向远侧腹膜外解剖。也可以在膈肌下进入后腹膜，然后切开膈肌。自胸腔移开膈肌，经肋骨床穿过胸膜进入胸腔。然后用电刀靠近胸壁切开膈肌。保留一小条膈肌残端以备重新缝合。

- 找到膈反折后，显露腹膜后间隙。
- 在腹内斜肌和腹壁肌肉组织下分离腹膜腔。
- 沿着皮肤切口劈开腹内斜肌和腹横肌，并且依需要将切口向远端延伸显露。
- 确认椎体，并且自椎间盘间隙向两侧仔细分离腰大肌。腰大肌的起点通常在 L1 附近。

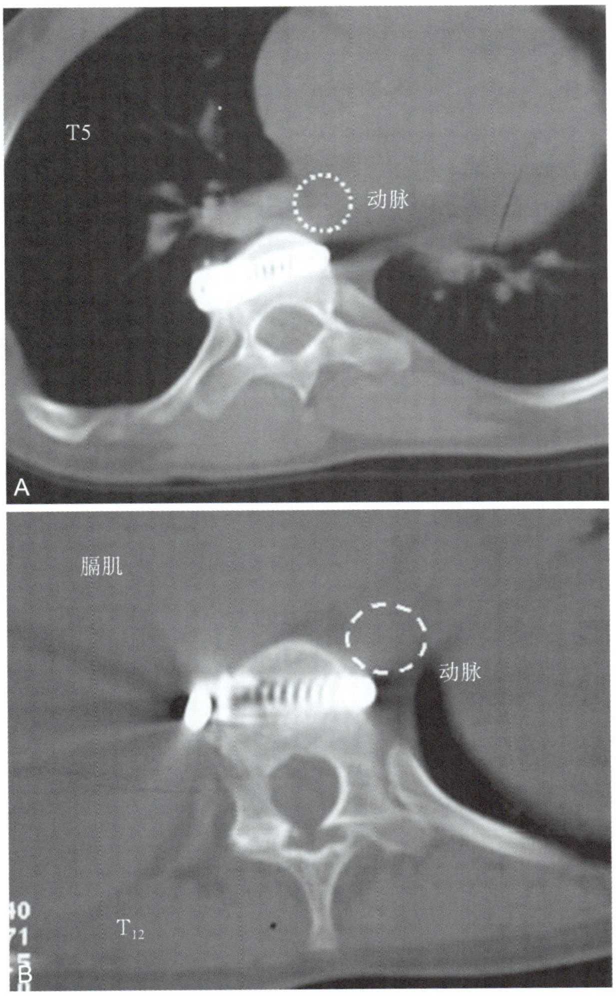


图 44-105　A. T5 的 CT 图像显示螺钉位置良好；B. 降主动脉在 2 点钟位置下行，26% 的螺钉远端在大动脉的 2 mm 以内

（引自：Kuklo TR, Lehman RA Jr, Lenke LG: Structures at risk following anterior instrumented spinal fusion for thoracic adolescent idiopathic scoliosis, *J Spinal Disord Tech* 18:S58,2005.）

- 沿脊柱方向切开椎前筋膜。
- 确认每个椎体腰部的节段动脉，分离并在中线结扎。
- 骨膜外显露椎体。
- 用这个入路显露 T10 ~ L2 或 L3 是很容易的，但髂血管位于远端的 L4 或 L5 椎体前面，在这个区域显露需要更仔细地解剖，将这些血管移开。

## 腰椎的腹膜外入路

### 手术技术 44-29

- 患者侧卧位，凸侧朝上。
- 自前侧中线至后侧中线做斜行皮肤切口（图 44-106A）。
- 沿切口方向切开腹外斜肌及腹内斜肌（图 44-106B、C）。
- 随着解剖向侧方进行，确认背阔肌在腹横筋膜和腹膜形成的另一层上的附着处。腹横筋膜和腹膜在后侧分开，该处腹横筋膜成为体壁的衬里，而腹膜转向前方包裹脏器。在这个平面向后解剖可以不进入腹腔就能到达脊柱。
- 必须立即修补任何意外造成的腹膜破口，因为过后可能无法确认这些腹膜破口。
- 将所有包含脂肪的疏松结缔组织向后反折至腹横筋膜和腰筋膜内，将输尿管和腹膜一起翻转（图 44-106D）。
- 定位中线部的大血管，切开腰筋膜，仔细牵开大血管。
- 分离在中线穿过椎体腰部的节段动脉和静脉，将其结扎以减少出血。
- 皮肤切口必须仔细定位，以保证能够容易地观察到计划融合的最头侧的椎体。

## 椎间盘切除

### 手术技术 44-30

- 脊柱前部被显露后，与凹陷的椎体相比，椎间盘摸起来是脊柱上柔软、圆形、隆凸的部分。
- 用长柄手术刀锐性切开（图 44-107）去除纤维环。
- 用咬骨钳和刮匙去掉髓核。没有必要去除前和后纵韧带。
- 切除椎间盘后，用环形刮匙或骨刀去除软骨板。软骨板的后部用弯刮匙更易去除。

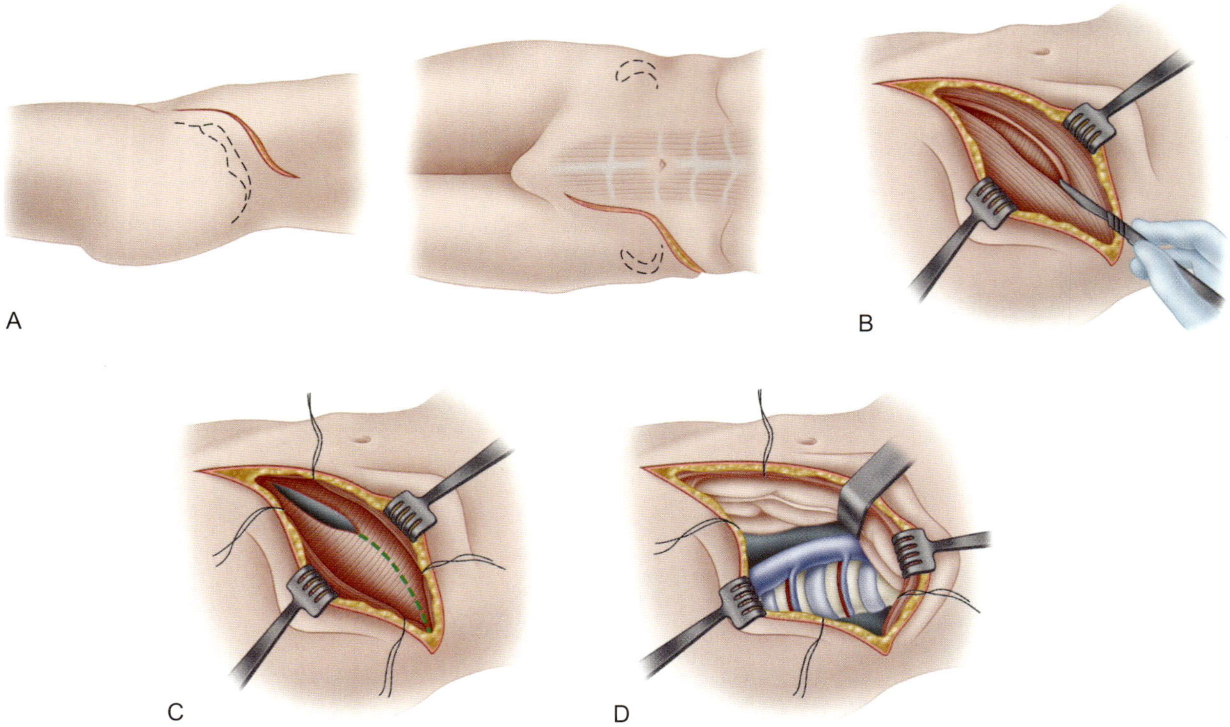


图 44-106 A. 腰椎和腰骶脊柱的腹膜外入路的皮肤切口；B. 切开腹外斜肌纤维；C. 切开腹内斜肌纤维；D. 在结扎节段性血管前显露脊柱（见手术技术 44-29）

- 除非使用自体血回收器，否则可以用浸有凝血酶的明胶海绵止血。
- 在通常情况下，椎间盘切除后可以看到侧凸的明显矫正，侧凸变得柔软和更易矫正。

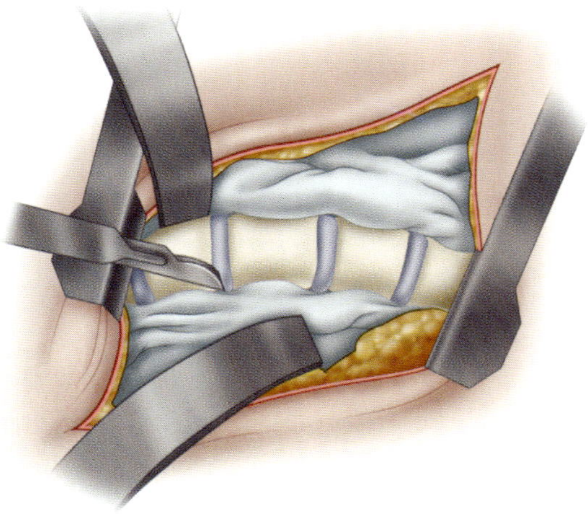

图 44-107 椎间盘的切除。用长柄手术刀切开并去除纤维环（见手术技术 44-30）

## 双棒器械前路胸腰弯矫形固定

### 手术技术 44-31

- 显露脊柱和去除椎间盘后，在每个椎体的中部置入骑缝钉和螺钉，操作从近端开始向远端进行。
- 将合适大小的骑缝钉置于椎体侧面，一定要足够向后，以便能装入前路螺钉。长度因人而异。在下胸椎，骑缝钉通常置于肋骨头的前方。
- 将骑缝钉打入椎体（图 44-108A 和 B），通过骑缝钉孔用尖锥在椎体做一个导向孔，可以减少敲击螺钉（图 44-108C）。
- 在孔内打入合适长度和直径的螺钉，方向前倾 10°，垂直于骑缝钉。使螺钉充分置入，稍稍高出骑缝钉表面，防止倾斜（图 44-108D）。
- 置入第二颗螺钉（图 44-108E），该系统要求两端的螺钉双皮质固定，建议中间的螺钉同样双皮质固定。如图 44-108F 所示，从 T11 到 L3 置入螺钉后上棒。
- 植骨前去除终板皮质。

- 从远端向近端的顺序放置椎间融合器，椎间融合器放在椎间隙的前部以增加前凸（图 44-108G），后方在去皮质的终板处植入咬碎的自体肋骨。
- 将后棒进行合适的双平面弯棒。
- 先放置后棒，固定棒的近端，利用杠杆将其置入远端螺钉，用螺母逐个节段固定（图 44-108H）。转棒前，棒的方向如图 44-108I。
- 持棒器持棒自后向前旋转 90°，这可以同时矫正侧弯并恢复前凸（图 44-108J）。

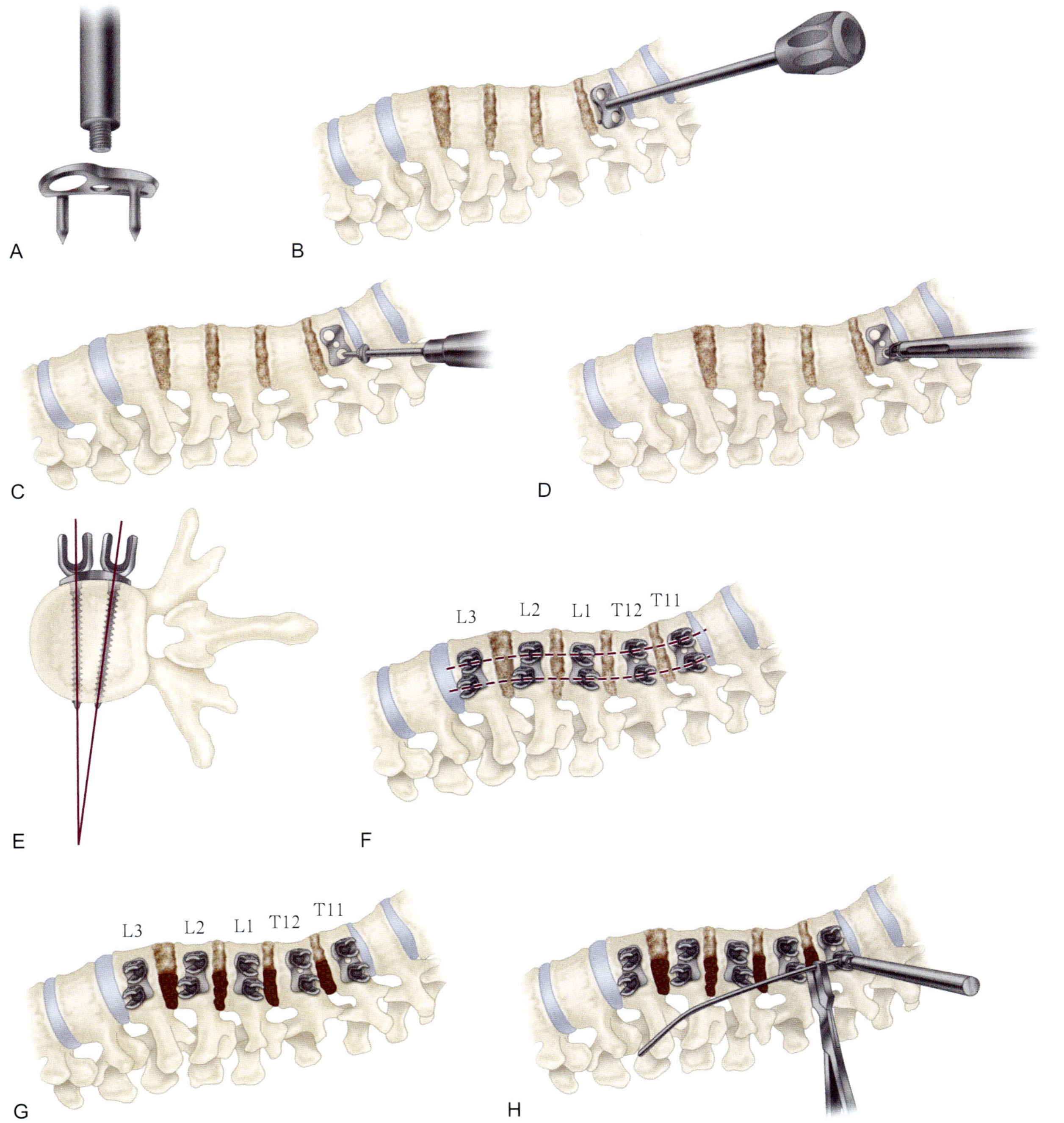


图 44-108　A ~ Q. 使用 CD Horizon 双棒器械行前路胸腰弯矫形固定

（引自：Lenke LG: CD Horizon Legacy Spinal System anterior dual-rod surgical technique manual, Memphis, TN, 2002, Medtronic Sofamor Danek.）（见手术技术 44-31）

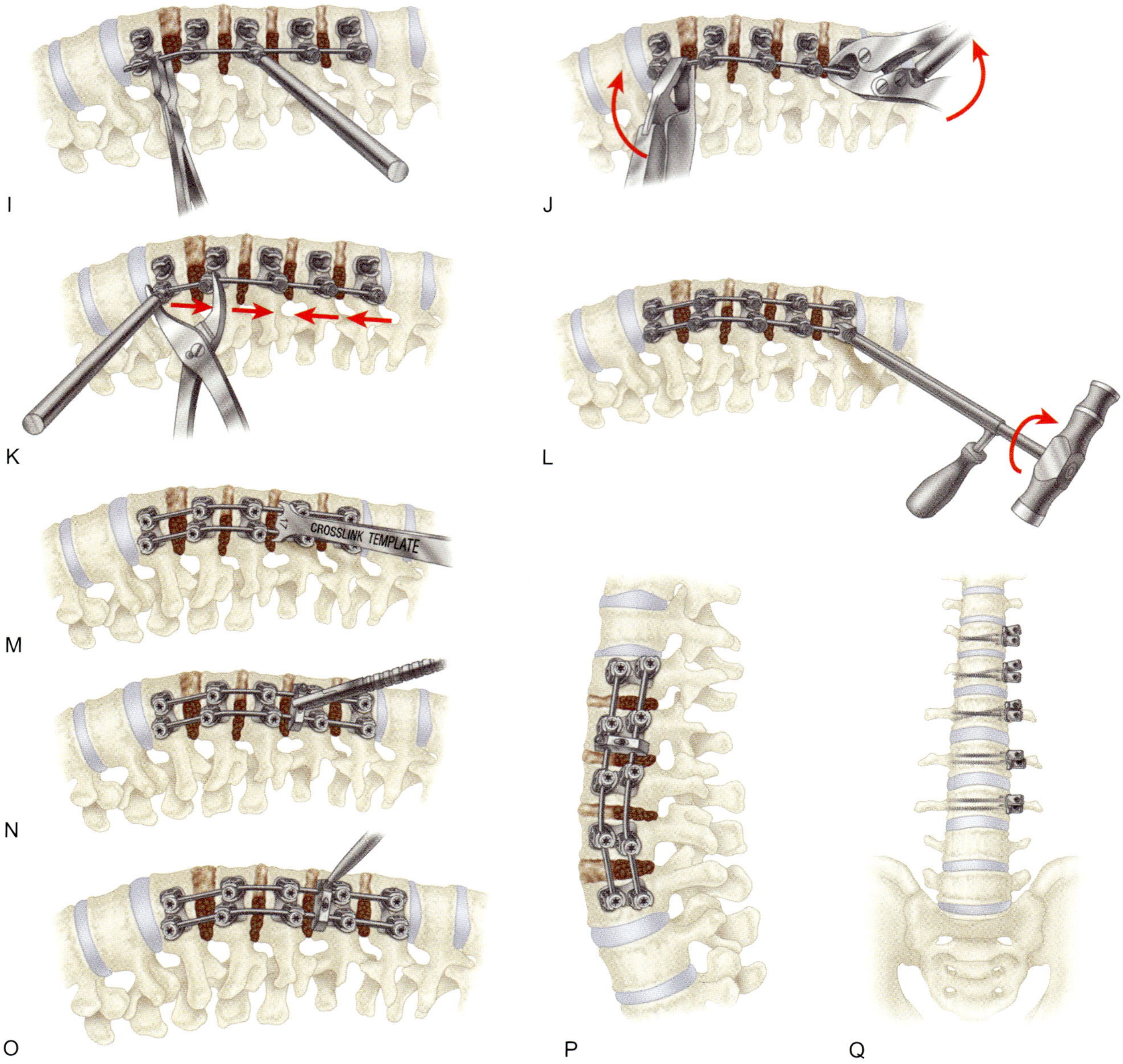


图 44-108（续）

- 锁定顶椎螺母向两侧进行椎体间加压（图 44-108K）。
- 放置前棒，轻轻加压后拧紧螺母。前棒只起稳定作用，并没有进一步矫形的用途。术中前后位 X 线片可以确定冠状面和矢状面的矫正效果。
- 最终固定后，用对抗装置扭断螺母（图 44-108L）。
- 放 1 个或 2 个横联片形成矩形结构，增加稳定性。使用横联片测量器测量合适大小的横联片（图 44-108M），置入棒上（图 44-108N、O）。
- 前路器械不妨碍（图 44-108P、Q）胸膜和膈处的关闭。
- 关闭切口。缝合膈、深层腹壁、胸壁（安装胸腔引流管后）、肌层、皮下组织和皮肤。

**术后处理** 术后第 1 天患者可起床，胸腔引流管常规留置 48 ~ 72 h。当连续两个 8 h 引流少于 50 ml 时可以拔管。可用 TLSO 稳定，内固定位置良好，则不需要术后支具。由于尿潴留很常见，有必要使用 Forley 尿管监测尿量。前路术后更可能出现肠梗阻，通常持续 2 ~ 3 d。肺不张伴有体温升高很常见，通常对肺部治疗反应良好。如患者情况许可，尽早让患者行走，能有效降低体温（图 44-109）。

### 前路矫形固定的缺点和并发症

缺点和并发症可能与患者选择不当、融合节段选择失误或内固定技术操作困难等因素有关。一个常见的技术问题是近端的螺钉断裂（图 44-104）。预防的方法是在进行去旋转操作时，仔细地观察这个螺钉。只要螺钉出现任何松动的迹象，就应该停止去旋转操作。螺钉头侧序列不佳则会尾端钉槽对线不良，就可能遇到另一个技术问题。只要一枚螺钉轻度离开安放曲线，撑开棒的安放就很困难。这时可以使用万向钉、多轴钉。

许多研究强调与脊柱前路入路有关的潜在并发症，包括需要辅助呼吸的呼吸功能不全、肺炎、肺不张、气胸、胸膜渗出、尿路感染、长时间的肠梗阻、血胸、脾损伤、腹膜后纤维化和部分交感神经节损伤。

在切除椎间盘或插入螺钉时可能损伤神经。螺钉应与椎体终板平行。结扎节段血管时，应避开椎间孔处的血管吻合，尽量减少对脊髓血供的损伤。

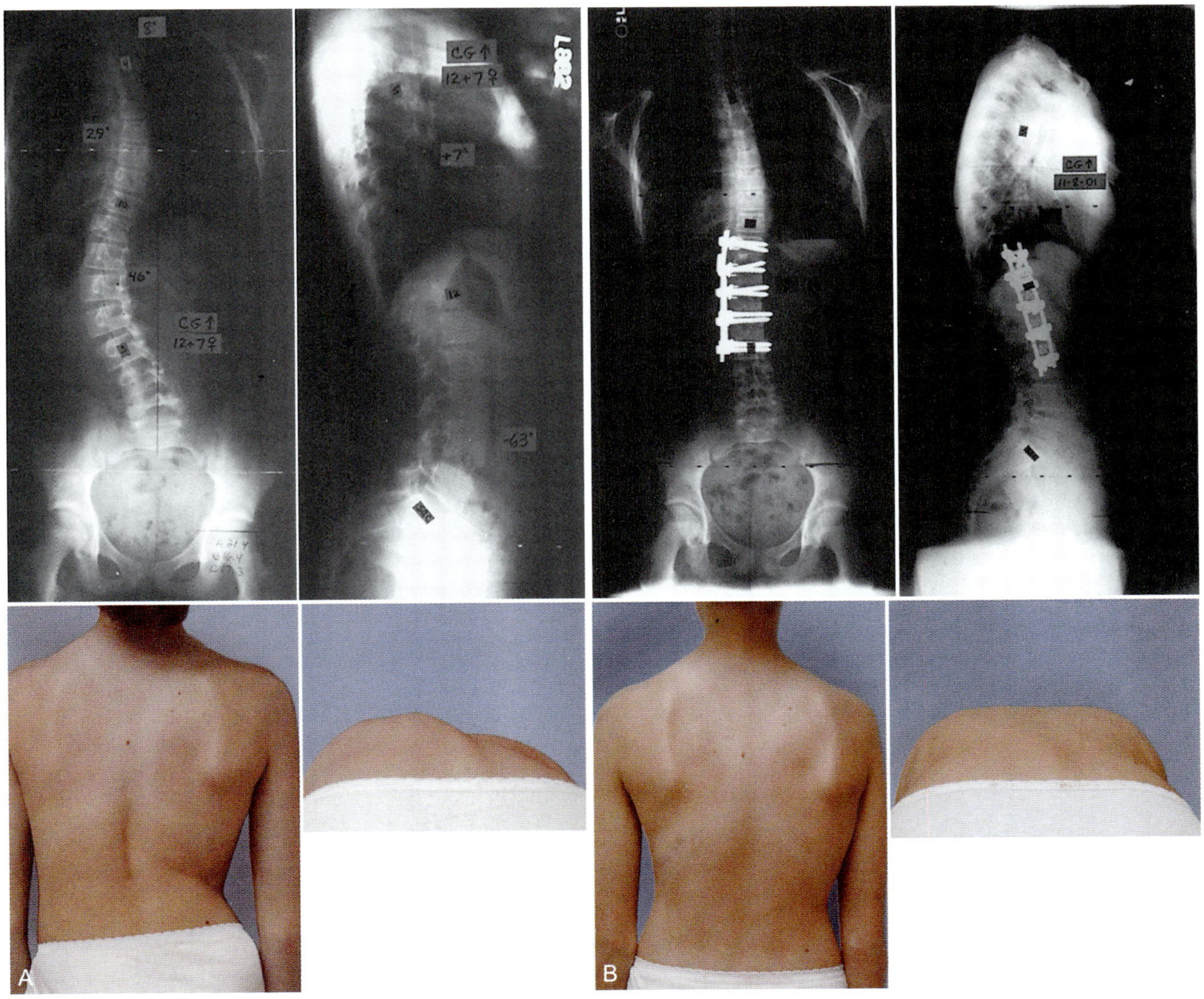


图 44-109 A. 12 岁骨骼未成熟患者的术前临床和影像学表现；B. 前路矫形融合术后（T11 ~ L3）的临床和影像学表现

（引自：Lenke LG: CD Horizon Legacy Spinal System anterior dual-rod surgical technique manual, Memphis, TN, 2002, Medtronic Sofamor Danek.）（见手术技术 44-31）

由于血管不可避免地位于侧弯的凹侧，要从凸侧显露脊柱，损伤大血管的可能性较小。不过，为增加螺钉的固位力，螺钉应该穿过对侧骨皮质，并且必须谨慎保证螺钉在凹侧不要穿出过长。

## 十一、前路胸廓成形术

前路胸廓成形术的优点与后路胸廓成形术一样。对患者来说，胸廓成形术是侧弯矫正的重要步骤。植骨材料可以从胸廓成形术获得，可以避免使用髂骨作植骨材料，有助于避免术后并发症。

### 前路胸廓成形术

**手术技术 44-32**

(Shufflebarger)

- 胸廓切开后，在胸壁上辨认壁胸膜，显露肋骨。
- 在胸廓切口内，沿肋骨切开骨膜。
- 用肋骨剥离子在腋后线骨膜下环完整解剖肋骨。
- 用末端切断器切断肋骨。然后将肋骨放入胸腔。
- 环行解剖骨膜和肋间肌，直达肋横突关节。
- 使肋骨头从肋横突关节和肋椎关节脱位。
- 用同样的方法去除残余肋骨的后部，完成胸廓成形术。这种胸廓成形术不仅改善外观，提供植骨材料，而且可以明显软化胸壁，易于僵硬畸形的显露。

## 十二、电视辅助下胸腔镜手术

电视辅助胸腔镜手术治疗儿童脊柱畸形是一项常用的前路松解方法。胸椎侧凸内镜前路内固定术可用以矫正胸弯。目前，笔者更喜欢用后路钩或缆索或胸椎椎弓根螺钉节段内固定作为胸椎侧弯的内固定方法。胸腔镜手术与开胸术相比其优点除了在手术部位更佳的光照和手术视野，还包括减少背阔肌损伤和减轻胸壁长期疼痛、减少出血量、改善外观、缩短恢复时间、改善术后肺功能、减少住院时间。胸腔镜手术最主要的缺点是学习过程困难，以及手术操作技术要求高。

胸腔镜手术过程要准备特殊器械。在开始阶段，应该有熟悉胸腔镜和开胸术的普外科、儿外科或胸外科医师作为助手，并且应该辅助手术全过程。在单肺通气时，麻醉医师应该熟练使用双腔管。

电视辅助胸腔镜手术适应证包括：伴有肺功能损害需要行前路松解的神经肌肉型脊柱侧凸；需要前路松解和后路融合的僵硬的侧弯；骨骼发育未成熟期需要前路手术预防“曲轴现象”的患儿。相对适应证包括侧弯位不能矫正的僵硬的特发性胸弯和僵硬的后凸畸形。当前应用坚强的后路内固定系统后，大大减少了特发性脊柱畸形的前路松解的使用。Crawford 进一步扩展了适应证，包括所有以前行开胸术的患者都可以行胸腔镜手术。

电视辅助胸腔镜手术禁忌证包括：不能耐受单肺通气；严重或急性呼吸功能不足；过高的气道压力伴有正压通气；肺气肿和既往有开胸手术史行开胸术的患者。

脊柱胸腔镜手术器械和普通胸腔镜的一样。基本器械包括镜头、光源、摄像机、监视器及合适的器械。最常用的镜头是 30° 10 mm 镜头。在一些儿科病例中，需要使用小号镜头，但是并没提供与 10 mm 镜头相同的光源放大率和分辨率。镜头配有镜头刷和定点冲洗系统，可以用来清洗和净化镜头末端。其他器械包括可弯曲套管和长柄手工器械，如刮匙、髓核钳、扇形牵开器、吸引清洗系统、内镜血管夹和骨膜剥离器。

### 电视辅助胸腔镜椎间盘切除术

患者侧卧位，一部分外科医师喜欢在患者腹侧手术（图 44-110A），而其他医师选择在患者背侧手术，这样可以远离脊髓操作（图 44-110B）。放置两台监视器可以让手术台两边的医师都能看到，因为大多数内镜手术患者的传统体位需要许多手术医师站在患者对面，而站在患者对侧图象颠倒会导致术者丧失方向感，Horton 报道将上面的监视器向下，这样，患者后面的监视器就是颠倒的；并且一旦摄像器的可视端口建立，就要将镜管插入摄像器并在镜管旋转 180°，保证摄像器上面朝下。助手拿着反向的摄像器观看反向的监视器，这样提供了一个和开胸术视野一样的图像（图 44-111A、B）。

## 手术技术 44-33

(Crawford)

- 使用双腔气管内插管或使用支气管阻滞药行单肺通气及全身麻醉后，患者取侧卧位。麻醉医师放出肺内气体后，进行术区消毒和铺单。人为吸气形成完全性肺萎缩约需要 20 min。
- 将上臂处于肩关节轻度外展、屈曲＞90° 的姿势，允许套管的位置高于腋窝。在腋窝下放置卷状物，避免腋窝结构受压。
- 辨认肩胛骨、第 12 肋、髂嵴并画线标记。
- 将第一个套管置于腋后线 T6、T7 之间（图 44-112A）。
- 使用手术刀做皮肤切口，继而用电刀通过肋间肌进入胸腔。要在肋骨上缘切开，避免损伤肋间神经和血管。伸入一指确认肺是否萎陷并且离胸壁很远，保证插入套管针时不会损伤。
- 在套管针引导下将可弯曲套管插入肋间隙（图 44-112B、C）。
- 插入一个 30° 10 mm 坚硬的胸腔镜头。为避免内镜镜头雾化，首先使用温溶液冲洗镜头，使之预热，然后用消毒的气雾清除剂（FRED）擦干。用这种溶液不断擦拭镜头使之达到最佳视觉效果。一些内镜镜头已经将冲洗装备和类似雨刷器的清洁器械合二为一，进一步简化手术过程。
- 观察胸腔内部，辨认解剖结构和其他套管入口的位置。一旦肺完全排出气体，不用肺部牵开器就

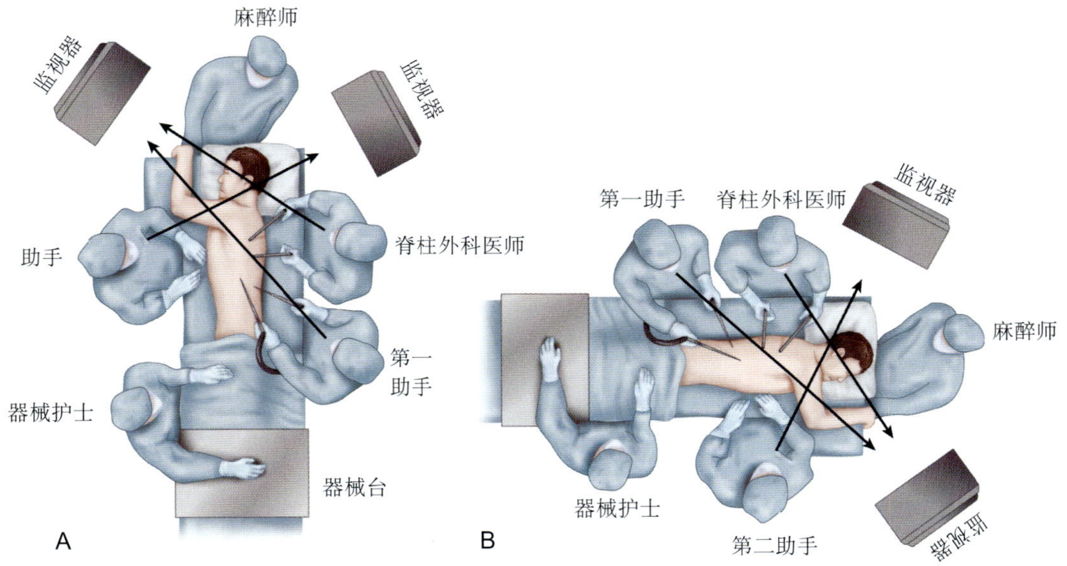


图 44-110 A. 电视辅助胸腔镜脊柱手术的传统体位；B. 医师远离脊髓操作的体位（见手术技术 44-33）

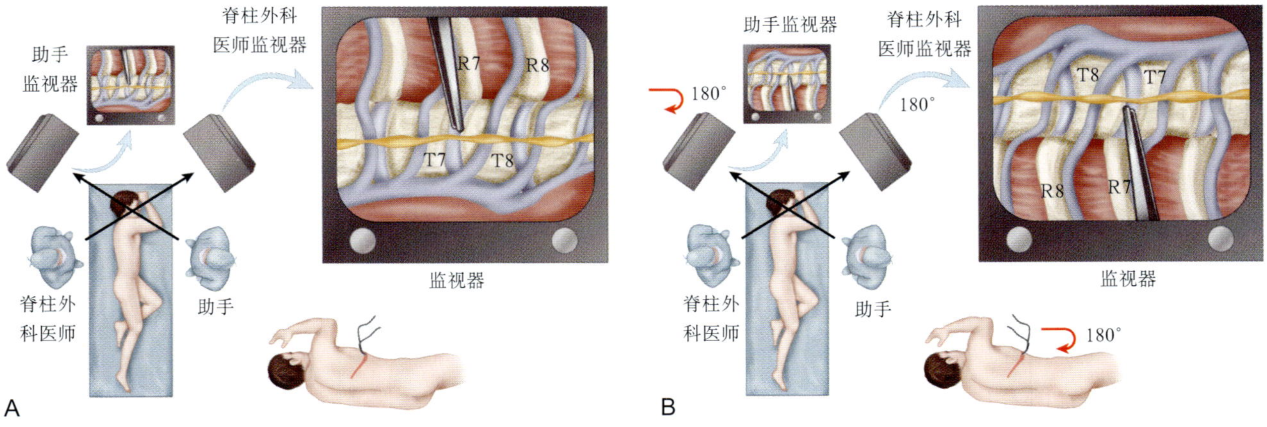


图 44-111 A. 传统胸腔镜技术；B. 胸腔镜翻转技术（见手术技术 44-33）

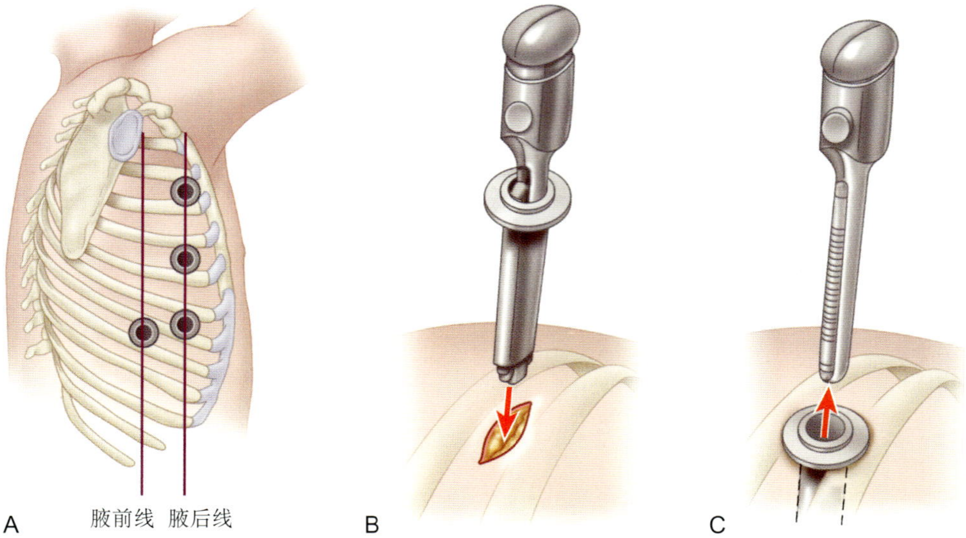


图 44-112 A. 第 1 个套管用于前路胸腔镜脊柱松解，置于腋后线 T6 和 T8 肋间隙之间，余下的套管位于腋前线上；B. 套管插入技术，平行于上肋表面做 15 ~ 20 mm 切口，在套管针引导下将可弯曲套管插入；C. 去除套管内芯，留下可弯曲的套管（见手术技术 44-33）

可以看到上胸椎。而 T9 ~ T10 以下由于膈的阻挡，必须使用拉钩才能显露。

- 一旦认清脊柱结构，继续分辨脊柱节段。第 1 肋通常看不到，而第一个直接看到的肋骨是第 2 肋。顺序计数肋骨确定要松解的节段。在椎间盘内插入 1 枚长的钝头定位针，术中通过 X 线定位确定脊柱节段。
- 从胸腔内选择其他套管位点。内镜下插入套管内芯。注意插入下方套管切勿损伤膈。使用扇形拉钩牵开膈，小心不要划破肺组织。
- 使用内镜电烧钩切开壁胸膜。
- 将该钩放入壁胸膜下椎间盘区域（在肋骨头和椎体前面之间）。
- 牵开壁胸膜，连续电凝近端和远端，避免损伤节段血管。
- 辨认脊柱结构，隆起的地方是椎间盘，凹下去的地方就是椎体。
- 单纯前路松解手术，不要结扎节段血管，因为有撕破血管的可能性。内镜下控制出血很难。Crawford 建议将所有出现并有出血可能的血管进行电凝。
- 壁胸膜完全切开后，直接切开要去除椎间盘的纤维环。肋骨头为定位提供了绝佳的标志。肋骨头与椎弓根基底部和椎体形成关节，其末端正好与同节段椎间盘相对或位于之上，如 T9 肋骨头平对 T8 ~ T9 椎间盘（图 44-113）。
- 用电刀横向切过椎体，平行椎间盘，由头端向尾端。
- 将骨膜向椎体终板方向提起以分离椎间盘。
- 横向切过纤维环，深达髓核。
- 必要时使用咬骨钳、刮匙、骨膜剥离子，保证完全去除椎间盘和终板。
- 在椎间隙塞入局部止血物质（Johnson&Johnson, Somerville, NJ），用来控制软骨下出血。
- 在每一个节段松解后用适当的力加压，观察是否获得一定的活动度。
- 椎间盘被切除后，通过套管取出肋骨，作为植骨材料（图 44-114）。
- 关闭壁胸膜，也可以不关。
- 通过最后下方的套管插入胸腔闭式引流管。在内镜下沿着椎体旁边置管。将胸腔闭式引流管接上密封瓶。
- 一旦麻醉医师鼓肺确定不漏气，就可以常规方式关闭套管入口。

## 缺点和并发症

内镜下手术很难控制出血。将不透射线的海绵绑上粗线装在海绵棒上备用，随时准备压迫止血。海绵尾端连接粗线，以方便后面取出。直接压迫后，用电凝止血。如果有必要，可以使用内镜血管夹和

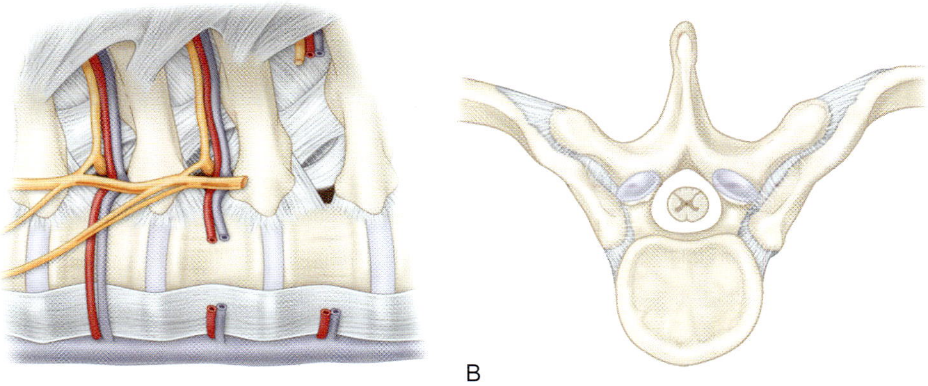

A B

图 44-113 A. 胸椎椎体解剖，肋骨附于椎体，经肋横突和肋横突韧带相连，肋骨头与椎弓根基底部和椎体形成关节，正好位于同节段椎间盘下方或之间，节段血管穿过椎体凹侧表面中间；B. 胸椎横断面显示了肋骨和椎弓根相对脊髓的关系（见手术技术 44-33）

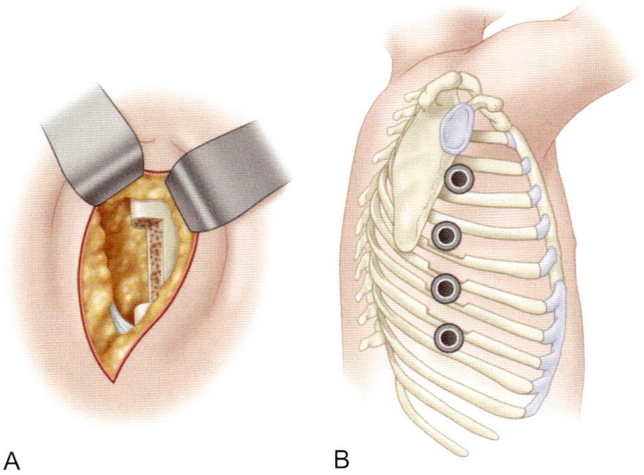

A B

图 44-114 A，B. 取出 3 ~ 4 根肋骨骨条并捣成碎块，直到获得足够骨量（见手术技术 44-33）

其他止血器械。消毒的手术台还必须准备开胸器械，避免耽搁或延误立即开胸止血的时间。

在操作过程中，易于损伤肺组织。如果漏气现象发生，可以通过内镜钉书器修补。硬膜破裂可以通过椎间隙漏出清亮脑脊液发现。止血物质有时可以堵住小的脑脊液漏。如果硬膜破裂持续漏出脑脊液，则需要开胸术或椎体切除术修补硬膜。

冲洗后从椎间隙吸出浑浊液体提示淋巴管损伤，可用内镜血管夹夹闭。在膈节段胸导管最容易损伤。如果关胸后发现乳糜胸，则用低脂饮食治疗。

手术侧交感神经链通常被横行切断。这种损伤很少或不引起症状。但是手术医师要告知患者及其家属在手术节段以下可能出现温度和皮肤颜色的变化。

术后肺部并发症包括坠积性肺炎，形成黏液栓。麻醉医师在拔管之前应该将双肺内痰液吸干净。

## 十三、内镜下使用前路器械治疗特发性脊柱侧凸

随着电视辅助胸腔镜手术经验的增加，这项技术已经发展到通过胸腔镜入路，使用胸椎前路固定器械进行矫形。目标是通过胸腔镜行前路椎间盘切除术、融合术及使用所有适合开胸术的内固定器械。

### CD Horizon Eclipse 脊柱器械系统

**手术技术 44-34**

(Picetti)

- 术前拍摄合适的 X 线片，测量 Cobb 角确定融合范围。
- 使用双腔管插管（体重在 45 kg 以下患儿需要选择性肺通气插管）和单肺通气行全身麻醉后，患者取侧卧位，使上肢处于 90/90 位置，侧弯的凹面向下。在这个过程中必须使肺完全塌陷。如果患者在侧卧位过程中氧饱和度下降，麻醉医师必须重新调整插管。

- 将患者臀部和肩膀用带子固定于手术台（图 44-115A）。如果有必要，可以在手术开始阶段由普外科或胸外科医师辅助操作。
- 用“C”形臂确认椎体节段和套管入口位点。以一个直的金属物体作为标志确定脊柱节段和套管入口位点。上方和下方的切口最关键，因为相对于侧弯顶点来说，这些节段椎体的角度最大。
- 用“C”形臂行椎体后拍摄脊柱正侧位片以确保终板平行并能准确定位。旋转“C”形臂使射线与终板平行而不是与手术台垂直（图 44-115B）。
- 将定位器置于患者后面并与其他椎体排成一列（图 44-115C）。
- 在每个节段获取“C”形臂图像。
- 一旦定位器居中并与终板平行，在患者身上每一个套管入口按照定位器的位置画线。每隔两个间隙安放切口标记，确保在同一节段肋骨水平上方或下方

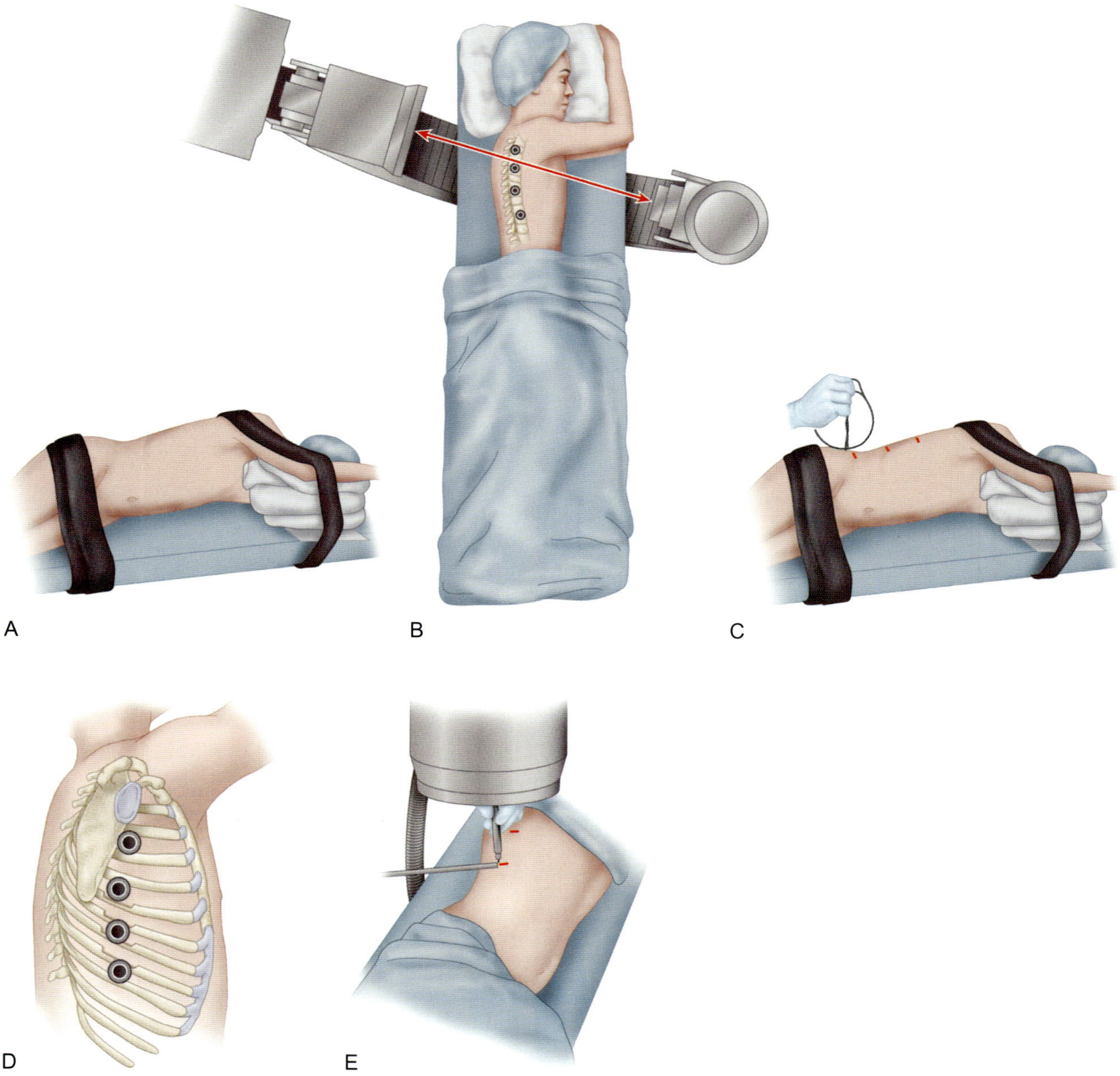


图 44-115　A. 患者体位；B. 用“C”形臂透视，选择切口位置；C. 定位器置于患者后面并与其他椎体排成一列；D. 依据器械固定节段的数量，使用 3 ~ 5 个切口；E. 在先前的画线上做“十”字标记，即套管中心位置

（引自：Picetti GD III: CD Horizon Eclipse Spinal System surgical technique manual, Memphis, TN, 1999, Sofamor Danek.）（见手术技术 44-34）

放置套管，一个皮肤切口可以进入两个节段。依据固定节段的数量做 3 ~ 5 个切口（图 44-115D）。

- 所有套管入口都做好标记后，旋转“C”形臂到侧位。在每一条画线末端放上定位器，调整定位器位置直到“C”形臂图像显示定位器末端位于椎体肋骨头水平。在以前的画线上做“十”字标记（图 44-115E）。这就是套管中心位置，可以显示椎体旋转角度。
- 术者的位置在患者背面，要求所有器械远离脊髓。

**显露和椎间盘切除术**

- 术区准备并消毒、铺单，范围包括腋窝和肩胛区。
- 检查患者的体位，确认患者始终保持伸直的侧卧位，因为这一体位给导丝和螺钉在前后位及侧位提供了参考。
- 在中间的记号处切开，行改良的开胸术。切口可以比较小，因为只适用于中央椎间盘切除术，安放螺钉和确定螺钉位置良好。其他的椎间盘切除和螺钉安放要通过套管入口，因为这可以为末端椎间隙和椎体提供更好的序列。
- 肺完全塌陷后，用原来的序列标记在第 6 肋、第 7 肋间隙插入第 1 个套管。确保套管与脊柱在一条直线上并且按照多数脊柱旋转来定位。膈正常情况更靠近尾侧，所以在这个节段插入第一个套管可以避免损伤。
- 一旦套管通道开通，伸入一根手指确认肺是否塌陷及有无粘连。
- 在事先确定的位置放入 10.5 mm 和 12.0 mm 入口套管。计数肋骨，确保脊柱节段是术前计划制订的正确节段。
- 在需要安放固定器械的脊柱节段表面纵向切开壁胸膜。
- 在一个椎间盘表面安放 Bovie 钩，拉开壁胸膜。把钩置于胸膜下，提起胸膜，并沿着长轴切开（图 44-116A）。用吸引器吸出胸腔内烟雾。
- 将壁胸膜从椎体和椎间盘表面分离。用花生米样小球或内镜抓持器继续分离，向前至前纵韧带、向后到肋骨头（图 44-116B）。
- 把一根克氏针插入椎间隙，用“C”形臂透视确定脊柱节段。
- 用电刀切开纤维环（图 44-116C）。
- 使用各种内镜器械，如垂体钳、Cobb、椎板咬骨钳，用标准方法切除椎间盘。如果必要，可以使用刮刀和锉刀辅助切除。
- 去除椎间盘后，用髓核咬钳从椎间隙内将前纵韧带削薄。削至柔软的薄片，不再有韧性，但还可以容纳骨移植物。
- 后方去除纤维环和髓核的范围至少到肋骨头。用椎板咬骨钳咬除肋骨头后方纤维环。要保持肋骨头完整，因为它可以指导螺钉安放。
- 椎间盘清除后，完全去除终板，用镜头直接观察

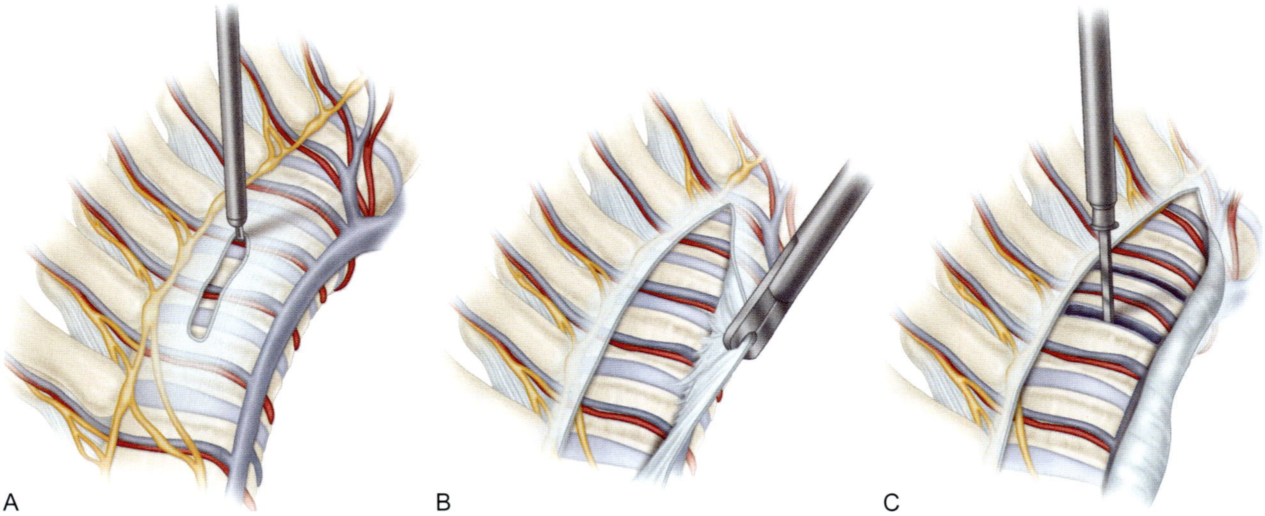


图 44-116　A. 纵向切开壁胸膜，不损伤节段血管；B. 用花生米样小球或内镜抓持器将壁胸膜从椎体和椎间盘表面分离开，继续分离，向前至前纵韧带、向后到肋骨头；C. 把克氏针插入椎间隙，用“C”形臂透视确定脊柱节段，用电刀切开纤维环

（引自：Picetti GD III: CD Horizon Eclipse Spinal System surgical technique manual, Memphis, TN, 1999, Sofamor Danek.）（见手术技术 44-34）

椎间隙。用止血物质压紧椎间隙控制终板出血。

**植骨材料的获得**

- 使用 Army-Navy 牵开器稳定肋骨。
- 用肋骨剪在肋骨上表面做两道垂直的划痕，向下垂直切开一半深度。使用骨凿横行截取肋骨上半部分，同时用牵开器支撑肋骨。
- 取出肋骨骨条。
- 同样的方法取出 3 ~ 4 根肋骨骨条，直到获得足够骨移植材料（图 44-114）。
- 如果通过切口取出，尽可能向前牵开套管。向后剥离肋骨表面骨膜，直到套管可以被牵开。这项操作不但要获得足够的骨量，而且要保留肋骨的完整性，这样可以保护肋间神经，减少术后疼痛。
- 如果患者胸壁畸形严重，可以做胸廓成形术，取下的肋骨条作为移植物。
- 这个阶段不要去除肋骨头，因为它可以作为安放螺钉的标志。

**螺钉安放**

- 将“C”形臂置于要固定的最上方的椎体。“C”形臂必须与脊柱平行，这样可以得到准确的图像。
- 节段血管位于推体凹陷内或位于椎体中间，可以作为安放螺钉的解剖学标志。
- 钳夹节段血管并在椎体中部用电凝切断（图 44-117A）。如果必要，使用血管夹夹闭较大的节段血管后切断。
- 再次检查患者体位，保证始终处于伸直侧卧位。
- 将克氏针放在肋骨头前方的椎体上（图 44-117B）。用“C”形臂定位，确定导向钢丝位于椎体中间并与终板平行（图 44-117C 和 D）。
- 通过侧位透视胸壁和椎体旋转，检查导向克氏针的倾斜度。导向克氏针应该稍微由后向前倾斜，方向应该远离椎管。如果有任何疑问或要使导向克氏针向前倾斜，用侧位“C”形臂透视确认位置。
- 导向钢丝位置正确后，在椎体中央沿着克氏针导向器开口处插入克氏针。
- 钻孔到对侧骨皮质，要保证与椎体平行。
- 用“C”形臂透视确认插入克氏针的位置。注意不要钻透对侧骨皮质，以免伤及对侧节段血管和肺。
- 导向克氏针最上端的刻度显示其长度是 50 mm，每一个刻度以 5 mm 递增。克氏针在椎体内的长度可以根据这些刻度确定。从 50 mm 开始，可减少 5 mm 增加一个刻度（图 44-117E）。例如，有 4 个刻度，再算上 50 mm，克氏针长度就是 30 mm。
- 取出导向器，把弓丝通过克氏针安到椎体上。为获得最大固定强度，根据术前 X 线片，使用适合椎体的最大直径的丝攻。在攻丝插入过程中用血管钳夹住克氏针末端保持不动（图 44-117F），防止丝攻前移。这对避免对侧气胸的产生很重要。仅攻过近侧骨皮质（图 44-117G）。使用“C”形臂检查攻丝深度和克氏针的位置。
- 根据克氏针的测量结果和攻丝的直径，通过克氏针用 Eclipse 螺钉剥离子放入合适大小的螺钉并拧入（图 44-117H）。为确保双侧皮质固定，选择的螺钉要比克氏针测量的椎体横径长 5 mm。在螺钉插入过程中，再次夹紧克氏针防止前移。
- 当螺钉进入椎体一半深度时去除克氏针。
- 在螺钉拧入和靠到椎体时，用“C”形臂透视检查螺钉的方向。螺钉应该穿透对侧皮质，行双侧皮质固定。
- 固定所有 Cobb 角内的节段。
- 使用每一个肋骨头作为标志安放下一个螺钉，有助于使螺钉排成一线，插入棒后可以产生适当的脊柱旋转力。如果螺钉序列得当，在侧位像上可见螺钉头排列成弓形（图 44-117I）。
- 调整螺钉侧壁（鞍部）成一条直线，为置入棒做准备（图 44-117J）。如果一个螺钉比其他螺钉陷入的深几毫米，很难将棒放入螺槽。在螺钉置入后，“C”形臂可以确定螺钉放置的深度。
- 螺钉全部放好后，取出止血物质，用植骨漏斗和活塞把植骨材料塞到椎间隙（图 44-117K、L）。将每一个椎间隙填满直至到对侧。

**棒的测量及安放**

- 用棒测量器测量棒的长度。把固定球装在测量装置末端，置入最后一枚螺钉钉尾内。用髓核咬骨钳把握方向，使固定球从导丝末端通过全部螺钉到最上面一枚，并将之插入（图 44-118A）。拉直导丝，读出刻度。该刻度以厘米计数。
- 使用 4.5 mm 直径的棒，截取合适长度。通过胸部切口插入胸腔。该棒具有轻度柔软性，在插入前不要弯曲。
- 通过前方在胸椎加压获得后凸。
- 因为通过加压螺钉间距离会减少，所以截取棒的长度不应该长于测量的长度。

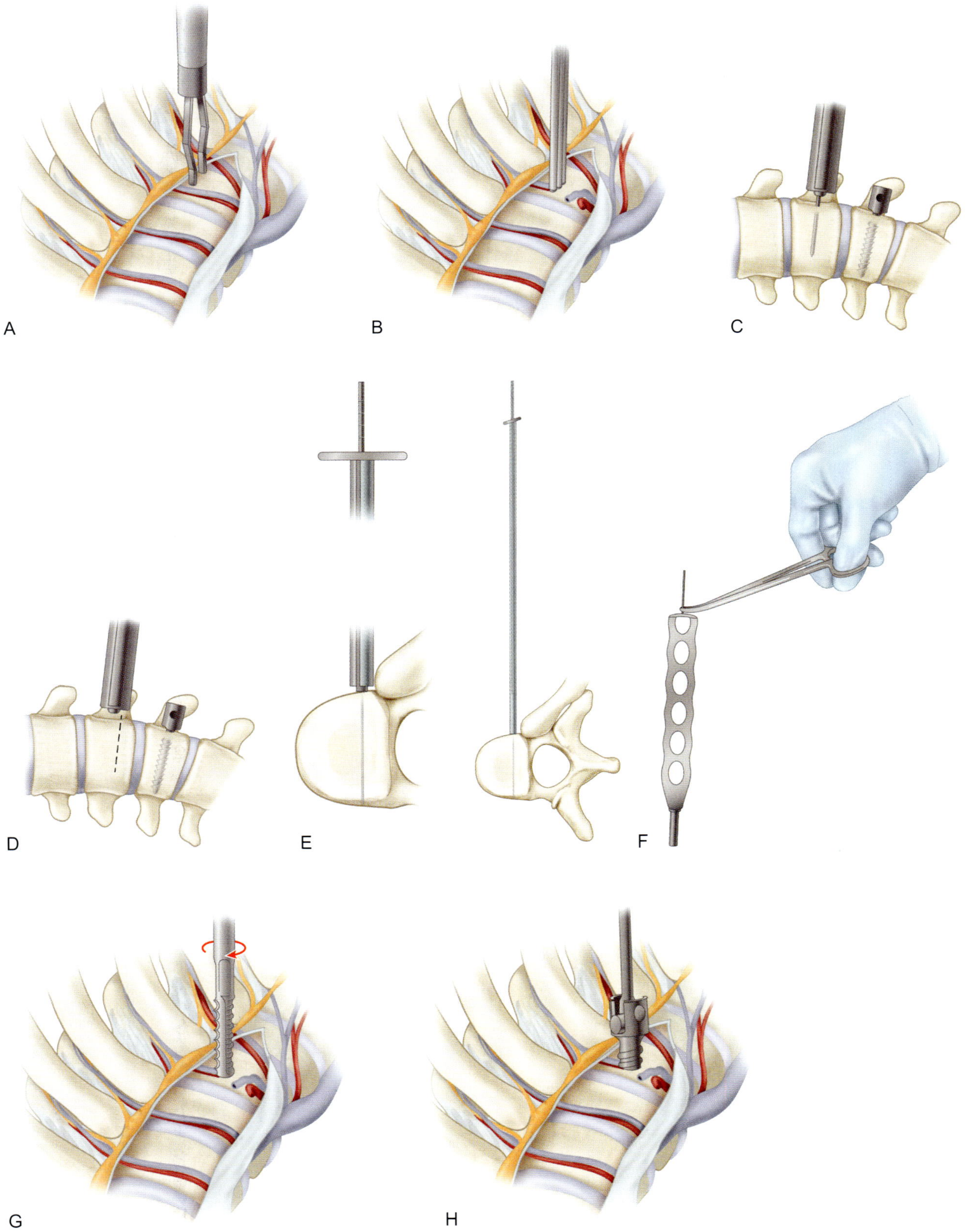


图 44-117 A. 在椎体中央用电凝夹住并结扎节段血管；B. 将克氏针导向器放在肋骨头前方的椎体上；C，D. 用“C”形臂定位，确定导向克氏针位于椎体中间并与终板平行；E. 导向克氏针最上端的刻度显示其长度是 50 mm，每一个刻度以 5 mm 递增，克氏针的长度可以根据这些刻度确定；F. 在攻丝插入过程中用血管钳夹住钢丝末端保持不动；G. 仅攻过近侧骨皮质；H. 通过克氏针用 Eclipse 螺钉剥离子放入合适大小的螺钉并拧入

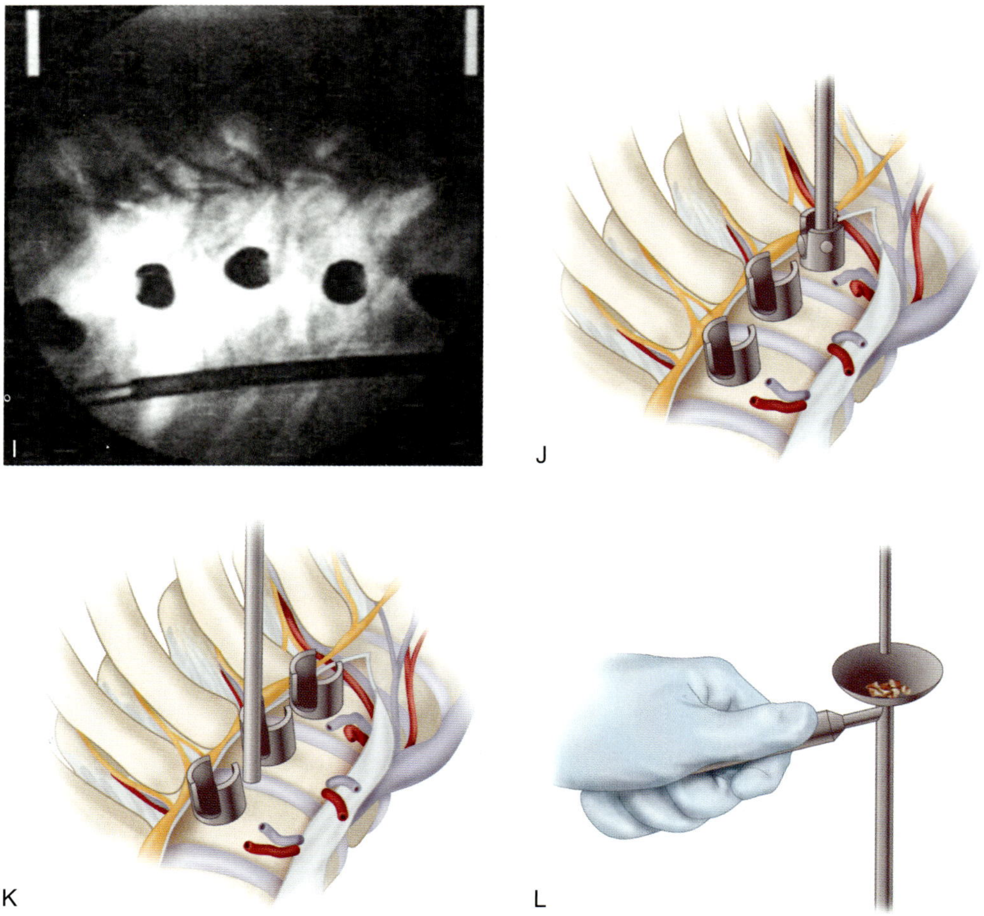


图 44-117（续） I. 在侧位像上确定螺钉头的排列；J. 调整螺钉侧壁，为置入棒做准备；K，L. 用植骨漏斗和活塞把植骨材料塞到椎间隙，将每一个椎间隙填满直到对侧

（引自：Picetti GD III: CD Horizon Eclipse Spinal System surgical technique manual, Memphis, TN, 1999, Sofamor Danek.）（见手术技术 44-34）

- 用持棒器将棒放入下方的螺钉中（图 44-118B）。棒的末端应该与钉尾部平齐，以防棒突出、刺激或刺伤膈。
- 棒就位后，移出套管，在螺钉上放置螺帽导向装置，引导螺帽安放并且把棒放入正确位置（图 44-118C）。
- 如果有必要，通过切口插入过程在管内放入填塞器辅助进行。
- 将螺帽放入 T25 持帽器中（图 44-118D）。插入螺帽，使平面和激光刻度朝上。
- 螺帽放进打入器后顺时针旋转套筒，使螺栓和套筒紧密结合。
- 通过螺帽导向装置将螺帽插入螺钉尾部。放置螺帽的过程中，不能不使用螺栓导向装置和插入装置。
- 为保证螺纹合适，在拧入螺钉之前逆时针旋转套筒。
- 一旦螺帽沿正确的方向拧入，就要握住锁紧套筒防止任何方向的旋转。这样在螺帽置入螺钉后可以使螺帽与插入装置分离（图 44-118E）。
- 移除打入装置和导向器后，使用对抗扳手并旋紧螺钉。这是唯一一个在这时完全拧紧的螺栓。
- 用压棒器将棒依次压入到剩余钉中（图 44-118F）。在压入棒螺钉上面几个螺钉使用压棒器。
- 如上所述用导向装置置入螺帽。这是允许施加适当的压力，但不能完全拧紧。
- 棒装好以及所有螺帽均插入钉尾后，在螺钉之间施加压力。

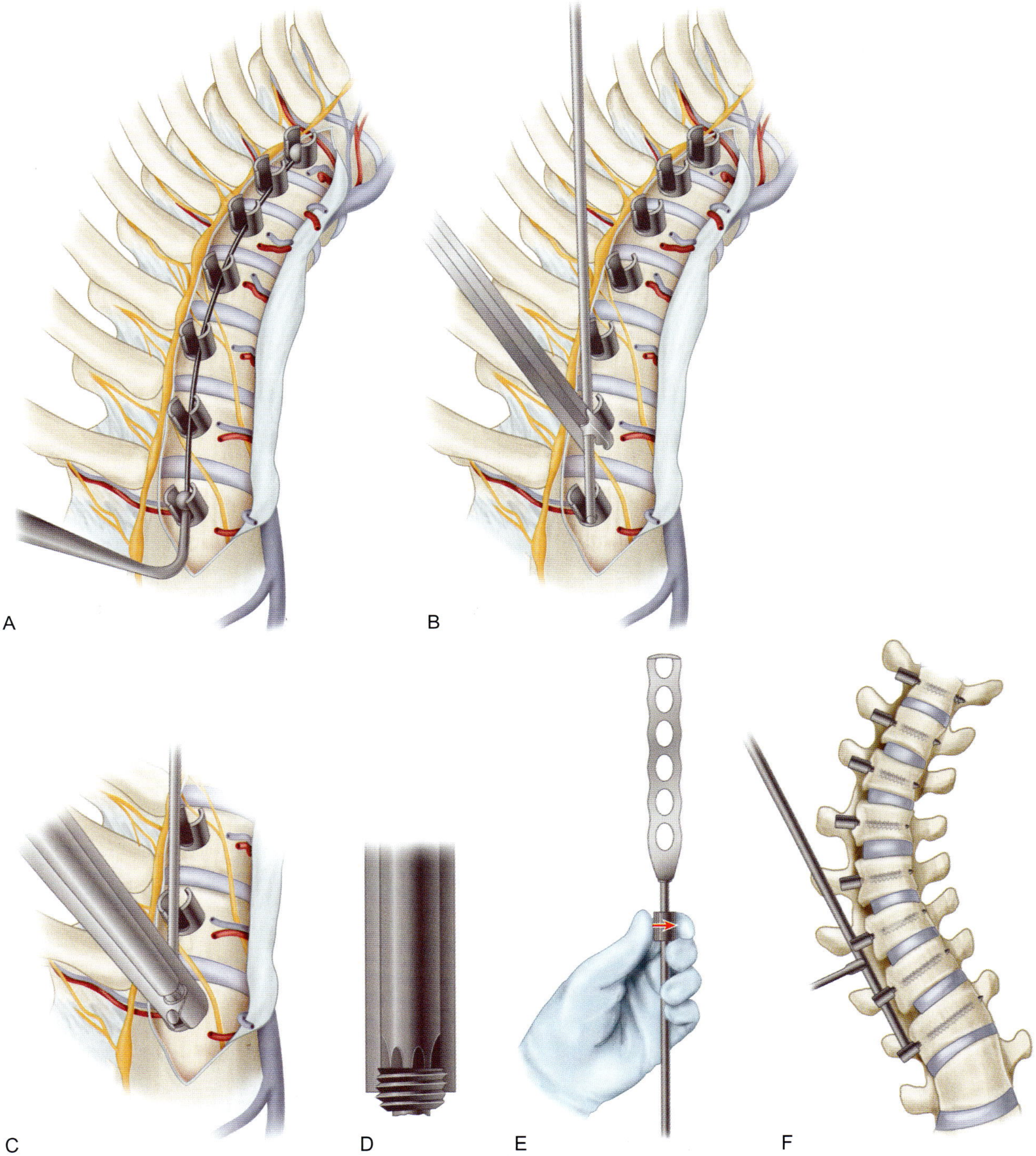


图 44-118 A. 用垂体咬骨钳把握方向，使固定球从导丝末端通过全部螺钉到最上一枚，并将之插入钉尾；B. 用持棒器将棒放入下一个钉尾中；C. 在螺钉上放置螺帽导向装置，引导螺帽安放并且把棒放入正确位置；D. 将螺帽放到 T25 把持器上；E. 握住锁紧套筒防止任何方向旋转，螺帽置入螺钉后可以使螺帽与插入装置分离；F. 用压棒器将棒依次压入到剩余钉尾中

（引自：Picetti GD III: CD Horizon Eclipse Spinal System surgical technique manual, Memphis, TN, 1999, Sofamor Danek.）（见手术技术 44-34）

**加压—齿轮架加压器**

- 通过胸部切口插入加压器。一旦进入胸腔，应用把手把持加压器的球形部件。齿轮架加压器与棒上的2枚螺钉头是适合的。顺时针旋转加压器驱动钮加压螺钉（图44-119A）。拧紧最下端螺钉的螺帽后，从下端开始加压。
- 一旦获得满意加压，应用改锥通过螺帽导管拧紧螺钉头上端的螺帽。
- 向近端逐个加压，直到所有螺钉都获得加压，然后用75英镑力矩限制扳手拧紧螺帽。这时完成重建操作（图44-119B、C）。

**加压—钢丝加压器**

- 把钢丝的两端分别插入导向器旁边远端的一个孔（不是较大的中央孔）。传动器应该靠近加压器体部。
- 两端钢丝尾部通过传动器体部后，在导向器末端弯成一个3 in（1 in=0.0254 m）的环（图44-120A）。
- 使用螺栓拧入装置通过轴轮机制使杠杆吻合（图44-120B）。
- 经过远端套管安放加压器末端。移除套管，通过相邻切口放入螺帽导向器，使用钢丝环和下一个椎体加压。
- 把加压器脚部放在棒上，要对着末端螺钉的下面（图44-120C）。
- 完全拧紧末端螺钉上的螺帽。反复挤压加压器杆，进行加压。
- 在一个节段完成加压后，通过螺帽导向器，用螺帽拧入器拧紧。
- 分开加压器，向上一个螺钉倾斜，直到其脚部离开上一个螺钉。
- 旋转传动装置90°，分离棘齿（图44-120D）。
- 将螺帽导向器用钢丝环绕，置于下一个螺钉，拉动加压器，直到传动器邻近加压器体部。
- 使用加压器顺序加压，然后旋转限制扳手，旋转每一个螺栓到75 in-Ib。器械安装完毕。
- 通过次级套管安放20号French胸腔闭式引流管，并关闭切口。透视前后位和侧位X线图像后，将患者送入恢复室。

**术后处理** 胸腔闭式引流管的引流量每8h < 100 ml后拔除。术后第1天，患者可以下床走动，胸腔闭式引流管拔除后，患者可以出院。出院后戴支具3个月。

## 第五节 神经肌肉型脊柱侧凸

神经肌肉型脊柱侧凸的具体病因尚不清楚，但几种可能的相关因素研究已很清楚。一般认为，在脊柱柔软且发育很快的患儿中，肌肉力量的丧失或对随意肌失去控制、丧失感觉功能，如本体感觉，都可能是这类脊柱侧凸的病因。随着脊柱发生侧凸，增加了脊柱凹侧的压力，最终导致凹侧椎体发育抑

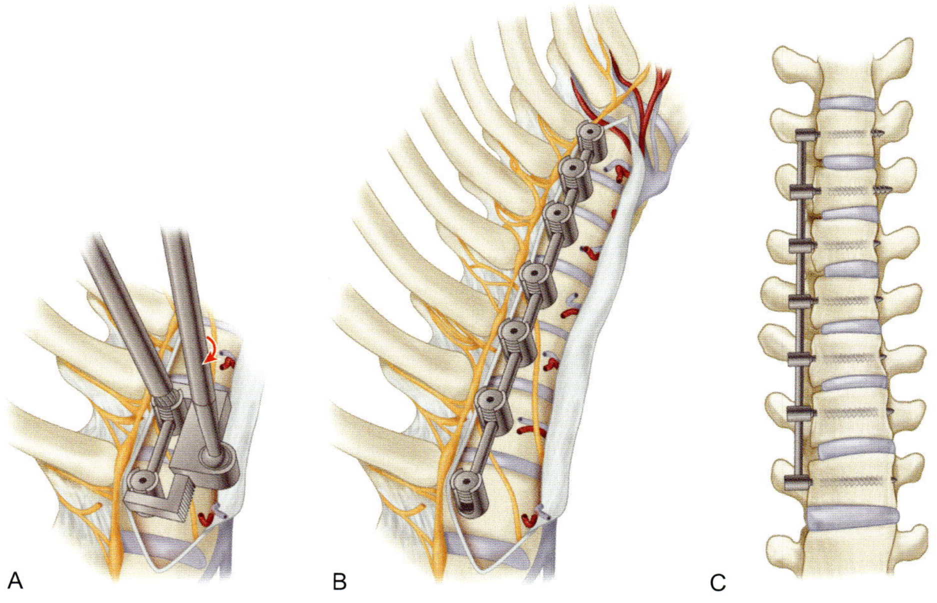


图44-119 A. 在棒上的2枚螺钉头间放置齿轮架加压器；B，C. 完成重建

（引自：Picetti GD III: CD Horizon Eclipse Spinal System surgical technique manual, Memphis, TN, 1999, Sofamor Danek.）（见手术技术44-34）

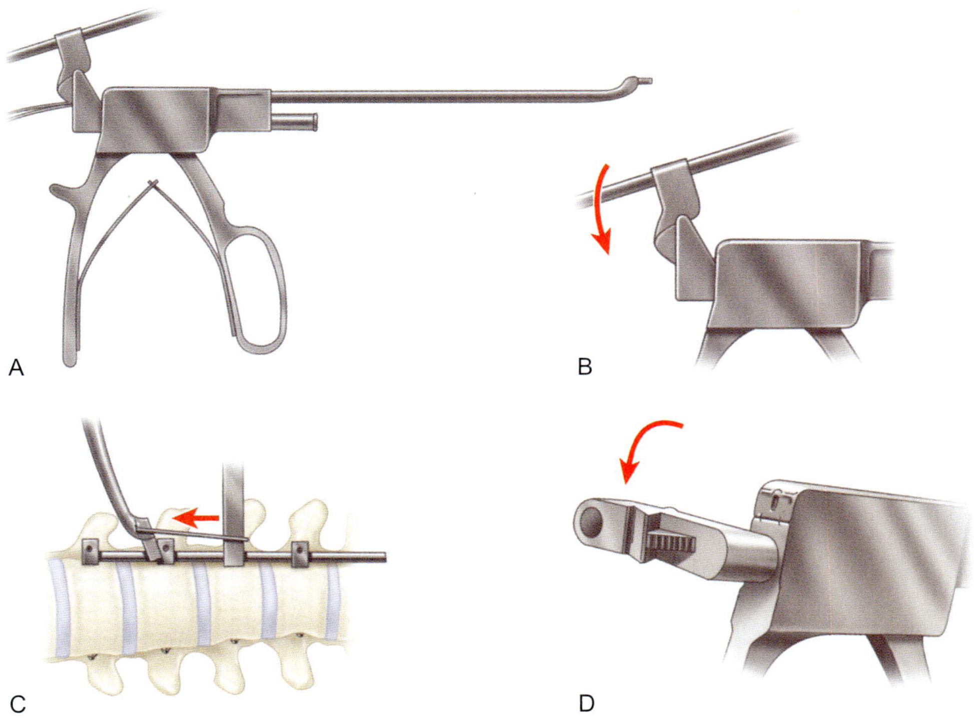


图 44-120 A ~ D. 钢丝加压（见正文）

（引自：Picetti GD III: CD Horizon Eclipse Spinal System surgical technique manual, Memphis, TN, 1999, Sofamor Danek.）（见手术技术 44-34）

制和椎体本身楔形改变。营养不良和失用性骨质减少也能导致脊柱结构性改变。

脊柱侧凸研究学会制定了神经肌肉型脊柱侧凸的分类方案（框 44-5）。

神经肌肉型侧凸比特发性侧凸发病更早，并且大多数是进展性的。不像特发性脊柱侧凸，即使轻度的神经肌肉型脊柱侧凸在骨骼成熟后还会持续进展。多数神经肌肉型脊柱侧凸是较长的“C”形侧凸，累及骶骨，并且通常存在骨盆倾斜。神经肌肉型脊柱侧凸患者也可能由其他原因引起骨盆倾斜，如髋关节和下肢其他挛缩。进展性神经或肌肉疾病还可影响躯干的稳定性，这些患者一般不像特发性脊柱侧凸患者能耐受矫形支具治疗，而且支具治疗对侧凸角度进展的控制作用不明显。对这类患者进行手术治疗时，失血量会增加，自体骨源通常不足，有长节段固定至骨盆并融合的必要性。

多数神经肌肉型脊柱畸形需要手术治疗。手术的目的是使脊柱在平衡的骨盆上恢复矢状面和冠状面上的平衡。治疗的基本方法与特发性脊柱侧凸相似，包括观察、矫形支具治疗和手术。

## 一、非手术治疗

### （一）观察

并不是所有的神经肌肉型脊柱畸形都需要立刻戴支具治疗或手术治疗。低于 20° ~ 25° 的轻度侧凸在治疗开始前都应严密观察弯度是否在发展。同样，对智力发育严重迟缓患者合并较大侧凸，如果侧凸没有引起功能丧失或妨碍护理，那么也可以观察。一旦发现角度较小的侧凸有进行性发展，若患者能耐受则应该考虑矫形支具治疗。如果患者弯曲程度加重并影响功能状态，则应手术治疗。

### （二）矫形支具治疗

对于非常年幼的神经肌肉型脊柱侧凸患者，如果脊柱侧凸持续加重，则应行矫形支具治疗。尽管进行了矫形支具治疗，脊柱侧凸也可能继续发展，但侧凸的进展速度可能减慢，在进行最终的脊柱融合前脊柱可继续生长。支具能给肌肉无力的患者提

**框 44-5 国际脊柱侧凸协会（SRS）神经肌肉型畸形分型**

**一、神经疾病型**

1. 上神经元性
   (1) 脑瘫型
   (2) 脊髓与脑退行性变
   ① Friedreich 遗传性共济失调
   ② Roussy-Levy 综合征
   ③脊髓小脑性共济失调
   (3) 脊髓空洞症
   (4) 脊髓肿瘤
   (5) 脊髓损伤
2. 下神经元性
   (1) 脊髓灰质炎
   (2) 其他病毒性脊髓炎
   (3) 创伤性
   (4) Charcot-Marie-Tooth 综合征
   (5) 脊髓性肌肉萎缩
   ① Werdnig-Hoffmann 综合征（SMA 1 型）
   ② Kugelberg-Welander 综合征（SMA 2 型）
   (6) 家族性自主神经功能异常
   Riley-Day 综合征
   (7) 合并上下神经元性
   ①脊髓侧索硬化
   ②脊髓脊膜膨出
   ③脊髓拴系

**二、肌肉疾病型**

1. 肌营养不良
   ① Duchenne 病
   ②肢带型
   ③面 - 肩 - 肱型
2. 关节挛缩症
3. 先天性肌无力
4. 营养不良性肌强直

供躯干支撑，使患者能使用上肢。

对于那些躯干外形无法适应标准支具的患者，通常需要量身定做完全接触式的 TLSO 支具。根据笔者治疗神经肌肉型脊柱侧凸的经验，大多数神经肌肉型脊柱侧凸患者往往缺乏随意肌控制能力，也缺乏正常的反射功能，因此，对于主动型支具治疗的适应能力较差，而采用被动型支具治疗则可能会取得更好的效果。对于侧凸累及广泛脊柱且不能控制头部的患者，通常需要精心定制坐立位装置，并与其他矫形支具或头部控制装置一起使用。

Boston 矫形支具是一种更容易塑形的柔软型支具，采用软材料精心制作而成，患者对这种支具更易耐受，强度足以支撑躯干。这种支具的主要缺点是散热性能较差。

支具治疗存在缺点，因此生长棒和肋骨支撑技术更有优势，一些学者报道其可有效改善 Cobb 角和倾斜的骨盆，但深部感染率高达 30%。

## 二、手术治疗

对神经肌肉型脊柱侧凸患者，脊柱融合的目的是固定，使脊柱在平衡的骨盆上方达到冠状面和矢状面上的平衡。在进行脊柱融合时，应当最大限度地保持患者的功能和提高生活质量。为实现这个目的，融合范围应长于特发性脊柱侧凸通常融合的节段数。若固定上端止于 T4 或以下，畸形有向头侧发展的倾向，所以上固定椎至少应达到 T4 或以上。在确定融合下端节段时，通常要考虑是否需要融合到骶骨，或者融合到骶骨以上。偶尔当患者具有行走能力，需要保持腰骶活动，骨盆没有明显的倾斜，并且 L5 椎体处于水平位置时，可以不融合到骶骨。但是，不幸的是多数这类患者没有行走能力，并且脊柱骨盆的倾斜是僵硬的。如果在 bending 像或牵引位 X 线片上骨盆的倾斜是固定的（L4 或 L5 相对于髂嵴间线的倾斜超过 10°～15°），则融合一般应向下达到骶骨或骨盆水平。当存在感觉缺失的患者需要融合至骨盆时，固定时保持腰椎的生理前凸非常重要，这样可使体重更平均地分布到坐骨结节下和股后区域，降低尾骨表面发生压疮的危险。通常需要植入同种异体骨来获得良好的脊柱融合。

### （一）术前准备

必须对神经肌肉型脊柱侧凸患者进行全面的医疗评价，包括心血管、呼吸系统和营养状况。许多疾病，如 Duchenne 肌营养不良和 Friedreich 共济失调都并发心脏疾病。大多数神经肌肉型脊柱侧凸患者的肺功能降低，必须进行仔细的术前检查。Nickel 等发现肺活量不足预期正常值 30% 的患者，术后需要辅助呼吸治疗，而那些肺活量同样降低，但无自主咳嗽反射的患者则需要进行气管切开。有些医师在必要时更愿意使用经鼻腔插管进行术后辅助呼吸治疗。如果患者能够合作，术前应该进行肺功能评价，测量肺活量和第 1 秒用力呼气量。这些数据进一步评估要结合患者的咳嗽能力和动脉血气分析的结果。术前与呼吸科专家密切合作，制订术后呼吸系统的治疗方案。

由于常存在裂孔疝和胃食管反流，所以神经肌肉型脊柱侧凸患者的营养较差。由于手术创伤增加了患者的代谢需要，使已经存在的营养问题更加突出。适当的营养治疗，包括术前高营养膳食，将有助于切口的愈合和降低术后感染的可能性。对于这些患者，笔者发现术前进行胃造口术，能够有效改善患者术前的营养状况，并能够减少术后出现胃食管反流的可能性。术前进行控制口腔分泌的治疗也是很有益处的，特别是对于脑瘫患者。

神经肌肉型脊柱侧凸患者常存在癫痫，术前应给予治疗剂量的抗惊厥药，能够取得最佳治疗效果。由于应用抗惊厥药物，患者可能出现骨质减少。相关研究已证明术前丙戊酸的使用也与失血量增加和需要输血相关。

术前应仔细评价患者的行走状况。勉强能行走并且脊柱侧凸有进展的患者术后可能会无法行走。术前患者及其父母应了解这一情况。

手术中应当采取切实有效的方法减少术中出血，包括使用电凝、低血压性麻醉、血液稀释及自体血回输技术。抗生素纤维蛋白溶解酶可有效降低术中出血，Dhawale 等报道，氨甲环酸比 ε－氨基已酸减少术中出血更有效。由于存在慢性贫血和营养不良，大多数神经肌肉型脊柱侧凸患者不适合进行术前自体备血。

大多数神经肌肉型脊柱侧凸患者自体骨量不足，因此，通常需要术前准备同种异体骨植骨。

与其他类型脊柱侧凸融合手术一样，应在术前确定融合节段和内固定器械。术前必须明确骨盆倾斜的原因（图 44-121）。Ko 等报道在脑瘫患者中，超过一半骨盆倾斜超过 10°。扁平髋不对称更严重。对严重骨盆倾斜的患者可能需要进行前路与后路联合融合。前、后路联合融合的其他指征包括：①需要前路松解以进一步矫正严重的后凸畸形；②严重、僵硬的侧凸侧弯和（或）牵引不能矫正至 60° 以下；③脊柱后部结构缺陷者，如脊髓脊膜膨出患者。随着椎弓根螺钉的使用，前路融合手术的需要已经减少了。多数畸形需要补充使用椎板下缆索。

最后，应清楚地告知患者家属任何一种手术可能存在的优点和危险性。手术应以改善功能为目的，如改善坐姿平衡、解除疼痛、减轻易疲劳的症状，

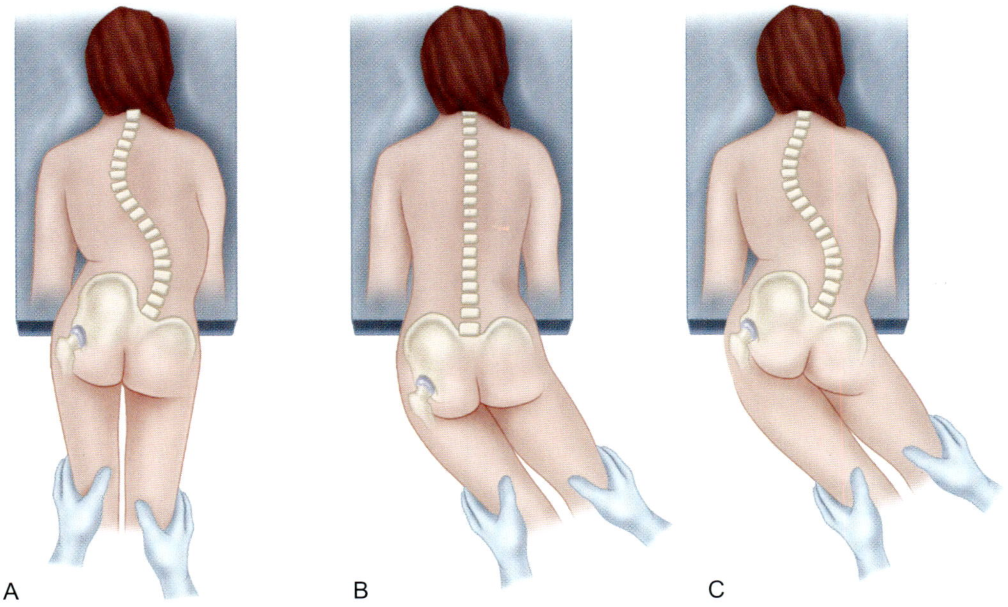


图 44-121 A. 骨盆倾斜；B. 如果髋关节内收或外展能消除骨盆倾斜，则病因是骨盆－股骨肌肉挛缩；C. 如果髋关节内收或外展后倾斜持续存在，则存在固定的脊柱－骨盆畸形

（引自：Shook JE, Lubicky JP: Paralytic scoliosis.In Bridwell KH, DeWald RL, editors: The textbook of spinal surgery, ed2 Philadelphia, 1997, Lippincott-Raven.）

而不是为了美观。必须权衡手术所能获得的功能改善和手术潜在的危险，并且必须记录在患者的病历中。

### （二）术中注意事项

神经肌肉型脊柱侧凸患者术中发生并发症的可能性非常大，尽管通常情况下术后肺功能衰竭导致的死亡更常见，但是术中麻醉方面出现问题也可以导致患者死亡。由于脊柱手术时间长，同时需要显露范围大，因此，很容易发生相对的体温降低，可能引起心肌抑制和心律失常。与特发性脊柱侧凸患者相比，神经肌肉型脊柱侧凸患者术中更容易并发大量出血。麻醉医师应了解这些潜在的问题，并且应做好技术上的准备，如建立测量动脉血气的通道、中心静脉压通道、体温监测和严格控制尿排出量。由于弯曲 cobb 角通常更大、更僵硬、更难进行器械内固定，术中可能会发生神经并发症。许多神经肌肉型脊柱侧凸患者不能配合完成术中唤醒试验，对这些患者进行脊髓监测是一个有效的方法。Schwartz 等证实了 MEP 的安全性，对在癫痫患者中，也不会引发惊厥。

手术时一定要仔细切开脊柱后部结构的软组织，最好切除部分小关节，并足量植骨。因为常存在骨质减少，应该使用合适的稳定的节段性器械进行固定。笔者认为，通常椎板下缆索并用椎弓根钉或钩子比较合适。前路松解和融合适用于骨盆倾斜较大且固定或脊柱后方结构缺陷的患者。必要时前路治疗神经肌肉型侧凸是有效的，但是现在很少使用。固定至骨盆的患者中有 29% 出现并发症。Myung 等推荐除了在 L5、S1 使用椎弓根钉外，髂骨钉也应使用。

### （三）术后注意事项

术后即刻最可能发生的并发症是肺部并发症，因此，呼吸科专家的协助治疗有很大的帮助。辅助通气很重要，另外如吸痰、肺活量测定、间歇性的被动加压呼吸都有好处。预防肺部并发症最好的办法可能是采用坚强的脊柱内固定，允许患者早期活动。

必须谨慎监测体液平衡。脊柱手术后，尤其是神经肌肉型脊柱侧凸患者，抗利尿激素的水平可能升高，导致少尿症。如果靠增加体液来处理少尿症，很可能发生体液过多。这对于肾功能受损、肺功能损害、心功能不全的患者应特别关注。

术后是否采用支具保护要因人而异。某些并发症，如严重的骨质减少影响脊柱内固定稳定性，或者内固定选择不佳，术后使用支具保护则是明智的选择。如果患者身材高大、癫痫或动力不良使脊柱器械内固定应力过大，也应该考虑使用支具加以保护。

感染是神经肌肉型脊柱侧凸患者术后的一个常见并发症，可能是由患者代谢功能受损或脊柱融合需要的时间较长造成的。脊髓脊膜膨出和脑瘫患者的感染率最高。术后感染的主要来源是泌尿系统。如果尿中发现任何微生物，应在术前 48 h 和术后 3 个月内进行积极治疗。脊柱感染的治疗方法与特发性脊柱侧凸的治疗方法相同（见脊柱侧凸后路手术的并发症部分）。

假关节形成及随后的内固定失败是一个潜在的晚期并发症。如果假关节形成引起疼痛或矫正角度丧失，可能进行翻修手术，但对没有侧凸加重或疼痛的无症状假关节，则可进行观察。

### （四）Luque 棒和椎板下钢丝固定

Eduardo Luque 医师推广了采取长“L”形棒加椎板下钢丝固定治疗脊柱畸形。棒可以预弯，随着钢丝的拧紧而使脊柱矫正。

Wilber 等报道，在治疗特发性脊柱侧凸患者时，神经功能改变的发生率为 17%，但由于手术技术日益成熟，神经损伤的发生率已明显降低。椎板下钢丝固定时神经损伤并发症有以下 3 种情况：脊髓损伤、神经根损伤和硬膜撕裂。到目前为止，神经根损伤最为常见，可引起感觉过敏，一般可在 2 周内消失。有报道称椎板下钢丝固定融合术后数月患者发生迟发性截瘫和神经功能缺损。另有报道称使用犬齿状器械，有报道发现硬膜外和髓内出血、反应性硬膜外纤维化、硬膜变薄和穿孔、脊髓背侧压痕及脊髓内细胞的破坏等情况。他们也注意到在抽出钢丝时钢丝的尖端有明显的且无法控制的进入硬膜囊的移位。尽管椎板下钢丝或缆索存在潜在的神经损伤风险，但笔者认为这种手术对于治疗神经肌肉型脊柱侧凸患者，其优点远远大于其风险。

最初的 Luque 棒是“L”形的，预弯成合适的矢状面弧度。笔者现在比较倾向于使用大小适宜的合金棒，预弯成合适的矢状面弧度，并在近端和远端使用横联。开始时习惯使用 16 号和 18 号直径的不锈钢钢丝，现在几乎常规使用椎板下缆索代替钢丝（见手术技术 44-17）。

## 无须骨盆固定的椎板下钢丝固定 Luque 棒技术

### 手术技术 44-35

- 脊柱后路显露方法如手术技术 44-8 中所述。
- 钢丝或缆索椎板下置入方法如手术技术 44-17 中所述。
- 对于大多数脊柱侧凸病例，通常使用两根棒，第 1 根棒既可以放置在凸侧，也可以首先放置在凹侧。通常情况下，采用凹侧棒技术更容易矫正腰弯，由于大多数神经肌肉型脊柱侧凸都涉及腰椎和骨盆，因此，最常先放凹侧棒技术进行矫形。
- 使用弯棒器将棒正确地预弯成适当的前凸和后凸。
- 将第 1 根棒置于弯曲的凹侧，棒的短臂横向置于固定节段最下端的椎板上。
- 如果有可能，将棒的短臂穿过棘突基部的孔固定于椎板上。
- 拧紧凹侧最下端的双股钢丝，牢固固定棒的远端。然后拧紧侧凸上端脊椎椎板上的钢丝或缆索。
- 在上端将凸侧棒的短臂置于凹侧棒的长臂下后，放松固定凸侧棒的近端。一旦完全拧紧凹侧棒，通常很难将凸侧棒的短臂插入其长臂下。
- 用手法推动脊柱和旋紧钢丝或缆索棒向脊柱。在拧紧弯曲顶椎椎板下的钢丝或缆索时，助手可推压躯干行手法矫正（图 44-122）。
- 随着逐个钢丝或缆索的拧紧，矫正逐渐增加，每一根钢丝都需要拧紧 2 ~ 3 次以保证固定牢固。
- 确定拧紧凸侧棒，从上到下逐个拧紧钢丝或缆索。
- 各部分就位后，通过使用合棒器挤压两根棒与椎板使其严密接触。进行此项操作后，凹侧的钢丝或缆索会再次松弛，需要重新拧紧。
- 修剪钢丝残端至 0.5 in（1 in=25 mm），将其弯向中线。
- 完成内固定后，将显露的骨质行去皮质化，并切除关节突和切除关节突。如果有可能，笔者通常常规切除所有的关节突。
- 需要进行大量的骨植入，通常从后部髂嵴处获取骨松质。由于器械固定常包括后侧髂嵴（参见手术技术 44-27），通常还需要植入同种异体骨。植骨应放置在脊柱两侧棒的外侧到横突尖，如果有可能，最好将植骨材料也放置在钢丝之间的椎板处。

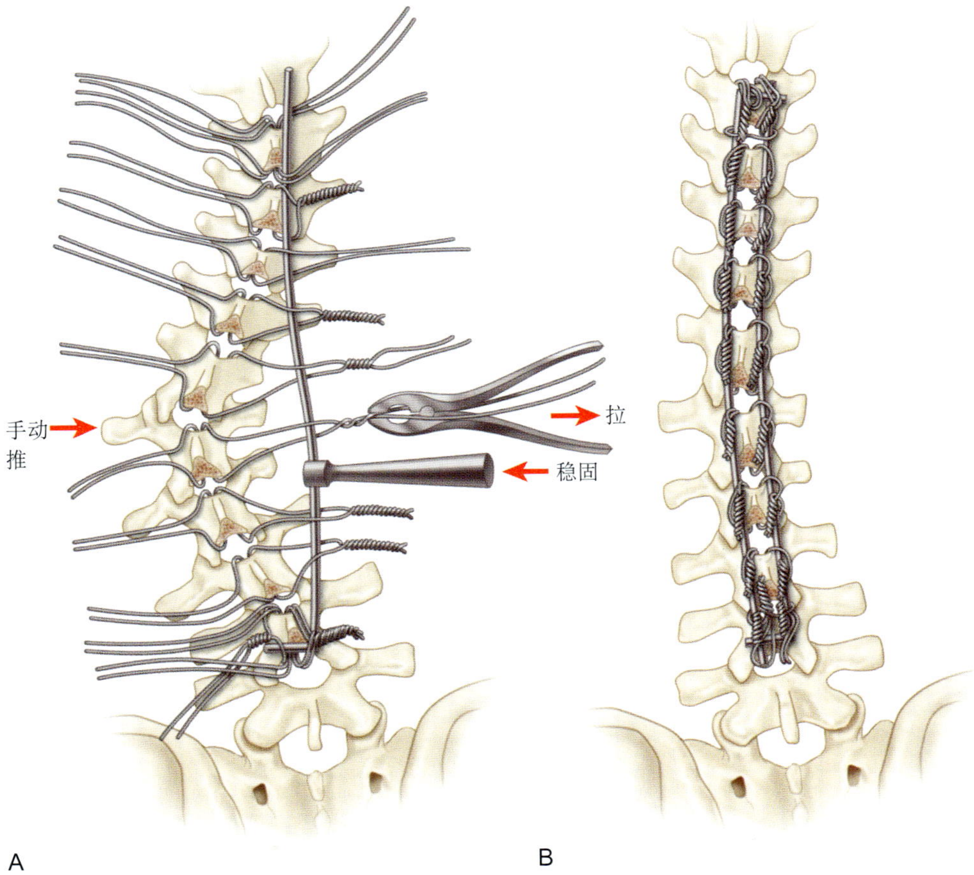


图 44-122 A、B. Luque 棒技术矫正腰椎侧凸

（引自：Segmental spinal fixation and correction using Richard'L-rod instrumentation, Memphis, TN, Smith & Nephew Richards.）（见手术技术 44-35）

### （五）骶骨骨盆固定

多数神经肌肉型脊柱侧凸患者需要将脊柱固定至骶骨。O′ Brien 介绍了 3 种骶骨骨盆区域（图 44-123）。固定Ⅰ区包括 S1 骶骨螺钉和 McCarthy S 棒技术应用的区域；固定Ⅱ区包括 S2 螺钉和 Jackson 骶骨内棒技术应用的区域（见后部分关于脊髓脊膜膨出型脊柱侧凸患者前路和后路联合融合术）；固定Ⅲ区包括 Galveston L 棒技术和骶髂螺钉应用的区域。

如果必须固定到骨盆，McCarthy 建议使用 S 棒进行脊柱内固定（图 44-124）。两根棒在腰骶处横向连接（图 44-125），同时，在胸段和腰段采用双侧钩、椎弓根螺钉和椎板下钢丝或缆索固定。在上端钩的下方，将两根棒横向连接，以进一步提供棒的稳定性，防止棒出现移位和旋转。笔者发现如果在棒的上端没有使用钩或螺钉，仅仅使用钢丝固定棒，很难提供轴向稳定性。

使用 S 棒的优点在于利用骶骨翼提供坚强的固定，不需要穿过骶髂关节，同时，由于没有破坏髂骨，在髂骨上取骨时也不会遇到问题，而采用 Galveston 技术时，髂骨则受到一定的破坏。术前棒已经预弯好，在手术时无法有效地完成这项复杂的弯棒。手术时，可以进一步使用弯棒器将棒塑形，使棒更加适合骶骨的外形并提供矢状面的矫形。

**骶骨骨盆固定**

**手术技术 44-36**

(Mccarthy)

- 如手术方法 44-8 介绍的方法后路显露脊柱。
- 仔细解剖出骶骨翼，使用刮匙清理出骶骨翼上缘，用手指向腹侧进一步分离。
- 有不同大小和外形的棒，在大多数情况下，5 mm 棒能够与骶骨翼配匹满意。
- 将棒弯成适当的矢状面外形。
- 在骶髂关节前缘处，将 S 棒从前向后放置在骶骨翼上，位于第 5 腰神经根的后方，大致与第 5 腰神经根平行。
- 通过 L4 部位的钩或椎弓根撑开，使用棒的 S 部分牢固地固定在骶骨翼上。通过每一个坚强的固定

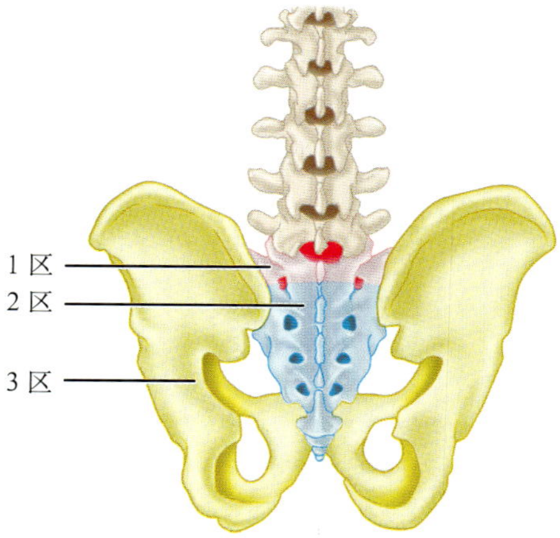


图 44-123 骶骨骨盆固定区域

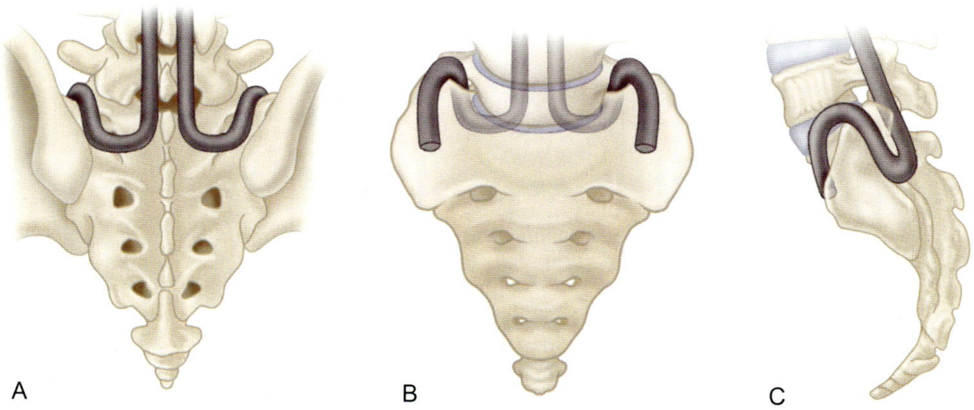


图 44-124 A ~ C. 制作 S 棒，并将其置于双侧骶骨翼上，以固定在骶骨上，该过程不通过骶髂关节。分别有 3/16 in（1 in=25 mm）和 1/4 in（1 in=25 mm）两种型号的棒

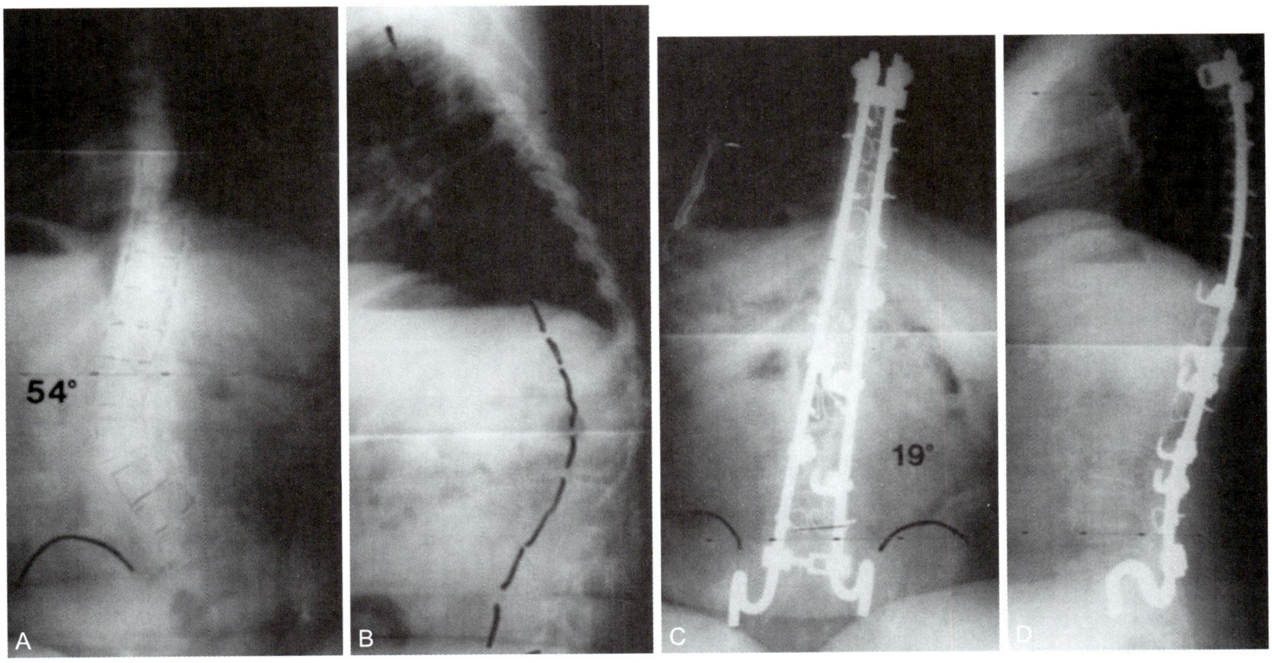


图 44-125 9 岁女孩患脊髓性肌萎缩症，脊柱侧凸角度 54°，骨盆倾斜 15°。采用 S 棒、TSRH 钩和 Songer 缆索技术对患儿进行了矫形固定，术后脊柱侧凸角度降低到 19°，骨盆倾斜完全矫正

A，B．术前前后位、侧位 X 线片；C，D．术后前后位、侧位 X 线片

（引自：McCarthy RE, Ser EH: The treatment of flaccid neuromuscular scoliosis.In Bridwell KH, DeWald RL, editors: *The textbook of spinal surgery*, ed 2, Philadephia, 1997, Lippincott-Raven.）

点，使用棒将脊柱平移或矫正脊柱侧凸，或者同时放置左右侧的棒，并将两者横向连接起来。采用强有力的悬臂矫形力矫正骨盆畸形。横向联接能够加强两棒的稳定性，同时，也能够防止随着时间的延长棒插入髂骨内。

- 将髂骨翼骨骺掀起，旋转后覆盖在骶骨翼处 S 棒的顶端。
- 放置植骨块，将 S 棒包裹在骶骨上。

## Galveston 技术骶骨骨盆固定

另外一个流行的骶骨骨盆固定方法是 Allen 和 Ferguson 介绍的 Galveston 技术，将 L 棒插入两侧髂骨，将骨盆固定（图 44-126）。将棒插入髂后上棘，位于坐骨切迹上方骨皮质内侧。这种固定能够提供坚强的即刻稳定性，从生物力学角度来看，也是非常稳定的结构。但是，由于棒横跨骶髂关节，也存在一丝缺陷。由于骶髂关节的活动，在髂骨翼内围绕 Galveston 棒末端经常出现“晕轮”，这种 X 线片反映的现象是否会引起临床问题还不清楚。McCord 等对 10 种腰骶固定方法进行生物力学比较，发现采用 Galveston 技术时，通过延伸固定到中柱投影外侧的前方，能够使腰骶关节获得最坚强的固定。

### 手术技术 44-37

(Allen 和 Ferguson)

- 从正中切口在髂后上棘水平，向两侧显露髂嵴，到坐骨切迹处，坐骨切迹正上方能够提供最好的固定。
- 使用与棒直径相同的粗斯氏针做出棒的通道。进针点正好位于髂后上棘水平处骶髂关节后方的髂后上棘末端，沿髂骨横向突起方向一致。有时很难找到进入点，棒可能插入得过于靠上。
- 仔细找到进入点，使用咬骨钳去除表面的软组织和少量骨质，显露出髂骨的内外骨板。
- 插入斯氏针 6 ~ 9 cm 深。
- Asher 等使用椎弓根探子探出棒的骨道，替代使用斯氏针。采用这种方法能够感觉到探子是否穿透了髂骨皮质。
- 使用咬骨钳在髂后上棘靠下部去除足够的软骨及

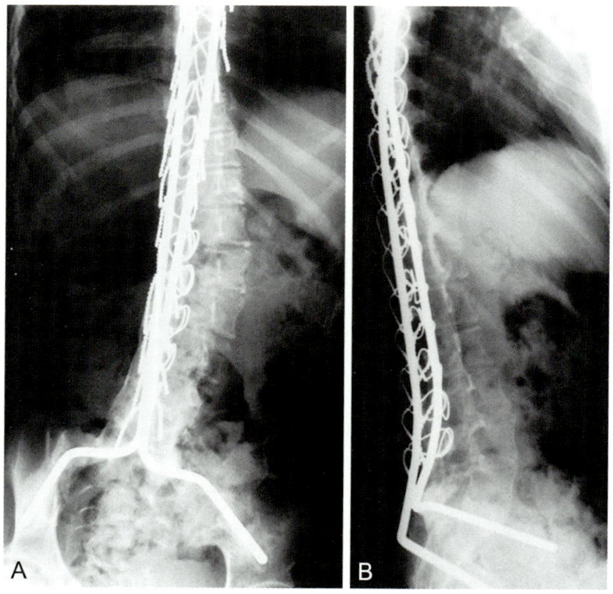


图 44-126 A，B. 采用 Galveston 技术固定骨盆。棒的一段插入两侧的髂骨（见手术技术 44-37）

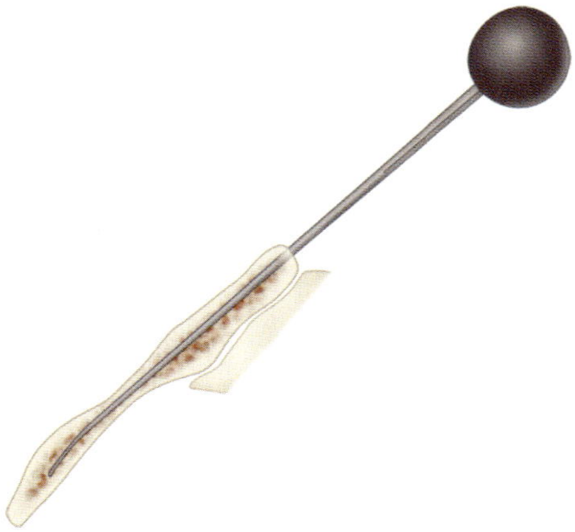

图 44-127 椎弓根探子探查髂骨皮质内通道示意图（见手术技术 44-37）

骨皮质，做出 1 cm × 1 cm 大小的进棒区，显露出髂骨骨髓腔。

- 插入钝头椎弓根探子，扭动插入向深层探道。
- 探子的方向瞄向坐骨切迹上方 2 cm 处，插入与棒相同长度的深度（图 44-127）。
- 使用柔软的球头椎弓根探子探查已做出的孔道，保证孔道完全位于内外侧的骨皮质内。并在髂骨孔道中，置入光滑的斯氏针。

**棒塑形操作（ASHER）**

- 使用各种大小的弯棒器很容易将棒塑形，为了能够将棒插入髂骨内（Galveston），需要进行 4 个步骤的测量：①测量棒髂骨内部分的长度（图 44-128A）；②测量髂骨内棒与中矢状面之间的横向平面的角度（图 44-128B）；③测量从髂嵴进棒点到沿脊柱放置的纵行棒之间的距离（图 44-128C）；④测量从骶骨到最上端固定点之间棒的长度。
- 从骶骨到最上端固定脊椎的关节突之间测量长度，它的长度再加上 1 cm 就是这部分棒的长度。
- 再次测量第一和第三部分的长度，在两段的终点上进行直角弯棒（图 44-128D），剩余部分就是棒髂骶部分。
- 内外侧之间的距离（第三测量部分）减去 3 mm 以便于弯棒，这部分的长度是从直角弯棒处的中间到棒髂骶部分。
- 确定左右侧棒后，在第二段标记处，弯成与髂骨部分垂直的角（图 44-128E）。这一折弯点将棒的髂骶部分分为髂骨部分和骶骨部分。
- 开始矢状面内的弯棒。由于矢状面内的弯棒是在 L5 ~ S1 处开始的，所以留下一段直棒位于骶骨上。因为腰椎前凸并不是均匀一致的，下腰椎前凸更大一些，需要弯成两个前凸。整个腰前凸的半径要长一些，而下腰椎前凸的半径要短些（图 44-128F）。
- 然后，开始胸椎后凸弯棒，同样使用平坦的弯棒器（图 44-128G）。
- 放置棒于脊柱上，检查棒的骶髂部分预弯是否合适，通过棒的头尾端测量棒到脊柱的距离来确定。
- 最后，使用平坦弯棒器和管状弯棒器调整棒在矢状面内的髂骨部分角度（图 44-128H）。
- 采用 Galveston 技术时也可以结合使用多钩节段性器械，如果需要，可以通过多米诺连接器将两者横向联合起来（图 44-129A、B）。

## 骨盆固定的 U 形棒固定系统

当使用两根不相连的 L 棒时，两根棒会发生相互间的移位，对控制骨盆倾斜有一定的限制。另外，在捆绑椎板下钢丝时，两根棒也会发生相对旋转。治疗神经肌肉型脊柱侧凸常采用的 1/4 in（1 in=25 mm）的棒也很难折弯，使棒难以适合复杂的脊柱三维侧凸。为了解决这些问题，Bell 等发明了“U”形棒。“U”形棒是一根连续的 1/4 in 不

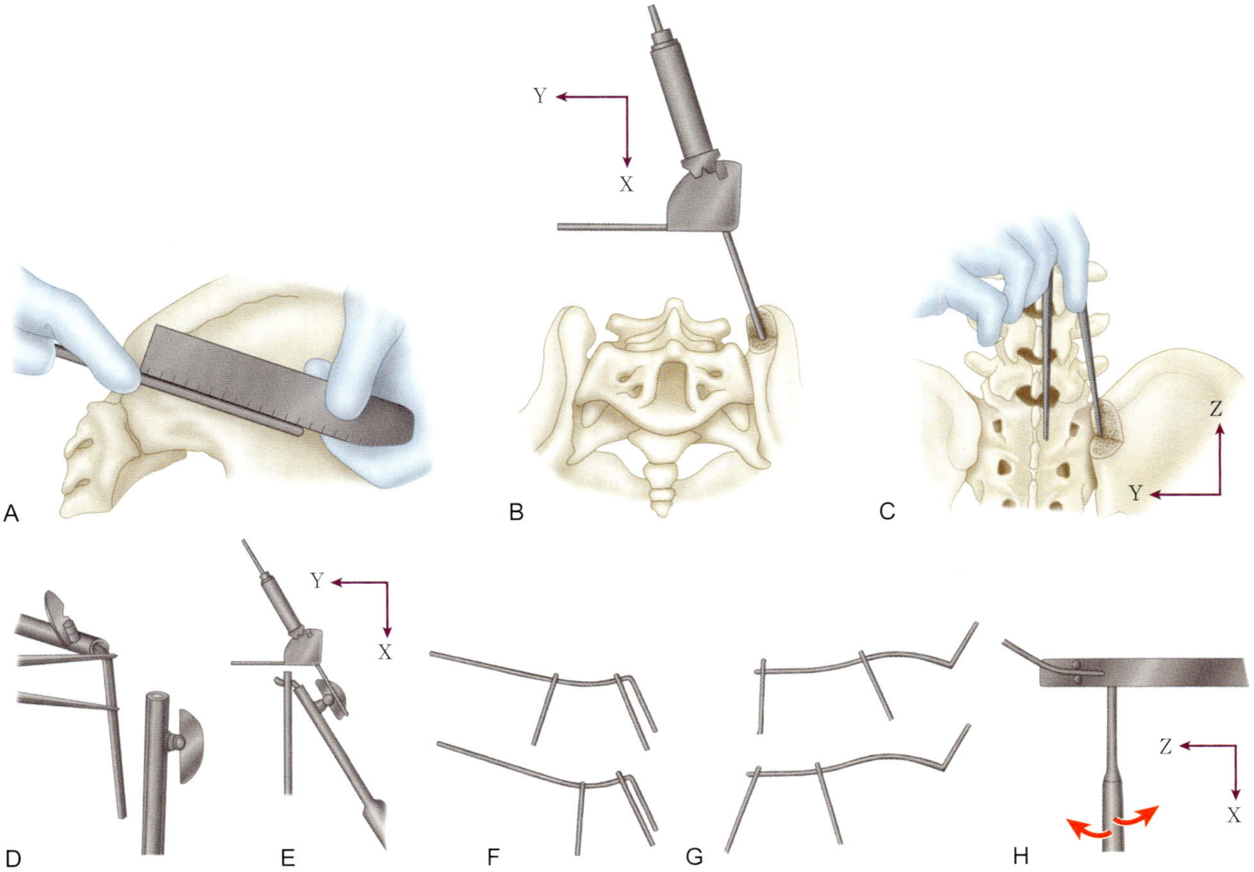


图 44-128　Asher 弯棒技术

A．棒在髂骨内长度；B．髂骨内棒与中矢状面之间的横向角度；C．从髂棘进棒点到沿脊柱放置的纵行棒之间的距离；D．直角弯棒；E．髂骶轴平面弯棒；F．预弯出长、短前凸；G．预弯出胸椎长、短后凸；H．调整矢状面髂骨角

（引自：Bochie-Adjei O, Asher MA: Isola instrumentation for scoliosis. In McCarthy R, editor: *Spinal instrumentation technique*, vol 2, Rosemont, III, 1998, Scoliosis Research Society.）（见手术技术 44-37）

锈钢单棒，顶端呈“U”形折弯，“子弹样骨盆尾端支柱”为插入骨盆的部分（图 44-130）。根据无脊柱畸形患者预先设计了后凸、前凸和骨盆支柱三维预弯结构。棒长为 310 ~ 450 mm，相邻棒之间的差距为 20 mm，共有 8 种不同长度的棒。有左右侧导针，很容易钻入两侧的后部髂嵴，然后引导插入棒的髂骨部分。棒越短，按比例其髂骨支柱部分也越短。采用“U”形棒的目的是为了通过建立正常的前凸和后凸，来恢复正常的脊柱在矢状面和冠状面内的排列，并矫正骨盆倾斜。但是，笔者没有发现“U”形棒在矫正僵硬畸形方面更令人满意的报道，除非术前进行前路松解，或者术中采取楔形截骨，以减小脊柱的僵硬强度。但是，如果侧弯相对柔软，侧弯像或体检显示侧凸角度 < 40°，笔者使用“U”形棒治疗神经肌肉型脊柱侧凸会获得很好的结果。

## 手术技术 44-38

- 如手术技术 44-6 文中所述显露脊柱。显露双侧髂嵴至髂后上棘，然后向下显露至坐骨切迹。
- 如果患者的体重超过 45 kg，用记号笔在 1/4 in（1 in=25 mm）的钻头上标记出比坐骨切迹长 15 mm 的距离；如果患者的体重低于 45 kg，则在钻头上标记的距离比坐骨切迹长 10 mm。
- 将正确的右侧或左侧钻头引导器放入坐骨切迹。保持钻头引导器侧柄与骨盆平行（图 44-131A），钻头引导器的轴向手柄与躯干轴线平行（图 44-131B）。
- 在髂后上棘尽可能靠下的部位开始钻孔（图 44-131C）。
- 在髂骨上钻一个至标记深度的孔，用钢丝探查，确定没有钻透骨皮质。
- 在对侧髂嵴上进行同样的操作。

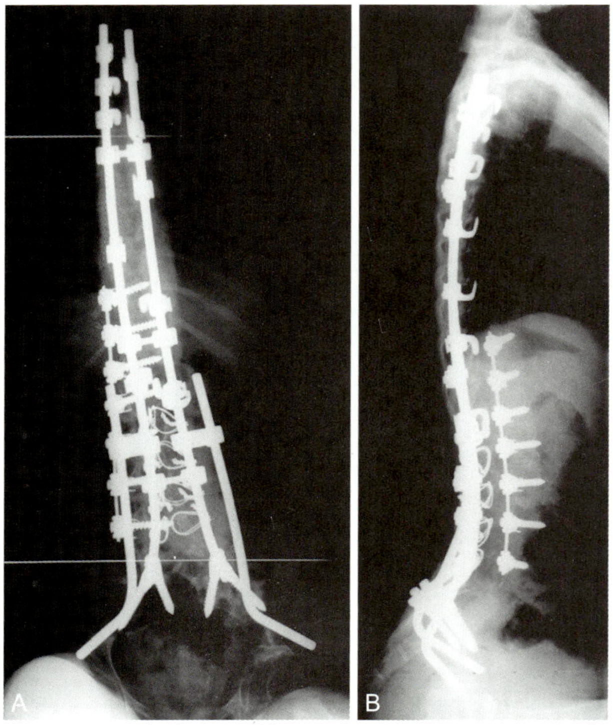


图 44-129 A，B. 采用多米诺连接器将多钩节段性器械与 Galveston 系统连接起来（见手术技术 44-37）

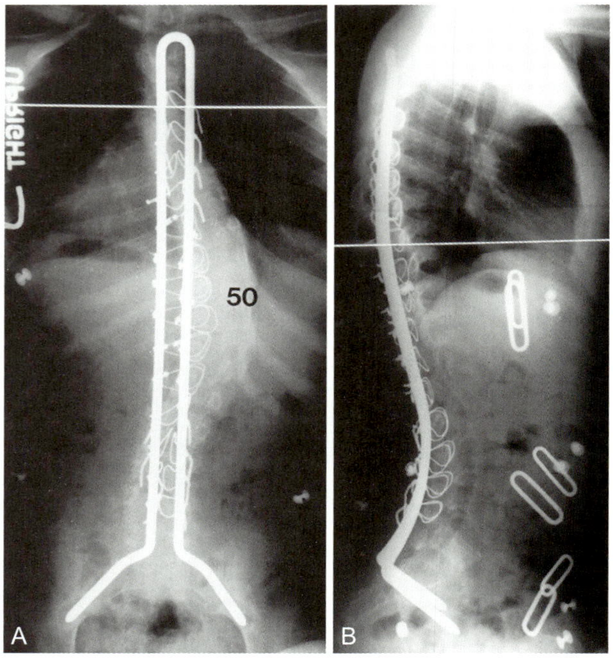


图 44-130 A，B. Bell，Moseley 和 Koreska 使用的治疗神经肌肉型脊柱侧凸的“U”形棒内固定系统

“U”形棒是一根连续的 1/4 in（1 in=25 mm）不锈钢单棒，顶端呈“U”形折弯，“子弹样骨盆尾端支柱”为插入骨盆的部分（见手术技术 44-38）

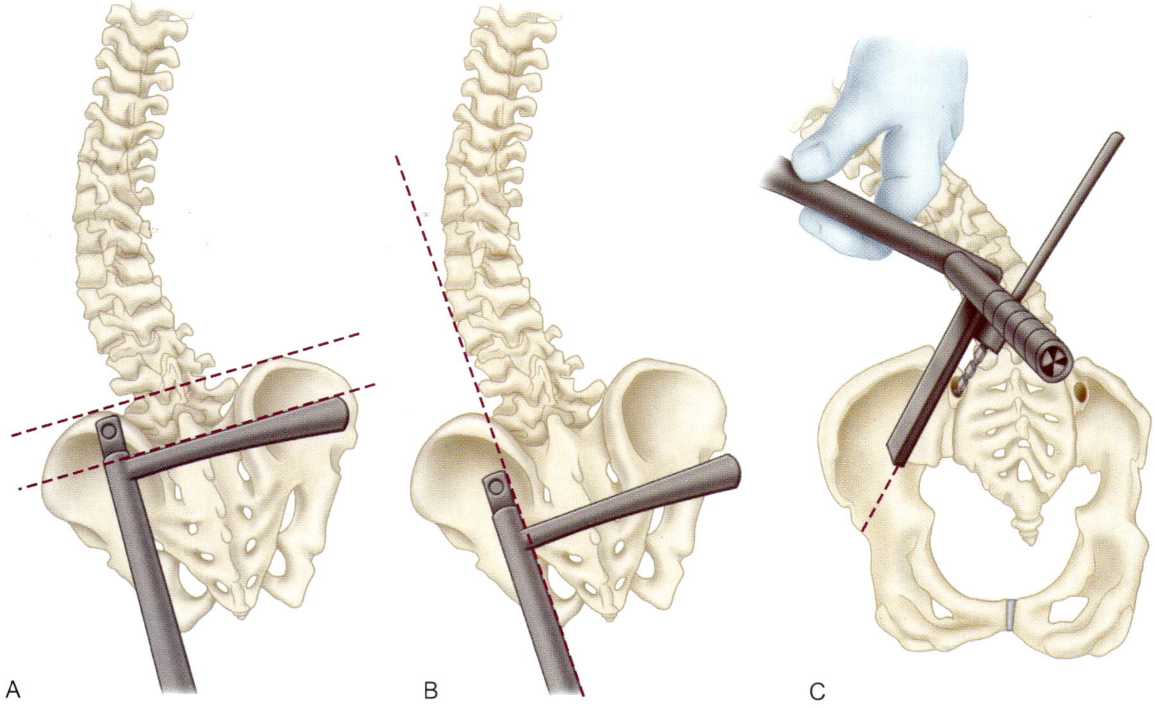


图 44-131 “U”形棒内固定系统

A．钻头引导器侧柄与骨盆保持平行；B．钻头引导器轴向柄与躯干轴保持平行；C．在髂后上棘靠下方开始钻孔

（图 C 引自：Miller F, Dabney KW: Unit rod procedure for neuromuscular scoliosis. In McCarthy R, editor: *Spinal instrumentation technique*, vol 2, Rosemont, IL, 1998, Scoliosis Research Society.）（见手术技术 44-38）

- 穿入椎板下钢丝。
- 测量棒长度的方法是将棒倒置，棒的折角处置于骨盆升高侧所钻的孔上。如果后凸严重，选择的棒要短一些，因为后凸的脊柱矫正后将变短。如果骨盆倾斜严重，从骨盆的升高侧和降低侧测量棒的长度，选择两者的中间值。如果就位后的棒太长，有必要剪除上端，然后用横向连杆连接。将适当长度的棒的骨盆支柱交叉，首先插入骨盆倾斜较低侧的支柱（图 44-132A）。骨盆支柱交叉的目的是使插入较低侧的支柱在另一支柱的下方。
- 将支柱的 1/2 ~ 3/4 长度插入孔内。然后用 Harrington 持棒钳夹住另一支柱并沿正确的方向导入。
- 用锤子交替将两根支柱锤入孔内（图 44-132B）。确保在正确的方向上将支柱锤入，否则可能穿入骨皮质。
- 一旦棒牢固就位后，可用棒的近端作为“舵”将棒的远端拉向脊柱（图 44-132C）。
- 不要一步就将棒完全推入切口内，因为这样可能会使骨盆支柱从孔内脱出或使髂骨骨折。应将棒推至 L5 椎板旁后用大力钢丝钳拧紧钢丝。
- 然后将棒推向 L4，拧紧钢丝，剪段残端。

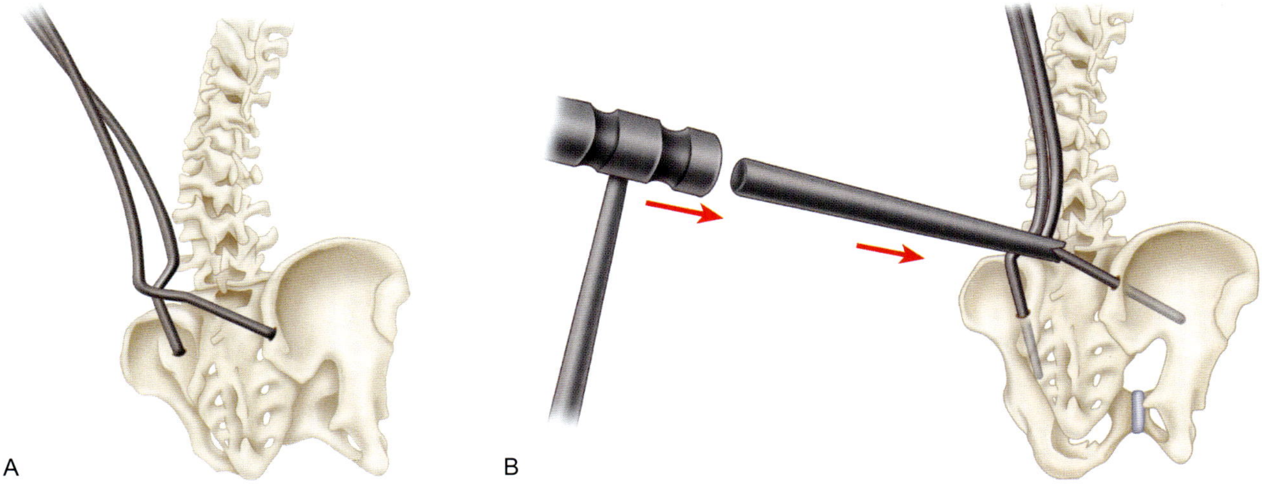


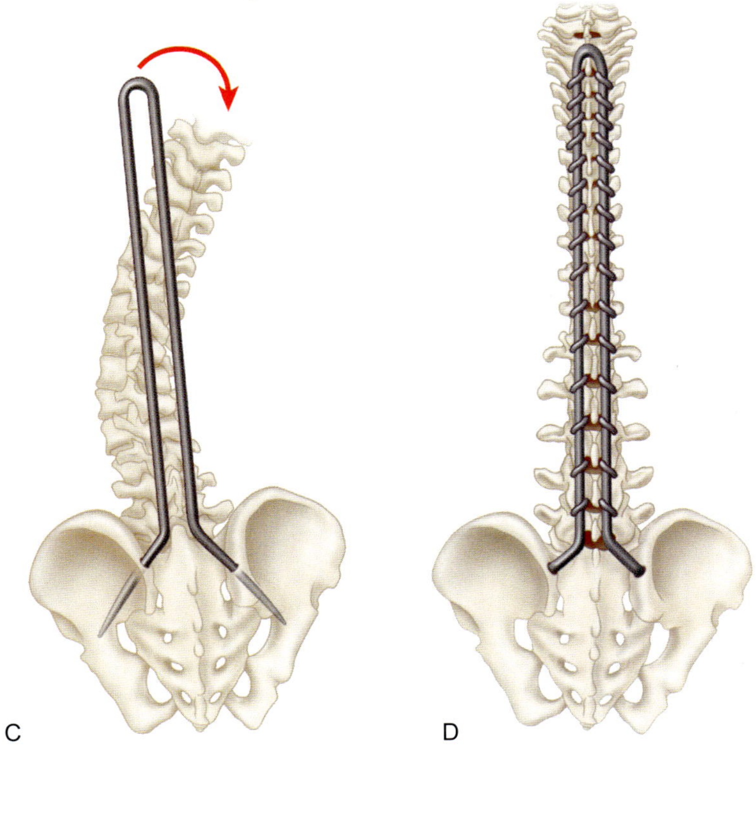


图 44-132 “U”形棒内固定系统，续前

A．将其中一个骨盆支柱插入倾斜骨盆较低的一侧；B．使用锤子将支柱敲进髂骨；C．支柱牢靠就位后，可用棒的近端作为“舵”将棒的远端拉向脊柱；D．将钢丝折向棒的中间，方向向下（见手术技术 44-38）

- 从下向上拧紧钢丝，一次一个节段。在主弯节段间拧紧钢丝时要持续推动棒，否则可能使作用于端椎的负荷过大。不要仅靠钢丝本身的拧紧将棒拉向椎板，否则钢丝可能切断椎板。
- 所有的钢丝均拧紧后，返回来确认先前拧紧的钢丝位置良好。
- 距钢丝结 10 ~ 15 mm 处剪断钢丝。
- 将所有的钢丝末端均弯向棒的中线，并朝向远端（图 44-132D）。
- 在植骨时，因为髂嵴已用于骨盆固定，常需要同种异体骨植骨。

## 髂骨螺钉固定髂骨

笔者发现用髂骨螺钉固定髂骨是安全和牢固的。髂骨螺钉可调节骨盆固定的内固定角度。

### 手术技术 44-39

- 脊柱显露后，在脊柱筋膜下面由外侧向内分离至远端髂骨翼内侧面的边缘部分。
- 辨别髂后上棘。进钉点位于髂后上棘下方 1 cm 及其远端边缘近侧 1 cm（图 44-133A）。如果需要，可以显露髂骨翼的外侧面以帮助确定进钉轨迹（图 44-133B）。
- 使用 4 mm 钻在内侧皮质进钉点处开口。
- 将髂骨探针或椎弓根探针尖朝向内侧，进钉轨迹偏向尾侧和外侧 45°，在髂骨两侧皮质之间探入（图 44-133C），出口更容易偏向外侧，这也是探针尖朝内偏的理由。理想的螺钉位置钉头正好朝向臀上切迹，是髂骨最厚的部分。
- 通道打好后，使用软的球形头探，在骨质内探查髂骨的边缘以确定螺钉的位置，如果必要可以敲打通道。

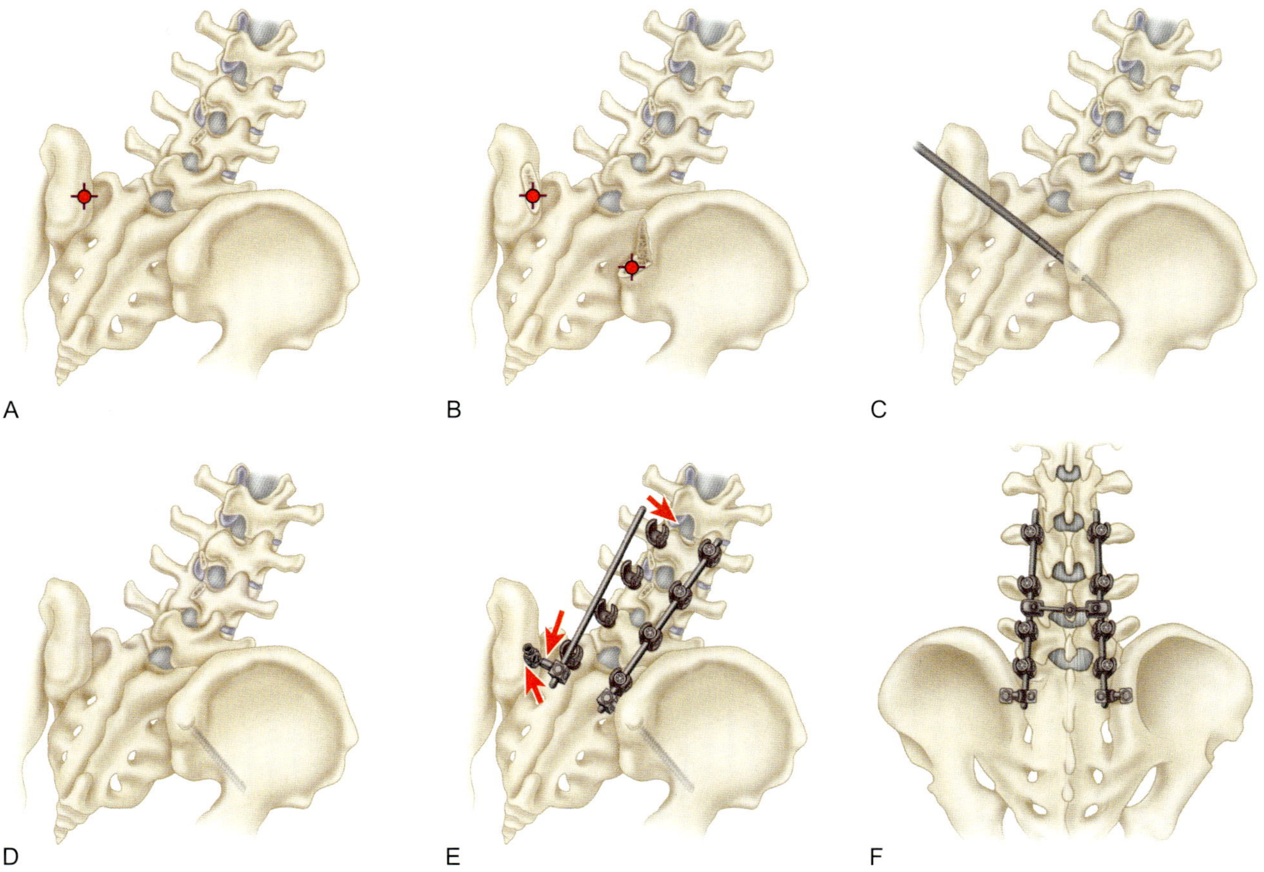


图 44-133 A ~ F. 使用 CD Horizon 系统进行髂骨固定（见原文）

（引自：Lenke LG, King AG: CD Horizon Legacy iliac fixation spinal system technical guide, Memphis, TN, 2004, Medtronic Sofamor Danek.）（见手术技术 44-39）

- 钉头是万向的，易于上棒，用螺钉试模用来确定螺钉的型号以最适合患者。
- 用改锥拧入螺钉。如果使用成角螺钉，那么每种螺钉都有对应的改锥。螺钉置入髂骨时很重要的一点是螺钉的头要低于髂后上棘（图 44-133D），保证术后螺钉头不会突出。
- 将螺钉头直接朝向内侧以使外侧的连接器能够置入，并能保证棒的垂直方向。
- 置入螺钉并调整头的方向后确定连接器的长度，目的是能使棒垂直并只在矢状面有弧度，冠状面弧度很小。
- 长度偏差确定后，将外侧连接器截成合适长度并置入螺钉的头内，螺母临时固定。
- 将棒放入外侧连接器内并将其用杠杆压入钉头内（图 44-133E）。
- 螺母放入外侧连接器临时固定。
- 所有内置物置入后，拧紧螺母并扭断螺母头（图 44-133F）。

**术后处理** 最初，L 棒或“U”形棒固定术后并不主张制动。但由于神经肌肉型脊柱侧凸常伴有骨质疏松、癫痫、患者不能配合及侧弯比较严重，笔者建议术后戴 TLSO 支具制动 3 ~ 6 个月，以降低断棒、假关节形成和矫正角度丧失的发生率。

## S2 髂骨腰椎骨盆螺钉置入术

这种技术所用的螺钉不需要单独切开皮肤和筋膜，平均长度在 7 ~ 10 cm 就可以实现。此外，这种固定方式也不会妨碍髂嵴的取骨。然而，O′ Brien 等报道认为这种固定方式使关节软骨的损伤达到了 60%，尚未有研究评估 S2 髂骨螺钉技术的生物力学强度。这种技术的优点是减少了置入物的突出，由于髂骨螺钉与其他脊椎在同一条线上，可以避免为了达到骨盆固定时所需棒弯曲。Myung 等推荐这种技术，它可使 L4 以下有 6 个固定点。

## 使用骶骨翼髂骨螺钉进行髂骨和腰骶固定

### 手术技术 44-40

- 使用可透视手术床，患者俯卧位，最大限度减小骨盆旋转，使之尽可能中立。
- 正中切口以方便显露背侧骶孔，尤其是 S1、S2 孔，无须向外显露至髂嵴。
- 术者站在患者对侧打钉子，进钉点选择在 S1、S2 孔外侧缘连线的中点（图 44-134A）。该进钉点与 S1 椎弓根钉置钉点有很好的对应性。
- 术者应注意，该置钉点可随患者解剖结构变异而变化，尤其对于一些先天性和神经肌肉型的畸形患者而言，其在轴位上是不对称的，这时候需要相应地调整参考平面。
- 确定合理的进针轨迹，进针方向应指向髂前下棘，这可以通过触诊大转子来定位（图 44-134B）。该轨迹应恰在坐骨切结上方。
- 术中透视确定钉道是否准确，在透视时的角度一般为在矢状面 20° ~ 30° 头倾（图 44-134C），在冠状位 40° ~ 50° 侧倾（图 44-134D），方向遵循进钉点与髂前下棘的连线，这样可见髂骨泪滴（图 44-134E）。
- 用椎弓根探子或 2.5 mm 钻寻找钉道，钉道在坐骨切迹上 2 cm 左右，并指向髂前下棘（图 44-134F）。由于骨盆倾斜或腰前凸的影响，该钉道方向会随之变化。
- 如果用钻，可以感受骨质内进钻的感觉，当穿过骶髂关节后，改用 3.2 mm 钻头，这样可避免其断在髂骨内。当患者骨盆发育不良时，可用探子。
- 透视获得髂骨泪滴，以确定钉道在髂骨最宽厚的部位，保证皮质骨不会破。
- 用球探探查四壁完整，并抵在钉道前壁以测量钉道长度。
- 置入导丝或钻大钉道以保护钉道并利于透视定位（图 44-134G）。
- 使用同样型号的攻丝准备钉道，确保攻丝过程中导丝不前行并保持原位置。
- 置入螺钉，使其指向髂前下棘并位于坐骨切迹上 2 cm，在钉子完全置入前，拔出导丝，否则其容易折弯或断在钉道里。
- 通过泪滴像确认钉子位置（图 44-134H-J）。
- 选择长度合适的棒并折弯，预留矢状面的角度。
- 检查并确定钉尾是否与上方钉尾顺应良好。棒子一般从远端开始固定，如果近端有较严重畸形，也可从近端开始固定。
- 拧入钉帽。从尾端开始固定棒，向头端逐一进行（图 44-134K），最后拧紧螺帽。

## 三、脑瘫

脑瘫患者脊柱畸形的发病率，因神经肌肉受累的程度而异有很大差别。能够行走的痉挛性偏瘫患者的脊柱侧凸发病率低于 10%；然而，这类患者中侧弯超过 10° 者占了 21%，侧弯超过 30° 者占了 6%。Madigan 和 Wallace 发现在需要完全护理的痉挛性四肢瘫患者中，脊柱侧凸的发病率为 65%。大多数学者均认为侧弯的严重程度与神经损害的程度成正比。脑瘫患者脊柱侧凸可持续进展到 30 岁。发展最重的患者见于不能行走、有胸腰椎或腰椎侧凸者（侧弯＜ 50° 者，侧弯平均每年加重 0.8°；侧弯超过 50° 者，侧弯平均每年加重 1.4°）。

脑瘫性脊柱侧凸的最佳处理是在侧凸变得严重之前早期发现，早期预防。与特发性脊柱侧凸不同，脑瘫性脊柱侧凸患者可能存在疼痛。如果侧凸不治疗，活动功能可能丧失。如果患者可以行走，躯干可能已因严重扭曲而不能直立。随着骨盆倾斜的加重，患者坐变得更加困难。如果需要用双手辅助支撑坐，患者就会丧失需要上肢参与的活动能力。

Bonnett 等列出了脑瘫性脊柱侧凸治疗的 7 个目标。

1．改善辅助性坐立，使护理人员和家属更容

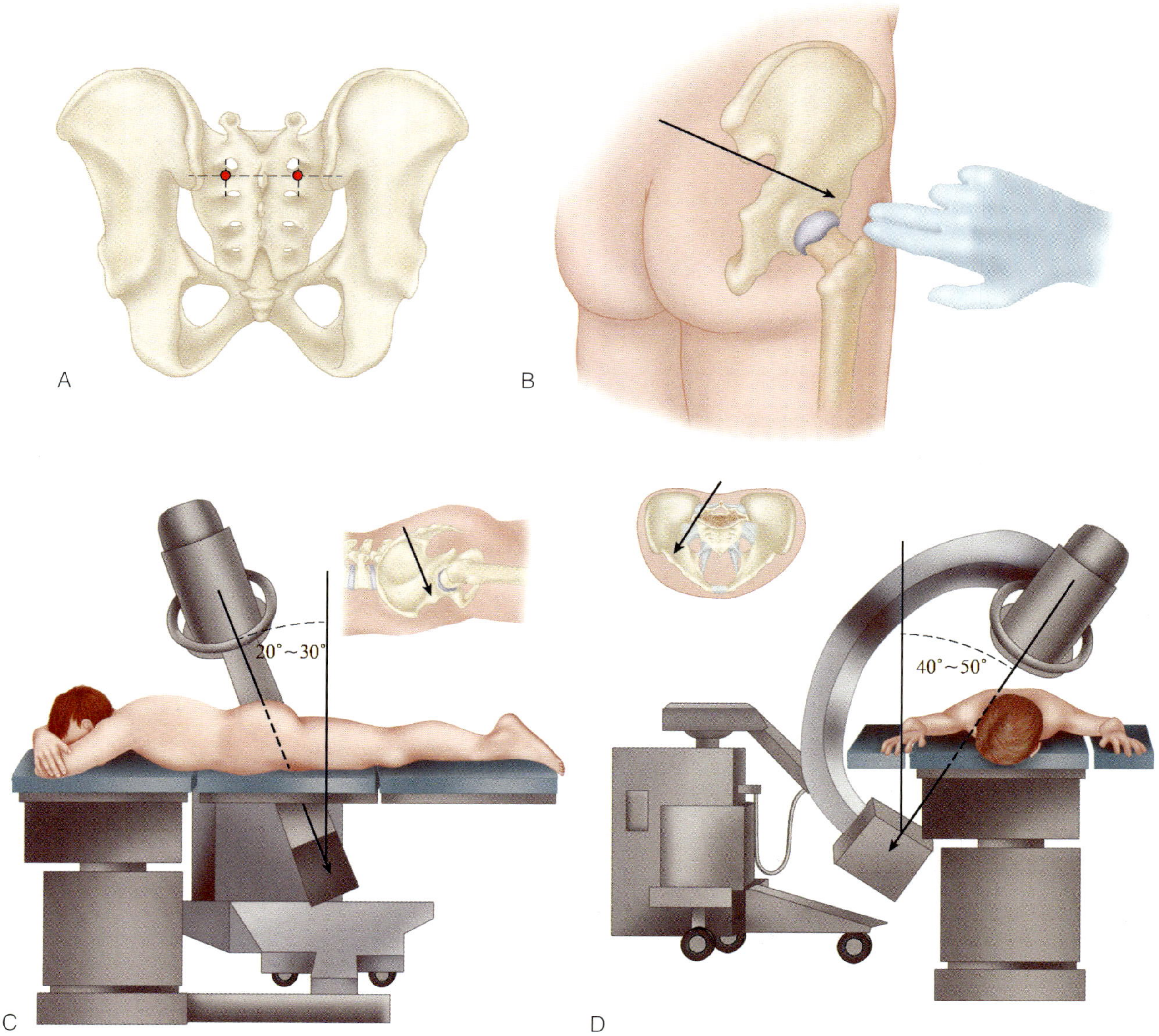


图 44-134 骶骨－骶骨翼－髂骨钉的腰骶固定。A. 进针点；B. 置钉轨迹；C，D. 透视确定置钉轨迹

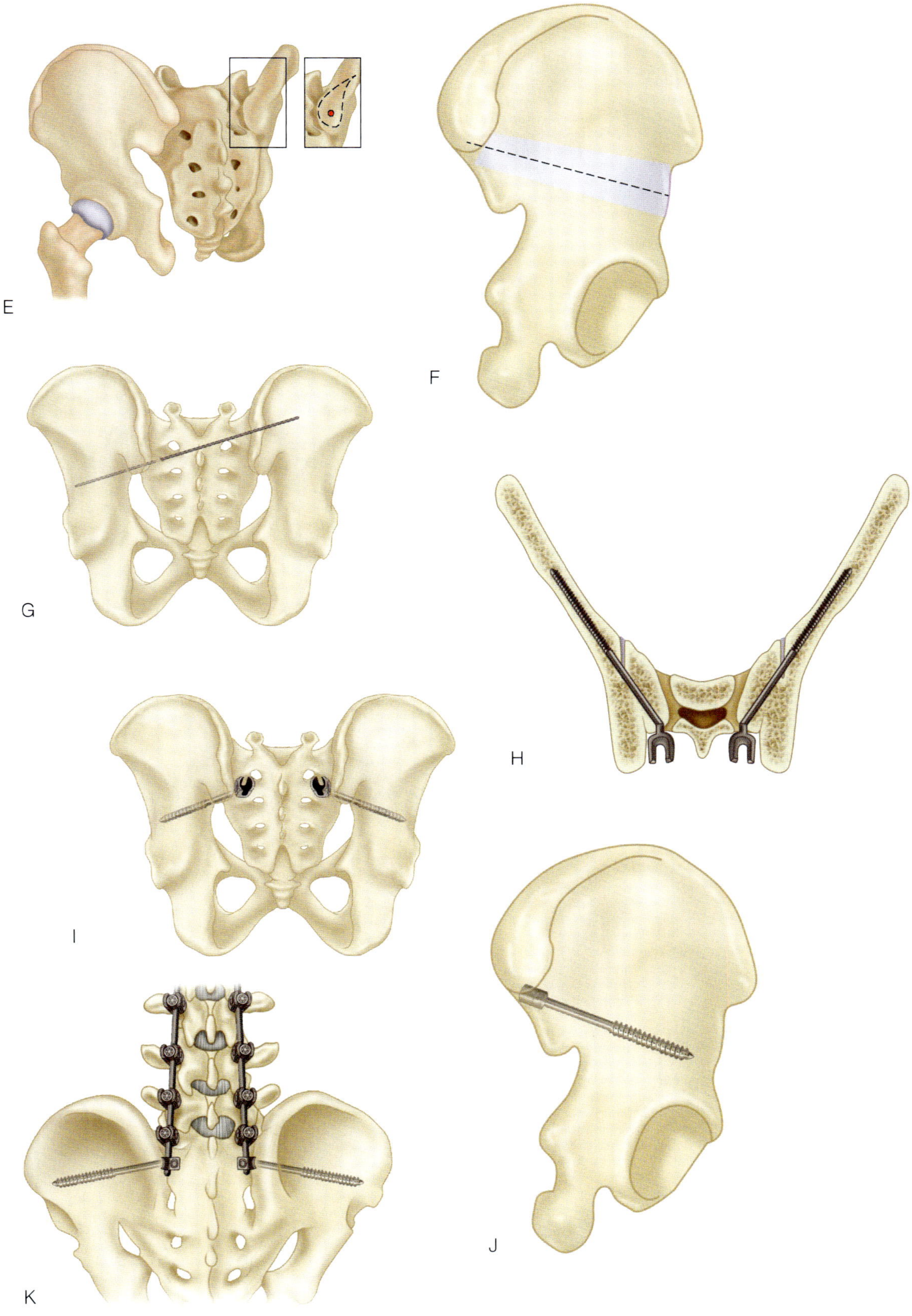


图 44-134（续） E. 通过调整透视方向，髂骨泪滴可见；F. 在坐骨切迹上 2 cm 处准备钉道；G. 在准备的钉道内留置导丝；H-J. 通过泪滴像确认内固定位置；K. 放置内固定棒（见手术技术 44-40）

易安顿或移动患者。

2．解除髋部和背部疼痛。

3．通过减少对外界帮助的需求，增加患者的独立性，包括改变体位缓解疼痛、局部受压迫、喂食物的体位。

4．消除依靠上肢支撑躯干的需求，改善上肢的功能和床面上的活动能力。

5．减少对辅助装置的需要，使患者能够使用其他装置。

6. 可以将患者留在一个需要更少护理的环境中。

7．可以通过改变姿势来改善饮食状态。

每个患者必须个体化评价，以便确定这些康复目标的可行性。

### （一）分类

Lonstein 和 Akbarnia 将脑瘫性脊柱侧凸分成两类（图 44-135）。Ⅰ类侧凸是累及胸椎和腰椎的双弯，占所有病例的 40%，这些侧凸与特发性脊柱侧凸相似，常见于可以走动和生活在家中的，仅有精神发育迟缓的患者；Ⅱ类侧凸是更严重的腰椎或胸腰椎侧凸，延伸至骶骨，骨盆倾斜严重，占所有病例的 58%，这些患者通常由于痉挛性四肢瘫而不能走动，一般不能在家中护理，更可能患有典型的脑瘫而不是单独的精神发育迟缓。

### （二）非手术治疗

如果侧凸较小，应严密观察。如果侧凸逐渐加重，或者是可以独立行走和坐立的发育期患儿的侧凸超过 30°，应该给予治疗。如果患者的骨骼已成熟，则支具治疗无效。如果侧凸超过 50°，就应手术治疗。若患者精神发育严重障碍，神经受累明显，且侧凸没有引起严重的功能问题或疼痛，则适合观察。

大多数不能行走的脑瘫患者出生后头几年不能控制头、颈部。定制的坐位托架能很有效地保证患者脊柱直立和骨盆平衡，还能有效地使受累严重的患者适应严重的脊柱畸形和保持直立姿势。

如果侧凸是进展性的，矫形支具作为一种临时性的装置可能很有效，但不能对侧凸提供永久的控制。矫形支具通常用于治疗可以行走或独立坐立的患儿的侧凸。矫形支具常可以为躯干提供足够的支持，使上肢发挥功能。可供选择的矫形支具是被动的全接触式的 TLSO 支具，可以是单片前开口式，或者前后二片式的，也可以选择较柔软的 Boston 支具。

### （三）手术治疗

脑瘫性脊柱侧凸的手术非常复杂，确定是否需

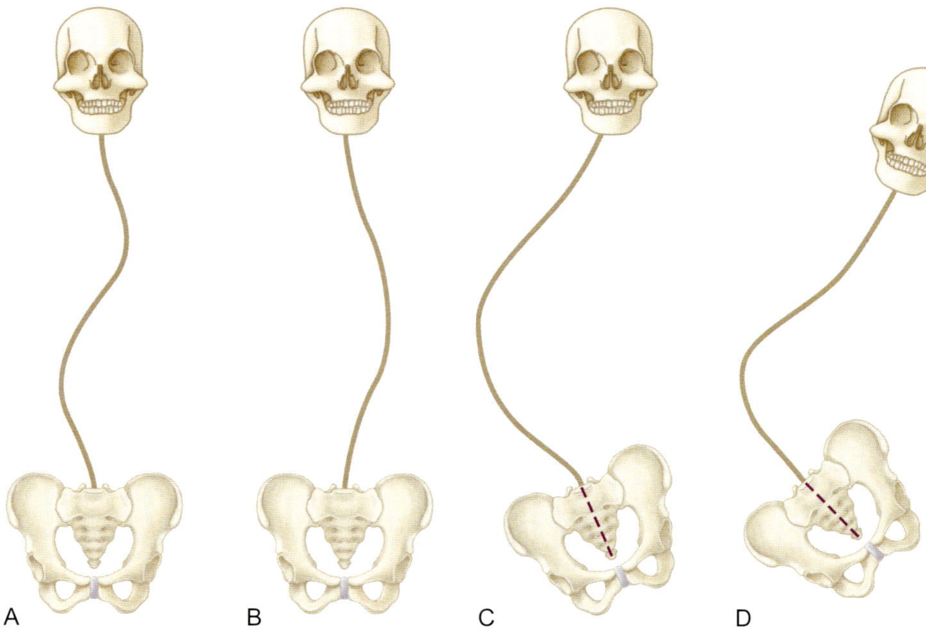


图 44-135　A，B.　Ⅰ类侧凸是波及胸椎和腰椎的双弯，轻微骨盆倾斜；C，D.　更严重的腰椎或胸腰椎侧凸，延伸至骶骨，骨盆倾斜严重

要手术或者采用哪种手术都很困难。在采取新手术技术和器械内固定之前，手术治疗容易失败，但目前治疗水平已有很大提高。

手术治疗的指征由脑瘫患者精神受累程度和功能状态决定。确定手术可以改善何种功能并不容易。当然，可以走动的和智力接近正常的患者的手术适应证与特发性脊柱侧凸患者相似（青少年侧凸 40° ～ 45° 或以上、侧凸超过 50° ～ 60° 以上的骨骼成熟的年轻患者、非手术治疗无效的进展型脊柱侧凸患者）。对一个全身受累、癫痫发作、缺乏头或躯干控制、有明显营养问题的患儿做出决定是否应该手术很困难。如果不能改善患者的实际功能，就不应该采取手术治疗，以避免无效操作带来的风险。

适用于脑瘫性脊柱侧凸患者的手术方法已取得很大进步。有关报道认为后路脊柱融合和 Harrington 棒器械内固定患者的假关节发生率为 20%。同时进行前后路器械内固定的前后路手术可以良好地矫正畸形和并降低假关节发生率。Luque 棒和节段性器械内固定的使用极大地改善了脑瘫性脊柱侧凸患者手术的效果。对 Luque 棒一期后路手术和一期 Ziekle 器械前路脊柱内固定融合术加二期后路 Luque 棒骨盆固定的两组患者进行比较，前者一期手术患者的假关节率为 40%，而前后路联合手术患者的假关节率仅为 9.5%。不过，Allen 和 Ferguson 对前路器械内固定的必要性持怀疑态度，他们认为前路器械内固定降低了总的矫正效果，因而倾向于行一期前路松解融合、二期 Luque 棒骨盆固定矫正术。首先一期行前路松解和融合，不进行内固定，二期再采用新的后路器械内固定矫形已经取得满意效果。采用 Cotrel-Dubousset 器械治疗脑瘫性脊柱侧凸的优点是除具有矫正侧凸和旋转畸形外，还可沿棒进行撑开或压缩操作。但是，对于弯度较大的、僵硬的侧凸应在一期行前路松解、椎间盘切除和前路植骨融合，二期再行后路器械内固定至骨盆，这一手术原则是相同的。有学者建议使用双骶骨螺钉或骶髂关节螺钉进行骨盆固定，有相关研究报道，使用全椎弓根螺钉内固定技术，单纯的后路手术和固定能够达到前后路联合手术的效果。当然，目前仍没有一种最好的治疗方案可以解决此类复杂的畸形。一般来说，笔者使用椎弓根螺钉，如有需要，可固定至骨盆。笔者更喜欢使用髂骨钉及骶髂螺钉（见手术技术 44–35、手术技术 44–36）。如果患者的骨盆太小而不能使用螺钉固定，笔者采用 McCarthy S 棒技术（手术技术 44–32），通过横连与骨盆内固定相连接。

手术方法的选择也是依据脊柱侧凸的类型。根据 Lonstein 和 Akbarnia 的原则，Ⅰ型侧凸只需要后路融合，很少需要融合至骶骨（图 44–136）。他们指出，只有当腰椎明显受累时，才对Ⅰ型侧凸行前路与后路联合手术，行前路松解融合和后路器械内固定能增加矫形效果，并降低假关节形成率。Ⅱ型侧凸需要行包括骶骨在内的长节段融合，因为骶骨也是侧凸的一部分，且存在骨盆倾斜。必须拍摄患者的牵引位 X 线片，如果骨盆能够达到水平位和脊柱恢复平衡，则可行一期后路手术。但是，如果牵引位 X 线片显示仍存在骨盆倾斜或躯干在骨盆上不平衡，就需要行联合手术。总的来说，腰椎侧凸越大、骨盆倾斜越严重、侧弯越僵硬，就越有可能行联合手术，尽管由于后路系统的完善，前后路联合手术已不那么常用。

如果患者存在髋部挛缩，那么仅仅通过分析站立位 X 线片就确定治疗方案则可能会导致错误

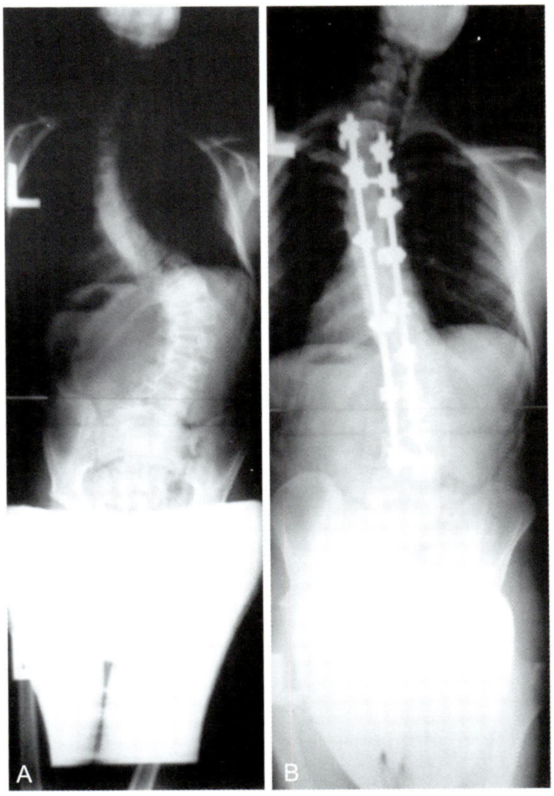


图 41-136 A. 脑瘫患者术前站立位 X 线片，明显属于Ⅰ型患者；B. 术后 4 年 X 线片，只行后路器械矫形，没有采用骨盆固定

的结论。通常在仰卧位髋关节伸直时拍摄X线片，如果一侧髋关节有内收挛缩而另一侧髋关节有外展挛缩，就可以表现为骨盆倾斜。正确的X线摄片方法应是保持髋关节松弛状态下的仰卧位，不受髋关节挛缩的影响。这样可以使脊柱和骨盆不受髋关节挛缩的影响而处于中立位。另外，腘绳肌紧张可引起脊柱后凸畸形，应该仔细检查，因为如果不松解腘绳肌，内固定的应力将明显增大。

采用器械内固定治疗脑瘫患者时应考虑到几个技术要点。融合的上端应高于T4，以防止器械内固定上方的脊柱后凸。在要安放内固定器械的最上端棘间隙的两侧，只有一小部分黄韧带需要去除。如果可能，应保留最上位节段棘上和棘间韧带，防止内固定器械上方的后凸增加。使用椎弓根螺钉或钩在上端固定，可以增加整个内固定系统的轴向负荷的支持。

脊柱融合术后是否制动由患者的活动水平和内固定的牢靠程度决定。如果患儿能够忍耐不妨碍功能的外固定，那么，不论内固定如何，牢固均可行外部支撑。不过，如果外部支撑明显妨碍患者的功能和活动，且内固定牢固，就不应使用外固定。如果骨质明显疏松或内固定不理想，术后应当使用外部支具支撑。

### （四）并发症

器械内固定技术和术前、术后处理的改进已使并发症的发生率有所减少，但是应当了解，脑瘫性脊柱侧凸手术的并发症比特发性脊柱侧凸要高得多。有关报道称脑瘫性脊柱侧凸患者手术的并发症高达81%，其中感染率为15%～19%，有学者认为脑瘫性脊柱侧凸患者感染的风险更高。深部感染的处理方法如下：拆除所有的缝线直至内固定器械和移植骨，冲洗和清创伤口，系统地使用抗生素，敷料覆盖切口，经常更换敷料直至肉芽组织覆盖内固定器械和移植骨，延期关闭切口。

由于患者不能做深呼吸和咳嗽练习，所以经常出现肺部并发症，应该采取适当的措施预防肺部感染。

如果融合的上端没有选择好(应当在T4以上)，融合部上端的头侧可能发生后凸。更新型器械内固定系统的应用已经使假关节形成率有所降低。其他可能的并发症同其他脊柱融合手术可能发生的并发症相同，如尿路感染、肠梗阻和失血。

尽管这类患者手术并发症可能很严重，但是，手术能够明显改善患者的功能或防止功能的进一步恶化，因此，尽量采取手术治疗并接受手术风险也是值得的。手术前应当考虑到可能发生的并发症并有所准备，一旦发生及时处理可降低其严重性。

## 四、Friedreich共济失调

Friedreich共济失调是隐性遗传性疾病，特点是脊髓与小脑的退行性变。已经发现该病是由位于染色体9q13上的共济蛋白基因缺失引起的。该病的临床发病年龄为6～20岁。原发症状为进行性共济失调步态、发音不良、本体感觉或振动感觉减弱、肌力降低、腱反射缺失。继发症状包括高弓足、脊柱侧凸和心肌病。受累患儿20岁以前依赖轮椅，常在30～40岁时死于心肌病。

Labelle等评估了56例诊断为Friedreich共济失调的患者进行研究，发现这56例均有脊柱侧凸。最常见的侧凸类型是胸椎和腰椎结构性双弯(57%)，而典型的伴骨盆倾斜的神经肌肉型胸腰弯在这类患者中仅占14%。Milbrandt等报道，患者父母中有63%同样存在脊柱侧凸，与神经肌肉型脊柱侧凸不同，这类患者侧凸的发展与全身的肌力降低没有明显的相关性。而且，Cady和Bobechko也推测Friedreich共济失调患者脊柱侧凸的发病机制可能是平衡和姿势反射的紊乱，而不是肌力降低。并不是所有Friedreich共济失调患者的脊柱侧凸都是进展型的（49%为进展性的）；发病年龄较小和青春期前出现脊柱侧凸是脊柱侧凸进展的主要因素。少年晚期或20岁左右出现脊柱侧凸进展的可能性较小。

大多数学者发现支具不能控制Friedreich共济失调病患者侧凸的进展。矫形支具不能控制侧凸，一般患者出现脊柱侧凸时，已经有严重的共济失调，而且脊柱矫形支具的限制会使患者行走更加困难。< 40° 的侧凸进行观察即可，> 60° 的侧凸需要行手术治疗，40° ～ 60° 的侧凸可以观察也可以行手术治疗，这主要决定于患者的年龄、发病时间及侧凸的特点，如确诊为脊柱侧凸时患者的年龄和脊柱侧凸是否进展等。如果观察时间过久，心肌病可能发展至即使能行侧凸矫形手术但已经很危险的程度，因此，如果有可能，应当对进展型侧凸早期手术治疗。

无论要对这些患者采取任何手术治疗，术前必须进行心脏病学方面的评价。Friedreich 共济失调患者术后通常由于制动而无法行走。长时间的术后卧床必须限制在最短的时间内，否则，肌肉无力可能会迅速加重。由于这些原因，这些患者最好采用节段性脊柱内固定系统，如椎板钩、椎板下缆索或椎弓根螺钉脊柱内固定，这样，术后通常不需要使用支具保护。总的来说，这类患者通常需要长节段的固定融合，同时，要注意矢状面内的矫形，防止晚期胸椎后凸的发生。Milbrandt 推荐使用节段性脊柱内固定器械，并且从 T2 融合至骶骨。除非骨盆倾斜非常明显，否则一般不需要融合固定骨盆。这类患者术中使用脊髓监测通常效果不好，因此，需要准备采取术中唤醒试验来评估内固定置入和矫形后神经功能的状态。

## 五、Charcot-Marie-Tooth 病

典型的 Charcot-Marie-Tooth 病（CMT）是一种脱髓鞘性神经系统疾病。这种疾病是显性遗传，严重程度有很大差异。有报道称 CMT 病患者脊柱畸形的发生率为 10% ~ 26%。一些学者发现 CMT 病伴有脊柱侧凸的患者可以耐受支具治疗，但另外一些学者认为，支具治疗无效，他们认为这类患者的侧凸进展率达到 71%，而其中 33% 的患者需要内固定和融合治疗。伴随这种脊柱侧凸的矢状面畸形通常为后凸畸形，除非伴有骨盆倾斜，一般没有必要融合至骨盆。这类患者术中使用脊髓检测几乎是不可能的，因此，可以考虑准备采取术中唤醒试验来评估可能发生的神经系统并发症。

## 六、脊髓空洞症

脊髓空洞症是脊髓内的一个充满液体的囊腔。脊柱侧凸可能是脊髓空洞症最早出现的临床表现。脊髓空洞症可以与 Chiari Ⅰ畸形同时出现，也可以单独存在。有假设认为脑脊液回流障碍可能是引起 Chiari Ⅰ畸形合并脊髓空洞症的病因，脊髓空洞症不合并 Chiari Ⅰ畸形的空洞是不连通的。报道认为脊髓空洞症患儿脊柱侧凸的发生率为 63% ~ 73%。某些物理检查可以提示患者可能存在脊髓空洞症，包括伴随脊柱侧凸出现的神经功能缺陷和疼痛、手内肌肉萎缩、弓形足畸形、两侧肌肉不对称、枕部和上颈椎的疼痛及腹壁浅反射消失。X 线检查也可以提示可能存在脊髓空洞症，如 Charcot 关节和胸椎左弯。脊髓空洞症伴脊柱侧凸患者一般有胸椎后凸（> 40°），这与特发性脊柱侧凸患者的胸椎后凸是不一样的。而且，这类患者的颈椎前凸角度也相应增加。如果怀疑有脊髓空洞症存在，应行 MRI 检查（图 44-137）。进行 MRI 检查时，必须注意颅颈交界部，以排除 Arnold-

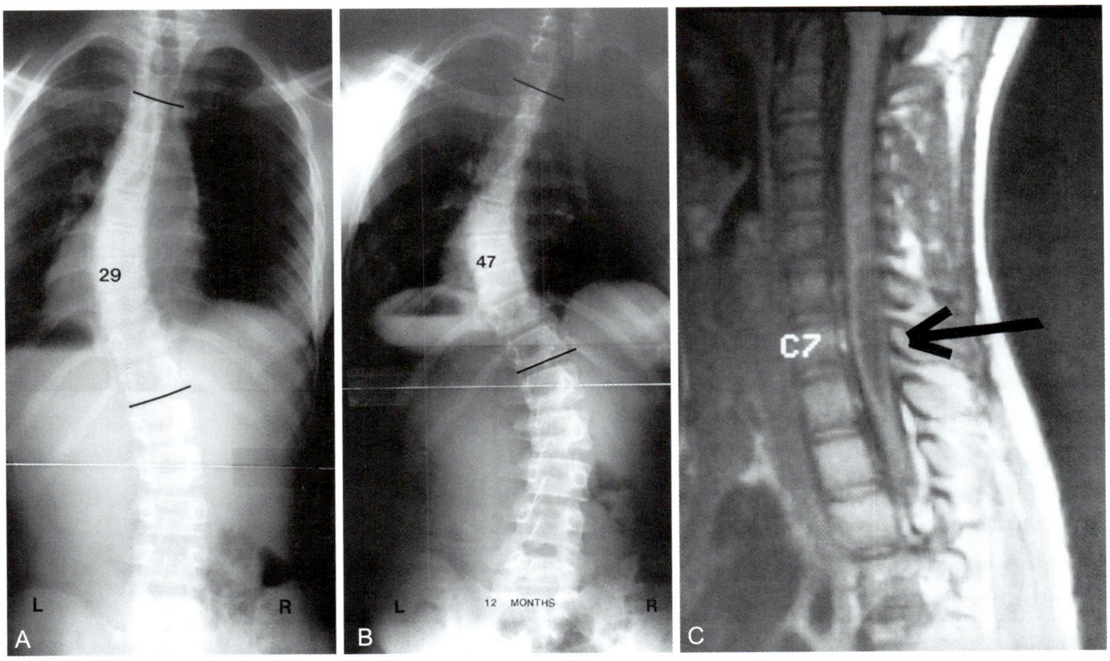


图 44-137 脊髓空洞症患者的进展型侧凸

A. 最初发现的侧凸；B. 1 年以后侧凸的变化；C. MRI 显示 C7 部位脊髓内空洞（箭头所示）

Chiari 畸形。

脊髓空洞症对治疗伴发的脊柱侧凸有很大影响。对该类患者行脊柱融合内固定术，应充分考虑其潜在风险，目前尚有术后发生截瘫及脊髓内囊腔破裂而致死的报道。由于可能发生这些并发症，对患脊髓空洞症的脊柱侧凸患者行手术治疗时应小心谨慎。在考虑行任何大手术治疗前，应慎重考虑神经损害进一步加重的可能性和充分估计侧凸的预后情况。有学者建议治疗这类疾病时，首先引流囊腔，然后进行观察，以明确脊柱侧凸是否已经稳定。有研究证明在 15 例已经行囊腔引流的病例中，3 例脊柱侧凸有明显的好转，其他病例脊柱侧凸也没有进一步加重。另外一个研究发现囊腔引流术可以延迟但不能防止未发育成熟患者脊柱侧凸进一步发展；但是，囊腔引流术后，可以使用撑开型器械矫形固定而没有出现神经损伤并发症。笔者所在单位的小儿神经外科医师认为，空洞通常与 Chiari Ⅰ畸形相关联。他们首选的措施是颅后窝减压，如果颅后窝减压后弯曲畸形仍然进展，就有进一步手术指征了。如果必须固定，那么应尽可能避免撑开。可以采取前路固定，也可以采用后路胸椎椎弓根螺钉的椎体直接去旋转技术。术前最好与神经外科医师交流以避免脊髓损伤。

## 七、脊髓损伤

据相关研究报道，在青少年进入快速生长期前，儿童脊髓损伤患者中 99% 发生脊柱畸形。青春期前的患者出现脊柱畸形比年龄较大的患者更常见，而且侧凸的进展更为严重。

脊髓损伤患者若脊柱侧凸加重引起骨盆倾斜，将导致坐立位时躯干无法平衡，迫使患者使用上肢支撑躯干，而不能发挥上肢功能。坐骨下面可发生压迫性压疮，骨盆倾斜较高侧的髋关节也可发生半脱位。

### （一）矫形支具治疗

尽管一些学者认为，采用支具或腰围等装置不可能改变这些患者脊柱侧凸的自然进程，而其他一些学者相信，对于脊髓损伤的青春期前患者，矫形支具在处理这种脊柱侧凸上有一定作用。由于潜在的皮肤压伤问题，采用支具治疗有时是很困难的，但控制侧凸的进展是有效的。采用矫形支具可以延缓青春期前做手术的时机，直至脊柱纵向生长更加成熟。这需要医师、家属和患者的密切合作。通常使用定制的、衬垫良好的塑料全接触式 TLSO 支具，密切注意皮肤任何压迫性损伤的征象。晚上可以去除支具，仅在坐立时使用。

### （二）手术治疗

大多数脊髓损伤的青春期前患者最终需要手术来稳定脊柱侧凸（50% ～ 60%）。如果采取支具治疗后侧凸仍继续发展，则需要手术治疗。如果患者初次就诊时侧凸超过 60°，应该考虑立刻进行手术；经过支具治疗后，侧凸仍发展超过 40°，也应考虑手术治疗；对于 40° ～ 60° 的侧凸，应根据患者的具体情况来决定治疗方案。

在这些患者中，据文献报道脊假关节形成的发生率为 27%～53%。Dearolf 等报道，在他们治疗的患者中假关节形成发生率为 26%，他们将较低假关节率的原因归结为近年来节段性内固定的使用。由于节段性内固定更牢固，术后可以不用制动（图 44-138）。手术前应全面检查泌尿系统的功能，因为脊髓损伤患者常见泌尿系统感染。手术前 2 周应进行尿培养，如果培养结果为阳性，应用抗生素治疗 10 d，再次进行培养。如果病原菌对口服用抗生素敏感，当培养阴性时即可手术，抗生素一直用到术后。如果病原菌仅对静脉应用抗生素敏感，手术应延迟至停用抗生素 10 d 且培养阴性以后。术后口服抗生素 3 个月预防感染。侧凸进展迅速的患者应该在术前行 MRI 检查以排除创伤后脊髓空洞。

应尽可能将手术推迟至患者的体重达到 45 kg 以上，以便能够采用直径更大的棒以获得更稳定的固定。随着胸椎和腰椎椎弓根螺钉的更多使用，并非必须进行前路松解。但对于大角度、僵硬型侧凸患者仍应考虑采用前路松解。对于 10 岁以下的患儿，当脊柱侧凸进展超过 50° 时，选择何种治疗方法是非常困难的。Dearolf 等所做的 4 例未进行融合的 Luque 器械内固定或皮下 Harrington 棒撑开内固定手术的患者均失败。如果患者很小，可行双生长棒技术，这比 Haningtorr 系统更牢固，并发症更少。如果年龄较小的患者确实需要脊柱融合固定，那么，将来发生曲轴现象的风险将会很大，因此，首先应当进行一期前路松解融合，然后，再行二期后路节段性内固定矫形和融合。随着后路椎弓根螺钉系统的三维矫形和固定，现在已很少行前路松解。

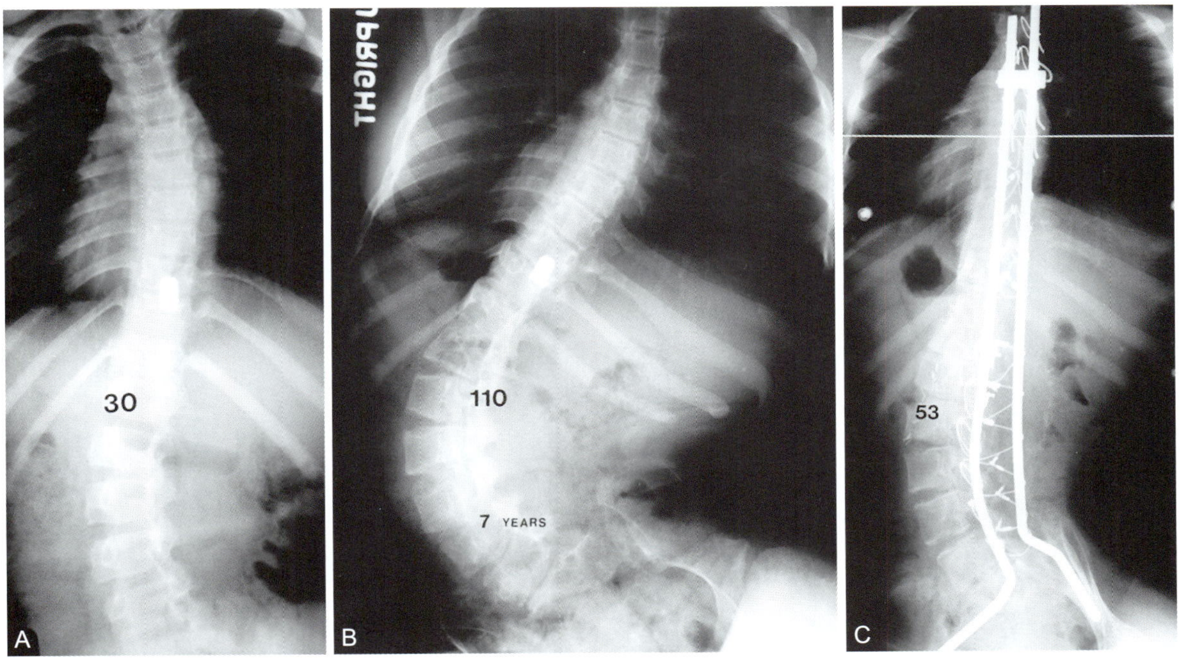


图 44-138 枪击伤后进展性侧凸伴截瘫的患者

A. 最初侧凸角度为 30°；B. 7 年后，侧凸角度为 110°；C. 节段性内固定和融合术后，矫正至 53°

Dearolf 等报道 10 例青春期前手术的患者中有 3 例发生了假关节形成，1 例发育成熟的患者融合至骶骨，也形成了假关节。他们认为只要骨盆倾斜较轻，融合至 L4 或 L5 就足够了。另一方面，如果侧凸明显累及骨盆，融合就应包括骶骨。对于能够行走的患者，如果不包括骨盆就能够获得很好矫形，就要尽最大努力融合到骨盆以上。经过认真仔细挑选的患者，Shook 和 Lubicky 曾只使用短节段前路器械治疗这类患者。在他的报道中，采用前路器械只融合了很短的节段，获得了很好的矫形效果，但允许融合节段下方的椎间盘存在一定程度的开口（图 44-139）。

如果最初已经采用椎板切除术治疗脊髓损伤，脊柱发展成后凸畸形的可能性将大大增加。如果脊柱后凸僵硬，过伸位 X 线片上不能矫正到 50° 以下，应该一期行前路松解和脊柱融合，随后行后路长节段脊柱融合和节段性器械内固定。

## 八、脊髓灰质炎

由于 Salk 和 Sabin 疫苗使脊髓灰质炎儿童在美国已经非常少见，所以新近治疗脊髓灰质炎遗留脊柱畸形的经验主要集中在成年人方面。治疗的基本原则与其他神经肌肉型疾病所致脊柱畸形的治疗原则无差异。Bonnett 等概括了脊髓灰质炎患者矫正和后路脊柱融合的指征（框 44-6）。

**框 44-6 脊髓灰质炎患者脊柱矫正和后路融合的指征**

- 严重麻痹引起的脊柱坍塌畸形
- 非手术治疗无效的进展型脊柱畸形
- 心肺功能下降伴随进展性的限制性肺部疾病
- 脊柱不稳定被迫使用上肢支撑躯干而不能完成桌面活动，使患者上肢功能的独立性降低
- 与骨盆倾斜有关的背痛和坐位平衡丧失经常引起坐骨疼痛和臀部下面的压迫性坏死

像任何其他类型的神经肌肉型脊柱侧凸一样，脊髓灰质炎患者脊柱融合的长度应远远长于特发性脊柱侧凸患者。建议采用节段型器械内固定。在判断脊髓灰质炎患者脊柱融合的远端范围时，必须确定骨盆倾斜是由脊柱侧凸本身引起的，还是缘于其他因素，如髂胫束挛缩。

## 九、脊髓性肌肉萎缩

脊髓性肌肉萎缩是一种常染色体隐性遗传病，患者的脊髓前角细胞出现萎缩，偶尔涉及延髓核细胞。Daher 等认为，本病的原因是儿童在不同的

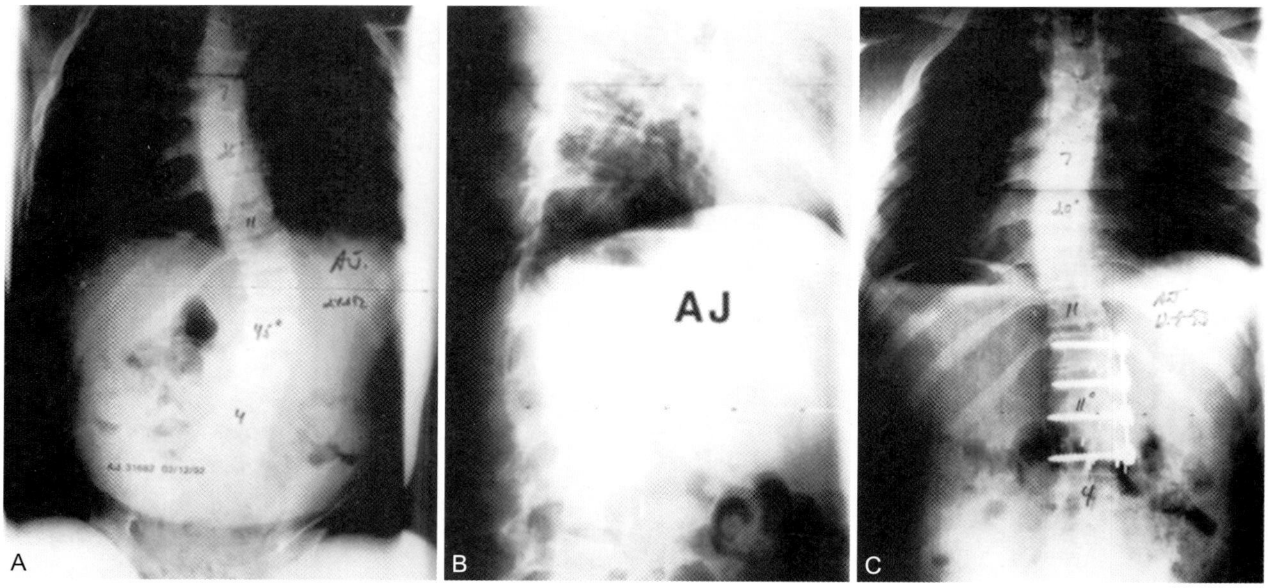


**图 44-139 14 岁男孩因枪伤损伤脊柱导致截瘫**

A，B．坐立时前后位及侧位 X 线片，显示 45° 腰右凸，骨盆倾斜很轻微。侧位 X 线片显示胸腰段较直，由于患儿希望能够佩戴支具继续行走，所以保留融合下方更多的活动节段是非常有益的，通过分析腰椎侧弯位 X 线，考虑只进行前路手术融合可矫正脊柱侧凸，并且能保持良好的矢状面平衡；C．术后坐立时前后位 X 线片，显示脊柱侧凸获得了较好的矫正，也保持了腰椎前凸，前路手术时，骨膜下剥离显露脊柱，术后数月内较快获得融合

（引自：Shook JE, Lubicky JP, Paralytic scoliosis. In Bridwell KH, DeWald RL, editors: The textbook of spinal surgery, ed 2. Philadelphia. 1997. Lippincott-Raven.）

发育时期出现了神经结构破坏。患儿发病时间越早，神经受累程度越严重。根据患者疾病的严重程度和临床发病时的年龄大小，脊髓性肌肉萎缩可分为 3 型。Ⅰ型是急性婴幼儿 Werdnig-Hoffmann 病，起病最严重，通常在出生后 6 个月内发病，本类型病变进行性加重，一般大多数在 2 ～ 3 岁死亡；Ⅱ型脊髓性肌肉萎缩（缓慢型或中间型）的患儿一般要到 6 ～ 8 个月龄时才进行正常的运动，他们通常表现为无力，但是可以不借助外力坐立，一般通常 3 ～ 4 岁死亡；Ⅲ型，又称作 Kugelberg-Welander 病，通常 2 岁以后发病，病程进展更为缓慢，大多数患者能够独立行走。

在临床表现方面，脊髓性肌肉萎缩患者存在严重的躯干和四肢肌无力。常存在舌肌自动性抽搐和四肢肌肉颤动。神经反射减弱。大多数患者智力正常，病变通常不会累及心脏。运动和感觉神经的传导速度正常，但肌电图显示去神经化表现并且存在颤动电位。该病死亡的主要原因是肺功能障碍。该类疾病患者中 90% 存在脊柱侧凸，脊柱侧凸通常是度过幼年期后存活患者最严重的问题。一旦患者长期依赖轮椅上，脊柱侧凸将很快加剧。Aprin 等发现，脊柱侧凸通常在 6 ～ 8 岁时被发现，并且，如果疾病的程度越重，侧凸进展的可能性也越大。这类侧凸为典型的长“C”形弯神经肌肉型脊柱畸形。80% 的患者有胸腰段弯，而仅有 20% 的患者有胸弯。

## （一）矫形支具治疗

有关报道认为支具能够延缓侧凸的发展，延长患者单次坐立的时间。由于支具治疗使患者脊柱的柔韧性降低，从而影响患者运动功能，可能会使患者拒绝支具治疗。笔者认为骨骼未发育成熟的患者坐位脊柱侧凸达到 20°，应考虑行支具治疗，通常采用全接触式 TLSO 支具。支具仅在坐位时使用，以尽量减少侧凸的发展并为极度虚弱的患儿提供一个稳定的坐位支撑。佩戴支具可以引起严重的胸廓畸形，因此，如果患者存在进展性的胸壁畸形，就不能佩戴支具治疗。尽管佩戴支具可能不会免除手术，但可以将手术推迟至脊柱接近停止生长时。如果患儿年龄较小，则可能需要前后路联合手术，以防止“曲轴现象”的发生，而前路融合手术明显增加了手术的风险。前路手术几乎不可避免地“切断”膈止点，而膈又是脊髓性肌肉萎缩患者的主要呼吸肌。对于这些患者，可以采用胸腔镜进行前路松解、融合（见手术技术 44-28），能够避免损伤膈，同时又能预防“曲轴现象”。Chandran 等报道了使用生长棒治疗此类侧凸畸形。在最终融合前，这是一个更好的选择。

### （二）手术治疗

对于这类患者，脊柱畸形手术治疗通常是采用后路节段性器械内固定和充分植骨，实现后路脊柱融合。由于很多患者需要融合至骶骨，采用 Galveston 技术或髂骨螺钉固定至骨盆（见手术技术 44-33 和手术技术 44-35）。通常需要使用库存同种异体骨增强融合的效果。如果患者椎体骨质疏松严重，术后可以使用外部支撑加以保护，如佩戴前后双片背心。对于严重僵硬性腰弯伴骨盆倾斜的患者，除进行后路矫形融合固定外，通常还需要进行前路松解、融合。但是，前路手术对于肺功能严重损害的患者有很大的风险，随着后路椎弓根螺钉系统的应用及其在三维矫正的优势，前路实施已不再是必需的。术前要仔细分析、评估患者的肺功能状态。如果可能，最好采取内镜技术进行前路松解和融合。术前牵引是一种提高脊柱柔韧性的较好方法，也可以改善患者后路矫形融合固定术后的肺功能。

这类患者手术时多会合并并发症（45%）。曾报道过的有假关节形成、肺不张、肺炎和死亡。Brown 等报道，利用 Luque 棒节段型器械内固定，手术并发症从 35% 降低至 15%，并且术后不需要采取外部方法制动。

脊髓性肌肉萎缩患者经常发生的肺部并发症要求术后辅助呼吸的时间长于其他患者，所以，在可能的情况下，应尽可能早地离床活动。脊髓性肌肉萎缩患者对抑制呼吸中枢的药物尤其敏感，术后应尽量减少使用这类药物。Lonstein 和 Renshaw 发现患者的用力肺活量低于预测值的 20% 时，术后死亡的危险性明显提高，对这些患者，术前和术后必须进行有效的物理治疗。

应该告知患者及其家属，脊柱器械内固定和融合后，可能会有一定程度的功能丧失。柔软的脊柱能够允许虚弱的躯干向前弯曲，增加上肢的活动范围。而且，脊柱和四肢的柔韧性允许重心落在软弱的肌肉的最佳力学位置上。而脊柱融合后，自然产生了一个更长的杠杆臂，使得虚弱的髋部肌肉不能控制躯干的平衡。有报道称，脊柱融合后运动幅度大的活动，如传递物品、滚动、洗浴、穿衣和如厕等能力将下降。但是，这种功能损失要与严重的脊柱畸形不治疗可能造成的功能损失与肺功能损害相权衡。在这种疾病漫长发展的过程中，一个稳定的躯干所能够获得的益处要远远超过手术造成的部分功能损害。

## 十、家族性自主神经功能异常

1949 年首先描述家族性自主神经功能异常（Riley-Day 综合征）。这是一种罕见的常染色体隐性遗传病，主要见于东欧血统的犹太儿童。临床特点包括不能流泪和出汗、常导致体温升高的血管舒缩功能失衡和对疼痛的相对不敏感。其他常见的表现有阵发性高血压、直立性低血压、一过性皮肤斑、多汗症、阵发性呕吐、吞咽异常、构语障碍和运动不协调。患儿常死于肺部疾病。脊柱侧凸是这种疾病在骨科方面的主要问题。脊柱侧凸可以是进展性的，而且侧凸很大，由于脊柱侧后凸畸形造成的心肺功能代偿失调可能与早期死亡有关。在矢状面上，这种疾病也常存在脊柱后凸畸形。如果考虑手术治疗脊柱侧凸，疾病本身的症状如血管舒缩功能失衡和体温不稳定可能会造成很大麻烦，有时甚至会引起致命的术中或术后并发症。佩戴支具治疗这类脊柱侧凸有效，但也可能造成皮肤压疮。

Kaplan 等报道 51 例以色列患者中 13 例需要行后路器械内固定和融合。所有手术患者均有严重的肺部问题。术中和术后呼吸和自主神经功能异常并发症多见。由于骨量减少，脊柱畸形只能有很小的改善，矫正后的少量角度丢失也常见。不过，幸存者感染肺炎的频率明显降低，并且由于某种原因，共济失调也有所改善。Albanese 和 Bobechko 报道了 7 例手术稳定脊柱侧后凸的病例。术中并发症包括一过性高血压、骨质软化造成的椎板破裂固定失败及一例前路手术时肺不张后黏稠的分泌物堵塞气管内插管。所有患者至少有一个并发症，但没有发生术中或术后即刻死亡者。

采用器械矫正这些侧凸时，一个技术问题是患者常存在严重的脊柱后凸，同时骨质较脆弱，会给矫形带来很大的困难。前路手术时应小心操作，因为经常出现呼吸系统方面的并发症。尽管家族性自主神经功能障碍患者手术风险大和手术并发症多，但谨慎手术可以取得成功，并能提高患者的生活质量。

## 十一、先天性多关节挛缩症

先天性多关节挛缩症是一种出生时就存在的持续性关节挛缩症。该病的肌肉病变分型特点与进行性肌肉萎缩相似；在神经病变方面，其特点是脊髓颈段、胸段、腰骶段的脊髓前角细胞减少或缺失。第三种病变主要是单纯的关节纤维化和挛缩。

先天性多关节挛缩症患者中常存在脊柱侧凸畸形(20% ~ 66%)，其主要的侧凸类型是单胸腰段弯。脊柱侧凸常在出生时或以后的几年里被发现。支具治疗这类患者很少能成功，因此支具治疗只能用于侧凸较小（< 30°）、柔韧、有活动能力的患者。对于那些没有活动能力、侧凸> 30° 患者，支具治疗在控制角度方面通常是没有效果的。肋骨撑开系统（VEPTR）被证实在控制侧凸与后凸上有效，除此之外，其允许患者胸廓继续发育。

出现骨盆倾斜是一个很严重的问题。如果采用松解髋部挛缩治疗骨盆倾斜不能阻止侧凸的进一步加重，就必须将脊柱融合延至骶骨。胸椎前凸也必须得到及时治疗。因为侧凸严重而僵硬，术后常会发生并发症。在这类患者中，结缔组织坚韧，同时骨组织疏松，报道称手术平均失血量为 2 000 ml。Herron 等采用 Harrington 棒器械内固定和后路脊柱融合，侧凸最多也只能矫正 25% 左右。有学者建议对这类患者采用前后路联合关节融合术，这样能更有效地矫正侧凸，而且也能最大限度防止术后矫正角度的丢失。如果患者的髋关节被动活动度< 90°，那么在融合脊柱关节至骨盆的时候应谨慎，因为这样很可能会造成术后坐立困难。如果在术前侧凸位像上存在不能矫正的严重骨盆倾斜，则需要行一期前路松解、融合，然后二期再行内固定并融合至骨盆。

## 十二、Duchenne 肌营养不良症

Duchenne 肌营养不良症是一种 X 连锁的隐性遗传病，是由位于 X 染色体上 Xp21.2 的肌萎缩蛋白基因突变引起的。临床发病过程如下：进展性的肌无力，10 ~ 14 岁时失去行走的能力，直到依赖于轮椅。通常在 20 ~ 30 岁因为心肺功能衰竭而死亡。尽管皮质类固醇类激素的应用会减慢这类患者脊柱畸形的进展速度，但是大多数 Duchenne 肌营养不良症患者仍存在脊柱侧凸。皮质激素的应用使侧凸的进展由 90% 以上降低到 10% ~ 20%（图 44-140）。美国一项大数据研究(2001—2012)显示，该类患者的侧凸手术率明显降低。Lebel 等报道皮质醇的使用使融合手术率为 20%，但不应用皮质醇，90% 患者最终接受融合术。

虽然在一些能够行走的患者中发现有非常早期的脊柱侧凸，但脊柱畸形的进展往往发生于患者依赖于轮椅以后。脊柱侧凸主要是伴有骨盆倾斜的长胸腰弯，其脊柱出现畸形的原因是由于缺乏肌肉，而不是肌肉收缩不对称或挛缩。脊柱侧凸一旦出现，通常持续加重，佩戴支具或乘坐轮椅也不能控制。Duchenne 肌营养不良患者 12 岁后肺功能每年退化约 4%。如果在进行支具矫形治疗时，肺功能障

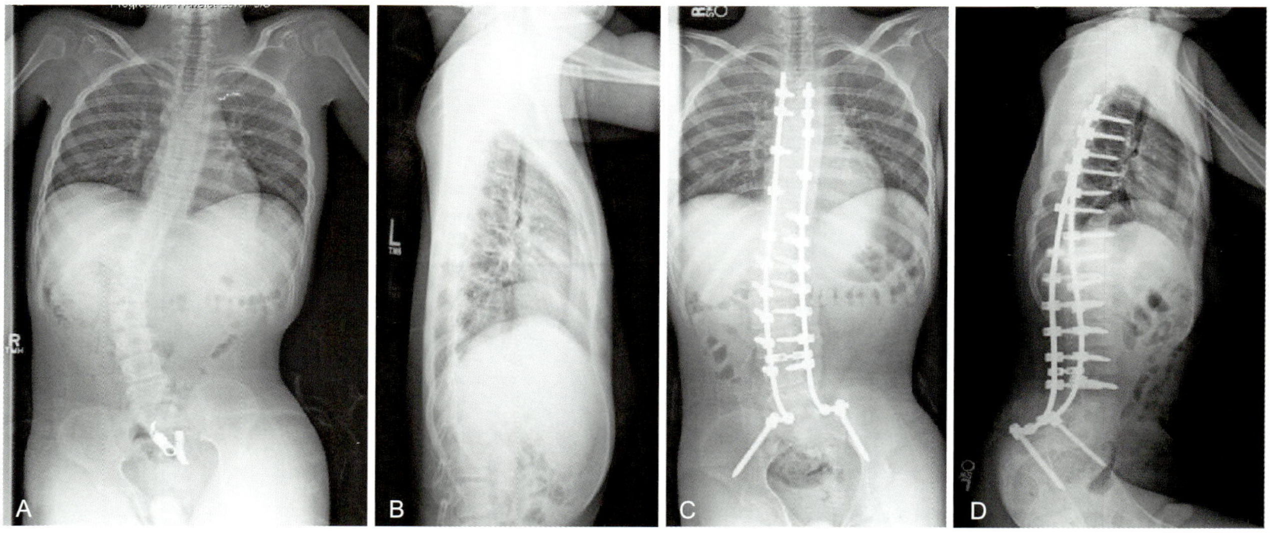


图 44-140 A，B. Duchenne 肌营养不良患者进展性脊柱侧凸；C，D. Luque 棒器械内固定融合术后

碍明显恶化，就无法行手术稳定脊柱。如果最大肺活量降低至正常的 35% 以下，鉴于潜在的术后肺部并发症问题，一般不主张手术治疗。Duchenne 肌营养不良症患者心脏功能也减低，这会影响到麻醉的处理，一般选择低血压麻醉以减少出血。Duchenne 肌营养不良症患者术中大出血很常见，原因主要是对营养不良和纤维化的肌肉的剥离、缺少抗肌类缩蛋白导致的血管收缩功能减低以及血小板功能障碍。

Lonstein，Renshaw 提出的 Duchenne 肌营养不良患者脊柱融合的手术指征是侧凸超过 30°，最大肺活量达到正常人的 30% 以上，估计至少可以生存 2 年以上。由于脊柱侧凸不可避免地进行性加重，许多学者建议，对全天使用轮椅的患者在出现畸形时，即使侧凸不足 20°，也可行脊柱融合。在决定手术时，患者的肺功能可能比侧凸的程度更重要。肺活量应达到正常人的 40% ~ 50% 以上。如果允许侧凸发展超过 30° ~ 40°，则最大肺活量就可能低于预测的正常值的 40%。大多数 Duchenne 肌营养不良患者开始全天使用轮椅时，其最大肺活量可达到正常值的 50% ~ 70%。有学者建议患者在全天使用轮椅的最初几年内进行手术治疗，此时患者的侧凸几乎都是小而柔软的，有少许或无骨盆倾斜，但肺功能障碍中最大肺活量仍高于 40%。Suk 等发现手术相对非手术治疗更能改善患者肺功能。尽管如此，患者肺功能仍会继续下降。

治疗 Duchenne 肌营养不良患者的侧凸时，一般选择联合使用节段性内固定器械、椎板下钢丝或缆索、钩、椎弓根螺钉并且从 T2 融合至骨盆。如果患者的侧凸较小或骨盆倾斜不固定，融合和内固定可终止于 L5。如果骨盆倾斜超过 15° 且稳定，则应采用髂骨螺钉或 S 棒系统行骨盆固定、融合。对较大的侧凸（平均 61°），采用器械内固定和融合至骶骨矫正骨盆倾斜效果更确切。融合下端至骨盆的患者比融合至腰椎的患者术后维持矫正的骨盆倾斜更好。为了防止发生近端或交界处后凸，脊柱融合应延伸至上胸椎（T2）。为保持坐位平衡和压力均匀分布，矫形应恢复脊柱的矢状面轮廓，尤其是腰椎的前凸。大量植骨以获得坚固的融合效果，故需要使用库存的同种异体骨。由于患者的肺部损害，术后尽快活动很重要。使用了节段性内固定器械后，术后通常不需要使用支具。

Lonstein 和 Renshaw 列举了脊柱融合治疗 Duchenne 肌营养不良症的几项优点：①保持坐位平衡；②预防背痛；③改善脊柱代偿失调；④解放支撑躯干的上肢；⑤改善身体外形；⑥可能延缓肺功能的退变。然而，脊柱融合治疗脊柱侧凸并不能改变最大肺活量下降的速度。皮质类固醇的应用可以延长 Duchenne 肌营养不良患者行走的时间，对于防止脊柱畸形的进展也有良好的效果。

### 十三、非 Duchenne 病肌营养不良症

脊柱畸形在非 Duchenne 病肌营养不良症患者中并不常见，该类患者是否发生脊柱侧凸决定于肌营养不良症的具体类型，而且脊柱侧凸预后与原发病的严重程度有关。例如，Siegel 发现儿童时期营养不良性肌强直症不伴有脊柱侧凸。儿童时期发病的面 - 肩 - 肿型肌营养不良，脊柱侧凸进展较快。通常分布不对称，可能发生结构性脊柱侧凸。Daher 等报道的 11 例患者均无骨盆倾斜。胸椎前凸者占 36%，这些患者的肺活量差，呼吸短促。儿童时期使用支具控制弯曲，直到弯曲发展的青春期快速生长阶段。但是，当存在胸椎前凸时，不能使用支具。对这类患者，脊柱融合能够有效地保持矫正效果，并能够预防弯曲进一步发展。

## 第六节 先天性脊柱侧凸

先天性脊柱侧凸是由椎体畸形引起的脊柱纵向生长不平衡而产生的脊柱侧向弯曲。新生儿先天性脊柱侧凸的患病率约为 1/1000。在胚胎期，脊柱发育的关键时期是妊娠第 5 ~ 6 周，这是脊柱进行分节的时间，脊柱畸形发生于妊娠的前 6 周。只有在放射线片上观察到脊柱存在异常，才能做出先天性脊柱侧凸的诊断。由于先天性脊柱侧凸常僵硬，可能难以矫正，因此，在侧凸角度较小时，早期发现和采取正确的治疗是至关重要的，不要等到侧凸很严重时才做补救性的手术。

迄今为止，还没有发现遗传基因与单纯的先天性脊柱异常，如半椎体畸形等有关。环境因素、遗传因素、维生素缺乏、化学物质或药物均会在椎体发育中造成影响。近来，研究人员认为环境因素影响孕期关键时间段的基因表达有可能是导致脊柱椎体发育异常的原因。同源基因同样会在胚胎表达过程中有所差异。Loder 等认为，环境因素（如缺氧）

可能会调节基因的表达。有研究表明，妊娠期暴露在如一氧化碳等毒物下，可能会引发先天性脊柱侧凸。其他可能原因还有妊娠期糖尿病及妊娠期服用抗癫痫类药物。然而，大多数先天性脊柱侧凸是非遗传性的，是由胚胎发育过程中的环境因素引起的，但这些因素从病史上往往很难确定。

## 一、分类

先天性脊柱侧凸的分类基于异常的胚胎学发育和椎体结构异常的类型。目前公认的分类方法由 MacEwen 等提出，然后由 Winter、Moe 和 Eilers 等修正而成（框 44-7，图 44-141，图 44-142）。椎体畸形可能原因有椎体形成障碍、椎体分节障碍及包括这两种类型的混合型障碍。先天性脊柱侧凸还应根据侧凸的部位进行分类，因为畸形发生的部位能够预示畸形发展的预后。根据发病部位，通常分为颈胸段、胸段、胸腰段和腰骶段。分类的目的在于区分不同侧凸相应的不良预后及在早期的不同干预措施。Kawakami 等推荐了一种基于 CT 影像的侧凸分类，将先天性脊柱侧凸分为四型：1 型，单发独立椎体；2 型，多发独立椎体；3 型，复杂型；4 型，分节不全（表 44–6）。

## 二、患者的评估

除常规的脊柱检查外，还应对先天性脊柱侧凸患者做一些特殊的体格检查。应仔细检查背部皮肤有无毛发、脂肪瘤、浅凹和瘢痕，这些表现提示患者可能存在潜在的脊椎发育异常。应进行全面的神经系统检查。仔细检查神经受累的某些相应表现，如马蹄内翻足、腓肠肌萎缩、反射缺失、一侧下肢肌萎缩等。许多先天性脊柱侧凸患者还存在其他系统畸形。

先天性脊柱侧凸患者中存在中枢神经系统异常的高达 35%，有关报道称有先天性心脏病的高达 25%。对于准备行手术治疗的先天性脊柱侧凸患者，必须行心脏超声心动图检查，并请心血管科医师评估。有报道称先天性脊柱侧凸患者中泌尿生殖系统异常达 20% ~ 40%。泌尿系统超声检查仍是这类患者泌尿系疾病筛查的一种手段。当然，由于其他目的所行 MRI 也作为检查手段。MacEwen、Winter 和 Hardy 强调了全面检查泌尿生殖系统的重要性，因为在他们治疗的患者中，18% 的患者存

**框 44-7　先天性脊柱侧凸分类**

- 椎体形成障碍（图 44-136）
  - 部分性椎体形成障碍（楔形椎体）
  - 完全性椎体形成障碍（半椎体）
- 椎体分节障碍
  - 单侧椎体分节障碍（单侧未分节骨桥，图 44-148）
  - 双侧椎体分节障碍（阻滞椎，图 44-142）
- 混合性障碍

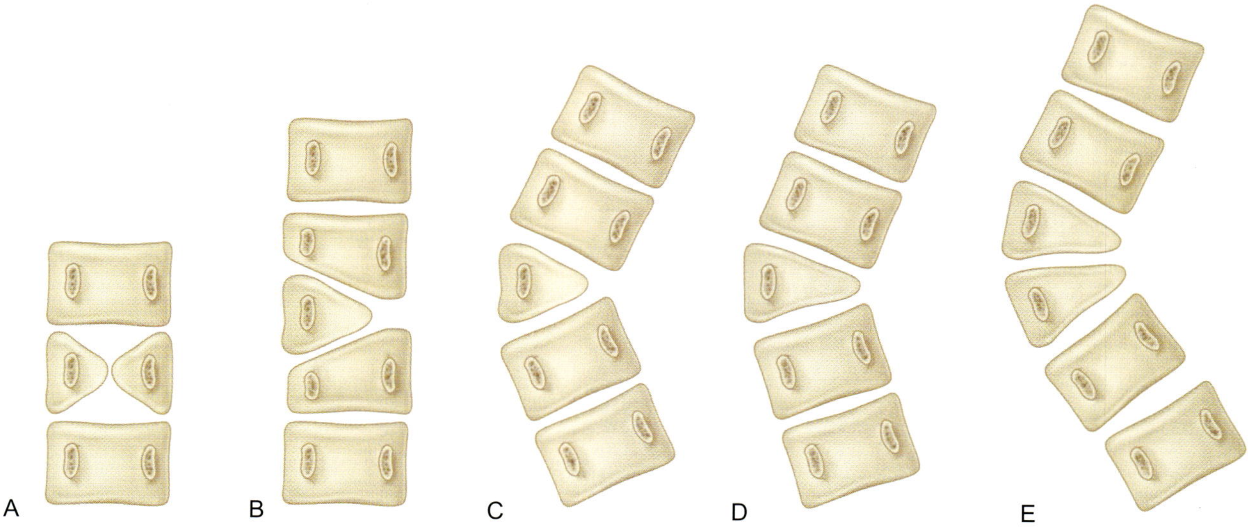


图 44-141　椎体形成障碍

A．前部中央型缺损；B．钳闭性半椎体；C．游离半椎体；D．楔形椎体；E．多发性半椎体

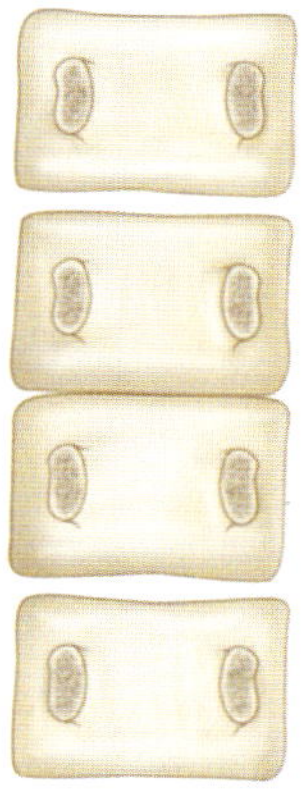

图 44-142　阻滞椎

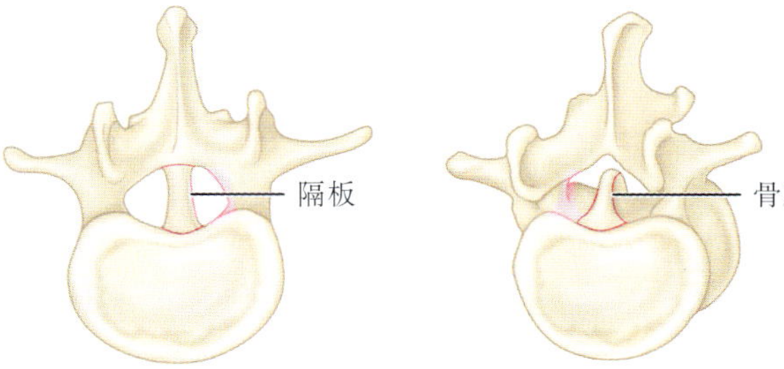


图 44-143　脊髓纵裂的骨性间隔部分或完全突入硬膜和分裂脊髓

在泌尿系统异常，其中包括 2.5% 的可危及生命的阻塞性疾病。其他常见的畸形还有骨骼肌肉的异常（图 44-143，图 44-144）。

在对脊柱畸形进行评价时，常规需要拍摄一系列高质量的 X 线片。先天性脊柱侧凸分为椎体形成异常和椎体分节异常，应该仔细读片，观察是否存在椎弓根间距变宽或中央结构缺损等征象，这些征象可能提示患者存在潜在的脊髓异常。

比脊柱侧凸分类更重要的是正确地分析侧凸的生长潜力，以便能够更好地判断侧凸加重的可能性。用 Cobb 方法测量所有侧凸的角度，包括表面上似乎正常的代偿性或继发性弯曲。测量角度时要包括结构异常区域的上下端椎，以及考虑需要治疗的整个弯曲的上下端椎。CT 和 MRI 检查可以更清楚地了解到是否存在脊髓纵裂（图 44-144）。先天性脊柱侧凸患者存在先天性脊髓内异常的可能性很

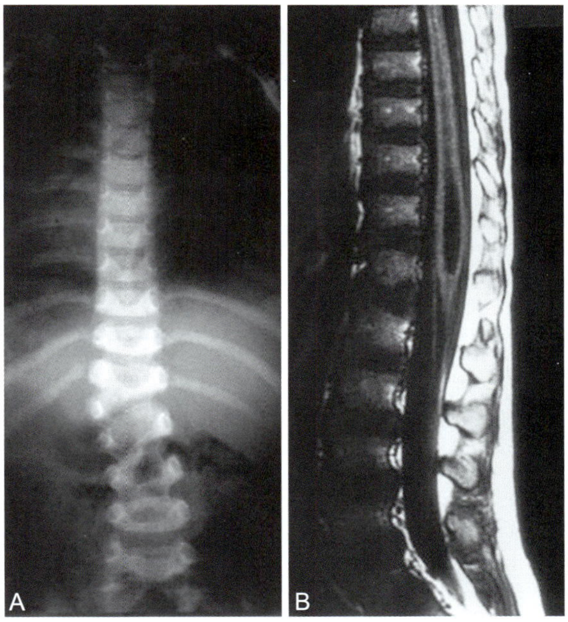


图 44-144　A. 先天性脊柱侧凸，半椎体形成；B.MRI 示：C4 至圆锥存在脊髓空洞

（引自：Prahinski JR，Polly DW Jr，McHale K，Ellenbogen RG：Occult intraspinal anomalies in congenital scoliosis，J Pediatr Orthop 20:59，2000.）

表 44-6　Algorithm 先天性脊柱畸形评估

| | | |
|---|---|---|
| 第 1 步 | 检查椎体异常数目 | 单发还是多发 |
| 第 2 步 | 检查有无结构生成异常 | (+)、(−) 或 (±) |
| 第 3 步 | 确定结构生成异常位置 | 前方、后方、均存在 |
| 第 4 步 | 确定结构生成异常的类型 | 前方结构：半椎体、前方楔形椎、侧方楔形椎、蝶形椎<br>后方结构：双椎板（楔形）、不完全的双椎板、半椎板脊柱裂 |
| 第 5 步 | 检查有无配对异常 | 脊柱裂 (+) 或 (−) |
| 第 6 步 | 检查有无结构生成异常 | (+)、(−) 或 (±) |
| 第 7 步 | 确定分节类型 | 前方结构：完全分节、部分分节、完全未分节<br>后方结构：完全分节、部分分节、完全未分节 |
| 第 8 步 | 确定分节不良位置 | 前方、侧方、后方、全方位 |
| 第 9 步 | 检查有无不一致的分节 | (+) 或 (−) |

大，而且，在相当多的患者中，并没有皮肤异常的表现。婴儿期做 MRI 检查有助于发现 X 线片观察不到的解剖异常，能更好地分辨骨骺部。MRI 检查对于侧凸角度不是很大的患者有意义，但对于侧凸角度很大的患者，主弯节段 MRI 影像很难鉴别清楚。Winter 等发现，在先天性脊柱侧凸患者中，脊柱裂的发生率为 10%，然而，先天性脊柱侧凸患者 MRI 检查提示脊柱裂的发生率达到 43%。

## 三、自然病程

先天性脊柱侧凸的进展取决于畸形类型和发病部位，侧凸于 5 岁和青少年快速生长期时进展明显加重，而这两个时期正好是脊柱生长最快的时候。在预测这些先天性脊柱侧凸是否会进一步加重时，分析畸形椎体的生长潜能状况是最重要的。Dubousset 等强调，分析椎管在三维方向的生长是很重要的（图 44-145）。分析侧凸两侧的脊柱生长潜力也有助于判断脊柱侧凸的预后。例如，如果估计凸侧正常生长，而凹侧可能生长不完全，则会发生畸形（图 44-146）。如果凸侧和凹侧生长均停止，则可能不出现侧凸进一步发展。当多个节段双侧生长均停止时，躯干就可能短缩而不出现侧凸。

椎体形成障碍引起的脊柱侧凸是否会进一步发展，比椎体分节障碍引起的脊柱侧凸更难预测。半椎体畸形是通过受累侧椎体楔形不断增大而导致脊柱侧凸，而单侧骨桥则是阻碍受累侧椎体的生长导致脊柱侧凸。前者椎体生长过程中发生的不平衡不如后者严重。Winter 报道，半脊椎可以嵌入相邻正常椎体之间，而不引起相应的侧凸畸形，他称此为“钳闭性半脊椎”。不过，如果由一个椎间盘将

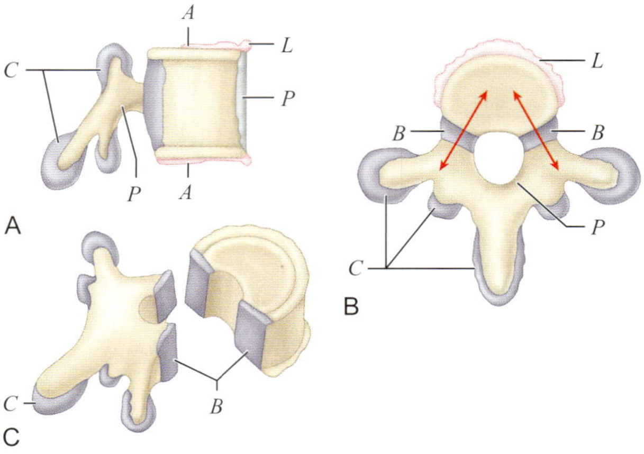


图 44-145　椎体生长

A．椎体终板（上和下）；B．椎体与侧块软骨（双极）在 7 岁或 8 岁时融合；C．后方结构软骨；P．骨膜；L．骺环（7 ~ 9 岁出现，14 ~ 24 岁闭合）

（引自：Dubousset J, Katti E, Seringe R: Epiphysiodesis of the spine in young children for congenital spinal deformations, *J Pediatr Orthop B* 1:123, 1993.）

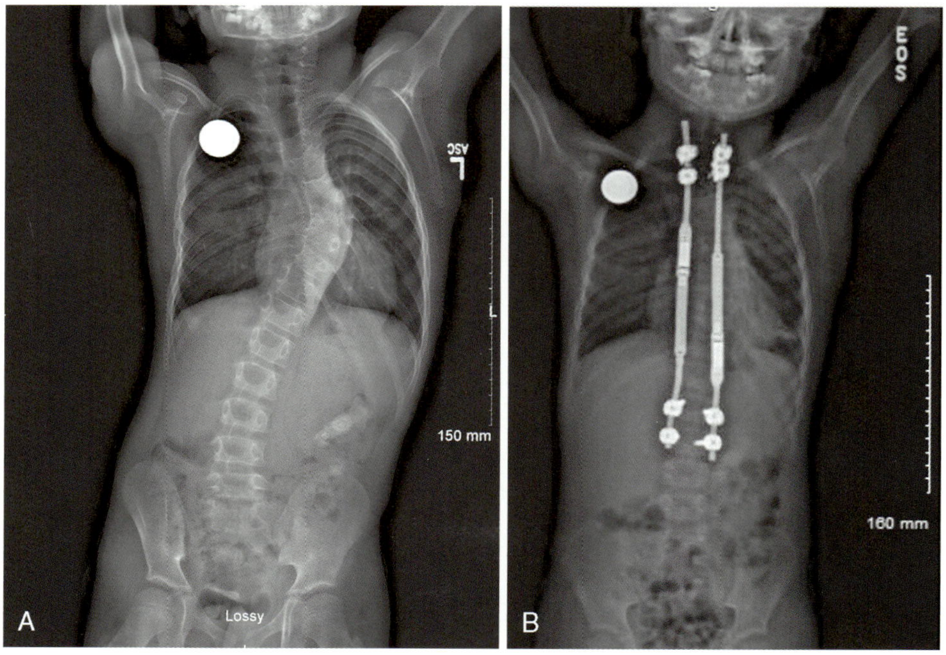


图 44-146　A. 8 岁男性先天性脊柱侧凸患者，凹侧生长潜能不足导致侧凸畸形；B. 磁力生长棒置入后

半脊椎与相邻的椎体完全分开，这个半椎体就是一个分节的半椎体，两面各有一个有功能的骨骺，很容易使侧凸逐渐加重（图 44-147）。如果半椎体的一侧为椎间盘组织，另一侧与椎体融合，这样的半椎体称为半分节半椎体，当其头尾两侧均非间盘组织时，这类半椎体称为未分节半椎体，其不存在生长潜能。

在对先天性脊柱侧凸自然进程的研究中，有几项极好的研究对此进行了论述，发现侧凸的进展速度和最终的严重程度决定于畸形类型和发病部位。在所有先天性脊柱侧凸类型中，最易加重的是凸侧有半椎体而凹侧又有未分节骨桥（图 44-148）。其在 10 岁前每年进展 6° ～ 7° 。主弯往往在 2 年后就会达到 50° 。其次是一侧有未分节骨桥，通常会累及 3 节椎体，一般每年进展 5° ，10 年后主弯就会超过 50° ，骨骼成熟时往往已经达 70° 。最后是凸侧双半脊椎。其每年进展 3° ～ 4° ，10 年后主弯多数超过 50° ，在骨骼成熟时超过 70° 。单个半椎体每年进展 1° ～ 2° 。对于任何一种类型的侧凸，如果发生在上胸椎，一般来讲，进展速度不会很快；如果发生在胸段，进展速度比较快；如果发生在胸腰段，则进展速度最快（图 44-149）。先天性脊柱侧凸进展的速度并不是恒定的，

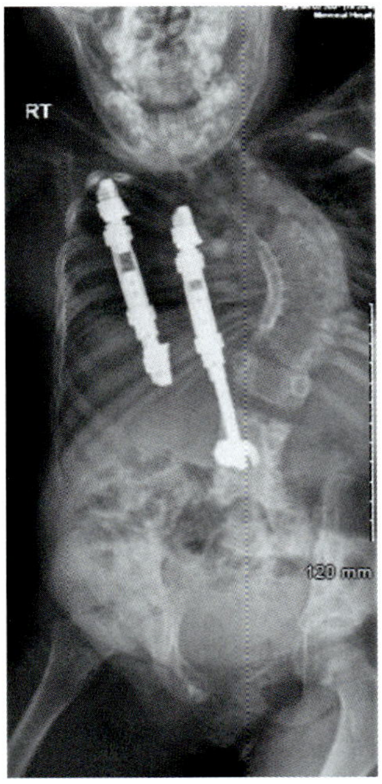


图 44-147 5 岁女孩，伴关节挛缩，椎体多节段分节不良，凹侧骨桥存在，侧凸进展明显，行 VEPTR 系统生长棒撑开技术

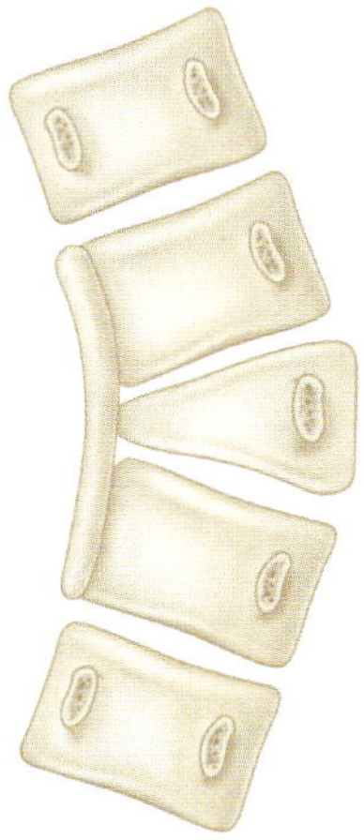

图 44-148 单侧未分节骨桥，同时对侧存在半椎体

| 侧凸发生部位 | 先天性脊柱侧凸分类 | | | | | |
|---|---|---|---|---|---|---|
| | 阻滞椎 | 楔形脊椎 | 半脊椎 | | 单侧未分节骨桥 | 一侧未分节骨桥对侧半脊椎 |
| | | | 单一半脊椎 | 两个半脊椎 | | |
| 上胸椎 | <1° ～ 1° | * ～ 2° | 1° ～ 2° | 2° ～ 2.5° | 2° ～ 4° | 5° ～ 6° |
| 下胸椎 | <1° ～ 1° | 1° ～ 2° | 2° ～ 2.5° | 2° ～ 3° | 5° ～ 6.5° | 6° ～ 7° |
| 胸腰椎 | <1° ～ 1° | 1.5° ～ 2° | 2° ～ 3.5° | 5° ～ * | 6° ～ 9° | >10° ～ * |
| 腰　椎 | <1° ～ * | <1° ～ * | <1° ～ 1° | * | >5° ～ * | * |
| 腰骶椎 | * | * | <1° ～ 1.5° | * | * | * |

不需治疗　　可能需要脊柱融合　　需要脊柱融合　　* 角度太小或没有弯曲

图 44-149 发生在不同部位的单纯性各种类型的先天性脊柱侧凸，在不治疗的情况下平均每年加重率。框内左侧数字为患者 10 岁内就诊的观察结果，框内右侧数字为患者 10 岁后就诊的观察结果

如果侧弯在 10 岁以前出现，则通常会加重，尤其是在青少年快速生长期进展尤其明显。阻滞椎椎体畸形引起的脊柱侧凸进展最小。

## 四、非手术治疗

非手术治疗对先天性脊柱侧凸患者意义不大。非进展性侧凸在生长高峰期(0 ~ 5 岁,10 ~ 15 岁)需要定期观察，每年拍摄 2 次高质量的 X 线片。对于预后很难确定的多发畸形患者，观察也有一定的益处。

当原发性脊柱侧凸已经通过非手术治疗控制后，支具治疗可以用来控制代偿弯的进展。而且，支具治疗对于引起失平衡的代偿弯，也可以控制其进展。如果选择支具治疗，就应每 6 个月拍摄一次脊柱 X 线片，仔细测量和比较。由于一些侧凸发展较慢，将当前的 X 线片与以前所有的 X 线片，包括原始的 X 线片进行对比，对侧凸的发展和预后进行正确分析和判断，这一点是很重要的。

## 五、手术治疗

由于 75% 的先天性脊柱侧凸是进展性的，所以手术仍然是最根本的治疗方法。治疗先天性脊柱侧凸患者的手术大致分为阻止畸形进一步加重的手术或矫正当前存在畸形的手术。如果手术的目的在于矫正当前的畸形，那么可以逐步或即刻矫正侧凸。几种常见的治疗先天性脊柱侧凸的手术方法见框 44-8。

**框 44-8 先天性脊柱侧凸的治疗**

- 防止畸形进一步加重
  原位融合术
- 逐步矫正畸形
  半骨骺阻滞术和关节固定术
  非融合生长棒固定术
  垂直可扩张的假体钛肋骨固定术（VEPTR）
- 即刻的畸形矫正
  器械矫形固定融合术
  半椎体切除术
  截骨术

### （一）后路无器械矫形固定融合术

有文献报道，原位融合可以控制有进展的或预测可能进展的侧凸。最理想的做法是尽早手术，以防止很小的侧凸发展成为难以接受的严重侧凸。原位融合是否需要前、后路联合是有争议的。单纯后路融合可以控制侧凸的进展，但是对于一些年幼的患儿，如果有一个很严重前路椎体的异常生长,那么将产生“曲轴现象”,脊柱畸形也会进展。如果需要前路融合，那么将会应用下面几种手术：前路开放手术、胸腔镜手术、经椎弓根的后路手术。单侧椎体分节障碍的原位融合一般只包括异常的椎体，融合节段包括异常椎体的上一椎体和下一椎体。

后路脊柱融合的基本技术在手术技术 44-6 中已经描述。通过术后矫形石膏或支具达到矫形的目的。使用了更新的精细置入物后，可能产生稳定的原位融合，也可以缩短术后使用石膏或支具的时间。

### （二）后路器械矫形固定融合

先天性脊柱侧凸患者使用器械内固定的优点：①增加畸形矫正度；②在一定程度上减少假关节形成率；③减少术后石膏或支具的使用。但采用器械矫形固定时，在考虑这些优点的同时，也要考虑到手术可能会有瘫痪和感染的风险。在治疗先天性脊柱侧凸时，采用 Harrington 器械内固定常发生截瘫。通过术前脊髓造影或 MRI 检查、术中脊髓监测和常规进行唤醒试验可以降低脊髓损伤的危险，但不能消除这种危险。器械内固定并不能改变侧凸需要融合的节段，也不能省去椎间关节融合、椎板去皮质及大量植骨（框 44-9）。当年龄较大的儿童侧凸角度较大时，仅仅依靠石膏获得和维持侧凸的矫正是非常困难的，此时也应当采取器械内固定治疗。但是，侧凸应当相当柔软，而且椎管内无异常结构，最好同时无后凸畸形。对于先天性脊柱侧凸，手术治疗的目的是适当地进行脊柱矫形，并控制脊柱侧凸的发展。对于这些患者，术中必须进行唤醒试验。使用器械内固定的目的是为增加融合率和稳定脊柱，并不是为获得更好的矫形效果。

**框 44-9 先天性脊柱侧凸使用器械内固定的常见错误**

- 患者年龄太小，由于患者骨骼不够坚硬，使用内固定不会增加任何稳定性
- 过度撑开会导致瘫痪
- 术前没有发现脊髓拴系或其他椎管内异常
- 矫形操作后未做唤醒试验
- 过分相信内固定而未行充分的植骨
- 未给内固定辅以充分的支具保护

### （三）前、后柱联合融合术

前、后柱联合融合术替代单纯后路融合术的主要指征是：①矫正矢状面上的畸形；②通过椎间盘切除增加侧凸脊柱的柔韧性；③除去椎体前部的生长骺板，预防继续生长引起的融合块弯曲和扭转（“曲轴现象”）；④治疗存在明显加重可能的侧凸。前路手术包括去除椎间盘、软骨板和骨性终板，碎骨片植入椎间隙进行椎间融合。前路不使用器械内固定。从凸侧显露脊柱，入路部位由弯曲平面决定。前路融合可以通过前路开放手术或胸腔镜手术。前路植骨融合后，再进行后路手术。后路手术是否使用内固定取决于多种因素，如侧凸的严重程度。无论是否采用了器械矫形固定，术后处理都是相同的。Dubousset 等建议，对于 Risser 征 0 级前的需要腰椎融合的年龄较小儿童，如果残余侧凸超过 30°、旋转超过 10°，要进行前、后路融合。对于胸段侧凸，由于前路骨骺融合必须进行开胸术，存在一定的风险，因此，可以容许发生一定程度的“曲轴现象”，选择治疗方案时，应当在两者之间进行权衡。

**前路经凸侧椎弓根前柱半骨骺阻滞术 + 后路关节固定术**

King 等介绍了一种经凸侧椎弓根进行前路半骨骺阻滞的方法，同时结合后路关节固定融合治疗进展性先天性脊柱侧凸。通过单纯后路入路就能够完成前、后路融合。他们采用这种方法治疗了 9 例患者，对所有患者都有效地控制了侧凸的进一步发展。这些患者手术时平均年龄为 9 岁。这项技术的基础是根据 Michel 和 Krueger 提出的经椎弓根入路到达椎体的方法，Heinig 称之为“蛋壳”技术，在将椎体压扁之前，将椎体完全掏空，使之像蛋壳一样。King 等发现，即使是婴幼儿患者，椎弓的大小也能够允许完成这项技术操作。但他们仍然建议在手术前对进行骨骺阻滞的脊椎椎弓根中央行 CT 扫描检查。

**手术技术 44-41**

(King)

- 将患者俯卧在透 X 线的手术台上，使用支架或胸卷垫在躯干下方。皮肤消毒和铺巾后，通过 X 线透视，确定皮肤切口的准确位置。
- 做正中皮肤切口，尽可能将椎旁肌向两侧拉开，在胸椎显露出肋横突突起，在腰椎显露出关节突关节。
- 在腰椎，位于关节突关节的下方；在胸椎，位于肋横突突起的基底。去除准备进行截骨的椎弓根表面的骨皮质。
- 使用刮匙挖去骨松质，显露出椎弓根骨髓腔。椎弓根骨髓腔内侧壁为椎管界线，上下壁为椎间神经孔的界线，依次使用大号刮匙直到完全去除椎弓根内的骨松质，只留下骨皮质缘（图 44-150A），将椎弓根骨皮质缘延续到椎体。
- 在椎体的一侧挖出骨松质，使之形成一个洞。使用弯刮匙向椎体的上下方向挖出骨松质，直到骨性终板、骨骺和椎间盘。在进行此项操作时，可能会发生活动性出血，手术医师要对此有所准备。
- 对于单一半脊椎，在半脊椎本身及上下相邻的脊椎旁进行截骨(图 44-150B)。通过椎弓根洞跨过骨骺、椎间盘，使彼此间相通（图 44-150C)。
- 通过椎弓根放入从髂骨获取的植骨，填入去除骨骺和椎间盘的空间。
- 在后方，切除凸、凹侧的关节突关节，植入骨松质。在双侧去除后方结构的表面骨皮质。
- 植入自体髂骨，如果必要，增加置入异体骨，以加强植骨融合效果。
- 如果需要内固定，可以采用椎板下钢丝，或加压结构的内固定系统。

**术后处理** 术后采用 TLSO 支具固定 4 ~ 6 个月。此后，不再需要外部制动。

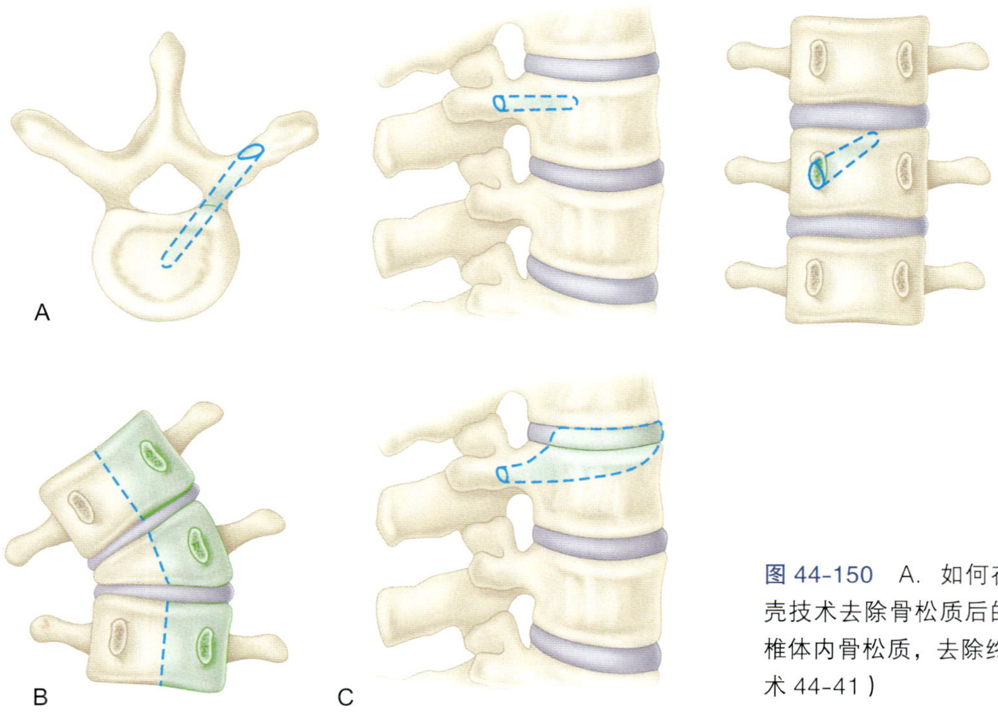


图 44-150 A. 如何在椎弓根中挖掘；B. 蛋壳技术去除骨松质后的前面观；C. 完全挖空椎体内骨松质，去除终板和椎间盘（见手术技术 44-41）

**（四）前、后路联合凸侧半骨骺阻滞术（生长抑制）**

凸侧半骨骺阻滞术可以逐步矫正先天性侧凸，这种手术方法可治疗由于椎体形成障碍所致的侧凸，而治疗由于椎体分节障碍所致的侧凸则没有明显的效果。畸形的矫正取决于脊柱凹侧的生长潜力，而由于椎体分节障碍所致的侧凸的凹侧椎体没有成长的潜力。最好的适应证是单个半椎体，且手术时侧凸角度不大，这种方法适用于 5 岁以内符合以下标准的患者：①观察记录证实脊柱侧凸是进展性的；②侧凸＜ 50°；③侧凸＜ 6 个节段；④凹侧具有生长潜力；⑤无病理性后凸或前凸。即使凹侧停止生长，前路与后路融合也能获得良好的稳定效果。应该对整个侧凸，而不是仅对侧凸顶椎节段进行骨骺阻滞融合术。在获得坚强骨性融合以前，采取严格的脊柱制动措施，通常至少需要保持到术后 6 个月。

术前计划是很重要的，将每个椎体看成是一个由四等份组成的立方体，每一等份都沿椎管对称生长（图 44-151）。当生长不平衡时，术前必须明确哪一部分需要融合，才能重新建立脊柱的平衡生长。King 等采用凸侧经椎弓根前路半骨骺阻滞术（见手术技术 44-41）治疗了 9 例患者，在其中 4 例患者中，确实发现了这种骨骺阻滞的真正效果，这 4 例患者都是单纯半椎体。根据上述结果，King 等建议，对于单纯半椎体患者，可以采用经椎弓根前路半骨骺阻滞结合后路半骨骺阻滞进行治疗。Demirkiran 等报道凸侧阻滞术采用后路融合及椎弓根螺钉内固定术可取得前后路联合阻滞相同的疗效。

**前、后路凸侧半骨骺阻滞融合术**

**手术技术 44-42**

（Winter）

- 患者正侧卧位，侧凸凸侧向上。术区背部和侧方消毒和铺巾。前路手术入路根据需要融合的节段决定（见手术技术 44-28 和手术技术 44-29）。后路手术入路采取标准的骨膜下显露方式（见手术技术 44-8），但通常只显露侧凸的凸侧。
- 显露侧凸的脊柱后，分别在前方和后方插入钢针或其他标记物，以便在进行侧位 X 线透视时，都能够观察到这两个标记物。没有在正确的位置上进行准确的脊柱融合，将会导致结果不理想。

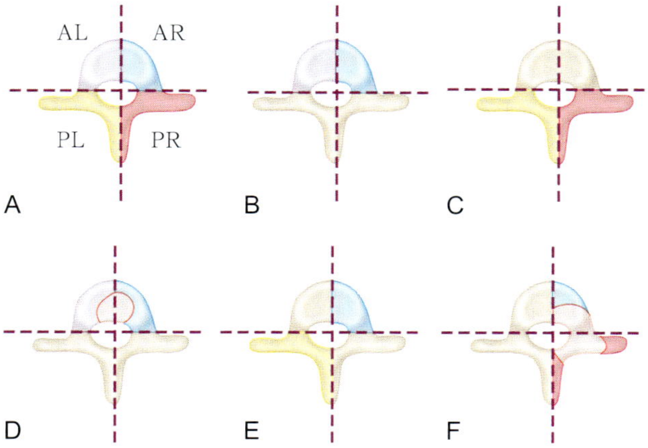


图 44-151　A. 椎体生长的水平面观，分为四个等份：AL 为前左，AR 为前右，PL 后左，PR 为后右；B. 涉及 PL 和 PR 的先天性后柱骨桥，须行 AL 和 AR 骨骺阻滞术；C. 累及 AL 和 AR 的前方骨形成障碍，必须行 PL 和 PR 骨骺阻滞术；D. 涉及 AR 和 AL 的前部过度生长，骨骺阻滞术必须包括上下的 AR 和 AL；E. 仅涉及 PL 的先天性后外侧骨桥，骨骺阻滞术只包括 AR；F. 半脊椎过度生长只涉及 AR 和部分 PR，骨骺阻滞术必须包括 AR 和 PR

（引自：Dubousset J, Katti E, Seringe R: Epiphysiodesis of spine in young children for congenital spinal defor-mation, *J Pediatr Orthop B* 1:123,1993.）

- 一旦确定了正确的部位，切开前方椎体的骨膜，向前分离至前纵韧带边缘，向后至椎弓根基底部（图 44-152A）。
- 在椎间盘上下缘切开纤维环，去除髓核的浅表部分。
- 仔细去除软骨终板，在儿童软骨终板很厚，至少要去掉骨骺的 1/3，但绝不要超过 50%。
- 软骨终板去除后，用刮匙去除骨皮质板。
- 在椎体的侧面开槽（图 44-152B），将自体肋骨块植入槽中。使用自体骨松质增加植骨量，如果无自体肋骨，可使用自体髂骨或骨库骨。
- 后路手术包括标准的单侧骨膜下显露融合区（图 44-152C）。
- 切开关节突关节，去除所有的关节突软骨，去除需要融合处全部结构的骨皮质并植骨。
- 在麻醉状态下 Risser 石膏固定，以避免第二次麻醉。

**术后处理**　石膏固定 6 个月，需要时必须更换石膏。随访至生长发育结束。术后前几年效果会非常好，但在青春期快速生长对侧凸有可能加重。

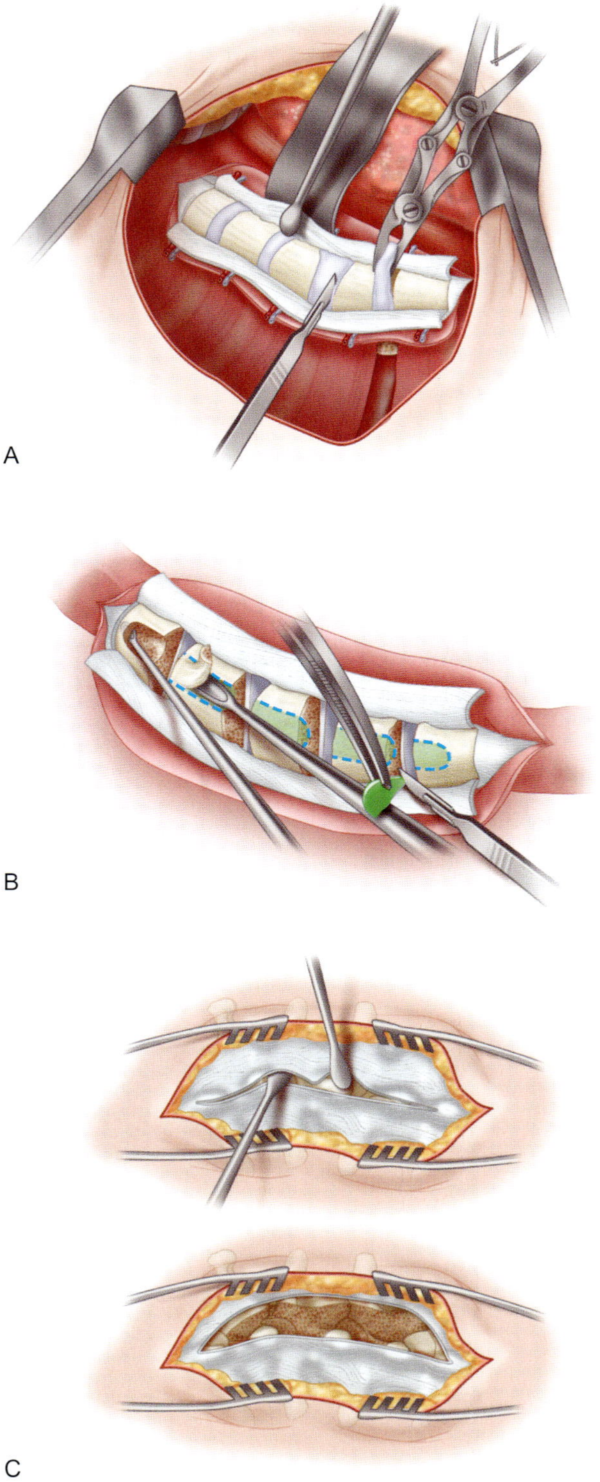


图 44-152　前、后路联合凸侧半骨骺阻滞术

A. 切开前方椎体骨膜，向前、后方向剥离；B. 在椎体侧面制成骨槽，植入自体肋骨；C. 采用标准的单侧骨膜下方法显露融合区。去除局部骨皮质并植骨（见手术技术 44-42）

生长棒及肋骨撑开装置被用于治疗早发性脊柱侧凸，可逐渐矫正畸形并提供脊柱稳定。一些研究已证实其效果，且其并发症可以被接受。生长棒技术可用于椎体结构发育不良的畸形（图 44-153）；合并肋骨融合或胸廓发育不良的患者可行肋骨撑开技术（VEPTR）。

## （五）半椎体切除术

半椎体切除术能够提供即刻的先天性脊柱畸形的矫正，这种手术方法可以去除畸形远期恶化的原因。半椎体切除一般用于治疗骨盆倾斜的患者，或不能用其他方法治疗的胸廓固定、侧向移位的患者。在腰骶段，半脊椎切除后能够改善躯干的平衡。在脊髓圆锥下方的 L3、L4 或腰骶节段行半椎体切除最安全。在胸椎进行半椎体切除最危险，因为这一区域的椎管最狭窄，血供最差。但在神经电生理的监测下（MEP、SEP），半椎体切除术仍可施行。

最适于行半椎体切除的侧凸是半椎体位于侧凸顶端的成角弯曲。半椎体切除报道最多的是腰骶段半椎体切除，在腰骶半椎体病例中，半椎体引起脊柱向侧方移位失平衡，其他手术方法无法恢复脊柱的正常序列。半椎体切除术的最佳适应证是：5 岁以下患儿，有一个胸腰段、腰段或腰骶段的半椎体，同时伴有躯干的不平衡。Chang 等推荐，切除术应在半椎体上下节段形成结构性弯之前实施。他们还发现，在相比 6 岁后手术，6 岁前进行半椎体切除，患者可以得到很好的矫形效果，并且不影响椎体及椎管的发育。Yaszay 等报道，半椎体切除术的并发症风险高于阻滞融合术和固定融合内固定术，但其治疗效果要好得多。

应将半椎体切除术看成是侧凸顶椎凸侧的截骨术。整个侧凸的前、后方都必须融合。因为切除半椎体时，无论是前方的操作，还是后方的操作都要进入椎管，所以存在着神经损伤的风险。Winter 报道了 2 例半脊椎切除术后腰椎神经根损害的病例。

Leatherman 和 Dickson 建议将手术分为两期进行，即先行前路半椎体切除，而后行后路脊柱后方结构切除融合术。但是，另外一些学者报道了同期行前路和后路半椎体切除术，治疗结果表明是可行的。如果伴有严重的后凸畸形，半椎体的切除可以应用 Ruf 和 Harms 描述的单纯后路手术或 Smith 所描述的肋骨椎骨横突切除术。一般术后需要行石膏或支具制动 6 个月。半椎体切除后，如果采用了内固定，术后则可以只使用支具保护，而不必采用石膏固定。但患者的骨量必须足以能够容纳内置物。

Heinig 报道了一种使用刮匙通过椎弓根去除骨松质的方法。Lubicky 建议采用这种方法时，既

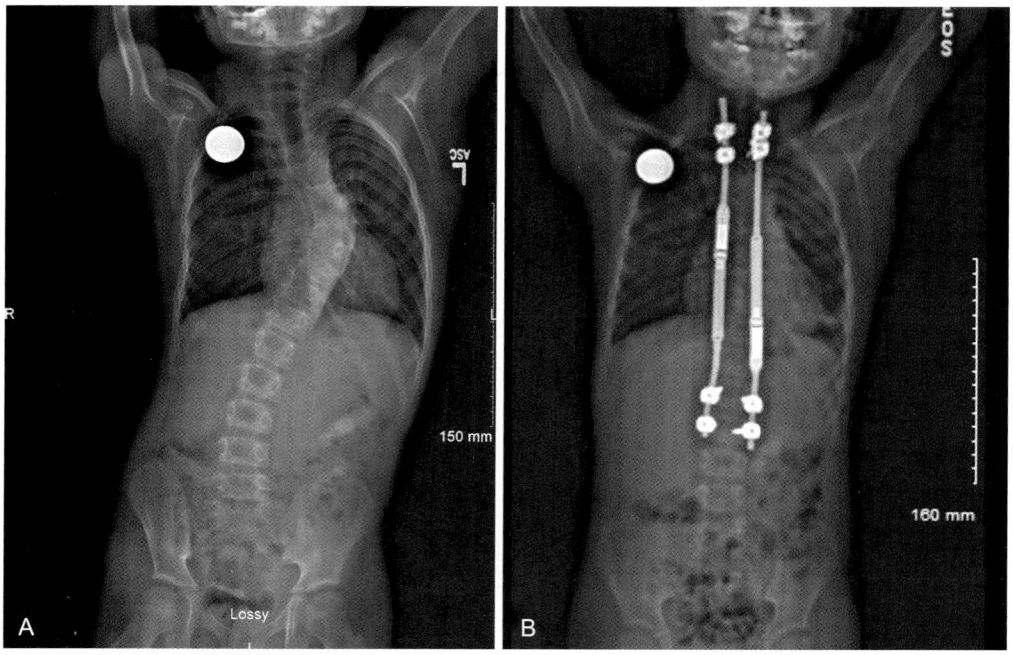


图 44-153 A. 男，8 岁，先天性脊柱侧凸畸形；B. 磁力生长棒术后（见手术技术 44-42）

要采取内固定，也要采取支具外固定。采用这种方法时，手术能够获得的即刻矫正程度是很难预测的，但当结合采用凸侧相同节段后路融合时，通常会产生半骨骺阻滞的效果。建议在“C”形臂透视下完成这项手术操作（图 44-154，图 44-155）。Heinig 和 Lubicky 建议，在使用刮匙挖掘骨松质时，要保留后方的半椎板，直到完全切除椎体，以便保护椎管内的神经结构，避免在操作过程中损伤神经结构。如果半脊椎邻近椎管位于后方时，可以采用这种技术，从前方可能很难看到半脊椎。

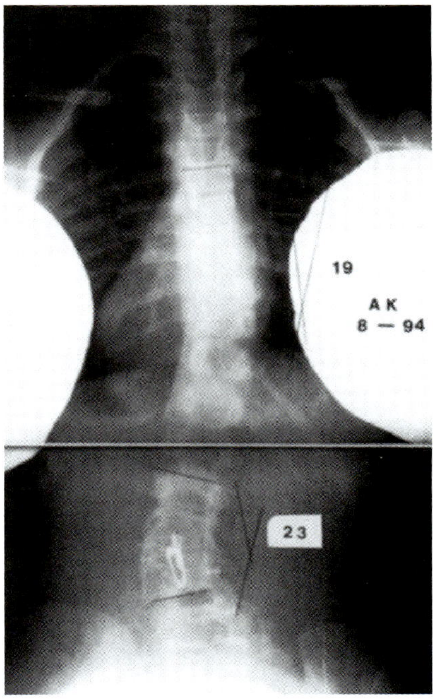


图 44-155 8.5 岁女性患者，7 年前在腰弯处行半椎体阻滞术（类似蛋壳技术），现获得了很好的躯干平衡状态

（引自：Lubicky JP：Congenital scoliosis. In Bridwell KH，DeWald RL，editors：The textbook of spinal surgery，ed 2，Philadelphia，1997，Lippincott-Raven.）

### 半椎体切除术（前后联入路）

#### 手术技术 44-43

(Hedequist 和 Emans)

- 采用侧卧位，同时进行前后路手术，在凸侧进行前路手术，术前做好标记（图 44-156A）
- 前路手术根据半椎体部位，采用标准的经胸、经胸 - 腹膜后联合，或者经腹膜后入路显露脊柱。需要显露的范围仅包括半椎体及其上下椎间盘。
- 后路手术采用标准的后正中切口，显露到横突尖以外。当有椎板缺损时，显露要非常小心。

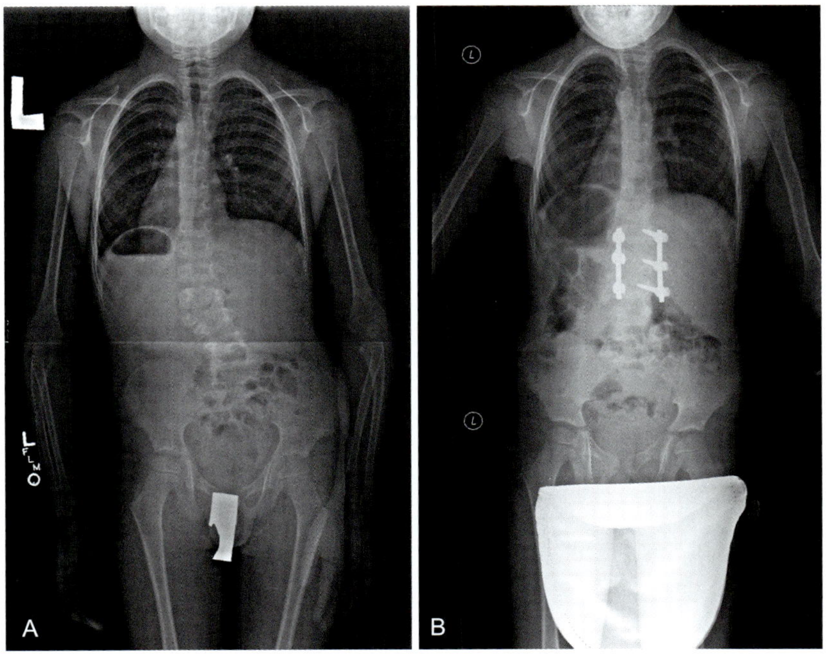


图 44-154 A. 男，7 岁，先天性脊柱侧凸畸形；B. 行半椎体切除加后路短节段融合固定

- 显露完毕后，透视定位确认节段正确。

**半椎体切除**

- 半椎体切除从显露横突边缘开始，用 Cobb 剥离子或其他弯头器械向下剥离半椎体侧壁。如果半椎体位于胸段，为便于进入，需要先切除肋骨头。
- 为便于融合，切除凹侧小关节表面的软骨。
- 用椎板钳自中线开始切除黄韧带，然后切除半椎板（图 44-156B）。扩大切除范围，直到小关节。保护好半椎体上下神经根。切除横突和椎弓根上的骨皮质，直到看到椎弓根骨松质为止。此时侧壁的骨皮质轮廓也能看到。再次仔细保护好神经根。在切除过程中，可用明胶海绵或棉片保护硬膜。
- 为便于牵引和保护，用 Cobb 剥离子骨膜下剥离，向下显露椎弓根及椎体的侧壁。用神经拉钩保护好硬膜。用双极电凝烧灼硬膜外血管止血。用金刚砂磨钻切除椎弓根并进入半椎体内。在椎体内操作避免不必要的软组织损伤。在椎弓根和椎体内逐步操作，并不停探测半椎体边缘，使切除骨皮质外壳更容易（图 44-156C）。切除椎弓根外壁和椎体残留的外壁。通常椎体的后壁最后切除。切除范围呈楔形，包括半椎体上下的椎间盘和凹侧的椎间盘。
- 保护好硬膜后，用髓核钳和刮匙切除椎间盘。如果不切除上下方的椎间盘，矫形将受到限制。然后楔形闭合，矫正畸形。

**楔形切除的闭合**

- 从前方植入切除的椎体骨松质和异体骨片。
- 用椎板钩加压，同时在身体外面用三点压迫的方法完成楔形切除区的闭合。
- 在上位椎板安放向下的椎板上钩，在下位椎板安放向上的椎板下钩。
- 插入脊柱棒，通过压迫完成矫形，闭合切除部位。使用脊柱棒维持矫形时，应避免加压力量过大，使得椎弓根钉切割未成熟的骨质。加压应当缓慢而且可控。仔细观察硬膜，确保在闭合过程中，脊柱后方的附件不会压迫硬膜（图 44-156D）。如果矫正不够，进一步切除椎板的边缘。
- 在脊柱两侧安放两根连接棒，与相应椎弓根钉相连接。如果可能，安放横连。
- 将脊柱去皮质化，铺放椎体含皮质骨松质的异体移植骨块。

**前后路切除**

- 如需要采用前后路手术切除，在切除之前先置入后方锚点。显露完毕后，置入椎弓根螺钉。
- 定位准确后，在半椎体上建立一个全层骨膜下软组织瓣（图 44-156E）。
- 自上位椎体的下终板和下位椎体的上终板开始，在骨膜内纵向全层切开，从前方操作，直到对侧，然后向后进行，直到看到半椎体椎弓根。
- 切除半椎体上下椎间盘，向后直到后纵韧带。
- 用咬骨钳和金刚砂磨钻切除半椎体，直到椎体后壁。在切除椎间盘的部位分离后纵韧带，然后切除椎体后壁。能够看见的椎弓根部分也可切除。
- 后方附件切除，先切除半椎板，后切除椎弓根（图 44-156F）。当两个切口都已打开，从两个切口内切除椎弓根都可。
- 当半椎体已切除，按前述的方法进行楔形闭合，矫正畸形。

**术后处理** 术后处理同其他脊柱矫形手术，如果内固定是充分的，那么患者术后需要佩戴量身定制的 TLSO 支具 3 个月。如果患儿＜2 岁或内固定不够充分，则需要 Risser 石膏固定 2 个月，然后再佩戴支具 6 个月。如果内固定突出明显，一般需要在术后 1 年将其取出。

## 半椎体切除术（后外侧入路）

Li 等描述了一种侧后方入路切除半椎体，该术式为单切口，并使得切除术更为安全、稳定（图 44-157）。

### 手术技术 44-44

（Li 等）

- 患者全身麻醉下侧卧位，避免皮肤受压，凸侧向上。常规消毒铺单。
- 侧后方“L”形切口显露半椎体（图 44-158A）。在切除半椎体节段沿棘突外 3 cm 做纵行切口，然后转向侧方。
- 切皮至腰背筋膜，将其与皮下软组织牵开。
- 切开腰背筋膜，将骶棘肌拉向棘突侧。
- 骨膜下剥离，显露横突、小关节、椎板、棘突。
- 将腰大肌肉牵至腹侧，可见半椎体的椎弓根及椎体。

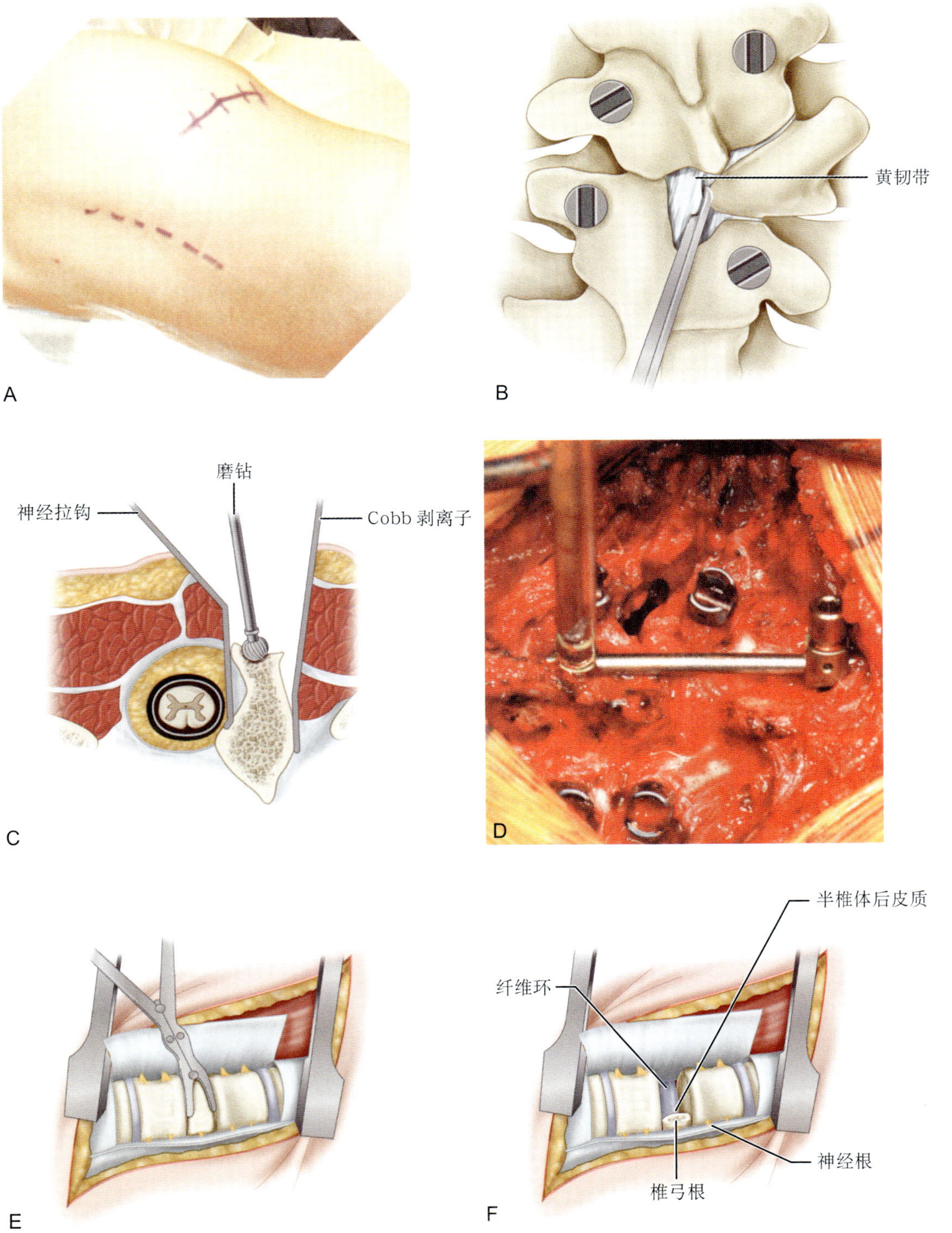


图 44-156 半椎体切除术

A．前后路椎体切除的患者体位；B，C．Kerrison 咬骨钳后路半椎板切除术；D．闭合切除部位，对椎板钩进行加压；E．前方切除；F．切除椎弓根

（引自：Hedequist DJ, Emans JB: Hemivertebra excision. In Wiesel SW, editor: *Operative techniques in orthopaedic surgery*, Philadelphia, 2011, Wolters Kluwer/Lippincott Williams & Wilkins, p.1466.）（见手术技术 44-43）

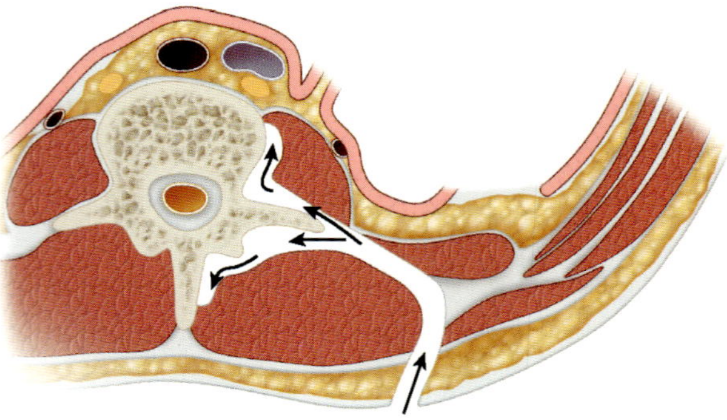

图 44-157　侧后方入路切除半椎体

（引 自：Li X，Luo Z，Li X，et al：Hemivertebra resection for the treatment of congenital lumbar spinal scoliosis with lateral-posterior approach，Spine 33：2001，2008.）（见手术技术 44-44）

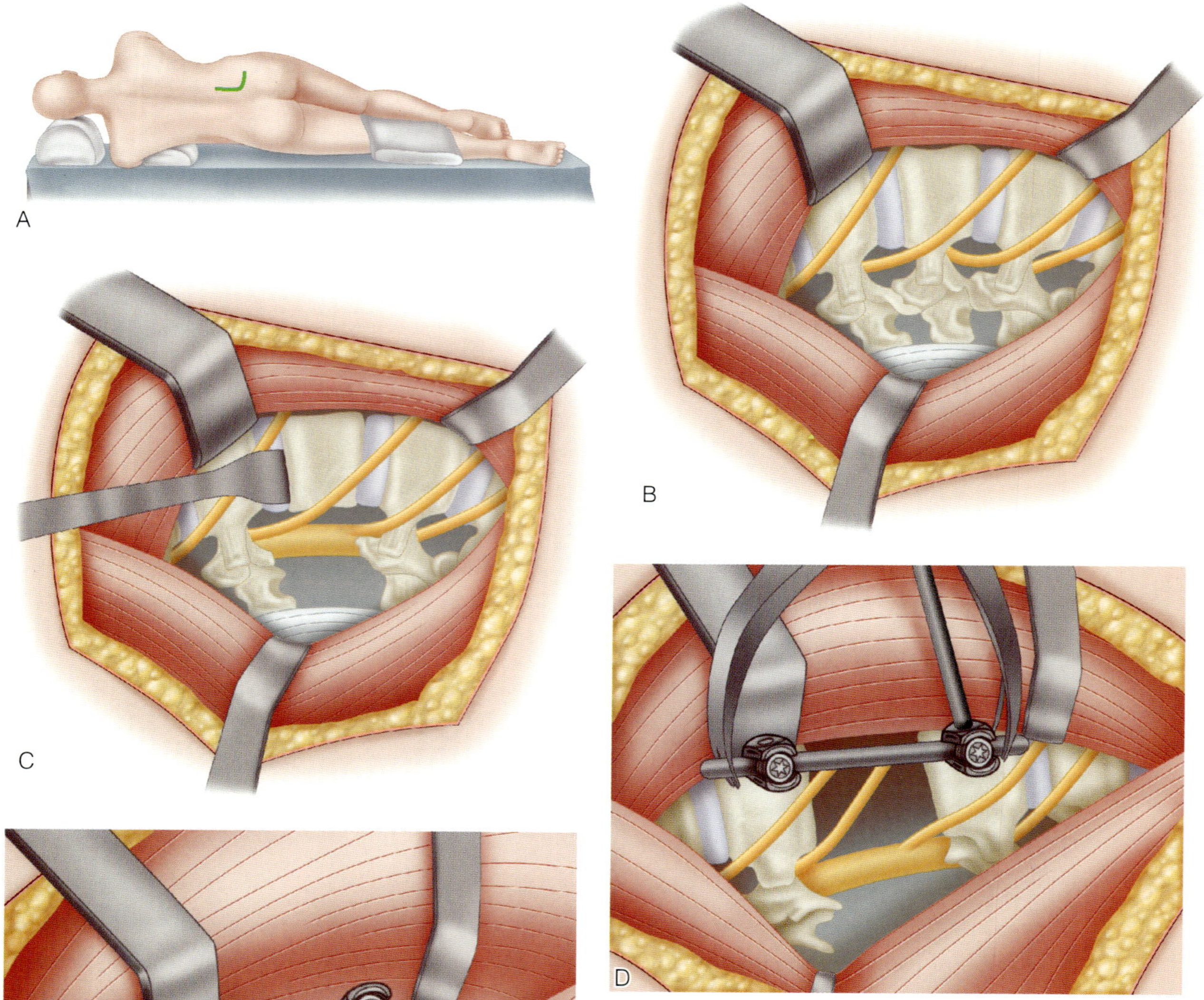


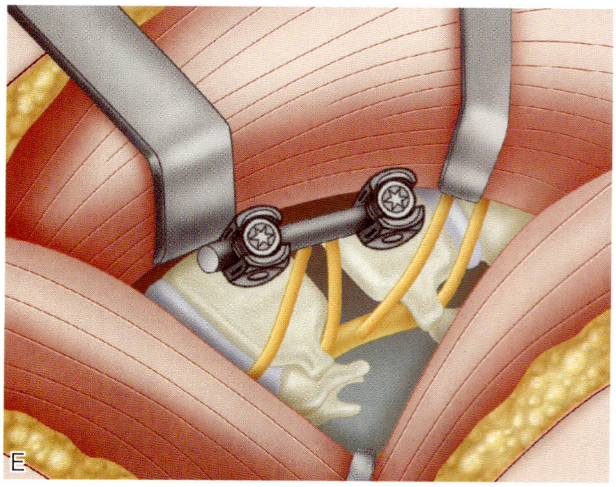


图 44-158　侧后方入路切除半椎体

A．患者体位；B．显露半椎体；C．切除半椎体；D．固定、加压；E．融合

（引 自：Li X，Luo Z，Li X，et al：Hemivertebra resection forthe treatment of congenital lumbar spinal scoliosis with lateral-posterior approach，Spine 33：2001，2008.）（见手术技术 44-44）

- 结扎节段血管，半椎体及其附属结构即显露（图 44–158B）。
- 去除半椎体椎板、横突、小关节突，保留椎弓根及棘突。
- 切除半椎体上下的椎间盘。
- 从凸侧向凹侧切除半椎体。硬膜出现后，可覆盖明胶海绵保护。
- 将切除的半椎体咬碎，并植骨于椎体切除的间隙。
- 在半椎体的头尾两端短节段固定（Cotrel–Dubousset Horizon，Medtronic Sofamor Danek，Memphis,TN）并加压以矫正畸形（图 44–158D）。
- 切除半椎体上下椎体及下关节突去皮质。
- 将切下的所有骨头咬碎并植骨在相应的上下椎体侧方（图 44–158E）。
- 使用浸有凝血酶的明胶海绵止血并将其覆盖于硬膜上，常规关闭切口。
- 拍片确定侧凸矫正程度。

**术后处理** 术后 4 个月内佩戴硬支具，视复查时 X 线具体情况进一评估（图 44–159）。

## 利用无支架的立体定向导航经椎弓根蛋壳截骨

Mikles 等描述了一项利用无支架立体定向导航经椎弓根蛋壳截骨技术。该技术建议用于年龄较大的脊柱多维畸形的先天性脊柱侧凸患者。导航系统用来在术中确定椎弓根的位置以准确置入螺钉。他们认为，由于解剖发育异常，使螺钉的置入比较困难，使用该导向系统无论是在近端还是远端，对螺钉的置入是有帮助的，因而是一种精密的器械结构。

### 手术技术 44-45

(Mikles 等 )

- 使用 CT 对脊柱畸形区（从畸形的上一椎体到下一椎体）进行层距 1 mm 的扫描，用无支架的立体定向导航记录并进行三维重建。若使用更新的 X 线成像导向系统，就不需要 CT 了。
- 术前确定截骨的节段，通常是对半椎体行蛋壳截骨，但需要个体化分析。
- 通过体感诱发电位监测脊髓和马尾神经。
- 将患者俯卧放置在 Jackson 脊柱手术台上，认真垫好骨突部位。
- 采用后正中切口和骨膜下剥离畸形区。
- 透视定位并观察椎体结构。
- 在上胸椎标志出合适的曲线进行参比。
- 通过点配对和表面匹配技术记录下骨骼的许多部位。记录点只定位在截骨部位上下各两个椎体上。
- 使用导航系统，用数字化的探针，或引导钻，或椎弓根探头探入椎弓根。
- 使用开路器，在椎弓根上探查出合适的深度和角度，插入数字化的球探确认孔道的长度和椎弓根内的位置。
- 在截骨部位上下各约两个节段打入椎弓根螺钉。
- 螺钉置入后，确定截骨节段两侧的横突位置；通过术中透视像判断该椎弓根上下的椎间孔。
- 用钻去掉截骨节段的中线处部分，两侧只留薄薄一层。
- 截除截骨节段椎板的中央部分，包括上下节段的部分悬垂椎板。
- 从解剖结构最清楚的一侧截除骨松质，探查椎弓根周围结构，直视下保护神经根，将椎弓根连同横突一并去除。
- 探查对侧要截除的椎弓根，用同样方法显露。
- 切除椎弓根后，显露椎体和椎管的底部。
- 提起硬膜离开椎体后壁，经残余的椎弓根去除椎体骨松质；使用角刮勺去除椎体骨松质，如果必要就去除椎间隙。用刮勺的背面将椎管底部残余骨压入后方空腔后取出，椎体完全切除可以尝试，但不是总能成功。这样就可以将弯曲矫正至最佳。
- 截骨完成后，轻压脊柱，慢慢后伸髋关节以关闭截骨腔，这时要认真进行脊髓监护。应该持续观察硬膜和神经根，以防卡压。通常使用钛金属器械，通过对截骨部位的加压和撑开等操作获得更佳的冠状面矫形，并通过原位弯棒等方法改善前凸曲线。
- 放置两个横联并将切下的椎体等自体骨移植，要沿着融合区域内去皮质的横突进行植骨。
- 关闭深筋膜并在皮下放置引流管。
- 在手术间内进行 Stagnara 唤醒试验。

**术后处理** 每个患者都适合佩戴经过良好塑形的 TLSO 装置，术后第 2 天开始，佩戴 12 周。

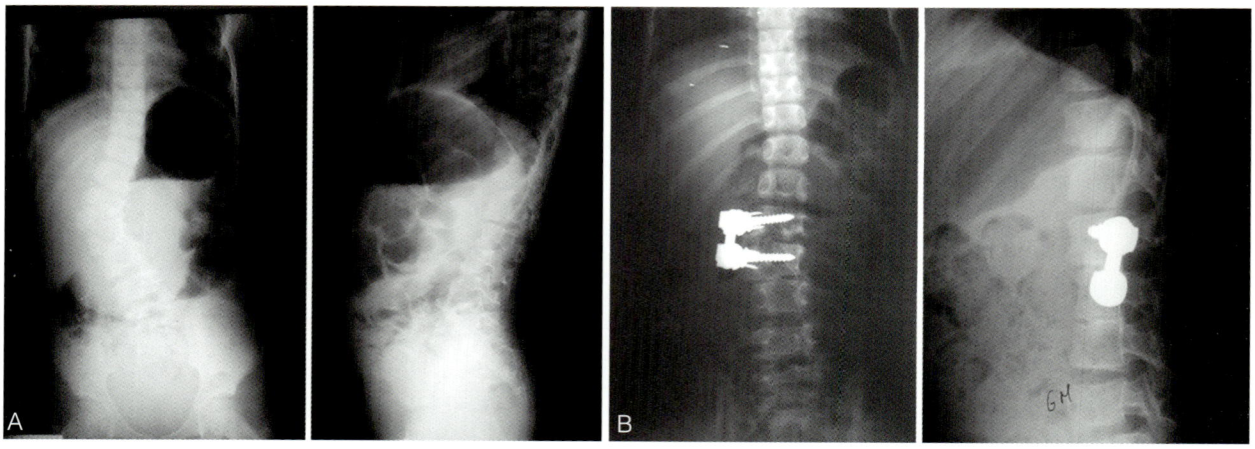


图 44-159 A. 术前，女，9 岁，L2 半椎体；B. 半椎体切除侧凸矫正术后 6 个月

（引自：Li X，Luo Z，Li X，et al：Hemivertebra resection forthe treatment of congenital lumbar spinal scoliosis with lateral-posterior approach，Spine 33:2001，2008.）（见手术技术 44-44）

## 六、胸廓功能不全综合征

生长棒技术可以用来治疗长节段的先天性脊柱畸形，或在畸形的上下两端正常节段出现的大代偿性侧凸。胸廓功能不全综合征通常合并先天性脊柱侧凸和并肋。出现这种综合征后，最好的处理方式是行胸廓扩大成形术并置入肋骨撑开装置（VEPTR）。

Campbell 将胸廓功能不全综合征定义为胸廓不能支持正常的呼吸和肺生长。这种情况通常发生在胸廓发育不全综合征，如① Jarcho-Levin 综合征；②进展性婴幼儿脊柱侧凸，随着脊柱发生旋转，胸腔容积由于胸廓变形而变小；③先天性脊柱侧凸，同时存在侧凸凹侧并肋。在先天性脊柱侧凸存在胸廓发育不全时，发育中肺容积的生长受到限制，肋骨活动受限引起继发性呼吸运动减小，以及腹式呼吸的膈同样受限，都会导致“外源性”的限制性肺病。因此，胸廓和肺的体积到 5 岁时增长为成年人大小的 30%，10 岁时增长为成年人的 50%。

肺生长会受到胸廓大小的限制，所以，任何脊柱或胸廓畸形，如果在小儿时期胸廓容积就已经减小，那么，到骨骼成熟后，必然会影响肺的体积（图 44-160）。对于年轻的患者，最大限度地维持胸廓的高度和体积尤其重要，因为从出生到 8 岁之间肺的生长是靠肺泡数量的增多和体积的增大，而 8 岁到成熟期肺的生长主要是肺泡体积的增大。

早发型的脊柱侧凸患者比青少年特发性脊柱侧凸患者发生呼吸衰竭的死亡率要高。最近的一些文献综述发现，行胸廓融合术的年轻患者翻修手术率较高（24% ~ 39%），而且限制性肺疾病的发病率也高（43% ~ 64%），对于这类患者，行上胸椎融合术的风险很大。应该尽量避免行长节段胸椎融合，这样会限制胸廓和肺的生长，从而导致医源性的胸廓功能不全综合征。

由于传统的脊柱矫形方法不能增加胸廓的容积，Campbell 发明了一种手术方法，直接处理胸壁，同时也间接地矫正脊柱畸形。这种手术方法从整体上改善胸廓畸形，手术的介入并不影响脊柱的生长发育，能够增加脊柱和胸廓的高度。

Gruca 曾介绍一种方法，对凸侧肋骨进行加压，用于治疗特发性脊柱侧凸，然而，这种方法仍然限制了胸廓和肺的生长。Campbell 发明了对肋骨进行撑开的手术方法和手术器械，用于治疗儿童严重脊柱畸形中存在的原发半侧胸廓压缩。他认为，通过凹侧肋骨的撑开，进行胸廓的扩大，同时也能够间接地矫正脊柱侧凸。他将这项手术技术比作长骨畸形矫正中采取的开放式楔形截骨术。这项技术方法的要点是，在凹侧压缩的胸廓中央部分，通过“开放式楔形开胸术”来矫正胸廓畸形。大量的半侧胸廓畸形获得了矫正，同时，脊柱侧凸也平均矫正接近 20°，而且脊柱能够继续生长。采用胸壁撑开方法治疗，随着时间的延长，单侧未分节骨桥也能够得到延长（图 44-161）。这项技术的优点在于直接矫正引起胸廓功能不全综合征的解剖结构，而且不会影响到后续可能需要进行的脊柱方面的手术治疗。

Campbell 采用肋骨撑开装置进行胸廓扩大成形术，治疗了 34 例进展性先天性脊柱侧凸凹侧半胸廓伴并肋的患者。对于多节段先天性胸椎椎体形成障碍（脊柱畸形），同时在相应部位存在肋骨缺失或并肋（胸廓畸形）的患者，他建议考虑采取保留脊柱生长的手术方法，如采用生长棒技术和胸廓扩大成形术。他认为采用肋骨撑开技术治疗这类患者时，可以改善患者冠状面和矢状面的脊柱畸形、肺功能、血红蛋白含量及营养状态。尽管这项技术对 Cobb 角的矫正有较好作用，但由于 Cobb 角的矫正与肺功能的改变没有相关性，因而其生理学方面的改善情况仍不清楚。

自最初报道开始，肋骨撑开技术已经用来治疗胸廓功能不全综合征及其他原因所致的脊柱侧凸，如神经肌肉型脊柱侧凸和脊髓脊膜膨出。由于这是一项经后路的撑开技术，因此，可能会加重后凸畸形，尤其是术前就有严重后凸畸形的患者。加重的后凸畸形可能是近端肋骨固定失败的一个原因。从骨盆至肋骨的长节段的固定可以防止过大的后凸畸形发生；然而，需要避免在能够行走的患者中应用，防止术后发生由于腰骶部生物力学改变所致的屈膝步态。最初插入时推荐使用术中神经监测，而且，对于最初插入时有神经监测变

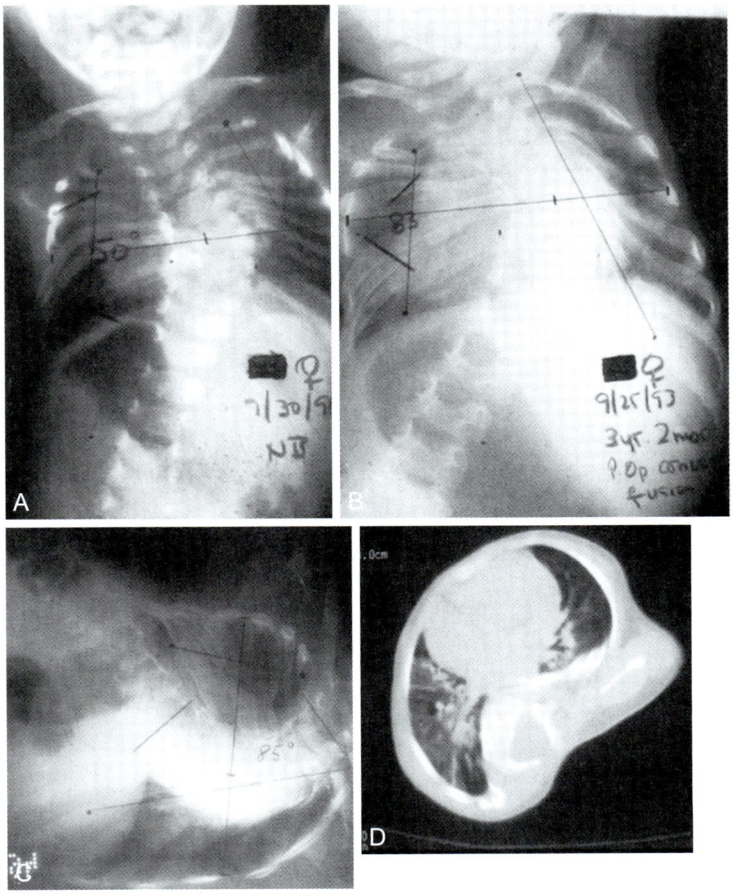


图 44-160 A. 一个女孩出生时的 X 线片，由于多脊椎先天性畸形而产生 50° 的侧凸；B. 3 岁时侧凸角度增加到 83°，患者接受了前路脊柱融合术，术后 6 个月时发生了呼吸功能不全综合征，需要经鼻吸氧；C. “假”侧卧位 X 线片更好地显示除脊柱侧凸外胸廓的三维变化；D. CT 扫描显示胸腔和肺发育极其不良

（引自：Campbell RM: Congenital scoliosis due to multiple vertebral anomalies associated with thoracic insufficiency syndriome, *Spine: State of the Art Reviews* 14:210, 2000.）

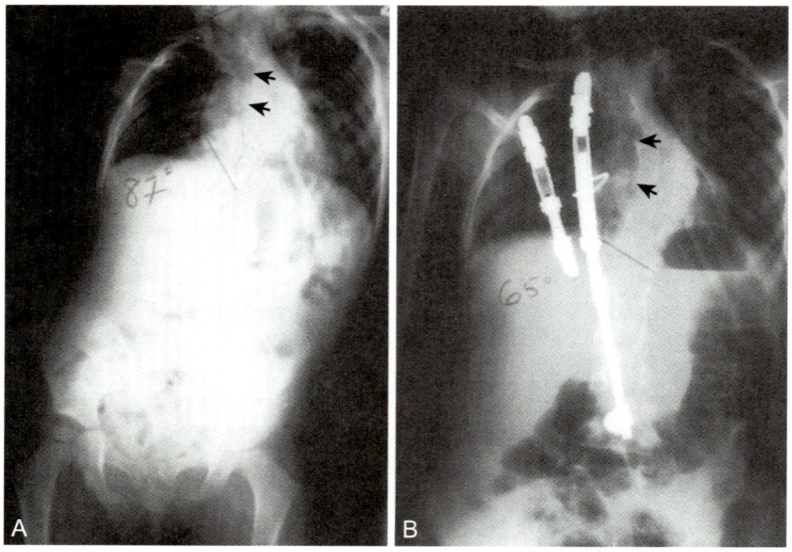


图 44-161 A. 2 岁半女孩，脊柱侧凸角 87°，存在多发先天性胸椎异常，包括凸侧半椎体和凹侧长节段单侧未分节骨桥（箭头所示）；B. 术后 6 年随访时，侧凸角度矫正到 65°，术前术后比较，侧凸凹侧中央 T5 ~ T11 较长的未分节骨桥（箭头所示）也得到了延长，说明侧凸凹侧也获得了生长

（引自：Campbell RM: Congenital scoliosis due to multiple vertebral anomalies associated with thoracic insufficiency syndriome, *Spine:State of the Art Reviews* 14:210, 2000.）

化的患者，需要延长监测的时间。对于神经监测正常的患者，常规延长监测时间是否有意义仍然存在争议。一项多中心研究发现，在 1736 例连续观察的手术中，有 8 例出现神经损伤（0.5%），其中有 5 例（0.2%）发生在最初置入时。手术过程中，还需要监测上肢的功能，因为在这 8 例神经损伤的患者中有 6 例有上肢功能障碍，可能与臂丛神经损伤有关。

## 胸廓扩大成形术

可延长肋骨假体有两种设计。在治疗并肋和脊柱侧凸时，最常使用 220 mm 长度的设计。装置采用钛合金材料制作，术后能够进行 MRI 检查。目前有 3 处可用的锚定点：肋骨、脊柱和骨盆。肋骨装置由两个"C"形的钩子组成，锁定时可围绕肋骨形成一个宽松的环，可防止损伤肋骨下方血管。装置的侧向稳定性依赖于周围的软组织固定。脊柱装置由一个低切迹的闭合椎板钩组成。骨盆装置由一个"S"形改良的 McCarthy 钩组成，可以放置在髂嵴上。装置的中间部分是两个可以滑动的肋骨袖，上端的肋骨袖与头端的装置连接，通常是肋骨；下端的肋骨袖与尾端的装置连接，可以是肋骨、脊柱或骨盆。通过肋骨袖下端 5 mm 处两个孔中的任意一个孔，将"木栓样"锁拧入体部上非全厚的孔内，固定下端摇篮钩。将带肋骨袖的装置完全重叠是很重要的，这样可使器械在再次手术之前撑开最大化（图 44-162）。

### 手术技术 44-46

(Campbell)

- 患者凹侧胸廓向上侧卧位，在侧凸的顶点处放置一个小的海绵枕，有助于矫形。
- 术中采用脊髓监护，并且包含上下肢神经的监测。静脉给予预防性抗生素治疗。
- 围绕肩胛骨尖向前方做开胸切口。在并肋患者中，常存在肩胛骨发育不全和向上移位。对于这类患者，需要在肩胛骨尖下方更远处做环绕切口。
- 如果使用混合型设计装置，在上腰椎处中线旁侧 1 cm 做另一切口（图 44-163A）。
- 通过开胸切口提起肌瓣，找到中斜角肌，在中斜角的后方将摇篮钩安放固定在第 2 肋骨上。不要在中斜角肌的前方放置，因为在近端有损伤神经血管束的危险（图 44-163B）。

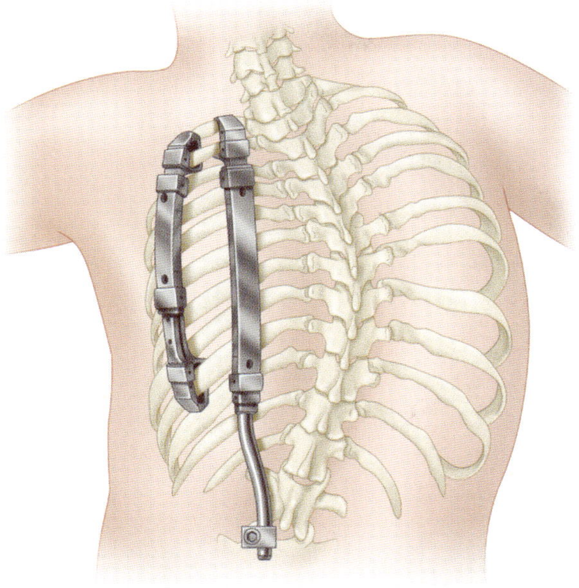

图 44-162 可延长肋骨假体装置

（引自：Campbell RM, personal communication.）（见手术技术 44-46）

- 完成显露后，通过寻找无肋间肌的部位，确定中间的融合并肋，它通常位于胸椎畸形顶椎凹侧的中央，此处凹侧半胸廓被并肋压缩最为严重，术前侧凸位 X 线片最容易观察到并肋的位置。
- 在进行开放式楔形开胸术之前，先准备近端和远端的摇篮钩锚定点。使用电切在第 2 肋骨下方肋间肌做 1 cm 长切口，在上方肋间肌做 5 mm 长切口。
- 使用剥离子仅分离肋骨前方的骨膜，应仔细操作，防止损伤胸膜（图 44-163C）。
- 使用另外一个剥离子从肋间肌上方插入并环形剥离肋骨。
- 按相同方法处理下端摇篮钩锚定点。
- 从上方肋间肌切口倾斜着将摇篮钩盖插入，然后，向下方旋转使之包绕肋骨，相同方法放置腰椎椎板钩。
- 将上端肋骨摇篮钩置入下方肋间肌切口（图 44-163D），与上方已插入的钩帽装配成为一体，使用钳子将其锁紧（图 44-163E）。
- 肋骨摇篮钩的锚定点正好位于横突的外侧，上钩的位置应当位于凹侧胸廓的上端，如果上下锚定点之间的距离过短，不足以放置足够长度的需要延长的装置，锚定点可以向上移位。但是，对于非常柔软的脊柱，如果将钩放置得过于靠上，有可能会在原发凹侧胸的上方产生一个很大的代偿弯，这一点要格外注意。下方钩的位置应当在凹侧胸廓稳定的基底部位，位于开放式楔形开胸切口的下方，通常环绕两个融合的肋骨。
- 选择一个从临床角度看来稳定的肋骨，这根肋骨应尽可能水平，并且位于凹侧胸廓的下缘，作为下端摇篮钩的锚定肋骨。由于对融合的胸壁进行扩大，装置实施的撑开力很大，所以，下端锚定肋骨尽可能避开不稳定的肋骨，如发育不全的肋骨。
- 在开放式楔形开胸廓术前，将上端钩放置好。此时，不要放置下端钩，因为立刻要进行胸廓矫形，撑开后的胸廓所要安装的装置长度还不清楚。通过开放式楔形开胸术使半侧胸廓延长后，再选择和放置下端摇篮钩。
- 采用开放式楔形开胸术来矫正胸廓畸形（图 44-163F）。通过这种方式矫正“成角的胸廓”，如同开放式楔形截骨矫正长骨畸形一样。
- 在凹侧胸廓的顶端处进行胸廓切开术，在这一部位开胸能够最好地矫正凹侧胸廓，延长压缩的节段，使上方的肋骨向外侧张开，增加胸廓的容积。对于大多数患者，胸廓切开的位置并不在脊柱侧凸的顶椎水平，而是在其上方。
- 为了确定正确的开胸位置，在胸壁放置金属标记物，在“C”形臂 X 线透视下加以确认，并与术前计划的位置进行比较。
- 开胸入路可能经过并肋的融合骨、肋间纤维粘连组织和发育不良的肋间肌。如果开胸间隙是骨性的，可以使用咬骨钳和 Kerrison 椎板咬骨钳进行胸腔切开。仔细操作，不要从肋骨切口处剥离骨膜，否则会使肋骨的血供遭到破坏。使用 4 号 Penfield 剥离子分离下面的骨膜。开胸切口从胸骨处开始，沿肋骨向后走行，最后到达脊椎横突处。
- 由外向内拉开椎旁肌。注意仔细操作，不要显露脊柱结构，避免因脊柱结构破坏而无意中引起脊柱融合。
- 完成显露后，在胸廓腋中线处，使用两个静脉拉钩仔细地分离开胸间隙，使得能够插入椎板撑开器。逐渐撑开椎板撑开器，每 3 min 撑开 5 mm（图 44-163G），直到开胸间隙扩大到接近 1 cm，完成开放式楔形开胸。
- 如果肋骨间很容易撑开，肋骨间至少有 0.5 cm 的软组织，并且肋骨与内侧的脊柱存在关节，就不需要进一步解剖分离。
- 如果肋骨间很难撑开，可能需要向内侧进一步切开融合的肋骨。如果仍需要进一步解剖分离，从

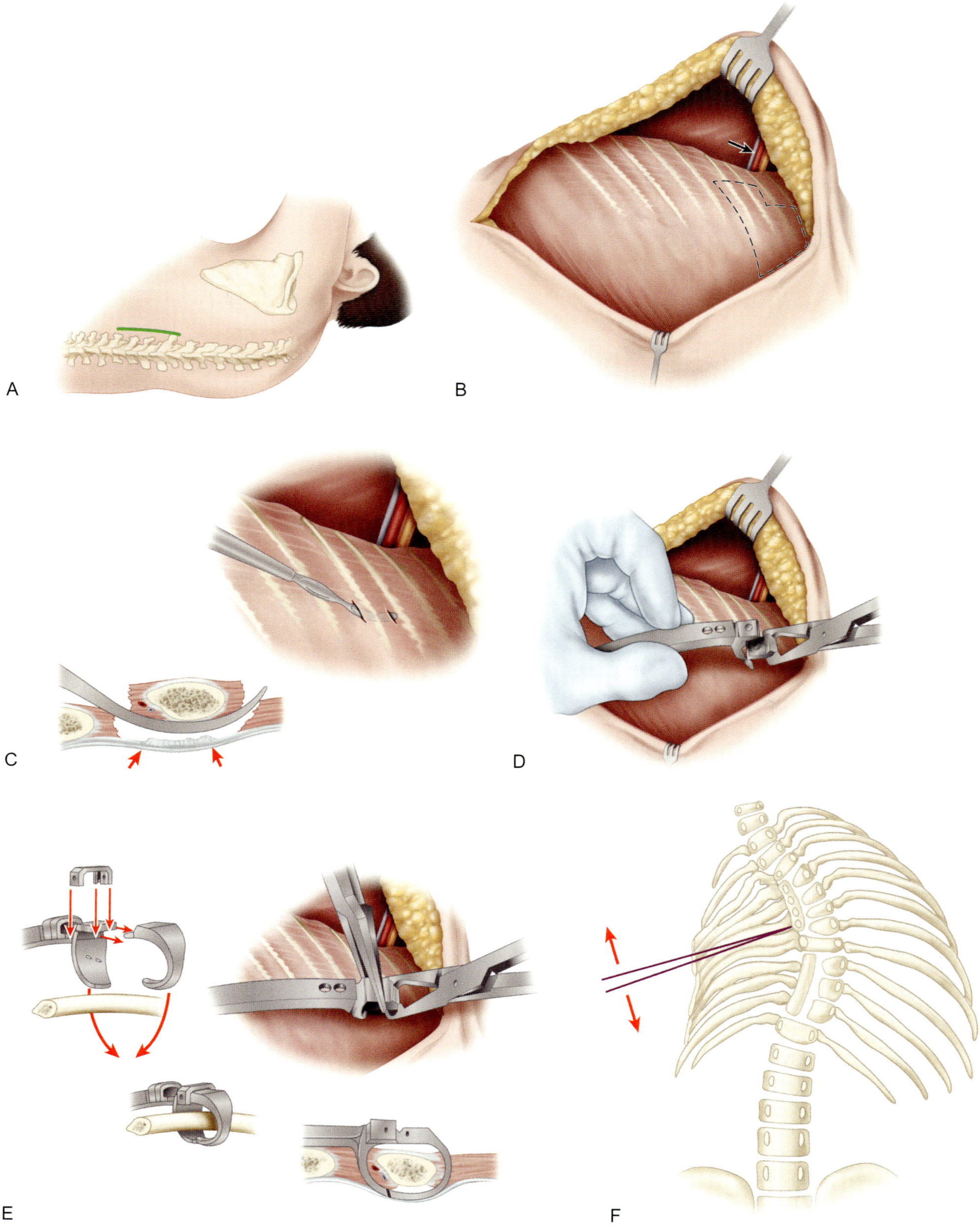


图 44-163 A ～ J.Campbell 手术方法（见正文）

（引自：Campbell RM, personal communication，2000.）（见手术技术 44-46）

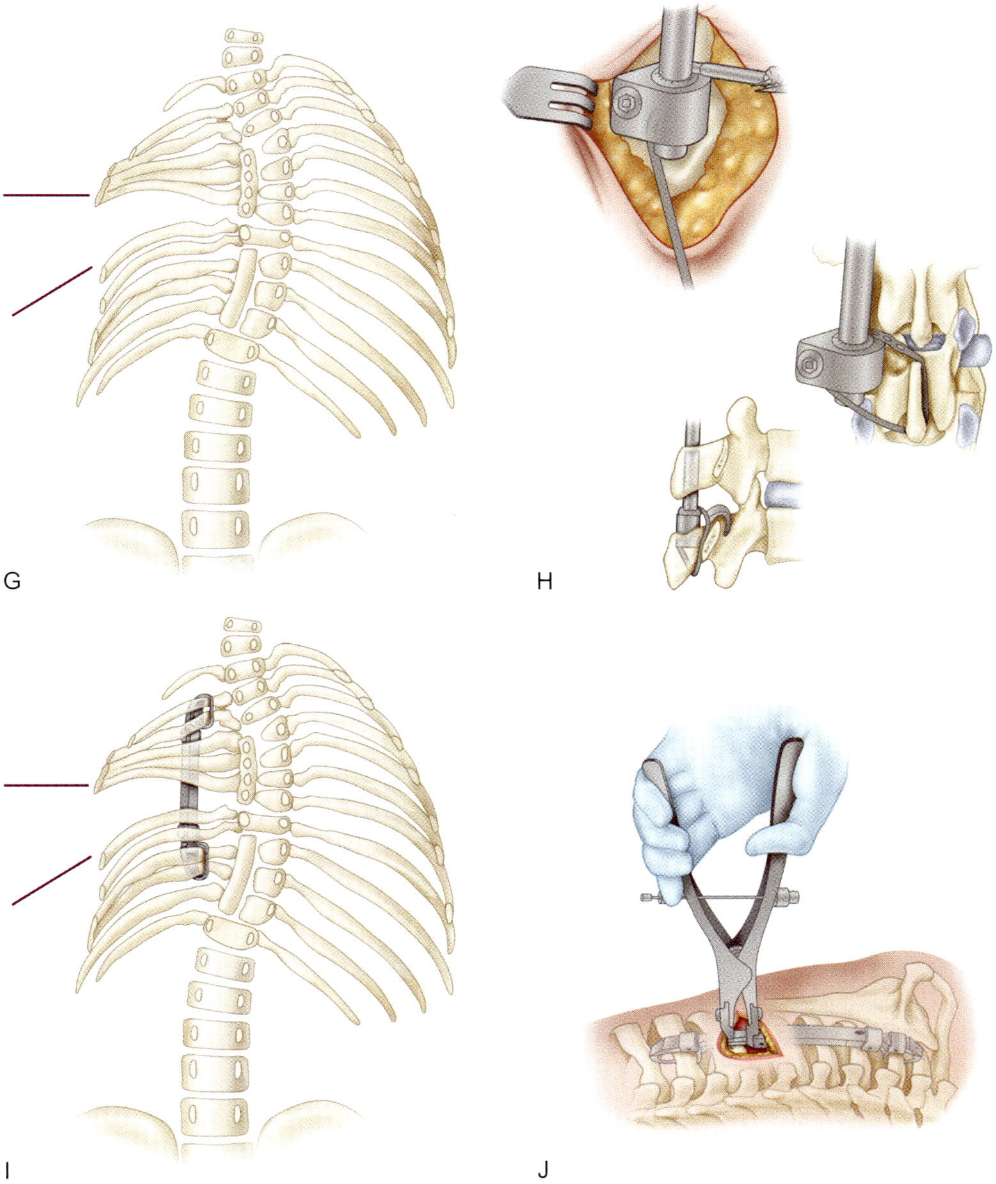


图 44-163（续）

开放式楔形开胸后侧顶凸处，向内侧切开 1 cm 宽的通道，切除横突前方剩余的融合肋骨，沿融合的肋骨向前达到椎体，完全切除融合的肋骨。

- 同时，使用 Freer 剥离子骨膜下显露需要去除的数毫米融合骨桥。
- 使用咬骨钳切除显露出的骨桥，注意要仔细操作，只切除显露出的骨桥，避免切开前方的椎管和损伤前方的食管和大血管。对局部异常的节段血管不做处理。
- 使用弯刮匙，将最后 5 mm 长的肋骨从脊柱上去关节游离。操作时要避开椎间孔，直到完全显露出关节软骨盘。
- 使用双极电凝彻底止血，在所有裸露的骨面上涂骨蜡止血。
- 如果开胸间隙最大为 2 cm 或 < 2 cm，下方的胸膜通常被拉紧，但是仍然会保持完整。如果开胸间隙撑开 > 2 cm，胸膜会出现撕裂。很小的胸膜破口可以不做处理，但是，如果发生了明显的裂开，则要使用 Gore-Tex 补片（WL Gore and Assoc.，Newark，DE）进行修补缝合，避免破裂的胸膜边缘与肋骨、肌肉或骨膜发生粘连，否则，会出现胸膜拴系。使用 0.6 mm 厚的补片修补小的缺损，当缺损较大时，使用 2 mm 厚的补片修复。通常情况下，首先完成矫形装置的安装，在矫正操作获得最大胸廓容积后，再使用补片修复胸膜，这样处理的目的是能够明确补片的准确大小。修补时补片位于外面，能保持最大的修补面积。

- 使用椎板撑开器扩大胸廓后，测量上、下摇篮钩锚定点间的距离，以确定固定装置的长度。下端钩体部与肋骨袖在长度上要匹配。如果下端钩体部短于肋骨袖，在以后进行胸廓扩大时，装置的延长能力将受到限制，需要不断更换下端钩。
- 完成开胸扩大后，要认真分析装置和摇篮钩的方向，保证该装置能够从解剖结构上进行最好的胸廓畸形矫正。
- 确定了装置的大小和明确了下钩的方向后，放松椎板撑开器，以便于下端钩插入操作。
- 向下插入钩盖，置入下端摇篮钩，使用钩锁将两者锁紧。
- 当需要跨跃到腰椎时，则使用混合型装置，用咬骨钳去除棘间韧带和黄韧带，然后将椎板钩置入椎板上。
- 在椎板上钩处植骨，进行单节段脊柱融合，以加强钩的固定效果。也可以选择两个水平的钩子来增强稳定性，尤其是年龄较大的患者。
- 如果在这些操作之前没有安装上端摇篮钩，此刻进行安装。
- 在开放式楔形开胸顶点水平，重新在肋间插入椎板撑开器，重新撑开肋间隙，通过延长装置来扩大胸廓。
- 将下端钩的体部插入肋骨袖内，使用特殊的扳手将肋骨袖与上端摇篮钩连接固定。此时，利用肋骨装置来稳定通过开放式楔形开胸获得的即刻矫正效果（图 41-163H）。
- 对于年龄 < 18 个月龄的婴幼儿原发胸椎侧凸，只使用一个胸廓装置就可以了；对于年龄 > 18 个月龄的患儿，如果椎管和椎板足够大，通过胸腰混合型装置和在后外侧增加一个胸廓肋骨装置来加强胸廓矫正的支撑。
- 为进一步扩大凹侧胸廓，在腋后线上置入另外一个胸廓矫形装置，上端钩安置在中斜角肌的正后方，两个上端钩之间至少保留 0.5 cm 的间隔。
- 完成装置装配后，将两个装置各延长 0.5 cm，这个距离比较适合，不会产生过大的撑开力，然后，在肋骨袖上置入两个撑开锁钉锁紧固定。
- 如果楔形开胸时导致胸壁缺损 > 2 cm，要考虑到胸壁可能存在潜在的不稳定。如果上胸壁部分出现 3 cm 宽的胸壁缺损，是可以接受的，因为上胸壁后方有肩胛骨、前方有胸大肌的夹板作用保护。对于上胸壁 3 cm 以上的缺损和下胸壁 2 cm 以上的缺损，可能需要进一步加固以保持胸壁的稳定性，可以通过手术制作一个“假肋”，并将其移置至缺损的中央；可以在缺损处增加装置，加强稳定性；可以使用 2 mm 厚的补片修复缺损。
- 第一种处理方法，称作“中央移位”(transport centralization)，将开胸入路上缘的一个肋骨或 2 ~ 3 根融合的“假肋”分开，把分离后的下端部分向下旋转，像转动水桶手柄一样置于胸壁缺损的中央。目的是将胸壁缺损转化成多个小缺损，使缺损不再 > 2 cm。如果缺损太大了，可以将开胸入路下缘的另外 1 个肋骨或融合肋骨劈开，然后向中央移位，使一个大缺损变成 3 个小缺损。在操作过程中，注意保留所有的附着软组织，避免使肋骨失去血供。
- 第二种处理方法，如果无法进行中央移位或肋骨太小，就在缺损处另外增加一个装置，这种方法只有在患儿年龄较大时才能采用，此时患者有足够的软组织覆盖附加的装置，但是，从安全角度来讲，最多也只能使用 3 个装置。
- 最后一种处理方法，使用 2 mm 厚的 Gore-Tex 补片修复缺损，以补充前两种处理方法。当脊柱侧凸从胸椎延到腰椎时，使用腰椎混合型棒系统加以延长。只有当患儿的腰椎管足够大小时，才能使用这种装置放置椎板钩，通常来看，患儿至少要 18 个月龄以上。术前利用 CT 扫描来观察椎管的宽度。远端的锚定点通常是 L1 或 L2，但是，如果脊柱侧凸延到下腰椎，也可能利用 L3 进行锚定。如果可能，应尽可能避免在更下端选择锚定点。
- 当上腰椎存在脊柱发育不全时，可能需要将椎板钩放置在下腰椎上，或者，需要将改良的 McCarthy 骨盆固定钩与混合腰椎装置延长部分相连接。
- 通过腰部另外一个切口，插入混合型撑开装置，经皮下从上端到下端方向穿过椎旁肌，插入混合型装置，原因是由于胸廓存在后凸，如果从下方向上方插入装置，有可能会不小心穿破胸壁。与胸廓装置一样，确定混合型装置的长度，完成开放式楔形开胸。
- 放置上端摇篮钩，按照与胸廓下缘第 12 肋之间的距离，确定肋骨袖的长度。

- 置入下端椎板下钩，确定与肋骨袖相匹配的腰椎延长混合型棒的长度，选择适合的装置。
- 将椎板撑开器插入开胸切口内，维持楔形开胸获得的矫正。使用原位折棒器，将混合型装置棒的上段弯成轻微适当的后凸和外翻，将棒的下段弯成前凸，使得能够与椎板钩最好地匹配连接。棒的长度应当能够超出钩 1 cm。
- 在上端切口，使用 Kelly 钳从上往下通过椎旁肌探出一个通道，在腰部切口，使用手指触摸刚刚探出椎旁肌的 Kelly 钳尖端，使用这个 Kelly 钳夹持一个小的胸腔管，将其拉向上端切口。
- 将混合型装置穿过胸腔管，引导到上端，与肋骨钩相连，然后，再与下端的钩相连。
- 撑开肋骨，拧紧固定钩。
- 在椎板上植骨融合。
- 如果矫正程度过大，可能会将上端融合肋骨的前方部分推向上方进入臂丛部位。为了检查是否发生了急性胸廓出口综合征，将肩胛骨复回原位，麻醉师采用体感诱发电位监测波幅的变化和尺神经功能。如果诱发电位正常，使用可吸收缝线闭合肌瓣。使用可吸收缝线皮下缝合方法常规闭合皮肤切口。
- 如果发现波幅或尺神经功能异常，重新拉开肩胛骨，将位于臂丛下方前面上端两个肋骨骨膜下切除 2 cm。
- 再将肩胛骨复位，重新检查体感诱发电位，如果正常，关闭切口。

**术后处理** 术后患者返回 ICU 病房观察，拔除气管插管后可回普通病房，这个取决于术前肺功能障碍的严重程度。通常情况下，给予不复杂的胸廓成形术后的患者放置气管插管一夜，如果可以耐受，则放弃给予呼吸支持。术后不使用支具保护，以避免压迫影响胸壁生长。术后每隔 4 ~ 6 个月，在门诊进行装置撑开延长。延长手术时，静脉给予预防性抗生素治疗，如果有可能，利用开胸切口显露装置的下端。显露出下方的肌肉后，在装置的内侧或外侧，沿着肌纤维方向分开肌肉，或垂直切开肌肉，形成一个厚厚的肌瓣。去除装置上的撑开锁，插入撑开钳逐渐缓慢延长装置(图 41-156I，J)。缓慢延长装置，每 3 min 约延长 2 mm，以避免造成骨折。达到最大反应压力后，使用一个新的撑开锁锁定装置。延长通常最少为 0.5 cm，最大为 1.5 cm。当装置已经达到最大延长范围后，通过上端和下端两个小横形切口，重新更换新的装置。去除中央的肋骨袖和下端肋骨钩的体部，更换更大的组件。如果需要将装置延伸到肩胛骨下，则需要在原开胸切口处切开更大的切口。

## 脊柱后凸

正常的脊柱在矢状面上有 4 个平衡的弯曲：颈段呈前凸，胸段呈后凸（20° ~ 50°），弯曲自 T2（T3）至 T12；腰椎呈前凸（31° ~ 79°）；骶椎呈后凸。直立时，胸椎后凸和腰椎前凸是平衡的。正常的矢状面上平衡定义为：从 C7 的铅垂线经过 S1 椎体的后上角（图 44-164）。当铅垂线经过骶椎前方时为正矢状平衡，铅垂线经过骶椎后方时为负矢状平衡。

直立位时，脊柱对抗重力并靠几个结构保持其稳定性：椎间盘（髓核和纤维环）、韧带（前纵韧带、后纵韧带、黄韧带、棘上韧带和棘间韧带）和肌肉（长肌、短肌和腹肌）。脊柱胸段后凸达到或超过 50° 通常被认为存在异常。如果脊柱前柱不能耐受压力，引起前柱短缩，就会产生后凸畸形。脊柱后柱断裂，不能抵抗张力也会导致后柱相对伸长，引起后凸（图 44-165）。

## 第七节 Scheuermann 病

Scheuermann 于 1920 年首次提出了青少年僵硬性脊柱后凸畸形的概念。Scheuermann 病是脊柱胸段或胸腰段结构性后凸，发生率为总人口的 0.4% ~ 8.3%，男性稍多。发病年龄为青春前期的 10 ~ 12 岁。

### 一、分类

Scheuermann 病分为典型和非典型。这两类取决于后凸的部位和自然史，包括初进青春期和青春后期的症状。典型的 Scheuermann 病累及 3 个或更多胸椎，每个椎体楔形变约 5° 或更多，产生结构性后凸。而非典型 Scheuermann 病一般发生于胸腰段或腰椎，其特点是椎体终极改变，间盘间隙变窄和前方 Schmorl 结节，但是不一定有 3 个

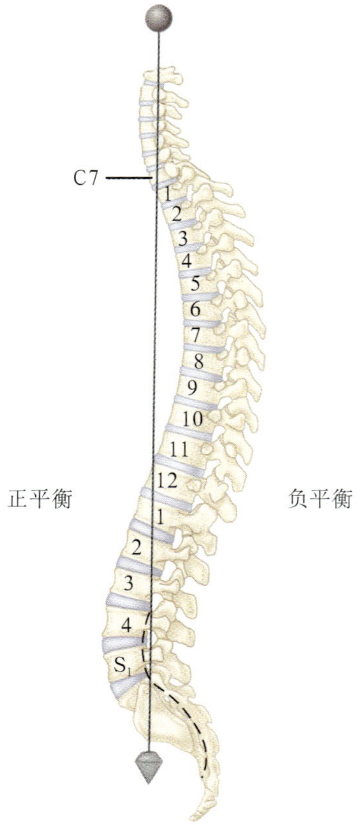


图 44-164 铅垂线为从 C7 椎体中心到 S1 椎体后上角的垂线

（引自：Bernhardt M: Normal spinal anatomy:normal sagittal plane alignment. In Bridwell KH, DeWald RL, editors: *The textbook of spinal surgery*, ed 2, Philadelphia, 1997, Lippincott-Raven.）

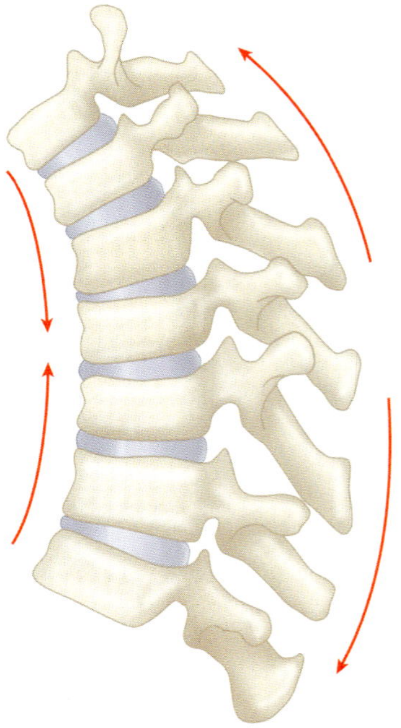

图 44-165 脊柱胸段后凸的受力，椎体前部压缩，后部牵张

连续 5° 楔形变的椎体。胸椎 Scheuermann 病是最常见的类型。

## 二、病因学

Scheuermann 病的病因可能有多种。Scheuermann 认为脊柱后凸是由于椎体边缘环状骨突缺血性坏死引起的。不过，椎体环状骨突在真正的软骨骺外侧，对椎体的纵向生长不起作用。因此，环状骨突的生长紊乱不影响椎体的生长或引起椎体楔形变。1930 年 Schmorl 提出椎体楔形变由椎间盘突入椎体所致，所以这种间盘突出现在称为 Schmorl 结节。Schmorl 推测由于椎间盘突入椎体，椎间高度减小，导致前柱压力增大和椎体的软骨内成骨紊乱，结果产生楔形变。但是 Schmorl 结节较常见，常出现于没有 Scheuermann 病征象的患者中。Ferguson 提到青春期前和青春期持续存在的椎体前部血管沟。他认为这些血管缺损产生了椎体结构上的薄弱点，引起楔形变和脊柱后凸。

Braford、Moe 和 Lopez 等认为骨质疏松可能会造成 Scheuermann 病。然而，通过对脊柱外伤患者和患 Scheuermann 病的青少年患者及 Scheuermann 病患者尸体椎体骨密度的研究，未发现骨质疏松。

力学因素也是 Scheuermann 病的一个可能原因。Lambrinudi 和其他人提出直立姿势和脊柱前纵韧带紧张导致畸形。Scheuermann 后凸在举重和体力劳动者中更常见。通过支具解除脊柱前柱的压力来部分矫正脊柱后凸表明力学因素很重要。脊柱后凸可以引起椎体终板前部的压力增大，根据 Wolff 定律，这可以导致椎体的不均匀生长。

胶原和椎体终板软骨基质的生物化学异常在病因学上很重要。Scheuermann 病的胶原纤维异常及终板软骨基质中胶原和黏多糖的比例下降。

目前已经有多位学者研究发现 Scheuermann 病与基因有关。很多研究显示 Scheuermann 病有家族聚集现象。Scheuermann 病基因可能是位于常染色体的显性基因。此外，Carr 等在一篇文章中报道了一对同卵双胞胎都患有 Scheuermann 病。

总体上，已经有很多可能导致 Scheuermann 病的因素被发现，但是到目前为止没有一个被证明是否能够导致 Scheuermann 病。关于 Scheuermann 病的病因尚需进一步的研究。

## 三、临床表现

Scheuermann 病常发病于青少年快速生长期。主诉是下腰痛或某些姿势的不适。通常家长认为后凸是姿势性的，所以耽误了诊断和治疗。疼痛主要位于畸形部或下腰部，活动后加重，通常随着生长结束而减轻。如果疼痛位于腰部，而畸形在胸部，则应该考虑椎弓崩裂的可能性。

查体可见胸椎或胸腰椎后凸成角，腰椎代偿性前凸加大。后凸畸形角度大，俯身伸展试验不能矫正（图 44-166）。脊柱后凸部下方的腰椎前凸通常有弹性，向前弯腰即可矫正。常见腘绳肌和胸肌紧张。向前弯腰时，有轻度结构性脊柱侧凸的患者多达 30%。

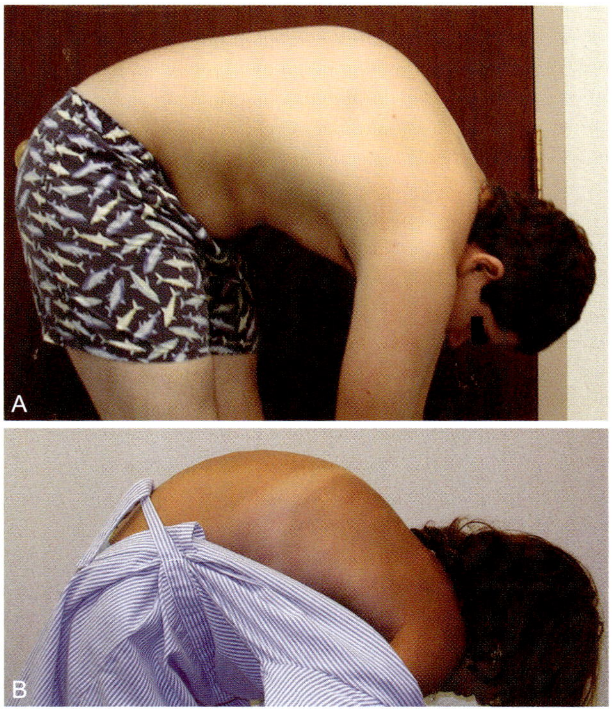

图 44-166 A. Scheuermann（舒尔曼病）后凸；B. 姿势性后凸

（引自：Warner WC: Kyphosis. In Morrissy RT, Weinstein SL, editors: Lovell and Winters Pediatric orthopaedic, ed 6, Philadelphia, 2006, Lippincott Williams & Wilkins, p.797.）

不典型（腰椎）Scheuermann 病的临床表现与胸椎畸形的临床表现不同。这些患者常常下腰痛，但与通常所见的 Scheumermann 病临床表现不同，这些患者没有明显的畸形。原发症状是随着脊柱的活动出现疼痛。这种疾病常见于从事竞技性体育活动和农业劳动的男性，提示这种病变是反复性创伤造成椎体骺部损伤的结果，而不是真正的 Scheuermann 病。

此类患者中有 9% ~ 15% 神经系统异常，因此，仔细的神经查体非常重要。有脊柱后凸、胸椎间盘突出、硬膜囊肿硬膜外脂肪增多造成脊髓压迫的报道。如果发现有下肢无力、腱反射亢进、感觉变化或其他的神经性改变，应该做后凸部位的 MRI 检查。

## 四、放射线检查

诊断 Scheuermann 病首先患者应该拍摄脊柱正侧位 X 线片，根据 Cobb 法在脊柱侧位片上确定畸形。找出后凸节段的上下端椎，分别沿着上端椎的上终板及下端椎的下终板画平行于椎板的直线，再各自做这两条直线的垂线，两条垂线形成的交角就是后凸角度。诊断典型的 Scheuermann 病的标准是后凸顶端至少 3 个相邻椎体的楔形变超过 5° 和椎体终板不规则，同时胸椎后凸超过 50°（图 44-167）。Bradford 认为脊柱有异常及僵硬的后凸畸形就能诊断此病，而至少 3 个相邻椎体的楔形变超过 5° 对诊断并不是必需的。可以通过患者仰卧并在后凸顶椎的部位垫以枕垫，拍摄过伸位侧位 X 线片，以确定畸形节段的柔韧性及结构特性。通过对患者站立侧位片 C7 椎体中心做垂线并测量垂线到骶骨岬距离，可发现多数患者脊柱为负矢状平衡。约 1/3 患者的前后位 X 线片有明显的脊柱侧凸。嘱患者仰卧于垫枕上，拍摄过伸位侧位 X 线片，以确定畸形的结构特性。

不典型 Scheuermann 病的特点是腰椎椎体终板不规则，存在 Schmorl 结节，椎间隙变窄，没有椎体的楔形变或脊柱后凸。晚期的退行性变，如椎间盘变窄和 Schmorl 结节发生在胸椎的 Scheuermann 病。

## 五、自然病程

大多数病例中，Scheuermann 病只引起轻度的畸形，而且很少有症状。脊柱后凸畸形在整个

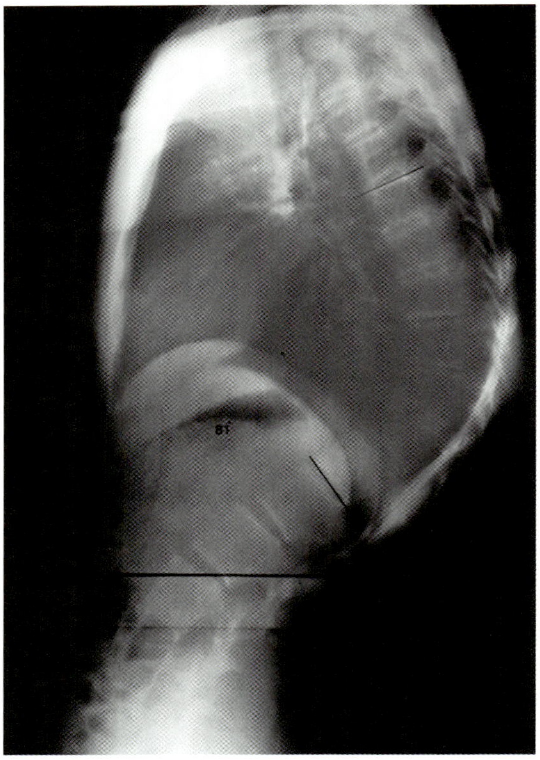


图 44-167 Scheuermann 后凸（舒尔曼病）
后凸畸形 81°，并有 Schmorl 结节形成

青春发育期持续加重。背痛和疲劳是常见主诉，骨骼成熟后通常消失。脊柱后凸加重的危险因素包括继续生长发育的时间和楔形变椎体的数目。由于胸椎间盘突出、硬膜外囊肿或单纯严重脊柱后凸畸形都可以造成脊髓压迫，所以青少年神经损伤偶有报道。

成年人未经治疗的 Scheuermann 病的自然病程还不完全明了。Travaglini 和 Conte 发现其患者中 80% 的脊柱后凸在成年后继续加重，但严重畸形的较少。到中年，退变性椎弓崩裂常见，放射线检查结果并不总与背痛是否相关。如果脊柱后凸 < 60°，成年时通常不会出现这些变化。

研究发现，Scheuermann 脊柱后凸患者较未患该病者背痛更重，要求做活动量更低的工作，躯干伸展功能丧失，也有不同部位的背痛。然而，Scheuermann 病患者在教育水平、由于背痛离开工作的天数、疼痛对日常生活活动的影响、自尊、社会活动受限制、背痛用药或娱乐活动等方面无明显的差异。多数患者表示对身体外形几乎没有成见。在脊柱后凸低于 100° 的患者中，肺功能正常或高于正常。Scheuermann 脊柱后凸患者可能有某些功能受限，但并未明显影响日常生活。没有手术治疗脊柱后凸的患者能很好地适应他们的状况。

通常与剧烈的身体运动有关的腰椎 Scheuermann 脊柱后凸患者一般在限制活动后几个月内症状消失。在成人阶段，只要那些患者避免剧烈工作，没有发现任何长期的后遗症。

## 六、伴随症状

Scheuermann 病患者中约有 1/3 会出现轻到中度的脊柱侧凸，但是侧凸角度较小（10° ~ 20°）。Scheuermann 病相关的脊柱侧凸通常有缓慢的自然病程。Deacon 等依据弯曲的位置和椎体旋转方向或偏离脊柱侧凸凹侧的程度把患有 Scheuermann 病的脊柱侧凸分为两种类型。第一类，脊柱侧凸和后凸顶点为同一椎体，并向凸侧旋转。脊柱侧凸的旋转与常见的特发性脊柱侧凸的旋转相反。他们认为旋转方向不同是由于脊柱侧凸是在脊柱后凸的基础上发生的，而不是特发性脊柱侧凸的平背或脊柱前凸。第二类，脊柱侧凸的顶点高于或低于脊柱后凸的顶点，侧凸的旋转方向与特发性脊柱侧凸一致。这种类型的脊柱侧凸在 Scheuermann 后凸中更常见，也很少进展和需要治疗。

Scheuermann 脊柱后凸（图 44-168）患者中发生腰椎滑脱的也很常见。有患者认为脊柱滑脱的发病率（50% ~ 54%）增加的原因是由于代偿性腰椎过度前凸而使置于关节突上的压力增加。增加的压力引起关节突等部位的疲劳骨折，最终引起脊柱滑移。据报道，Scheuermann 病其他的伴随症状包括内分泌异常、维生素缺乏症、炎症和硬脊膜囊肿。

## 七、鉴别诊断

需要与 Scheuermann 病相鉴别的最常见疾病是姿势性圆背畸形。这种畸形的特点是胸椎后凸轻度增加，临床检查时活动性好，很容易用俯卧过伸试验矫正。X 线片显示椎体轮廓正常，无椎体楔形变。后凸与 Scheuermann 病常见的成角后凸相比更平缓。X 线片正常并不能排除 Scheuermann 病，因为 X 线片改变要待患儿 10 ~ 12 岁时才表现出来。

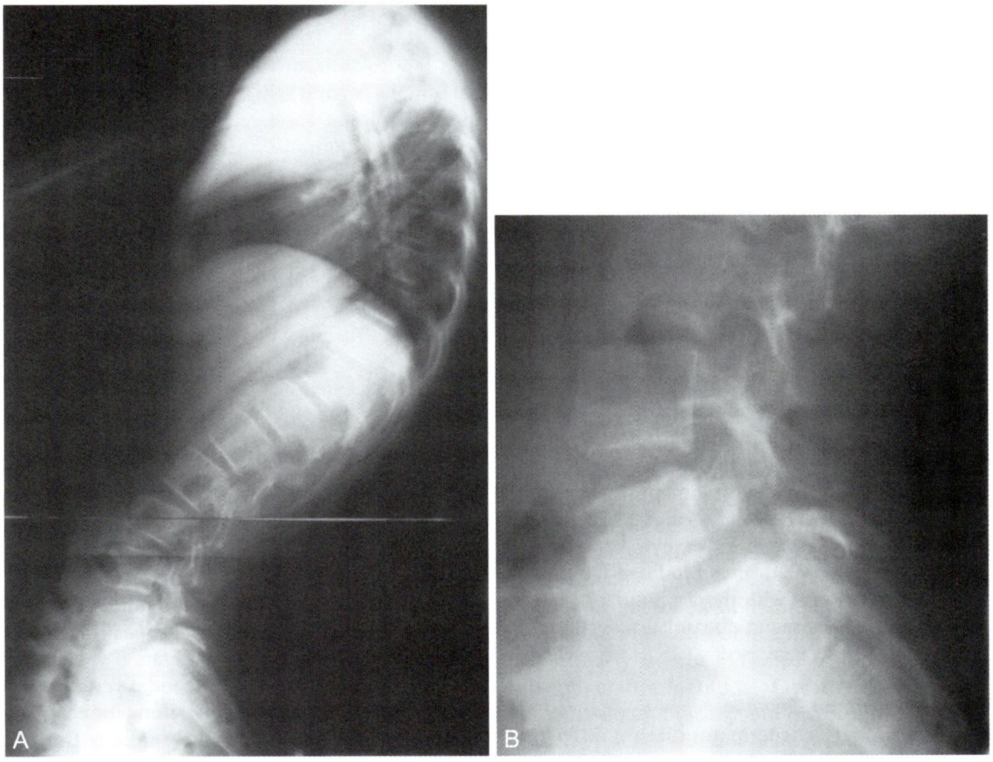


图 44-168 A，B. 侧位 X 线片显示伴有脊柱后凸畸形的腰椎滑脱

（引自：Warner WC: Kyphosis. In Morrissy RT, Weinstein SL, editors: Lovell and Winters′ pediatric orthopaedics, ed 6, Philadelphia, 2006, Lippincott Williams & Wilkins.）

如果疼痛为主要症状，应考虑到脊柱感染。可经物理检查、实验室检查及脊柱 MRI、CT 或骨扫描进行排除。有时，创伤性损害使鉴别诊断复杂化，但压缩性骨折引起的楔形变通常只累及 1 个椎体，而不会像 Scheuermann 病脊柱后凸受累 3 个或 3 个以上椎体。也应该考虑到骨软骨发育不良，如 Morquio 和 Hurler 综合征及肿瘤和先天性畸形，尤其是先天性脊柱后凸。对于年轻男性，必须排除强直性脊柱炎，这需要检查 HLA-B27。

## 八、治疗

当患者出现背痛、畸形明显加重、心肺受损、神经受损、对身体外观忧虑时，则需要治疗。治疗方法包括观察、非手术治疗和手术治疗。

### （一）非手术治疗

1．观察　青少年脊柱后凸不足 50° 且进展缓慢，可以每 4 ~ 6 个月拍摄 1 次站立侧位 X 线片随访观察，直到停止生长。虽然尚无证据显示单纯体育锻炼能矫正 Scheuermann 病的脊柱畸形，然而体育锻炼有助于保持脊柱的柔韧性、矫正腰椎前凸、增强脊柱伸肌力量，并可能会改善脊柱畸形的姿势因素。腘绳肌和胸肌紧张的患者可进行伸展锻炼。腰椎型 Scheuermann 病和背痛患者应避免抬重物，并加强下腰部肌力锻炼。

2．矫形支具治疗　Milwaukee 支具作为三点动力矫形支具，可以促进胸椎的伸展，可用于 Scheuermann 病的治疗。低位支具没有颈环，但有前肩垫，可以用来治疗脊柱后凸顶椎位于 T9 或 T9 以下的患者。支具治疗的适应证包括：脊柱最少仍有 1 年的生长期，柔韧性良好（40% ~ 50%）及后凸畸形超过 50°。最初 12 ~ 18 个月需要全天佩戴支具，如果弯曲已经稳定且未发现明显加重，可以改为部分时间佩戴支具，直到骨骼生长停止。根据报道，青少年 Scheuermann 病患者经佩戴支具，腰椎前凸可改善 35%，胸椎后凸可改善 49%。总的来说，长期随访发现，部分患者支具治疗后矫正角度丢失，但通过支具治疗后 69% 的患者后凸畸形得到改善。而另有报道显示脊柱畸形矫正率更低（最初 30%），最终脊柱后凸矫正率平均仅为 10%。

尽管研究显示 Milwaukee 支具可有效防止脊柱后凸加重并提供适度持久矫正，但青少年尚不能坚持全天佩戴。Gutowski 和 Renshaw 发现 Boston 腰椎后凸支具在矫正 70° 以下弯曲方面效果满意，而且也容易被接受。他们建议用 Boston 腰椎后凸支具替代 Milwaukee 支具，用以治疗韧性良好的脊柱后凸< 70° 且不愿接受 Milwaukee 支具的患者。Boston 腰椎支具的原理是通过减少腰椎前凸使患者自动伸展胸椎后凸来保持直立姿势。其适应证为脊柱后凸柔韧、神经系统正常和无髋关节屈曲挛缩畸形。

Lowe 改良肩下型胸腰骶部支具在前侧增加衬垫，锁骨间设置外侧托架，其在治疗胸腰段型休门氏病（Scheuermann）患者（顶椎在 T9 以下）的过程中，可以取得与 Milwaukee 支具相似的矫形效果，而且更容易为患者接受。

在欧洲，过伸位石膏疗效显著，但可损伤皮肤、限制身体活动、需要经常更换，在美国还没有推广应用。

### （二）手术治疗

休门氏病患者手术治疗的适应证为：出现进行性后凸增大且后凸> 75°，或重度后凸畸形伴疼痛且经非手术治疗无效。脊柱后凸畸形矫形的生物力学原则包括：延长前柱（椎前松解），提供前方支撑（椎间融合），缩短稳定后柱（加压固定，脊柱融合）。手术矫形入路有前路、后路及前后联合入路，其中前后联合入路应用最广。随着椎弓根螺钉内固定技术和后路脊椎截骨技术的发展（如 Ponte 截骨），单纯后路手术的应用越来越广。当脊柱柔韧性良好且单纯后路融合可将后凸畸形矫正并保持在 50° 以内，可行单纯后路融合固定而不需截骨（图 44-169）。过去普遍应用 Harrington 加压棒治疗休门氏病，而现在已经被节段性钩系统和椎弓根螺钉系统所取代。

Kostuik 报道采用前路内固定治疗，包括前路椎间融合、前路 Harrington 撑开内固定系统及术后佩戴支具加强。尽管 Kostuik 报道的单纯前路内固定技术治疗休门氏病取得了良好的效果，但未被推广使用。

选择前后路联合入路治疗治疗休门氏病，首先应通过开放式切口或胸腔镜进行前路松解及融合。Herrera-Soto 等报道通过胸腔镜入路取得了良好的矢状面矫形效果，且并未发现矫正角度丢失或出现交界性后凸。椎间融合器曾被用来改善矢状面的矫正效果；但是 Arun 等研究发现，应用椎间融合器与取自体肋骨进行前路椎间融合的效果没有明显差别。后路融合内固定可与前路松解融合同一天进行，也可以分期进行。目前，多钩系统或椎弓根螺

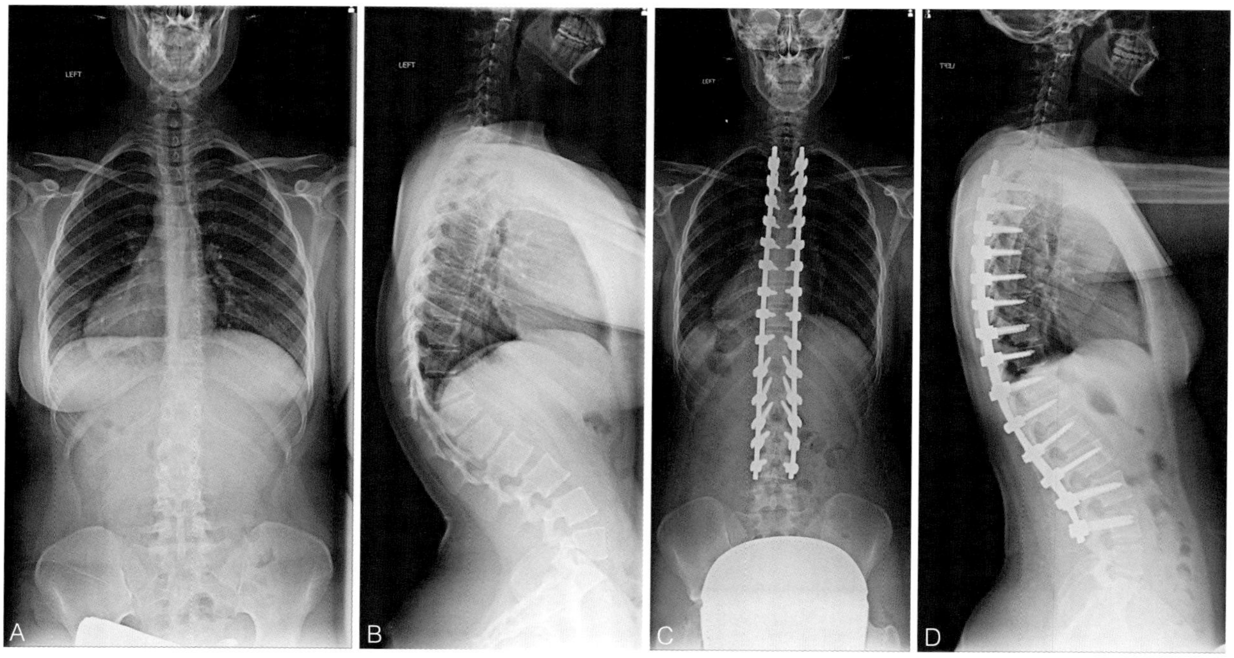

图 44-169 A，B. 治疗休门氏病后凸；C，D. 后路矫形融合

钉系统均可用于后路节段性固定融合。

矫正休门氏病脊柱后凸还可应用其他器械。Sturm，Dobson 和 Armstrong 报道使用粗大 Harrington 螺纹加压棒行单纯后路融合取得了良好的效果。Coscia 等报道，应用后路 Luque 椎板下钢丝及固定棒内固定的前后路联合手术，脊柱后凸平均改善 23°。然而，19 例中 13 例患者在内固定上方发生交界性后凸，可能是由穿钢丝时去除了棘间韧带和黄韧带造成的。Luque 棒能在后方平移脊柱后凸，却不能缩短脊柱的后柱，而这种后柱短缩在治疗脊柱后凸畸形方面较为重要。

应用后路脊柱截骨术（如 Ponte 截骨）能够使脊柱后柱相对缩短，进而对后凸畸形达到较大程度的矫正。较多研究显示，单纯后路脊柱截骨矫形能够取得与前后路联合入路手术相同的矢状面矫正效果。后路脊柱融合内固定的范围近端应该包括后凸节段，远端应在第 1 个前凸椎间盘的远端。如果融合内固定只在后凸畸形节段进行，可能出现交界性后凸畸形。Cho 等报道，远端即便固定在第 1 个前张口椎间盘下方椎体，仍可能发生交界性后凸。他们建议将下端固定椎选择在骶骨后上角垂线穿过的椎体上。

据报道，术后有 30% 的患者发生交界区的失代偿。为了防止发生交界区的失代偿而采用过度矫形是不可取的。术前不多于 50% 的患者应进行后凸矫形，而最终后凸畸形角度不应 < 40°。Lowe 发现休门氏病患者脊柱有矢状面负平衡的趋势，术后负平衡进一步加重，从而发生交界性后凸畸形。Lonner 等发现近端交界性后凸程度与骨盆入射角有关，而远端交界性后凸与是否融合到近端矢状面中立椎有关。Denis 等建议，为减小近端交界性后凸，上端固定椎应终止在端椎上一椎体，术中避免破坏后方韧带结构；下端固定椎同样也终止于第 1 个前张口椎间盘的下方椎体。

## 前路松解和融合术

### 手术技术 44-47

- 前路松解的节段是那些侧位过伸位 X 线片上楔形变最明显、柔韧性最差的部位。通常包括以脊柱后凸顶椎为中心的 7 ~ 8 个椎间隙。
- 根据融合节段选择适当的前路入路。如果不伴有脊柱侧凸，则选择左侧入路。如果伴有脊柱侧凸，则自侧弯凸侧进入。切除的肋骨留作植骨材料。
- 松解前纵韧带，切除整个椎间盘和软骨板，只保留纤维环的后侧部分和后纵韧带。
- 刮除部分骨性终板，但不能完全去除骨板。
- 使用椎板撑开器松开或活动每个小关节。
- 暂时向每个椎间隙内塞入明胶海绵或止血纱布以减少出血。
- 用肋骨碎屑做椎体间植骨融合。
- 前路内固定可以帮助矫形并在融合前提供有效稳定性。

## 后路多钩或椎弓根螺钉节段性器械矫形固定术

最新的多钩和椎弓根钉节段性器械矫形固定系统使很多技术可以应用于矫正脊柱后凸。标准的悬臂梁方法（图 44-170）是在脊柱后凸顶椎上方的横突钉和椎弓根钩内插入预弯棒、压棒器等，加压使棒远端进入下位椎板钩或椎弓根钉内。这种方法的缺点是矫正技术应用三点悬臂结构，矫正过程有些过急。用悬臂力缓慢渐进矫正脊柱后凸时可以应用金属线、半刚性固定或体外器具。目前，应用的椎弓根螺钉技术可以将椎体后柱缩短，与悬臂操作、

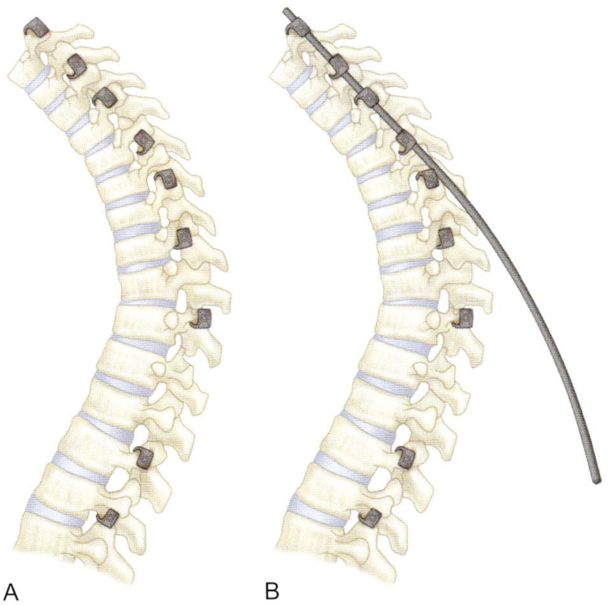


图 44-170 脊柱后凸矫形的标准方法

A．置入钩后，显露后凸顶点上方的 3 组椎弓根 - 横突钩；B．将棒的近端置于钩内，应用压棒器将棒的远端部位置于下方的钩内。注意棒的远端末梢应弯曲以便于钩置入远端椎板下方。（见手术技术 44-48）

渐进性矫正脊柱后凸结合起来。随着更多新型后路操作系统的应用，Ponte 等指出，这些稳固的固定系统结合广泛的椎板及椎小关节切除，可以从后路缩短并矫正脊柱后凸，而不需要行前路松解融合。

## 手术技术 44-48

(Crandall)

- 患者俯卧于 Jackson 支架上，后路显露脊柱。使用脊柱器械时常需要向上延伸至 T2–T3。
- 在术前的 X 线片上确定脊柱后凸的顶椎。
- 如果后凸柔韧性尚好，在顶椎的上方至少应用两组椎弓根 - 横突钩合抱结构或胸椎弓根螺钉。对于大多数弯曲僵硬的患者，需要增加内固定，可以考虑加入第 3 组固定点。在顶椎以远应使用椎弓根螺钉。并建议至少应使用 3 组螺钉。
- 处理各节段关节突关节，使后柱压缩，为融合提供骨性表面。
- 必要时可施行扩大 V 式截骨术。
- 在后凸上方在后凸上方弯曲两根固定棒使其接近正常脊柱边缘。合适固定棒的预弯十分重要。固定棒远端不做预弯。
- 将棒置入上方锚点内，如使用钩系统，矫形棒置入近端钩内后，将两个合抱结构加压，确定每个钩子位置稳定，旋紧螺栓，将钩棒连接紧密，形成稳定的整体结构。
- 将两根棒放置到近端的固定点后，在近端两棒之间安装一个横联。然后将未预弯的固定棒远端置入复位椎弓根钉的凹槽内（图 44-171A）。
- 开始用复位椎弓根钉将脊柱拉向棒来矫形复位（图 44-171B）。
- 将棒的远端切断以达到合适的长度（图 44-171C）。
- 当中间固定点接触到棒时，立即将其锁定在固定棒上，并加压使其接近近端固定点。逐渐、反复地锁紧固定点，每次少拧紧几圈，其产生的下压力与两个指头下压力差不多，这样，可在安全可控的方式下使脊柱后凸得以矫正（图 44-172）。脊柱可以从任何方向贴紧矫形棒，从而使脊柱在冠状面和矢状面上同时得到矫形。重要的是矫形过程不能太快，渐进缓慢的矫形过程可以使脊柱适应后凸收缩的软组织结构，并使矫形器械和脊髓承受最小的压力。
- 完成脊柱后凸矫形后，充分加压，并锁紧螺帽。以近端相同方式，在远端安装一个横联（图 44-173，图 44-174）。
- 在矫形复位过程中（每 3 ~ 5 分钟），小心进行小关节的融合，去除骨皮质和植骨。
- 在矫形完成后植入大量的自体骨。

**术后处理** 除非骨骼质量较差或内固定较细，术后一般不需要支具保护。如果仍担心内固定的牢固程度，可采用伸直型矫形支具保护，如应用 Jewett 支具直到融合确切为止，一般在术后 3 ~ 6 个月。患者术后应该尽早下床活动。当融合牢固后，所有患者即开始腰背肌的等长、等张训练。青少年在术后 6 个月可以达到牢固融合。通常允许患者在术后第 2 天或第 3 天坐立。

### 后柱短缩技术治疗休门氏病后凸畸形

Ponte，Gebbia 和 Eliseo 描述了利用后柱短缩技术矫正休门氏病后凸畸形。这项技术的潜在优势包括：一期后路手术完成；缩短后柱，前柱的绝对长度并未增加，提高了手术的安全性；矫正过程逐渐进行；避免了开胸手术和胸腔镜手术的并发症；避免了手术对脊髓前方血供的影响。

## 手术技术 44-49

(Ponte)

- 采用后正中切口。
- 行骨膜下剥离，范围包括融合节段在内的上下各一个椎体。融合范围：近端通常应包括 T1 椎体，以便最大限度减少头侧后凸畸形的风险；远端应尽可能多地包括在内，同时也要根据患者站立侧位像中第 1 个向前张口的间盘位置来决定。
- 切除棘突和双侧的椎小关节，在需要融合节段水平做椎板间部分切除，4 ~ 6 mm 的宽度较为理想（图 44-175A）。切除椎小关节至椎弓根位置是这种手术的关键步骤。
- 切除融合节段的所有黄韧带。做椎板间开窗时宽度要均匀（图 44-175B ~ D）。
- 将棒插入椎板上钩。如果用闭合式钩，应预先将钩置于棒上，并将其作为整体插入。将棒通过顶椎近端的钩内。如果用开放式钩，应使用固定螺钉将棒固定于顶椎以上的钩内。
- 顶椎不放置器械（图 44-175D ~ I）。
- 加压力度要适当以保持钩的位置。任何施加的矫

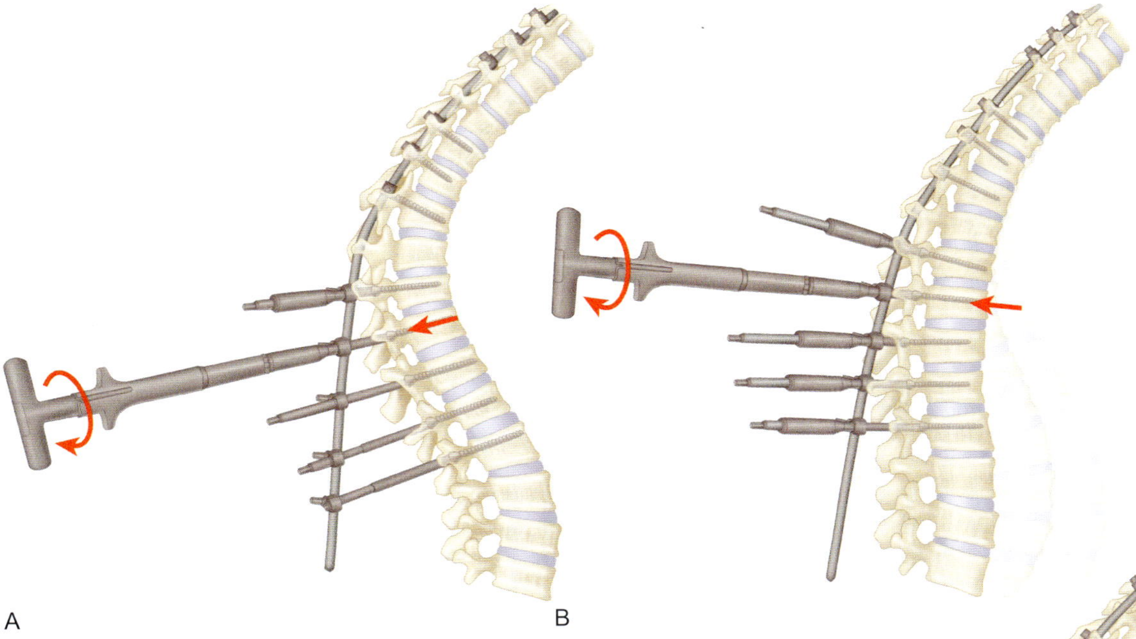


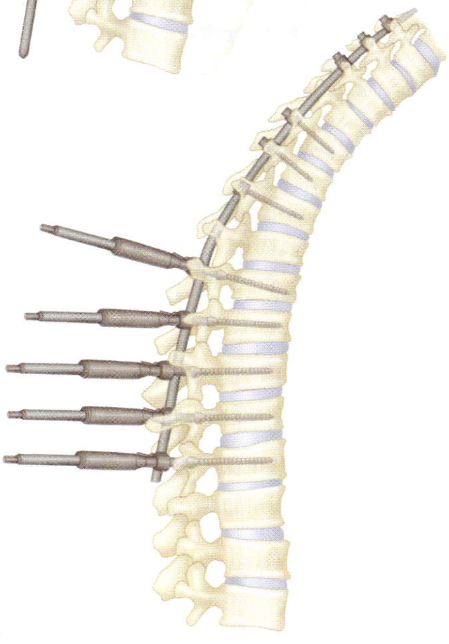


图 44-171 后路多钩和螺钉节段性固定

A．安装置入矫形器械；B．脊柱后凸矫正过程；C．切断固定棒远端至其长度适合（见手术技术 44-48）

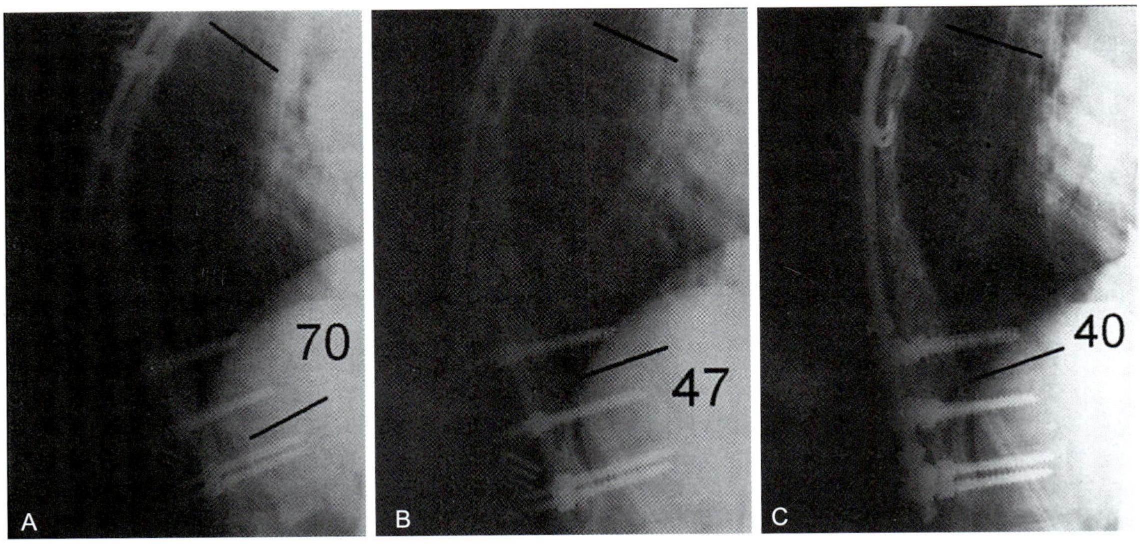


图 44-172 A. 开始矫形，后凸 70°；B. 矫形过程中，后凸 47°；C. 最后获得重建，后凸 40°（见手术技术 44-48）

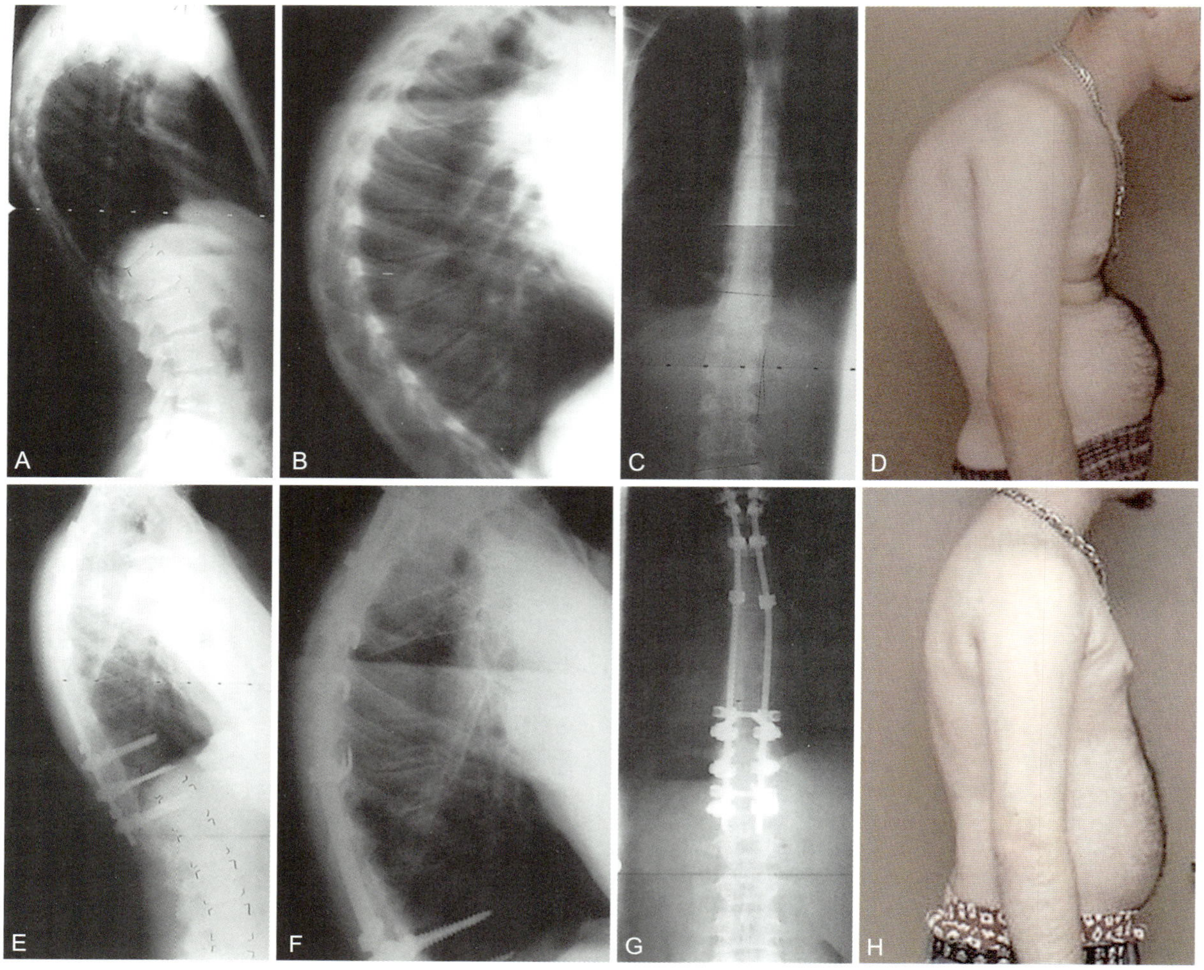


图 44-173 A ~ C. 休门氏病后凸患者术前 X 线片；D. 术前外观像；E ~ G. 术后 X 线片；H. 术后外观像（见手术技术 44-48）

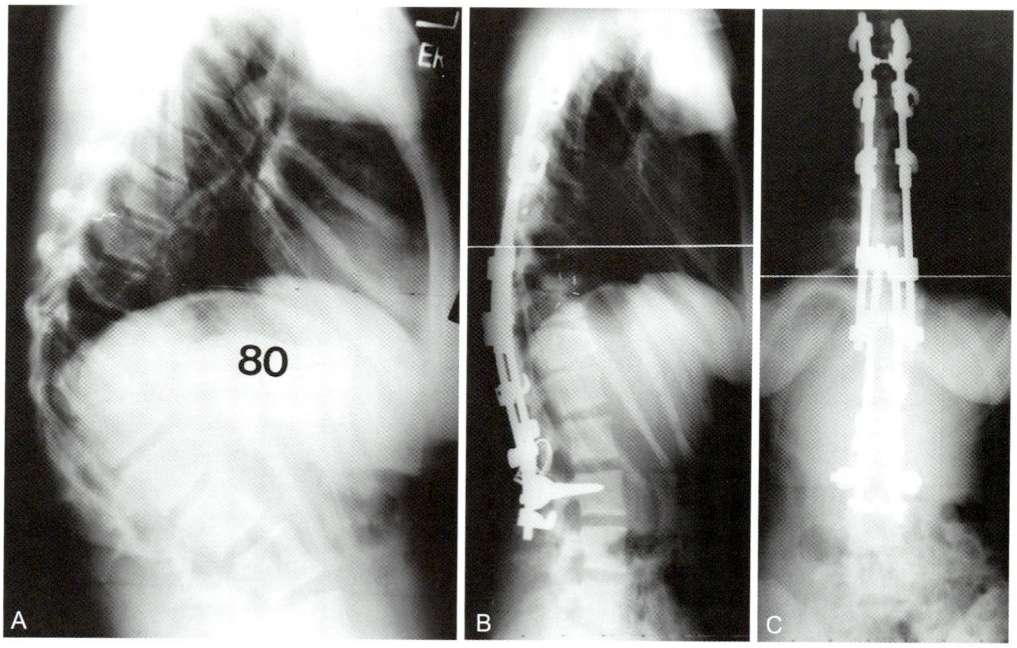


图 44-174 A. 80° 后凸畸形；B，C. 后路融合固定，4 根固定棒通过多米诺连接器连接（见手术技术 44-48）

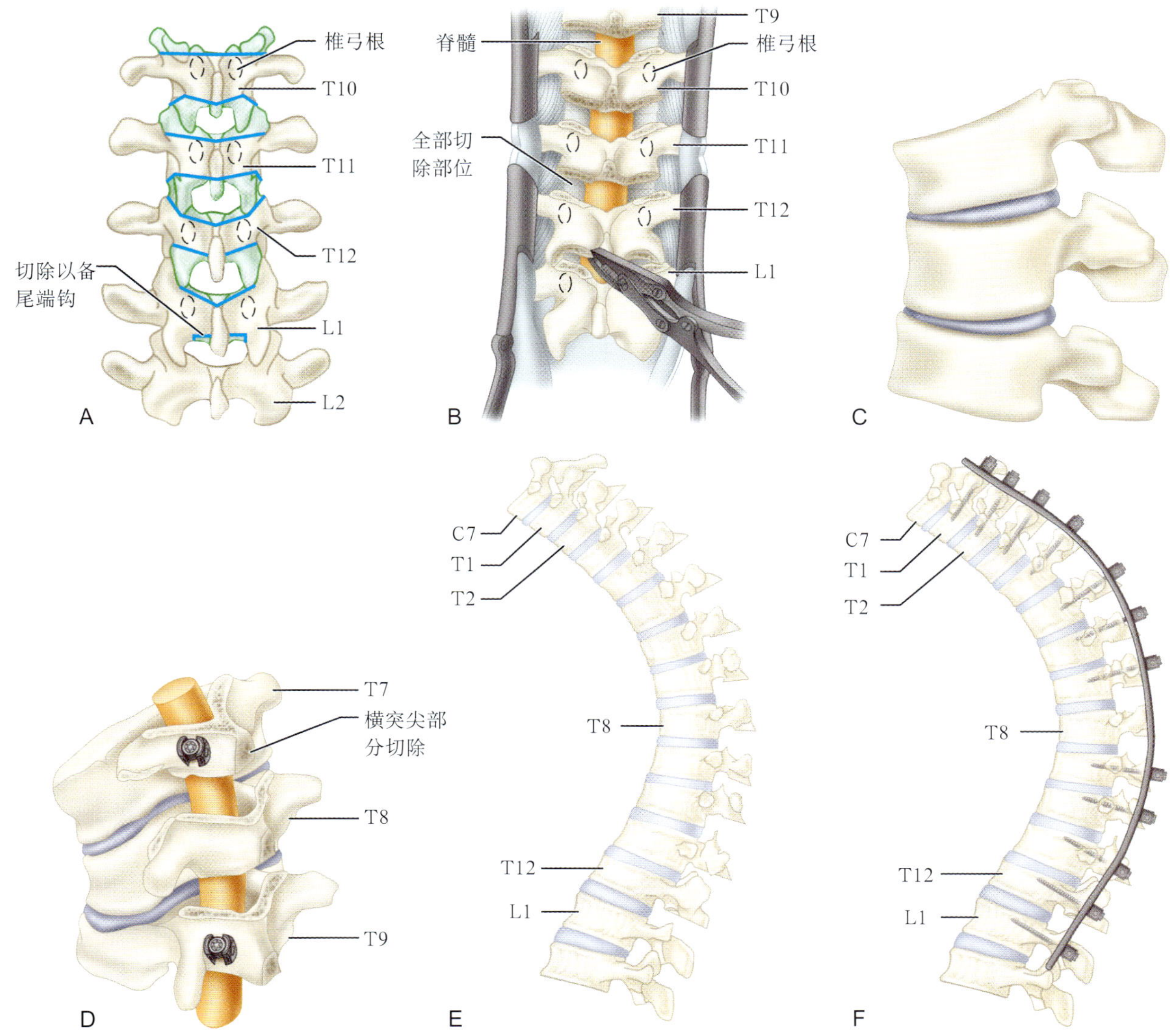


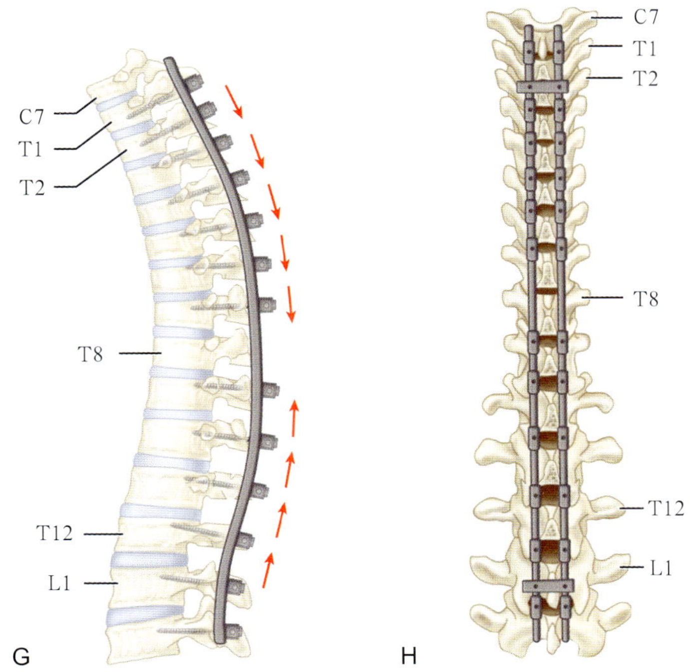


图 44-175 休门氏病后凸畸形脊柱后柱缩短技术

A. 后路固定融合整个区域的每个节段进行广泛截骨（阴影部分）；B. 后面观显示完全截骨后的各个节段；C. 侧面观显示截骨间隙，闭合间隙后将获得矫形；D. 斜位观显示截骨完成后后凸顶端的 3 个椎体，顶椎不需要固定；E ~ G. 脊柱后凸矫形图；H. 后面观显示钩系统和两枚横联

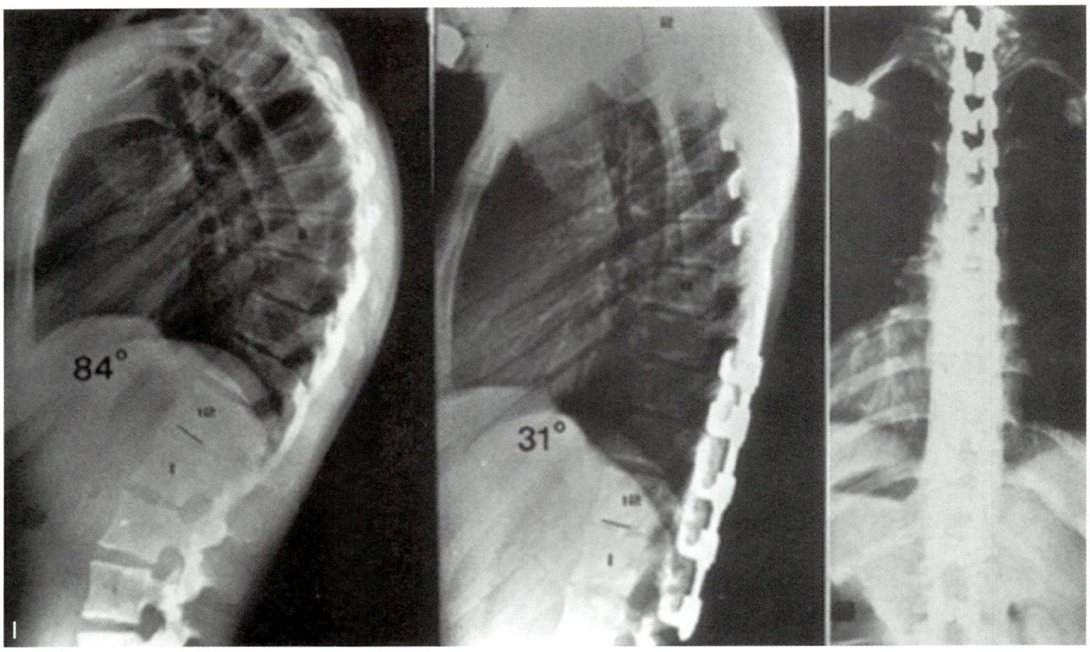


图 44-175（续）

I. 42 岁妇女重度胸椎后凸术前（左），术后 31 个月（中），站立位正位 X 线片显示 T1 ～ L1 全节段固定（右）

（引自：Ponte A: Posterior column shortening for Scheuermann's kyphosis. An innovative one-stage technique.In Haher TR, Merola AA, editors: *Surgical techniques for the spine*, New York, 2003, Thieme.）（见手术技术 44-49）

正力度都会使椎板间隙变小，给第 2 根棒的置入增加困难。

- 以相同方法放置第 2 根棒。加压时，从朝向顶椎对应的两个钩子开始，然后依次进行头侧和尾侧的加压（图 44-175G）。
- 在两侧多次重复上述操作，从顶椎区开始。随着逐步加压，矫形棒将会逐渐变直，椎板间隙将会逐渐闭合。在放钩的椎板上预留钩片切迹可以避免钩片阻挡，更好地使椎板闭合。
- 进行术中透视，评价矫正程度。必要时进行微调，合理分布矫正力度和角度。
- 如需更稳定，固定两枚横联。
- 去除骨皮质，放置碎骨植骨。
- 相同的方法，可以采用包括椎弓根螺钉在内的其他器械完成 Ponte 截骨术。应用椎弓根螺钉可进行较为安全的截骨，避免了多钩进入椎管及多钩阻碍截骨面闭合的可能。“渐复位”型椎弓根螺钉已经开始应用，此类器械可以固定于远端，使后凸畸形得以逐渐矫正。

**术后处理** 患者于术后第 1 天即可离床坐立，不需要带支具等外固定物。在 3 ～ 6 个月，禁止进行体育活动，提拉重物不超过 5 ～ 10 lb（1 lb=0.45 kg）。术后 6 个月应进行影像学检查，评价融合情况，如已经达到完全融合，患者可以逐渐恢复日常活动。骨质疏松、肥胖和依从性差的患者应建议其带塑料支具直至完全融合。

### （三）术后并发症

休门氏病的手术并发症比青少年脊柱侧凸更常见；Loner 等报道，主要并发症是再次后凸的可能性是不手术的 4 倍。近端交界性后凸的发生率为 30%，远端后凸的发生率为 12%。为避免交界性后凸，Denis 等建议，手术固定融合节段需要包含整个后凸节段，避免损伤上下固定椎处的后方韧带复合体，远端融合椎要选择在第一个前张口椎间盘的远端。交界性后凸发生在所难免，其主要是因为长节段固定后相邻节段应力增加导致。

## 第八节 先天性脊柱后凸

先天性椎体异常引起的脊柱后凸少见，但可能造成神经功能缺损。先天性脊柱后凸形成原因包括先天性椎体形成障碍和（或）先天性椎体分节障碍。就其稳定性而言，部分先天性后凸脊柱稳定，部分不稳定，部分年龄增生长中变为不稳定。先天性后凸畸形通常会随着年龄增长而进行性加重，加重的程度与畸形节段包含椎体的多少、椎体的类型和脊柱生长潜能有关。Winter 等报道了 130 例先天性脊柱后凸患者并将其分为 3 种类型：Ⅰ型，先天性椎体形成障碍；Ⅱ型，先天性椎体分节障碍（图 44-176）；Ⅲ型，混合性。McMaster 和 Singh 进一步对Ⅰ型进行了亚分型：侧后方 1/4 椎体；后方半椎体；蝴蝶椎（矢状位分开）；前方或前侧方的楔形椎（图 44-177）。这个分类法在预测先天性脊柱后凸畸形的自然病程上很重要。Dubousset 和 Zeller 等加入了椎体旋转情况，Shapiro 和 Herring 将Ⅲ型患者分别归入 A 型（只存在矢状面畸形）和 B 型（冠状面和矢状面都存在畸形并且伴有脊柱旋转）。任何一种分型都可以根据是否伴有神经症状进一步分类。

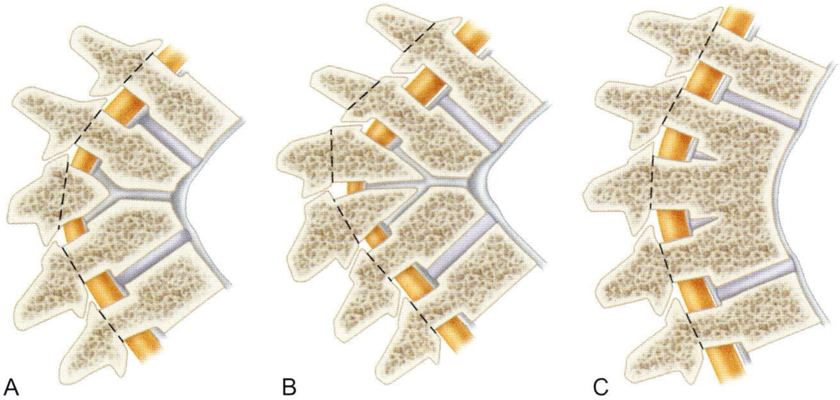


图 44-176　先天性后凸畸形分型

A，B. Ⅰ型；C. Ⅱ型（Ⅲ型未显示）

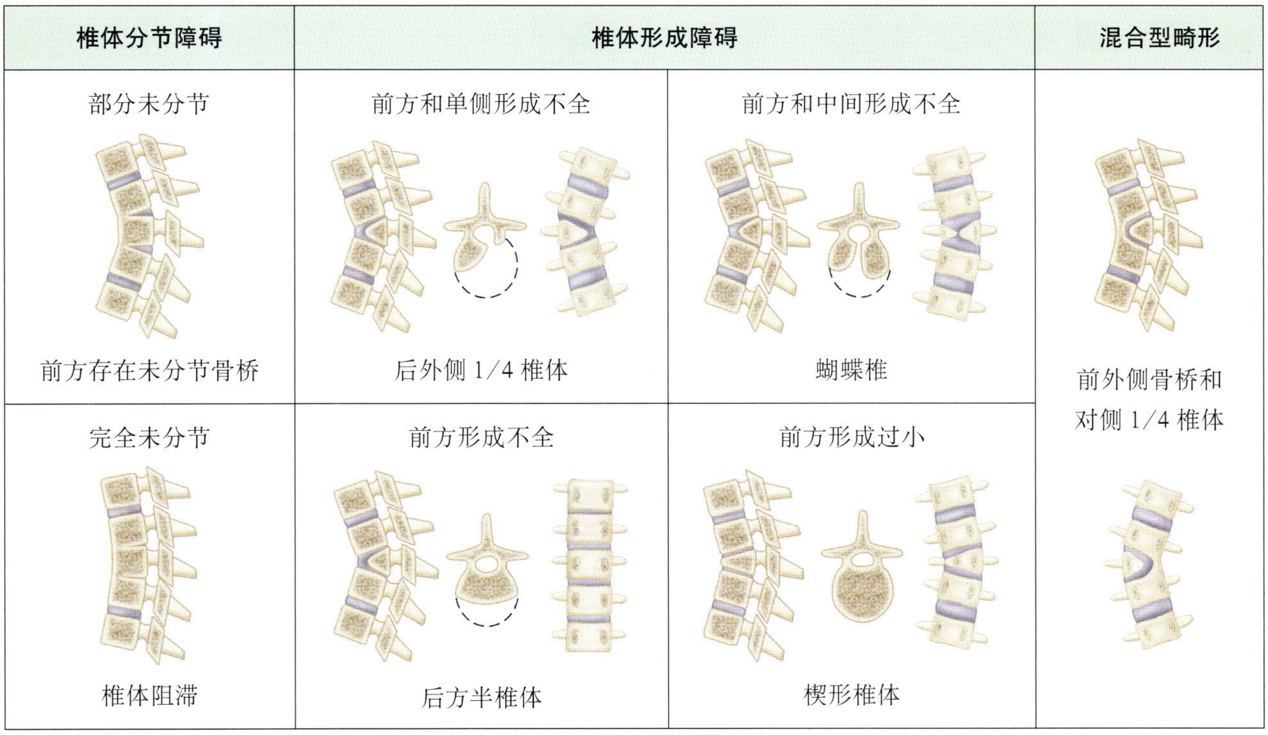


图 44-177　造成脊柱后凸及侧后凸的不同椎体畸形

（引自：McMaster MJ，Singh H：Natural history of congenital kyphosis in kyphoscoliosis：a study of 112 patients，*J Boe Joit Surg* 81A：1367，1999.）

不同类型的畸形有着不同的自然病程，Ⅰ型畸形（形成障碍）比Ⅱ型畸形更常见，多见于胸段和胸腰段，极少发生于颈椎。McMaster 和 Singh 发现Ⅲ型畸形发展速度最快，其次是Ⅰ型。由两个相邻Ⅰ型畸形椎体造成的后凸畸形比由单个畸形椎体造成畸形的进展更快、更严重。约 25% 的Ⅰ型畸形患者有神经症状，畸形发生在上胸椎更可能伴发神经问题，基本上没有见到顶椎位于 T12 及以下的先天性脊柱后凸患者出现神经症状。然而，Ⅰ型患者在生长发育期畸形进展迅速，从青春期到骨发育停止这一阶段畸形进展速度激增。前方椎体分节障碍会影响相邻的数个椎体，产生一个平滑的外观不明显的后凸畸形。与椎体分节障碍比较，相同 Cobb 角的椎体形成障碍产生的后凸畸形外观更严重，神经性损害的可能性更大。

Ⅱ型畸形（分节障碍）不太常见。一个或多个椎体前部骨骺和椎间盘缺失导致前部骨桥未分节。脊柱后凸的程度与有缺陷的脊柱节段前后部生长速度的差异成比例。Mayfield 等报道这种类型畸形每年加重 5°，不像Ⅰ型畸形那样严重。Ⅱ型畸形患者中未报道过发生截瘫，然而下腰痛和外观畸形是很严重的问题，应早期治疗。

## 一、临床和影像学检查

在骨科医师检查之前，通常儿科医师已做出先天性脊柱疾病的诊断。通过产前超声检查或新生儿体检可以发现脊柱畸形。如果先天性后凸畸形较轻微可能不会引起注意，直至身体快速发育使后凸畸形明显加重。一些轻微的畸形可以由于其他原因摄片时偶然发现。与这些偶然发现的畸形相比，在新生儿体检中发现的脊柱畸形的预后更差。

体格检查通常能发现胸腰段或下胸椎的后凸畸形，同时，还要进行仔细的神经系统检查，以便发现隐匿的神经系统受损表现，并鉴别是否与骨骼肌肉系统异常相关。高质量全面的前后位和侧位片能够为先天性后凸畸形的评估提供充分的信息（图 44-178）。骨化不全、椎体分节不良和椎体发育不全的实际程度在早期的 X 线片中很难被发现。过伸过屈位的侧位片对于评价脊柱后凸畸形的僵硬程度和可能存在的不稳定很有帮助。通过三维 CT 重建可以确定受累椎体的范围，更精确地评价后凸或侧凸的程度（图 44-179），但是，CT 只能确定骨质异常的性质和软骨基质的大小，并不能反映软骨基质的发育潜能，因此，通过 CT 仅能粗略地预测这一过程。由于椎管内畸形的发生率较高，大多数患者应该进行 MRI 检查，通过 MRI 能够确定脊髓的位置及后凸畸形造成的脊髓受压的部位。对于椎体发育不良的患者，MRI 检查还能够很好地评价软骨基质（图 44-180）。

这些患者中泌尿生殖系统异常、心脏异常、Klippel-Feil 综合征和椎管内异常很常见。应该进行心脏检查和肾超声波检查。脊髓造影应用于有脊髓受压的患者，但这一检查通常被 MRI 取代。Winter 等强调患者在做脊髓造影时应取仰卧位，以便造影剂能聚集在脊柱后凸的顶点。如果存在脊柱侧凸，患者应该取半侧卧位，使侧后凸的凸侧处于下方。

## 二、手术治疗

先天性脊柱后凸的自然病程是持续性进行加重的过程，随之而来的是发生神经损害的风险也在增加，因此需要手术治疗。如果诊断尚未明确或畸形很轻，可以先进行密切观察。支具只用于后凸节段上下代偿性弯曲的治疗，而不用于先天性脊柱后凸畸形的治疗，因为支具治疗既不能矫正后凸畸形，也不能限制后凸畸形的发展。

先天性脊柱后凸畸形推荐手术治疗。根据畸形的类型、严重程度、患者的年龄及有无神经症状综合考虑选择手术方式。手术方法有前路融合、后路融合、前后路融合及前路截骨后路融合。融合时可以置入内固定，也可不置入内固定。

### （一）Ⅰ型先天性后凸畸形的治疗

Ⅰ型先天性后凸畸形的治疗要根据所在自然病程的阶段。治疗效果最好的是早期后路融合。如果患者年龄＜5 岁，后凸角度＜50°～55°，单纯采取后路融合，融合范围推荐包括后凸畸形的上下各一个椎体，这样后方牢固融合的同时允许前柱终板骨骺继续发育，使后凸畸形在生长过程中得到自发矫正。尽管 McMaster 和 Singh 报道经过这项技术治疗大多数患者可以得到 15° 的矫正，但是 Kim 等报道只有＜3 岁的Ⅱ型和Ⅲ型先天性后凸畸形患者在术后才会在生长过程中得到自发矫正。弯曲角度＞60° 的患者，采取前后路融合且融合节

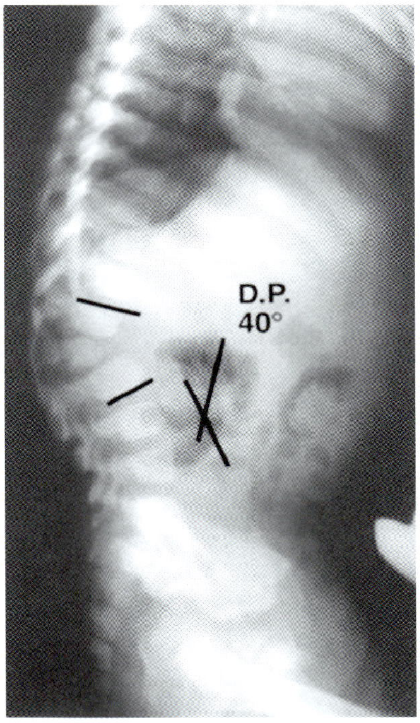


**图 44-178** 2 岁儿童，Ⅰ型先天性 40° 后凸畸形，X 线显示第一腰椎前部形成不全

（引自：Warner WC: Kyphosis. In Morrissy RT, Weinstein SL, editors: Lovell and Winter's pediatric orthopaedics, ed 6, Philadelphia, 2006, Lippincott Williams & Wilkins.）

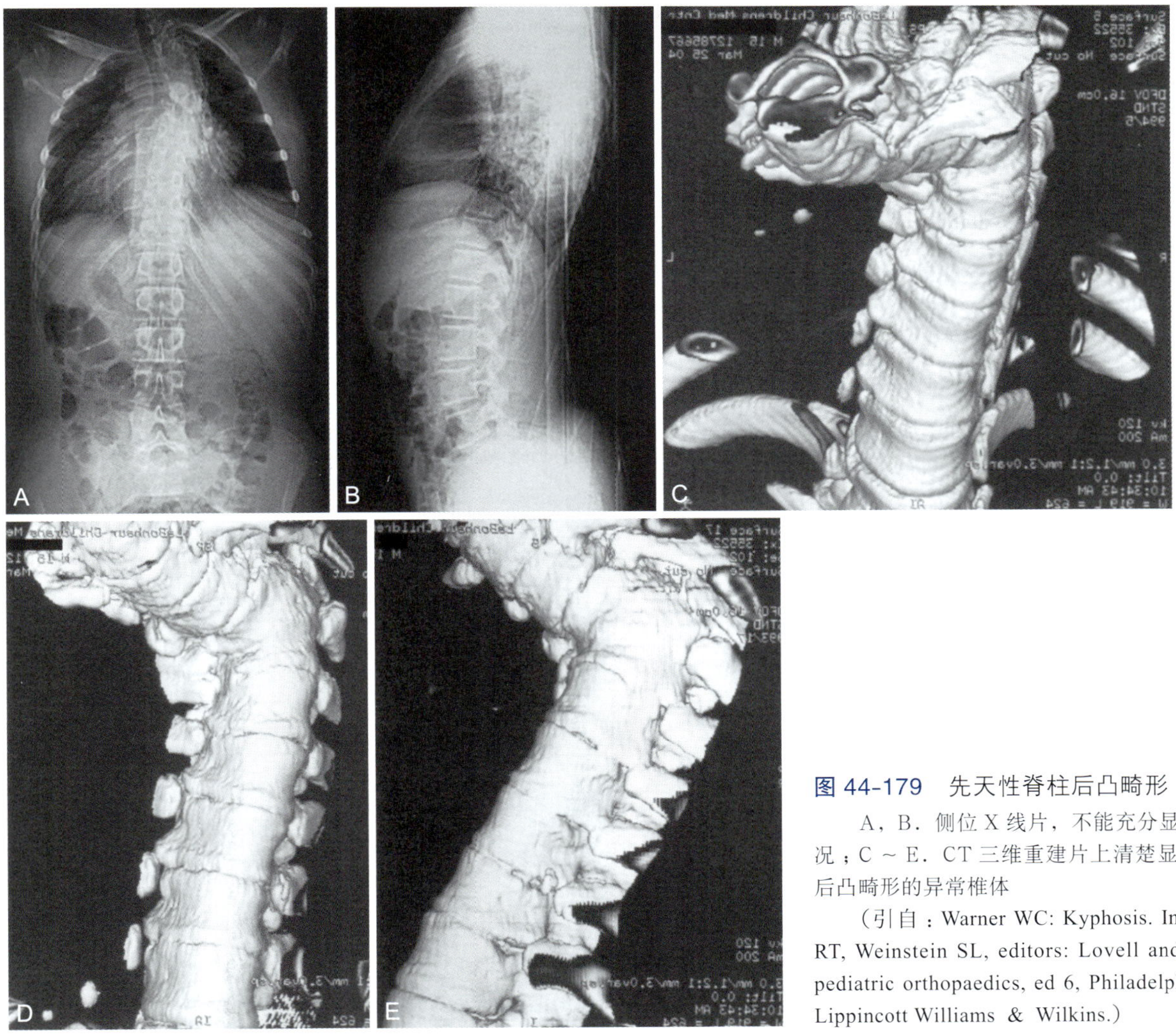


**图 44-179** 先天性脊柱后凸畸形

A，B．侧位 X 线片，不能充分显示后凸情况；C ~ E．CT 三维重建片上清楚显示先天性后凸畸形的异常椎体

（引自：Warner WC: Kyphosis. In Morrissy RT, Weinstein SL, editors: Lovell and Winter's pediatric orthopaedics, ed 6, Philadelphia, 2006, Lippincott Williams & Wilkins.）

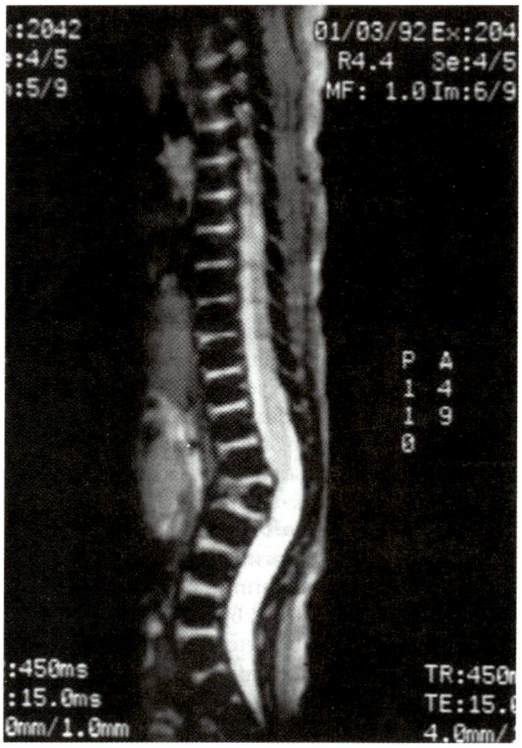

图 44-180 Ⅰ型先天性脊柱后凸 MRI 显示椎体前部形成不全，但受累椎体的生长潜能不能确定。另外，提示硬脊膜囊受压

（引自：Warner WC: Kyphosis. In Morrissy RT, Weinstein SL, editors: Lovell and Winter′s pediatric orthopaedics, ed 6, Philadelphia, 2006, Lippincott Williams & Wilkins.）

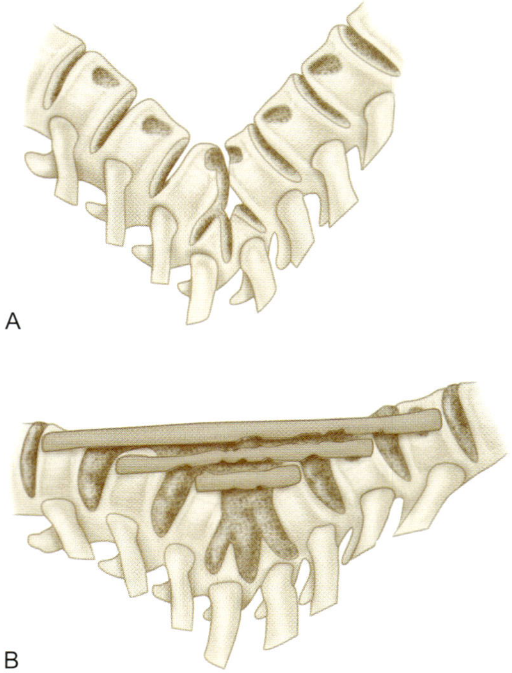


图 44-181 A. 准确放置支撑骨块的通道；B. 在准备好的通道上植入支撑骨块并在椎体间隙植入骨松质

段至少包括后凸畸形的上下各 1 个椎体，但是融合节段前柱的终板骨骺被切除，所以只能限制畸形进一步发展而不会在生长过程中得到自发矫正。

年龄较大且后凸角度 50° ～ 55° 的Ⅰ型患者，采取单纯后路融合就可以达到很好的效果。如果畸形角度＞ 55° ，进行前后路融合可取得更为可靠的效果。单纯前路融合不能矫正畸形，必须在前方置入结构性支撑物、后方进行融合，进行或不进行后方加压内固定，以矫正畸形（图 44-181）。后路内固定器械用于畸形的矫正更多是起内固定的作用而不是起矫形的作用。尽管有报道内固定可以降低假关节的发生率，但如畸形僵硬且角度较大，在矫形时神经损伤并发症的发生率则较高，因此，应用器械矫正时要慎重。如果前方放置结构性支撑物，则需要对支撑物进行加压。如果手术的目的只是防止畸形进一步加重而不是为了矫正畸形，可以行前方椎间融合及后方融合。也有报道采用前后路联合肋骨横突切除术，将后方的半椎体切除后进行加压固定，以达到矫形的目的。切除半椎体后就能够看到硬脊膜，从而达到安全矫形。有学者在尝试用骨牵引（Halo- 骨盆牵引、Halo- 股骨牵引、Halo 重力牵引）治疗先天性后凸畸形，但由于有潜在的截瘫风险，所以不推荐使用此法（图 44-182）。如果患者后凸畸形僵硬，牵引会使僵硬的后凸顶在脊髓上造成神经损伤。

晚期较大的后凸畸形伴有脊髓受压者治疗比较困难；这种情况下椎板切除已不再有用。如果同时伴有侧凸畸形，为了使脊髓在减压后能够向前和中央移动，应该在侧凸的凹侧行前路手术。充分减压后在病变椎体前方放置结构性支撑物。最后，后路融合时可以采用或不采用内固定。术后可用石膏、支具或 halo 石膏保护。后路全椎体切除术（VCR）或部分切除减压，同时使用内固定系统也可达到很好效果。Chang 等介绍了环形减压及内固定不悬臂弯棒法治疗此类畸形。

### （二）Ⅱ型先天性脊柱后凸的治疗

如果Ⅱ型后凸畸形较轻（＜ 50° ）和（或）发现较早，只需要行后路加压融合内固定。融合范围包括畸形节段在内的上下各 1 个椎体。

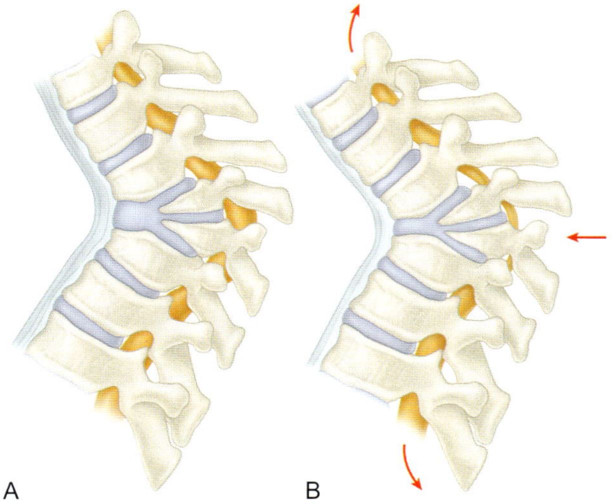


图 44-182 僵硬的先天性后凸牵引效果

A. 牵引后，后凸顶端区域未改变，但邻近区域被拉伸；B. 随着脊柱被拉伸，脊髓也被拉伸，脊髓张力增加，加重了神经损害

由于Ⅱ型畸形后凸角度较平缓且累及多个节段，不像Ⅰ型角度那样锐利，所以行后路器械加压内固定较Ⅰ型安全。如果畸形较重和（或）发现较晚，可以行前路截骨融合，然后行后路器械加压融合内固定。

## 前路截骨融合术

### 手术技术 44-50

(Winter 等)

- 通过适当的前路入路显露脊柱（见第 37 章）。
- 结扎节段性血管，骨膜下剥离显露脊柱（图 44-183A）。前纵韧带一般已增厚，必须在 1 处或多处切断。确保在截骨前，周缘显露至对侧椎间孔。
- 用锐骨刀或高速磨钻切断骨桥。从前部开始分离，继续向后，直至进入残余椎间盘组织。
- 看到残余的椎间盘后，用椎板撑开器撑开，向后切除椎间盘直至后纵韧带（图 44-183B）。如果骨桥已切断，在椎间孔水平切断全部后部骨皮质。在后纵韧带区域应小心，因为后纵韧带有缺如的可能。
- 截骨完成后，先插入支撑植骨，将植骨嵌入脊柱后凸上下端的椎体骨槽中。用刮匙掏空每个椎体的骨松质。再用足够长度的肋骨、腓骨或髂骨块，将植骨的上端先插入槽中。在从后部对脊柱后凸进行手法加压的同时，用锤子敲击植骨的下端使其就位。在椎间隙缺损内再植骨，尽可能关闭胸膜。有必要使用 1 块以上的支撑植骨，这取决于后凸的严重程度。应尽可能地在屈曲畸形轴线的前方植骨。
- Winter 等发现其患者前路融合失败一般与支撑植骨太短，或位置距后凸顶点太近，或融合区域的椎间盘去除不充分有关。

## 前路脊髓减压融合术

### 手术技术 44-51

(Winter 和 Lonstein)

- 通过适当的前路入路显露脊柱。
- 确定顶点椎和压迫部位，在椎体两侧彻底去除椎间盘。
- 用刮匙、咬骨钳或高速磨钻从侧方去除后凸顶点的椎体。
- 从一侧椎弓根至另一侧椎弓根去除椎体的骨松质直到后部骨皮质，去除楔形区域内的骨质（图 44-184A）。
- 从手术医师的对侧开始，用弯刮匙去掉后部骨皮质壳。首先去除最远的骨质，以免脊髓进入缺损，妨碍对远侧术野的观察（图 44-184B）。
- 去除距术者最近的骨质，向顶点椎方向进行。用浸有凝血酶的明胶海绵控制硬膜外出血。
- 脊髓减压后，进行前路支撑植骨融合术（图 44-184C）。
- 常规关闭切口，放置引流。
- 二期进行后路融合，可置入或不置入内固定。

## 前路带血管蒂的肋骨移植术

Bradford 等发现，如果植骨只是简单覆盖在椎体间的开放区域而没有与椎体接触，会经常发生骨折。肋骨或腓骨需要 2 年才能被替代，并且在术后约 6 个月时最脆弱。当支撑植骨放置在距脊柱 4 cm 以远时，为了预防植骨骨折，Bradford 研究出一种带血管蒂的移植骨治疗严重的脊柱后凸畸形。经考证他认为是 Rose 等在 1975 年首先介绍了这种手术方法。

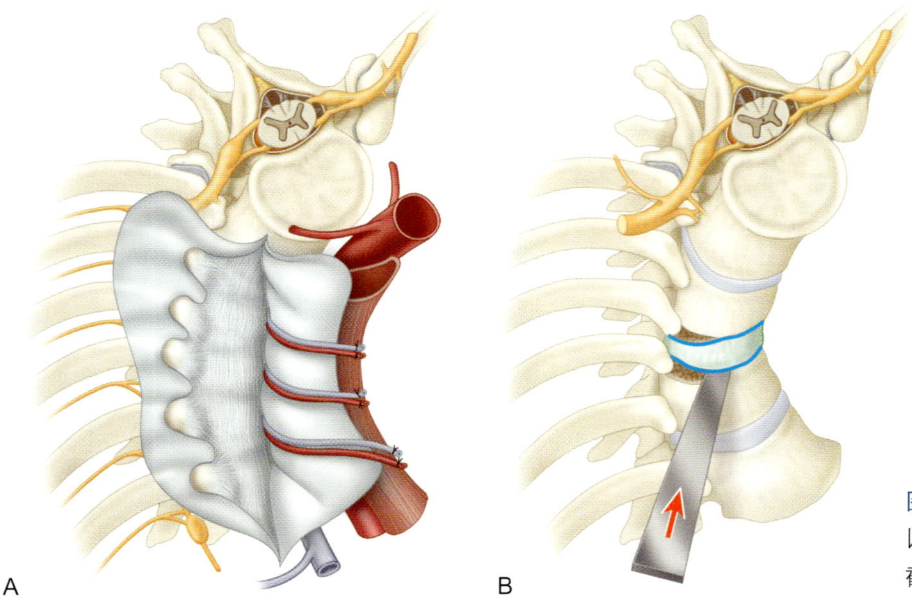


图 44-183 A. 前外侧显露脊柱以备前方截骨；B. 用骨刀完成截骨（见手术技术 44-50）

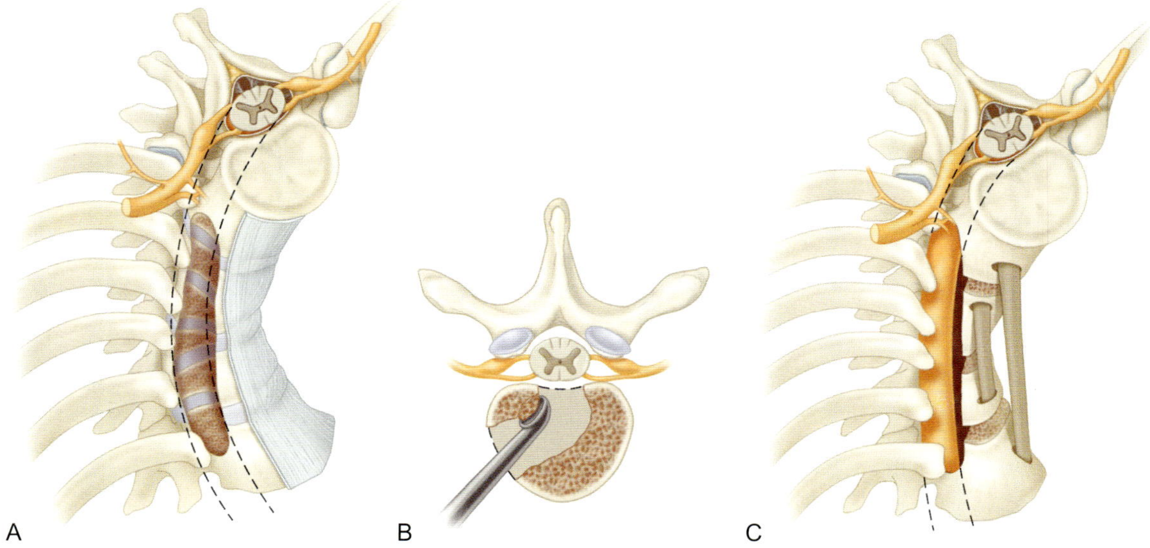


图 44-184 A. 前外侧显露脊柱，后凸顶椎部分切除；B. 切除后侧皮质，以便脊髓减压；C. 脊髓获得减压，植入支撑骨块（见手术技术 44-51）

## 手术技术 44-52

(Bradford)

- 计划做开胸术以切取足够的肋骨来桥接脊柱后凸。对于一个范围在 T6 ~ T12 的严重脊柱后凸畸形，带血管的第 5 肋可以作为结构性支撑材料。
- 按常规经胸腔显露术式做皮肤切口。仔细确定合适的肋骨，避免在肋骨骨膜上使用电刀。
- 在肋骨头端上锐性切开肋间肌肉。通常从肋骨骨膜外进行分离，向远端分离肋骨以便取得足够长度的肋骨，以支撑整个畸形范围。
- 在肋骨远端截断时结扎肋间血管，并用锐刀切断肋间神经，任其自由回缩。尾端肋骨下面附着的肋间肌要保留，以保护滋养肋骨的肋间血管。
- 在肋骨近端的截断处，先适当剥离一部分骨膜再进行截骨。

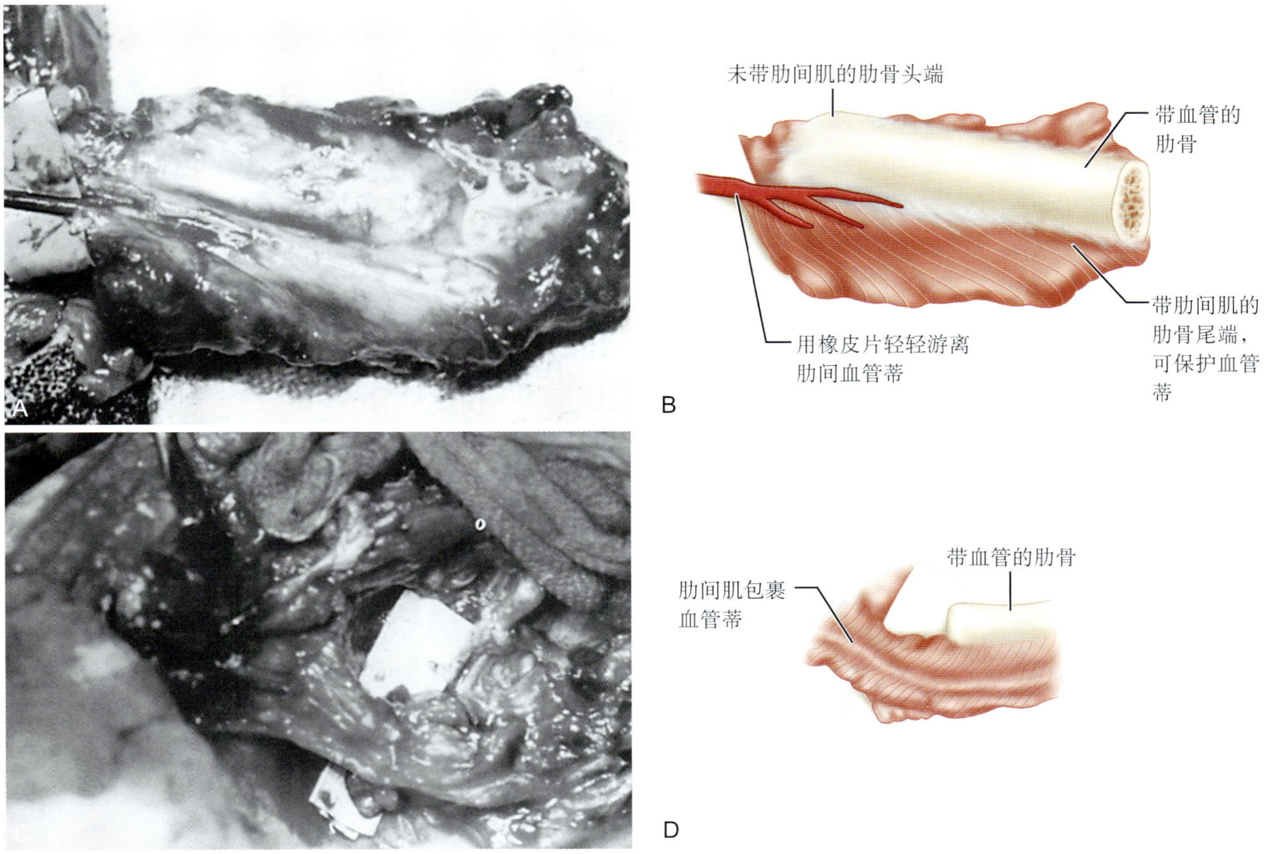


图 44-185 A，B. 肋骨血管蒂位于橡皮片上，通常不需要解剖出血管蒂；C，D. 保留肋骨下的肋间肌，有利于在肋骨游离过程中减少肋间血管损伤的可能

（引自：Shaffer JW, Bradford DS: The use of and techniques for vascularized rib pedicle grafts. In Bridwell KH, DeWald RL, editors: The textbook of spinal surgery, ed 2, Philadelphia, 1997, Lippincott-Raven.）（见手术技术 44-52）

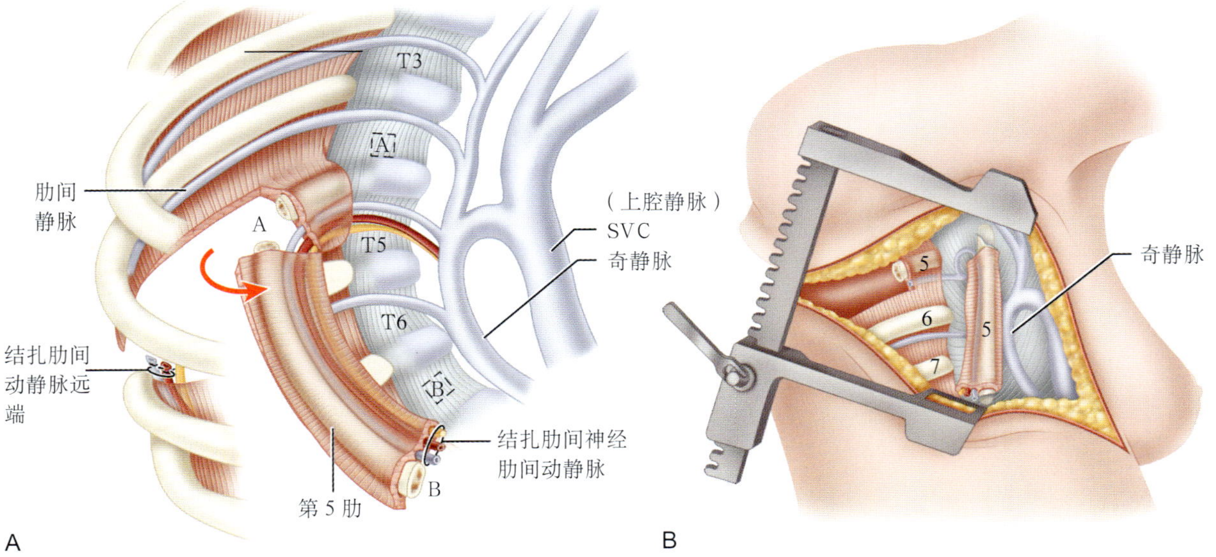


图 44-186 胸廓切开术

A. 保留较宽的肋间肌缘附着在肋骨上，以保证血供完整；B. 沿轴心将肋骨块旋转 90°，嵌入欲融合节段全程后凸上需要融合的椎体内（见手术技术 44-52）

- 截骨后游离肋骨仅与尾端的肋间肌及其包裹的肋间血管蒂相连。小心地在肋骨下方向肋椎关节界方向分离，保留好肋间蒂周围的肌肉，不要尝试分离出肋间血管。
- 如果肋骨和肋间肌的血供不好，则需要从肋间血管的远端对血管蒂进行检查（图 44-185）。
- 至此，带有完整的肋间肌肉和动静脉的肋骨已可移动（图 44-186A）。
- 在带蒂肋骨的两端剥离开 2 ~ 3 mm 的骨膜，这样在旋转肋骨至拟融合区域时提供骨与骨的接触面，防止软组织对于骨性融合的影响。
- 确定计划融合的椎体的近端和远端。
- 用刮匙在接纳肋骨两端的上下椎体的前面造一个洞。
- 修剪肋骨使其两端与计划融合的脊柱相配。
- 以肋骨的轴为中心旋转约 90° ，楔形插入上下椎体（图 44-186B）。
- 放置胸腔引流管，常规关闭胸腔。
- 血管性骨移植物植入术后与非血管性骨移植物植入术后一样需要对脊柱进行制动。

## 脊髓环形减压并悬梁臂弯棒矫正畸形

### 手术技术 44-53

（Chang 等）

- 患者俯卧位，使用电生理检测，术前留存 SEP、MEP 基线数据；行正中切口。
- 顶椎上下各显露 3 ~ 5 个椎体（依据骨质情况而定），骨膜下剥离至横突尖。
- 在准备环形减压的椎体上下节段各置入至少 3 对螺钉。
- 显露脊髓受压节段的部分肋骨，减压节段通常为后凸顶椎，这可以从术前的影像学资料上获取。
- 将脊髓受压节段的椎体横突及相应肋骨头切除，显露椎体椎弓根侧壁。
- 进一步剥离至椎体外壁，直至能够很方便地实施脊髓的环形减压。
- 保护节段血管，如果损伤，需要钳夹、结扎血管，观察 SEP。
- 在脊髓受累节段行全椎板切除，小关节切除，切断相应神经根，以对脊髓进行彻底减压。在腰段，需要保护神经根，避免切断。
- 切除椎弓根，可见硬膜囊外侧壁。
- 将预先弯至畸形形态的矫形棒置入椎弓根螺钉钉尾中，并拧紧螺帽。
- 由于角状后凸畸形随顶椎位置（往往是神经受压部位）变化，可以通过调整螺钉深浅及矫形棒的形态，使放置的矫形棒同脊髓在一个冠状面上（图 44-187A）。
- 在受压的硬膜囊下方（往往是后凸的顶椎椎体）挖一个通道，由一侧到另一侧，使用咬骨钳、刮匙、垂体镊等扩大该通道，直至将顶椎形成压迫的骨性结构全部去除，包括硬膜下的椎体后壁。
- 在完成脊髓环形减压后，再次确认硬膜游离，不受任何残留物质压迫，去除顶椎区椎体残余松质骨直至将椎体前壁，使用钝头的器械将椎体前壁打几个孔，以使其容易折断。
- 在顶椎区头尾两端置入弯棒器（图 44-187B）。可以用绳子系在弯棒器的尾端以固定其位置（图 44-187C）。
- 以脊髓为轴，加压弯棒器，使椎体前方骨质断裂。
- 继续加压，如感受到明显阻力，停止矫形并固定。
- 矫形后行唤醒试验。
- 测量上下椎间间距，选择合适的钛笼，将碎骨粒植入钛笼，在一侧将钛笼放入椎体间隙，使之于头尾侧骨性终板紧密结合，在钛笼周围植入自体髂骨。
- 直视下、透视下确定钛笼位置。确定钛笼远离硬膜囊而不会造成压迫。锁紧钛笼（图 44-187D）。
- 在减压节段的头尾段各放一横联。
- 在固定节段后方行融合术。
- 常规缝合切口放置引流。

**术后处理** 术后患者佩戴胸 - 腰 - 骶塑形支具，一般术后 3 d 可下地，支具佩戴 6 个月。

## 后路半椎体切除椎弓根螺钉内固定术

### 手术技术 44-54

（Ruf and Harms）

- 小心显露受累节段，包括椎板、横突、小关节突，如在胸椎，包括凸侧肋骨头。
- 用标记针标记椎弓根螺钉进钉点，透视下确认位置良好。在腰椎，进钉点一般位于靠近上关节突外侧的横突根部。在胸椎，该点位于横突上缘，紧贴上位椎体下关节外缘处。在后前位的透视像上，定位针的针头应该位于椎弓根椭圆影的中心偏外侧一点儿。

- 在进钉点出尖椎或小头磨钻开路，深约 2 mm，用 Kirschner 线标记并再次透视确认进钉点位置无误，开路，并置入螺钉。
- 切除半椎体后方结构，包括椎板、小关节突、横突、椎弓根后方部分。确认硬膜位置及椎弓根头尾段神经根的位置。在胸椎，切除相应的肋骨小头。
- 切除横突及肋骨小头后，钝性分离半椎体侧壁。侧壁在腰椎位于腹膜后，在胸椎位于胸膜外。
- 去除残余的椎弓根并显露半椎体的后部；如果是在凸侧，这简单得多，因为脊髓位于凹侧。
- 切除半椎体相邻椎间盘，使半椎体松动并最终将其移除，此过程使用钝头压舌板以保护前方组织。
- 进一步去除残余椎间盘，切除头尾段终板。确保对侧椎间盘同样处理干净。
- 通过内固定加压，可见凸侧间隙逐渐闭合，如最终仍有残留空间，植入骨松质。
- 如果有明显后凸，可在前柱予以支撑，已取得更好的前凸。在整个过程中，应认真保护硬膜囊及神经根。
- 如果为单一半椎体，没有骨桥、并肋或邻近椎体的其他结构异常，邻近两个椎体的融合已足够。如果邻近节段同样存在比较严重的结构异常，则需要将融合节段扩大至相应节段。
- 对于对侧存在骨桥或并肋的病例，凹侧的肋骨及骨桥需要一同被切除。融合范围也应扩大至骨桥相对应的邻近节段。

**术后处理** 同手术技术 44-53。

Zeng 等报道了经椎弓根椎体截骨术（PSO）及后路脊椎切除术（PVCR）治疗 23 例先天性脊柱后凸和侧后凸畸形（图 44-188）。91% 的病例获得了满意的矫形，且没有相对更多的并发症。

### （三）手术并发症

较常见的先天性后凸畸形手术并发症包括假关节形成、后凸畸形进行性加重和瘫痪。对于后凸畸形 > 50° 的患者，采用前后路融合治疗可以使假关节形成、后凸畸形进行性加重这两种并发症发生的可能性降到最低。后路融合范围应包括病椎上下各 1 个椎体。

截瘫是脊柱手术最可怕的并发症。避免刻意用器械最大限度地矫正畸形，那么造成瘫痪的概率就会降低。器械只应该用于僵硬性畸形的稳定。应用 halo 牵引治疗僵硬性先天性后凸畸形造成神经损伤的发生率越来越高。另一个长期的问题是，在 38% 的后凸畸形患者中出现下腰痛，原因是为了代偿后凸畸形，腰椎的生理前凸加大。

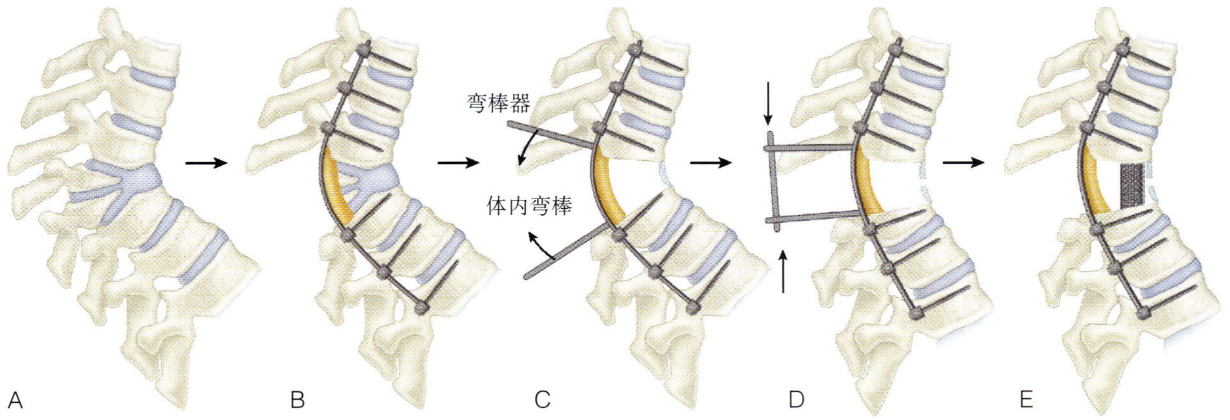


图 44-187 同轴技术纠正僵硬性脊柱后凸畸形

A. 僵硬的角状后凸畸形；B. 切除椎板、椎弓根，将矫形棒置于同脊髓同平面并固定；C. 沿脊髓环形减压，放入折弯器；D. 悬梁臂法、同轴折弯矫形棒；E. 前柱放置钛笼支撑

（引自：Chang KW, Cheng CW, Chen HC, Chen TC: Correction hinge in the compromised cord for severe and rigid angular kyphosis with neurologic defi cits, Spine 34:1040, 2009.）（见手术技术 44-53）

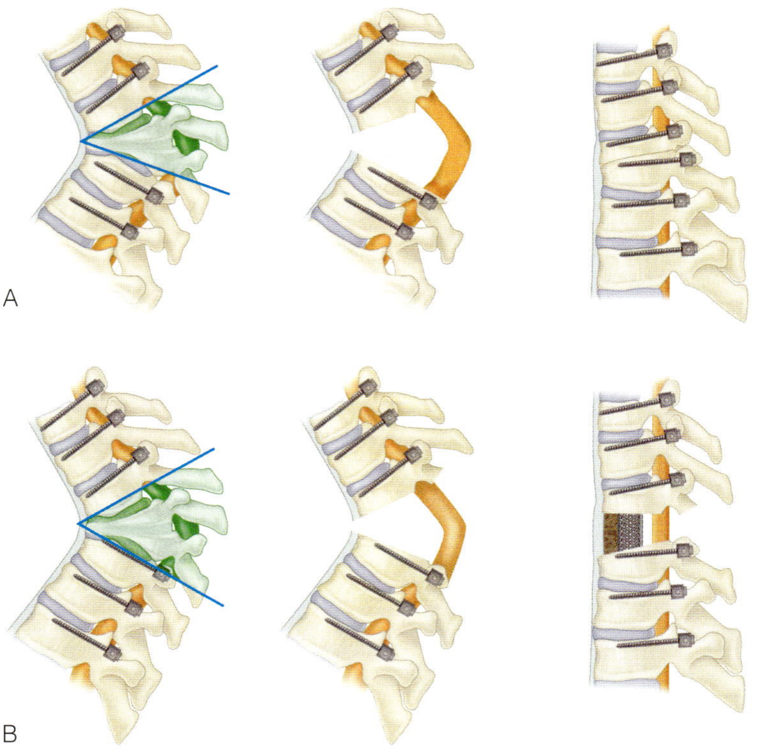


图 44-188 经椎弓根椎体截骨术（PSO）及后路脊椎切除术（PVCR）治疗先天性后凸畸形

A.PSO；B.PVCR

（引自：Zeng Y，Chen Z，Qi Q，et al：The posterior surgical correction of congenital kyphosis and kyphoscoliosis：23 cases with minimum 2 years follow-up，Eur Spine J 22:372，2013.）（见手术技术 44-54）.

## 第九节 进行性脊椎前部椎间融合

进行性脊椎前部椎间融合造成的脊柱后凸畸形在儿童后凸畸形中并不常见，如果畸形发现较晚很可能与Ⅱ型先天性脊柱后凸畸形相混淆。然而，与Ⅱ型先天性脊柱后凸不同，进行性脊椎前部椎间融合造成的脊柱后凸畸形出生时椎间隙和椎体是正常的，脊椎前部椎间融合是后天生长过程中形成的。Knutsson 于 1949 年首次报道进行性脊椎前部椎间融合，到目前，全世界报道的进行性脊椎前部椎间融合病例不到 100 例。目前此病的病因尚未明确，很可能只是一种独特的临床情况，也很可能是一种延迟发病的Ⅱ型先天性脊柱后凸畸形。

Ⅱ型先天性脊柱后凸畸形（分节障碍）的形成可以发生于先天性脊柱分节障碍和（或）后天脊椎前部椎间融合，这些在 8 ~ 10 岁以前 X 线片上是看不到的。有很多作者报道过此病有家族聚集现象。据报道，可能与此病伴随发生的疾病包括听力障碍、胫骨发育不全、畸形足、Klippel-Feil 综合征、Ito 综合征、肺动脉狭窄、L5 椎体骶化。

进行性脊椎前部椎间融合一般不会造成神经损伤，但是后凸畸形成角尖锐的话会造成脊髓受压。

Van Buskirk 等将进行性脊椎前部椎间融合发生过程划分为 5 个阶段：第一阶段，椎间变窄，前部较后部变窄严重；第二阶段，前柱和中柱的椎体终板骨化增加；第三阶段，椎体终板前部碎裂；第四阶段，椎体前部椎间融合，有时中柱也发生椎间融合；第五阶段，脊柱后凸畸形形成。

第五阶段形成脊柱后凸畸形是由于椎体前部椎间隙融合而后部椎间隙没有融合，椎间隙后部及后柱继续生长。融合只发生在胸椎的病例较胸腰椎都受累的预后好，这很可能是由于脊柱胸段正常情况下是后凸。大多数胸椎进行性前部椎间融合畸形建议非手术治疗。如果畸形发生在腰段，在进行融合的 1 ～ 3 节段行后路脊柱融合治疗。到融合的 4 ～ 5 节段后凸畸形已经形成，后路脊柱融合只能阻止畸形进一步发展。必须行前路截骨后路融合固定，才能达到正常的脊柱矢状面平衡。

## 第十节　婴幼儿腰椎发育不全

Campos 等报道 7 例继发于腰椎发育不全的胸腰段后凸畸形幼儿获得了自发矫正。幼儿开始行走后脊柱后凸开始得到矫正，到 6 岁时矫正到正常。最初的平均后凸角度是 34°。出生后的第 1 年内有明显的临床后凸畸形，在 X 线片上后凸角度相对较锐，顶椎位于病椎（图 44-189A）。楔形病椎前上方有缺损，使病椎形似鸟嘴（图 41-189B、C）。7 例婴幼儿都只有一例病椎且都位于 L1 或 L2 椎体。为了避免对随着生长能够自行矫正的腰椎发育不全的过度治疗，Campos 等建议在骨发育的最初阶段进行观察，以较好地评估畸形。

## 第十一节　峡部裂和脊柱滑脱

比利时产科医师 Herbiniaux 注意到，骶骨前方的一个骨性突起可以导致分娩困难。他被认为是最早描述脊柱滑脱的人。术语“spondylolisthesis”由 Kilian 在 1854 年首先应用，这个词源自希腊语，“spondylos”的意思是椎体，“olisthesis”的意思是沿光滑的路滑动或滑倒。脊柱滑脱的定义是一节脊椎在其下一节脊椎上方向前或向后滑动或移位。峡部裂是指单侧或双侧的峡异常。

### 一、分类

Wiltse，Newman 和 Macnab 对脊柱滑脱的分类如图 44-190 和框 44-10 所示，Marchetti 和

**框 44-10　脊椎滑脱的分类（Wiltse 等）**

- Ⅰ型，发育不良性——骶骨上关节突或 L5 下关节突的先天性畸形导致 L5 在 S1 上滑动。这种类型没有关节峡部缺损
- Ⅱ型，峡部性——此型在关节峡部有缺损，使 L5 可在 S1 上滑动。峡部性脊柱滑脱有 3 种类型：①峡部裂－峡部应力骨折；②峡部延长但保持完整；③峡部急性骨折
- Ⅲ型，退行性——此型是由于椎间长期不稳而继发受累节段关节突重塑形所致
- Ⅳ型，创伤性——此型是由于上下脊椎节段的骨性连接区骨折所致，包括椎弓根、椎板或给关节突，峡部没有骨折
- Ⅴ型，病理性——此型是由于全身或局部骨折病及骨性结构薄弱所致，如成骨不全

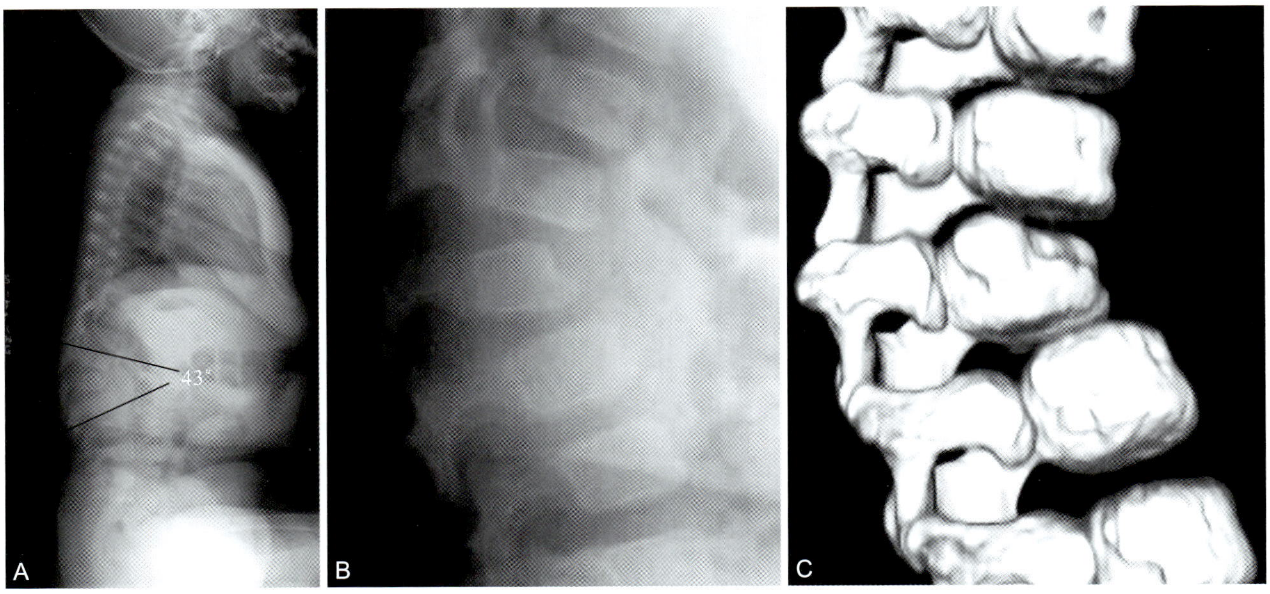


图 44-189　A，B. 可自行矫正的 L2 椎体发育不全；L2 椎体呈鸟嘴样。C. CT 三维成像显示 L2 椎体呈鸟嘴样

（引自：Campso MA, et al:Infantile thoracolumbar kyphosis secondary to lumbar hypoplasia, *J Bone Joint Surg* 90A:1726, 2008.）

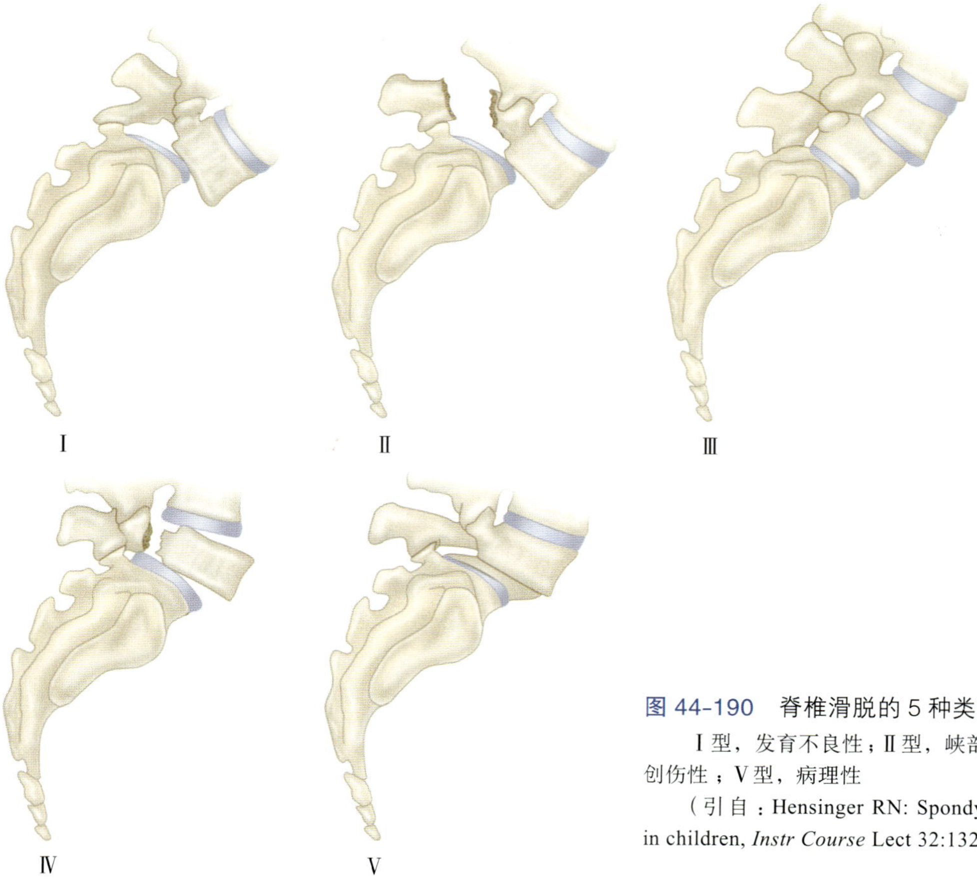


**图 44-190 脊椎滑脱的 5 种类型**

Ⅰ型，发育不良性；Ⅱ型，峡部裂性；Ⅲ型，退行性；Ⅳ型，创伤性；Ⅴ型，病理性

（引自：Hensinger RN: Spondylolysis and spondylolisthesis in children, *Instr Course* Lect 32:132, 1983.）

Bartolozzi 认为：Wiltse 等的分类是建立在病因学和局部解剖学两者基础上的，这种分类很难预测滑脱进展的可能性，也不利于用于手术效果的评价，并且不能够准确地鉴别滑脱的分型。因此他们尝试进行新的分类，总体上分为发育性和获得性两大类（框 44-11）。新的分类考虑到原因不同，去除了原有的峡部型滑脱，强调了发育和形成不良对峡部不连的影响。在分析脊柱滑脱时，首先必须确定是发育性的还是获得性的，如果是发育性的，评价后侧骨钩结构的发育程度，形成不良可以分为高度和低度两种（图 44-191）。腰椎前凸的角度和矢状位重力线的位置也很重要，重力线越靠前，脊柱滑脱进展的可能性越大。存在滑脱节段的椎间盘的质量同样十分重要，这可能需要 MRI 检查进行判断。不稳定的滑脱的指征包括：局部明显后凸，滑移的角度很大；L5 不规则梯形改变或骶骨前缘变圆等骨性改变。这种分类的意义在于，越是不稳定，形成不良的程度越高，越需要更加积极的外科措施介入。

Herman 和 Pizzutillo 在 Wiltse 等，Marchetti 和 Bartolozzi 分类的基础上提出了儿童和青少年脊柱崩裂和脊柱滑脱分类。根据临床表现及异常脊柱的形态将其分为 4 型。Ⅰ型是先天发育不良性峡部裂和脊柱滑脱，与 Wiltse 分类中先天发育不良型相似。Ⅱ型是后天发育性的峡部裂和脊柱滑脱，通常是偶然发现的。Ⅲ型是外伤造成的峡部裂和脊柱滑脱，进一步分为急性脊柱崩裂和脊柱滑脱和慢性峡部裂和脊柱滑脱，慢性峡部裂和脊柱滑脱又分为应力反应型、应力骨折型和峡部裂缺损或峡部骨折不愈合型。Ⅳ型是病理性峡部裂和脊柱滑脱（框 44-12）。

Hollenberg 等依据 MRI 将其分类：0 级，正常；1 级，椎体骨髓水肿，但骨皮质完整；2 级，不完全骨折；3 级，完全性骨折，新鲜骨折，合并骨髓水肿；4 级，完全性骨折，不伴有骨髓水肿。

发育性脊柱滑脱是本节论述的重点，获得性应力骨折型脊柱滑脱也会进行讨论，获得性退行性脊柱滑脱在第 40 章讨论。

**框 44-11 脊柱滑脱 Marchetti and Bartolozzi 分类**

**发育性**

- 高度发育不良
  - 存在峡部裂
  - 峡部延长
- 低度发育不良
  - 存在峡部裂
  - 峡部延长

**获得性**

- 外伤
  - 急性骨折
  - 应力骨折
- 手术后
  - 直接手术造成
  - 间接手术造成
- 病理性
  - 局部病理性改变
  - 系统病变
- 退行性
  - 原发
  - 继发

(引自：DeWald RL: Spondylolisthesis. In Bridwell KH, DeWald RL, editors: *The textbook of spinal surgery*, ed 3, Philadelphia, 2011, Lippincott Williams & Wilkins.)

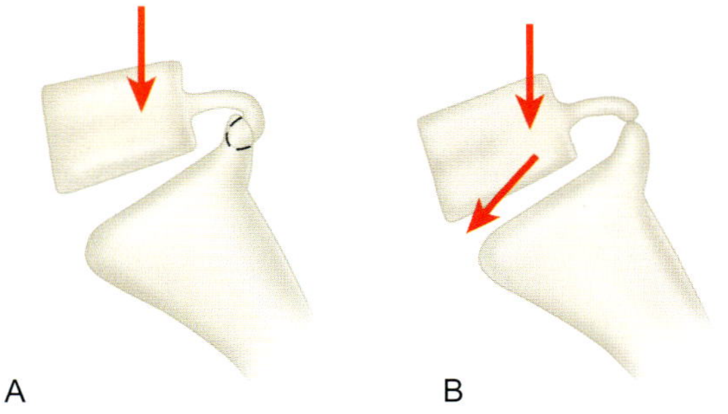


图 44-191 A. 椎弓根、峡部、L5 下关节突和骶 1 关节突一起构成后方骨钩结构，防止 L5 椎体沿骶骨斜坡向前滑移；B. 图示正常骨钩结构和形成不良的骨钩结构的区别，后者在上方脊柱重力剪切分力作用下，不能够阻止 L5 椎体向前滑移的倾向

**框 44-12 脊柱崩裂和脊柱滑脱的 Herman 和 Pizzutillo 分类**

- Ⅰ型，先天性
- Ⅱ型，发育性
- Ⅲ型，创伤性
  - 急性
  - 慢性
    - 应力反应性
    - 应力骨折性
    - 峡部裂缺损性
    - 峡部骨折不愈合性
- Ⅳ型，病理性

(引自：Herman MJ, Pizzutillo PD: Spondylolysis and spondylolisthesis in the child and adolescent, *Clin Orthop Relat Res* 44:46, 2005.)

## 二、病因学和自然病程

总人口中脊柱滑脱的患病率为 5% ～ 8%，男女比例为 2 ： 1。峡部型脊柱滑脱似乎起源自疲劳性骨折，这种应力骨折发生于有遗传缺陷的儿童。当脊柱屈伸运动时，L1 ～ L5 的后方骨性结构承受巨大应力，尤其是 L5 的峡部。至今未在新生儿或长期卧床的患者中发现缺陷。Wiltse 等推测，儿童正常的髋关节屈曲挛缩加重腰椎的前凸，这种姿势使负重应力作用于关节峡部。Letts 等认为，当腰椎伸展时，作用于关节峡部的剪切应力增大。Cyron 和 Hutton 发现，儿童和青少年与成人相比，关节峡部薄而且椎间盘对剪切应力的抵抗弱。在特定的体育运动中，重复的过伸和旋转载荷作用于腰椎。适当的关节间距允许脊柱在过伸时小关节相互覆盖。Ward 等报道，对关节突间距不足的个体而言，当脊柱过伸时，L5 的椎板就会被 L4 的下关节突和 S1 的上关节突夹击，这种反复夹击导致了峡部的异常。峡部裂及滑脱常发生在喜欢脊柱过伸运动的儿童或青少年中，如体操举重、游泳、摔跤、赛艇，其发生率为 11% ～ 30%。经常参加比赛的优秀的跳水和体操运动员发病率高达 47%。这些观察表明，这种疾病是获得性疾病，而不是先天性疾病。然而，据报道，约 50% 的爱斯基摩人有脊柱滑脱，而仅有 6% ～ 7% 的白种人男性和 1.1% 的成年黑种人女性有脊柱滑脱，这提示该病肯定有遗传倾向。

Beutler 等对一前瞻性研究进行随访，以调查峡部裂和脊柱滑脱的发病率和自然病史。该研究由

Daniel Baker 医师开始于 20 世纪 50 年代。1955—1957 年，对北宾夕法尼亚镇的 500 名一年级学生进行摄片检查，发现腰椎关节峡部缺损的发生率在 4.4%，另一项研究表明，在成年人中，这一发生率为 6%。在此后的 40 年中，对所有存在腰椎关节峡部缺损的受试者进行随访发现，仅有单侧峡部缺损的受试者在随访期间从未发生滑脱，每过 10 年，脊柱滑脱的进展速度会逐渐变慢，在滑脱进展和下腰痛之间并无明显联系，对同年龄段的随访者和普通人群进行 SF-36 评分，结果无明显的统计学差异。这一发现表明，在 50 岁之前，峡部裂和脊柱滑脱是一个良性的发展过程。仅有一小部分人在长期的随访中观察到滑脱持续进展并产生症状。这些发现同时证明，存在腰椎峡部缺损或轻度腰椎滑脱的儿童和青少年可以参加体育活动。

进行性加重的滑脱患者并不多见，其发生率不到 30%。滑脱加重通常发生在 9 ~ 15 岁，很少发生在 20 岁以后。Harris 和 Weinstein 对Ⅲ度和Ⅳ度脊柱滑脱患者进行了长期的随访，发现 36% 的患者没有症状，55% 的患者症状轻微，仅有 1 例患者有明显的症状。所有患者的生活态度都很积极，仅需要对自己的生活方式略加调整。没有人对自己的外观感到不满意，也没有人声明疾病影响了自己的社交和工作关系。在一组经原位后路椎板间融合治疗的类似患者中，57% 的患者没有症状，38% 的患者仅有轻微的症状。

## 三、临床表现

患有峡部裂及滑脱的患者常在剧烈运动或高强度的活动后出现力学性下腰痛的症状。随着限制运动或休息，症状可以缓解。峡部裂和脊柱滑脱通常不引起症状，许多人由于姿势畸形或步态不正常而就医。疼痛常发生于青春期快速发育阶段，绝大多数为腰痛，偶尔为腿痛。剧烈活动或竞争性运动时症状加重，限制活动或休息时减轻。腰痛通常为受累节段不稳定所致，而腿痛通常与第 5 腰神经根受刺激有关。

腰椎过伸位时腰背痛是常见临床症状。当患侧下肢过伸时（鹤立试验）疼痛可被复制。臀部及大腿后侧的放射痛常在站立或行走时出现。L5、S1 神经根症状会发生在 15% 的患者身上。体征随滑脱的程度不同而有差别。当滑脱明显时，可以在腰骶部触及台阶，腰椎活动受限，直腿抬高时腘绳肌紧张。随着椎体向前移位，滑脱节段以上出现代偿性前凸。骶骨变得更垂直，由于骶骨突出使臀部呈心形。滑脱更严重时，躯干变短，常导致腰轮廓线完全消失。因为腘绳肌紧张和腰骶后凸，患儿行走时表现为古怪的痉挛步态，Newman 将其描述为“骨盆摇摆步态”。儿童不同于成年人，很少有神经根受压的客观症状，如肌力减弱、反射改变和感觉缺失。腘绳肌紧张常常是仅有的阳性体征。

在年轻的脊柱滑脱的患者中，脊柱侧凸比较常见，有 3 种类型：①坐骨神经痛型；②滑脱型；③特发型。坐骨神经痛型脊柱侧凸是由于肌肉痉挛导致的腰椎侧凸，通常不是结构性侧凸，躺下或症状减轻时可以消除。滑脱型脊柱侧凸是一种伴有旋转的腰椎扭曲侧弯，合并有脊柱崩裂缺损与不对称的椎体滑移。这些腰椎侧凸通常在治疗脊柱滑脱后消失。严重的侧凸可能成为结构性的，治疗更加复杂。腰骶部行融合治疗对胸椎或胸腰椎弯曲没有矫正作用。若同时存在脊柱侧凸和脊柱滑脱，应分别进行治疗。

## 四、X 线表现

拍摄常规 X 线片是诊断峡部裂和脊柱滑脱的关键手段。初步评价应包括前后位和站立位侧位片、Ferguson 冠状位片。Ferguson 冠状位片是通过调整 X 线使其与 L5 ~ S1 椎间盘平行得到的。Ferguson 冠状位片可以使 L5 椎体椎弓根、横突和骶骨岬显示得更清楚。拍摄侧位片时患者应为站立位，因为滑脱的发生在站立位摄片比卧位摄片增加 26%。当峡部裂而没有滑脱时，峡部的缺损常难以发现。腰椎斜位片能避开遮盖在此部位的骨性结构，从而使峡部缺损更容易看见。但近期一项研究关于常规斜位 X 线片对评估峡部裂及滑脱是否有用、是否有必要进行了质疑。在儿童，当临床表现高度怀疑此病而 X 线片无法证实时，应行骨扫描，骨扫描可以检查出骨折发生前的应力反应阶段。单光子发射计算机化断层显像（SPECT）对诊断急性期峡部裂极其敏感。但是，其特异性不高，SPECT 仅能诊断出 17% 的慢性损伤，并且无法区分峡部是在应力反应阶段还是已经断裂。

CT 长期以来被认为是峡部裂诊断的金标准。但其局限性在于很难区分峡部裂是新发的还是陈旧的。另一个缺点就是 CT 的放射线暴露太大。

MRI 可以辨识峡部的应力反应和骨折。尽管如此，这仍需要依赖于重建技术，斜位和矢状位的 T2 加权相和抑脂像可以评估急性期脊髓水肿的情况。MRI 同样可以评估椎间盘的状态、神经根的受压状况。MRI 的不足之处在于其费用高、实用性低，并且需要一个经验丰富的放射科医师予以读片诊断。Hollenberg 等依据 MRI 将其分类：0 级，正常；1 级，椎体骨髓水肿，但骨皮质完整；2 级，不完全骨折；3 级，完全性骨折，新鲜骨折，合并骨髓水肿；4 级，完全性骨折，不伴有骨髓水肿。

最为常用的影像学脊柱滑脱评分系统是 Meyerding 提出的。在这个评分系统内，脊柱滑脱的程度通过第一骶椎顶部前后径和 L5 向前滑脱的距离之比来计算（图 44-192）。据此，Meyerding 将脊柱滑脱分为 4 度。Ⅰ度滑脱≤ 25%；Ⅱ度为 25% ～ 50%；Ⅲ度为 50% ～ 75%；Ⅳ度＞ 75%；Ⅴ度为 L5 椎体完全脱位，处于骶骨顶端的下方，也被称为脊柱前移。

Bourassa-Moreau 等强调了测量滑脱程度的重要性。他们常用两种测量方法：①经 L5 的后角画 S1 终板的垂线；② L5 椎体后缘切线与 S1 终板线相交（图 44-193）。他们发现这两种测量技术存在很大差异，必须用标准化测量方法，这样才能真正评估滑脱的进展及干预（图 44-194）。

DeWald 对 Newman 的分级系统进行了改良，更加明确了 L5 椎体向前、向下滑脱的总体情况（图 44-195）。骶骨的穹顶和前缘分为 10 等份，根据 L5 椎体后下角在骶骨穹窿上的位置进行评分，第二个标准是依据 L5 椎体向前到达骶骨前缘的位置。

角度关系是预测畸形是否稳定或进展的最佳指标。这种角度关系被称为滑脱角，做 L5 下缘的平行线和 S1 后缘的垂线，两条线的交角构成滑脱角（图 44-196）。无滑脱患者此角为前凸，重度滑脱患者此角为后凸。如后凸角度变大，提示 L5 ～ S1 局部形成严重的后凸。Boxall 等发现滑脱角角度大（超过 55°）与畸形的进展有关，即使进行了牢固的后路融合亦是如此。

在治疗脊椎滑脱时恢复脊柱骨盆平衡是很重要的。Hresko 等根据骶骨和骨盆的排列情况将重度脊柱滑脱患者分为两组。第一组是平衡组，患者骶骨和骨盆倾斜程度与无脊椎滑脱相似，骶骨倾斜角度大，盆骨倾斜角度小。第二组为不平衡组，骶骨垂直、倾斜角度小，盆骨倾斜角度大（图 44-197）。

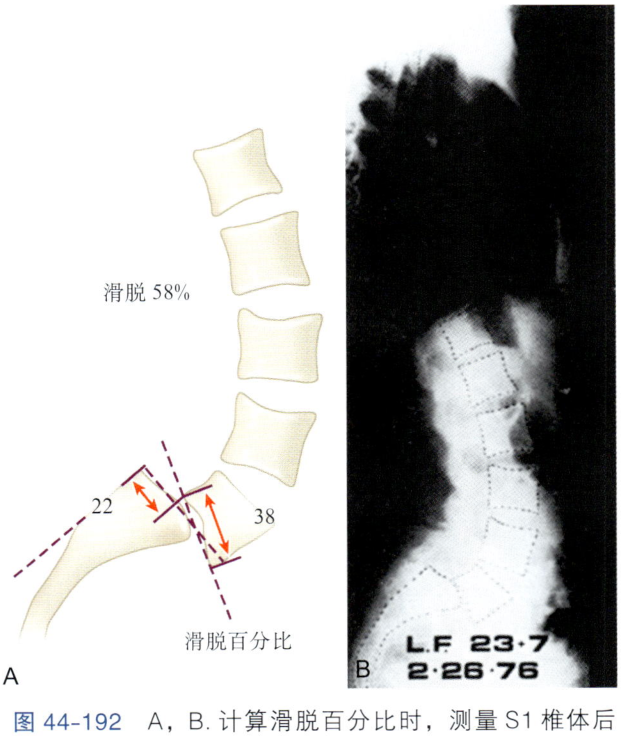


图 44-192 A，B. 计算滑脱百分比时，测量 S1 椎体后缘平行线和 L5 椎体后缘平行线之间的距离

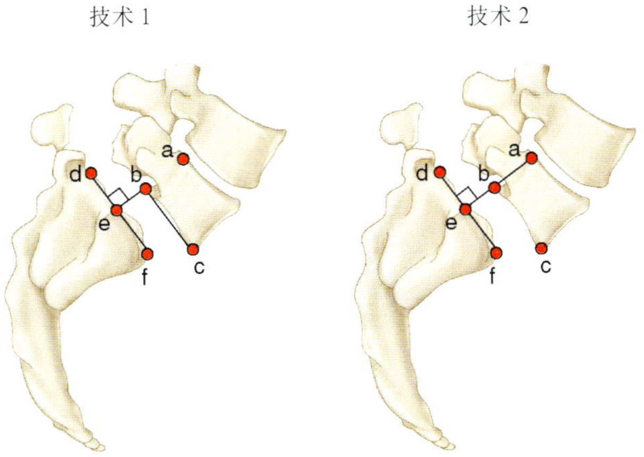


图 44-193 测量滑脱的两种方法：技术 1，画 b-e 线，垂直骶骨终板线（e-d）；技术 2，画 L5 椎体后缘切线（a-b）。这两条线显示出 L5 在 S1 上点 f 的位置关系

（引 自：Bourassa-Moreau E，Mac-Thiong JM，LaBelle H：Redefi ning the technique for the radiologic measurement of slip in spondylolisthesis，Spine 35：1401，2010.）

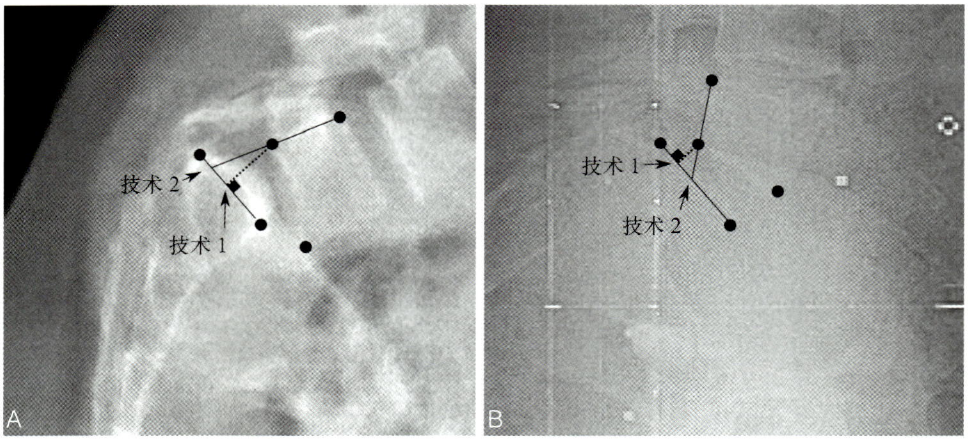


图 44-194 两例临床病例阐述了技术 1 与技术 2 在显示 L5 对应 S1 关系的差异（图 44-193）

A. 在一个后凸的序列中（大腰骶角），技术 2 低估了滑脱程度；B. 在一个前凸序列中（小腰骶角），技术 2 高估了滑脱程度。这些病例说明腰骶角与技术 2 测量值存在负相关性

（引自：Bourassa-Moreau E，Mac-Thiong JM，LaBelle H：Redefi ning the technique for the radiologic measurement of slip in spondylolisthesis，Spine 35：1401，2010.）

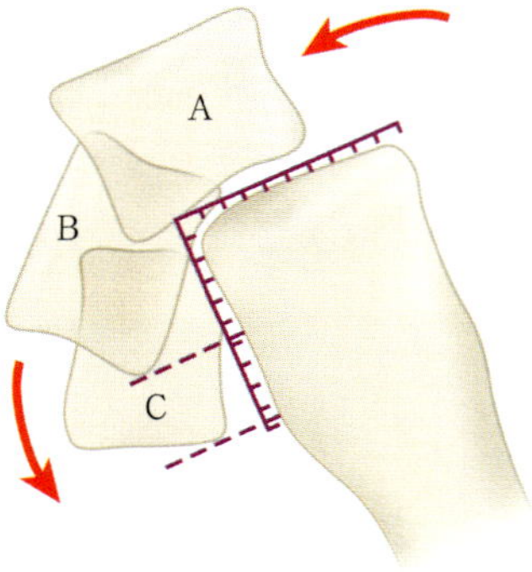


图 44-195 改良的 Newman 脊椎滑脱评分系统。滑脱的程度采用 2 个数字进行评分——一是沿着骶骨上终板，二是沿着骶骨前缘：A=3 + 0；B=8 + 6；C=10 + 10

## 五、获得性峡部裂的治疗

儿童和青少年因应力骨折而造成的获得性峡部裂的治疗根据其是急性还是慢性而定。Micheli，Jackson 等和 Rabushka 等报道儿童和青少年的急性脊柱崩裂的缺损经石膏或支具制动后愈合。典型的特征是，这些患儿的症状急性出现，可以清楚地记录到受伤的病史。通常发生在患儿参加需要重复过伸脊柱的体育运动中，如体操。SPECT 扫描或 MRI 检查对确定这些患者的发病过程是急性还是慢性有帮助。如果 SPECT 扫描阳性或 MRI 检查显示椎弓根水肿，可以在怀疑的地方进行 CT 扫描，CT 可区分应力反应还是新鲜骨折。CT 扫描可能是最好的判断是否发生愈合的影像学手段。

非手术治疗可以让多数青少年回归正常运动。非手术治疗推荐一系列方法，从休息、限制活动到支具治疗和康复计划。治疗首先从休息和限制运动开始，EL Rassi 等发现在限制活动时仅有 42% 的依从率；这一发现强调了在治疗上需要患者、父母、老师一起参与。支具治疗有些争议，因为标准的胸 - 腰 - 骶支具彻底限制了腰骶关节的活动。支具对于腰椎节段运动有整体上的限制作用，但同时也限制了患者活动。电刺激在治疗峡部裂上的效果并不统一。

系统的康复对于患者恢复运动是最为关键的。这包括四个阶段：①急性期；②亚急性期；③运动准备期；④运动限制期。急性期主要目的是缓解疼痛、炎症反应和腰骶椎稳定性的恢复；亚急性期应以加强核心肌肉力量训练和恢复躯干的活动度为主要任务，非对抗性有氧运动可以开始进行；在运动准备期，治疗师可对患者力量及耐力进行刺激锻炼；在最后这个阶段，患者可以进行特殊的运动技巧及有氧运动训练，以为恢复期目标运动做最后准备。非手术治疗及系列康复需要约 12 周完成。积极的患者可以更快些，但同样有部分患者需要 4 ～ 5 个月来完成该过程。

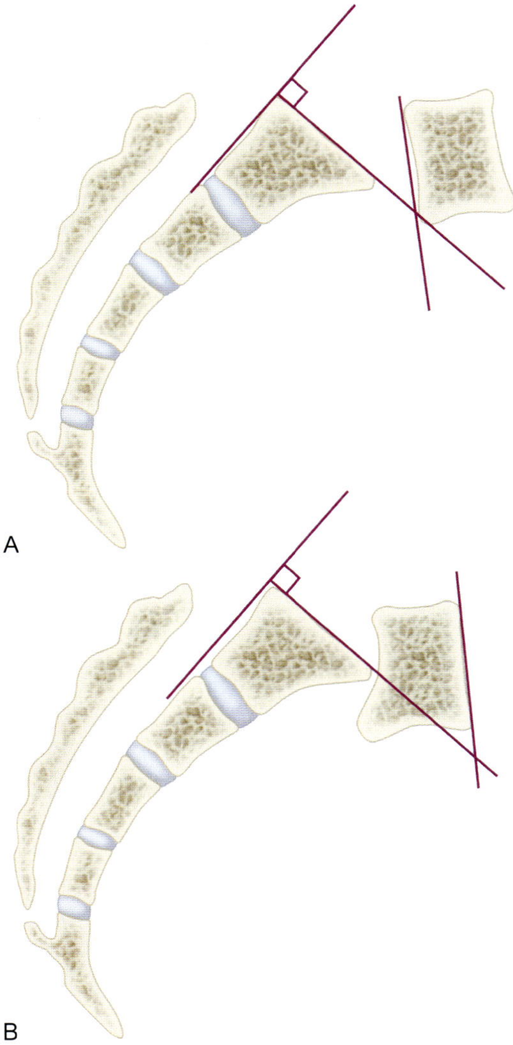


图 44-196 滑脱角或腰骶段后凸存在于高度的峡部发育不良性脊椎滑脱

A．标准测量法；B．L5 下终板形状不规则时的测量方法

对于病程较长的峡部裂的儿童和青少年患者，采用常规的非手术疗法治疗。应限制剧烈活动，进行背部和腹部的力量锻炼。如果症状更严重，有时需要短期卧床休息，或者用石膏或支具短期制动。一旦疼痛改善，腘绳肌紧张减轻，即应允许患儿循序渐进地进行活动。每年拍摄站立位腰骶椎侧位 X 线片观察是否发生脊柱滑脱。如果患者仍然没有症状，则不必限制活动和接触性的体育运动。在长期随访中，大多数患有峡部裂的儿童可以没有症状或仅有轻微的不适。如果患儿对非手术治疗没有反应，则应排除其他可能导致腰痛的疾病，如感染、肿瘤、骨样骨瘤或椎间盘脱出。对于那些卧床休息症状没有变化或有客观的神经症状的患儿应特别注意。极少数峡部裂的患儿对非手术治疗没有反应，如果其他可能导致腰背痛的因素都已排除，可能需要手术治疗。

### （一）峡部裂缺损的修复

对于手术治疗的适应证为非手术治疗 6 个月无效。这种假关节的修复原则与在长骨上的原则一样：清理骨折端，进行自体骨植骨，并于骨折两端进行加压。手术方式基于滑脱的位置、椎间盘状态和峡部发育状况。

峡部裂的手术治疗可以是直接融合，也可以是峡部缺损修复。当损伤部位单纯位于 L5 时，直接修复峡部裂和行 L5 ~ S1 融合可以获得相同的疗效。如果不仅峡部裂存在，而且 L5 ~ S1 椎间盘已受累时，融合术更为合理。如果峡部损伤位

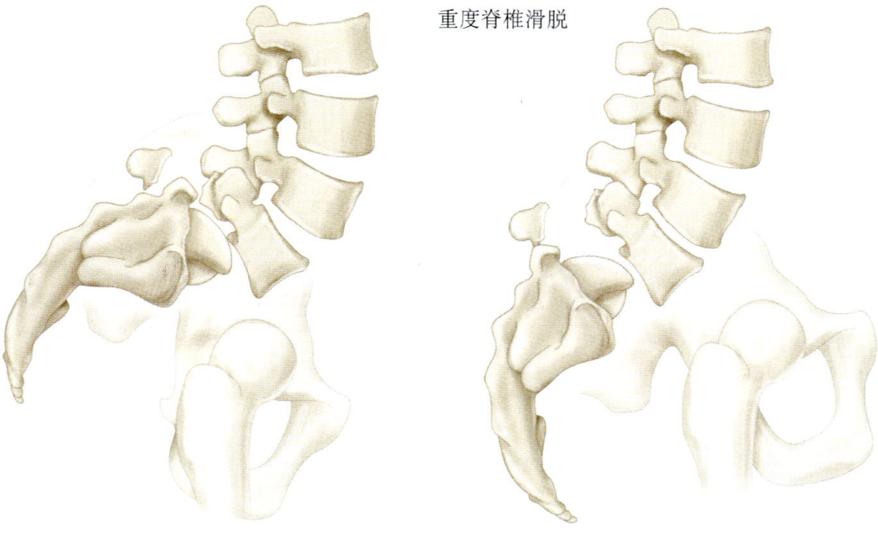


图 44-197 矢状位像上重度脊椎滑脱脊柱骨盆的排列情况

（引自：Hresko MT, et al: Classification of high-grade spondylolisthesis based on pelvic version and spine balance, *Spine* 32:2208, 2007.）

于 L4 或 L3，更推荐使用峡部裂直接修复的方法。有四种技术可以用来修复峡部裂：① Scott 捆线法；② Buck 螺钉法；③椎弓根螺钉及椎板钩法；④“V”形棒或“U”形棒法。所有的方法都可以使80% ~ 90% 的患者恢复运动。Scott 捆线法通过钢丝将双侧横突与棘突捆绑并加压，以此修复峡部裂。这是几种固定办法中最不稳固的，尽管如此，峡部裂修复率仍可达到 80%。Buck 于 1970 年描述了直接用椎板内螺钉固定峡部裂，其有效率高达 93%，而且创伤小，不影响运动节段。通过将椎弓根螺钉与椎板钩连接并加压峡部，此法可以取得最为稳固的固定效果。“U”形棒法是将“U”形棒置入峡部裂椎体的棘突下并加压峡部。Sairyo 等报道，应用椎板间螺钉技术后，峡部裂头尾端椎间盘的应力均恢复至正常状态。其他几个研究同样证实 Buck 技术比其他几个技术在生物力学上更具优势。尽管如此，一项专门的比较四种技术的生物力学研究表明，所有的技术均可以恢复椎体间的旋转，Scott 和 Buck 结构不如钉 – 钩结构和“U”形棒结构更稳定。Mihara 等发现 Buck 技术确实可以更好地恢复受累节段和相邻节段的活动度。

Kakiuchi 报道使用椎弓根螺钉、椎板钩和棒系统治疗可使峡部缺损成功愈合。在峡部裂上方椎弓根置入螺钉，在峡部裂椎板上放置向上的钩，并用棒与螺钉连接，峡部裂处植骨，最后加压固定。这样可以获得比钢丝固定术更稳定的结构。治愈后必须去除安装的内置物。

### 峡部裂的修复

#### 手术技术 44-55

(Kakiuchi)

- 患者俯卧于 Hall 台。
- 中线切口显露受累脊椎，包括显露椎体峡部缺损。Cobb 剥离子、咬骨钳及刮勺去除峡部缺损内及后部纤维组织。保留峡部缺损处的双侧硬化骨，以维持峡部长度。
- 清除上关节突下部外侧及横突后部中 1/3 周围软组织，同时不侵入椎小关节关节囊。
- 小凿去除峡部后方及邻近椎板的骨皮质（图 44-198A）。避免去除上关节突外侧及下部骨皮质，以维持椎弓根骨质结构力度。
- 如需要对神经根减压，用骨刀去除神经根周围骨赘（图 44-198B）。利用游离脂肪组织填埋神经根上方缺损，以防移植骨落于神经根上。
- 为增大植骨范围，椎弓根螺钉置入点应选在过椎弓根中轴的垂线与过椎弓根上缘水平线的交点处（图 44-198C）。
- 置钉时轻度尾倾，使螺钉通过椎弓根中轴置入椎体。
- 椎弓根螺钉置入后，经同切口从髂骨后方取松质自体移植骨。
- 将骨松质覆盖于从横突中 1/3 处至椎板的去皮质骨处，形成 1 cm 厚的植骨层（图 44-198C）。
- 如因多裂肌紧张致使椎弓根螺钉从中线置入困难（L5 较其头侧节段更常见），上关节突椎弓根螺钉置入点应通过椎弓根上方脊柱旁路进行显露，该入路取同一中线切口及另一距中线外侧 2 ~ 3 cm 的筋膜小切口（图 44-198D）。手指伸入多裂肌及最长肌的自然间隙，触及椎弓根置入点。
- 截取适当长度固定棒，并将其连于万向钉尾。将椎板钩置入椎板下缘，并将其连于棒上（图 44-198E）。
- 在锁紧螺母前，利用钩加压器在钩与螺钉尾之间轻度加压，以减小峡部缺损范围。
- 在对侧重复该操作。

**术后处理**　术后 2 ~ 3 d 患者可站立行走。佩戴腰骶部硬腹带 2 个月，具体时间需要根据患者自身情况而定。6 个月后可进行无限制活动。

### 改良的 Scott 修复技术

Van Dam 报道了对 16 例患者使用改良 Scott 技术获得成功。26 例接受直接峡部修复的患者中，22 例得到融合。

#### 手术技术 44-56

(Van Dam)

- 背侧正中切口。
- 将峡部假关节的纤维组织清除干净，
- 单侧置入一枚 6.5 mm 直径的骨松质螺钉，椎弓根

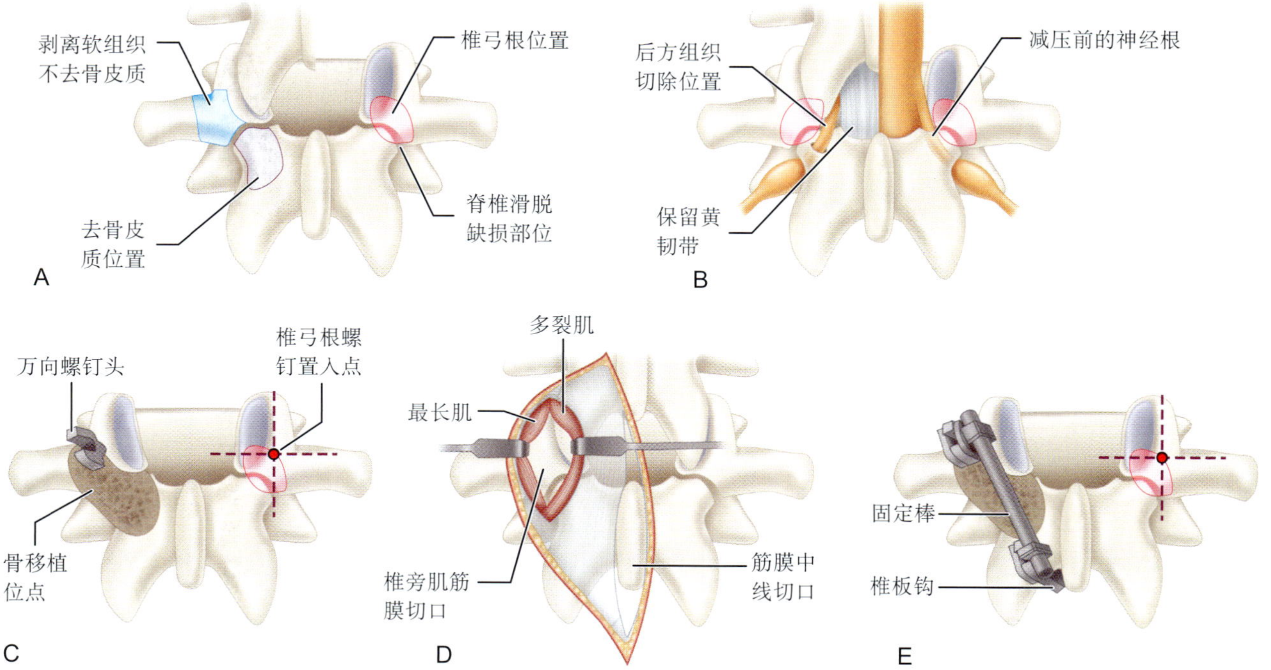


图 44-198 A. 备自体骨松质移植床；B. 骨刀去除神经根周围骨赘，行神经根减压；C. 置入椎弓根万向螺钉，于植骨床植骨；D. 多裂肌紧张致椎弓根螺钉中线置入困难时，可通过脊柱旁路进行显露；E. 万向螺栓将固定棒连于钉尾，同时椎板钩连于固定棒

（引自：Kakiuci M: Repair of the defect in spondylolysis, *J Bone Joint Surg* 79A:818, 1997.）（见手术技术 44-55）

外螺钉留下约 1/3 长度，

- 取 18 号钢丝套过钉尾，并在棘突根部打孔。
- 钢丝通过这个孔，穿过金属纽扣，拉紧椎弓根螺钉尾侧的钢丝环。
- 对抗金属纽扣绞紧两股钢丝扭。剪除多余的钢丝。
- 在纤维组织清除干净的峡部骨缺损处及周围进行自体骨植骨。
- 全部旋入螺钉，进一步收紧钢丝，对假关节处加压（图 44-199）。
- Taddonio 描述了应用椎弓根螺钉结合 CD 棒和下椎板钩取得和 Buck，Bradford 技术相同的加压机制的方法。Roca 等描述了应用钛合金万向椎弓根-椎板钩-螺钉直接固定腰椎峡部裂。

**术后处理** 术后患者应该使用腰骶部支具 3 ~ 6 个月，通过 CT 扫描随访确定峡部的融合情况。

## 椎板内螺钉修复峡部裂（Buck 螺钉技术）

### 手术技术 44-57

**椎弓根螺钉固定**

- 患者俯卧位，尽可能减小腰前凸，摆放体位垫，透视下定位。
- 做一 5 cm 正中切口，向两侧显露椎板及峡部裂处。
- 使用刮匙清除峡部裂处软组织、纤维组织及软骨。
- 正侧位交替反复透视，经皮穿入一根 4.5 mm 空芯钉的导针。
- 钻孔并用导针开道，经椎板尾端，穿过椎弓根直到上端骨皮质，该钉道同样穿过峡部（图 44-200）。
- 使用 3.2 mm 筒钻沿导针钻取钉道。
- 取出导丝，球形探针探查骨壁。
- 如果椎板足够大，在远端多钻一些。
- 置入一根合适大小的约 4.5 mm 的螺钉并加压。
- 通过同一切口，取髂骨骨松质于峡部裂处植骨，并将其余骨紧密覆盖在椎板和横突间。

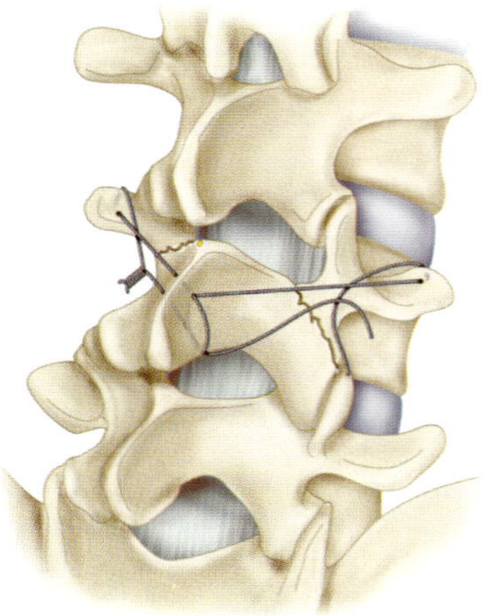

图 44-199 Scott 钢丝技术

（引自：Rechtine G Ⅱ：Spondylolysis repair. In Vaccaro A, Albert TJ, editors: *Spine surgery tricks of the trade*. New York, 2003, Thieme.）（见手术技术 44-56）

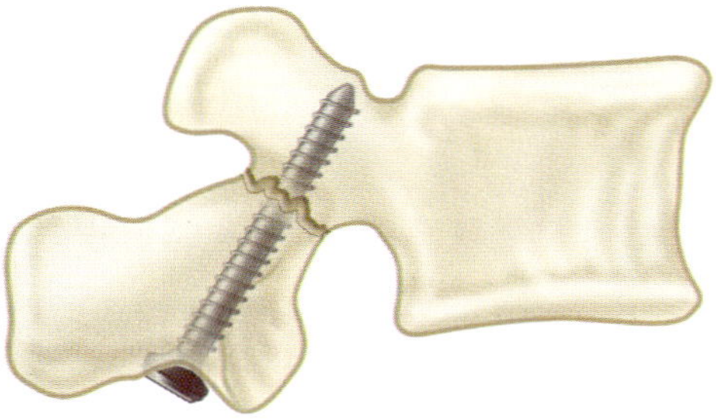

图 44-200 Buck 螺钉固定峡部裂技术（见手术技术 44-57）

### “U”形棒或“V”形棒修复峡部裂

**手术技术 44-58**

（Sumita 等）

- 患者俯卧位，正中切口，剥离两侧椎旁肌，显露椎板、峡部、横突基底部。注意保护小关节囊。
- 显露峡部，使用刮匙清除峡部裂处软组织、纤维组织及软骨。
- 使用磨钻在峡部及相应椎板横突去皮质。
- 通过局部解剖定位及透视定位，确定椎弓根钉进钉点。
- 使用磨钻开孔并通过椎弓根探子探查钉道。
- 球形探针探查四壁及前壁并置入 5 mm 椎弓根钉。
- 髂骨取骨，置于峡部骨缺损处并在置入螺钉前压实。
- 置入螺钉后，折弯一个“U”形或“V”形的钛棒，（图 44-201）并将其放置于相应的棘间韧带处；将棒连接在椎弓根螺钉上并加压固定峡部。
- 透视下确定钉棒位置正确。

**术后处理** 静脉注射抗生素直到切口干燥，患者需要佩戴支具活动。

### （二）后外侧融合

后外侧融合是传统上对于非手术治疗无效而有症状的峡部裂的手术治疗方法。如果用椎弓根钉系统固定，术后不需要支具外固定。如果没有应用内固定系统，术后需要制动，笔者通常用 TLSO 支具。

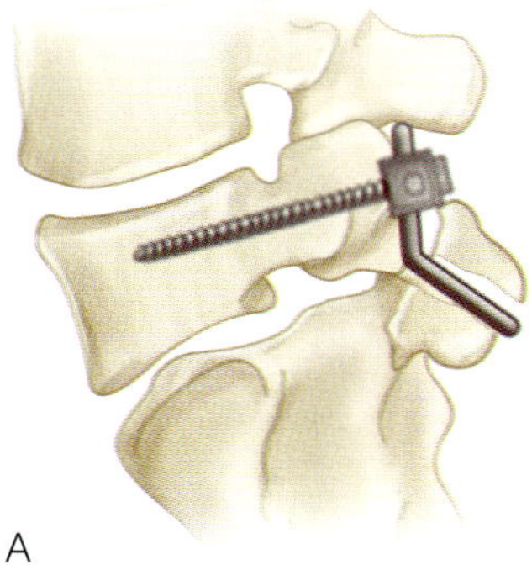

A

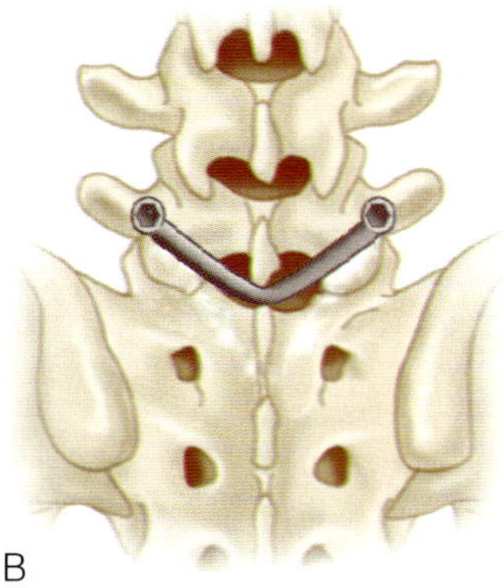

B

图 44-201 椎弓根螺钉、“V”形棒治疗峡部裂的侧位（A）及前后位（B）示意图（见手术技术 44-58）

一般不需要连裤石膏固定。连裤石膏固定或有大腿延伸部分的 TLSO 支具能提供很好的固定。据报道，融合率约为 90%，将 L5 融合至骶椎后症状减轻率也大致相同。融合扩展至 L4 通常没有必要。同样，Gill 融合方法或广泛的椎板切除术对于儿童来说也不必要。

## 六、发育性脊柱滑脱的治疗

### （一）非手术治疗

脊柱滑脱一般不需要外科手术治疗。如果是症状轻微的轻度滑脱，限制患者的活动、锻炼竖脊肌、腹部肌肉和躯干肌的康复训练，以及其他的非手术方法（包括间断应用硬性背部支具）是足够的。如果症状改善，允许逐渐增加运动量。对于轻度滑脱的患者，没有必要限制活动。对于滑脱程度达 25% ～ 50%、没有症状的患者，避免从事有身体接触的体育运动和可能损伤背部的活动。每 6 ～ 12 个月拍摄站立位腰骶结合部的侧位 X 线片，直到生长完成。这一点对于女性患者和发育不良性滑脱患者更重要，因为这些患者更易发生滑脱进展。

### （二）手术治疗

手术指征包括：经过 6 ～ 12 个月非手术治疗无效，症状持续存在；腘绳肌持续紧张；异常步态；骨盆躯干畸形。出现神经损害症状也是手术的指征，脊柱滑脱进展提示重度发育不良，亦应该手术。应早期进行手术，延后手术会使手术的困难程度和危险性增大。如果患者无症状，滑脱超过 50%，很可能存在重度发育不良（重度发育不良性脊柱滑脱），应给予手术治疗。

对于滑脱＜ 50%，经非手术治疗症状持续存在的青少年及儿童，建议行 L5 和骶椎间的侧后方融合。这种滑移是低度发育不良性的（低度发育不良的类型），通常没有明显的滑脱角。根据笔者的经验，这些儿童经后外侧原位融合可以取得良好的疗效。笔者认为对这些患者没有必要采取任何内固定措施来复位。对这些患者，笔者通常采用椎弓根钉固定以避免术后制动。经过牢固的关节融合术后，即便严重的腘绳肌紧张、跟腱反射减弱，甚至足下垂都可以获得改善。椎板切除术作为一种单独的治疗方法禁用于生长期的儿童，因为会出现进一步的滑脱。Hensinger 等和 Boxall 等均对在不关注神经受压症状和体征的前提下，切除滑脱＜ 50% 儿童的 L5 后部结构减压表示怀疑。用真正的腰骶结合部的前后（Ferguson）片来评价融合是否成功，这种视角可以提供 L5 至骶骨连接部的真正的冠状位像。L5 ～ S1 经椎弓根钉融合的方法见手术技术 44-56。

## 七、严重（重度发育不良的）脊柱滑脱的治疗

重度发育不良脊柱滑脱的手术治疗争议更大。绝大多数学者认为超过 50% 的滑脱需要融合。但是可选择的手术方法很多：①后路原位融合，加内固定物的后路原位融合；②后路减压，部分复位，加内固定融合；③后路减压，完全复位，加内固定及后路融合；④后路融合加术后石膏复位；⑤后路固定融合联合前路椎间融合；⑥前路松解；⑦椎间植骨或融合器联合后路固定融合；⑧复位及环状融合，放或不放内固定。对于 V 度滑脱的患者，Gaines 和 Nichols 报道可采用 L5 切除、L4 和骶骨融合的方法。

Lenke 等发现，在 56 例经原位双侧横突融合治疗脊柱滑脱的患者中，21% 的病例没有达到确实的融合。即使融合率如此低，超过 80% 的患者整体临床症状仍得到改善。其他学者建议对重度滑脱联合应用前路融合和后路脊柱内固定复位，因为单纯后路关节融合术存在愈合问题。用器械将滑脱复位不仅能改善外观，还能提高融合率，但这种手术有许多危险和潜在并发症（图 44-202）。Johnson，Kirwan 和 Wiltse 等报道双侧侧方融合治疗超过 50% 的滑脱获得良好的效果。Freeman 和 Donati 对原位融合的患者平均随访 12 年，得到类似的结果（图 44-203）。Poussa 等比较了原位融合治疗超过 50% 的脊柱滑脱和使用新型经椎弓根复位系统治疗的结果。他们发现，两组之间在功能改善或疼痛缓解方面没有差异。原位融合可以获得满意的外观。复位术手术时间长，并发症增加和再次手术的风险增多。长期观察发现原位融合组在几乎所有测量的临床参数中都表现更好。其他一些报道称在重度滑脱的后外侧融合病例中，由于融合骨块弯曲，其不融率会有所增加，而且迟发性神经症状也会出现。

椎弓根螺钉内固定可以用于防止原位融合的进展。但在重度滑脱的病例中，内固定器械的目的更

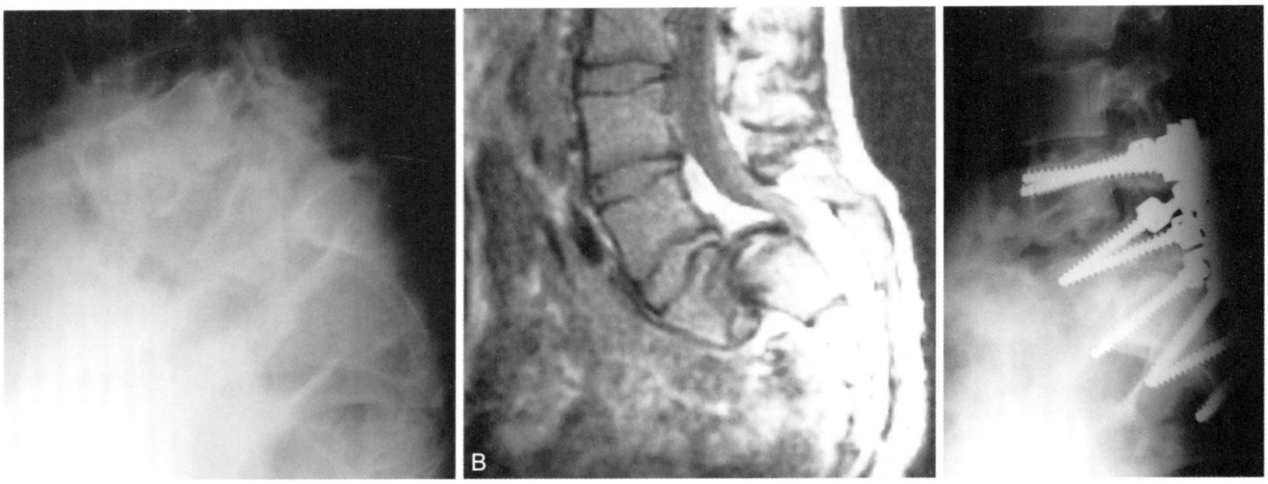


图 44-202　A. 严重的脊椎滑脱；B. MRI 显示滑脱；C. 前路和后路复位并后路器械内固定术后

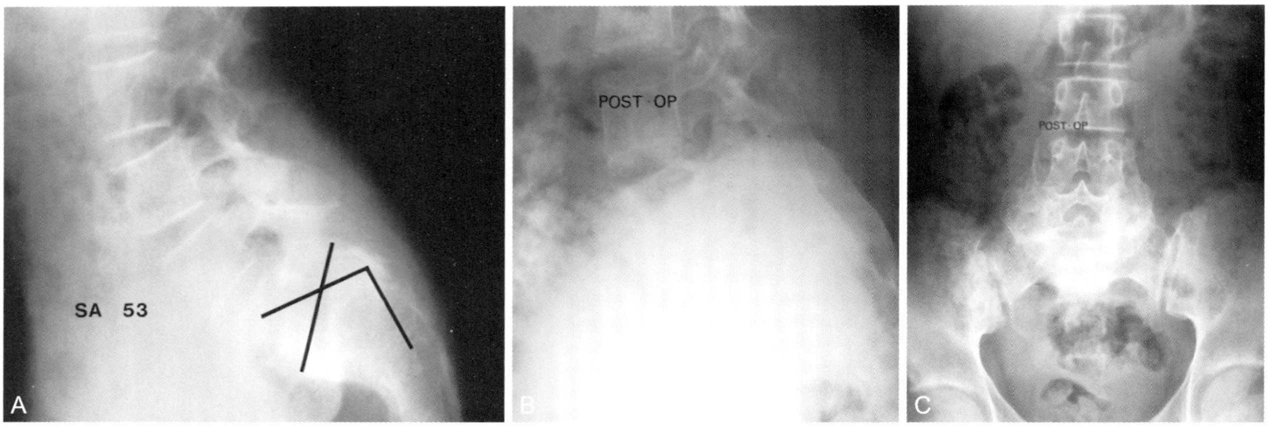


图 44-203　A. 严重脊椎滑脱；B，C. 原位融合术后

在于纠正整体矢状面和脊柱－骨盆复合体的平衡。在重度滑脱中，纠正腰骶椎的后凸与矢状面失平衡远比减小椎体滑移的距离更重要。在重度滑脱病例中，常常需要将融合范围扩大到 L4。高度滑脱进行复位的几种潜在益处，包括滑脱角（腰骶后凸）复位后改善腰骶椎的矢状位排列，并将融合块置于更大的压力之下，同时改善全脊柱的矢状位平衡及得到满意的外观。该手术也可直接进行神经减压。反对完全复位的主要观点是：手术太广泛，通常还得进行前路手术，神经损伤的危险性增加。脊柱滑脱完全复位理论上的益处应该与 Murray 等进行的未经治疗的脊柱滑脱自然病史研究和原位融合满意的临床结果相权衡比较。

原位融合可能造成马尾神经损伤，在严重的脊柱滑脱病例，骶神经根在 S1 椎体背侧受到牵拉，对 L5 ～ S1 上的任何活动都非常敏感。全身麻醉后肌肉松弛及手术分离会造成滑脱进一步加重，进而加重骶神经根的牵拉。原始滑脱角＞ 45° 的患者危险性较大。推荐原位融合术前和术后，对所有Ⅲ度或Ⅳ度脊柱滑脱患者进行全面的神经检查。检查应包括会阴区的感觉、膀胱和直肠括约肌的功能。如果患者术前有神经障碍，应在融合术中切除骶骨后上缘，为马尾神经减压（图 44-204）。由于这种减压会造成额外的不稳定，应使用椎弓根钉进行节段内固定。还可以在马尾神经减压时联合应用后路椎弓根钉节段内固定术将前滑脱复位。如果在不顺利的原位融合术后发现明显的马尾神经损伤，建议立即切除 S1 后侧部分进行减压。应该考虑行原位椎弓根钉节段内固定术，以进一步稳定该区域；或术后卧床制动，直至融合为止。

在重度发育不良性脊柱滑脱的青少年和儿童的手术治疗方面，目前没有明确的指南。直观上，脊柱越是发育不良和不稳定，越是需要行某种复位内固定术。Boachie-Adjei 等提出了一种折中的手术方法：腰骶椎后凸部分复位，神经根减压，后外侧融合，腰骶连接部的经椎弓根钉跨椎体固定。该手术方法具有跨腰骶固定而达到三柱固定的优点，并且只需要行后路手术。若之前没做过前路手术，必要时也可行椎间植骨术。同样，Lenke 和 Bridwell 也发现该手术方法在可接受的并发症发生率下能获得最好的融合率和临床疗效。

## 后外侧融合和椎弓根钉固定

### 手术技术 44-59

(Lenke 和 Bridwell)

- 将患者俯卧在可透视的手术台上，患者屈髋屈膝以易于减压。
- 采用标准的后正中腰骶切口入路。
- 行 Gill 式椎板切除术和双侧 L5 和 S1 神经根减压术。L5 神经根减压非常重要，一直减到横突尖的部位。
- 在 L5 和 S1 置入椎弓根钉。为了增加骶骨盆的固定点，可用双侧的远端髂骨钉。
- 轻度牵引 L5 ~ S1 节段，行骶骨成形术以缩短骶骨，并减轻 L5 神经根的牵拉。
- 这时若髋关节和膝关节是屈曲的，使它们后伸以屈曲骨盆来显露 L5 节段。
- 尝试从后路进入 L5 ~ S1 椎间隙。若能达到，则切除椎间盘并在 L5 椎间盘处置入移植骨或融合器。
- 确定连接棒的大小，将其置入远端固定节段，通过连接棒屈曲骶骨以适应 L5 节段。
- 在将内固定器械锁紧之前将移植骨置入椎间隙。
- 术中行前后位和侧位 X 线检查。
- 行唤醒试验来评价足踝活动功能。
- 将从髂骨钉部位近端凿取的髂骨嵴移植骨置入两侧去皮质的横突和骶骨翼之间（图 44-205）。
- 如果从后路不能充分完成脊柱前部椎间融合的话，术后 5 ~ 7 d 再行前路手术。
- 根据已获得的复位程度进行间盘切除，并行植骨术或使用填充前部髂嵴移植骨的金属融合器来进行融合。
- 如果滑脱角和移位矫正不够，不足以进入前部的 L5 椎间隙，从 L5 的中部通过 L5 ~ S1 椎间盘并进入近端骶骨，置入 Kirschner 钢丝及有大量腓骨的同种异体移植物。

**术后处理** 根据已获得的固定安全性，患者可穿戴支具并于术后早期开始行走。一般于术后 3 ~ 4 个月，融合达到足够牢固并可提供足够安全性，可间断穿戴支具。

## 使用器械复位

对于重度发育不良性脊柱滑脱，通过内固定复位融合以达到矢状序列的脊柱可以消除原位融合后会产生的畸形进展并发症。第 5 腰神经根根性痛或神经性损害需要进行第 5 腰神经根的减压和内固定。内固定使神经根进行充分减压，而不必担心造成脊柱不稳或滑脱进展的可能（图 44-206）。理论上，骶神经根在骶骨的后上缘受牵拉而造成的骶部放射痛，可以通过重建腰椎在骶骨的正常位置而获得缓解。

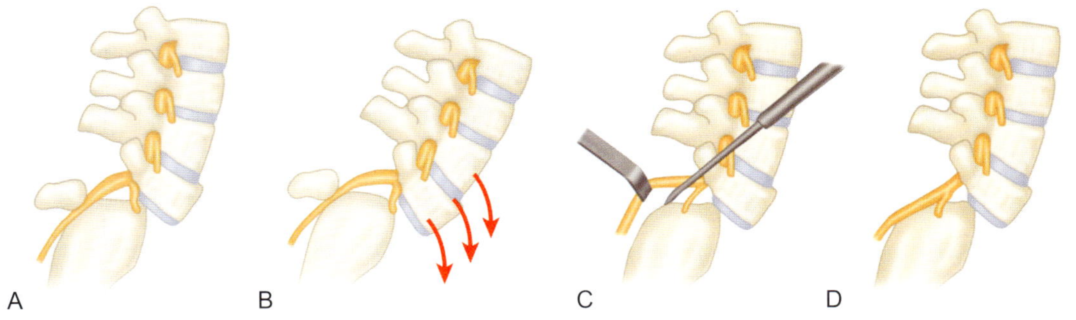


图 44-204 A. 严重的脊椎滑脱；B. 术中可能出现滑脱加重；C. 通过骶骨部分切除术进行马尾神经减压；D. 切除后上部骶骨外观

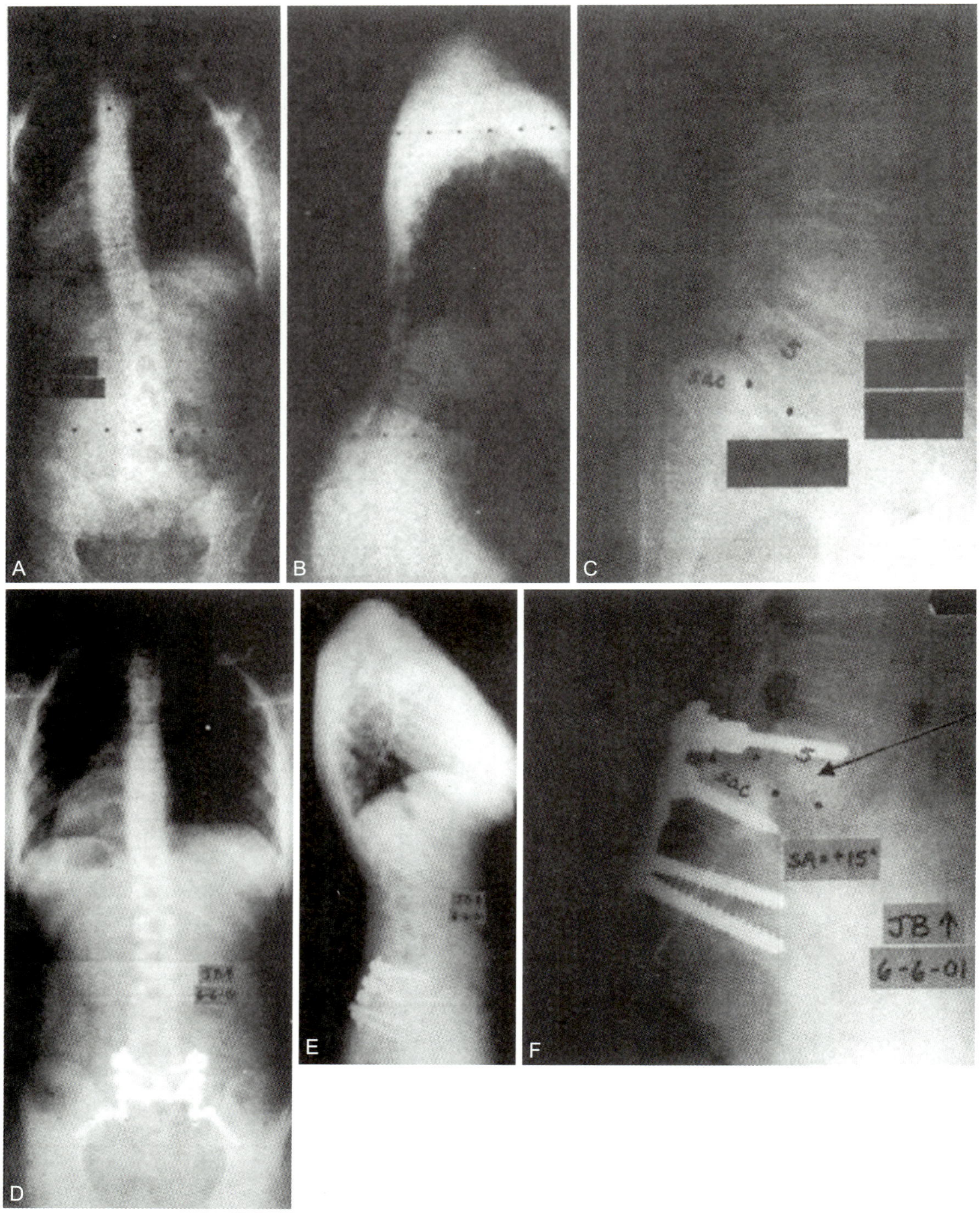


图 44-205 12 岁女孩Ⅳ度发育不良性脊椎滑脱 X 线表现。冠状面（A、B）显示患者有轻度的坐骨神经痛性脊柱侧凸。矢状位 X 线片上骶骨是垂直的（C），但其躯干位于骨盆前方，显示矢状面向前失平衡。患者行 L5 至骶骨的后路减压，部分复位、骶骨穹窿截骨和后外侧融合术。1 周后行前路 L5 至骶骨的腓骨条植骨融合。图像 D ~ F 为 L5 在骶骨上的相对位置得到改善，冠状位（D）和矢状位（E）的椎体排列十分满意；图 F 中箭头指向腓骨移植物前缘

（引自：Lenke LG, Bridwell KH: Evaluation and surgical treatment of high-grade isthmic dysplastic spondylolisthesis, *Instr Course Lect* 52:525, 2003.）（见手术技术 44-59）

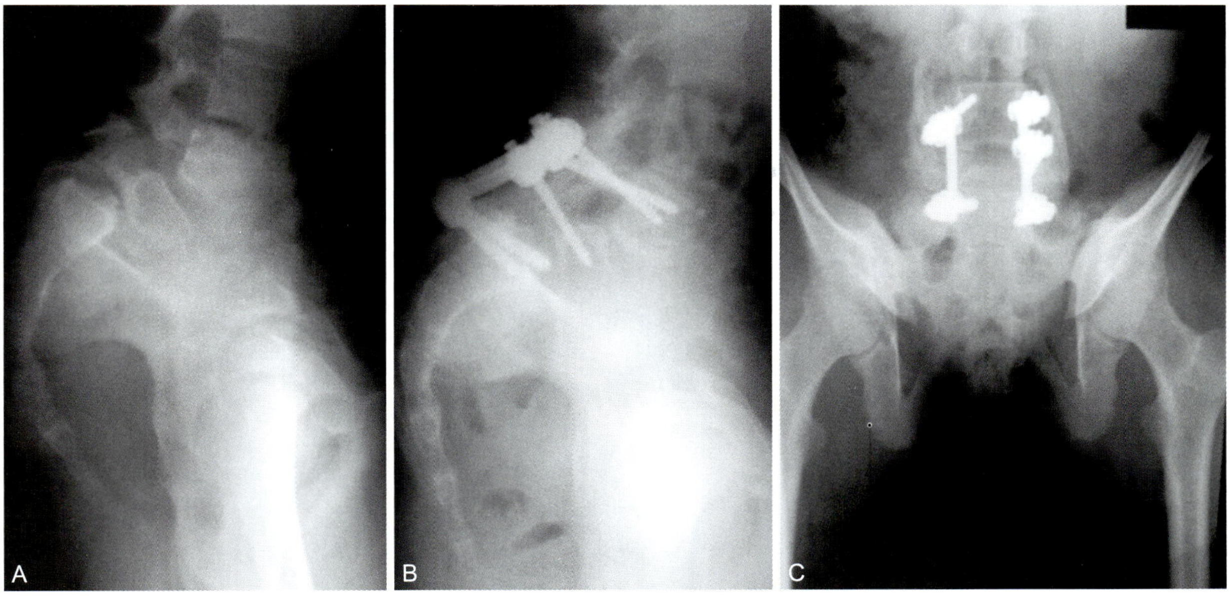


图 44-206 A. 12 岁严重发育不良性脊柱滑脱患者站立侧位 X 线片，L5 在 S1 上滑脱，有明显左腿痛，第 5 腰神经根减压是手术操作的要点；B，C. 术后腰骶段 Ferguson 位和侧位 X 线片，手术为第 5 腰神经根减压、有限复位及 L4 ~ S1 的内固定。术后，患者术前的腰腿部症状全部消失

这减少了骶神经根前方的压力，缩短了行程，松解了马尾神经。滑脱角（后凸）的纠正大大减少了作用于后方腰骶部植骨部位的折弯应力和张力。当矫正畸形后恢复了正常的生物力学机制，可能融合更少的腰骶节段。理论上，恢复正常身体姿势和力学机制可以使腰骶近端部位将来发生问题的可能性大大减少。外观是重度滑脱的青少年患者关心的一个重要方面，它可以通过畸形复位而得到改善。

但是这些理论上的优点一定要与手术潜在的风险慎重进行权衡。这些操作的技术要求很高，神经根损伤的风险性很大。随着技术的改进，手术的风险性正在逐步下降，但是不可否认风险仍然是存在的。新技术的疗效应该与那些没有经过手术治疗及接受传统原位融合术的重度发育不良性脊柱滑脱患者进行长期的比较研究。已经有报道，有许多手术方法能使重度发育不良性脊柱滑脱达到完全复位。以下的手术方法只是其中之一。

## 手术技术 44-60

(Crandall)

- 全身麻醉后将患者放在可透视的手术台上。
- 使用常规的腰骶椎正中线入路。
- 进行充分的 L5 椎板切除术、下关节突切除术和神经根减压术。L5 ~ S1 椎间盘切除术能使 L5 复位时更灵活。
- 准备 L5 ~ S1 的椎弓根，在 L5 两侧都置入长尾螺钉。
- 在 S1 的两侧也应该置入螺钉。
- 对于重度脊柱滑脱，需要有一个远端固定点以提供 L5 提拉到位的强大的稳定基点。可以选择髂骨钉（图 44-207A）和 S2 翼钉（图 44-207B，C）。
- 将 S2 多轴螺钉从外侧瞄准骶骨翼的喙突。
- 所有螺钉置入之后，选择长短合适的连接棒，其直径与对应的三维连接器一致，并对它们进行预组装。
- 在 S1 螺钉的杆上放螺钉延长杆可使插入变容易。
- 将复位装置从 S1 螺钉延长杆和 L5 长杆螺钉滑下并进入 S2 的多轴螺钉头。
- 在脊柱的对侧重复同样的操作。
- 一旦复位连接器置入到位，在 S1 用锁扣螺帽临时锁紧。该结构置入到位，每个棒在 L5 上形成“跳水板”（图 44-207D）。
- 在该结构的 S1 和 S2 水平之间置入一个低切迹的横联。如果使用髂骨螺钉就不需要这么做了。
- 在 L5 的两个长杆三维螺钉上置入临时的复位套筒（图 44-207E）。在穿入的螺钉杆上置入复位套筒螺刀。使螺刀从穿入的杆上进入到复位套筒。依次通过顺时针旋转将复位套筒压下来锁紧（图 44-207F）。通过临时的复位套筒逐步并高度可控地将

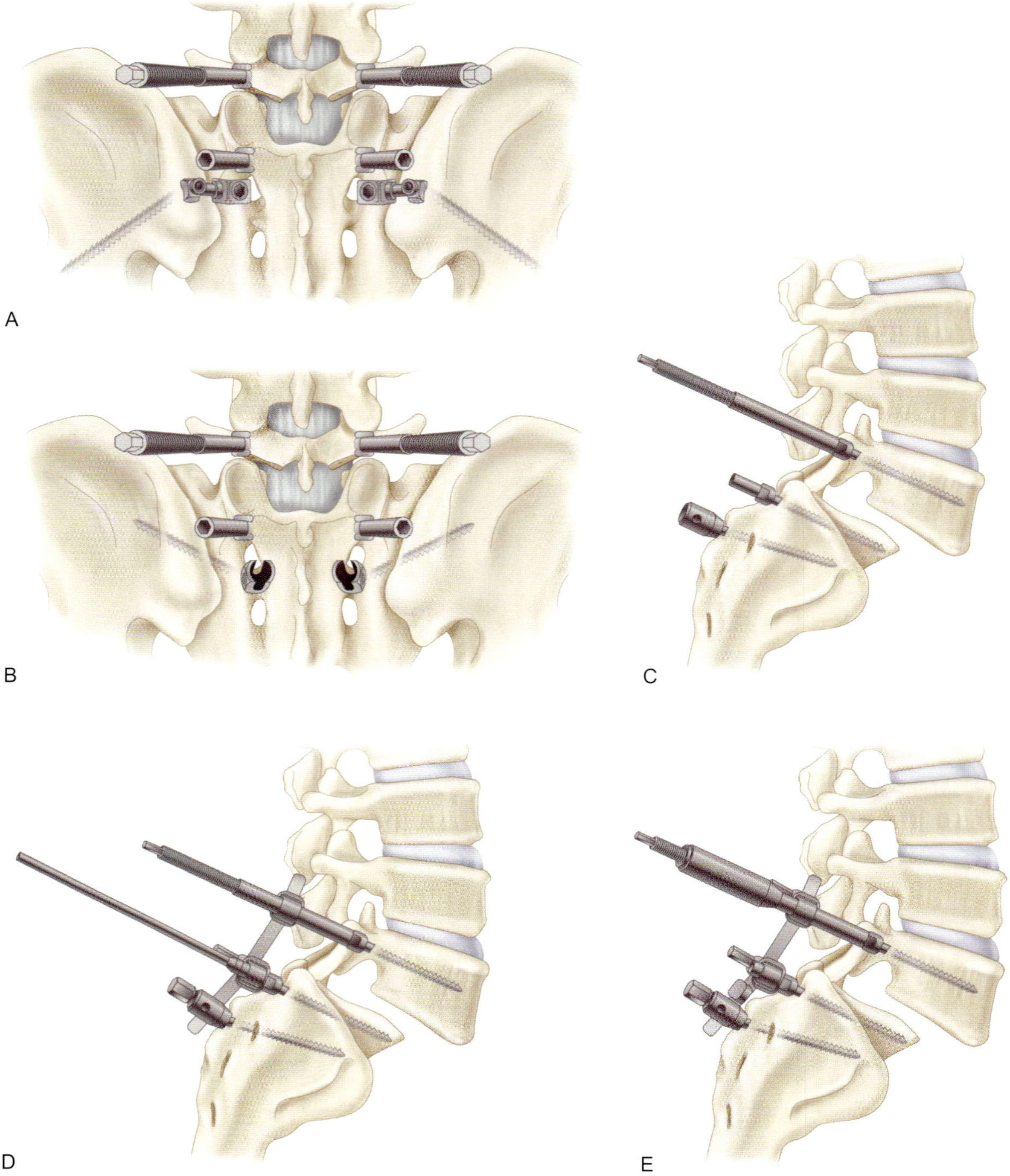


图 44-207 A ~ N. 重度发育不良脊椎滑脱的复位融合和内固定（见正文）

（引自：Crandall D: TSRH-3D Plus MPA spinal instrumentation - deformity and degenerative, surgical technique manual, Memphis, TN, 2005, Medtronic Sofamor Danek.）（见手术技术 44-60）

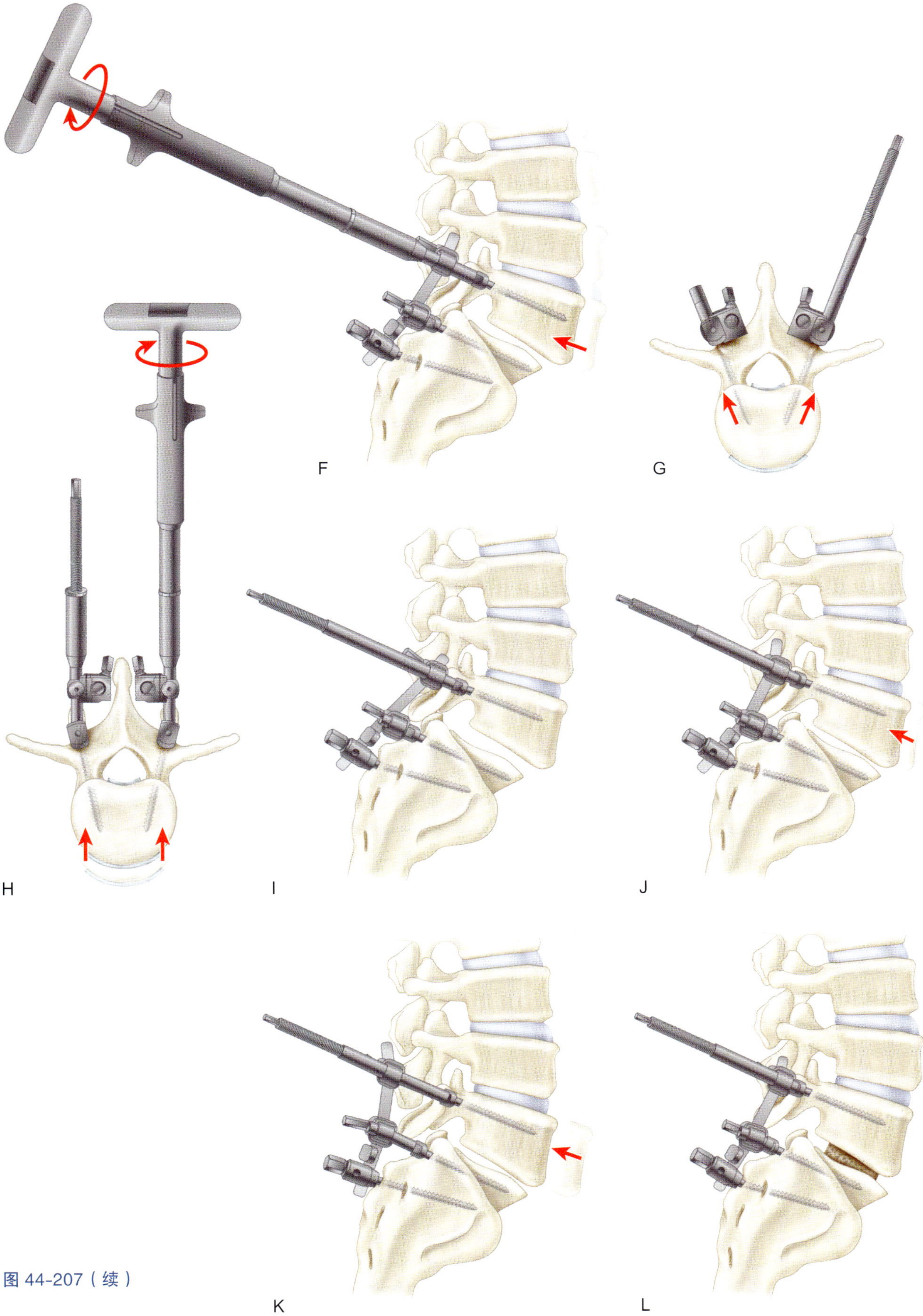


图 44-207（续）

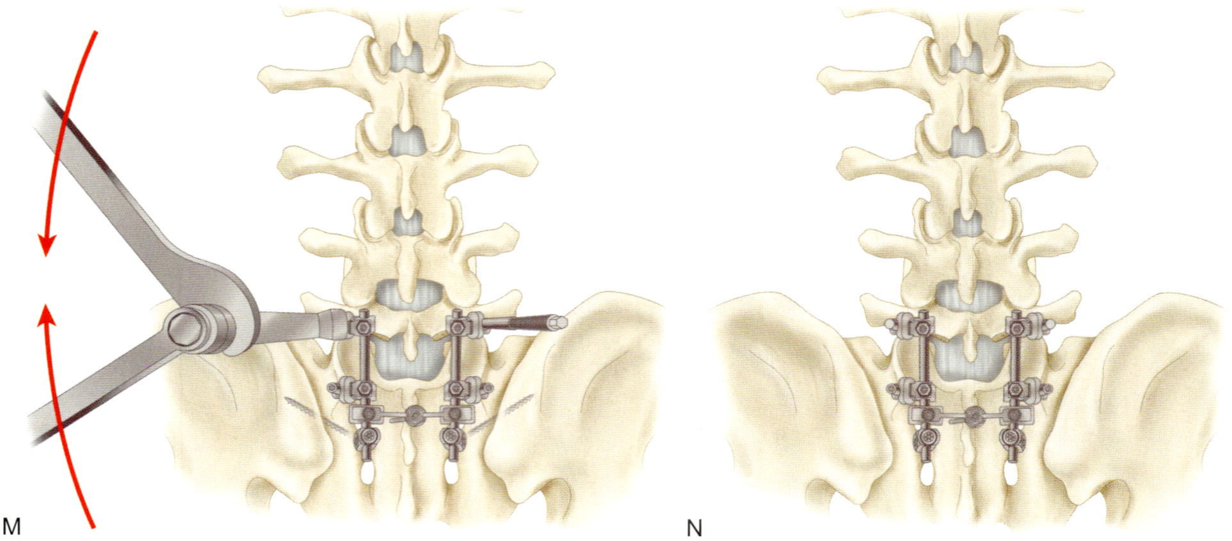


图 44-207（续）

脊柱校正到解剖位置（图 44-207G，H）。

- 如果 L5 在充分复位之前螺钉头“降至最低点”（图 44-207I），有两种选择来进行最后几毫米的矫正。
- 使连接棒在 L5 前凸曲度增大，以增加复位距离，将 L5 被拉向背侧（图 44-207J）或将连接器放在 S1 处杆上的最高处，这也增加复位距离（图 44-207K）。
- 一旦脊柱滑脱被完全校正，使用加压器对 L5 ~ S1 加压，使得脊柱序列尽可能稳定。在 L5 ~ S1 加压之前，通过后路腰椎椎体间融合或经椎弓根椎体间融合将移植骨或小的钛笼置入椎间隙，更有可能达到 L5 ~ S1 的连接。
- 在 L5 和 S1 处将锁扣螺钉置入三维连接器（图 44-207L）在紧帽的过程中上紧所有 4 个锁扣螺帽，该组螺钉的连接部分会产生剪切力并保留在螺刀套袖中。
- 使用“剪刀”剪掉该组件长杆的多余部分（图 44-207M，N）。

## 部分复位椎间融合术

据报道，部分复位加后路椎间融合对儿童及成年人的重度脊椎滑脱显示出有满意的效果。部分复位后可行前路融合，将碎骨粒或结构性 cage 植入 L5 ~ S1 椎间隙中，或如 Smith 等描述得那样，将腓骨植入 S1 与 L5 椎体中也可。

### 手术技术 44-61

（Smith 等）

- 患者俯卧于手术台上，准备神经监测，成年人术中进行唤醒试验。
- 骨膜下游离 L2 至骶骨后部结构，减压并行 S1 及 S2 骶骨椎板切除术。
- 从 L2 椎板下方至骶骨翼，临时置入撑开棒，使大腿伸展形成的伸展力矩产生撑开作用。如撑开阻碍滑脱角的复位，伸展髋关节成为主要的复位操作。
- 如骶骨穹窿对硬脊膜前方有明显压迫，应行局部骶骨后部切除，以进一步对神经成分进行减压。
- 将硬脊膜向中线牵引至 S1 ~ S2 椎间盘附近。
- 透视下保护神经成分，将导丝从 S1 椎体穿过 L5 ~ S1 椎间盘，并向上至 L5 前皮质。
- 透视引导下下扩大导丝，从最初 6 mm 每次增加 2 mm，直到 12 mm。
- 测量适当长度同种异体腓骨移植骨，切割移植骨并将其置入适当位置，去除临时撑开棒。
- L4 置入椎弓根螺钉，同时经骶骨螺钉锁定 L5，牢固地将腓骨移植骨植入在骶骨上。通过放置连接于椎弓根螺钉的固定棒，将骶骨螺钉沿同腓骨相同矢状方向锁定于 L5。
- 取髂嵴自体移植骨后，行 L4 至骶骨翼的侧后方融合。

**术后处理** 术后处理同一期减压后外侧融合术。

## 一期减压后外侧椎间融合术

### 手术技术 44-62

(Bohlman 和 Cook)

- 患者置于俯卧位，右腿消毒铺单作为自体移植骨来源处。
- 取 L3 ~ S2 脊柱标准中线切口，双侧骨膜下剥离肌肉至横突外侧及骶骨翼。
- 去除 L5 ~ S1 后部结构（如需要，可同时切除 L4 后部结构）。
- 行扩大椎间孔切开术，对 L5、S1 神经根进行减压。
- Penfield 剥离子缓慢将硬脊膜从骶骨体后上方突起游离开。弯骨刀对骶骨突起进行截骨，形成腹侧骨槽容纳硬脊膜，减除硬脊膜周围压力（图 44-208A）。
- 在双侧第 5 腰神经根及第 1 骶神经根间插入导针，每枚导针离中线外侧约 1 cm，与 S1 椎体前缘方向相同。透视明确导丝准确位置。
- 在导针上方，用约 1 cm 钻钻取合适深度的骨质，避免破坏 L5 椎体前骨皮质（约 5 cm）。
- 右下肢取腓骨作为自体移植骨，并纵向分开。双侧钻孔各置入一半移植骨，钻孔处装埋入 2 mm，以防卡压硬脊膜（图 44-208B）。
- 利用髂嵴自体移植骨，自 L3 或 L4 到髂骨翼，行标准双侧后外侧横突融合术（图 44-208B，C）。
- 放置引流管，缝合切口。

**术后处理** 术后患者卧床 7 ~ 10 d 后，佩戴腰围下床活动。48 h 后拔除引流管。

## 无内固定的环形原位融合术

治疗儿童重度脊椎滑脱的环形融合长期随访效果较后外侧或前方融合更有效。脊柱侧凸研究会建议，在行复位时，伴内固定的环形融合需要与复位同时进行。

### 手术技术 44-63

(Helenius 等)

- 将患者俯卧位置于四柱 Relton 台上。
- 行后中线皮肤切口，两侧牵拉竖脊肌向外至离脊柱中线 3 cm，显露 L5 横突、L5 ~ S1 关节突和骶骨翼。
- 同一切口显露髂骨翼，取含骨皮质及骨松质的自体移植骨。
- 骨刀凿开 L5 ~ S1 关节突，将 L5 横突及骶骨翼去皮质并用刮勺刮取骨质。将自体移植骨置于去骨皮质上，并将其压至 L5 ~ S1 关节突上。

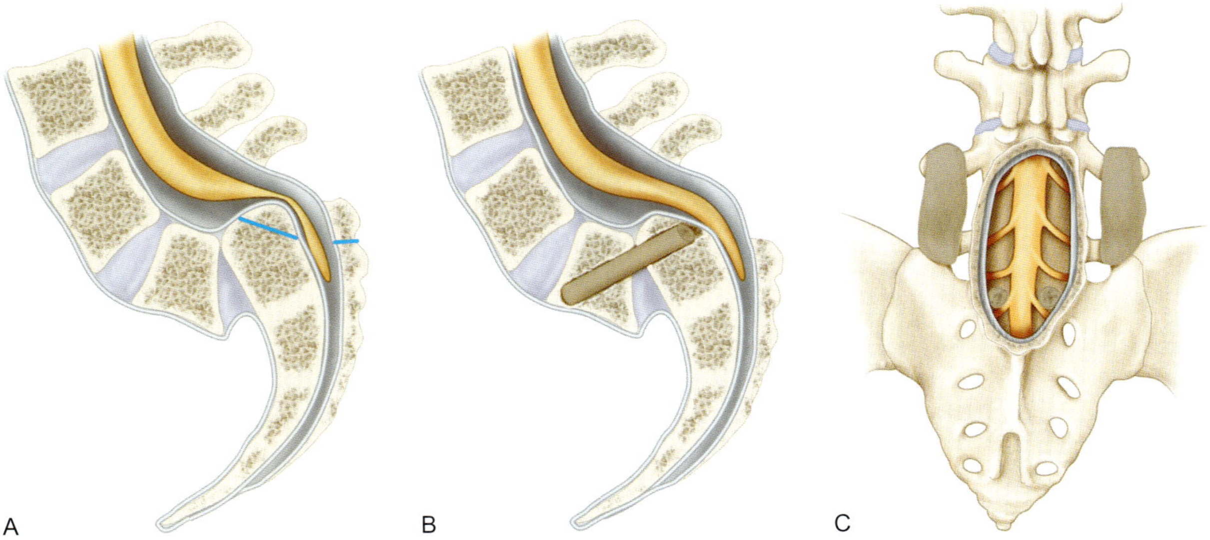


图 44-208 A. S1 椎体部分截骨，解除硬脊膜压迫（蓝线）；B. 插入腓骨移植骨，并行后路减压；C. 后路减压融合术后。涂色区域代表后外侧融合区，两腓骨端在第 1 骶神经根头侧

（引自：Bohlman HH, Cook SS: One-stage decompression and posterolateral and interbody fusion for lumbosacral spondyloptosis through a posterior approach, *J Bone Joint Surg* 64A:415, 1982.）（见手术技术 44-62）

- 连续可吸收线缝合双侧筋膜、皮下组织及皮肤。
- 患者置于仰卧位，使双侧髋关节伸展、双下肢外展。腰椎下放置小长枕，使腰椎前凸。Trendelenburg 姿势使腹腔内容物向术野头侧移动。
- 从脐的下方向耻骨联合上方行纵行切口。
- 打开腹直肌筋膜，左腹肌间取神经间平面入路。
- 打开腹膜后，向头侧延长切口，避免切及白线，将腹腔内容物向上推移。防止进入膀胱尾骨穹窿。
- 切开后腹膜（图 44-209A），显露髂血管。通常骶前椎间盘接近髂部大血管。保护跨过 L5 椎体并位于主动脉叉头侧的左髂静脉。
- 镊子钝性分离，显露 L5 ~ S1 椎间盘。
- 确认前纵韧带，结扎骶前血管。2 枚斯氏针（Steinmann）插入 L5 椎体的双侧，以牵开髂部血管。从椎间盘中线入路，尽量保护该区域副交感神经纤维。
- 在紧邻 L5 ~ S1 椎间盘上方，水平切开前纵韧带（图 44-209B）。沿前纵韧带切除 L5 椎体的下前部，以更好地显露椎间盘空间。
- 仔细去除所有椎间盘至后纵韧带，同时除去两侧环状突起。然后用刮勺处理终板。
- 髂骨翼取 2 ~ 3 块三面皮质楔形移植骨（前部

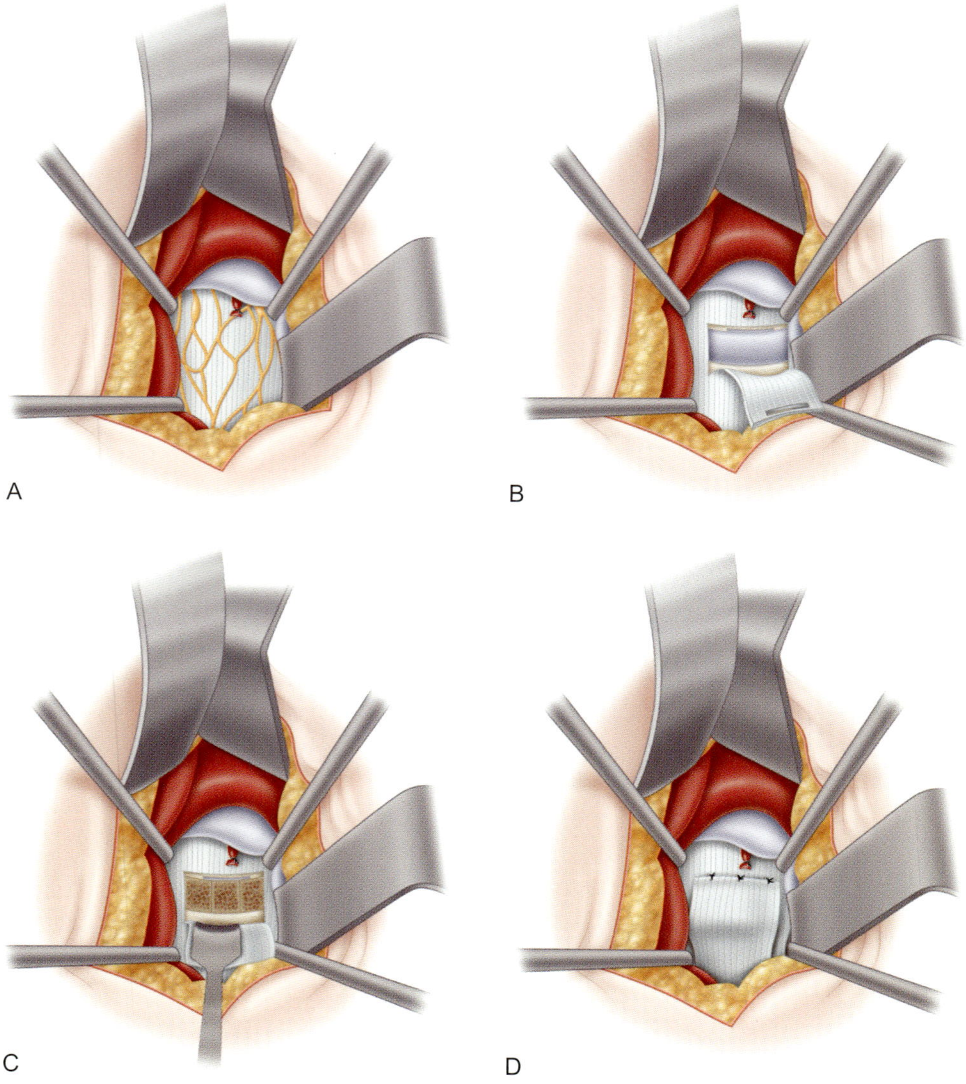


图 44-209 A. 打开后腹膜，结扎骶骨中央动脉；B. 切开前纵韧带，切除 L5 椎体下部少量骨质；C. 椎间盘切除后，放置自体移植骨；D. 通过 L5 骨通道将前纵韧带再附于椎体上，关闭后腹膜及经腹手术切口

（引自：Helenius I, et al: Uninstrumented in situ fusion for high-grade childhood and adolescent isthmic spondylolisthesis:long-term outcome, *J Bone Joint Surg* 90A:145, 2008.）（见手术技术 44-63）

15 mm，后部 10 mm）。移植骨长度约 20 mm，但可能有所变化，需要与所处理的椎间盘空间大小适合（图 44-209C）。椎间隙高度适度增加和适当的患者体位可以减少脊椎前移和腰椎后凸的程度。3 块自体骨可维持较好的稳定性。

- 如前滑接近 100%，需要增加脊柱前方融合范围，且可能需要行骶骨切除。向下继续游离前纵韧带，在 S1 椎体上形成骨膜瓣。将含皮质和松质的自体骨置于该瓣下，可加强前方椎间融合。
- 可吸收线通过 L5 骨通道，将前纵韧带再附于椎体上。
- 关闭后腹膜及经腹手术切口（图 44-209D）。

**术后处理** 术后佩戴常规型号 TLSO 支具，术后 2 ~ 3 d 开始活动。限制弯腰、举重及运动 3 ~ 6 个月，直到达到坚固融合为止。

## 八、脊柱前移的手术治疗

### L5 椎体切除术

当侧位站立 X 线片上 L5 整个椎体完全低于 S1 的上缘时称为脊柱前移。Gaines 推广了一种分两期进行 L5 椎体切除的手术方法来处理这种难题（图 44-210）。手术目的是恢复脊柱矢状轴的平衡，避免马尾神经根的损害和复位过程中神经根的牵拉。这种手术很有挑战性，应该只由具有手术治疗重度峡部裂性发育不良性滑脱患者经验的外科医师来完成。

#### 手术技术 44-64

(Gaines)

- 手术分两期进行，可在一次麻醉或两次单独的麻醉中完成。
- 第一期通过腹部横形切口进行 L5 椎体切除术和 L5 ~ S1、L4 ~ L5 椎间盘完全切除（图 44-211A）。
- 向后切除 L5 椎体一直到椎弓根的基底部，并用明胶海绵控制硬膜外出血。
- 这时不要进行任何畸形复位的尝试。
- 在完全切除 L5 椎体后，去除 L4 椎体的尾侧软骨终板。
- 二期手术将患者置于俯卧位。
- 通过后入路切除 L5 两侧的椎弓根、关节突和椎板。
- 将椎弓根钉置入 L4 和 S1。
- 清除骶骨软骨终板的上表面，但保留骨皮质终板以便与 L4 下终板对接。将椎体切除取下的骨质从后外侧放在 L4 和 S1 螺钉之间（图 44-211B，C）。复位后 L4 必须与 S1 直接接触，第 5 腰神经根和第 1 骶神经根必须是游离的。第 5 腰神经根和硬脊膜管的直接显露是避免马尾神经严重医源性损伤最重要的办法。

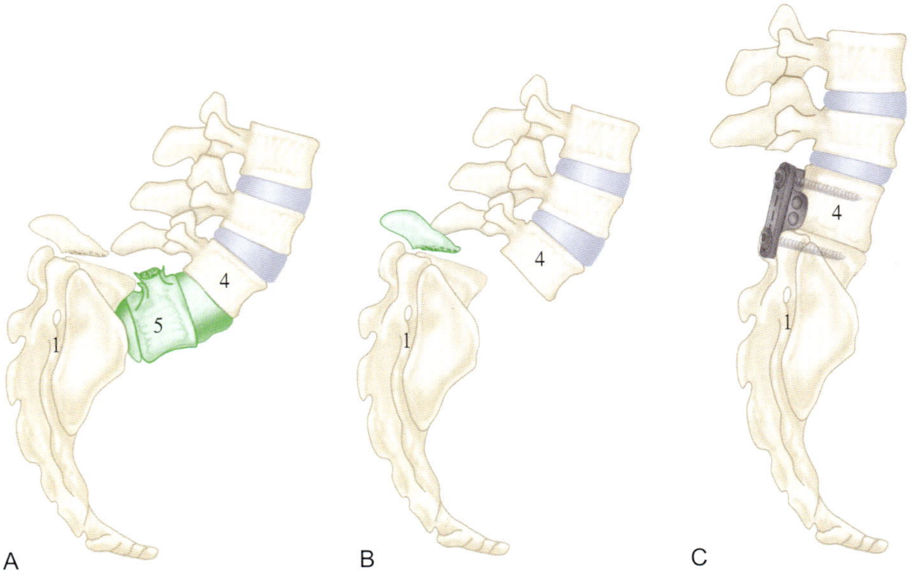


图 44-210 A ~ C. 脊柱前移两期进行 L5 椎体切除（见手术技术 44-64）

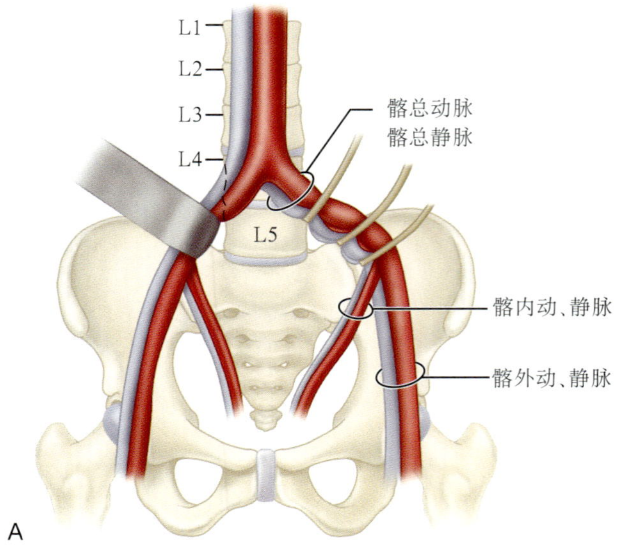


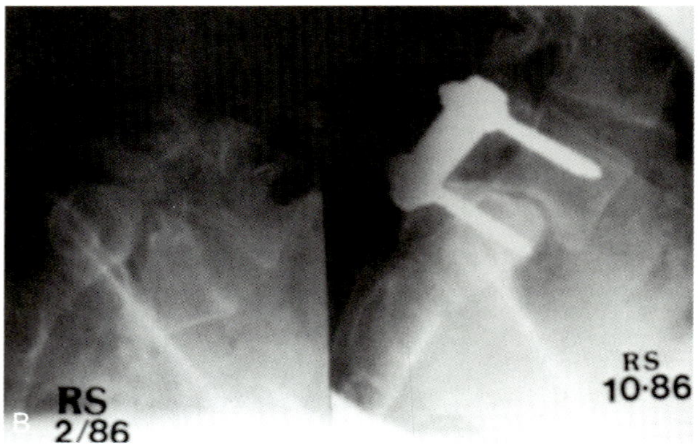


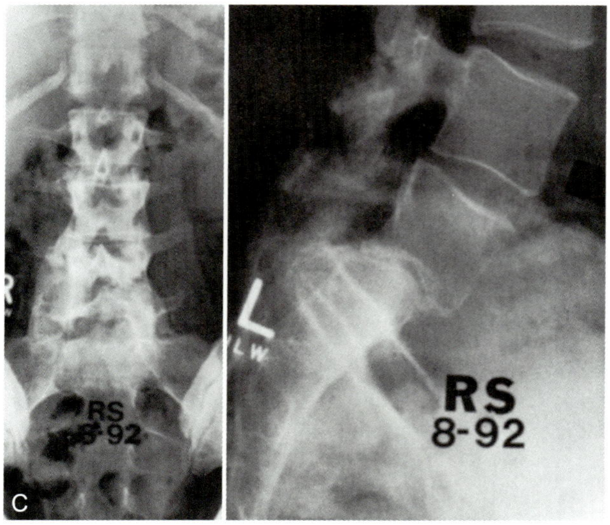


图 44-211 A. 前路切除 L4 ~ L5 椎间盘、L5 椎体，横向扩大切口，经过双侧腹直肌，切除 L5 ~ S1 椎间盘，仔细辨别和向侧方推开大血管结构，在腔静脉和腹主动脉分叉的部位可以发现将要切除的结构；B. 术前、术后的 X 线片；C.7 年后的 X 线片，可以见到椎体间和横突间牢固融合，L4 ~ L5 间的椎间孔开口较大

（引自：Gaines RW Jr: The L5 vertebrectomy approach for the treatment of spondyloptosis.In Bridwell KH, DeWald RL, editors: *The textbook of spinal surgery*, ed 2, Philadelphia, 1997, Lippincott-Raven.）（见手术技术 44-64）

# 第十二节 脊柱侧后凸畸形

## 一、脊髓脊膜膨出

治疗脊髓脊膜膨出的脊柱畸形是脊柱外科最具挑战性的工作，它需要一个医疗小组的共同努力及几个专科医师的通力合作。这些儿童通常有多系统的功能障碍，影响脊柱畸形的治疗。

### （一）发病率和自然病程

脊髓脊膜膨出患者通常会继发脊柱侧凸或后凸畸形改变。脊柱畸形可能由与麻痹节段有关的后天发育畸形造成，或者由先天性脊椎畸形造成。后天发育畸形和先天畸形可能同时存在于脊髓脊膜膨出患者。这些畸形通常会进行性加重从而导致严重的残疾。脊柱侧凸的发生率随着年龄的增长和神经节段的升高而增加。Trivedi 等发现，侧凸发生在胸段、上腰段、下腰段的概率分别为 93%、72%、43%，发生在骶段不到 1%。脊髓脊膜膨出的先天性脊柱侧凸是伴有生长不对称的椎体结构性破坏，包括与脊柱侧凸有关的所有先天性畸形：半椎体、单侧节段融合及两种类型的各种混合型。伴有脊柱侧凸的脊髓脊膜膨出患者 15% ~ 20% 是先天性脊柱侧凸，绝大多数的脊髓脊膜膨出的侧凸是麻痹型脊柱侧凸。这些患者出生时脊柱是直立的，由于神经肌肉问题逐渐出现进展型侧凸，通常是长的，顶椎在胸腰段或腰段的“C”形侧凸（图 44-212）。

这种麻痹型脊柱侧凸通常扩展到腰骶交界部位，并且通常合并骨盆倾斜。脊柱侧凸出现的年龄一般在 3 ~ 4 岁，10 岁之前畸形已经十分严重，同特发性脊柱侧凸相比，侧凸出现的时间较早。尽管 Lindseth 指出脊髓脊膜膨出患儿由于生长激素缺乏及女孩在 9 ~ 10 岁、男孩在 11 ~ 12 岁即出现早熟，生长缓慢，但治疗时应该考虑躯干的生长趋势和最终高度。

### （二）临床评价

对脊髓脊膜膨出和脊柱畸形患者进行全面检查是决定正确治疗方法的关键。应该检查以下方面：是否存在脑积水，是否做过任何分流手术，直肠和膀胱功能，泌尿系感染的发生频率，应用留置导尿还是间断导尿，可能存在乳胶过敏，目前用药情况，智力情况，行走的方式，神经损害的节段，任何明显的弯曲加重，以及是否存在下肢挛缩。对于进展性麻痹性脊柱侧凸患者，脊髓积水、脑室分流紊乱、脊髓空洞症、脊髓拴系或 Arnold-Chiari 综合征导致的压迫都可能与脊柱侧凸的进展有关。绝大多数的脊髓脊膜膨出患者在硬膜囊闭合的部位会存在影像学脊髓拴系的征象。单纯影像学的脊髓拴系征象并不能表明一定存在脊髓牵拉。还应该观察脊髓拴系其他的临床表现和体征，包括腰背痛、新出现痉挛或痉挛加重、肌肉力量的改变、行走困难、膀胱直肠功能的改变及下肢畸形的表现等。

必须仔细评价骨盆倾斜的情况。脊髓脊膜膨出患者易于出现髋关节挛缩，仔细地进行髋关节内收肌、伸肌和屈肌的检查在评价骨盆倾斜的原因时是十分重要的。Lubicky 对于髋关节存在伸直位挛缩的脊髓脊膜膨出患者提出一个并非常见的、处理比较困难的问题：这种患者必须通过屈曲胸腰段脊柱才能够坐直。脊柱融合会造成患者术后不能坐直，并且会对内固定物产生明显的应力集中（图 44-213）。这种患者在脊柱内固定融合之前一定要恢复髋关节的生理屈曲度。

### （三）放射学检查

应拍摄直立位和仰卧位 X 线片。如果患者可以行走，拍摄站立位片；如果患者不能行走，则坐位摄片。立位摄片可以更好地评价患者在使用脊柱时脊柱的实际畸形情况。仰卧位片对显示脊柱畸形相关的细节效果较好。牵引位或侧凸位片可确定弯曲的柔软性。

骨盆倾斜的 X 线片评价要包括髋关节处于“放松”位置的仰卧位片。在此种位置髋关节能够显示挛缩所造成的屈曲、内收或外展状态。另外，还可俯卧位摄片，髋关节在摄片台的边缘下垂并将髋关节摆成外展或内收位置（图 44-121）。

各种特殊的放射线检查可能会有帮助。椎管造影和 MRI 对评价脊髓积水、脊髓拴系（图 44-214）、脊髓纵裂及 Arnold-Chiari 畸形有帮助。先

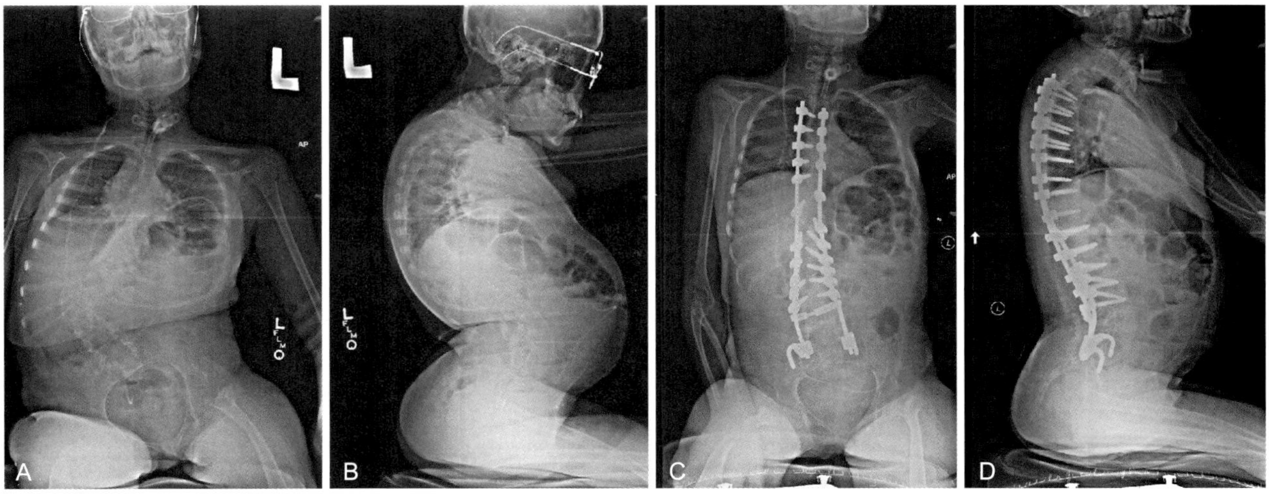


图 44-212 A，B. 合并脊髓脊膜膨出的先天性脊柱侧凸；可见“C”形弯。C，D. 后路融合内固定术

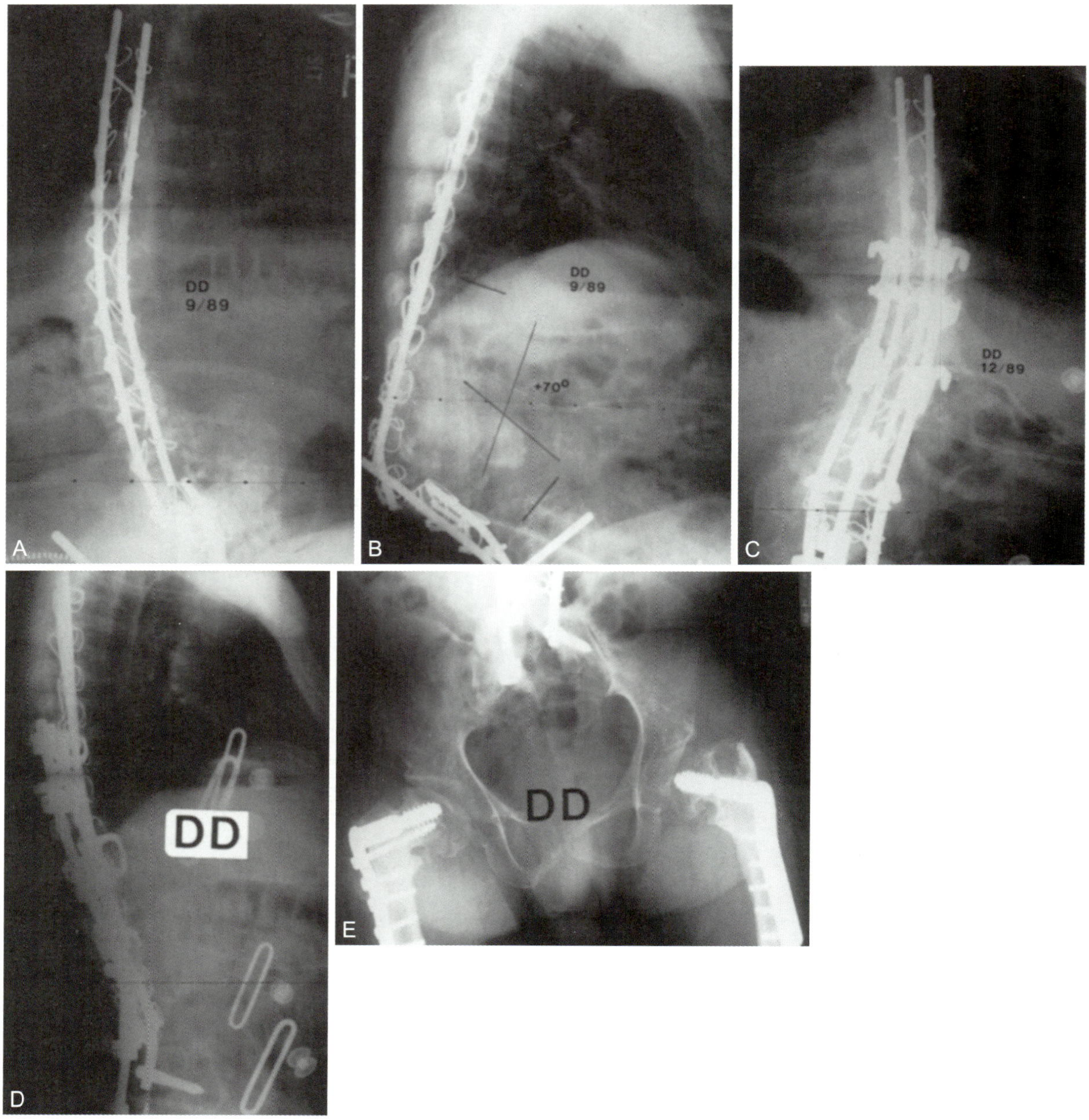


图 44-213 16 岁男孩，胸段脊髓脊膜膨出伴有进行性脊柱侧凸，行前路椎间融合及后路 Luque 系统内固定术。然而，其髋关节屈曲范围极小。3 年后，脊柱畸形加重，出现断棒并畸形加重，见正位片（A）和侧位片（B）。髋关节不能屈曲，假关节提供坐位时所需的屈曲。前后路假关节修复术后见正位片（C）和侧位片（D）。这些手术治疗后在同一住院治疗期间，患者接受了股骨短缩截骨治疗，从而使患者能适当坐立，防止由此产生应力作用于内固定物（E）

（引自：Lubicky JP: Spinal deformity in myelomeningocele. In Bridwell KH, DeWald RL, editors: *The textbook of spinal surgery*, ed 2, Philadelphia, 1997, Lippincott-Raven.）

天性脊柱畸形 CT 重建图像能够提供更好的骨骼细节变化。先天性脊柱畸形应根据泌尿外科医师的建议定期进行肾超声检查及静脉肾盂造影。

### （四）脊柱侧凸和前凸

1．*矫形支具治疗* 尽管脊髓脊膜膨出并麻痹型脊柱侧凸患者的自然病史并不能通过支具治疗而发生改变，但是支具治疗可以将融合的时间推迟到脊柱生长成熟之后。支具在麻痹性脊柱侧凸的治疗中可以达到此目的，但对先天性脊柱侧凸却不能。支具还可以改善坐位平衡，解放双手以从事其他活动。可以用定制的紧身夹克支具，但是需要家长随时密切的观察。必须经常检查皮肤受压的部位；如果有任何皮肤压迫的体征应立即调整支具。多数患

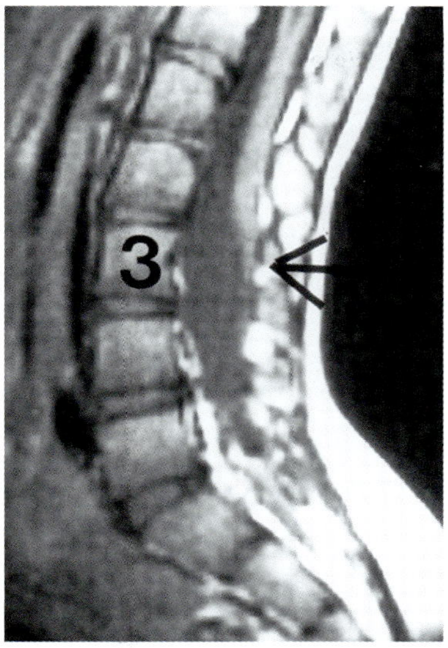


图 44-214 MRI 示脊柱侧后凸患者 L3 水平脊髓栓系

者是在侧弯开始引起临床问题后才定制支具，并只在直立时才穿戴。如果侧弯对支具没有反应或由于压疮或不适应导致支具无法继续应用，应行手术治疗。患者及其家长应该明白：支具治疗对于此种侧凸并不是决定性的治疗。

Flynn 等报道，对骨骼未成熟、无法行走的患者，VEPTR 是一种合理的治疗手段。该方式不但可以矫正脊柱畸形，而且可以维持患者肺功能，直至最终的融合固定术。

2. *手术治疗* 多数学者指出，脊髓脊膜膨出手术治疗伴随着潜在的严重并发症。虽然这些报道所用的手术方法明显不同，但仍可做一些比较。由于致密的瘢痕和软组织粘连，显露脊柱往往需要较长的时间而且出血较多。畸形经常是僵硬的，无法完全矫正。骨质很差，难以为内固定物提供附着点，后侧骨量不足不能提供良好的植骨床。椎柱正常后部结构的缺失使得内固定和牢固的融合很困难。脊旁肌的异常分布造成脊柱和内固定系统正常软组织覆盖缺失。新的手术技术和器械、库存骨和预防性抗生素的应用使这些问题得以减少，但并未完全消除。术前家长必须了解这些问题的存在，必须把这些问题当作手术治疗的固有困难而接受。

Emans 等呼吁注意脊髓脊膜膨出患儿对乳胶的过敏反应问题。在每日插导尿管和多次的手术过程中，反复暴露于橡胶制品下可能是患者对于天然橡胶过敏的主要原因。这种过敏反应是 IgE 介导的对天然乳胶产品内的残留植物蛋白的急性超敏反应。术中可出现过敏反应，并容易与术中出现的其他紧急情况相混淆。对于脊髓脊膜膨出的患者，术前应该仔细询问任何对橡胶过敏反应的情况。目前可行乳胶过敏试验。对所有脊髓脊膜膨出患者进行治疗时，笔者常规假设其存在乳胶过敏。

导致脊髓脊膜膨出患者脊柱侧凸的先天畸形的治疗和先天性脊柱侧凸一样，应早期进行手术。麻痹性脊柱侧凸比先天性脊柱侧凸更常见，脊柱前凸侧弯是最常见的类型。前后路联合融合手术更有可能达到持久的融合。Stella 等报道前后路联合固定融合可达到更好的矫正效果。据报道，脊髓脊膜膨出患者术后有很高的假关节率，与手术入路、手术方式、内固定情况或单纯后路手术有关。前路融合发生假关节的概率是 0 ~ 50%，单独后路融合的假关节率为 26% ~ 76%，前后路联合融合的假关节率为 5% ~ 23%。术后感染率为 43%，如果术前伴有泌尿系统感染则感染率更高。术前应进行尿培养检查，同时术前术后应使用抗生素。预防性应用抗生素将感染率降低至 8%。

3. *融合节段的选择* 根据患者的年龄、侧凸的部位、麻痹的平面、行走状态及是否存在骨盆倾斜等因素来确定融合的节段。脊柱融合节段通常从中立椎到中立椎，侧弯的端椎位于稳定区中。麻痹性侧弯通常容易出现融合节段太短，特别是在侧弯近端。在难以确定融合范围的长短时，长范围的融合通常更加安全。由于腰椎后方结构的缺失而不能够进行有效固定，在过去大多需要固定融合至骨盆。在采用椎弓根螺钉后，有时固定融合的范围不涉及骨盆。Mazur 等和 Müller 等发现对于有行走能力的患者，融合到骨盆后会降低他们的行走能力。因此他们推荐对于有行走能力的患者，尽可能不要融合骨盆。在骨盆以上的融合可以消除在腰骶交界区域内内固定物和植骨融合区的应力集中问题；对于存在轻度髋关节屈曲挛缩的患者，未融合腰椎节段可允许调节前凸的某些活动。对于没有行走能力的患者，除非腰椎的侧凸可以矫正到 20° 以下，且骨盆倾斜度可矫正到 < 15°，否则若没有融合腰骶交界区，侧凸会继续进展。

矢状面的生理曲度是十分重要的。即使是对于没有行走能力的患者，腰椎前凸的保持也很重要。如果腰椎前凸变平，骨盆发生旋转，坐位时体重大部分直接作用于坐骨结节，这就会造成压疮。

4. **单纯前路固定融合** Sponseller 等推荐对于一些经过选择的脊髓脊膜膨出的麻痹性侧凸患者，可以行单纯前路固定融合。其指征包括：胸腰段侧凸角度＜75°，脊柱近端代偿弯＜40°，主弯无明显后凸，不存在瘘管。用该手术方法治疗了 14 例患者。钛棒和椎体螺钉可应于前路。术后 2 例出现股四头肌肌力下降，考虑是前路内固定物系统矫形过程中矫正幅度过大造成脊髓受到牵拉而导致的。现在他们认为对这些患者行术中股四头肌功能监测是必需的。

## 后路固定融合

单纯后路固定融合适用于脊柱柔韧性尚好、后路结构相对较完整的患者，可以通过椎弓根螺钉获得足够坚强的固定。但是，侧弯必须柔韧性好，矫正后可以得到近乎正常的矢状面和冠状面平衡。后路融合固定假关节发生率很高。

### 手术技术 44-65

- 患者俯卧置于可透视的手术台上。
- 按照无菌规则准备背部皮肤，铺无菌巾。
- 做后背正中切口，从计划器械固定的上端椎体至骶骨。
- 在脊柱的正常区域进行骨膜下剥离，有报道用倒“Y”字切口以避免显露正中线上的膨出囊，但是笔者应用这种方法遇到的困难是皮肤坏死，而应用正中切口，沿后背皮肤瘢痕区切开，在中线区仔细剥离膨出囊，获得良好的效果。
- 切开皮肤时应非常小心，因为硬膜囊就在皮肤下面。若发现硬膜囊破裂，立即进行修补。
- 向侧方分离至凸侧和凹侧的小关节，向下至骶骨翼（图 44-215A），显露将要融合的正常脊柱和异常的膨出区的骨性结构。
- 在膨出囊上方的正常椎体椎板下穿椎板下钢丝或应用椎板钩和椎弓根螺钉。
- 在缺损区试着进行节段固定。将一根钢丝穿过椎弓根并与自身拧在一起，固定在椎弓根上（图 44-215B）。在凸侧和凹侧都穿过钢丝。由于椎弓根常有骨质疏松，拉紧钢丝时应小心，避免钢丝将椎弓根“切断”。
- 在弯曲的凹侧，撑开可以协助矫正骨盆倾斜。
- 如果髂骨翼足够大，可以接受 Galveston 固定，将短棒做 Galveston 弯曲，插入髂嵴。除此之外，髂骨钉和连接器可应用。
- 用节段钢丝将两根长棒连接在脊柱上，再用多米诺接头将长棒连接在 Galveston 型棒上（见手术技术 44-37）。
- 另外，若髂骨翼太小，可用 McCarthy 技术（见手术技术 44-36）。注意保留正常的腰椎前凸，拧紧节段钢丝来固定棒。
- 在后侧任何骨性结构处应用大量的异体骨植骨。
- 用横向连接系统将两根棒连在一起非常重要。

5. **前后路联合融合** 对于脊髓脊膜膨出合并进展性脊柱侧凸的患者，通常都需要进行前、后路联合融合和后路内固定的手术治疗。后路内固定的器械包括标准的钩棒结构、椎弓根螺钉椎板下钢丝、

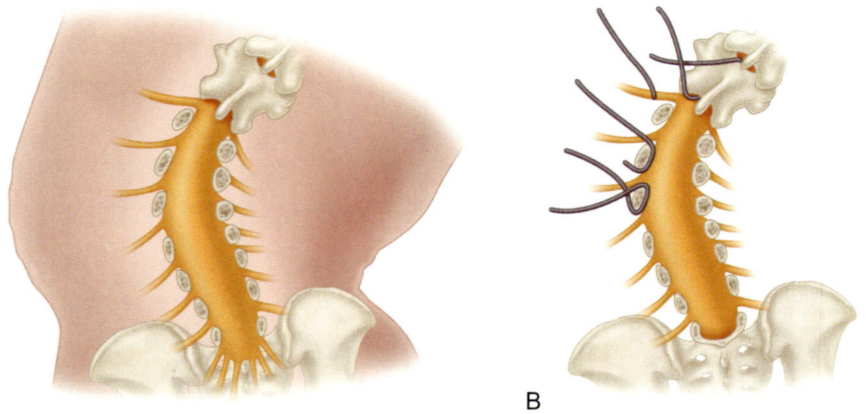

A　　B

图 44-215 矫正脊髓脊膜膨出的脊柱侧凸

A. 脊柱的显露，不解剖硬膜囊；B. 在脊柱正常的区域放置椎板下钢丝，在脊柱裂的部位钢丝缠绕在椎弓根上进行节段固定（见手术技术 44-65）

线缆或在后方结构正常的部位几种内固定方式的结合。钩子及钉子允许进行牵拉或加压的操作，钢丝和线缆可以用于平移，同时钢丝和线缆还可以在多个固定节段间分散矫形应力，对所有内固定的节段提供安全的固定。

脊柱闭合不全部位造成的后路结构的缺失使得固定存在一些困难，所以需要各种形式的内固定系统（图 44-216）。Rodgers 等指出，椎弓根螺钉大大提高了对闭合不全脊柱的固定和矫形能力。在广泛闭合不全的椎体，椎弓根的方向和标记均发生了变化（图 44-217），在这些区域置入椎弓根螺钉时需要在直视下进行。可以通过切除大部分椎小关节显露椎弓根，或者由中央椎管内侧壁切开进入，牵开存在脊髓脊膜膨出的硬膜囊，通过确定椎弓根的内侧壁进而确定椎弓根的位置。在探测椎弓根的过程中，一定要在椎弓根骨皮质内进行。椎弓根钉不需要穿透椎体的前侧皮质。在闭合不全的椎体，通常需要由外向内呈一定角度置入椎弓根钉（图 44-218）。由于椎弓根钉头偏向外侧，所以矫形棒需要进行适当的弯棒以方便连接。根据经验，笔者认为小椎体和骨质疏松使得椎弓根钉的固定效果大打折扣。

其他两种发育不良脊柱的固定方式也可以应用。Drummond 棘突纽扣钢丝可以通过残存的椎板结构进行固定（图 44-219），或使用节段性钢丝环绕椎弓根固定。在使用 Drummond 棘突纽扣钢丝时，显露发育不良的椎板后，在硬膜囊和邻近椎板间小心分离，并将硬膜囊轻轻牵向内侧。在残存的椎板结构中最牢固的部分上打孔，将钢丝由内侧穿向外侧，并将纽扣留在椎板的内面。节段性钢丝可以通过椎间孔和椎弓根内侧残留的其他后部结构环绕椎弓根后再穿过下一个椎间孔，最后回到起始钢丝处。钢丝经过的路径一般都是非直视的。然后再将钢丝与矫形棒相连接。如果很难使棒塑形以适合钉棒的连接，也可以将钢丝环绕在椎弓根螺钉上（图 44-215A，B）。

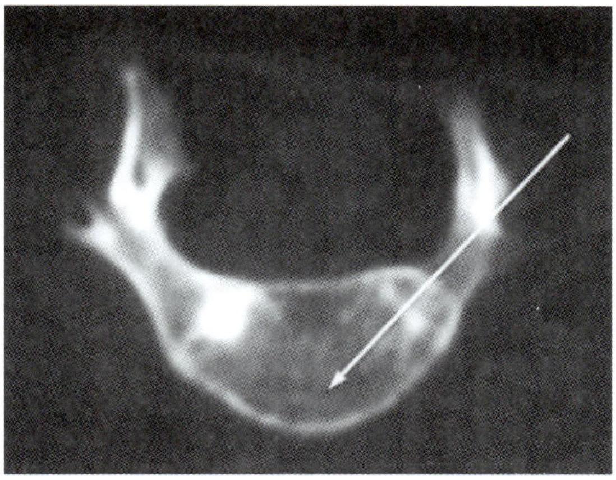

图 44-216　CT 扫描显示闭合不全的椎体椎弓根位置异常

（引自：Rodgers WB, Frim DM, Emans JB: Surgery of the spine in myelodysplasia: an overview, *Clin Orthop Relat Res* 338:19, 1997.）

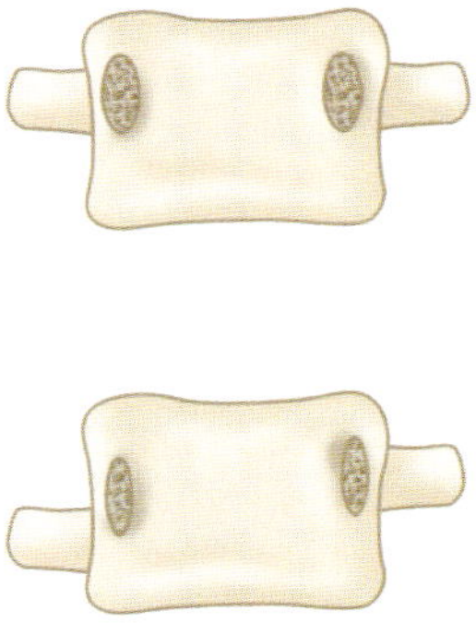


图 44-217　椎弓根和横突之间的解剖关系

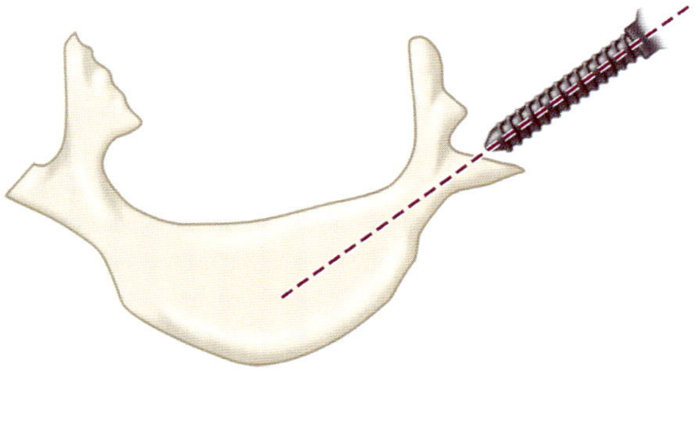

图 44-218　椎弓根螺钉置入

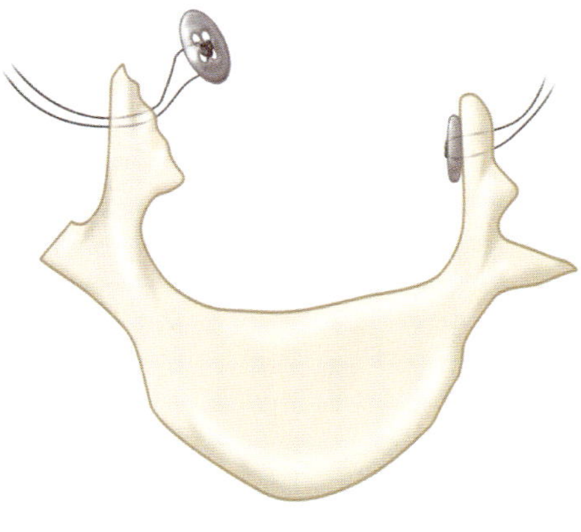

图 44-219　Wisconsin 钢丝纽扣固定闭合不全的椎体

对于无行走能力的孩子，通常需要固定至骨盆以矫正相关的骨盆倾斜。脊髓脊膜膨出的患儿大多骨质疏松和骨盆小，使得难以进行安全固定，因此固定至骨盆或骶骨是很困难的。在合并侧凸的患者中，远端固定点的应力使得骶骨或骶骨骨盆的固定装置存在外侧移位的倾向。若合并后凸，这种应力有使骶骨或骨盆固定装置向背侧移位的倾向。

已经有文献报道固定至骨盆的集中技术，包括Galveston法、Dunn-McCarthy法、Jackson法、Fackler法、骶骨棒及骶骨螺钉等。对于合并麻痹性侧凸的患者，笔者多采用Galveston技术（见手术技术44-37）。笔者认为此种技术可以对侧凸提供牢固程度最高的骨盆固定，但是多数脊髓脊膜膨出的患者髂嵴发育不良，对于此类患者可以采用McCarthy描述的将“L”形棒固定至骶骨的技术（见手术技术44-36）。而这种技术不会像Gelveston骨盆内固定技术那样有限制外侧移位的作用，但通过两棒间的横连可以减少外侧移位。一旦两棒连接起来，可以通过横连的悬臂梁作用纠正骨盆倾斜。Jackson骶骨棒技术包括经过骶骨侧块插入骶骨的棒。通常棒穿过骶骨的前外侧骨皮质，并且与一枚骶骨钉相连接，以提供屈曲位和伸展位的固定作用。脊髓脊膜膨出患者骶骨的解剖情况使得这种固定方式非常困难。Widmann等使用骶骨棒与标准的CD钉棒相连接治疗10例患者，发现该方法有效（图44-220）。对于年幼的骨质疏松患者，通过骶骨螺钉的骨盆固定方式固定效果并不可靠。

对于采用前后路融合的患者，前路内固定的必要性存在争议。一项研究显示，在融合率、曲度矫正情况、骨盆倾斜程度方面，采用前后路的融合内固定与前后路融合单纯后路内固定两种方式之间没有统计学差异。然而，其他研究显示，前后路的融合内固定较前后路融合单纯后路内固定矫正效果好，且植骨失败率低，术后矫正角度丢失小。如果应用前路内固定，一定要注意不要造成脊柱的后凸畸形。

### （五）脊髓脊膜膨出脊柱后凸

1. *发病率和自然病程* 脊髓脊膜膨出患者的脊柱后凸可以是发育性的或先天性的。发育性后凸在出生时不存在，进展缓慢。这是一种麻痹性后凸，由于后方结构不稳定而加重。先天性后凸更难处理，出生时后凸角度通常即达到80°或更多。病变部位通常位于T12伴有完全性截瘫。后凸呈僵硬性，在婴儿期进展迅速。严重后凸的儿童不能穿戴支具，由于重心前移，往往坐轮椅都有困难。后侧突起处可发生溃疡，使皮肤覆盖变得困难。呼吸肌无力、腹腔内容物挤塞并向上挤压膈、后凸的进展可能导致呼吸困难。躯干弯曲的进展可影响排尿，如果需要行泌尿道移位术或回肠造口术又会引起其他问题。

Hoppenfeld描述了这种病变的解剖结构，发现椎弓根间隔很宽，未发育的椎板实际上向外翻转。前纵韧带短且厚。椎旁肌存在但向前外侧极度移位（图44-221）。所有的肌肉都作用于旋转轴的前侧，这进一步加重了后凸。

2. *手术治疗* Sharrard提出顶椎截骨术，这使得在新生儿可以很容易地闭合皮肤，但仅能获得短期的改善，后凸畸形肯定会复发。Crawford等报道了在新生儿硬膜囊闭合后行后凸截骨术。他们发现这种手术安全并且初期矫正效果好。即使是做了这个手术，最终后凸畸形也会复发。但是，复发后形成的是长圆形的畸形，这种畸形矫正比较容易。Lindseth和Selzer报道了12例椎体切除治疗脊柱

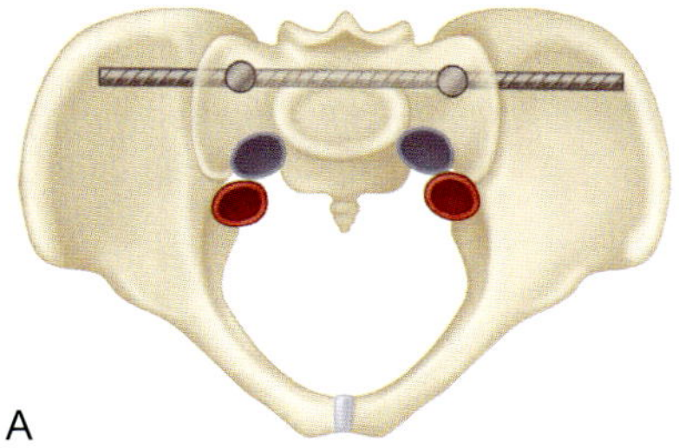
A

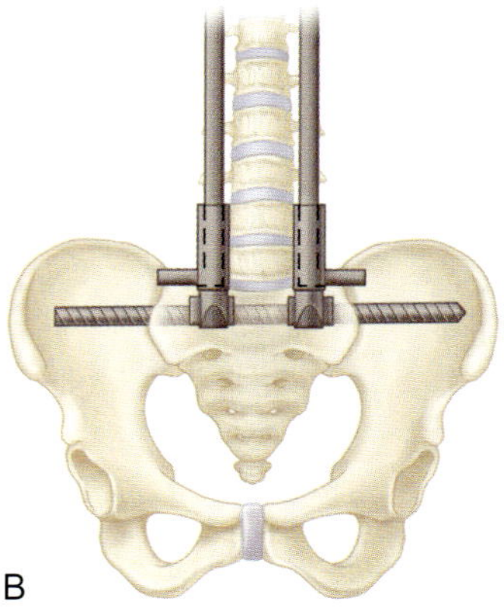
B

图44-220 A. 骶骨棒正确穿过骶骨体，前方为大血管、后方是椎管；B. 骶骨横行棒和纵行棒结构的连接

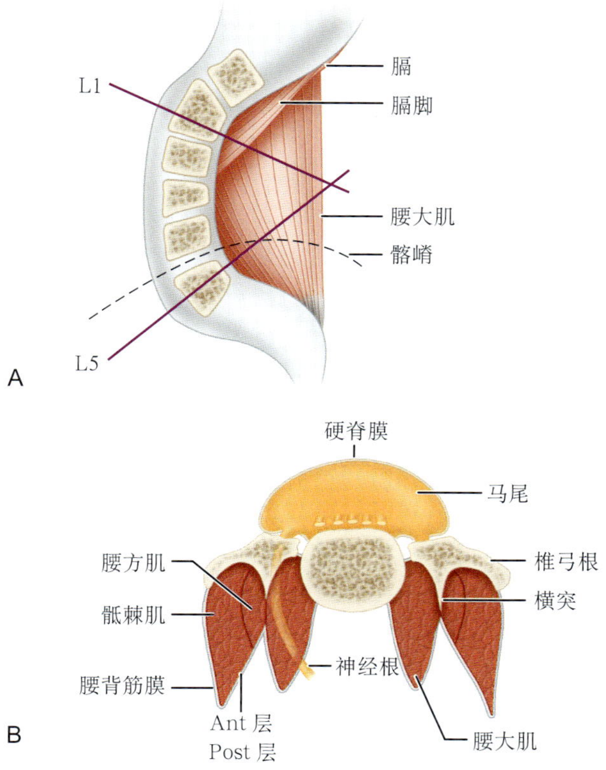


图 44-221 A. 矢状面图示腰大肌对脊柱后凸的致畸作用；B. 脊柱后凸部位腰椎及横突附着肌肉的横断面，椎弓根及椎板外展，竖脊肌包裹在椎体外侧的胸腰筋膜内，起屈肌作用

后凸。他们得到的一致结果是获得了顶椎区的部分切除和近端前凸的出现。如仅切除顶椎和任意一侧的椎体，后凸的矫正将丧失。另一些学者报道了行后凸截骨术并应用 Warner 和 Fackler 型骶骨锚钉固定的病例（图 44-223）。他们认为这种内固定提供了一个坚强的结构、良好的矫正率及简易的固定。这与笔者的经验是一样的，在后凸截骨术中笔者也多采用骶骨锚钉。也有报道使用 Dunn-McCarthy 技术、骶骨内固定、椎弓根螺钉技术。然而，最佳的器械及末端固定技术尚待研究。

虽然脊髓脊膜膨出患儿的严重先天性后凸都将进展，但并非所有患者都需要手术治疗。为改善坐位平衡或当突起顶部皮肤出现问题时，可以行后凸截骨术。如果可能，手术治疗应推迟到 7～8 岁以后。但手术应该在骨骼成熟之前进行。推迟手术可以获得更稳固的内固定并减少术后矫正度的丢失。

Sarwark 报道了一种多节段顶椎区截骨术，该技术可以在每节段行前凸截骨。操作顺序从远侧椎体至近侧椎体，刮匀通过每一椎体椎弓根进入椎体，并刮取骨质；再从后方行闭合截骨，以获取矫形效果。固定范围从胸段中部至骶椎。该技术优点包括术中出血少、减少功能损失、不需切开脊髓、由于终板未破坏可以继续生长。

## 椎体切除和后凸矫正

### 手术技术 44-66

(Lindseth 和 Selzer)

- 后路正中切口（图 44-222A）可根据局部皮肤情况做相应的改变。
- 骨膜下显露近侧比较正常的椎体和病变区，继续显露侧方的骨桥。
- 此时切除膨出囊。
- 在椎板内侧剥离直至显露两侧的椎间孔。
- 在每个椎间孔内显露、分离、结扎神经、动脉和静脉，向远侧显露膨出囊至瘢痕减少和变薄处。
- 在膨出囊的远侧部分用两根 Kelly 钳横行钳住膨出囊，在钳之间切开（图 44-222B）。
- 连续缝合闭合瘢痕化断端，向近侧剥离膨出囊。
- 在剥离的过程中可遇到与椎体后侧相通的静脉，在骨上用骨蜡止血，在软组织用电凝止血。
- 在硬膜囊外观较正常的节段切断膨出囊（图 44-222C）。
- 可在此处横断膨出囊。用荷包缝合法关闭硬膜囊。不要闭合脊髓残端，保持其开放以便脑脊液可以由脊髓中央管流入蛛网膜下隙。
- 如果未切除膨出囊，可以在手术结束时用它来覆盖切除椎体的区域。
- 将膨出囊翻向近侧后，继续在椎体周围分离，仅显露需要切除的区域。如果将全部后凸的区域都进行骨膜下显露，这些椎体可发生缺血坏死。
- 切除前凸顶椎和后凸顶椎之间的椎体（图 44-222D）。在切除后凸顶椎的椎体时，首先用 Cobb 剥离子和刮匙切除椎间盘。注意保留完整的前纵韧带，可以起到稳定的铰链作用。
- 该椎体切除后，暂时纠正脊柱以决定需要切除多少头侧的椎体。尽可能多地切除椎体以矫正后凸畸形，但是不应多到残余的上下椎体无法闭合的程度（图 44-222E）。
- 将切除的椎体制成碎块用于植骨。

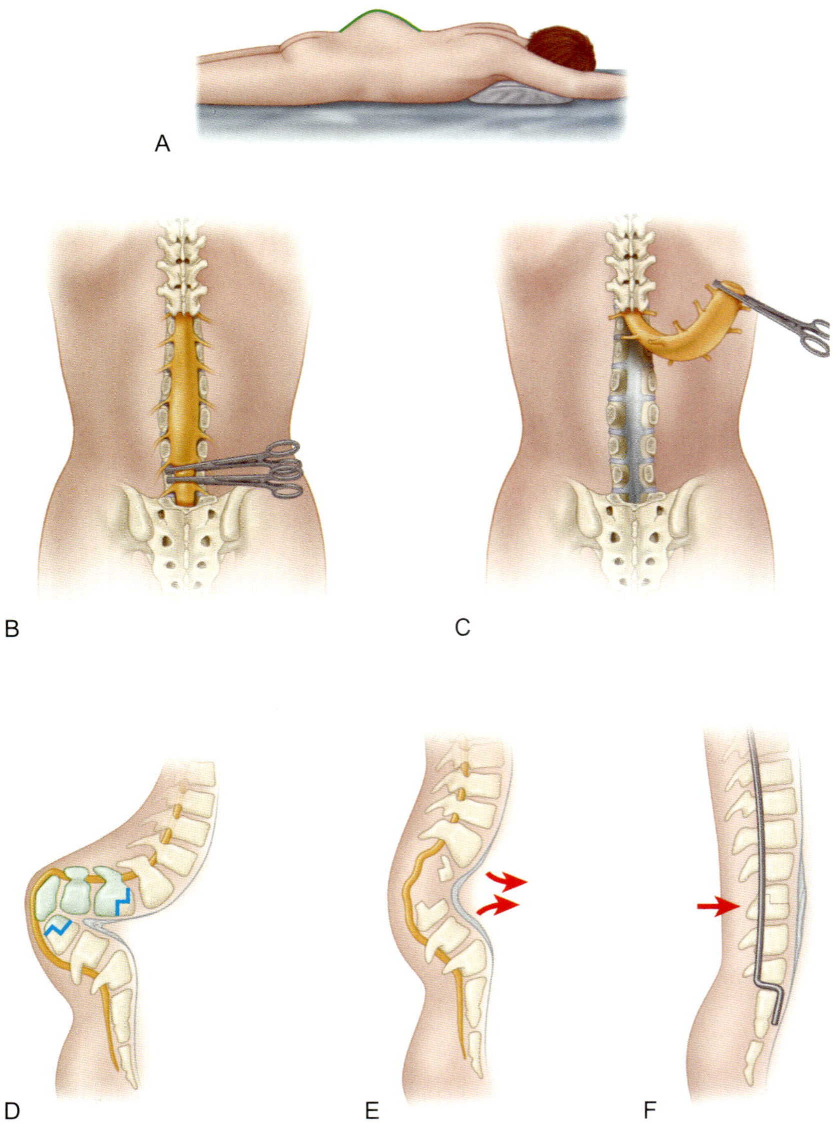


图 44-222　椎体切除技术

A. 患者体位；B. 显露脊柱后凸和硬膜囊；C. 将硬膜囊远端切断并向近端分离；D. 切除前凸顶点椎和后凸顶点椎间的椎体；E. 通过坚强的内固定矫正后凸；F. 维持矫形效果（这里用 Luque 棒和节段钢丝）（见手术技术 44-66）

- 文献报道固定后凸畸形的方法有许多种，但笔者多采用节段性钢丝将 L 棒固定在骨盆的方法（图 44-222F）。棒的远端可以塑形。笔者也采用将预弯成直角的棒的直角弯曲部插入 S1 的骶孔而不是绕过骶骨翼。这就是 Warner 和 Fackler 法（图 44-223）。
- 将远侧段靠近近侧段，拧紧节段钢丝。

**术后处理**　如果患者术后稳定，可制作两瓣形的躯干夹克石膏模型，不必制动髋部。一旦夹克石膏塑形完成，患者即可坐起。对严重骨质疏松及内固定不可靠的患者，应卧床数月或只允许在斜椅上坐起。融合牢固通常需要 6 ~ 9 个月。

对这些患者的术后护理需要所有相关专业医师的密切观察。术后感染、泌尿系并发症、皮肤并发症和假关节经常发生。手术能够改善功能和阻止后凸的继续进展，所以冒险做手术是值得的。

麻痹性脊柱后凸有更加标准的治疗方法，若需要手术，在畸形顶点部位进行前路融合，所有后部病变结构进行支撑植骨。然后行后路关节融合和固定。

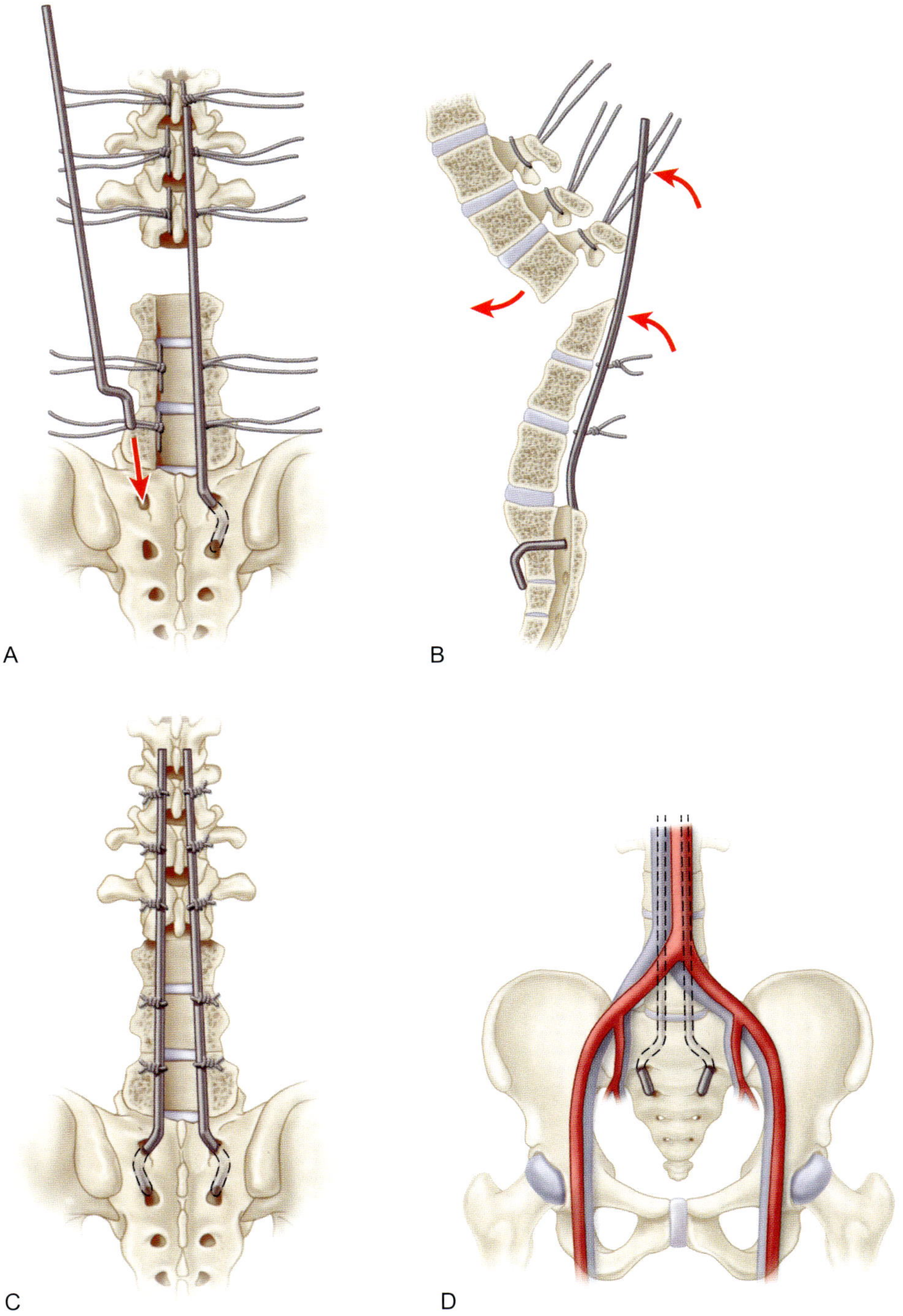


图 44-223 A ~ D. 脊髓脊膜膨出患者脊柱后凸畸形的后路固定治疗

（引自：Warner WC Jr, Fackler CD: Comparison of two instrumentation techniques in treatment of lumbar kyphosis in myelodysplasia, *J Pediatr Orthop* 13:704, 1993.）（见手术技术 44-66）

## 二、骶骨发育不全

骶骨发育不全是一种少见的疾病，常与母亲患有糖尿病相关。Renshaw 假设存在诱导畸形因素或由于自发性基因突变，使胚胎容易发生或导致尾部脊索鞘和腹侧脊髓的胚胎性诱导失败。背根神经节和脊髓背侧部分继续发育。椎体和运动神经不能随之诱导，从而导致骶骨发育不全。由于背根神经节和脊髓背侧部分已经从神经嵴组织中分化出来，所以感觉仍保持完整。这种正常发育次序过程的紊乱可以解释观察到的现象，最远端的带椎弓根的椎体与运动平面接近，而感觉平面低于运动平面。

Renshaw 提出了以下分类：Ⅰ型，单侧骶骨全部或部分发育不全（图 44-224A）；Ⅱ型，双侧对称性部分骶骨缺损及发育不全，S1 椎体正常或发育不全，与髂骨之间有稳定的关节（图 44-224B）；Ⅲ型，各种类型的腰椎发育不全及全部骶骨发育不全，髂骨与最远端椎体的侧面存在关节（图 44-224C）；Ⅳ型，各种腰椎发育不全及全部骶骨发育不全，最远端椎体的尾侧终板位于融合的髂骨或形成髂骨间微动关节上（图 44-224D）。Ⅱ型缺损最常见，Ⅰ型最少见。Ⅰ型和Ⅱ型通常有稳定的椎体－骨盆关节，而Ⅲ型和Ⅳ型则不稳定，可能出现进展性脊柱后凸。

骶骨发育不全的儿童，其临床表现差异很大，从严重的骨盆和下肢畸形到没有畸形或肌力减弱。骶骨部分发育不全或尾骨发育不全可能没有症状，而腰椎发育不全或全部骶骨发育不全可有严重的畸形，同时伴有多发的肌肉骨骼异常，包括足部畸形、伴有腘窝的膝部屈曲性挛缩、髋部屈曲挛缩、髋关节脱位、脊柱－骨盆不稳定和脊柱侧凸。下肢的姿势被比喻为“坐佛”（图 44-225）。内脏异常常见，尤其是泌尿生殖系统和直肠区域。检查背部可以发现一个骨性突起，为最远端的椎体节段，该突起通常与骨盆之间存在明显的活动。伸屈活动可发生于脊柱－骨盆连接处，而不是在髋关节。

神经检查通常可以发现，椎弓根的最远端椎体水平以上有完整的运动功能。感觉平面在更尾端。即使患者病变很严重，感觉平面仍可达到膝部，再远侧为点状感觉减退。膀胱和直肠控制功能通常受损。

### 治疗

Phillips 等回顾了腰骶椎发育不全的骨科治疗，得出的结论是：仅有骶骨部分或全部缺如的患者（Ⅰ型和Ⅱ型）很有可能可以在一定范围内步行活动。对于严重畸形（Ⅲ型和Ⅳ型）的治疗则存在很大的争议。

脊柱侧凸是最常见的骶骨发育不全伴发的脊柱畸形。没有发现在缺损类型与脊柱侧凸之间存在关联。脊柱侧凸可与先天性异常有关，如半椎体，而当椎体发育不全节段的上方没有明显脊柱异常时也

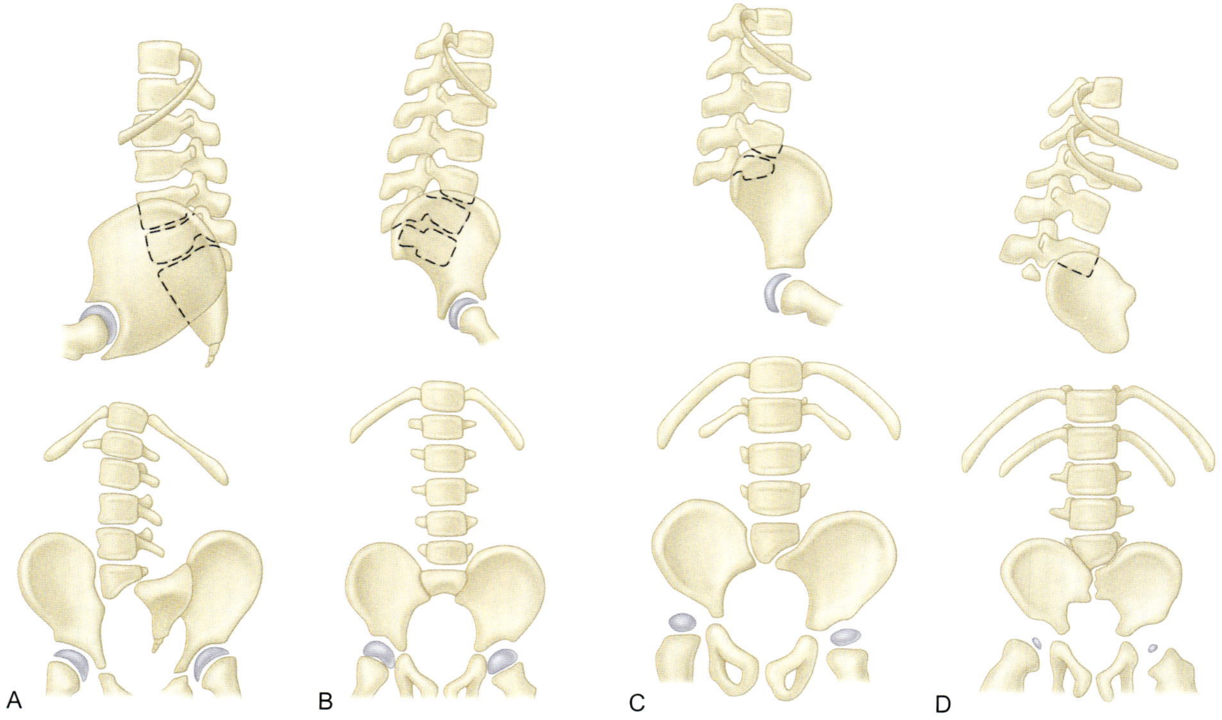


图 44-224 骶骨发育不全分型

A．Ⅰ型，单侧骶骨全部或部分发育不全；B．Ⅱ型，部分骶骨发育不全，且在稳定的髂骨和正常或发育不全的 S1 椎体相关部位存在部分对称性缺损；C．Ⅲ型，各种类型的腰椎发育不全及骶骨全部发育不全，髂骨与最下位椎体相关节；D．Ⅳ型，各种腰椎发育不全和骶骨全部发育不全，髂骨之间融合或形成微动关节，最下位椎体的尾侧终板位于髂骨上

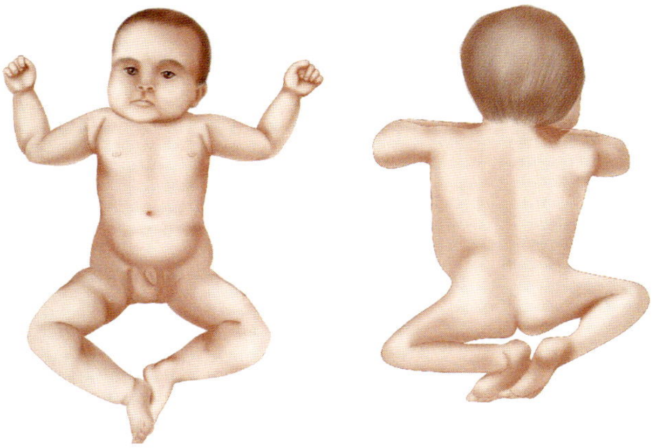

图 44-225 患儿腰骶椎发育不全，严重的膝关节屈曲萎缩、腘蹼，髋关节屈曲，姿势像“坐佛”

可存在脊柱侧凸。进展性的脊柱侧凸和后凸需要手术稳定，这与没有骶骨发育不全的脊柱侧凸相同。

对于脊柱－骨盆不稳定的治疗存在很大的争议。Perry 等认为，对于脊柱－骨盆交界处不稳定的患者，康复的关键在于建立稳定的脊柱－骨盆复合体，这样下肢挛缩畸形可以伸展或通过手术松解。Renshaw 还认为，对于Ⅲ型或Ⅳ型缺损应密切观察脊柱后凸的进展征象。如果发现畸形进展，他认为只要能成功地融合就应尽早行腰椎骨盆关节融合术。在他的病例中，融合术是在患者 4 岁或更大时进行。Ferland 等报道，使用带蒂。肋骨进行脊柱骨盆融合取得良好结果。Phillips 等经长期随访 20 例存活的患者后却发现，其中 18 例脊柱－骨盆不稳定并没有成为问题。其他人发现腰椎骨盆区固定后坐立功能明显减弱。骶骨发育不全最好由一个包括骨科医师、泌尿科医师、神经外科医师、儿科医师、理疗师和矫形器义肢装配师在内的治疗小组提供正确的治疗。

## 第十三节 少见原因所致脊柱侧凸

### 一、神经纤维瘤病

神经纤维瘤病是一种遗传性的神经嵴分化过程中的错构瘤性疾病。这些错构瘤性组织可以出现在体内任何器官中。神经纤维瘤病最常见临床类型为外周型（NF-1）和中枢型（NF-2）。

由 Von Recklinghausen 描述的典型的神经纤维瘤病（NF-1）属常染色体显性遗传疾病，人群患病率约 1/4000。患 NF-1 的患者可有 Schwann 细胞瘤和色素沉着异常。而骨科问题在该类患者中亦较为常见，其中脊柱畸形最为常见。

中枢型神经纤维瘤病（NF-2）也是常染色体显性遗传疾病，但该病较为少见。其特征为双侧听神经瘤。NF-2 患者中骨骼较少受累或较少有骨科疾病的表现。

对 NF-1 的诊断主要根据其临床标准（框 44-13）。脊柱侧凸是最常见的神经纤维瘤病并发的骨性缺陷。研究发现 10% ~ 60% 神经纤维瘤病患者有脊柱畸形。

神经纤维瘤病的脊柱畸形有两种基本类型：非发育不良性和发育不良性。非发育不良性畸形与特发性脊柱侧凸类似，神经纤维瘤病似乎与脊柱弯曲和治疗无关。功能性脊柱侧凸可能与下肢长骨肥大或发育不良所致的下肢不等长有关。发育不良性脊柱侧凸的特点是：短节段、椎体严重楔形变导致明显的成角畸形、椎体严重旋转、扇贝形椎体、纺锤形横突、椎间孔扩大和肋骨前后向旋转 90°，使肋骨看起来异常薄。有研究报道显示，该类患者肋骨头有进入椎管的风险。有明显矢状面畸形的侧弯常见于发育不良性脊柱侧凸。而神经纤维瘤病所伴的发育不良性脊柱侧凸，如不加以控制，常将继续进展。Lykissas 等发现，如果存在 3 个或 3 个以上特征，侧凸有很大可能会进展并最终需要手术固定（图 44－226）。神经纤维瘤病性脊柱侧后凸的特征为：在矢状面上成锐角畸形，接近弯曲的顶点处椎体明显畸形。报道显示，截瘫可见于发育不良性侧后凸的患者。同时，严重的胸椎脊柱前侧凸也可见于的神经纤维瘤病。

**框 44-13 神经纤维瘤病的临床诊断标准**

符合下列特征中的两点才能诊断神经纤维瘤病：

1. 至少有 6 个咖啡牛乳色斑，在青春期后直径> 1.5 cm，在青春期前直径> 5 mm；
2. 2 个或更多的任何类型神经纤维瘤，或者一个丛状神经纤维瘤；
3. 腹股沟部或腋窝部雀斑；
4. 视神经胶质瘤；
5. 间隙灯检查发现 2 个或 2 个以上的虹膜 Lisch 结节；
6. 特有的骨性病变；
7. 一级亲属中有确诊的神经纤维瘤病患者。

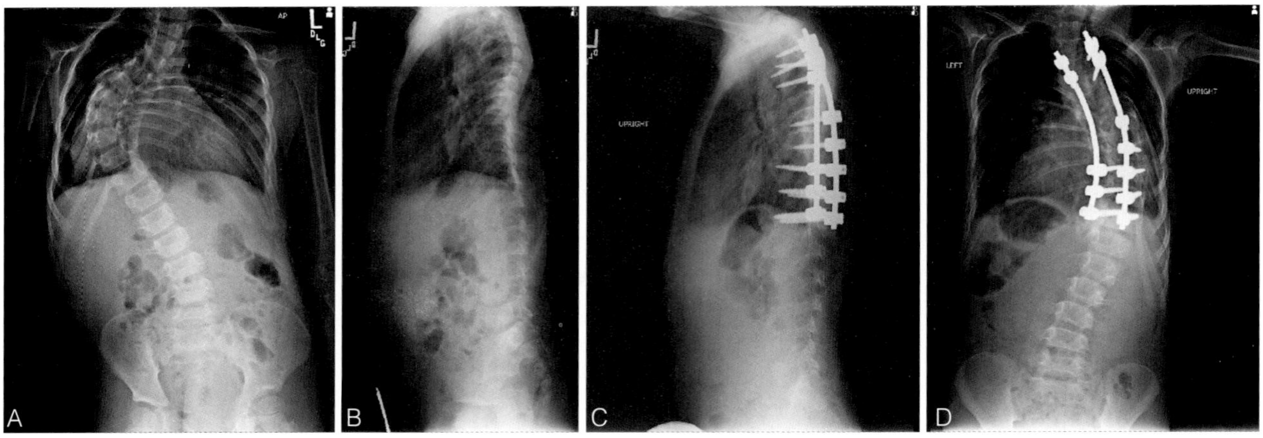


图 44-226 A，B. 发育不良性侧凸；C，D. 胸椎后路融合内固定

### （一）非发育不良性脊柱侧凸的治疗

除融合术后假关节发生率更高以外，非发育不良性脊柱侧凸与特发性脊柱侧凸有同样的预后和演变过程。在非发育不良性脊柱侧凸患者中，随着时间的延长，会出现发育不良性的椎体改变。对于 7 岁以前出现的脊柱畸形应该密切观察潜在演变中的发育不良性特征（自身调节）。如果侧凸出现 3 根笔直的肋骨或有 3 个发育不良性的特征，那么临床进展几乎是肯定的。除了密切观察任何自身调节外，非发育不良性脊柱侧凸的一般治疗指南和特发性脊柱侧凸是一样的。对 20° ~ 25° 或以下的弯曲进行观察，如果没有出现发育不良性改变，当畸形进展到 30° 时使用支具治疗；如果畸形超过 40° ~ 45°，类似于特发性脊柱侧凸，建议采用后路脊柱融合术。在这些患者中常合并椎管内神经纤维瘤，神经纤维瘤可以生长并导致压力诱导性椎管发育不良。术前应行 CT 脊髓造影或 MRI 检查以排除椎管内神经纤维瘤。

### （二）发育不良性脊柱侧凸的治疗

对于神经纤维瘤病患者典型的发育不良性脊柱侧凸不应进行支具治疗。适合的手术治疗方法根据是否存在后凸畸形及神经损害决定。

在手术治疗神经纤维瘤病患者的发育不良性侧凸之前，应排除椎管内病变，如假性脑脊膜膨出、硬脊膜扩张或椎管内神经纤维瘤（哑铃状肿瘤）。曾有报道在器械内固定治疗侧凸后，这些病变压迫脊髓造成截瘫。术前应行 MRI 检查或俯卧位、侧位和仰卧位全面的大容量 CT 脊髓造影检查。虽然脊髓造影足以发现椎管内肿瘤或硬脊膜扩张，但 MRI 能更好地评价脊髓移位、神经纤维瘤在蛛网膜下隙的累及范围及脊柱前侧异常。但是，MRI 可能不适于检查合并发育不良性侧后凸的严重的侧后凸畸形，此时常须行大容量 CT 脊髓造影。Ramachandran 等研究发现，37% 的非发育不良性和发育不良性患者都有脊柱内或脊柱旁神经纤维瘤，在发育不良性一组中，有更多的肿瘤位于凸侧。他们建议，对于 NF-1 和脊柱畸形的患者应常规行全身 MRI 检查。

### （三）无后凸的脊柱侧凸

无后凸的发育不良性脊柱侧凸患者的侧弯若 < 20°，可每 6 个月随访 1 次。若发现侧凸有进展，则应尽早实施脊柱后路融合。如果在侧弯已经变得很大之前进行脊柱后路融合，则无须行前路融合（图 44-227）。传统采用前后路联合融合术，除非有前路手术禁忌证（如患者有前侧神经纤维瘤、静脉过多、患者情况差，或者存在由纤维瘤引起的脾梗阻导致的血小板减少症）。而更多最近研究建议，90° 以下侧凸可以单纯进行后路融合固定控制。如合并后凸畸形或顶椎在 T8 以下，应通过前后路联合减低假关节和弯曲进展的发生率。节段性钩或螺钉内固定系统可以矫正畸形，允许患者行走，术后可用或不用支具保护。椎板下钢丝可以加强固定，尤其在近端和跨弯曲的顶点更为明显。如果内置物较细，应该用支具保护。融合效果应该仔细随访。在融合质量方面，出现任何问题均需要在术后 1 年

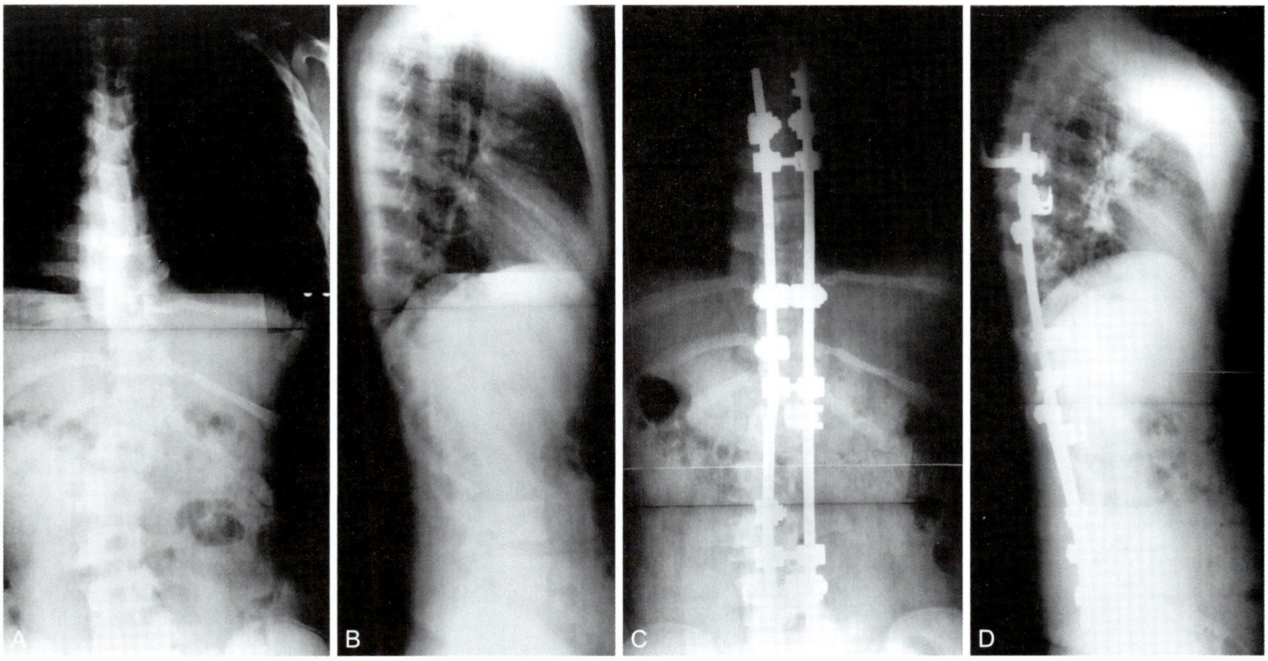


图 44-227 A，B. 发育不良性脊柱侧凸；C，D. 后路内固定融合术后

探查手术区，并另行自体骨移植。同样，如果畸形进展超过 10°，则需要探查并加固融合区。

### （四）脊柱侧后凸

报道显示，单纯后路融合治疗发育不良性脊柱侧凸和角状后凸的效果很差。只有联合前后路融合能够获得良好的治疗效果。但融合失败的原因可能是骨量少及融合区域较小。因而，Winter 等认为，前路手术必须融合畸形的全部结构性区域，彻底切除椎间盘，使用坚强的支撑植骨，最好是腓骨、肋骨和髂嵴。所有理想的前路植骨块都应与其他植骨块或脊柱骨质相接触。这些植骨块如果被软组织包围其中，则很容易在中部被吸收。对于该类患者，早期诊断和联合前后路融合手术很重要。如果侧后凸畸形必须行前路融合，可考虑采用 Bradford 介绍的带血管肋骨移植（图 44-228）。

然而，不少学者对所有发育不良性脊柱侧后凸进行前路手术的必要性提出了质疑。对于发育不良性脊柱侧凸，后凸＜40°者，应尽早行后路固定和关节融合术，术后 1 年或更早（如果进展超过 10°）应该探查融合区。

### （五）脊柱侧后凸合并脊髓压迫

以往学者报道了脊柱成角、肋骨、肿瘤所致脊髓压迫或马尾压迫现象。必须鉴别脊髓压迫是由椎管内病变导致的，还是由后凸成角所致，这需要 MRI 或俯卧位、侧位和仰卧位大容量 CT 脊髓造影。如果患者侧弯严重而无明显后凸，存在截瘫的体征，在未证明不存在椎管内病变前应考虑椎管内病变。如果脊髓压迫是由侧后凸畸形所致，绝对禁忌进行椎板切除术。切除后部结构不但会加重后凸畸形，同时也切除了宝贵的后路融合骨性表面。如果脊髓压迫轻微，并且没有椎管内肿瘤，可以应用头环重力牵引。即使后凸比较柔软，也必须仔细监测患者的神经情况。当椎管排列得到改善，压迫已被解除时，无须直视观察脊髓即可行前路和后路融合。然而，如果严重的结构性脊柱侧后凸患者存在明显的脊髓压迫，需要行前路脊髓减压。同时必须行前路支撑植骨融合，二期再行后路融合。如果肿瘤导致前方脊髓受压，则适于前路切除肿瘤，脊髓减压和融合；如果病变在后侧，则需要行切除肿瘤的半椎板切除术，同时应行固定和融合，防止后凸畸形快速进展和神经损伤。

### （六）术后处理

非发育不良性脊柱侧凸患者的术后处理与特发性脊柱侧凸相同。如果内固定物较细，术后则使用石膏或支具保护。所有的发育不良性神经纤

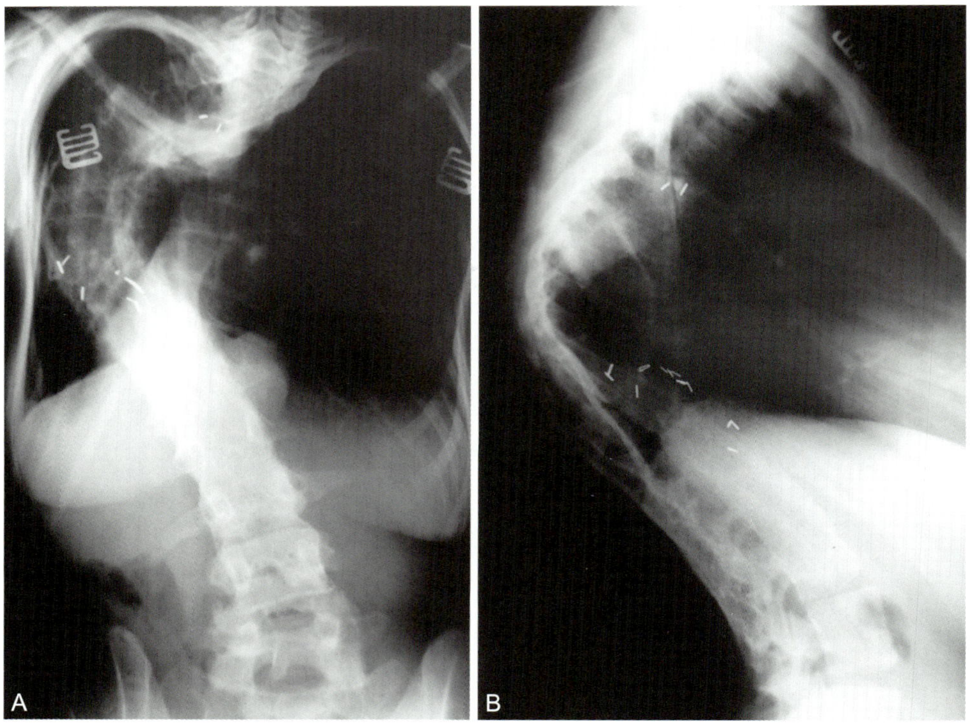


图 44-228 A，B. 发育不良性脊柱侧后凸患者，行带血管蒂肋骨植骨的前路脊柱融合术后

维瘤病患者可能都需要石膏或支具制动，直至前后位、侧位和斜位 X 线片均显示已融合为止。对于发育不良性侧凸，通常需要在术后 6 ～ 12 个月探查融合区域 ，常常需要延长制动时间。即使融合牢固，患者也应每年复查以确定没有出现融合块的吸收。

### （七）手术并发症

除了任何大的脊柱手术都有的并发症以外，还有几个与神经纤维瘤病相关的并发症。脊柱周围软组织中可能存在异常的静脉丛，妨碍椎体的显露，导致大量出血。神经纤维瘤组织本身丰富的血供也可能增加失血量。神经纤维瘤病导致的成角后凸畸形可能给前路支撑植骨带来明显的生物力学问题。顶椎可出现半脱位至漂浮位置，或者极度旋转以致不再与脊柱其他部分对线排列。这种情况使前路支撑植骨无法放入后凸畸形的凹侧，从而没有足够的支撑力来预防畸形的进展。前路融合即使很困难，在凹侧也必须进行。在凸侧行间盘切除将进一步加重脊柱不稳定，由凸侧行支撑植骨在技术上也很困难。起源于嗜铬细胞的嗜铬细胞瘤可以合并神经纤维瘤病，患者在麻醉时存在风险。神经纤维瘤病患者普遍存在骨密度和骨量减少，这可降低内固定与脊柱结合的稳定性。

许多神经纤维瘤病和脊柱侧凸患者存在颈椎异常（图 44-229）。报道显示，神经纤维瘤病的患者中，颈椎畸形可引起脊髓压迫和瘫痪。颈椎疾病并发脊柱侧凸或侧后凸的患者可分为两类：①骨性结构异常；②椎体序列异常。颈椎异常常见于短的后凸病例，或胸椎、腰椎弯曲超过 65° 的患者。而这样的患者更可能需要进行麻醉、牵引和手术治疗。因此对于神经纤维瘤病患者，需要在麻醉之前及在脊柱侧凸的牵引治疗之前，应常规拍摄颈椎 X 线片。另外，根据报道，高度下腰椎脊椎前移与神经纤维瘤病有关。所以，应同时对颈椎和腰骶椎进行整个脊柱的仔细评估。

以往有学者报道了 2 例在手术显露过程中，骨膜剥离子挫伤脊髓导致术后瘫痪的病例。由于硬脊膜扩张，两例均有预想不到的椎板侵蚀区。术前进行 MRI 检查或仰卧位、侧卧位、俯卧位的全面的大容量脊髓造影，可以提醒手术医师此种情况的存在。对于神经功能完整的神经纤维瘤病患者，最大的危险是在没发现椎管内病变的情况下对脊柱进行内固定和牵引。

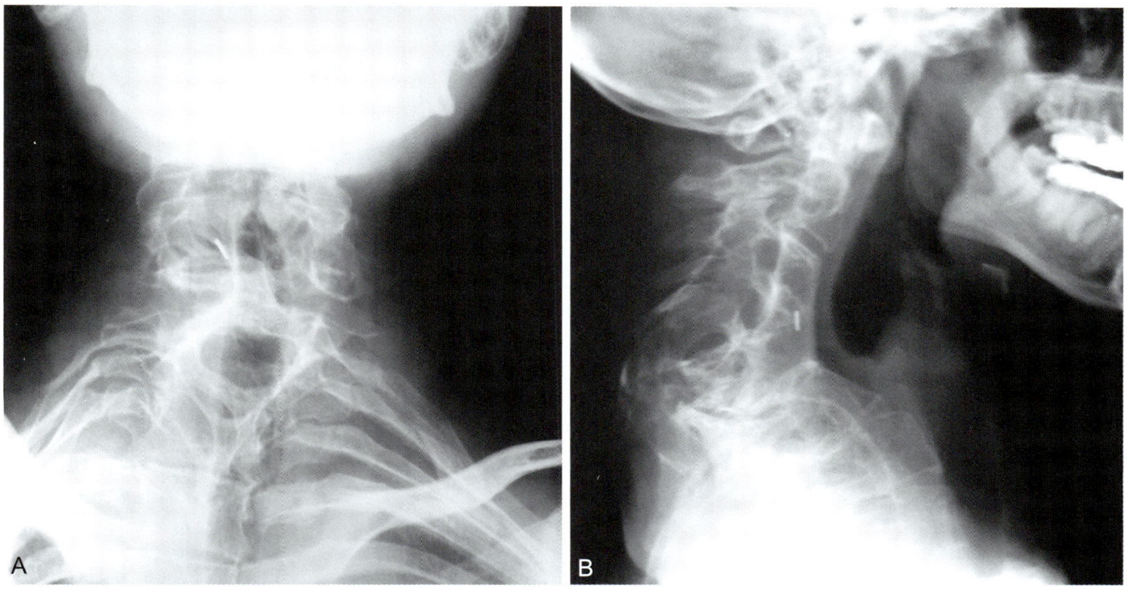


图 44-229 A，B. 神经纤维瘤病患者中存在的颈椎畸形

## 二、马方综合征

马方综合征是一种常染色体显性遗传的结缔组织遗传病。每 10 000 人中有 1 ~ 2 人发病，男女患病率相等，散发病例约占 25%。马方综合征存在 fibrillin-1（*FBN1*）基因缺陷，该基因缺陷可导致合成弹性纤维所必需的蛋白质畸形，而弹性纤维是结缔组织的重要组成部分。

### （一）诊断

目前尚无针对马方综合征的特殊检查，包括 *FNB1* 突变的基因检测。现诊断马方综合征主要根据物理检查，主要分为主要体征和次要体征。主要体征包括晶状体异位、主动脉扩张、严重的脊柱侧后凸和漏斗胸；次要体征包括近视、身材高大、二尖瓣脱垂、韧带松弛和蜘蛛脚样指（趾）。由于针对心血管表现的诊断性标准尚未有较大的临床意义，在家族史不明的情况下，如存在主动脉根部动脉瘤及晶状体异位即可诊断马方综合征。马方综合征表现型的筛选试验包括：拇指征（将拇指与手掌交迭时，拇指完全超过手掌尺侧缘）、腕关节征（患者用手握对侧腕关节时，拇指与小指重叠）、膝关节征（患者双膝交叉坐下时，脚趾可以触及地板）。马方综合征的诊断常被延误，因为作为主要诊断标准的心血管损害，在青春期或成年前可能并不明显。据报道，40% ~ 60% 的马方综合征患者发生脊柱侧凸，包括有多个主要体征的患者（确诊为马方综合征）及仅有次要体征的患者（有马方表型）。在成年患者，如果侧弯＜ 40° 通常不会再进展，但若超过 40° 将继续进展（Sponseller 等研究显示，平均每年进展 2.8°）。而马方综合征脊柱侧凸的弯曲类型与特发性脊柱侧凸相同，最常见的是双主弯，在婴幼儿组侧凸进展更常见。与特发性脊柱侧凸相比，马方综合征伴发脊柱侧凸患者更常出现致残的背痛。马方综合征患者矢状面畸形很常见（图 44-230），可以发现胸腰椎后凸畸形（图 44-231）。椎体畸形同样存在，包括椎弓根狭小、横突宽大、椎体扇贝样变。一项研究认为，脊椎前移也与马方综合征有关。马方综合征患者也常有颈椎畸形，但这些畸形导致的临床问题少见。扁颅底和局部颈椎后凸是报道最多的颈椎畸形，同时局部颈椎后凸常合并胸椎前凸。

### （二）非手术治疗

1．**观察** 对于侧弯＜ 25° 的年轻患者，需要每隔 3 ~ 4 个月复查。应让家属了解该类脊柱侧凸多数会进展。

2．**支具治疗** 支具治疗并不像治疗 AIS 那样有效，Sponseller 等报道了在 22 例患者中有 4 例有效。但是此类患者使用腋下 TLSO 支具常导致胸壁畸形，造成胸腔下部狭窄，使已经细小的身材

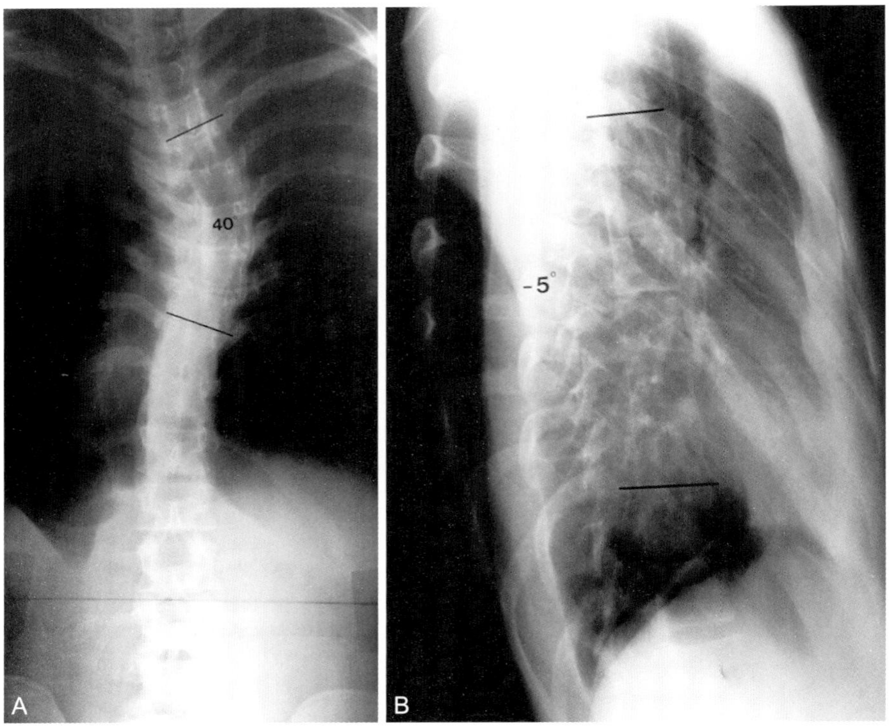


图 44-230 A，B. 胸椎前凸的马方综合征患者

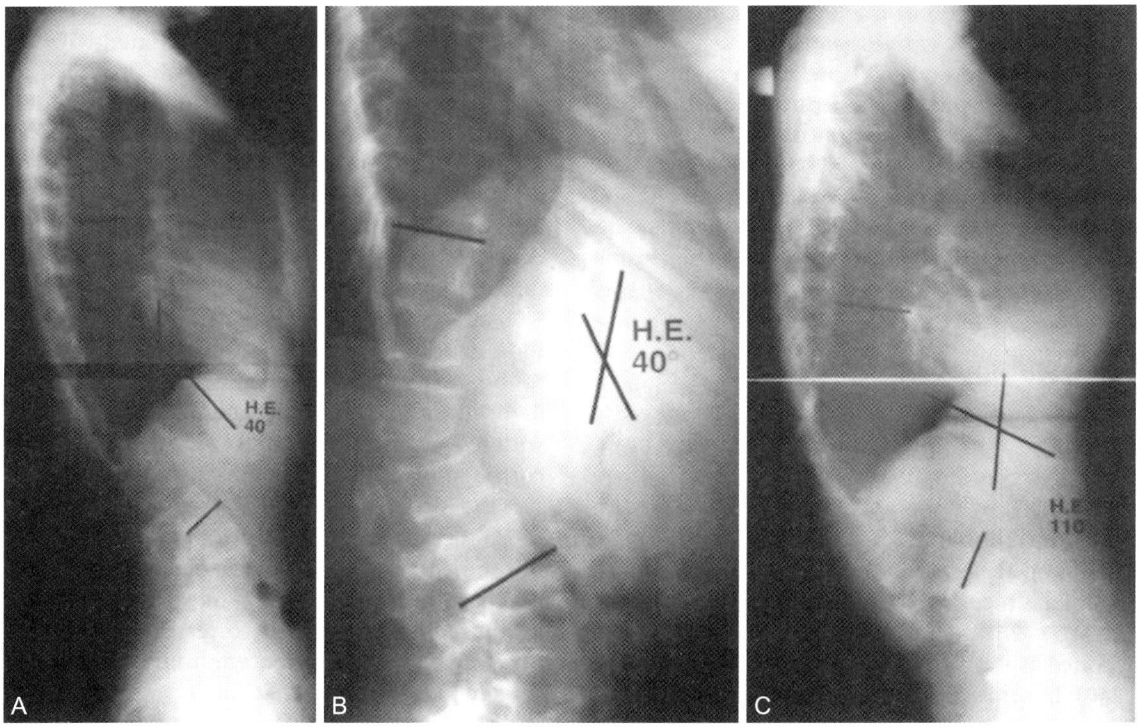


图 44-231 A，B. 17 岁青少年马方综合征患者的脊柱侧位 X 线片，40° 胸腰段进展性后凸；C. 3 年后脊柱侧位 X 线片，胸腰段后凸进展至 110°

（引自：Warner WC: Kyphosis. In Morrissy RT, Weinstein SL, editors: Lovell and Winter's pediatric orthopaedics, ed 6, Philadelphia, 2006, Lippincott Williams & Wilkins.）

更加严重。支具治疗适用于 25° ~ 40° 的柔软型进展性侧弯，同时不合并胸椎前凸或腰椎后凸，不适用于僵硬而严重的侧弯或合并胸椎前凸的侧弯患者。

### （三）手术治疗

如果使用支具后侧弯仍发生进展，或者侧弯超过 40°，建议行脊柱融合。如果非手术治疗持续时间过长，心血管受损会增加手术风险，如果尽早手术治疗，手术的风险会降低。在考虑手术之前，必须进行全面的心血管系统检查。这类患者从儿童期到青春期晚期或成年期随时都会发生主动脉扩张。建议进行心脏超声检查，因为这种检查对于主动脉根部扩张的敏感性远超过听诊。在手术矫正脊柱畸形之前，对任何明确的主动脉扩张都应进行药物或手术治疗。

矫正马方综合征脊柱侧凸的死亡率不比特发性脊柱侧凸高，也可以获得预期的坚固融合，并维持获得的矫正效果。尽管如此，Jones 等和 Gjolaj 等报道马方综合征患者手术并发症发生率更高，这些并发症包括大量失血、假关节（10%）、硬膜撕裂（8%）、感染（10%）、内固定失败（21%）。侧凸和后凸融合节段头尾端的“adding on”现象也会发生，Jones 等发现其发生率在冠状位和矢状位上分别为 8% 和 21%。

这类患者需要大量植骨、牢固的节段内固定和术后仔细观察是否出现假关节。总的来说，器械固定技术和牵引钩、螺钉安放位置的选择与特发性脊柱侧凸相同。但无论是在冠状面还是矢状面上，融合末端都应选择在中立椎及稳定椎上，Jones 等推荐，任何 > 30° 的弯均应融合固定。在所有侧凸畸形矫正中，都应特别小心地选择远端融合固定椎，以防止交界性后凸的发生。

在马方综合征的脊柱畸形患者中，胸椎前凸相对较常见，除了矫正冠状面畸形外，还必须获得矢状面的平衡。使用带牵引钩和椎弓根螺钉的节段内固定系统可以有效地矫正这类畸形。通常情况下，这类患者的胸廓前后径都非常窄，手术治疗应获得更接近正常的胸廓前后径。

对于骨骼未成熟的马方综合征患者，生长棒技术矫正效果满意，而不建议行终末脊柱融合术。同时，该类患者应使用双棒技术。使用双棒技术是因为此类患者需要经历多次的撑开，术中严格的心血管检测在此类患者中非常关键。不是所有的青春期患者都需要手术治疗，但对于确实需要手术治疗的患者，需要行前路融合及后路固定融合。典型的后凸畸形顶椎通常位于下胸椎或胸腰椎，也常波及腰椎。

根据报道，严重脊柱滑脱会出现在马方综合征患者中。据推测，由于肌肉韧带条件差，滑脱可能更易进展。同时也有原位融合治疗Ⅳ度脊柱滑脱获得成功的报道。

## 三、脊柱肿瘤

由于脊柱肿瘤表现各异，其诊断常很困难。脊柱肿瘤的治疗需要一个包括外科医师、放射诊断医师、病理医师和肿瘤内科医师及放射治疗师在内的医疗小组。本节讨论儿童最常见的脊柱原发肿瘤。

### （一）临床表现

检查任何肿瘤患者的第一步是详细询问病史。脊柱肿瘤患者的早期主诉通常是疼痛。由于病变解剖部位不同，疼痛的确切类型和部位各异。总的来说，肿瘤性疼痛不因休息而缓解，且通常在夜间加重。偶尔会出现全身症状，如厌食、体重减轻或发热。年龄和性别可能对鉴别诊断非常重要。

体检应包括全身检查和仔细的脊柱检查。肿瘤可能造成局部压痛、肌肉痉挛、脊柱侧凸和脊柱活动受限。疼痛性侧弯有可能由脊柱肿瘤引起，而肿瘤往往在凹侧，脊柱畸形同样可能继发于疼痛所致的椎体塌陷和肌肉痉挛。超过 50% 的脊柱肿瘤会引起神经症状。仔细的神经检查非常关键。

实验室检查应包括全血象检查、尿液分析和红细胞沉降率，以及血钙、磷和碱性磷酸酶浓度测定。碱性磷酸酶在骨肉瘤患者中可能升高至正常值的 2 ~ 3 倍。乳酸脱氢酶是尤因肉瘤的可靠指标。白细胞及血小板减少是白血病的特征表现。随着检查的进行，如有必要可做进一步的实验室检查。

### （二）放射线检查和治疗

至少应拍摄脊柱正侧位 X 线片。X 线片用来评价脊柱侧凸、后凸、腰椎前凸的丢失、椎弓根的破坏、先天性椎体畸形、溶骨性病变、椎间孔的大小、异常的钙化和软组织肿物。如果存在侧弯，通常情况下，侧弯会表现为在冠状面内出现明显的失代偿。在病变部位侧弯的上方或下方，缺乏一个通常存在的代偿性、平衡性的侧弯。这种侧弯没有通常特发性脊柱侧凸的结构特征，如椎体旋转和楔形椎。对于这类特征的脊柱侧凸，应高度怀疑是由某种潜在因素引起的。

骨扫描对某些脊柱肿瘤的诊断有用，特别是骨样骨瘤。CT 对于确定病变范围和确定是否累及椎管的病变有很好的评价作用；矢状位和冠状位的重建图像对于精确地确定解剖部位和确定病变范围很有必要。MRI 在评价软组织受累范围及确定神经损害的平面和范围方面非常有用。

动脉造影检查可用于确定肿瘤的范围和主要滋养血管的位置。

目前已有针对脊柱肿瘤的手术分期分类系统，其用来指导肿瘤治疗及定义预后。Boriani 等和 Tomita 等提出了外科分期系统，其可用来明确肿瘤边界及帮助手术计划。Weinstein-Boriani-Biagini（WBB）分类将椎体在横断位上分为 12 个放射等份及 5 个同心层，其可评估肿瘤的范围及侵蚀程度（图 44-232）。脊柱肿瘤学组将其垂直翻转进一步修订。脊柱肿瘤还需要明确其所在节段及累及头尾侧的情况。肿瘤的切除范围基于其所在象限。Tomita 等依据其在轴位及矢状位上的解剖定位分类，并用数值系统来反映肿瘤的生长情况（图 44-233，图 44-234）。这个分类用以指导肿瘤治疗。

## （三）活检

某些肿瘤，如骨软骨瘤和骨样骨瘤，一般可以通过临床表现和 X 线表现确诊。其他良性肿瘤，如成骨细胞瘤、动脉瘤样骨囊肿和骨巨细胞瘤，术前诊断通常很困难。活检是诊断肿瘤的最终诊断技术。活检包括切取活检（切取小块肿瘤组织）和切除活检（切除全部肿瘤）。

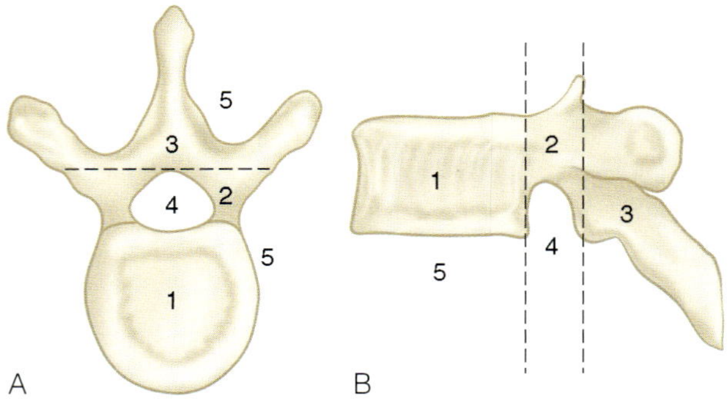


图 44-233 脊柱原发肿瘤的 Tomita 解剖学分类示意图（A）轴位（B）侧位，肿瘤由其所在位置分类，并被标记数字，以反映肿瘤生长最常见的位置：1. 椎体；2. 椎弓根；3. 椎板 - 横突 - 棘突；4. 椎管及硬膜外间隙；5. 椎体旁间隙。

（引自：Tomita K，Kewahara N，Baba H，et al：Total en bloc spondylectomy：a new surgical technique for primary malignant vertebral tumors，Spine 22:324，1997.）

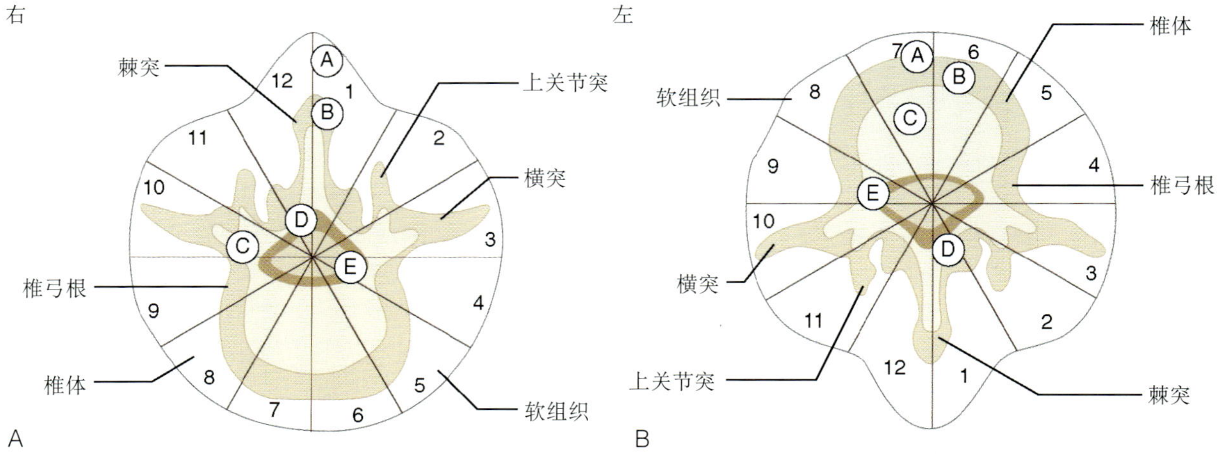


图 44-232 A. Weinstein-Boriani-Biagini (WBB) 分类系统。椎体在横断位上被分为 12 个放射等份，并用数字标记，从中线一侧棘突开始。同心层由椎体外软组织至硬膜内由字母标记。B. 脊柱肿瘤学组将数字逆时针由左侧开始反向标记，以方便使用。圈内的字母：Ⓐ、椎体骨外软组织；Ⓑ、椎体骨内（骨表面）；Ⓒ、椎体骨内（深面）；Ⓓ、椎体骨外（椎硬膜外）；Ⓔ、椎体骨外（硬膜内）

（A 引自：Boriani S，Weinstein JN，Biagini R：Primary bone tumors of the spine：terminology and surgical staging，Spine 22:1036，1997. B 引自：from Chan P，Boriani S，Fourney DR，et al：An assessment of the reliability of the Enneking and Weinstein-Boriani-Biagini classifications for staging of primary spinal tumors by the Spine Oncology Study Group，Spine 34:384，2009.）

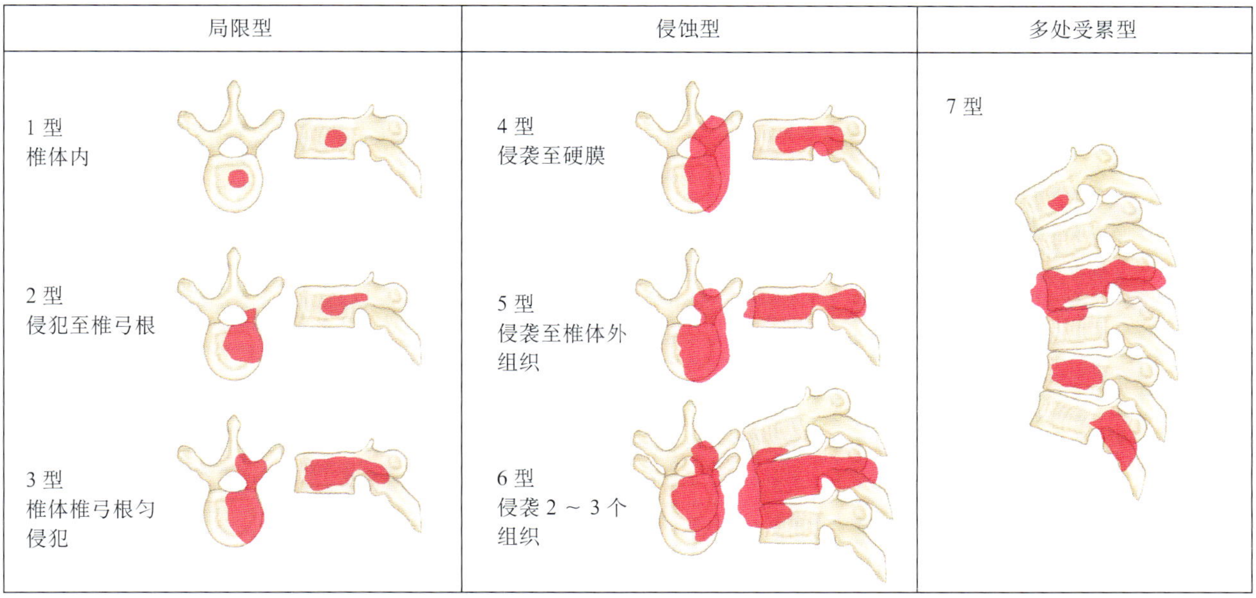


图 44-234 脊柱肿瘤的 Tomita 手术分型。肿瘤的类型由其所累及的范围决定

（引自：Tomita K，Kewahara N，Baba H，et al：Total en bloc spondylectomy：a new surgical technique for primary malignant vertebral tumors，Spine 22:324，1997.）

CT 引导经皮穿刺活检技术是一项极好的诊断技术。Ghelman 等在 CT 引导下活检了 76 例，其中 85% 获得了组织学诊断。Kattapuram，Khurana，Rosenthal 等的活检准确率为 92%。转移性肿瘤诊断准确率最高（95%），良性原发性肿瘤准确率最低（82%）。细针穿刺细胞抽吸技术用于诊断转移性肿瘤及绝大多数感染均比较满意，而大口径针穿刺活检更适合于原发性骨肿瘤。

### 胸椎切开活检术

如果穿刺活检无法确定诊断，切开活检或经椎弓根活检可以获得更多的组织。应注意的是，如果打算切除全部肿瘤，切开活检不应干扰最终的手术。

### 手术技术 44-67

(Michele 和 Krueger)

- 患者俯卧，在病变椎体棘突旁做切口。
- 牵开肌肉显露横突。
- 在横突基底部与椎板连接处截骨（图 44-235A）。
- 压下或牵开横突，显露峡部，显露骨松质结构。用 X 线片确定椎体节段非常重要。
- 通过小孔置入带 1/4 in（1 in=0.0254 m）标记线的3/16 in(1 in=0.0254 m)环钻，向下并轻轻加压，仅靠旋转手法使环钻进入椎弓根，最终进入椎体（图 44-235B），反复取出环钻，每次检查环钻内是否为骨松质，如果是骨松质则表明环钻在椎弓根的骨髓腔内，从后部结构直接开出了一个孔道进入椎体。
- 用小钝刮匙取出病理组织。
- 另一种方法是在横突基底部截骨后，牵开横突，压下邻近的肋骨，显露椎弓根和椎体的连接部。
- 用环钻与中线成 45° 穿过此连接部，用刮匙刮取组织（图 41-235C）。

## （四）脊柱良性肿瘤

儿童最常见的脊柱良性肿瘤是骨样骨瘤、成骨细胞瘤、动脉瘤样骨囊肿、嗜酸性肉芽肿和血管瘤。

1. *骨样骨瘤* 骨样骨瘤由孤立的骨化巢和周围反应性硬化骨组成。文献中未见其恶性变的记载。男性多发。脊柱病变多位于脊柱后部结构，尤其是椎板和椎弓根。椎体骨样骨瘤虽有报道但极为少见。腰椎最易受累。

典型的脊柱骨样骨瘤患者表现为疼痛，夜间加

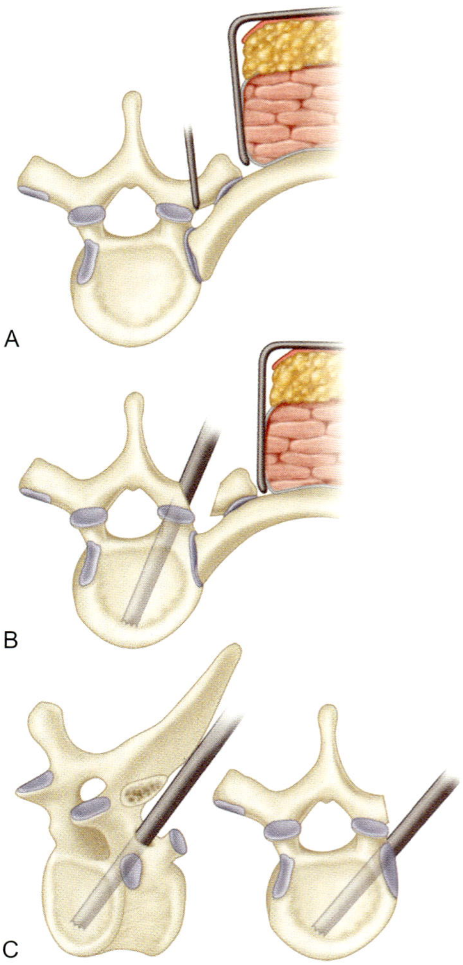


图 41-235 A. 在胸椎横突基底部处截骨；B. 环钻经峡部小孔，通过椎弓根进入椎体；C. 环钻经椎弓根和椎体的连接部进入椎体（见手术技术 44-67）

重，服用阿司匹林可缓解，疼痛随活动加重并局限于病变部位。发生于腰椎的骨样骨瘤常见根性症状。颈椎骨样骨瘤可以出现根性症状，通常在肩部及上肢产生疼痛，但是神经检查结果通常正常。

体检可以发现脊柱病变累及部位肌肉痉挛。由于疼痛，患者可有步态异常。肿瘤局部压痛轻重不一。

骨样骨瘤是青春期痛性脊柱侧凸最常见的原因。尤其是发生在椎体上时，经常伴发脊柱侧凸。骨样骨瘤导致的脊柱侧凸通常被描述为“C”形弯曲，但仅 23% ~ 30% 的侧弯表现为这种类型的弯曲；骨样骨瘤通常位于弯曲的凹侧和顶椎区域。

如果 X 线片能够观察到骨样骨瘤，具有诊断意义的表现为中心为透光区、周围被反应性硬化骨包绕。然而，通常情况下在 X 线片上无法观察到病变。对于任何青春期患有疼痛症状的脊柱侧凸患者应考虑进行骨扫描检查（图 44-236A）。从文献报道来看，没有脊柱骨样骨瘤骨扫描出现假阴性结果的报道。CT 扫描断层非常薄时，可以准确确定肿瘤的位置和侵及的范围（图 44-236B）。

脊柱肿瘤并发侧凸的患者达到某一临界点后，在持续的疼痛刺激下将出现脊柱结构性改变。Pettine 和 Klassen 发现，切除肿瘤后疼痛性脊柱侧凸在 15 个月这一症状临界期能自行矫正。虽然多数骨样骨瘤的自然病程能够自行缓解，但是为了预防出现结构性脊柱侧凸，当儿童或青春期患者的脊柱骨样骨瘤一旦确诊后，就应当切除。骨样骨瘤

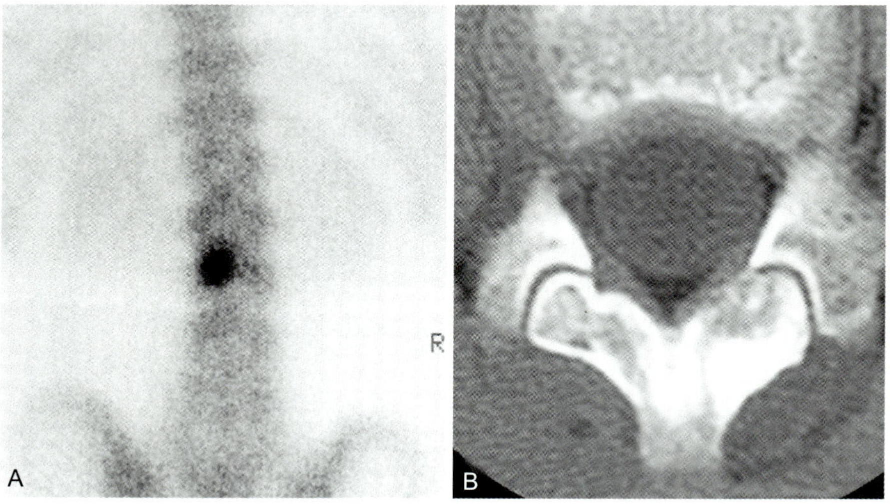


图 44-236 骨样骨瘤患者的锝骨扫描检查（A）和 CT 扫描检查（B）

应全部切除，否则可能复发。如果切除病变后疼痛和畸形持续存在，应考虑可能切除不完全或有多个中心的病变存在。必须对肿瘤进行准确定位。Rinsky 等报道，术中应用放射性核素扫描和伽马摄像进行定位，但摄像机太大，无法准确定位骨样骨瘤的骨化巢。准确定位骨化巢的最佳方法是术前行高分辨率 CT 扫描。术前 2 ~ 3h 注射锝，取下的标本可以进行体外放射性核素扫描检查。如果可以整块切取标本，对标本行 CT 扫描，可以发现骨化巢。

切除这样的病变通常不需要脊柱融合，但如果切除了大部分小关节和椎弓根造成脊柱不稳定，可在肿瘤切除术中进行脊柱融合。术中导航（如“O”形臂系统）可用于术中准确评估需要切除的范围。如果治疗单位有的话，这是一个不错办法。

2. ***成骨细胞瘤*** 许多学者认为骨样骨瘤和成骨细胞瘤不过是一种良性成骨过程的不同表现而已，这种良性成骨过程形成骨化巢，周围被硬化骨包绕。两种病变的组织学相似，两者的主要区别在于，成骨细胞瘤硬化骨较少，而膨胀性肿块更多。直径＞1.5cm 的病变定义为成骨细胞瘤，直径＜1.5cm 的为骨样骨瘤。

良性成骨细胞瘤是少见的原发性骨肿瘤，不足全部骨肿瘤的 1%。在报道的这种肿瘤中，40% 发生于脊柱，其中一半以上并发脊柱侧凸。大多数患者的症状为疼痛，而由于症状的非特异性常延误诊断，确诊前疼痛平均已存在 16 个月。在发生于胸腰段的成骨细胞瘤中，50% 存在脊柱侧凸。成骨细胞瘤通常位于弯曲的凹侧，靠近弯曲的顶点。

与骨样骨瘤相反，依靠 X 线片常可以确诊为成骨细胞瘤，手术切除前，CT 扫描和骨扫描（图 44-237）有助于观察肿瘤的横断面情况和肿瘤的定位。脊柱成骨细胞瘤通常累及后部结构。其中 66% 的病变局限于后部结构，31% 同时累及后部结构和椎体。如果肿瘤仅累及椎体，就很可能不是成骨细胞瘤。典型的成骨细胞瘤的肿块表现为扇贝样或分叶状，边缘清晰，周围常有硬化缘。

脊柱成骨细胞瘤的治疗是完全切除。即使由于病变部位的因素而刮除不完全，治愈率也很高。但如果刮除不完全，术后复发并不少见。也有报道手术刮除不完全发生恶变者，因此，建议应尽可能完全切除肿瘤。由于晚期可能发生肉瘤样变，因此不主张进行放疗。如果早期确诊并立即治疗，切除肿瘤后，脊柱成骨细胞瘤并发的脊柱侧凸通常可以恢复。Akbarnia 和 Rooholamini 发现，3 例术前症状存在时间为 9 个月或更短的患者，切除肿瘤后脊柱侧凸得到改善，而 2 例症状存在时间更长的患者脊柱侧凸没有改善。

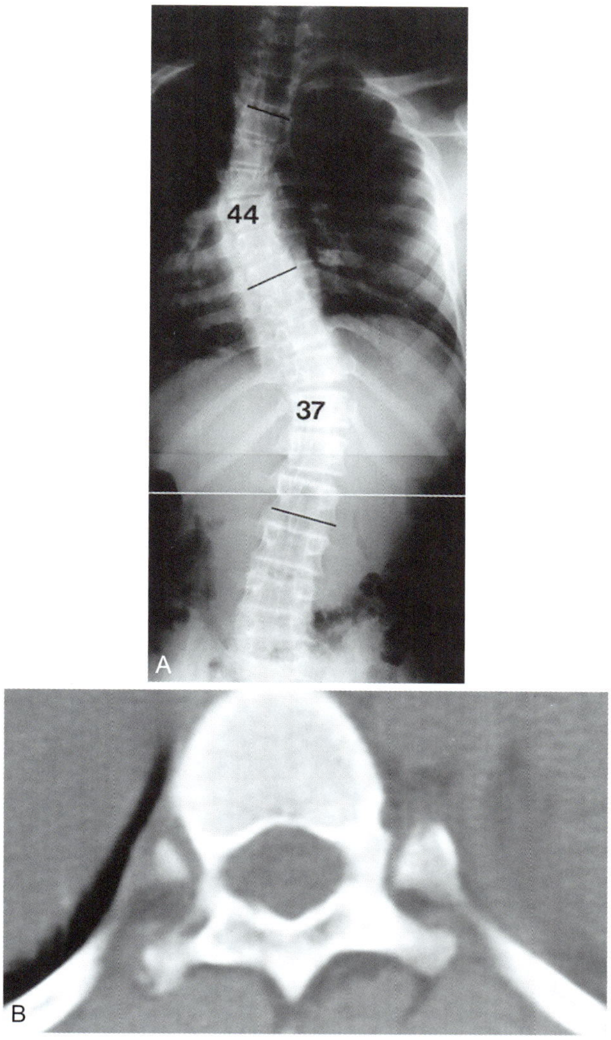


图 44-237 成骨细胞瘤患者的 X 线检查（A）和 CT 扫描检查（B），脊柱右侧成骨细胞瘤导致左胸弯形成

3. ***动脉瘤样骨囊肿*** 动脉瘤样骨囊肿是一种发生于正常骨组织或已有病变上的非瘤性、血管囊性肿瘤。好发于儿童和青年，脊柱多发。该病的特征性 X 线片表现为膨胀性病变，周缘被薄层反应骨包绕。病变可位于椎体，但更常位于后部结构。与其他脊柱肿瘤不同的是，动脉瘤样骨囊肿是唯一可波及间盘与多个脊柱节段的良性肿瘤。疼痛是最常见的症状，脊髓受压可产生神经根放射症状。

治疗上应尽可能手术切除。由于肿瘤血管相当丰富，如果预计行手术治疗，应考虑术前进行栓塞。栓塞应作为手术的辅助性手段，如果血管为脊髓重要节段或大脑供血，则不应进行栓塞。栓塞的适应证为中央位置的良性肿瘤。一项研究中，4 例进行栓塞的患者 3 例为动脉瘤样骨囊肿。禁忌证包括无血管肿瘤及血管同时对肿瘤及脊髓供血，如栓塞该类血管脊髓将发生梗死。Dick 等建议对将要做放疗的恶性肿瘤不应行栓塞，因为放疗需要细胞具有较高的氧浓度。选择性动脉栓塞治疗动脉瘤样骨囊肿是一种很好的选择，其主要缺点是需要多次栓塞、反复 CT 扫描和血管造影。放射治疗应仅适用于手术无法切除的病变。

许多脊柱动脉瘤样骨囊肿患者有神经症状（30%），包括完全或不完全性瘫痪、神经根症状或体征。如果出现这些症状，应完全切除动脉瘤样骨囊肿，进行椎管减压。至于手术方式是选择前路、后路或联合应用前后路，应视肿瘤的具体部位而定。

4. **嗜酸性肉芽肿**　儿童嗜酸性肉芽肿通常是单发病变。这种非肿瘤病变的病因尚不清楚。约有 10% 的病例累及脊柱。嗜酸性肉芽肿可引起不同程度的脊柱塌陷，包括典型的扁平椎体（图 44-238）。尽管椎体可以发生显著的塌陷，但是，仍然可以没有神经损害，治疗后可以很好地恢复椎体高度（图 44-239）。嗜酸性肉芽肿骨扫描检查可能出现核素吸收增加。如果 X 线检查发现椎体溶骨性改变，椎体没有扁平，而骨扫描正常，这种情况可能属良性病变，但仍然需要活检以明确诊断。鉴别诊断包括动脉瘤样骨囊肿、急性白血病、转移性神经母细胞瘤和尤因肉瘤。MRI 对嗜酸性肉芽肿与恶性肿瘤的鉴别可能会有帮助。合并有椎体塌陷的嗜酸性肉芽肿常不会表现为明显的软组织肿块，而恶性肿瘤，如尤因肉瘤常有广泛的软组织受累（图 44-240）。总的来说，扁平椎体的治疗主要是缓解症状，病变通常会自行愈合。经适当的矫正术可有效地减轻脊柱畸形。其他的治疗方法如刮除植骨、放疗和肿瘤内注射皮质类固醇激素，虽有报道，但极少应用。

5. **血管瘤**　血管瘤是最常见的骨良性血管性肿瘤。大多数血管瘤侵及椎体或颅骨，而侵及其他骨很少见。脊柱血管瘤通常在偶然中发现，只有在出现神经功能损害时才需要手术治疗（图 44-241C）。据报道，从尸检的结果来看，脊柱血管瘤发生率多达 12%。病变的表现通常很典型，呈垂直栅栏状（图 44-241A，B）。Laredo 等将椎体血管瘤细分为 3 个类型，第一类为最常见的无症状椎体血管瘤；第二类为压迫脊髓和马尾的压迫性椎体血管瘤；第三类为引起临床症状（症状性椎体血管瘤）的罕见椎体血管瘤。他们指出，有 6 项 X 线指标提示椎瘤可能会引起压迫性症状，如胸椎（T3 ~ T9）血管瘤、全椎体受累、椎管（尤其是椎弓根）受累、不规则的蜂窝状表现、骨皮质变得膨胀而壁薄、软组织肿胀。他们认为，椎体血管瘤患者出现不明原因的腰背痛时，存在上述 3 个或 3 个以上的征象者，可能是症状性椎体血管瘤。Laredo 等还比较了无症状和有症状的椎体血管瘤患者的 MRI 表现，发现某些椎体血管瘤在 T1 加权相上表现为低信号，说明血管瘤含有大量的血管成分，这

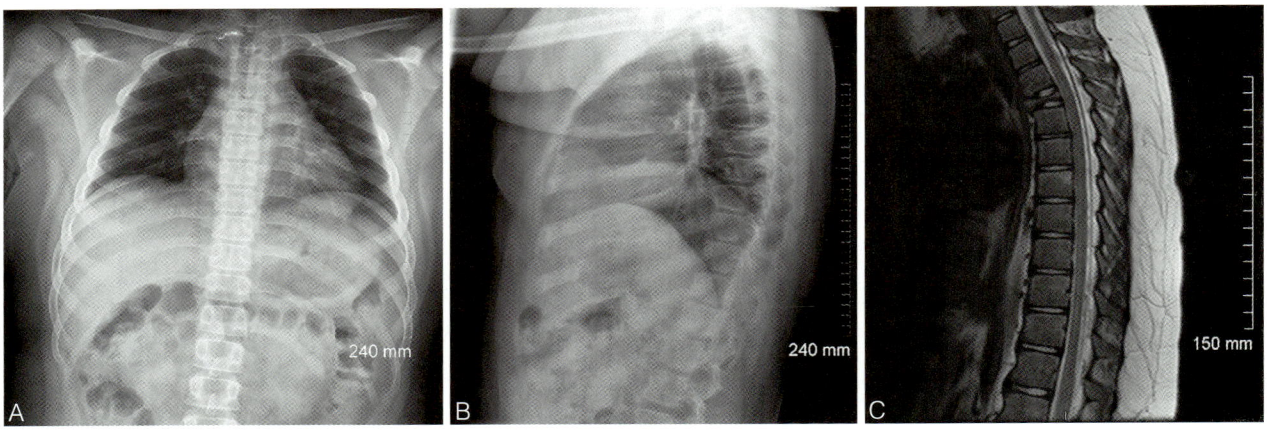


图 44-238　嗜酸性肉芽肿瘤致 10 岁儿童 T4 扁平椎
A，B．X 线表现；C．矢状位 MRI 表现

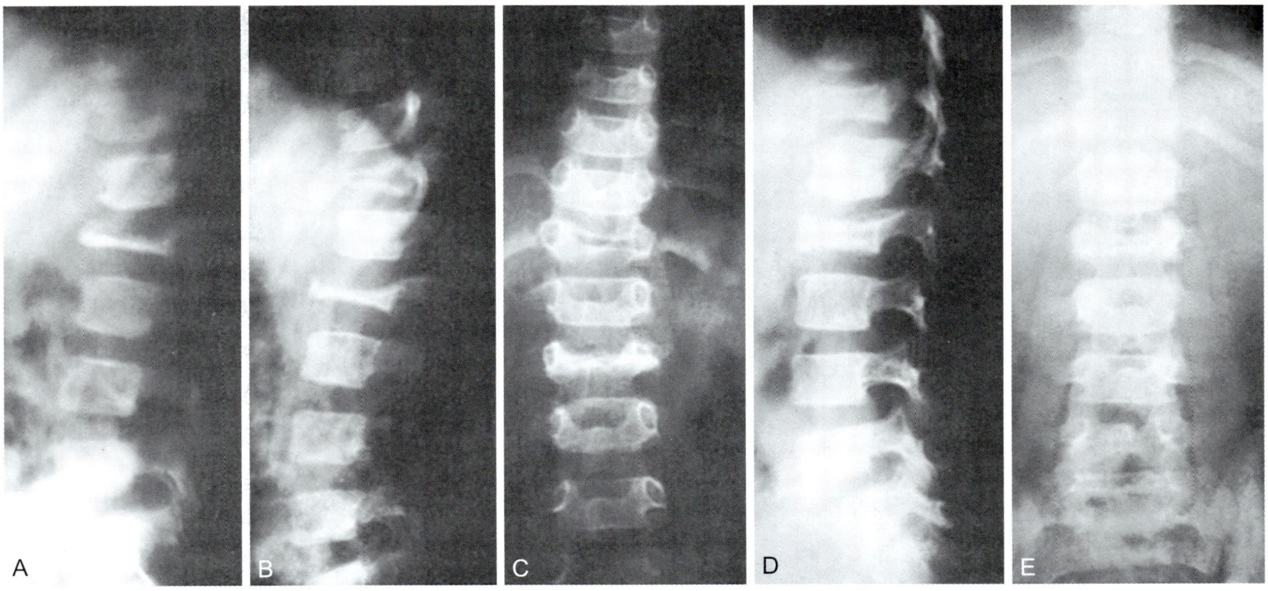


图 44-239 A. 患有脊柱嗜酸性肉芽肿的 3.5 岁儿童；B. 3 周后 T12 椎体突然塌陷，L2 椎体变平；C. T12、L2 椎体塌陷；D，E. 16 个月后适度重建 T12、L2 椎体高度

（引自：Seiman LP: Eosinophilic granuloma of the spine, *J Pediatr Orthop* 1:371, 1981.）

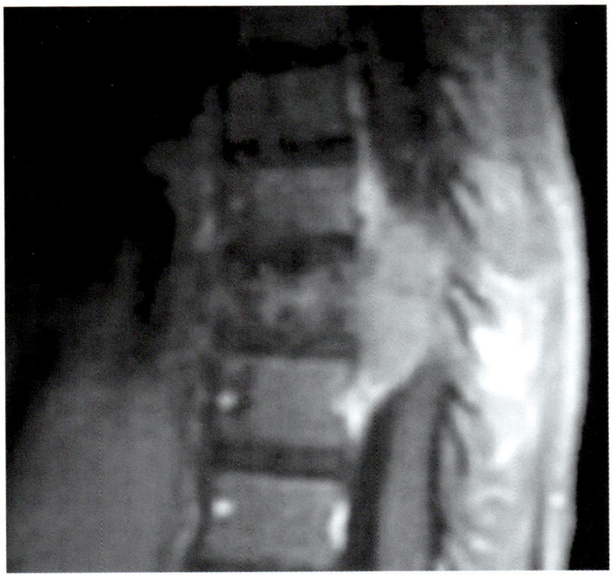

图 44-240 患有脊柱硬膜外尤因肉瘤的 8 岁儿童，MRI 矢状位 T1 像。广泛软组织肿块提示脊柱恶性肿瘤

（引自：Garg S, Dormans JP:Tumors and tumor-like conditions of the spine in children, *J Am Acad Orthop Surg* 13:372, 2005.）

可能就是引起患者症状的主要原因。大多数椎体血管瘤存在富含脂肪衰减的 CT 值，表现为 T1 加权相高信号，表明椎体血管瘤富含脂肪组织。正如笔者的经验，大多数椎体血管瘤都是无症状的，只是偶然被发现。如果出现神经功能障碍和前柱塌陷，建议按 Dick 所述术式切除病变，术前行辅助性栓塞。

### （五）脊柱原发性恶性肿瘤

脊柱原发恶性肿瘤少见。儿童最常见的是尤因肉瘤和成骨肉瘤。

1. **尤因肉瘤** 尤因肉瘤是一种相对少见、组织起源尚未确定的原发恶性骨肿瘤。男性常见，最常发生于 10 ～ 20 岁。所有的骨组织，包括脊柱都可被侵及。肿瘤常常首发于骨盆或长骨，迅速转移至其他骨骼，包括脊柱，尤其是椎体和椎弓根。

目前治疗尤因肉瘤的常用方法是放疗和辅助性化疗。少数情况下，由于神经受压迫或存在脊柱不稳定，可能需要手术稳定脊柱。当需要进行神经减压时，可能同时也需要重建脊柱的稳定性。

2. **骨肉瘤** 骨肉瘤是除多发性骨髓瘤外最常见的原发恶性骨肿瘤，但脊柱起源者不超过 2%。它是一种恶性骨肿瘤，瘤细胞形成肿瘤性类骨质或骨组织，或两者兼有。典型的骨肉瘤在 10 ～ 15 岁的男孩中常见（图 44-242）。肿瘤发展迅速，脊柱多发转移比原发病灶更常见。基于脊柱的病灶是单发的、原发的或转移的，来决定是否采取手术治疗。如果有必要行脊髓减压手术，或当脊柱结构的完整性受到了破坏时，常需要行脊柱稳定手术。如果需行肿瘤的扩大切除，由于神经结构限制了切除的范围，不可能像肢体手术那样达到理想的肿瘤边界外切除。

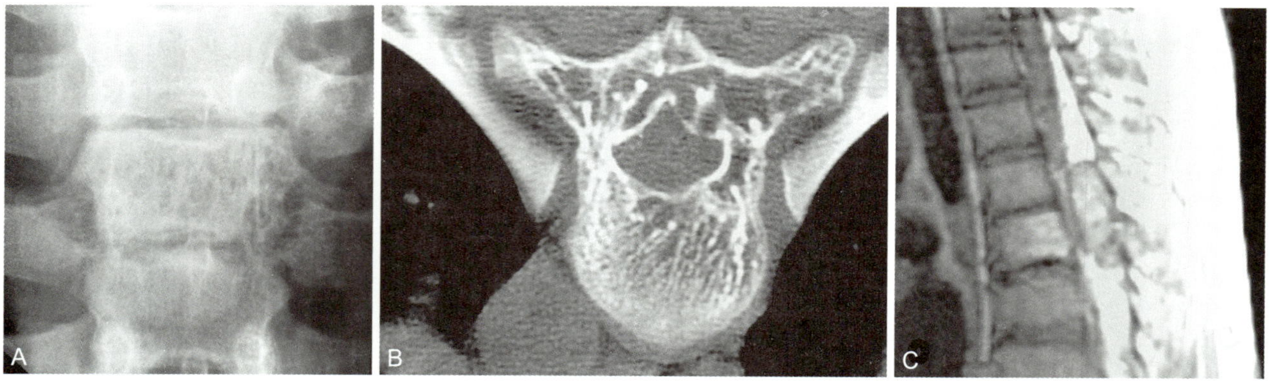

图 44-241 侵入椎管的血管瘤患者的 X 线检查（A）、CT 扫描（B）、MRI 检查（C）

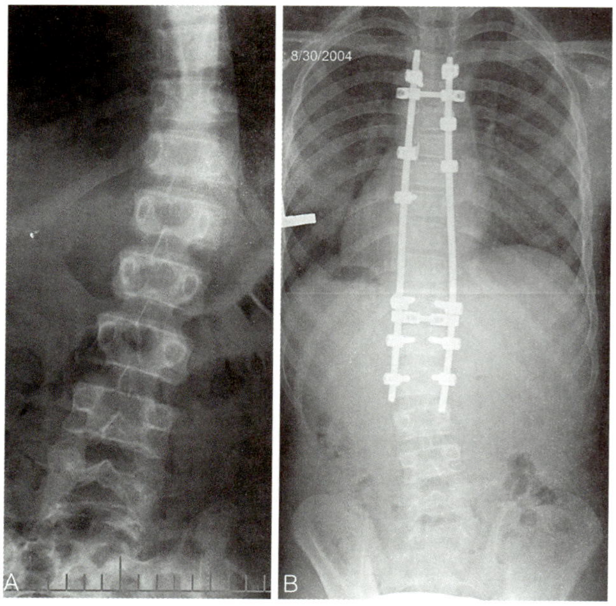

图 44-242 A. 14 岁儿童骨肉瘤；B. 肿瘤切除并稳定脊柱

## 四、放疗后脊柱畸形

1903 年 Perthes 首先证明了放射线对骨发育的阻碍作用。后来的研究提示骨骺对放射线尤其敏感。600 rad 或更大剂量的放射线照射使骨骺出现某种程度上的生长迟缓，在剂量＞1200 rad 时，骨生长完全停止。椎体的纵向生长是通过真正的骨骺软骨实现的，与长骨干骺端的纵向生长相同。神经母细胞瘤、Wilms 肿瘤、髓母细胞瘤是儿童期常见的 3 种实体肿瘤，放疗是治疗体系的一部分，在这种情况下，脊柱会暴露于受放射线照射区域。

### （一）发病率

Mayfield 等研究了在治疗神经母细胞瘤患儿时出现的脊柱畸形，Riseborough 等研究了治疗 Wilms 肿瘤患儿时出现的脊柱畸形。通过这些研究，可以总结出几条原则。在放射线剂量和畸形的严重程度之间似乎存在直接的联系。通常情况下，少于 2000 rad 的剂量不会发生明显的畸形；剂量为 2000 ～ 3000 rad 出现轻度的脊柱侧凸；剂量在 3000 rad 以上时，则会发生更严重的脊柱侧凸畸形。对幼儿放疗时，尤其是年龄在 2 岁或更小的患儿，会出现最严重的椎体生长紊乱。对年龄＞4 岁的患儿进行放疗，较少并发脊柱畸形。不对称放疗并发的畸形更多且更为严重。Engel 和 Arkin 等通过体内和体外的不对称放射，已建立了试验性侧凸模型。对于大多数患者，直到青少年生长快速期前，脊柱侧凸较轻微，在快速生长期侧弯可能加重。脊柱侧凸是最常发生的畸形，通常受照射一侧是凹侧。脊柱后凸可能伴发于脊柱侧凸，或单独存在，最常发生于胸腰段。由于肿瘤侵入硬膜外，需要行椎板切除减压，这种情况尤其可能出现中度或重度的脊柱畸形。同样，截瘫患儿的畸形也容易迅速进展。如果没有这两种并发症出现，大多数情况下放疗引起的脊柱侧凸畸形较小，无须治疗。由于这些侧弯的加重通常发生在青少年快速发育期，任何接受脊柱放疗的儿童都应该进行骨科检查和定期随访，直到骨骼发育成熟。

### （二）X 线表现

Neuhauser 等描述了放疗后脊柱的 X 线改变，Riseborough 等将 X 线所见分为 4 组。最早的明显变化是在脊柱的放疗区域内椎体的改变，这是椎体软骨终板骺软骨内生长受到破坏的表现。这些病损最显著的特征是生长停止线，随后出现“骨中骨”的征象（占 28%）（图 44-243）。最常见的征象是终板不规则，伴有骨小梁排列的改变和椎体高度下降（83% 的病例）。20% 的患者存在椎体轮廓异常，引起前部狭窄和椎体鸟嘴样改变，如在 Morquio 病中所见（图 44-244）。在所有研究的 81 例患者中，前后位 X 线片上明显可见非对称性或对称性椎体发育障碍。第二组 X 线改变包括脊柱排列的变化。70% 患者出现脊柱侧凸，25% 出现脊柱后凸。第三组 X 线改变包括脊柱以外的骨质改变，其中最常见的是髂骨翼发育不良（占 68%）和骨软骨瘤（占 6%）。第 4 组包括无明显中轴骨畸形表现的患者（占 27%）。

### （三）治疗

大多数研究表明，直到青少年生长快速期，脊柱侧凸一般都较轻，生长快速期时侧弯进展较快且严重。通过矫形支具治疗的患者，50% 侧弯得到改善或不发展，尤其对于放疗后脊柱结构性变化和严重的软组织瘢痕患者。手术治疗的适应证包括脊柱侧凸 40° 以上或胸腰椎后凸 50° 以上。患者经支具治疗后，脊柱畸形仍进展者也考虑行手术治疗。Riseborough 等介绍，这些侧弯通常比较僵硬，很难进行充分的矫形和融合。广泛的软组织瘢痕更增加了手术的复杂性。许多需要手术治疗的患者存在侧后凸畸形，还有许多先前曾行椎板切除术，这会对获得牢固的融合产生不利影响。这类患者脊柱融合时间延长，常常出现假关节形成。

对所有脊柱后凸超过 40° 的患者均应考虑行前、后路联合融合手术，前路行支撑植骨或前路椎间融合和后路器械矫形固定。前路器械很少使用，因为放疗后骨的性状不可预料。多钩或椎弓根螺钉节段性固定系统能够加压和撑开，对于这些患者是理想的后路器械。在肿瘤放疗过程中，必要时行 MRI 随访，尽可能选用钛合金内置物。融合区域的选择原则与特发性脊柱侧凸相同（参考以前有关融合节段和多钩节段性器械放置位置的章节）。应大量使用非放疗区域的髂嵴骨质。Ogilvie 建议术后 6 个月若有任何假关节形成的征象而需要再次植骨，应探查融合部位。因为椎体骨质的问题，术后要用 TLSO 制动，直到完全融合为止。

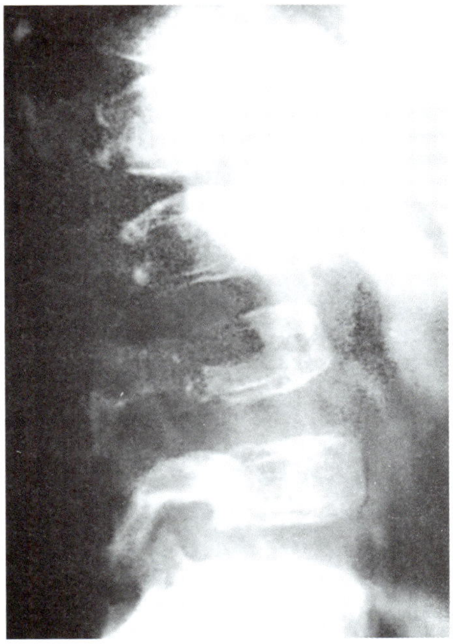

图 44-243 接受放疗后脊柱的“骨中骨”的征象，与长骨的生长停止线等同

（引自：Katzman H, Waugh T, Berdon W: Skeletal changes following irradiation of childhood tumors, *J Bone Joint Surg* 51A:825, 1969.）

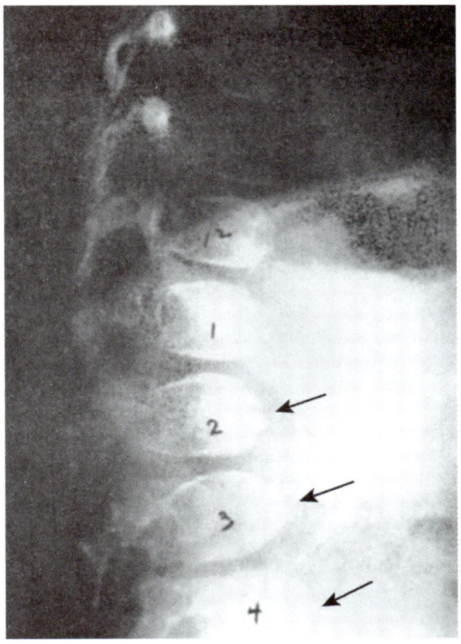


图 44-244 Wilms 瘤放疗后的 8 个月龄幼儿椎体畸形轮廓

（引自：Katzman H, Waugh T, Berdon W: Skeletal changes following irradiation of childhood tumors, *J Bone Joint Surg* 51A:825, 1969.）

### (四)并发症和陷阱

对放疗所致的畸形行脊柱融合术后假关节形成、感染和神经损伤较其他的脊柱融合更常见。假关节的增加归结于骨的质量较差、骨的血管较少、骨骼不成熟、后凸畸形及椎板切除后的脊柱后方复合体缺如。血管和皮肤的质量较差一直与高感染率有关。有时腹膜后间隙有严重的瘢痕形成，使前路显露更困难。因为放射线会损伤内脏器官，脊柱融合术后常并发肠梗阻、穿孔及瘘道形成。这与术后石膏管型综合征很难鉴别。以往报道 2 例接受神经母细胞瘤化疗和脊柱后凸畸形矫形治疗的患者术后出现截瘫，并认为这 2 例患者都患有亚临床型放射性脊髓病，同时脊柱矫形破坏了脊髓的小动脉供血，外科医师必须警惕这种可能性，避免过度矫形。

## 五、骨软骨发育不良

### (一)骨骼弯曲性侏儒

骨骼弯曲性侏儒是一种常染色体隐性遗传疾病。根据出生时的临床特征可诊断该疾病，对于高危家族，通过产前超声检查和分子遗传学检测也可做出诊断。该病的临床及影像学表现包括短肢、身材矮小、多发关节挛缩及关节的提前退变。脊柱方面常见的包括颈椎后凸、侧凸及腰椎前凸过大等。Remes 等发现 88% 的骨骼弯曲性畸形患者并发脊柱侧凸畸形，他们将侧凸分为 3 个亚型：早期进展型、类特发型及轻度非进展型。早期进展型与婴幼儿特发性侧凸畸形的进展型相似，起病早、进展迅速及预后不良。类特发型侧凸畸形患者与青少年特发性脊柱侧凸相似。

并发于骨骼弯曲性侏儒中侧凸畸形的治疗指征尚未明确，骨骼弯曲性侏儒患者本身在外形上已经有很多异常，因此必须谨慎评估手术所能取得的效果。支具只对这种患者较轻的侧弯有效。如果侧弯采用支具无效，脊柱畸形就会进展为严重的侧凸畸形，引起躯干不平衡，导致步态不稳和身高的进一步降低。疾病的进展速度和发病时间是最重要的因素：发病时间越早，疾病进展越迅速，畸形越严重，预后也就越差。除非采取手术治疗，否则脊柱侧凸的早期进展型实际上常进展为严重的畸形。对于很小的儿童，可考虑生长棒系统内固定。为避免限制脊柱生长，可间隔 15 ~ 18 个月重复手术以延长固定棒，而不是通常的间隔 6 个月。如低龄儿童侧凸进展明显，不适合生长型棒系统内固定，则需要考虑前后路联合脊柱融合。如果生长棒成功应用，到 10 岁时，大多数骨骼弯曲性发育不良患者的脊柱生长已完全，此时可行永久性脊柱融合。

这种疾病常伴发颈椎后凸，虽然常随年龄增长而逐渐消除，但如果不予治疗仍可引起四肢瘫。对这类患者，必须对颈椎行影像检查。如果颈椎后凸加重则需要手术治疗。如果后凸轻微，可单独行后路融合，加用头环支具治疗。对于年龄较大的儿童或更为严重的颈椎后凸，则需要前后路联合融合手术。如果后凸引发神经损害，则需要在前后路融合的同时，在后凸顶椎处行前路减压术。

### (二)脊椎骨骺发育不良

脊椎骨骺发育不良的其他骨科情况在第 32 章讨论。

这种疾病常并发的脊柱问题是脊柱侧凸、脊柱侧后凸及齿突发育不良所致的寰枢椎不稳(图 44-245)。如果脊柱侧凸和脊柱侧后凸是进展性的，在某些情况下，采用矫形支具治疗有助于将患者年

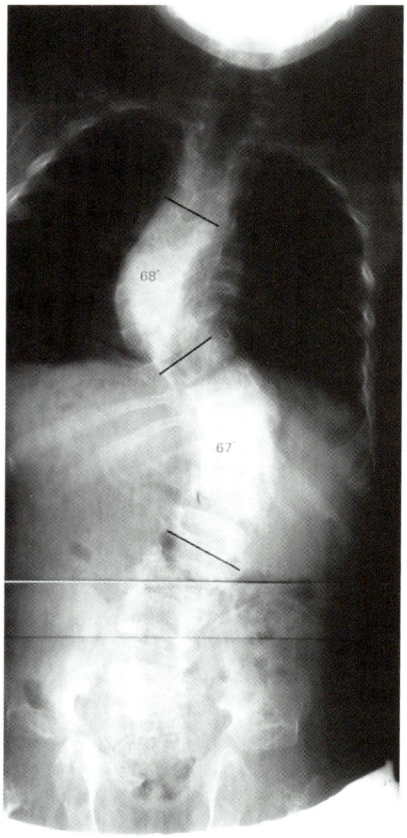


图 44-245 脊椎骨骺发育不良患者的脊柱畸形

龄延迟更大时再进行脊柱融合。Bethem 等发现，Milwaukee 支具处理脊柱后凸比处理脊柱侧凸更有效。Kopits 发现在脊椎骨骺发育不良患者中，30% ~ 40% 有寰枢椎不稳。这类患者 2 ~ 3 岁仍不能行走，最常见的原因可能是上颈椎的脊髓受压。需要拍摄颈椎过伸过曲侧位 X 线片。如果椎体骨化延迟而不能准确确定该段颈椎的运动，则需要行侧位过伸过曲 MRI 检查。一旦明确颈椎存在不稳定，就要行手术融合治疗。

如果采用支具治疗后侧弯继续进展，则需要行融合手术。与软骨发育不良不同，在脊椎骨骺发育不良患者中，通常没有椎管狭窄，手术可采用标准尺寸的内固定系统。

## 六、成骨不全

成骨不全的原因是胶原产物异常，形成有缺陷的骨质和结缔组织。成骨不全的其他骨科问题在第 32 章阐述。

文献报道成骨不全患者脊柱畸形的发生率为 40% ~ 90%。Hanscom 等根据骨骼受累程度和发生脊柱畸形的可能性提出了一个分类方法：A 型，患者骨骼畸形较轻，脊椎轮廓正常；B 型，患者长骨弯曲，双凹椎体皮质增宽，骨盆轮廓正常；C 型，患者长骨变弯变细，在 10 岁左右发生髋臼内陷；D 型，患者与 C 型患者畸形相似，只是在 5 岁前膝关节出现囊性变；E 型，患者在功能方面完全不能自理。在他们的患者中，A 型患者发生脊柱侧凸的占 46%，C 型和 D 型患者均有脊柱侧凸。Benson 等在回顾 100 例成骨不全患者后得出的共同的结论为：疾病的严重性与侧弯发展的风险和严重性相关。Anissipour 等回顾了 157 例成骨不全脊柱侧凸的患者。使用修改后的 Sillence 分类，患者分为轻微的（Ⅰ型）、中度的（Ⅳ型）、重度的（Ⅲ型）疾病。脊柱侧凸进展高发于Ⅱ型和Ⅳ型成骨不全患者，而Ⅰ型患者为良性病程。Ⅲ型患者 6 岁前使用二膦酸盐类药物治疗改善了侧凸进展情况。

成骨不全患者脊柱侧凸的自然病程为持续性加重。年轻时出现的脊柱侧凸几乎都是进展性的，并且侧弯的进展可持续至成年。同时，很多成骨不全的成年人有严重和致残的脊柱畸形。

### （一）麻醉问题

在进行成骨不全患者麻醉时，需要注意多项问题。首先要注意骨折的危险，在搬动这些患者时要相当小心，包括在手术台上摆体位时空虚部位的填充要充分，搬运要仔细。在建立静脉通道和应用血压计袖带时也要仔细，因为两者都可能造成骨折。插管和气道控制也存在问题，因为这些患者通常头大、颈短，舌头通常不成比例的肥大。为方便插管而使头过伸时可引起颈椎骨折和下颌骨骨折。因为多数成骨不全患者都有胸椎畸形，呼吸功能可能会很差。

成骨不全患者有高热的趋势。高热虽不属恶性型，但可能与甲状腺激素水平有关，至少半数成骨不全患者有此表现。有学者发现高热可由各种麻醉药物及阿托品诱发，因而建议这类患者避免用阿托品。如果出现高热可以给予物理降温、吸氧、碳酸氢钠、心血管刺激物和丹曲洛林钠。Libman 建议在术前运用丹曲洛林钠以防止高热。他也建议减少琥珀酰胆碱并发的肌颤。如有可能，也可用其他药物。如需要用琥珀酰胆碱，应先用非除极肌松药减少肌颤。

### （二）矫形支具治疗

大多数学者认为支具不能控制严重成骨不全患者的进展性脊柱侧凸。即使侧弯很小，支具治疗也不能阻止成骨不全患者脊柱侧凸的进展。Hanscom 等却认为在严格控制下，矫形支具治疗是 A 型和 B 型成骨不全患者手术治疗合理的替代方法。对已有胸壁畸形、脆性肋骨和椎体畸形的患者，支具的效用能否传导至脊柱上还值得怀疑。

### （三）手术治疗

不管患者的年龄多大，只要没有手术禁忌证，建议对侧弯 50° 以上的成骨不全患者行脊柱融合（图 44-246）。是否行脊柱融合取决于侧弯的程度和有无进展，而不是由患者的年龄决定。Yong-Hing 和 MacEwen 报道的病例中，1/3 的患者有并发症，5/60 例有假关节形成，9 例术中失血超过 2.5 L，14 例出现与内固定有关的并发症。在没有假关节形成和脊柱后凸的患者中，融合节段在后期没有出现进一步加重。目前，学者建议进行融合，以预防 B 型、C 型或 E 型成骨不全患者脊柱畸形的进展和心肺疾病。

A 型成骨不全患者通常可以使用多钩节段性器械或椎弓根螺钉内固定。病情较轻的患者可以用与特发性脊柱侧凸相类似的方式治疗，但不应尝试较大程度的矫形。应该从髂嵴上取骨，但骨量常不足，需要用同种异体骨补充。如果患者体形较小，可用儿科骨钩和器械内固定。必须仔细预弯撑开棒，使之与脊柱冠状面和矢状面上的轮廓一致，防止在骨钩上产生过度的拉出力。在这些患者中，可以使用甲基丙稀酸甲酯加强骨钩固着力。

对更严重（C 型或 D 型）的患者，Hanscom 等建议使用节段性钢丝 L 棒（图 44-247）。拧紧钢丝时必须极其小心，防止钢丝自椎板后侧拉出。也可以使用 Mersilene 索带。如果脊柱畸形在变严重以前已稳定，则不必要行前路手术。

由于骨质不良，术后有必要用 TLSO 制动 6 ~ 9 个月，直到牢固融合。

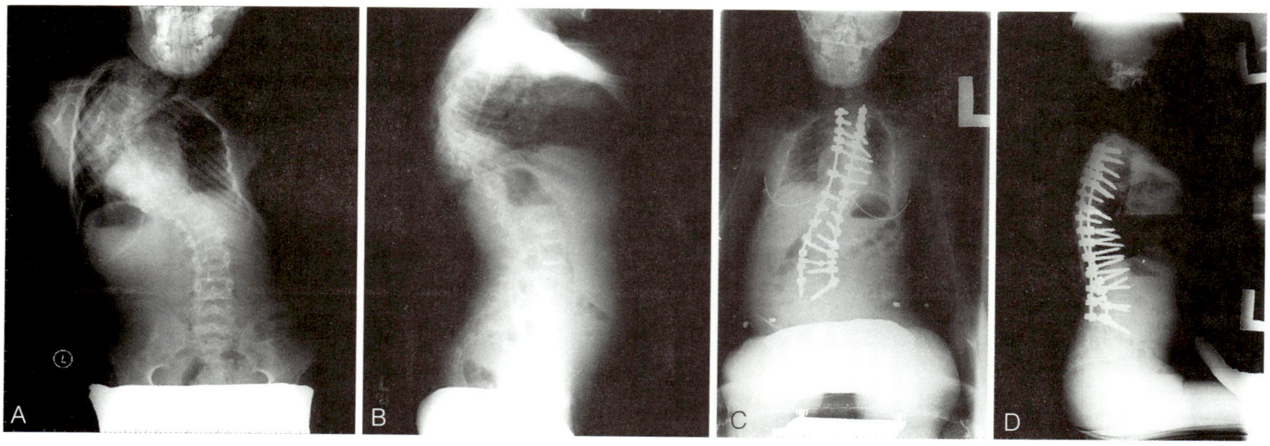
图 44-246 A，B. 成骨不全患者合并脊柱畸形；C，D. 行后路固定融合术

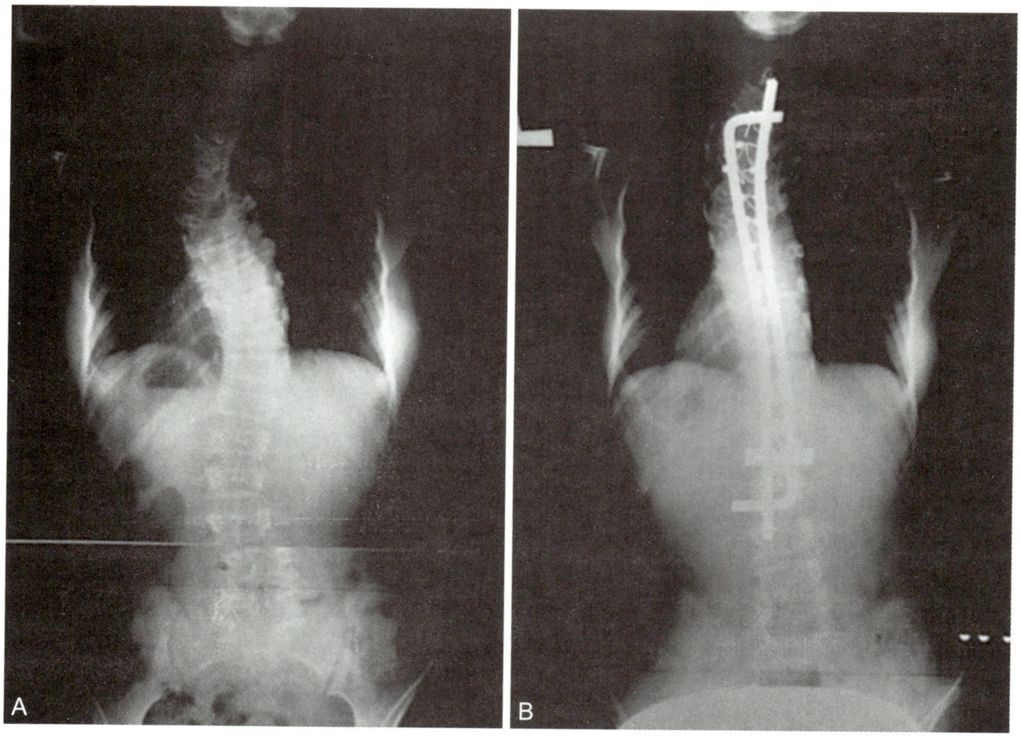
图 44-247 A. 成骨不全伴进展性脊柱侧凸患者，术前后前位 X 线检查；B. 椎板下钢丝及 L 棒内固定术后 X 线检查

# 第十四节 罕见原因导致的脊柱后凸

## 一、椎板切除后脊柱畸形

儿童椎板切除术最常用于诊断和治疗脊髓肿瘤，也可以用于其他疾病，如神经纤维瘤病和脊髓空洞症。多位学者报道了儿童椎板切除术后脊柱畸形的发生率为 33% ～ 100%。

脊柱后凸是多节段椎板切除术后最常发生的畸形（图 44-248）。研究显示，15 岁以下儿童行椎板切除术后更易发生畸形；椎板切除的节段越高，脊柱畸形和不稳定的可能性越大。以上研究病例中，颈椎和颈胸椎椎板切除术后均发生畸形。Lonstein 等根据椎小关节的状况描述了两种基本的脊柱后凸畸形：短锐角后凸或长弧形后凸。

脊柱侧凸也可以发生于椎板切除术后，并且通常在椎板切除术的部位与脊柱后凸并发。脊柱侧凸

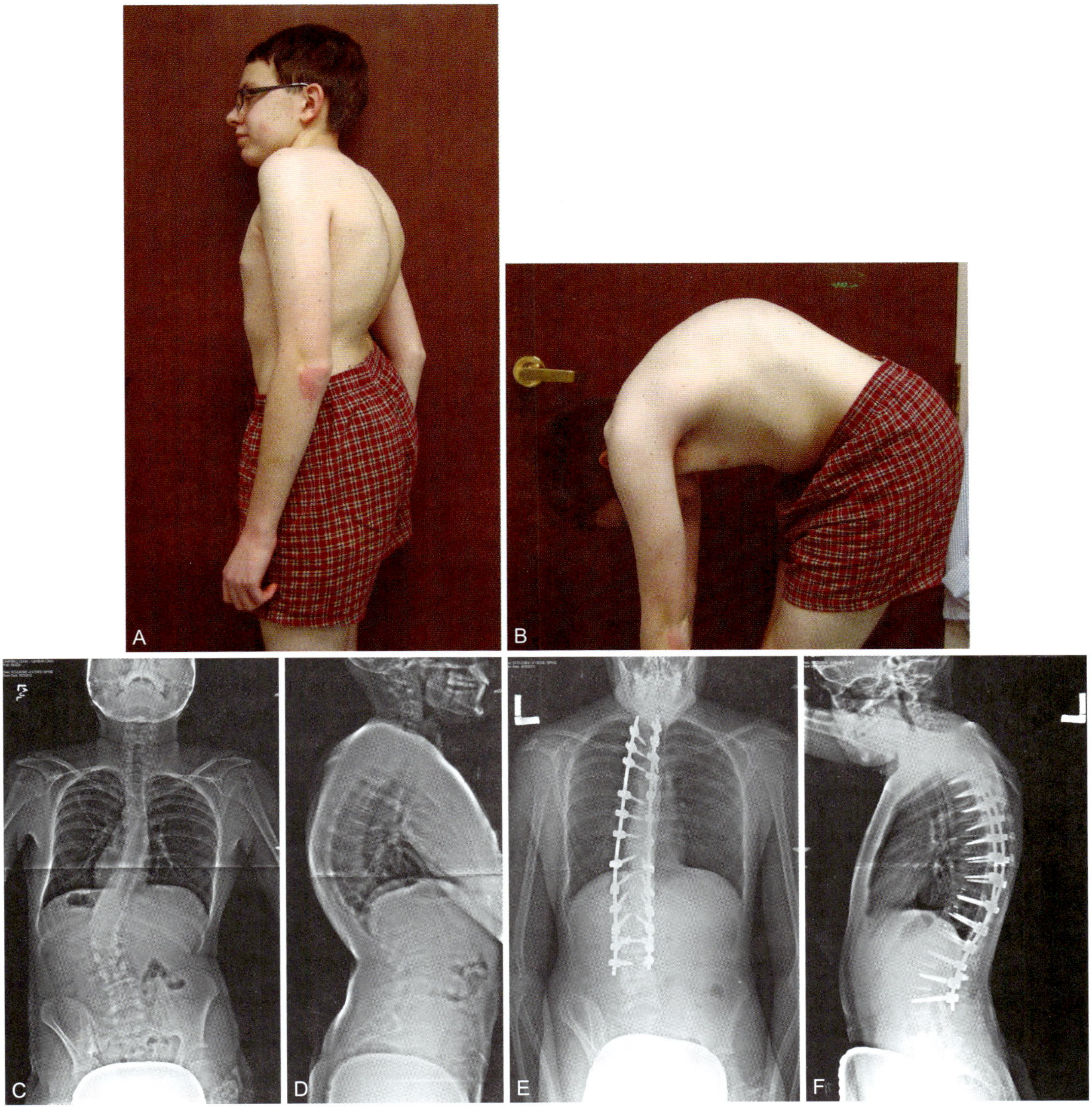


图 44-248 椎板切除术后脊柱后凸

A，B. 外观照；C，D. 术前正侧位片；E，F. 后路融合固定后正侧位片

可以发生于椎板切除节段的下方，这种侧弯是由脊髓肿瘤及其治疗造成的瘫痪所引起而不是椎板切除术本身的原因。

多节段椎板切除术后脊柱不稳定的原因包括骨骼和韧带缺失、神经肌肉不平衡、进展性骨畸形和放疗。儿童常见的是椎体楔形变和脊柱节段过度运动，而不是在成年人中常见的半脱位。椎板切除后椎体前部软骨终板的压力增加，并且随时间推移，软骨生长减少，因此出现椎体楔形变（图 44-249）。Panjabi 等认为，切除棘间韧带、棘突和椎板损害后部稳定性，正常的屈曲力产生了后凸畸形。Lonstein 等强调了在这些畸形中椎小关节的重要性。他们认为，完全去除一个节段上的双侧小关节，导致明显的不稳定和这个节段的明显成角，引起锐角后凸、椎间孔扩大、后方椎间隙开口（图 44-250）。如果只完全去除一侧的小关节突，角状后凸畸形可伴有锐性的脊柱侧凸，顶点在同一节段。如果保留所有小关节，在椎板切除的区域可有椭圆形的后凸畸形。根据学者报道，10 岁以下的完全瘫痪患者脊柱畸形的发生率极高。由脊髓肿瘤及其治疗所致的广泛椎板切除和瘫痪患者很可能出现进展性脊柱畸形。治疗很多脊柱肿瘤的放疗与椎体骨骺的损伤有关，继而引起脊柱畸形（见放疗后脊柱畸形）。因此，椎板切除后脊柱畸形的原因是多方面的。

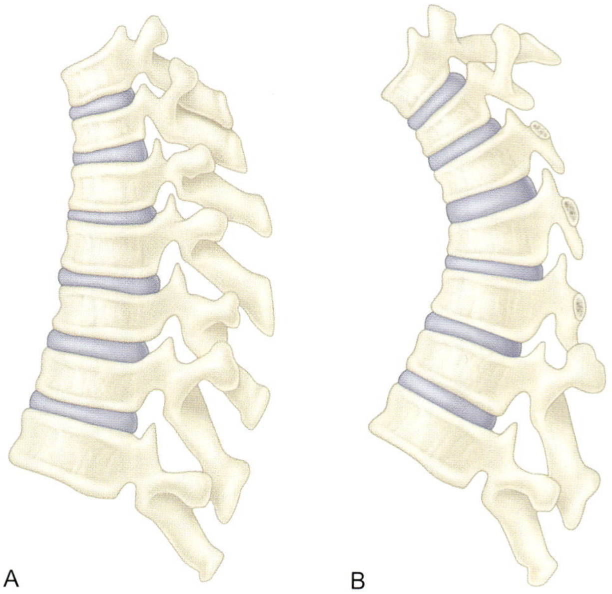


图 44-249　胸椎多椎板切除术前、术后。对比显示其对椎体生长的影响

A. 椎板切除术前椎体前方轮廓呈矩形；B. 多椎板切除术后，因后方支持缺失，椎体前方所受压力增加。该压力使椎体前方生长较后方缓慢，致使椎体楔形变，导致脊柱后凸畸形

## 治　疗

椎板切除术后脊柱后凸畸形的治疗很困难，应该尽可能避免其发生，当需要椎板切除时，应尽可能保留小关节。行关节突切除或椎板切除的同时行局部融合有助于预防畸形的进展，但是由于后部骨量的丢失，局部融合可能不会形成足够的融合量来预防后凸畸形，显露脊髓的椎板成形术可降低畸形进展的概率。此术式是在移除一侧椎板后再将椎板缝合回原处，这样可像开书方式来达到显露脊髓的目的。虽然这个过程可以使椎板和脊柱之间形成纤维连接，但是 Mimatsu 发现椎板切除术后脊柱后凸畸形的发生率下降。椎板切除术后矫形医师应定期检查患者。一旦发现脊椎畸形，应该考虑 Milwaukee 支具治疗。尽管如此，在制订详细的治疗计划之前，应该充分考虑患者的预后。如果预后生存率较低，行脊柱融合可能并不合适。对于肿瘤患者，随着治疗方案的完善和生存率的不断提高，进展型脊柱畸形常需要行融合治疗。

大多数学者建议行前后路联合融合治疗该病，因为广泛的椎板切除术后，后部的骨表面较小。另外，很多病例有脊柱后凸，前路脊柱融合较后路融合更有生物力学优势。在脊柱前部，融合体承受的是压力而不是撑开力。Lonstein 报道治疗 45 例椎板切除术后脊柱侧凸，单纯行后路融合，假关节形成率为 33%；单纯行前路融合和前后路联合融合时，假关节形成率则分别为 22% 和 9.5%。在前后路联合手术的第一阶段，切除所有的椎间组织进行前路融合，注意去除所有的椎间盘直至后纵韧带，以防止后方椎体终板的生长增加后凸畸形。使用显露过程中获得的肋骨进行椎间融合，或取腓骨行支撑植骨，除进行椎间融合外，也能够提高矫形效果。从局部椎体或髂嵴或保留的肋骨上获得的更多骨质应该植入椎间隙。后路融合和器械内固定既可在前路融合后即刻进行，也可以在 1 ~ 2 周后进行。由于脊柱后部结构的缺失，理论上该节段需要行内固定治疗，但操作上往往不可行。椎弓根钉固定技术的发展对椎板切除术后脊柱侧凸和后凸畸形的后路固

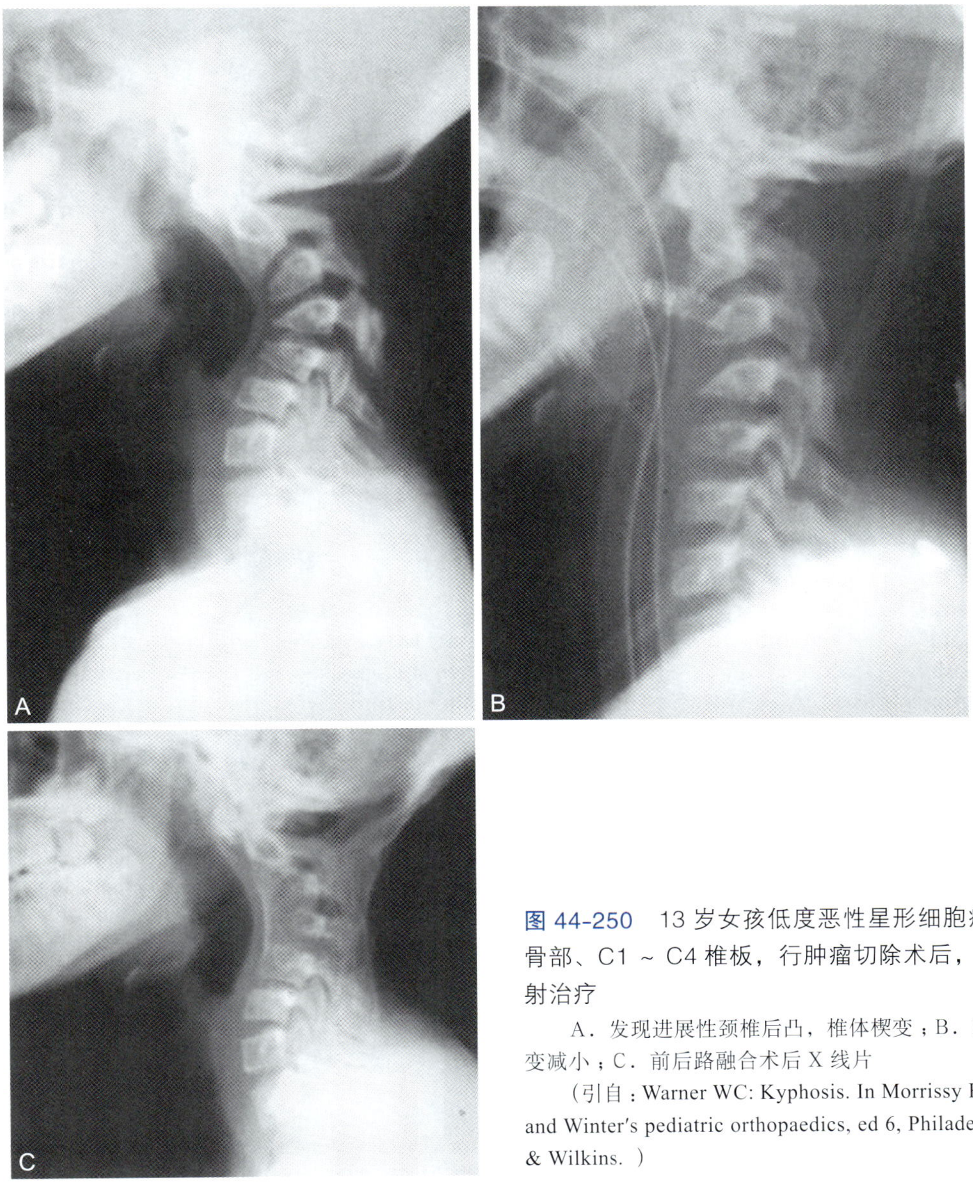


图 44-250 13 岁女孩低度恶性星形细胞瘤术后 X 线片。肿瘤位于枕骨部、C1 ~ C4 椎板，行肿瘤切除术后，接受剂量为 5400 cGy 的放射治疗

A．发现进展性颈椎后凸，椎体楔变；B．Halo 牵引时 X 线片示椎体楔形变减小；C．前后路融合术后 X 线片

（引自：Warner WC: Kyphosis. In Morrissy RT, Weinstein SL, editors: Lovell and Winter's pediatric orthopaedics, ed 6, Philadelphia, 2006, Lippincott Williams & Wilkins. ）

定起了推动作用。它操作安全，在融合成功之前能提供牢固的固定。同时，在行椎板切除术时可应用钛棒，可以提供术后的稳定性，并且应用钛棒允许脊髓肿瘤的术后 MRI 复查。通常情况下，畸形的范围和脊柱后部结构成分缺失，使得无法使用内固定，对于这些患者，术后可能需要使用头环石膏或背心进行外固定。

## 二、骨骼发育不良

### 软骨发育不良

软骨发育不全是最常见的骨骼发育异常。与本病有关的最常见的脊柱畸形是出生时即存在的胸腰椎后凸畸形（图 44-251）。软骨不全发生后凸的概率在 1 ~ 2 岁儿童为 87%，2 ~ 5 岁为 39%，5 ~ 10 岁为 11%。随着肌肉张力的发展和开始行走，脊柱后凸畸形常常消失。尽管如此，仍有患者有持续的脊柱后凸，且后凸加重。软骨发育不良的患者很难忍受这种脊柱后凸，因为这与下腰椎椎弓根间距显著减小及椎弓根变短引起椎管前后径减小导致的椎管狭窄有关。

医师应该清楚这些患者可能有持续的或进展性的胸腰椎后凸。建议早期使用支具预防畸形发展和矫正任何并发的髋关节屈曲挛缩，从而预防脊柱后凸部以下的脊柱过度前凸。Pauli 等报道了对 66 例软骨发育不全患儿早期避免无支撑座位及支具治

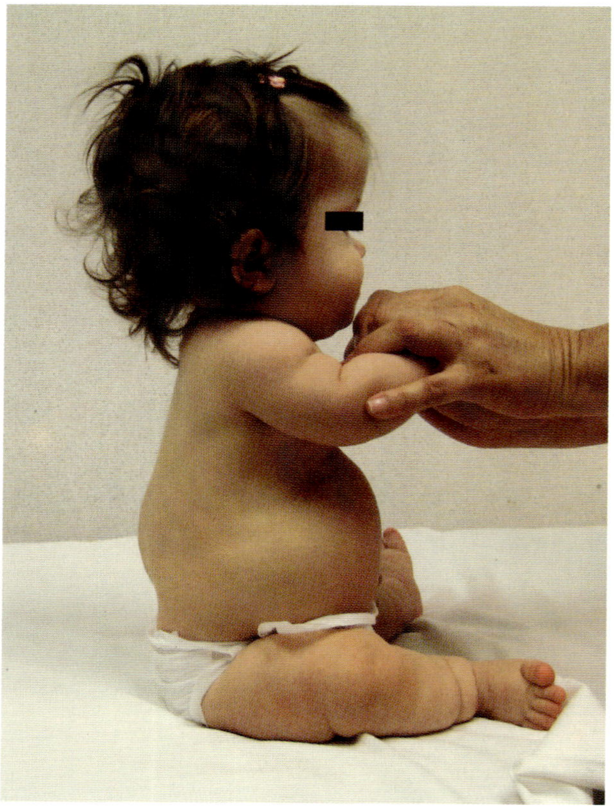

图 44-251　软骨发育不全所致婴儿脊柱后凸畸形

疗的效果，建议这些患者避免无支撑座位并保持> 60° 的坐姿，必要时予以一定支撑。如果后凸畸形加重并> 30°，开始应用 TLSO 支具治疗直到患儿能独立行走并有证据证明椎体楔形变和后凸畸形得到改善。他们报道通过这种形式的早期干预，进展型后凸畸形没有复发。

如果经支具治疗脊柱后凸仍加重，应进行手术固定，手术指征包括后凸畸形的明显加重，后凸> 50°，且脊柱畸形造成神经损伤。除非后凸严重、快速进展或有神经损伤症状出现，否则手术最好能推迟到患儿 4 岁后。神经损伤可能是后凸畸形直接造成的，也可能是腰椎管狭窄的结果。软骨发育不全婴儿的神经障碍可能提示有枕骨大孔狭窄和颅底扁平症，神经障碍的检查应包括对枕骨大孔和枕颈交界处适当的影像学检查。全面的体格检查和诊断学检查包括 CT 平扫或 MRI，对确诊神经损伤的原因是必要的。

大多数进展型胸腰椎后凸畸形患者需要行前后路联合融合。由于椎管狭小，传统方法不行后路固定。Ain 和 Browne 介绍了对 12 例软骨发育不良患儿的胸腰椎后凸畸形进行固定治疗。他们建议，当椎弓根太小而不能行后路固定或过伸位平片显示矫正后的后凸畸形仍> 50° 时行前路椎体切除术以缓解前方撞击。第一次手术未行后路固定的患者术后 4 个月要再次行后路植骨治疗。如果应用椎弓根钉，其应该在透视下置入。软骨发育不全患者所有节段的椎弓根都更偏向头端，且平均椎弓根的长度都比正常个体短 10 mm。在 Ain 和 Browne 的患者中，所有后凸畸形的节段都需要进行融合。如果同时行减压手术，为了避免邻近节段的后凸退变，融合节段应包括行椎板切开减压的最上端椎体的至少上一位椎体（图 44-252）。他们发现软骨发育不全患儿行椎弓根内固定并不会引起术中神经功能监测的困难或导致术后神经功能的损伤。通过后路椎弓根螺钉内固定短缩后柱同样可以有效治疗继发于胸腰段后凸畸形所致的神经损害。

此类患者一般在 30 ~ 40 岁会出现症状性的椎管狭窄症，但有些在青春期前也可出现。文献报道，症状性椎管狭窄症的发生率为 37% ~ 89%。一般来说，L1 ~ L5 椎弓根间距减小而椎弓根直径增大，这导致患者矢状面及冠状面椎管直径可以下降 40%。约 1/4 的患者最终需要手术解决椎管狭窄的问题。手术适应证为进展性的神经症状、尿潴留、严重的间歇性跛行（步行距离在两个街区内）、休息时神经症状的出现。手术治疗椎管狭窄的方式为椎板切除减压，但往往单纯的椎板减压是不够的。由于双侧侧隐窝常狭窄，因此同样需要进行减压。由于椎板切除术后后凸的高发生率，建议直接行后路固定融合。

## 三、黏多糖病

在多种类型的黏多糖病中，与脊柱结构变化有关的最常见的类型是 Morquio、Hurler 和 Maroteaux-Lamy 综合征。这些患儿中常见的脊柱畸形是脊柱后凸，通常发生于胸腰椎交界处（图 44-253，图 44-254）。这些患者椎体的前方缺损，椎体扁平，出现鸟嘴畸形或切迹。椎间盘增厚并膨出，常超出椎体边缘，因此，此时脊柱的胸腰段塌陷为后凸畸形。这种畸形在儿童期具有柔韧性，但是随着疾病的进展，后凸畸形变得越来越僵硬。治疗取决于畸形的程度以及患儿的预后。Hurler 综合征通常进展很快，患儿通常在 10 岁以前死亡（图 44-255）。

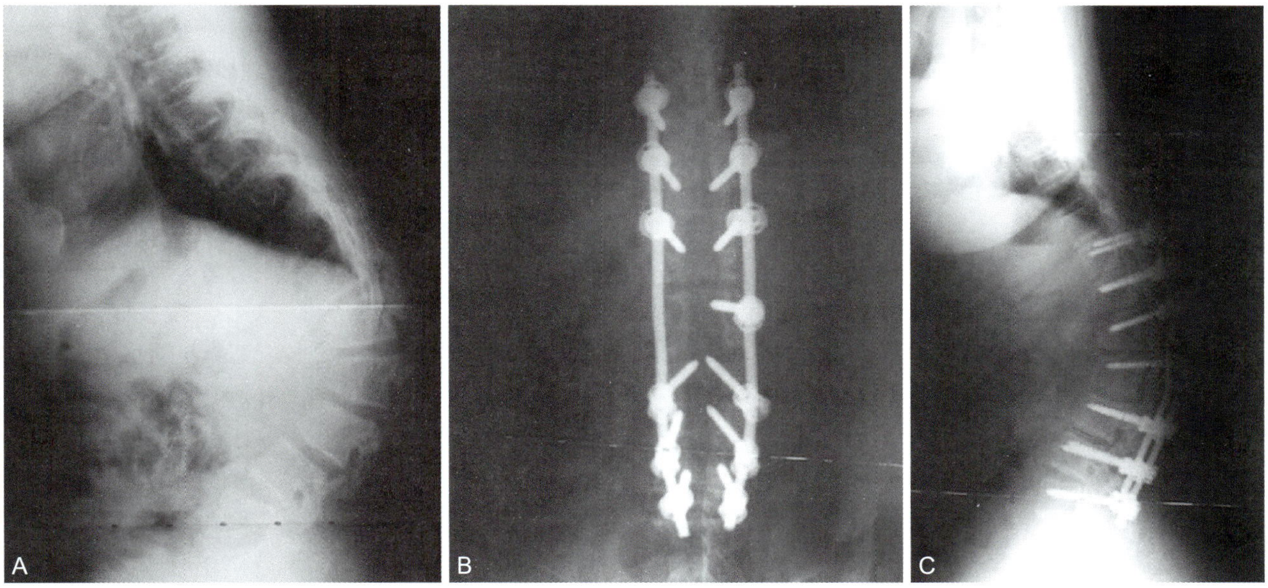


图 44-252 小儿软骨发育不全脊柱固定融合术后

A．术前侧位 X 线片；B．术后前后位 X 线片；C．术后侧位片

（引自：Ain MC, Browne JA:Spinal arthrodesis with instrumentation for thoracolumbar kyphosis in pediatric achondroplasia, *Spine* 29:2075, 2004.）

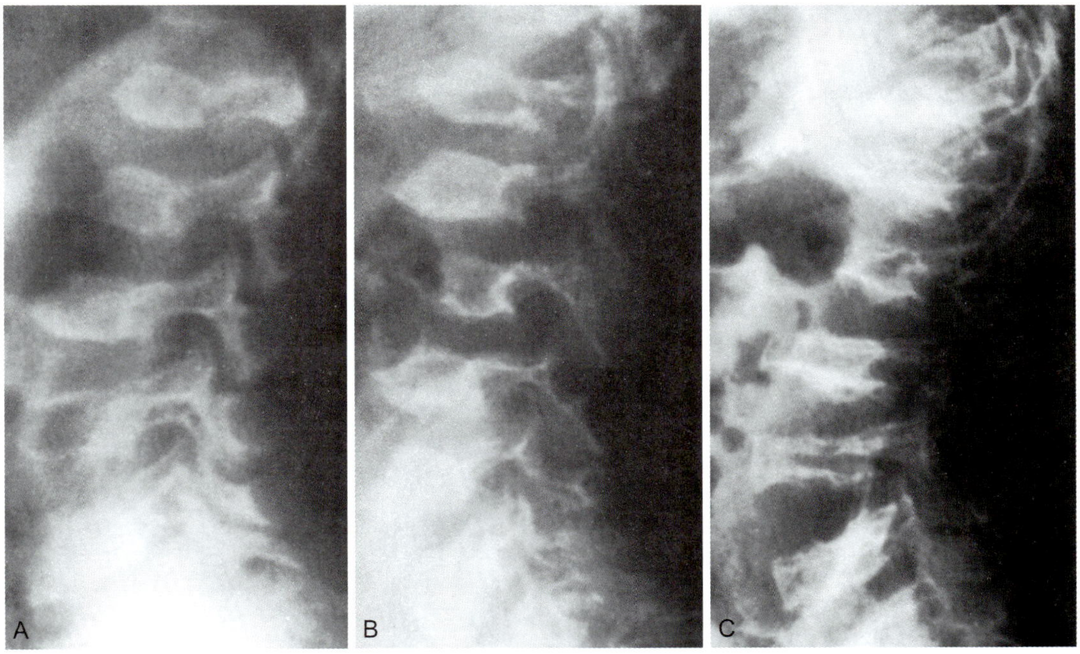


图 44-253 Morquio 综合征的脊柱畸形

A．儿童钩形身体；B．稍大的儿童椎体前方进一步钙化；C．成人椎体变平，呈矩形

（引自：Langer LO, Carey LS: The radiographic features of the KS mucopolysaccharidosis of Morquio, *Am J Roentgenol* 97:1, 1966.）

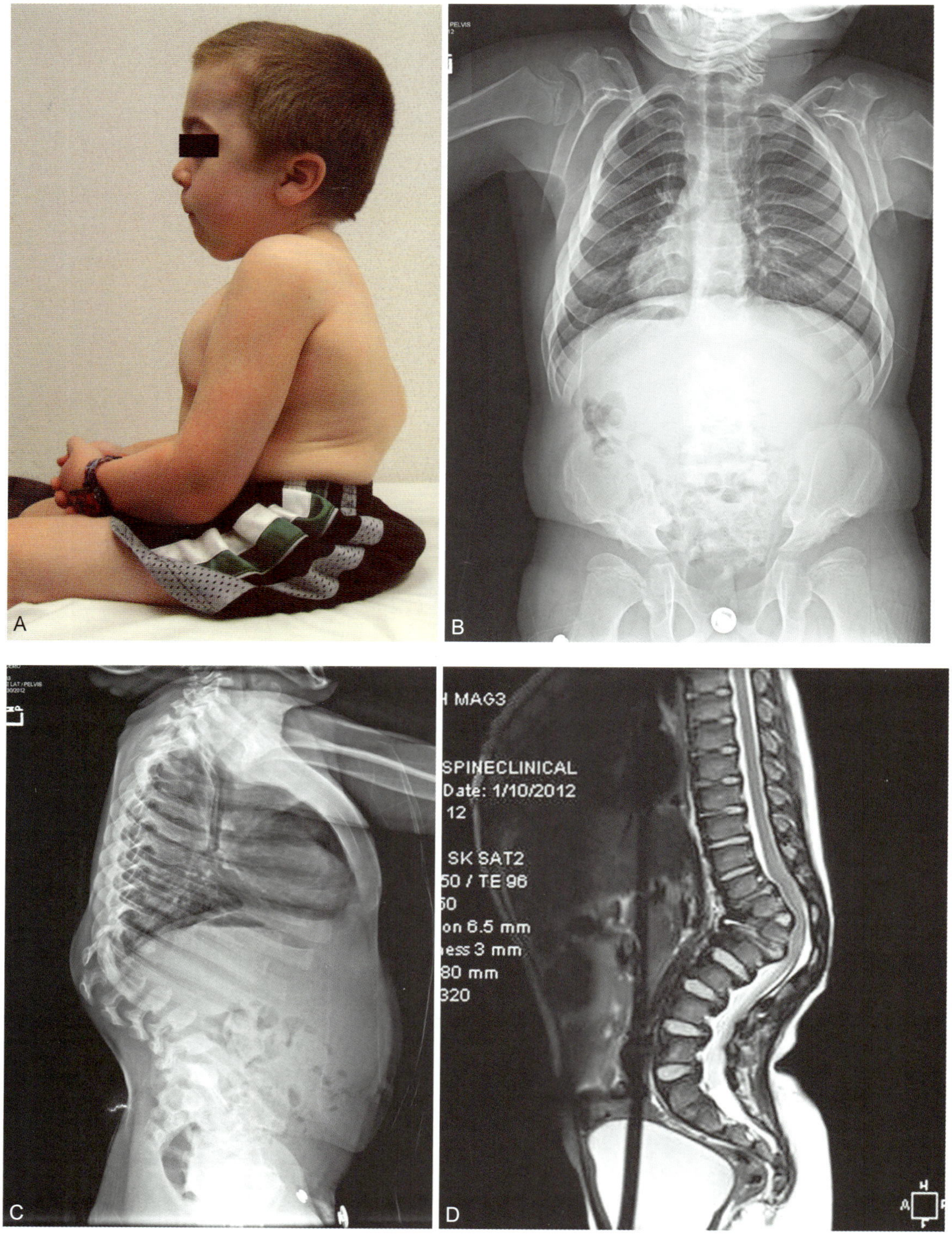


图 44-254 A ~ D. 黏多糖病患儿脊柱后凸畸形

A. 外观照；B，C. 正侧位 X 线片；D. MRI

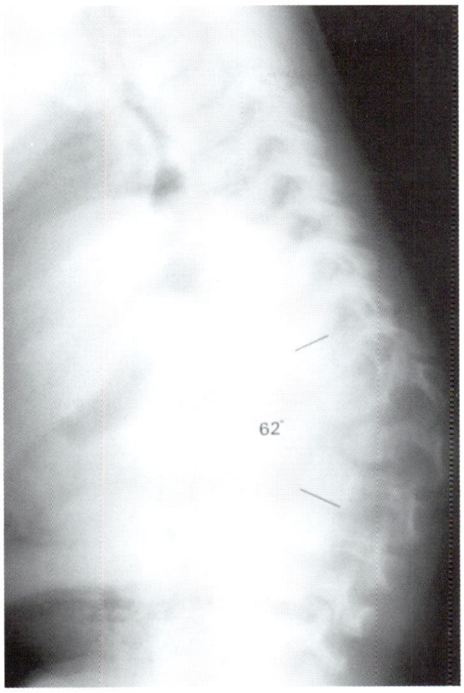


图 44-255 Hurler 综合征患者胸腰段结合处后凸畸形

Morquio 综合征是最常见的黏多糖病。患儿可以毫无困难地存活至成年，且智力正常。许多学者，包括 Blaw 和 Langer、Kopits、Langer 和 Lipson 强调，Morquio 综合征患者多有寰枢椎不稳。最常见的症状为运动耐力降低，继之出现进展性的上肢运动神经元损害。Blaw 和 Langer 指出，在患者生活的前 20 年里，神经问题常与齿突异常或寰枢椎不稳有关。此后的临床症状主要由脊柱后凸或驼背引起。对于寰枢椎不稳的患者，只要发现任何脊髓病变的体征，建议立即从后路进行寰枢椎融合治疗。Blaw 和 Langer 建议对儿童时期的进展性驼背可以用适当的脊柱矫形支具治疗，以预防神经损伤。Dalvie 等介绍了通过前路间盘切除加前路固定来纠正这些患者的胸腰段后凸。此方法的优点是有机会在纠正后凸畸形之前通过切除膨出的椎间盘来实现前路减压；需要融合的节段数少于后路；在这些患儿中脊柱后路结构强度差，无法很好地支持后路的内固定，此外，由于软组织沉积造成的椎管狭窄使在椎管内进行内固定操作存在危险性；椎间融合的质量高；同时前侧入路涉及更少的肌肉界面。此方法的主要困难是技术本身的性质造成的。由于椎体体积小，必须仔细谨慎以保证螺钉的中心置入。如果在矫形操作过程中作用于内固定物上的应力过大，很可能造成内固定穿透椎体。因此矫形操作不能单靠前路内固定实现，其必须包括一个外部矫形力。如图病例，后凸畸形得到很好纠正，随访期间维持良好（图 44-256）。

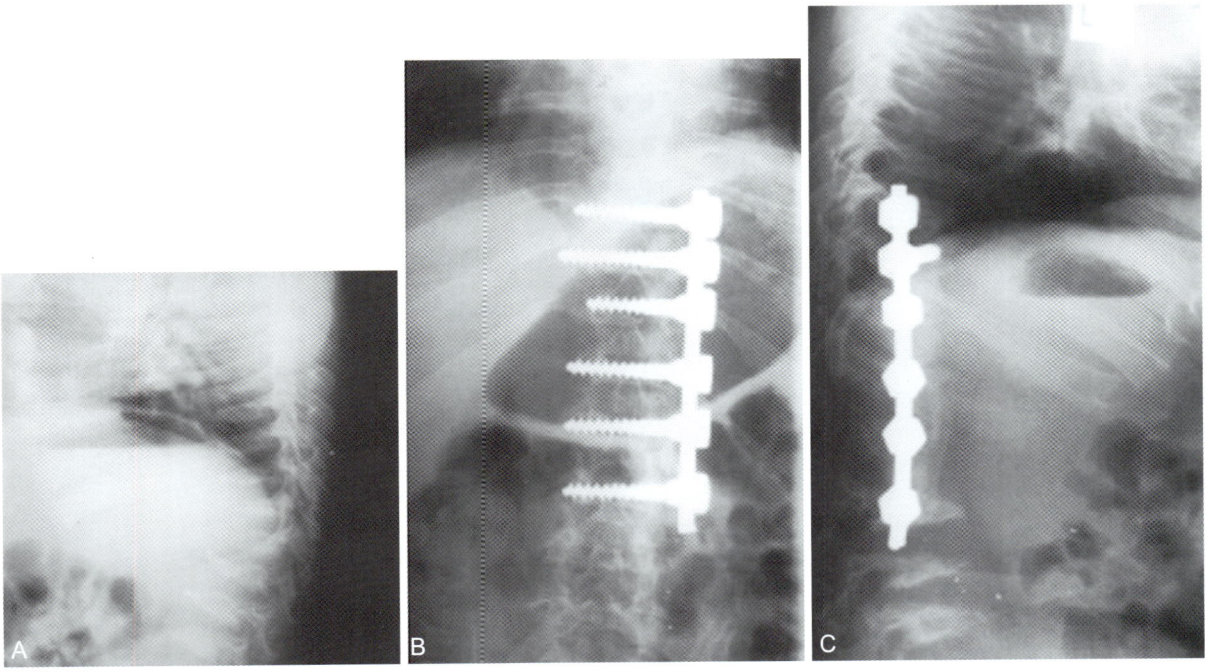


图 44-256 黏多糖病患者行胸腰段后凸前路融合术

A．术前 X 线片；B．术后正位 X 线片，内固定位置正常、固定牢固；C．术后 3 年 X 线片，内固定矫正驼背畸形，骨融合坚固

（引自：Dalvie SS, Noordeen MH, Vellodi A: Anterior instrumented fusion for thoracolumbar kyphosis in mucopolysaccharidosis, *Spine* 26: E539, 2001.）